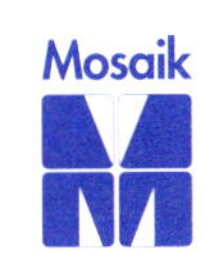
Mosaik

Der große Gesundheits-ratgeber für FRAUEN

Von der Pubertät bis zu den Wechseljahren

Das neue Standardwerk
Mit Medikamentenführer

Mosaik Verlag

Autorinnen und Autoren: Lynn H. Buechler; Dr. med. Cynthia Davis; Linda Decker, PA; Nancy J. Groves; Kris Hallam; Ami Havens; Randi Henderson; Jayne Jacobson; Barbara Klink; Judith K. Ludwig; Jeane M. Malone; Virginia M. Mason; Eileen McCaffrey; Sara Altshul O'Donnell; Marie Powers; Arlene Pressman, RNC, MSN; Marcia Ringel; Heidi Rosvold-Brenholtz; Ronni Sandroff; Deborah J. Shuman; David K. Silver; Theresa Waldron; Hillary M. Wright, M Ed, RD; Ken Zerserson

Pharmazeutische Berater:
Paula R. Ajmera, Magister der Chirurgie, R Ph; Marion Gray, R Ph; Nancy Jacob, R Ph

Medizinische Berater:
Dr. med. Penny Wise Budoff
Professer für Gynäkologie und Geburtshilfe
Cornell University Medical College, New York, New York

Dr. med. Lori Bastian, MPH
Medizinische Leitung, Women Veteran Comprehensive Health Center, Durham VAMC
Duke University Medical Center, Durham, North Carolina

Dr. med. Ida Bernstein
Oberarzt
Hackensack Medical Center, Hackensack, New Jersey

Dr. med Marc A. Clachko
Beigeordneter Direktor, Abteilung für Gynäkologie und Geburtshilfe
Hackensack Medical Center, Hackensack, New Jersey

Dr. med. Marian Damewood
Beigeordneter Direktor, Women's Hospital Fertility Center, Greater Baltimore Medical Center
außerordentlicher Professer, Johns Hopkins University School of Medicine,
Baltimore, Maryland

Dr. med. David M. Gershenson
Professer für Gynäkologie und Vizepräsident,
Abteilung für gynäkologische Onkologie
University of Texas, M. D. Anderson Cancer Center,
Houston, Texas

Suzanne B. Greenberg
Direktor, ärztliches Hilfsprogramm
Northeastern University, Boston, Massachusetts

Yvonne Padgett Hiott
Senior Chef vom Dienst
American Health Consultants, Atlanta, Georgia

Dr. med. Dr. phil. Margaret Humphreys
Professor für Medizin
Duke University, Durham, North Carolina

Dr. med. Stephen S. Kroll
Professor für plastische Chirurgie
University of Texas, M.D. Anderson Cancer Center
Houston, Texas

Dr. med. Sharon Dunbar Sibert, FACP
Lehrbeauftragte, Abteilung für Innere Medizin
Duke University Medical Center, Durham,
North Carolina

Dr. phil. Daniel A. Sugarman
Professor, Abteilung für Psychologie
William Paterson College, Wayne, New Jersey

David Wilson
Vizepräsident und Verleger
American Health Consultants, Atlanta, Georgia

Originaltitel: The PDR® Family Guide to Women's Health and Prescription Drugs
Originalverlag: Medical Economics, Montvale, New Jersey, USA
Zeichnungen: Christopher Wikoff, MAMS
Übersetzung: Petra Sporbeck-Hörning
Fachredaktion: Vera Herbst
Layout und Einbandgestaltung: Martina Eisele, München
Einbandfoto: Gruner+Jahr Fotoservice/Toyura
Fotonachweis: Gruner+Jahr Fotoservice/Hagiwara: 9, 14, Vignetten 15-479; -/Omasaru Ito: 492, 493; -/Zeray: 510, 511; -/Nishino: 694, Vignetten 695–720

Der Mosaik Verlag ist ein Unternehmen der Verlagsgruppe Bertelsmann

Satz: Filmsatz Schröter GmbH, München
Druck und Bindung: Mladinska Knijga, Ljubljana
Printed in Slowenien · ISBN 3-576-10627-8

Inhalt

Fruchtbarkeit und Familienplanung

Schwangerschaft und Geburt

Wechseljahre

Psychische Gesundheit

Krebserkrankungen

Teil 2: Naturheilverfahren

Teil 3: Medikamentenführer

Teil 4: Zum Nachschlagen

Vorwort zu Ihrem Gesundheitsratgeber

Dieses Buch zeigt Möglichkeiten auf, wie Sie optimale Gesundheit erlangen bzw. bewahren können. Sie erfahren hier, wie Störungen entstehen und sich entwickeln, wie ihnen am besten vorgebeugt werden kann bzw. was Sie und Ihre Ärztin oder Ihr Arzt zu deren Beseitigung tun können. Sie werden erstaunt sein, wie viele Behandlungsmöglickeiten Ihnen die moderne Medizin heute zu bieten hat. Tatsächlich sind sie meist zu zahlreich, zu komplex und manchmal vielleicht sogar zu umstritten, um in aller Schnelle in der normalen ärztlichen Sprechstunde befriedigend behandelt zu werden. Was Sie brauchen, ist Zeit zum Überlegen, um sich eine klare Vorstellung zu machen und die für Sie wirklich relevanten Fragen herauszukristallisieren. Und genau hierbei will Ihnen das Buch helfen.

Ärztlichen Rat kann und soll dieses Buch natürlich nicht ersetzen, da allein Ihre Ärztin oder Ihr Arzt die verschiedenen, in Ihrem speziellen Fall maßgeblichen Einflußfaktoren beurteilen kann. Dafür aber verschaffen Ihnen die vermittelten Informationen zumindest eine ziemlich präzise Vorstellung von dem, was Sie zu erwarten haben: was Ihre Ärztin oder Ihr Arzt unternehmen wird, welche Informationen sie oder er von Ihnen braucht, welche Fragen auf der anderen Seite Sie stellen können, und letztlich, mit welchem Ergebnis Sie rechnen dürfen.

Wenn Sie das Gefühl haben, daß ein Faktor nicht berücksichtigt oder z. B. eine Behandlungsmöglichkeit nicht angesprochen wurde, dann sprechen Sie mit Ihrer Ärztin oder Ihrem Arzt darüber. Voraussetzung für gute Medizin ist ein partnerschaftliches Arzt-Patientinnen-Verhältnis: Der Arzt bringt den Sachverstand ein, Sie liefern die nötigen Informationen über Ihren Körper und seine Reaktionen. Für eine erfolgreiche Behandlung unerläßlich ist ein störungsfreier Informationsfluß zwischen Arzt und Patientin. Den meisten anderen Gesundheitsratgebern hat das vorliegende Werk voraus, daß es umfassend über alle bei den angesprochenen Störungen häufig eingesetzten Arzneimittel patientinnengerecht informiert. Die medikamentöse Behandlung erfordert in besonderer Weise eine enge Zusammenarbeit zwischen Arzt und Patientin: Ihre Ärztin oder Ihr Arzt kann Ihnen zwar sagen, wie und wann Sie ein bestimmtes Arzneimittel einnehmen sollen, nur Sie allein jedoch können die Wirkung dieses Mittels beurteilen und Ihre Ärztin oder Ihren Arzt über ernsthafte Nebenwirkungen oder etwaige Wechselwirkungen informieren.

Hierbei sollen Ihnen die im dritten Teil beschriebenen Arzneimittelprofile helfen, die außerdem als eine Art Gedächtnisstütze für die wichtigsten Anwendungs- und Warnhinweise dienen sollen, die nur allzu gerne kurz nach Verlassen der Arztpraxis wieder vergessen werden. Als besondere Sicherheitsmaßnahme werden für jedes Arzneimittel die Gegenanzeigen beschrieben; das sind Gesundheitsstörungen und Arzneimittelreaktionen – Informationen, über die Ihre Ärztin oder Ihr Arzt unbedingt verfügen muß, damit eine wirklich sichere und effektive Behandlung gewährleistet ist –, die eine kritische Überprüfung der Arzneimittelgabe erforderlich machen.

Besonderes Anliegen war es den Autorinnen und Autoren, diese Patientinneninformationen möglichst lesbar und verbrauchergerecht zu machen – frei von dem für diese Art Gebrauchsinformation üblichen und so schwer verdaulichen Fachkauderwelsch. Der Informationsgehalt übersteigt den der handelsüblichen Beipackzettel – so werden der Patientin beispielsweise wichtige Hinweise gegeben, was zu tun oder zu unterlassen ist, wenn sie die Einnahme einmal vergessen hat.

Ziel der Autorinnen und Autoren war es, in diesem Buch alle wichtigen Informationen zu allen frauenspezifischen Problemen zusammenzutragen, angefangen bei den Themenkomplexen Fruchtbarkeit und Familienplanung bis hin zu Wechseljahrsbeschwerden und vielen anderen gynäkologischen Problemen, die Frauen aller Altersstufen betreffen können.

Dieses Ziel haben nicht nur die Autorinnen und Autoren der amerikanischen Originalausgabe erreicht. Durch eine gründliche Überarbeitung und Adaptation des Buches wurde mit der vorliegenden Ausgabe auch für den deutschsprachigen Raum ein wertvoller Gesundheitsratgeber für Frauen geschaffen, der kaum eine Frage unbeantwortet läßt.

Da von vielen Frauen in Deutschland naturheilkundliche Behandlungsverfahren sehr positiv bewertet und dementsprechend häufig verlangt werden, erschien es sinnvoll, dem Buch ein Kapitel hinzuzufügen, in dem das weite Spektrum dieser Therapieformen prägnant und möglichst wertfrei dargestellt wird.

Das Beste für Ihre Gesundheit.

Prof. Dr. med. Martin Hörning
Steinheim 1997

Zum Gebrauch dieses Buches

Eine Gesundheitsstörung stellt für den, der daran leidet, immer auch eine psychische Belastung dar, die jede Menge Ungewißheit und Ängste mit sich bringt. Ein Großteil unnötiger Befürchtungen läßt sich schon vermeiden, wenn man nur eine zuverlässige Quelle hat, die schnell Antworten auf plötzlich auftretende Fragen und Probleme parat hält. Und genau diese Funktion soll das vorliegende Buch erfüllen.

In den meisten Fällen werden die in dem Buch enthaltenen Informationen Sie mit Zuversicht erfüllen. Schließlich weiß doch die moderne Medizin bei fast allen Krankheiten zu helfen. Und selbst bei den schwersten Krankheiten kann Sie das Buch doch zumindest darüber informieren, womit Sie zu rechnen haben und welche verschiedenen Behandlungsmöglichkeiten zur Verfügung stehen. Ferner erfahren Sie, wie sich Rückfällen am besten vorbeugen läßt und wie sich die Entwicklung bestimmter Erkrankungen, angefangen bei Knochenschwund bis hin zu Krebserkrankungen, verhindern oder verzögern läßt.

Ärztlichen Rat will und kann dieses Buch nicht ersetzen. Nur Ihre Ärztin oder Ihr Arzt kann die Erkrankung in ihrem vollen Erscheinungsbild wirklich beurteilen und die für diesen Einzelfall geeignete Behandlung auswählen. Ziel und Zweck dieses Buches ist es vielmehr, Ihnen beim Herauskristallisieren der wirklich relevanten Fragen und Informationen zu helfen. Die entsprechenden Antworten kann Ihnen dann nur der behandelnde Arzt geben – und bislang scheinbar unwichtigen Fakten kann plötzlich in Ihrem persönlichen Fall eine entscheidende Bedeutung zukommen.

Teil 1: Spezielle Frauenleiden

In diesen Kapiteln finden Sie alle Basisinformationen zu Gesundheitsstörungen allgemein und Erkrankungen der Fortpflanzungsorgane im speziellen – angefangen bei Infektionen, chronischen Erkrankungen und Krebserkrankungen bis hin zu den verschiedenen Methoden der Empfängnisverhütung, aktuellen Empfehlungen für eine gesunde Schwangerschaft und Erfolgsstrategien zur Bekämpfung psychischer Erkrankungen. In jedem Kapitel werden typische

Symptome, Ihr Erkrankungsrisiko, die derzeit zur Verfügung stehenden Diagnosetests und Behandlungsmöglichkeiten sowie die Heilungsaussichten dargestellt.
Um sich einen gründlichen Überblick und die nötigen Hintergrundinformationen zu einer bestimmten Störung zu verschaffen, können Sie das entsprechende Kapitel komplett durchlesen. Genausogut können Sie aber auch, suchen Sie eine schnelle Antwort auf eine bestimmte Frage, im Register am Ende des Buches nachschlagen. Jedes Kapitel gibt auch eine kurze Beschreibung der Medikamente, die zur Behandlung in Frage kommen. Ausführlichere Informationen dazu erhalten Sie jedoch im dritten Teil des Buches.

Teil 2: Naturheilverfahren

In diesem Teil des Buches werden »sanfte« Heilmethoden aufgeführt, die als Ergänzung zur schulmedizinischen Behandlung angewandt werden können. Von Aderlaß bis Wickel über Bach-Blütentherapie und Pflanzenheilkunde finden Sie viele der heute in Deutschland gebräuchlichen Verfahren, die bei der Behandlung von frauentypischen Beschwerden und Krankheiten eine Rolle spielen.
Die Darstellung der Verfahren folgt dabei immer dem gleichen Schema. Zunächst wird das Verfahren als solches beschrieben. Dann wird seine Wirksamkeit nach allgemein wissenschaftlich akzeptierten Kriterien beurteilt, und schließlich folgen Hinweise, die der Sicherheit der Anwenderinnen dienen sollen. Den Abschluß bildet die Aufzählung von Arzneimitteln, sofern es spezielle Medikamente gibt, die für dieses Verfahren charakteristisch sind.

Teil 3: Medikamentenführer

Die in diesem Teil dargestellten Arzneimittelprofile sollen detaillierte Informationen über die im Bereich der Frauengesundheit häufig eingesetzten Medikamente geben. Berücksichtigung finden dabei sowohl Arzneimittel, die nur bei Frauen Anwendung finden, wie etwa orale Kontrazeptiva, Mittel zur Fertilitätsbehandlung und gegen Hefepilzinfektionen der Scheide sowie Hormonsubstitutionsmittel, als auch geschlechtsunspezifische Medikamente, die jedoch im Bereich der Gynäkologie breite Anwendung finden, wie Antibiotika zur Behandlung von Harnwegsinfektionen und Mittel gegen sexuell übertragbare Krankheiten. Ebenfalls berücksichtigt werden häufig verschriebene Antidepressiva, Tranquilizer, Migränemittel, Medikamente zur Linderung von PMS-Symptomen und nicht zuletzt eine Reihe von Arthritis- und Antikrebsmitteln und viele andere mehr. Nicht zu finden sind hier allerdings Arzneimittel zur Behandlung von Störungen, von denen Mann und Frau gleichermaßen betroffen sind. Hierzu gehören Blutdruckmittel, Herz- und Asthmamedikamente, Antikonvulsiva, Antidiabetika und viele Antibiotikatypen.
Die einzelnen Mittel sind alphabetisch nach ihrem sogenannten *Generic name* (generische Bezeichnung), dem chemischen Namen oder international gebräuchlichen Freinamen aufgelistet. Am Ende dieses dritten Teils (S. 691 ff.) findet sich eine alphabetisch geordnete Liste der Präparate mit der höchsten Verschreibungshäufigkeit, die im Arzneimittelteil unter den *Generic names* aufgeführt sind.
Die einzelnen Arzneimittelprofile sind in neun Abschnitte untergliedert, die die folgenden Beschreibungen enthalten:

- Wann dieses Mittel verschrieben wird

In diesem Abschnitt wird ein kurzer Überblick über die Hauptanwendungsgebiete dieses Mittels, d.h. also über die wichtigsten Krankheiten und Störungen, bei denen es normalerweise verschrieben wird, gegeben. Bei verschreibungsfreien Mitteln lautet die Formulierung:
Wann dieses Mittel verwendet wird

Die wichtigsten Fakten zu diesem Arzneimittel

Hier wird eine charakteristische Eigenschaft – unter den Dutzenden, die normalerweise ein Arzneimittelprofil ausmachen –, die von besonderer Bedeutung ist, herausgestrichen. Oft handelt es sich dabei um besonders kritische Nebenwirkungen, besondere Warn- oder Anwendungshinweise.

Anwendungshinweise

Verschiedene Arzneimittel dürfen auf gar keinen Fall zu den Mahlzeiten eingenommen werden, bei anderen ist dies ein Muß. In diesem Abschnitt werden spezielle Hinweise gegeben, wie und wann das Mittel eingenommen werden sollte und welche Ernährungseinschränkungen beispielsweise unter der Therapie nötig sind. Ferner werden Empfehlungen gegeben, was zu tun ist, wenn einmal die Einnahme vergessen wurde, und wie das Arzneimittel am besten aufbewahrt wird.

Welche Nebenwirkungen auftreten können

Hier werden die möglichen Nebenwirkungen aufgelistet. Praktisch jedes Arzneimittel verursacht dann und wann einmal eine unerwünschte Wirkung. Auf der anderen Seite werden selbst die als am häufigsten vorkommend bezeichneten Nebenwirkungen im allgemeinen nur bei einer kleinen Patientenzahl beobachtet. Deswegen bedeutet eine lange Liste möglicher Nebenwirkungen noch lange nicht, daß das Mittel ungewöhnlich gefährlich ist.

Wann das Mittel nicht verschrieben werden sollte

Für einige Arzneimittel gibt es spezielle Kontraindikationen, d.h. bestimmte Erkrankungen, Störungen oder Zustände, bei deren Vorliegen das Mittel aus Sicherheitsgründen nicht gegeben werden darf. Meist handelt es sich dabei um Überempfindlichkeits- oder allergische Reaktionen gegen das Mittel selbst. Wenn Sie glauben, daß eine dieser Gegenanzeigen auf Sie zutrifft, sollten Sie den Arzt davon unverzüglich in Kenntnis setzen. Sollte sich der Verdacht dann bestätigen, wird in der Regel ein anderes Mittel gegeben. Bei verschreibungsfreien Mitteln lautet die Formulierung:
Wann dieses Mittel nicht verwendet werden sollte

Spezielle Warnhinweise

In Verbindung mit dem vorangehenden Abschnitt stellen diese speziellen Warnhinweise eine doppelte Absicherung dar. Tauchen hier bestimmte, bei Ihnen vorliegende Störungen oder Zustände auf, von denen Ihr Arzt eventuell noch keine Kenntnis hat, sollten Sie ihn unverzüglich darüber informieren. Mit etwas Glück muß an Ihrem Therapieplan deswegen zwar nichts geändert werden – doch Vorsicht ist besser.

Mögliche Wechselwirkungen mit Nahrungsmitteln und anderen Arzneimitteln

In diesem Abschnitt finden Sie eine Liste mit speziellen Medikamenten – und Wirkstoffgruppen –, von denen eine Wechselwirkung mit dem betreffenden Arzneimittel bekannt ist. Sind Sie sich nicht sicher, ob ein Medikament, das Sie einnehmen, unter die aufgezählte Wirkstoffgruppe fällt, fragen Sie Ihren Arzt oder Apotheker. Setzen Sie das Mittel aber auf keinen Fall ohne vorherige Rücksprache mit Ihrem Arzt ab.

Besondere Hinweise für Schwangerschaft und Stillzeit

Der Einsatz nur sehr weniger Medikamente hat sich in Schwangerschaft und Stillzeit als wirklich unbedenklich erwiesen. Auf der anderen Seite gelten auch nur eine Handvoll als wirklich und in jedem Fall gefährlich. Die meisten Arzneimittel fallen in eine Grauzone, in einen Bereich irgendwo dazwischen: Es konnte bislang weder eine schädigende Wirkung noch ihre Unbedenklichkeit für diesen Zeitraum nachgewiesen werden. Sind Sie schwanger oder wollen Sie es werden, und fällt eines der Medikamente, die Sie einnehmen, in diese fragliche Kategorie, ziehen Sie am besten unverzüglich Ihren Arzt zu Rate. Er kann Ihnen sagen, ob der gesundheitliche Nutzen des Medikaments die möglichen Risiken aufwiegt.

- Überdosierung

Dieser letzte Abschnitt dient auch wieder Ihrer Sicherheit: Hier werden, so denn vorhanden, die Symptome einer Überdosierung aufgelistet. Da die sich an eine Arzneimittelüberdosierung anschließende Behandlung sehr komplexer Natur ist, haben wir erst gar nicht versucht, sie hier darzustellen. Wenn Sie aufgrund der hier angegebenen Symptome Verdacht auf eine Überdosierung haben, sollten Sie sich möglichst sofort in notärztliche Behandlung begeben.

Teil 4: Zum Nachschlagen

Im Anhang dieses Buches finden Sie eine Reihe wichtiger Zusatzinformationen

- *Glossar.* Hier finden Sie für viele, häufig verwendete medizinische Fachbegriffe eine allgemeinverständliche Erklärung.
- *Zum richtigen Umgang mit Arzneimitteln.* Diese Empfehlungen sollten Sie sich einmal durchlesen, um sicherzustellen, daß Sie Ihren Arzt und Apotheker auch wirklich mit allen für den effektiven und sicheren Einsatz von Arzneimitteln notwendigen und wichtigen Informationen versorgt haben und daß Sie all Ihre Medikamente wirklich richtig aufbewahren und anwenden.
- *Wichtige Adressen.* In diesem nach Störungen – angefangen bei AIDS bis zur Vergewaltigung – unterteilten Adreßteil finden Sie Adressen von Selbsthilfegruppen, Patientenorganisationen, Institutionen etc., bei denen Sie Hilfe, Zusatzinformationen oder psychologische Unterstützung erhalten.
- *Register.* Wann immer Sie spezielle Erkrankungen und Störungen gezielt und schnell nachschlagen wollen, Informationen zu speziellen Symptomen, Syndromen, Therapie- oder Diagnoseverfahren oder Medikamenten suchen, schlagen Sie in diesem Register nach.

Arzt-Patienten-Verhältnis

Können die Ärzte heute mit Hilfe der modernen Medizintechnologie oft auch kleine Wunder wirken, so brauchen sie, um Sie wirklich erfolgreich behandeln zu können, doch meist Ihre Unterstützung. Und ist ein Medikament noch so wirksam – wenn es nicht richtig angewendet wird, nutzt das alles nichts. Ähnlich verhält es sich, wenn Sie eine Unverträglichkeitsreaktion auf ein Medikament oder eine Störung haben, die dessen Anwendung gefährlich macht: Geben Sie diese wichtigen Informationen nicht weiter, bleibt selbst der beste Arzt hilflos. Letztendlich sind Sie für sich selbst verantwortlich.

Das Buch will Ihnen zu einer fruchtbaren Zusammenarbeit mit Ihrem Arzt verhelfen. Wir hoffen, darin für Sie die richtigen Fragen zusammengestellt und alle unnötigen Befürchtungen aus der Welt geräumt zu haben. Vor allem aber hoffen wir, daß es dazu beiträgt, alle Behandlungen, die Ihnen zuteil werden, zu einem erfolgreichen Abschluß zu bringen.

TEIL 1

SPEZIELLE FRAUENLEIDEN

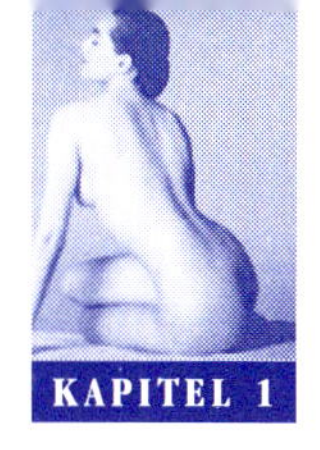

HÄUFIGE STÖRUNGEN IM GENITALTRAKT

Typische Symptome und was sie bedeuten

Wenn man sich krank fühlt, ist das Schlimmste dabei oft das Gefühl, nicht zu wissen, was einem fehlt, und die Angst vor dem, was es vielleicht sein könnte. Einige Frauen scheuen einen Arztbesuch, weil sie fürchten, daß die Untersuchung schmerzhaft sein könnte oder daß es vielleicht überhaupt keine Hilfe gibt. Andere betrachten den Krankheitszustand als nichts weiter als eine lästige Störung und hoffen, daß die Symptome wieder verschwinden. Auch diese Frauen meiden Arztbesuche.

Symptome als wichtige Anhaltspunkte

Über körperliches Unwohlsein will uns der Körper etwas mitteilen. Leider spricht er hier allerdings nicht immer eine klare Sprache, und die Symptome können oft vielerlei bedeuten. So können Beckenschmerzen beispielsweise ein lästiger, aber doch harmloser Bestandteil des Eisprungs sein oder aber auch Zeichen einer schweren Infektion. Knoten in der Brust können auf Krebs hinweisen oder aber auch gutartiger Natur sein. Um festzustellen, was mit Ihnen nicht in Ordnung ist, konsultieren Sie am besten Ihren Arzt, der die Botschaft Ihres Körpers mit Hilfe weiterer Anhaltspunkte entschlüsseln und das zugrundeliegende Problem diagnostizieren kann. Gehen Sie auch dann zum Arzt, wenn Sie Ihren Beschwerden keine allzugroße Bedeutung beimessen und glauben, daß sie von allein wieder verschwinden. Viele Krankheiten lassen sich nämlich, frühzeitig erkannt, leichter behandeln.

Für manche Frauen sind Störungen an den Geschlechtsorganen oder des Harntrakts außerdem eine eher peinliche Angelegenheit, über die sie nur ungern sprechen. Und schließlich können gynäkologische Symptome bzw. ihre vermutliche Ursache für ziemlich viel Aufregung sorgen. Eine monogame Frau, die die Veränderungen ihres Vaginalschleims auf eine Geschlechtskrankheit zurückführt, hält ihren Partner womöglich für untreu. Und auch die Angst vor einer Schwangerschaft oder Krebs hält manch eine Frau von einem Besuch beim Arzt ab, da dieser aus ihren Befürchtungen Gewißheit werden lassen könnte.

Wie überall im Leben ist es aber auch hier besser, sich einem möglichen Problem zu stellen, als es zu verdrängen. Eine behandlungsbedürftige Krankheit wird sich unbehandelt nur verschlimmern. Und schließlich wollen die meisten Ärzte einfach nur herausfinden, was Ihnen fehlt, und Ihnen helfen, nicht aber ein Urteil über Sie fällen.

Dieses Kapitel soll unbegründete oder übertriebene Ängste lindern oder nehmen helfen, indem häufige Symptome im Urogenitaltrakt dargestellt und deren mögliche Ursachen erklärt werden. Kurz abgehandelt wird auch das ärztliche Vorgehen bei den jeweiligen Störungen. Denken Sie aber immer daran, daß Ihr Arzt je nach Beschreibung Ihrer Symptome, den Untersuchungsergebnissen und Ihrer persönlichen Krankengeschichte auch zu einer anderen als der hier beschriebenen Diagnose kommen kann. Für manche Störungen haben wir den medizinischen Fachbegriff angegeben, so daß Sie, wenn Ihr Arzt ihn benutzt, wissen, was dahintersteckt.

Behandelt werden folgende Bereiche:

- Sehr starke oder ungewöhnliche Vaginalblutung
- Veränderter Vaginalschleim oder Scheidenausfluß
- Kondylome bzw. Feigwarzen
- Menstruationsbeschwerden
- Aussetzen der Menstruation (oder völliges Ausbleiben in der Pubertät)
- Schmerzhafter Geschlechtsverkehr
- Beckenschmerzen
- Absonderungen aus der Brust (mit Ausnahme der, die nach einer Geburt auftreten)
- Knoten in der Brust
- Schmerzen beim Wasserlassen
- Blut im Urin
- Häufiger Harndrang

Sehr starke oder ungewöhnliche Vaginalblutung

Viele Frauen haben irgendwann einmal in ihrem Leben damit zu tun: Eine Blutung aus der Scheide außerhalb der normalen Regelblutung oder aber Regelblutungen, die stärker als normalerweise üblich sind.

Häufige Ursachen hierfür bei Frauen im gebärfähigen Alter sind: die Antibabypille, die Zwischenblutungen verursachen kann, Störungen in der Hormonproduktion der Schilddrüse, Eierstöcke, Hypophyse oder Nebennierenrinde, Infektionen – wie sexuell übertragbare Krankheiten – der Vagina, des Gebärmutterhalses (Zervix), der Gebärmutter (Uterus), der Eileiter oder der Eierstöcke (Ovarien) sowie Fehlgeburten oder Schwangerschaftsstörungen. Eine Fehlgeburt in einem frühen Schwangerschaftsabschnitt kann auch wie eine starke Regelblutung nach Ausbleiben von mindestens einer Periode aussehen.

Zwischenblutungen, die nicht länger anhalten, sind oft auf Vernarbungen, Tumore, Myome oder sonstige Gewebeveränderungen im Gebärmutterhals oder an der Gebärmutter zurückzuführen. Aber auch Eierstockzysten können dafür verantwortlich sein. Regelmäßige, länger anhaltende starke Blutungen können durch Wucherungen in der Gebärmutterschleimhaut, dem Endometrium, bedingt sein.

Zu Zwischenblutungen kann es auch kurz vor der Menopause kommen. Treten jedoch nach der Menopause Vaginalblutungen auf, so ist der Arzt unverzüglich aufzusuchen,

Fisteln

Fisteln sind Verbindungen zwischen Organen, die normalerweise nicht vorgesehen sind. Sie können durch Verletzungen entstehen, bei Unfällen, bei einer Entbindung oder bei Operationen. Durch eine Fistel kann aus der Blase oder aus der Harnröhre Urin in die Scheide gelangen und Scheidenausfluß entstehen. Sie können sich auch zwischen Mastdarm und Scheide entwickeln. Abhilfe schafft ein operativer Eingriff, der die Fistel schließt.

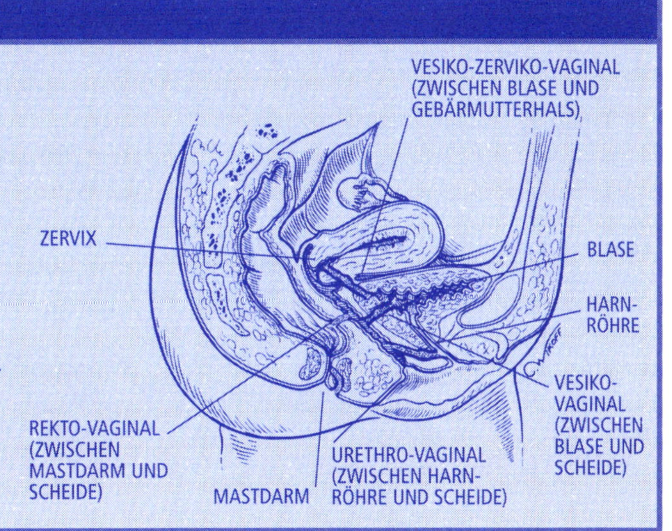

da gutartige oder auch bösartige Eierstocktumore die Ursache dafür sein können.
Weitere mögliche Ursachen sind Verletzungen der Vagina oder des Genitaltrakts, die durch eine Vergewaltigung oder Operation oder auch durch Gegenstände, wie zum Beispiel einen in der Vagina festsitzenden Tampon, verursacht worden sind. Blutkrankheiten wie Leukämie oder Blutgerinnungsstörungen können am ganzen Körper zu Blutungen und damit auch zu ungewöhnlichen Vaginalblutungen führen. Vaginalblutungen, die mit Fieber, Bauchschmerzen oder ungewöhnlichen Absonderungen von Schleim oder sonstigen Substanzen aus der Vagina (Ausfluß) einhergehen, können auf eine Infektion hindeuten.
Ihr Arzt wird Sie wahrscheinlich nach Ihrem augenblicklichen Menstruationszyklus befragen. Wahrscheinlich werden eine Untersuchung des Bauch- und Beckenraums und, wenn Sie im gebärfähigen Alter sind, ein Schwangerschaftstest durchgeführt.

Scheidenausfluß

Ungewöhnliche Ausscheidungen von Schleim oder sonstigen Substanzen aus der Scheide kommen häufig vor. Der Ausfluß ist oft durch eine Infektion verursacht und wird häufig von Schmerzen, Brennen, Juckreiz und schmerzhaftem Wasserlassen begleitet. Nicht alle Infektionen werden auf sexuellem Weg übertragen, Scheidenausfluß muß deshalb nicht gleich auf eine Geschlechtskrankheit hindeuten. Vielmehr gibt es eine ganze Reihe möglicher Ursachen:

Scheidenentzündung. Die sogenannte Vaginitis ist eine der häufigsten Ursachen für Ausfluß und wird gewöhnlich durch eine Infektion verursacht. Sie wird in drei Haupttypen mit jeweils charakteristischem Ausfluß unterteilt, die alle medikamentös behandelbar sind:

- Dicklicher, weißer, wie Hüttenkäse aussehender Ausfluß mit juckender und gereizter Haut – Hefepilzinfektion bzw. Candidiasis. Diabetikerinnen oder Frauen, die Antibiotika einnehmen, leiden häufig an diesem Infektionstyp. Die meisten Frauen haben mindestens einmal irgendwann in ihrem Leben eine Hefepilzinfektion.

- Dünner, eitriger und übelriechender Ausfluß – Trichomoniasis, die normalerweise durch Geschlechtsverkehr übertragen wird.
- Dünner, grauer oder weißer, übelriechender Ausfluß – bakterielle Vaginose.

Eileiterentzündung (Salpingitis). Sie wird häufig durch Erreger, die den Gebärmutterhals, die Gebärmutter, Eierstöcke und Eileiter infizieren, verursacht. Zu den Symptomen zählen Scheidenausfluß oder Vaginalblutung, Schmerzen im Unterbauch und Fieber. Eine chronische Salpingitis kann das Ergebnis mehrerer oder auch nur einer Infektion sein. Die am häufigsten nachweisbaren Ursachen sind Gonorrhoe oder Chlamydieninfektion – beides sexuell übertragbare Krankheiten. Etwa 20 Prozent aller Frauen mit Eileiterentzündung werden unfruchtbar.

Herpes genitalis. Wenn der Gebärmutterhals befallen ist, kann diese Infektion Scheidenausfluß verursachen. Bei der ersten Episode treten auch Fieber, Juckreiz, Kopfschmerzen und allgemein Muskelschmerzen auf.

Infektion der Gebärmutterschleimhaut. Diese auch Endometritis genannte Störung wird im allgemeinen durch sexuell übertragbare Krankheiten, fibroide Tumoren, Karzinome, bei der Geburt oder durch Einlage eines Intrauterinpessars verursacht.

Eine immer weiter um sich greifende Störung

Die Häufigkeit, mit der Kondylome bzw. Feigwarzen, die durch sexuell übertragbare Humanpapillomaviren (HPV) hervorgerufen werden, hat sich doppelt so schnell erhöht wie die des allgemein weiter verbreiteten Herpes genitalis. Dies ist um so besorgniserregender, als diese Warzenform an der Entstehung verschiedener Karzinomarten im Genitaltrakt beteiligt sein soll.

Nach der Infektion kann es bis zu sechs Monaten dauern, bis sich die Warzen entwickeln. Zu erkennen sind zunächst kleine, weiche, feuchte, rosarote Schwellungen. Die Warzen wachsen dann schnell weiter, wobei sie sich oft blumenkohlartig weiterverbreiten. Mehr über diese immer mehr an Bedeutung gewinnende Störung lesen Sie in Kapitel 11 »Sexuell übertragbare Krankheiten ...«.

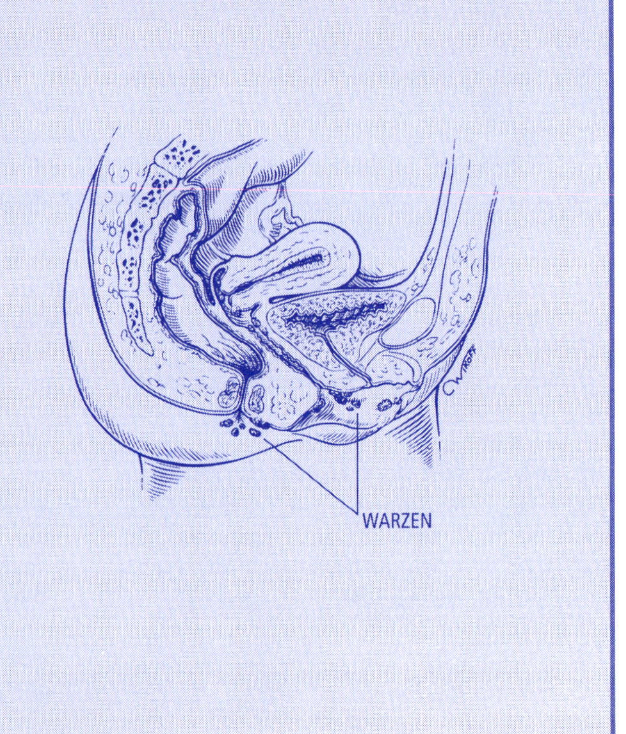

Scheidenfistel (Verbindungen zwischen Vagina und Rektum oder Blase). Aufgrund dieser röhrenförmigen Verbindungen kann Stuhl oder Urin durch die Vagina gelangen. Mögliche Ursachen für diese Störung sind ein operativer Eingriff oder Verletzung dieses Bereichs, Infektion, Entzündung oder Bestrahlung.

Scheidenentzündung durch Östrogenmangel. Mit Eintritt der Menopause verringert sich die Östrogenbildung zunehmend. Eine Folge davon ist eine zunehmende Austrocknung und Reizung der Vagina. Man spricht hier von einer atrophischen Scheidenentzündung, die sich mit Hilfe der Östrogentherapie, Scheidencremes und -zäpfchen behandeln läßt.

Zu den weniger häufig vorkommenden Ursachen von Scheidenausfluß gehören Schwangerschaft, Kondylome bzw. Feigwarzen, eine Krebserkrankung, Fremdkörper in der Vagina.
Ihr Arzt wird Sie nach Aussehen des Ausflusses fragen und wissen wollen, ob er direkt vor, nach oder während der Menstruation oder dem Geschlechtsverkehr auftritt. Sie müssen hier mit einer Untersuchung des Beckenraums rechnen.

Feigwarzen

Humanpapillomaviren (HPV), die sexuell übertragbar sind, sind häufig die Ursache für Feigwarzen, die auch Kondylome genannt werden. Sie können in der Vulva, Vagina, Zervix oder in der Analregion auftreten und gehen manchmal mit anderen Infektionen und sexuell übertragbaren Krankheiten einher. Darüber hinaus sollen sie an der Entstehung von Gebärmutterhalskrebs sowie Karzinomen in Vagina und Vulva mitbeteiligt sein. In 50 bis 70 Prozent der Fälle haben oder entwickeln die Sexualpartner von Frauen mit HPV Feigwarzen.

Haben Sie bereits mehrmals an einer Hefepilzinfektion gelitten, sollten Sie sich auf das Vorliegen von HPV untersuchen lassen, da diese eine solche Infektion begünstigen. Gonorrhoe, Chlamydieninfektion und Syphilis können mit Feigwarzen einhergehen.

Menstruationsbeschwerden

Bei der sogenannten Dysmenorrhoe handelt es sich um eine weitverbreitete Störung. Zu den Symptomen zählen Krämpfe im Unterbauch, Übelkeit, Erbrechen und Kopfschmerzen während der Menstruation. Bei einer Form der schmerzhaften Menstruation, der sogenannten primären Dysmenorrhoe, sind die Fortpflanzungsorgane gynäkologisch unauffällig. Unter dieser Störung leiden vor allem junge Frauen kurz nach der ersten Regelblutung, der Menarche. Schmerzhafte Kontraktionen können entstehen, wenn die Gebärmutterwand körpereigene Substanzen, sogenannte Prostaglandine, freisetzt. Auch psychische Faktoren können eine Rolle spielen.
Primäre Dysmenorrhoe läßt sich mit Ibuprofen oder Acetylsalicylsäure behandeln, die beide die Prostaglandinproduktion hemmen. In schwereren Fällen können auch die Antibabypille oder andere Hormonpräparate helfen. Ebenfalls wichtig sind körperliche Betätigung, eine ausgewogene Ernährung und Streßabbau.
Die sekundäre Dysmenorrhoe entwickelt sich Jahre nach einer normalen Menstruation und ist auf eine Erkrankung der Gebärmutter, der Eileiter oder Eierstöcke zurückzuführen. Mögliche Ursache können Tumore und anderes abnormes Zellwachstum, eine Beckenentzündung, Gebärmutterkrebs und eine Endometriose (Vorkommen von Endometrium-ähnlichem Gewebe auch außerhalb der Gebärmutterschleimhaut) sein. Eine Endometriose ist eine ernsthafte Erkrankung, die Unfruchtbarkeit zur Folge haben kann.

Der Arzt wird Sie nach Ihrer Periode befragen sowie nach dem zeitlichen Auftreten und dem Schweregrad der Schmerzen und eine Beckenuntersuchung vornehmen. Gegebenenfalls erweisen sich noch zusätzliche Untersuchungen oder eine Überweisung an den Facharzt als notwendig.

Aussetzen der Menstruation

(oder völliges Ausbleiben in der Pubertät)

Von einer Amenorrhoe spricht man, wenn die Menstruation nach vorherigem normalen Verlauf plötzlich mindestens drei Monate ausbleibt. Bleibt die erste Regelblutung, die sogenannte Menarche, über das vollendete 15. Lebensjahr hinaus aus, liegt eine primäre Amenorrhoe vor.

Die Definition der sekundären Amenorrhoe schließt ganz klar eine einfache Verspätung der Periode aus. Eine voll ausgeprägte Amenorrhoe ist meist durch Störungen der am Menstruationszyklus beteiligten Hormone bedingt. Für die Produktion dieser Hormone verantwortlich sind die Hypophyse, eine an der Hirnbasis lokalisierte Drüse, die Nebennieren, die im oberen Pol den Nieren aufliegen, die im Hals gelegene Schilddrüse und schließlich natürlich auch die Eierstöcke.

Nach Absetzen der Antibabypille kann es ein halbes bis zu einem Jahr dauern, bis wieder ein normaler Menstruationszyklus einsetzt. Die Pille hemmt nämlich bestimmte an der Menstruation beteiligte Hormone, und bis diese ihre Funktion wieder normal ausüben, kann es eben einige Zeit dauern. Auch während der Schwangerschaft setzt die Menstruation aus.

Bei manchen Frauen setzt die Periode aus oder setzt erst gar nicht ein, weil ihre Eierstöcke nicht richtig auf die Hormone reagieren, die normalerweise die Freigabe einer Eizelle auslösen. Diese Frauen können auf natürlichem Weg keinen Eisprung haben. Andere Frauen dagegen produzieren nicht genügend Östrogen für einen Eisprung. Weitere Ursachen für eine Amenorrhoe sind Ovarialzysten und Verschlüsse oder andere Störungen im Genitaltrakt. Weitere mögliche Faktoren sind:

- Extreme sportliche Betätigung
- Fettleibigkeit
- Mangelernährung (einschließlich Anorexie, d.h. Magersucht)
- Diabetes
- Chronische, nicht Alkohol-bedingte Lebererkrankung
- Chronische Erkrankungen generell
- Tuberkulose
- Medikamente wie Antibabypille, Narkotika, stärkere Tranquilizer und Chemotherapeutika gegen Krebs

In seltenen Fällen scheint es sich nur um eine primäre Amenorrhoe zu handeln: Weil die Öffnung im Hymen fehlt, kann kein Blut abfließen. Bei etwa einem Drittel der Mädchen mit primärer Amenorrhoe liegt eine genetische Störung oder eine kongenitale Störung im Genitaltrakt vor.

Schmerzhafter Geschlechtsverkehr

Dieses Problem ist so heikel, daß es vielen Frauen schwerfällt, deswegen einen Arzt zu konsultieren. Und doch wäre dies so wichtig, weil oft eine körperliche Erkrankung zugrunde liegt, die behandelbar ist.

Schmerzhafter Geschlechtsverkehr oder Dyspareunie äußert sich durch ein brennendes, reißendes und schmerzendes Gefühl bei der Penetration. Der Schmerz kann in der Vaginaöffnung, tief im Beckeninnern oder irgendwo dazwischen auftreten. Er kann auch in der gesamten Beckenregion und den Geschlechtsorganen empfunden werden und nur bei tiefen Stößen auftreten. Die häufigste Ursache ist eine Reizung der Vagina, verursacht durch nicht ausreichende Erregung und eine zu trockene Scheide beim Geschlechtsverkehr. Wer diese Erfahrung einmal gemacht hat, gerät schnell in einen Teufelskreis: Aus Angst vor dem nächstenmal fällt es schwer, überhaupt wieder in Erregung zu geraten. Bei Frauen, deren Gebärmutter oder Brust entfernt wurde, kann die sexuelle Erregbarkeit durch ein Gefühl der Unvollkommenheit gestört sein. Und auch Streß oder Beziehungsprobleme können hier Hemmschuhe sein. In diesen Fällen kann eine psychotherapeutische Beratung sinnvoll sein, und Gleitmittel können die Gleitfähigkeit erhöhen und Schmerzen lindern.

Eine weitere häufige Erklärung für schmerzhaften Geschlechtsverkehr ist ein Dünner- und Trockenerwerden des Vaginalgewebes mit Einsetzen der Menopause. Ursache hierfür ist die abnehmende Produktion von Östrogen, das zum Feuchthalten des Vaginalgewebes notwendig ist. Da auch die Fähigkeit der Vagina, eigenen Schleim zu produzieren, abnimmt, wird sie trocken, beginnt zu jucken und zu schmerzen. Östrogencremes und Gleitmittel, z.B. in Form von Gels, können der Scheide ihre Feuchtigkeit wiedergeben. Dasselbe gilt für die Östrogentherapie, als Pillen oder über Pflaster verabreicht.

Unwillkürliche Muskelkrämpfe in Oberschenkeln, Becken und Vagina können die Penetration unmöglich machen. Diese Vaginismus genannte Störung kann in Verbindung mit jeder einzelnen der anderen hier beschriebenen Ursachen auftreten und kann auch psychisch bedingt sein – durch eine sexuell traumatische Erfahrung, Vergewaltigung oder Angst vor einer Verletzung im Genitalbereich. Auch hier kann wieder psychotherapeutische Beratung helfen.

Weitere Ursachen für schmerzhaften Geschlechtsverkehr sind:

- Infektionen der Vagina, des Beckenraums, Herpes genitalis, infizierte Zysten oder Furunkel
- Narben, Tumore oder sonstige Verengungen der Vagina
- Endometriose (außerhalb des Uterus wachsende Uterusschleimhaut)
- Intaktes Hymen (bei Jungfrauen)
- Operationskomplikationen und
- Erkrankungen, die die sexuelle Erregbarkeit oder den Orgasmus beeinträchtigen (z. B. Diabetes und multiple Sklerose)

Beckenschmerzen

Viele Frauen haben beim Eisprung, in der Zyklusmitte, Schmerzen im Unterbauchbereich. Dieser Schmerz dauert meist nur wenige Minuten oder maximal einige Stunden und ist selten stark ausgeprägt. Man spricht vom Mittelschmerz.

Beckenschmerzen können aber auch ein Symptom des prämenstruellen Syndroms (PMS) sein. In diesem Fall können einige Tage vor Beginn der Periode Brüste und Bauch anschwellen sowie Reizbarkeit, depressive Verstimmungen und Müdigkeit auftreten.

Schmerzen im Bereich der Eierstöcke und Eileiter sind oft durch eine Infektion bedingt. Schmerzen im Unterbauch mit Fieber und Schüttelfrost, die einige Tage nach der Regelblutung einsetzen, können durch Gonorrhoe oder eine Chlamydieninfektion verursacht sein. Beckenschmerzen, die fast die ganze Zeit über vorliegen, während der Menstruation und dem Geschlechtsverkehr jedoch stärker werden, können auf eine Entzündung der Eileiter zurückzuführen sein. Eine chronische derartige Entzündung wird durch Beckeninfektionen – meist eine Gonorrhoe oder Chlamydieninfektion – ausgelöst und kann unfruchtbar machen.

Weitere Ursachen für Beckenschmerzen sind Eierstockzysten und Endometriose. Die durch eine Endometriose ausgelösten Schmerzen werden meist während der Menstruation und manchmal auch beim Geschlechtsverkehr schlimmer. Schwangerschaftsstörungen, wie beispielsweise eine Extrauterinschwangerschaft, können ebenfalls Beckenschmerzen verursachen.

Ihr Arzt wird Sie wahrscheinlich nach der Art der Schmerzen befragen und danach, wann und wo sie auftreten. Darüber hinaus wird er eine Beckenuntersuchung vornehmen und gegebenenfalls einen Schwangerschaftstest machen.

Absonderungen aus der Brust

Absonderungen aus der Brust treten normalerweise sofort nach der Entbindung auf und bleiben bestehen, wenn die Frau stillt. Unter anderen Umständen jedoch kann Milchfluß auf eine Störung der für die Milchproduktion verantwortlichen hormonproduzierenden Drüsen hindeuten. Man spricht hier von einer Galaktorrhoe.
Hypophyse, Schilddrüse, Nebenniere und Eierstöcke setzen Hormone frei, die für die Produktion von Muttermilch verantwortlich sind. Produziert die Schilddrüse nicht genügend Hormone, kann dies dazu führen, daß zum falschen Zeitpunkt Muttermilch produziert wird. Eine weitere Ursache kann eine gutartige (d.h. nicht krebsartige) Wucherung in der Hypophyse sein. Dann setzt normalerweise auch die Menstruation aus. Erkrankungen des Gehirnteils, der die Hypophyse steuert, sind eine dritte Erklärungsmöglichkeit. Andere mögliche Ursachen sind Streß, sexuelle Stimulation und auch Medikamente wie die Antibabypille, Narkotika, Anästhetika, Reserpin oder Methyldopa, Antidepressiva sowie andere bei psychischen Störungen verschriebene Arzneien.
In der Hälfte aller Fälle läßt sich die Ursache nicht feststellen. Ihr Arzt kann Bluttests, eine Röntgenuntersuchung der Brust und eine Analyse der abgesonderten Flüssigkeit anordnen. Handelt es sich bei der Flüssigkeit nicht um Milch und ist sie blutig, dünn, weiß, grün oder gelb, könnte eine Brustinfektion oder ein Tumor vorliegen. Ist die Konzentration von Prolaktin, eines Hormons, das die Milchproduktion steuert, erhöht, oder hat sich Ihre Periode verändert, wird Sie Ihr Arzt vielleicht auf eine Wucherung in der Hypophyse hin untersuchen. Eine Unterfunktion der Hypophyse läßt sich mit Hilfe von Bluttests feststellen und mit Hormonen behandeln. Auch der Prolaktinhemmer Bromocriptin kann hier hilfreich sein. Ein Hypophysentumor läßt sich operativ entfernen.

Knoten in der Brust

Knoten in der Brust sind für die meisten Frauen ein Schreckgespenst. Je nachdem, an welche Statistiken man sich hält, erkrankt bis zum 90. Lebensjahr jede neunte Frau an Brustkrebs. Diese Zahl ist jedoch irreführend. Zu einem bestimmten Zeitpunkt im Leben nämlich ist das Risiko für eine Brustkrebserkrankung höher bzw. deutlich niedriger. Das Risiko steigt mit zunehmendem Lebensalter und ist zwischen 80 und 90 Jahren am höchsten.
Insgesamt betrachtet aber kommt Brustkrebs häufig vor, und Knötchen in der Brust sind oft ein erstes Warnzeichen. Da die Überlebenschancen durch eine frühe Diagnose und Behandlung erheblich steigen, ist es äußerst wichtig, den Arzt unmittelbar nach Auffinden solcher Knötchen aufzusuchen.
Denken Sie aber immer daran, daß die meisten Brustknötchen NICHT karzinös sind. Die häufigste Ursache für gutartige Brustknötchen sind fibrozystische Brustveränderungen. Etwa 20 Prozent aller Frauen haben solche Symptome. Sie sind so weit verbreitet, daß manche Fachleute sie eher als eine Spielart des Normalen denn als eine Erkrankung betrachten. In diesem Fall sind die Knötchen mit Flüssigkeit gefüllt und können jeweils fünf bis sieben Tage vor der Menstruation schmerzen und anschwellen, um nach der Menstruation wieder zu schrumpfen. Eine Reduktion des Koffeinkonsums kann die Symptome lindern helfen.
Weitere Ursachen für gutartige Knötchen sind:

- Blutgerinnsel in der Brust
- Brustinfektion (normalerweise während der Stillzeit)
- Fibroadenom (gutartiger Tumor, der häufiger Frauen unter 25 befällt)
- Intraduktales Papillom (Knötchen im Milchgang der Brust; ein Symptom ist die Absonderung von blutiger Flüssigkeit aus der Brustwarze)
- Milchgangsektasie (Entzündung des Gewebes im Bereich der Brustwarzen aufgrund eines Lochs im Milchgang; Symptome sind ein brennender Schmerz, dicke aus der Brustwarze austretende Flüssigkeit und Anschwellen der Brustwarzen)

Schmerzen beim Wasserlassen

Der medizinische Fachbegriff für diese Störung lautet Dysurie, deren häufigste Ursachen leicht zu behandeln sind. Dazu gehören Reizungen im Harnabflußbereich, Scheideninfektionen, sexuell übertragbare Krankheiten, Harnwegsinfektionen und menopausal bedingte Veränderungen im Scheidengewebe. Etwa 20 Prozent aller Frauen haben irgendwann einmal im Leben eine Harnwegsinfektion. Das Erkrankungsrisiko steigt mit zunehmendem Alter und ist in sexuell aktiven Phasen noch weiter erhöht. Infektionen kommen auch häufig in der Schwangerschaft vor.
Mögliche Ursachen für Schmerzen im Harntrakt und die Begleitsymptome sind:

- Scheideninfektion – Scheidenausfluß, Brennen, Juckreiz. Fließt der Harn durch gereizte Bereiche, fühlt es sich so an, als schmerze hier das Körperäußere.
- Sexuell übertragbare Krankheiten – Herpes genitalis, Feigwarzen. Fließt der Harn durch gereizte Bereiche, fühlt es sich so an, als schmerze hier das Körperäußere.
- Harnwegsinfektionen – kann Blut im Urin zur Folge haben. Hier sind die Schmerzen eher im Körperinnern zu spüren.

Liegen außerdem z.B. Fieber und Rückenschmerzen vor, kann das auf eine Niereninfektion hindeuten. Suchen Sie unverzüglich den Arzt auf.

Blut im Urin – ein schlechtes Zeichen

Die Blutung kann ihren Ausgang an jeder beliebigen Stelle im Harntrakt nehmen. Glücklicherweise läßt sich die häufigste Ursache hierfür, eine Infektion, leicht behandeln. Weitere mögliche Ursachen sind: Nierensteine, die in der Niere selbst, der Blase oder dem zur Blase führenden Harnleiter lokalisiert sind, Blutgerinnsel oder Tumore in der Niere oder ein Hämatom (eine Blutansammlung um einen Gefäßriß herum). Diese Störung gehört in jedem Fall unbedingt in ärztliche Behandlung.

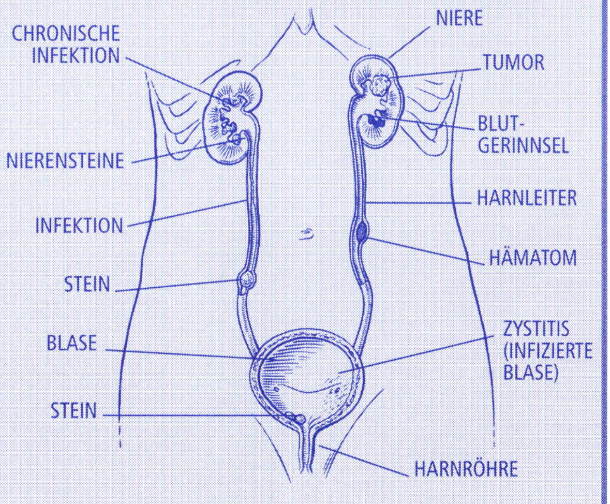

Zu den selteneren Ursachen einer Dysurie gehören Blasentumore oder -krämpfe, Nierensteine sowie eine Vernarbung oder Verengung der Harnröhre.
Eine Harnwegsinfektion läßt sich mit Hilfe von Labortests nachweisen, außerdem wird vielleicht auch noch eine Beckenuntersuchung vorgenommen. Behandelt wird eine Infektion gewöhnlich mit Antibiotika. Darüber hinaus sollte viel Wasser getrunken werden.

Blut im Urin

Schon winzige Spuren von Blut im Urin können auf eine ernsthafte Erkrankung hinweisen und dürfen deshalb nie auf die leichte Schulter genommen werden. Die häufigste Ursache für diese als Hämaturie bezeichnete Störung ist eine Harnwegsinfektion. Auch ein Verschluß oder eine Verletzung der Harnröhre oder andere Probleme mit der Blase können Blut im Urin zur Folge haben.
Verschiedene Nierenstörungen können ebenfalls eine Hämaturie verursachen. Mögliche zugrundeliegende Erkrankungen und weitere damit einhergehende Symptome sind:

- Nierensteine (Symptome: plötzlich auftretende Schmerzen in den Seiten und der Leiste)
- Blutgerinnsel in der Niere
- Infektionen (Symptome: Fieber, Rückenschmerzen, Übelkeit, Magen- oder Bauchschmerzen sowie Schmerzen beim Wasserlassen)
- Tumore (Symptome: Bauchschmerzen, Fieber, Gewichtsverlust und Bluthochdruck)

Aber auch Störungen an anderen Stellen im Körper können Blut im Urin zur Folge haben. Hierzu gehören innere Blutungen, Hämophilie, Leukämie und andere Bluterkrankungen. Bei etwa fünf Prozent der Patientinnen läßt sich keine Ursache nachweisen.

Häufiger Harndrang

Der Drang, häufiger zu urinieren als sonst üblich, kann, muß aber nicht, von einem erhöhten Harnvolumen begleitet sein. Weitverbreitete Ursachen für häufigen Harndrang, bei dem nicht mehr Harn als üblich ausgeschieden wird, sind Harnwegsinfektion, sexuell übertragbare Krankheiten wie Herpes genitalis, Chlamydieninfektionen und Gonorrhoe, außerdem Schwangerschaft, menopausal bedingte Veränderungen in der Vagina und, bei Frauen mit mehreren Schwangerschaften, die Unfähigkeit, die Blase vollständig zu entleeren, sowie eine Blasenverschlußschwäche.
Das Gefühl, öfter wasserlassen zu müssen als sonst üblich, kann auch durch Streß und den Genuß von koffeinhaltigen Getränken ausgelöst werden. Und schließlich haben manche Menschen einfach eine kleinere Blase, die schnell voll ist.
Ein Schlaganfall oder eine Erkrankung der den Harntrakt kontrollierenden Nerven kann sich ebenfalls auf den Harndrang auswirken. Bei Heranwachsenden kann häufiges Wasserlassen auch das erste Zeichen für eine Schilddrüsenüberfunktion sein.
Wird der häufige Harndrang durch ein größeres Harnvolumen verursacht, kann dies auf einen erhöhten Flüssigkeitskonsum, auf Diabetes, Alkoholkonsum, die Einnahme von Diuretika (»Entwässerungstabletten«) zur Behandlung von Bluthochdruck und Herzerkrankungen, eine Nierenerkrankung und hohe Kalziumspiegel im Blut zurückzuführen sein.

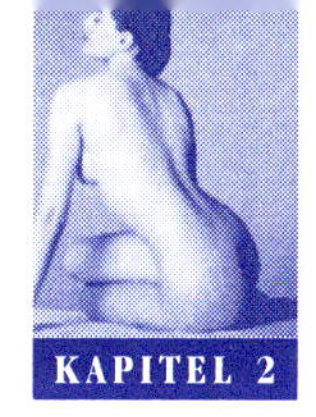

HÄUFIGE STÖRUNGEN IM GENITALTRAKT

Menstruationsstörungen und was sie bedeuten können

Die Menstruation kann bei jeder Frau anders sein. So kann sie bei der einen mit elf Jahren einsetzen, bei der anderen erst mit vierzehn. Bei der einen kann sie pünktlich auf die Minute sein, bei der anderen kommen, wann es ihr gerade paßt. Manche Frauen leiden während der Regel tagelang, andere bleiben vollkommen unbeeinträchtigt. Diese Abweichungen von der Norm mögen noch so willkürlich erscheinen – in den meisten Fällen liegen sie doch absolut im Rahmen des Normalen. Es sind Spielarten der Natur.

Sobald ein Menstruationssymptom – Schmerzen, starke Blutungen, Zwischenblutungen, Ausbleiben der Periode usw. – jedoch die Lebensqualität zu beeinträchtigen beginnt, ist eine ärztliche Behandlung zu erwägen. Die meisten Störungen sind relativ unkompliziert und sprechen gut auf Medikamente oder kleinere Eingriffe an. Andere dagegen könnten gefährlichere Konsequenzen haben, wenn die zugrundeliegende Ursache nicht rechtzeitig behandelt wird.

Der Menstruationszyklus

Die meisten Frauen menstruieren zwischen dem 11. und 13. Lebensjahr zum erstenmal und bekommen dann zirka 40 Jahre später ihre letzte Menstruation, die sogenannte Menopause. Dauert der »normale« Menstruationszyklus auch regulär 28 Tage, liegt ein Zyklus von 25 bis 34 Tagen doch auch noch im Rahmen des Normalen. Während der »üblichen« drei- bis fünftägigen Menstruation verlieren die Frauen im Durchschnitt 57 Gramm Blut.

Die erste Menstruation markiert eine Zäsur

zwischen Kindheit und Adoleszenz. Sie signalisiert zusammen mit einer Vergrößerung der Brust und dem Wachstum der Schambehaarung die sexuelle Reife einer jungen Frau. Diese monatliche Absonderung von Blut, Sekreten und Zellen aus der Gebärmutterschleimhaut ist der letzte Schritt in einem umfangreichen Zyklus, der den Körper auf die Empfängnis eines Kindes vorbereitet.

Jeder Zyklus beginnt allmonatlich mit Veränderungen im Hormonhaushalt, die dazu führen, daß eine Eizelle in den Eierstöcken zu reifen beginnt. Zellen im Umkreis der heranwachsenden Eizelle setzen das weibliche Geschlechtshormon Östrogen frei, das die Gebärmutterschleimhaut (das Endometrium) anregt, dick und fest zu werden, damit sich später die befruchtete Eizelle in ihr einnisten kann.

Ist die Eizelle reif, verläßt sie den Eierstock und beginnt, den Eileiter hinunter zur Gebärmutter zu wandern. Diesen Vorgang bezeichnet man als Eisprung bzw. Ovulation. Die Zellen, die die Eizelle umhüllt haben, bleiben im Eierstock zurück und setzen mit der Produktion eines weiteren Hormons, des Progesterons, ein. Dieses sorgt zunächst für einen nochmaligen Wachstumsschub im Endometrium.

Bleibt eine Befruchtung aus, stirbt die Eizelle ab, und die Produktion von Östrogen und Progesteron fällt ab. Die Gebärmutterschleimhaut wird nun abgebaut. Die abgestorbenen Endometriumzellen werden jetzt zusammen mit etwas Blut im Menstruationsfluß ausgestoßen.

Für einen normalen Menstruationszyklus ist ein ausgewogenes Gleichgewicht zwischen den die Entwicklung der Eizellen steuernden Hormonen aus den hormonproduzierenden Drüsen im Gehirn und den Geschlechtshormonen wichtig. Einfluß auf den Menstruationszyklus können Erkrankungen, die Ernährung, der psychische Zustand sowie eine abweichende Entwicklung der Geschlechtsorgane haben.

Ernstere Menstruationsstörungen

Viele Frauen klagen vor ihrer Periode über Beschwerden (schmerzhafte und geschwollene Brüste, leichte Schmerzen im Unterbauch, Nervosität). Mit Einsetzen der Regelblutung können leichtere Bauchkrämpfe auftreten. In den meisten Fällen haben diese Symptome jedoch keinen Einfluß auf die normalen Alltagsverrichtungen und lassen sich durch entsprechende Behandlung lindern.

Bei manchen Frauen jedoch können die Symptome stärker ausgeprägt und damit therapiebedürftig sein. Hierzu gehören:

- Prämenstruelle Reizbarkeit und Stimmungsschwankungen (PMS)
- Sehr schmerzhafte Perioden
- Starke Blutungen
- Ungewöhnlich kurze oder lange Zyklen
- Ausbleiben der Menstruation
- Zu frühes Einsetzen der Menstruation
- Das »Toxische Schocksyndrom«

Liegt bei Ihnen oder Ihrer Tochter eine dieser Menstruationsstörungen vor, dann suchen Sie Ihren Arzt auf.

Das prämenstruelle Syndrom

70 bis 90 Prozent aller menstruierenden Frauen stellen vor ihrer Periode bis zu einem gewissen Grad körperliche und psychische Veränderungen an sich fest, doch nur 10 bis 20 Prozent leiden tatsächlich am prämenstruellen Syndrom (PMS).

Die meisten Frauen mit PMS klagen vier bis fünf Tage vor ihrer Periode, während oder vor dem Eisprung oder vom Eisprung an bis zu den ersten Tagen ihrer Regel über Stimmungsschwankungen, erhöhte Reizbarkeit und Wutausbrüche. Weitere PMS-Symptome sind Aufgedunsensein, schmerzhafte Brüste, Gewichtszunahme, extreme Depression, Verwirrtheit und Schlaflosigkeit. All diese Symptome verschwinden normalerweise wieder mit Einsetzen der Regelblutung.

Über die Ursache des PMS sind sich die Fachleute noch nicht einig. Daher konzentrieren sich die Ärzte im allgemeinen darauf, die belastenden Symptome zu lindern: Vielleicht sollen Sie Ihren Salz- und Zuckerkonsum einschränken sowie sich regelmäßig körperlich betätigen. Gegebenenfalls könnte der Arzt Ihnen auch Diuretika zur Wasserausscheidung und ein Schmerzmittel gegen die Kopf- und sonstigen Schmerzen geben. Mehr über PMS lesen Sie in Kapitel 3, ab Seite 35.

Menstruationsbeschwerden

Der medizinische Fachbegriff für Menstruationsbeschwerden lautet Dysmenorrhoe und beschreibt durchaus häufig vorkommende Beschwerden. 50 Prozent aller menstruierenden Frauen haben vor oder während ihrer Periode Schmerzen im Beckenraum. Und 10 Prozent von ihnen haben jeden Monat so schwere Bauchkrämpfe, daß sie deshalb ein bis drei Tage arbeitsunfähig sind. Man unterteilt die Dysmenorrhoe in zwei Kategorien, die primäre und die sekundäre.

Wie die Hormone die Menstruation auslösen

Der weibliche Körper bereitet sich in einem vierwöchigen Zyklus schrittweise auf eine Empfängnis vor, um dann kurz auszuruhen und wieder erneut von vorn zu beginnen.

Fast während des gesamten Zyklus baut sich die Gebärmutterschleimhaut (Grafik unten) immer dicker und fester auf, um eine befruchtete Eizelle zur Einnistung aufnehmen zu können. Dieses Wachstum wird durch ein Ansteigen der Östrogenkonzentration gefördert. Östrogen wird produziert, wenn die Eizelle zur Reifung gelangt. Nach Freigabe der Eizelle (Grafik Mitte) sorgt ein weiteres Hormon, das Progesteron, für einen weiteren Wachstumsschub des Endometriums.

Bleibt die Befruchtung aus, sinkt die Produktion beider Hormone gleichzeitig (siehe Tag 21 bis 28 auf der Grafik

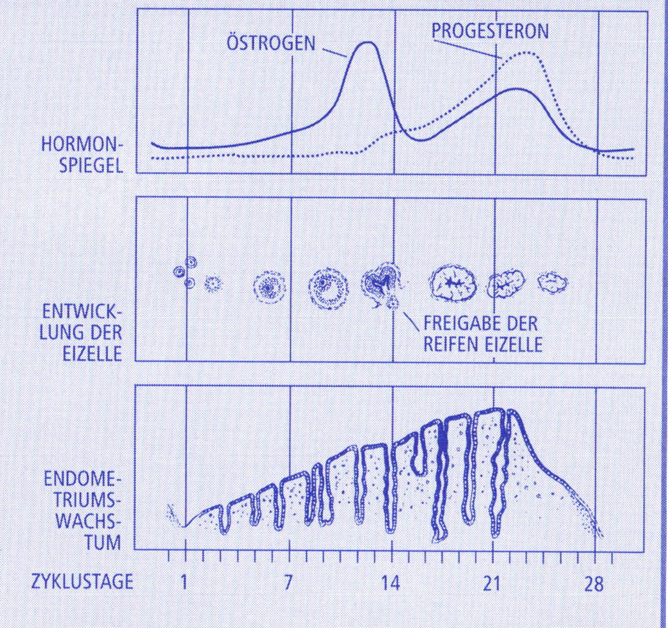

unten). Die Gebärmutterschleimhaut wird dann abgebaut und ausgestoßen: Die Menstruationsblutung setzt ein. Die niedrigen Progesteron- und Östrogenspiegel am Ende des Zyklus geben dem Körper das Signal, mit dem Prozeß von vorn zu beginnen. (Mehr dazu lesen Sie in Kapitel 17 »Wie der Fortpflanzungsapparat funktioniert«.)

Primäre Dysmenorrhoe

Die Symptome dieser Form der Menstruationsbeschwerden sind schneidende Krämpfe im Unterbauch, die unmittelbar vor der Menstruation oder bei Einsetzen der Blutung beginnen. Die Schmerzen, die manchmal mit Übelkeit, Erbrechen, Durchfall, Schwindel, Kopfschmerzen, einem Spannungsgefühl und gelegentlich auch Ohnmachtsanfällen einhergehen, können in die Oberschenkel und den Lendenwirbelbereich ausstrahlen.

Die Mehrzahl dieser Frauen hat im allgemeinen regelmäßige Zyklen. Bei einer Beckenuntersuchung lassen sich meist keine Auffälligkeiten nachweisen. Labortests jedoch weisen gewöhnlich hohe Konzentrationen von Prostaglandin auf, einer Substanz, die sowohl schmerzhafte Krämpfe als auch Gebärmutterkontraktionen auslösen kann.

Zur Krampflinderung verschreiben die meisten Ärzte Prostaglandinsynthesehemmer, deren schwächster Vertreter die Acetylsalicylsäure (z. B. ASS, Aspirin) ist. Als wirkungsvoller haben sich z.B. Naproxen (z. B. (Dysmenalgit N) und Mefenaminsäure (z. B. Parkemed, Ponalar) erwiesen. Orale Kontrazeptiva sind eine weitere Alternative. Da sie die Ovulation unterdrücken und die Prostaglandinspiegel senken, beseitigen sie meist auch die Bauchkrämpfe. Neuere Studien aus den USA und Europa haben darüber hinaus gezeigt, daß auch die Gabe von Magnesium sowie die transkutane elektrische Nervenstimulation Menstruationsschmerzen lindern können.

Sekundäre Dysmenorrhoe

Diese Form von Menstruationsbeschwerden tritt normalerweise bei älteren Frauen auf. Sie wird durch körperliche Störungen wie Uterusmyome oder eine Endometriose verursacht, bei der sich auch außerhalb der Gebärmutter Gewebe der Gebärmutterschleimhaut (Endometrium) befindet. Auch eine Wucherung des Endometriumgewebes in die Gebärmutterwand (Adenomyosis) kann, genauso wie eine Eileiterentzündung und gelegentlich Polypen der Gebärmutterschleimhaut oder eine Verengung der Gebärmutterhalsöffnung, Ursache der Schmerzen sein.

Für die Diagnose wird der Arzt zunächst die Anamnese erheben und sodann den Beckenraum untersuchen. Dazu können auch Röntgenuntersuchung und Ultraschall gehören. Möglicherweise wird er auch den Gebärmutterhals eröffnen, um Gebärmutterschleimhaut zu entnehmen und dann mikroskopisch zu untersuchen.

Endometriose ist die häufigste Ursache für eine sekundäre Dysmenorrhoe, vor allem bei Frauen über 37 Jahren, die seit fünf Jahren kein Baby mehr bekommen haben. Ausführlich abgehandelt wird diese Störung in Kapitel 8, ab Seite 75.

Ist die Gebärmutterwand mit Endometrioseherden durchsetzt, läßt sich manchmal die operative Entfernung der Gebärmutter (Hysterektomie) nicht vermeiden.

Und auch wenn Myome oder Polypen die Ursache sind, kann eine Operation nötig sein. (Mehr dazu in Kapitel 7 »Behandlungsmöglichkeiten bei Uterusmyomen«, ab Seite 67.)

In leichteren Fällen können bereits Prostaglandinsynthesehemmer wie Aspirin zur Behandlung ausreichen. Liegt der Störung eine Eileiterentzündung zugrunde, können Antibiotika wirksam sein (siehe Kapitel 6 »Die Risiken einer Eileiterentzündung«, ab Seite 61). Eine Verengung des Gebärmutterhalses muß operativ korrigiert werden.

Hin und wieder kann auch ein Intrauterinpessar der Schuldige sein.

Eine leichte Blutung aus den Eierstöcken während des Eisprungs kann bei manchen Frauen in der Zyklusmitte ein paar Tage lang leichte Schmerzen verursachen, die jedoch nur selten der ärztlichen Behandlung bedürfen. In wirklich extremen Fällen kann der Arzt die Antibabypille verschreiben, um den Eisprung zu unterdrücken.

Starke Blutungen

Hin und wieder kann es vorkommen, daß die Menstruation stärker als gewöhnlich ist oder länger dauert. Im allgemeinen ist das nicht weiter bedenklich. Anders sieht es aber bereits aus, wenn Sie mindestens zwei Binden oder Tampons am Tag mehr brauchen als sonst. Und auch wenn die Periode länger als sieben Tage dauert oder weniger als 21 Tage zwischen zwei Perioden liegen, sollten Sie den Arzt aufsuchen. Regelmäßig auftretende starke oder langanhaltende Blutungen aus der Gebärmutter können Zeichen für eine organische Störung sein.
Der Arzt wird Sie nach Häufigkeit und Menge der Blutung fragen, ob sie mit Schmerzen einhergeht oder ob dicke blutige Gewebestücke abgehen, wie Sie verhüten und ob Sie schnell Blutergüsse bekommen oder insgesamt überhaupt oft bluten. Danach wird er eine Reihe von Untersuchungen vornehmen. Mit Urin- und Stuhluntersuchungen lassen sich Störungen im Harn- sowie im Magen-Darm-Trakt nachweisen, die die Blutung verursachen können. Wenn Sie im gebärfähigen Alter sind, könnten Sie auch einen Schwangerschaftstest, gegebenenfalls einen Zervixabstrich, eine Gebärmutterschleimhaut-Biopsie und einen Ovulationstest machen lassen.
Bei Verdacht, die Blutung könne durch eine Entzündung von Vagina, Zervix, Endometrium oder Eileiter verursacht sein, werden eine gynäkologische Untersuchung, ein Blutbild und verschiedene Untersuchungen zum Nachweis sexuell übertragbarer Krankheiten vorgenommen.

Ursachen und Therapie

Der Störung können Tumore der Beckenorgane zugrunde liegen. Uterusmyome sind selten bösartig, können aber zu starken Blutungen führen. Kleinere Myome verlangen keine spezielle Behandlung. Die Entfernung der Gebärmutter kann sich dann als notwendig erweisen, wenn die Myome groß sind, schnell wachsen oder extrem belasten.

Endometriumkarzinome sind eine weitere mögliche Ursache. Tritt diese Erkrankung gewöhnlich auch erst nach der Menopause auf, sollte sich dennoch jede Frau über 35 Jahren mit starken Blutungen daraufhin untersuchen lassen (siehe Kapitel 41, »Endometriumkarzinom«, ab Seite 479).

Polypen, kleine an der Gebärmutterwand lokalisierte Wucherungen, können ebenfalls starke Blutungen verursachen. Wenn die Gefahr besteht, daß sie bösartig werden können – das gilt vor allem für die Postmenopause –, können sie operativ entfernt werden.

Erhöhte Östrogenproduktion, zusammen mit einem Progesteronmangel, kann die Gebärmutterschleimhaut kontinuierlich stimulieren, so daß sie sich stark aufbaut. Das führt zu starken Blutungen. Damit die Blutung aufhört, kann der Arzt Gestagene verschreiben. Geht die Störung auf ein Ungleichgewicht anderer Hormone, wie z.B. die der Schilddrüse, Hypophyse oder der Nebennierenrinde, zurück, wird der Arzt medikamentös behandeln.
Ursache können aber auch verschiedene andere Erkrankungen sein. So können sowohl eine Schilddrüsenunterfunktion (Hypothyreose) als auch eine Lebererkrankung im fortgeschrittenen Stadium starke Blutungen verursachen. Dasselbe gilt für Leukämie (Blutkrebs) und verschiedene andere Bluterkrankungen.
Auch Medikamente können zu starken Blutungen beitragen. Zu dieser Gruppe gehören Steroide, Digitalis (z.B. Digitoxin, Digoxin) und Antikoagulanzien, d.h. gerinnungshemmende Substanzen, wie Coumadin. Auch ein Östrogenentzug oder gestagenhaltige Medikamente können Ursache für diese Störung sein.
Während einer normalen Periode verliert

die Frau nur wenig Eisen, starke Blutungen dagegen können eine Anämie, genauer eine Eisenmangelanämie, herbeiführen. Dann stoppt der Arzt die Blutung normalerweise, indem er Hormone verabreicht und zudem ein Eisenpräparat verordnet.

Ungewöhnlich lange oder kurze Zyklen

Die wenigsten Frauen menstruieren genau nach jeweils 28 Tagen, extrem kurze (unter 25 Tage) oder lange (über 34 Tage) Zyklen können Anlaß zur Besorgnis geben, vor allem wenn die Frau schwanger werden möchte.

Kurze Zyklen deuten oft auf einen niedrigen Östrogen- und Progesteronspiegel hin. Bei einem Mangel an diesen Hormonen kann sich das Endometrium nicht richtig entwickeln – daraus kann Unfruchtbarkeit resultieren. Bei manchen Frauen treten kurz vor der Menopause verkürzte Zyklen auf. Aber auch eine Über- oder Unterfunktion der Schilddrüse kann die Ursache sein.

Unregelmäßige Zyklen können auf das Herannahen der Menopause hindeuten, aber auch dadurch entstehen, daß die Zellzahl in einem Abschnitt des Endometriums zunimmt. Für die Diagnose wird der Arzt wahrscheinlich Zellen aus der Gebärmutterschleimhaut entnehmen und untersuchen lassen. Wenn das Gewebe nur wenig vermehrt ist, wird meist mit Gestagenen behandelt. Schwerere Formen erfordern eine Gestagen-Dauertherapie.

Lange Zyklen müssen nicht zwangsläufig ein Problem sein. Viele Frauen mit langen Zyklen haben durchaus einen Eisprung und sind fruchtbar. Ihre Eierstöcke funktionieren normal, die Eizellen brauchen nur etwas länger zum Reifen. Liegen regelmäßig jeweils zwei bis fünf Monate Abstand zwischen den Perioden, kann eine Eierstockzyste vorliegen. Und wenn sehr lange Zyklen mit einer plötzlichen Vermehrung der Körperbehaarung einhergehen, wenn der Brustumfang zunimmt, sich die Klitoris vergrößert und die Menstruation schließlich ganz aussetzt, dann könnte eine Geschwulst oder ein Tumor der Nebennierenrinde vorliegen. Für die Diagnose wird der Arzt einen Urintest, einen Glukosetoleranztest und anderes vornehmen.

Lange Zyklen können aber auch auf eine Schilddrüsenüber- oder -unterfunktion zurückzuführen sein.

Ausbleiben der ersten Regelblutung

Wenn nach Vollendung des 18. Lebensjahres die erste Regel noch nicht eingetreten ist, liegt eine sogenannte primäre Amenorrhoe vor. In den meisten Fällen handelt es sich dabei lediglich um eine etwas ungewöhnliche Verspätung. In einigen Fällen jedoch kann dem eine gravierendere Störung zugrunde liegen. Man unterscheidet hier vier Gruppen:

Gruppe 1: Die Mädchen in dieser Gruppe haben einen flach entwickelten Busen und einen unterentwickelten Uterus. Ursachen für das Ausbleiben der Menarche reichen von zu niedrigen Hormonspiegeln bis hin zu Erkrankungen wie Tuberkulose, Meningitis und Enzephalitis. Ist der Uterus entwickelt – in welchem Grad auch immer – kann nach der Behandlung mit dem Gonadotropin-Releasing-Hormon (GRH) später eine Schwangerschaft möglich werden. Wird keine Schwangerschaft gewünscht, könnte der Arzt Östrogene zur Unterstützung der Brustentwicklung verschreiben. Einige wenige Mädchen in dieser Gruppe sind genetisch betrachtet männlich und bedürfen einer speziellen Behandlung.

Gruppe 2: Bei diesen jungen Frauen liegt

eine normale Brustentwicklung, jedoch kein Uterus vor, einige von ihnen haben sogar Hoden. Diese Frauen werden zwar niemals Kinder bekommen können, andere mit dieser Störung verbundene Probleme lassen sich jedoch beheben. So lassen sich Hoden beispielsweise nach der Pubertät operativ entfernen, und es können Östrogene verschrieben werden. Eine zu kurze Vagina kann operativ verlängert werden, womit auch Geschlechtsverkehr möglich ist.

Gruppe 3: Einige wenige Mädchen haben weder einen Uterus, noch ist die Brust entwickelt. Die Behandlungsmöglichkeiten sind hier denen in Gruppe zwei vergleichbar. Zur Unterstützung der Brustentwicklung können Östrogene verschrieben werden.

Gruppe 4: Sind sowohl die Brüste als auch der Uterus voll entwickelt, kann das Ausbleiben der ersten Regel auf ein Ungleichgewicht in der Hormonproduktion zurückzuführen sein. Die Behandlung ist der einer sekundären Amenorrhoe vergleichbar.

Wenn die Menstruation ausbleibt

Bleibt die Periode bei einer sexuell aktiven Frau mit sonst regelmäßigem Menstruationszyklus aus, ist als erstes an eine Schwangerschaft zu denken. Ist die Frau über 40, kann auch die Menopause Ursache sein. Hat der Arzt jedoch beides ausgeschlossen, ist nach anderen Gründen zu suchen.

Von einer *sekundären Amenorrhoe* spricht man, wenn die Menstruation über einen Zeitraum von mindestens drei Monaten nach vorherigem normalen Verlauf des Menstruationszyklus ausbleibt. Mögliche Ursachen können Tumore und Zysten, aber auch einfach nur starke Gewichtszunahme oder -abnahme oder psychische Faktoren sein.

Ein chronisches Ausbleiben der Ovulation – in den ersten Jahren nach der Menarche und dann wieder vor der Menopause durchaus normal – ist eine der häufigsten Ursachen für diese Störung. Dies kann auf zu niedrige Spiegel des für die Fortpflanzung so wichtigen Schlüsselhormons Gonadotropin-Releasing-Hormon (GRH) zurückzuführen sein. Die Konzentration dieses Hormons sinkt oft bei starkem Streß, nach »Crash«-Diäten, Kopfverletzungen oder ernsthaften Infektionen wie einer Gehirnhautentzündung oder auch nach dem Absetzen der Antibabypille.

Um festzustellen, ob eine Ovulation stattfindet, sollten Sie morgens nach dem Aufwachen Ihre Basaltemperatur messen. Der Arzt kann Proben von Ihrem Zervixschleim und den Scheidensekreten und eine Gewebeprobe aus dem Endometrium zur Untersuchung entnehmen. Außerdem wird untersucht, ob Ihr Progesteronspiegel im Verlauf eines Monats ansteigt.

Wenn Ihr Eisprung tatsächlich ausbleibt und Sie nicht schwanger werden wollen, wird Ihnen der Arzt Östrogene und Gestagene oder ein orales Verhütungsmittel verschreiben. Das fördert die Abstoßung der Gebärmutterschleimhaut und wirkt der Entwicklung von Wucherungen im Uterus entgegen, die sich bei über längere Zeit anhaltend hohen Östrogenspiegeln entwickeln können. Besteht dagegen Kinderwunsch, wird der Arzt anders vorgehen.

Aber auch Störungen der Eierstockfunktion können ein Ausbleiben der Menstruation zur Folge haben. Um dieses abzuklären, kann Ihnen Ihr Arzt Gestagene verschreiben. Setzt die Menstruation nach sieben Tagen immer noch nicht ein, ist dies ein Zeichen für hohe Östrogenspiegel, eine mögliche Schwangerschaft oder eine Störung des ovariellen Zyklus. Durch Untersuchung der Scheidensekretion kann der Arzt auch feststellen, ob die Eierstöcke verkümmert oder verhärtet sind oder aber normal funktionieren können. Mit Hilfe ande-

rer Tests läßt sich überprüfen, ob die Eierstöcke normal entwickelt sind und ob sie ausreichend Östrogen produzieren.
Oft ist die Ursache einer sekundäre Amenorrhoe auch in Ovarialzysten zu sehen. Zusammen mit einer Verdickung des Endometriums kennzeichnen sie das sogenannte Stein-Leventhal-Syndrom, auch polyzystisches Ovarialsyndrom genannt. Frauen mit dieser Störung menstruieren nicht, haben möglicherweise auch keinen oder nur gelegentlich einen Eisprung, sind im Gesicht und/oder am Körper stark behaart und haben zwischendurch immer mal wieder starke Blutungen. Bei vielen dieser Frauen sind erhöhte Konzentrationen von Testosteron – ein männliches Geschlechtshormon, das auch Frauen in geringen Mengen bilden – nachzuweisen.
Zum Nachweis dieser Störung wird der Arzt die Androgen- und Östrogenspiegel bestimmen. Außerdem wird er den Beckenraum untersuchen, um feststellen zu können, ob die Eierstöcke aufgrund von Zysten vergrößert sind.
Lassen sich Zysten nachweisen und besteht kein Kinderwunsch, kann der Arzt ein Präparat mit dem Wirkstoff Medroxyprogesteron oder die Antibabypille zum Abstoßen der Gebärmutterschleimhaut verschreiben. Eine kombinierte Gabe von Östrogen und Gestagen unterdrückt die Ovarialfunktion und senkt damit das Risiko eines Endometriumkarzinoms. Bei bestehendem Kinderwunsch muß der Arzt mit einer medikamentösen Behandlung dafür sorgen, daß Ovulationen stattfinden.
Auch Erkrankungen des Uterus und der Eileiter können die Ursache für eine Amenorrhoe sein. Manchmal baut sich die Gebärmutterschleimhaut dann unkontrolliert Wochen oder gar Jahre lang auf, mit der Folge, daß Zyklen mit starken Blutungen immer wieder durch Phasen, in denen die Menstruation ein oder zwei Monate lang ausbleibt, unterbrochen werden. Um die Ursache sicher festzustellen, ist es notwendig, eine Gebärmutterausschabung zu machen und das Gebärmutterschleimhautgewebe zu untersuchen. Behandelt wird diese Störung durch die Gabe von Medroxyprogesteron (Depo-Clinovir Amp.) oder mit einer Östrogen-Gestagen-Therapie.
Auch wenn die Nebennieren nicht richtig funktionieren und zuviel oder zuwenig Adrenalin produzieren, kann dieses Amenorrhoe zur Folge haben. Tumore, eine Steroidbehandlung und sogar starker Gewichtsverlust können sich auf die Nebennierenfunktion auswirken. Dann kann mit Kortisonen behandelt werden. Bei einer angeborenen Fehlfunktion der Nebennieren muß die Behandlung ein Leben lang fortgesetzt werden. In den meisten anderen Fällen dagegen kann die Störung behoben und die Behandlung nach einigen Monaten beendet werden.
Auch andere Drüsenerkrankungen können eine Amenorrhoe verursachen. Zysten, Tumore, schwere Infektionen und Eßstörungen können eine Fehlfunktion der Hypophyse und damit Amenorrhoe zur Folge haben.
Und auch eine Schilddrüsenunter- oder -überfunktion kann die Ursache für diese Störung sein. Zur Behandlung dieser speziellen Drüsenerkrankungen steht dem Arzt eine Reihe von Medikamenten zur Verfügung.
Anorexia nervosa bzw. Magersucht ist eine weitere mögliche Ursache für Amenorrhoe. Liegt das Gewicht mehr als 25 Prozent unter dem Normalgewicht setzt in den meisten Fällen die Menstruation aus. Meist liegen dann auch Störungen vor, die mit einem zu niedrigen Östrogenspiegel einhergehen. In diesen Fällen muß vor allem die zugrundeliegende Störung, die Anorexie, behandelt werden.
Bei stillenden Müttern kann die Periode zehn Monate oder sogar noch länger ausbleiben. Die hier hohe Konzentration an Prolaktin, dem für die Milchbildung verantwortlichen Hormon, kann die den Men-

struationszyklus auslösenden Hormone unterdrücken. Da während der Stillzeit dennoch ein Eisprung vorkommen kann, sollten Stillende Barrierekontrazeptiva wie Diaphragma oder Kondom zur Verhütung benutzen.

Daß die langfristige oder in sehr jungen Jahren begonnene Einnahme oraler Kontrazeptiva (die »Pille«) Amenorrhoe verursacht, konnte nicht nachgewiesen werden. Bei annähernd 95 Prozent aller nicht menstruierenden Frauen, die ein orales Kontrazeptivum einnehmen, setzt nach Absetzen des Präparates die Menstruation wieder spontan ein.

Bei einigen Frauen setzt die Menstruation vor dem 35. Lebensjahr auf Dauer aus, sie bemerken an sich die typischen Wechseljahrssymptome. Die Östrogenproduktion ihrer Eierstöcke reicht für einen normalen Menstruationszyklus nicht mehr aus, ihre Eierstöcke verkleinern sich. In diesem Fall kann weder die Menstruation durch Gestagengabe herbeigeführt noch – mit Ausnahme weniger Fälle – die Ovulation medikamentös ausgelöst werden.

Zu frühe Menarche

Obwohl das Durchschnittsalter für die Menarche zwischen 11 und 13 Jahren liegt, beginnt doch bei einigen Mädchen die Brust schon vor dem 8. Lebensjahr zu knospen, oder die erste Blutung tritt vor dem 9. Lebensjahr ein. Dieses wird als *Pubertas praecox*, also vorzeitige sexuelle Reifung, bezeichnet.

Bei etwa 90 Prozent der Mädchen mit so früh einsetzender Menarche handelt es sich um eine »echte« *Pubertas praecox*, ihr Fortpflanzungsapparat funktioniert genau wie der einer Erwachsenen und produziert die für einen Zyklus nötigen Hormone. Sie haben einen Eisprung, sind fruchtbar und haben entwickelte sekundäre Geschlechtsmerkmale. Die meisten von ihnen bleiben relativ kleinwüchsig, da ihr hoher Östrogenspiegel einen Wachstumsstopp schon in recht jungen Jahren bewirkt.

Im Unterschied dazu liegen bei der *Pseudopubertas praecox* zwar auch erhöhte Östrogenspiegel vor, die anderen Geschlechtshormone jedoch werden nicht produziert. Aufgrund des erhöhten Östrogenspiegels entwickeln diese Mädchen zwar auch sekundäre Geschlechtsmerkmale, fruchtbar sind sie jedoch nicht. Ursache hierfür können sowohl östrogenbildende Ovarial- oder Nebennierentumore als auch eine Schilddrüsenunterfunktion sein, aber auch östrogenhaltige Nahrungsmittel und Medikamente.

Für die Diagnose wird der Arzt den Östrogenspiegel bestimmen, nach Geburtsschäden fragen oder danach, ob in der Familie bereits Gehirnerkrankungen vorlagen, und verschiedene andere Tests durchführen. Die Behandlung fußt in erster Linie auf Medikamenten, die die Freisetzung des Gonadotropin-Releasing-Hormons hemmen. Mit der langzeitigen Gabe von Gestagenen kann versucht werden, der erhöhten Östrogenproduktion und der Brustentwicklung entgegenzuwirken, die Menstruation zu unterbinden und ein normales Wachstum zu ermöglichen. Eine solche Langzeitgabe kann jedoch erhebliche Nebenwirkungen haben. Mädchen mit zu früh einsetzender Menarche bedürfen meist auch einer psychologischen Betreuung.

Toxisches Schocksyndrom (TSS)

1978 wurde erstmals in der medizinischen Fachpresse von einer Krankheit berichtet, die bei einer kleinen Zahl menstruierender Frauen aufgetreten war und die durch hohes Fieber, Halsentzündung, Kopfschmerzen, Sonnenbrand-ähnlichen Ausschlag, Übelkeit und Erbrechen, Durchfall, extrem niedrigen Blutdruck, Ohnmachtsanfälle, sich abschälende Haut, Muskelschmerzen, Nieren- oder Leberbeschwerden, Desorientiertheit und letztlich sogar einen Schock-

zustand gekennzeichnet ist. Diese Krankheit wurde »toxisches Schocksyndrom« (TSS) genannt.
1980 stand auch die Hauptursache für diese Störung fest: Ein äußerst saugfähiger Tampon – in einigen wenigen Fällen war eine auf eine Verletzung folgende Staphylokokkeninfektion die Ursache.
TSS wird durch Toxin produzierende Staphylokokken, eine spezielle Bakteriengattung, verursacht. Einer Theorie zufolge können beim Einführen eines Tampons kleine Verletzungen in der Vaginalhaut entstehen, durch die diese Bakterien in den Körper gelangen können. Eine zweite Theorie besagt, daß extragroße Tampons über mehr Lufträume verfügen und diese den für die Bakterienvermehrung nötigen Sauerstoff liefern.
Solche supersaugfähigen Tampons wurden, kurz nachdem sie mit dem toxischen Schocksyndrom in Zusammenhang gebracht worden waren, vom Markt genommen. Seither ist die Zahl der Fälle zwar drastisch gesunken, dennoch scheint es angeraten, Tampons häufiger zu wechseln, zwischendurch mal, vor allem nachts, lieber eine Binde zu nehmen, und vor Einführen der Tampons gründlich die Hände zu waschen.

Körperliche Betätigung und Menstruationsstörungen

Über die Rolle der körperlichen Betätigung bei Menstruationsstörungen sind sich die Experten noch nicht einig. Einige Wissenschaftler haben vor allem bei Leistungssportlerinnen Amenorrhoe, verlängerte Zyklen oder eine verspätet eintretende Menarche festgestellt. Die Bedeutung dieser Feststellung wird jedoch kontrovers diskutiert.
Einer Theorie zufolge geht die Amenorrhoe bei Leistungssportlerinnen auf einen Gewichtsverlust allgemein und auf den Verlust an Körperfett speziell zurück. Aber auch eine Störung der Drüsenfunktion, niedrige Östrogenspiegel, Vitaminmangel und der Streß, der durch hartes Training und Wettbewerb verursacht wird, wurden ebenfalls als Gründe in Betracht gezogen.
Auf der andere Seite gibt es auch viele Leistungssportlerinnen mit regelmäßigen Zyklen, und sie leiden weniger an Krämpfen, an PMS, an Kopfschmerzen und haben auch eine kürzere Menstruation als ihre inaktiven Geschlechtsgenossinnen. Und so empfehlen die meisten Ärzte, denn letztlich ist die Dosis auch hier ausschlaggebend, regelmäßige und in vernünftigen Maßen betriebene körperliche Betätigung.

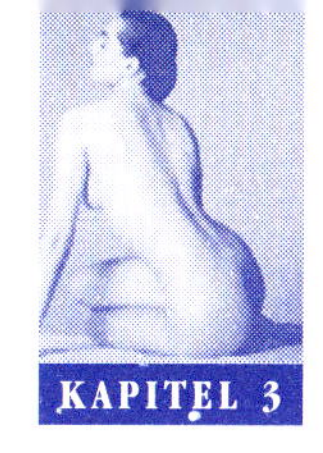

PMS und was es damit auf sich hat

Viele Frauen werden wissen, was sich hinter den Initialen PMS verbirgt, und viele kennen die körperlichen und psychischen Veränderungen, die mit dem prämenstruellen Syndrom (PMS) verbunden sind. Wie viele Frauen an PMS leiden, weiß niemand. In einem sind sich Ärzte und Frauen aber einig: Beim PMS handelt es sich um eine ganz reale Störung. Allerdings lernen die meisten Frauen, sich mit den Erscheinungen so zu arrangieren, daß nur selten eine Behandlung notwendig ist.

Die PMS-Symptome können irgendwann nach dem Eisprung, der ca. 14 Tage nach Beginn der letzten bzw. etwa zwei Wochen vor Beginn der nächsten Periode stattfindet, auftreten. Während der letzten drei bis 14 Tage Ihres Zyklus nehmen Sie vielleicht eine Reihe körperlicher und/oder psychischer Veränderungen an sich wahr. Dazu gehören:

- Anschwellen und Schmerzhaftigkeit der Brüste
- »Aufgedunsensein« oder vorübergehende Gewichtszunahme
- Unreine Haut oder Akne
- Anschwellen von Händen und Füßen
- Kopfschmerzen
- Übelkeit oder Verstopfung, gefolgt von Durchfall bei Einsetzen der Menstruation
- Vermehrter Durst oder Appetit
- Heißhunger auf verschiedene Nahrungsmittel – vor allem auf Süßes und Salziges
- Erhöhte Reizbarkeit oder Stimmungsschwankungen
- Schlaflosigkeit oder Müdigkeit

- Vergeßlichkeit oder Verwirrtheit
- Angstgefühl oder Kontrollverlust
- Traurigkeit oder unkontrollierbares Weinen

Insgesamt wurden mehr als 150 körperliche und psychische Symptome mit PMS in Zusammenhang gebracht. Die zahlreichen milden prämenstruellen Veränderungen, die viele Frauen verspüren, tragen noch mehr zur Verwirrung bei. Zahlreiche starke Symptome, die immer wieder jeden Monat tagelang bestehen, lassen sich eher als PMS identifizieren als ein einzelnes Symptom oder nicht beständig wieder auftretende Beschwerden. Da die Vielzahl an Symptomen und ihre Ursachen nicht geklärt sind, können die Ärzte auch nicht feststellen, wer für PMS empfänglich ist und warum das so ist. Es gibt aber verschiedene Störungen, die mit PMS nichts zu tun haben und doch mit ihm verwechselt werden können. Darunter:

- Fibrös-zystische Brustveränderungen, bei denen gutartige Knoten in der Brust anschwellen und schmerzhaft werden
- Endometriose, bei der die Gebärmutterschleimhaut im Unterbauchbereich Schmerzen verursachen kann
- Unerkannte Beckenrauminfektionen wie eine Chlamydieninfektion
- Dysmenorrhoe bzw. schmerzhafte Menstruationskrämpfe, die auch Übelkeit und Durchfall auslösen können
- Diabetes, der mit einem übersteigerten Durst- und Hungergefühl einhergehen kann
- Veränderungen der hormonproduzierenden Drüsen wie eine Schilddrüsenüberfunktion
- Psychische Störungen, die mit den bei PMS typischen Stimmungsschwankungen verwechselt werden können
- Allergien

Ein überzeugendes Indiz für das Vorliegen von PMS ist seine zyklische Natur. Alle Symptome – körperliche wie psychische – müßten mit Eintreten der Menstruation eigentlich schnell verschwinden. Wenn körperliche Veränderungen über mehrere Wochen hinaus bestehen bleiben oder auch mit Eintreten der Periode nicht wieder abklingen, dann sollten Sie Ihren Arzt aufsuchen, um eine andere Erkrankung ausschließen zu lassen. Dasselbe gilt, wenn Sie sich vor Ihrer Periode deprimiert fühlen und Ihre Stimmung sich mit Eintreten der Periode nicht bessert.

Keine überzeugende Erklärung in Sicht

Vom prämenstruellen Syndrom, das damals jedoch noch als »prämenstruelle Spannung« bezeichnet wurde, wurde erstmals 1931 gesprochen. Damals glaubten die Forscher, diese Störung gehe auf ein mit dem Menstruationszyklus verbundenes hormonelles Ungleichgewicht zurück. In neueren Studien konnte dann auch tatsächlich nachgewiesen werden, daß PMS wirklich nur im gebärfähigen Alter auftritt und während einer Schwangerschaft nicht zu beobachten ist. Da PMS aber auch noch nach Entfernung der Gebärmutter auftreten kann, kann diese, so die Schlußfolgerung der Wissenschaftler, an der Störung nicht beteiligt sein. Trotz all dieser Untersuchungsergebnisse und obwohl PMS mittlerweile als echte medizinische Störung anerkannt ist, konnte eine überzeugende Ursache dafür bislang nicht gefunden werden. Was genau PMS auslöst – darüber gibt es zwar zahlreiche Theorien, Genaues aber weiß man nicht.
Die Ursachenforschung konzentrierte sich vor allem auf die beiden Hormone Östrogen und Progesteron, die von den Eierstöcken produziert werden und die in Wechselwirkung mit bestimmten chemischen Botenstoffen des Gehirns stehen. Etwa am 5. Zyklustag beginnen die Östrogene, die Gebärmutterschleimhaut anzuregen, sich dick aufzubauen, um eine befruchtete

Eizelle aufnehmen zu können. Sobald in der Zyklusmitte eine Eizelle aus einem der Eierstöcke freigegeben wird, setzt die Progesteronproduktion ein und bewirkt damit zur Vorbereitung einer Schwangerschaft die Freisetzung von Nährstoffen und die Anschwellung von Blutgefäßen. Findet keine Befruchtung statt, werden Gebärmutterschleimhaut und Eizelle mit dem einsetzenden Regelfluß ausgestoßen.

Damit dominiert in der ersten Zyklushälfte das Östrogen, das mit den Botenstoffen des Gehirns in Wechselwirkung steht, die einen wichtigen Einfluß auf unsere Stimmung und unseren Energiestatus ausüben; das Progesteron, das gewöhnlich die Wirkung dieser chemischen Botenstoffe unterdrückt, bestimmt die zweite Hälfte.

Dennoch sind die Hormonspiegel der meisten Frauen mit PMS normal. Und um das

Welche Rolle Progesteron spielt

PMS trifft zeitlich mit der Phase zusammen, in der die Gebärmutterschleimhaut (Endometrium) unter der Wirkung von Progesteron – dessen Konzentration unmittelbar, nachdem die Eierstöcke eine Eizelle freigegeben haben, ansteigt – einen nochmaligen Wachstumsschub erfährt und sich so auf die Einnistung einer befruchteten Eizelle vorbereitet (siehe A, rechts).

Neben seiner Wirkung auf den Uterus soll diese Erhöhung des Progesteronspiegels auch auf verschiedene Botenstoffe des Gehirns dämpfend wirken und damit die innere Unruhe und die Stimmungsschwankungen, die oft mit PMS einhergehen, auslösen. Eindeutig geklärt ist die Rolle von Progesteron bei der PMS-Entstehung jedoch nicht, zumal viele Ärzte die Erfahrung gemacht haben, daß die zusätzliche Gabe von Progesteron PMS-Symptome zu lindern vermag.

Wie dem auch sei, eines zumindest ist sicher: Stellt sich keine Empfängnis ein, sinkt der Progesteronspiegel unmittelbar darauf, was eine Rückbildung der Gebärmutterschleimhaut und schließlich deren Ablösung und die Menstruation zur Folge hat. Während der folgenden zwei Wochen mit niedrigem Progesteronspiegel, in denen sich die Gebärmutterschleimhaut in einer Regenerationsphase befindet (siehe B, rechts), bestehen gewöhnlich auch keine PMS-Symptome.

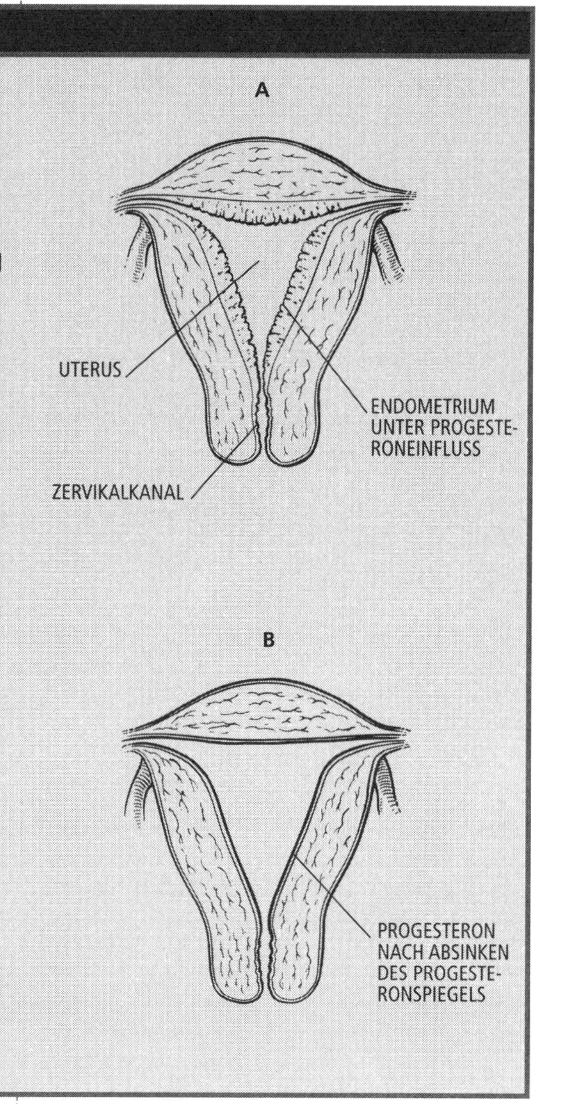

Ganze noch mehr zu verwirren, konnte in einer größeren Studie nachgewiesen werden, daß Frauen mit PMS, auch nachdem ihr Menstruationszyklus medikamentös künstlich »neu gestartet« wurde, weiter Symptome hatten. Untersucht wird derzeit, ob irgendwelche äußeren Faktoren die Wechselbeziehung zwischen Östrogen und Progesteron auf der einen Seite und den chemischen Botenstoffen des Gehirns auf der anderen Seite stören und so die PMS-Symptome verursachen.

Eine Theorie sieht eine mögliche Verbindung zwischen Schwankungen im Serotoninspiegel und PMS. Serotonin (ein Stoffwechselprodukt von L-Tryptophan, einer essentiellen Aminosäure, die in vielen Nahrungsmitteln vorkommt) spielt eine wichtige Rolle im Körper: Es wirkt regulierend auf den Schlaf, den Menstruationszyklus und auch den Appetit. Manche Wissenschaftler halten es für möglich, daß zu niedrige Serotoninspiegel den so empfindlichen Zeitplan der Ovulation umwerfen und die innere Ruhelosigkeit sowie die für PMS typischen Heißhungerattacken auslösen.

Weitere mögliche Theorien sind: ein Mangel an Endorphinen, den chemischen Botenstoffen des Gehirns, die ein natürliches Glücks- und Hochgefühl bei uns auslösen; Glukose- oder Vitamin-B_6-Stoffwechselstörungen; zu niedrige Zinkkonzentrationen im Blut; Schwankungen in der Prostaglandinproduktion, einem Gewebehormon; und eine chronische Candida-Infektion, eine Hefepilzinfektion der Vagina.

Überzeugend bewiesen werden konnte bislang jedoch keine dieser Theorien.

Hab' ich PMS oder nicht?

Der erste Schritt einer erfolgreichen Behandlung liegt darin festzustellen, ob Ihre Symptome tatsächlich einem PMS entsprechen. Da es keine Tests für diese Störung gibt, kann man nur über den Ausschluß anderer Störungen vorgehen.

Beweisaufnahme

Bezeichnen Sie den Tag Ihres Menstruationsbeginns in Ihrem Kalender als Tag 1, und numerieren Sie jeden weiteren Tag fortlaufend weiter. Vergeben Sie einen Buchstabencode für die verschiedenen PMS-Symptome wie »Ä« für Ärger, »B« für Brustschmerzhaftigkeit, »H« für Heißhunger oder »M« für Müdigkeit, und tragen Sie sie an den Tagen ein, an denen sie auftreten. Sie können starke Symptome mit Großbuchstaben und mildere mit Kleinbuchstaben kennzeichnen oder die Buchstaben in Kombination mit einer Skala von 1 bis 10 zur Bewertung des Symptomschweregrades einsetzen. Außerdem sollten Sie täglich Ihr Gewicht eintragen, den Eisprung markieren und die Basaltemperatur (morgens vor dem Aufstehen gemessen) notieren.

Alternativ dazu können Sie auch eine einfache Tabelle entwerfen: In den Reihen werden sämtliche Symptome aufgeführt, oben in den Spalten die Tage Ihres Menstruationszyklus. Beim Auftreten bestimmter Symptome suchen Sie senkrecht in der Spalte den dazugehörigen Tag und malen das entsprechende Kästchen aus. Bei nur milden Symptomen malen Sie das Kästchen nur halb aus.

Zuerst könnte Ihr Arzt eine Blut- oder Harnuntersuchung vornehmen, um andere Störungen mit ähnlichen Symptomen, vor allem Diabetes oder eine Schilddrüsenstörung, auszuklammern. Wenn Sie regelmäßig Schmerzen im Beckenraum haben, wird Ihr Arzt auf eine sexuell übertragbare Erkrankung, wie eine Chlamydieninfektion oder Gonorrhoe, hin untersuchen. Es sollte auch eine komplette körperliche Untersuchung – einschließlich der Brust und des Beckenraums – vorgenommen werden, um andere Störungen auszuschließen.

Der nächste Schritt zur Diagnose besteht darin, über einen bestimmten Zeitraum Ihre Symptome zu protokollieren, um Informationen über deren Regelmäßigkeit, deren Erscheinungsbild, Schweregrad und Dauer zu bekommen. Das ist tatsächlich der einzige Weg, PMS ziemlich sicher zu diagnostizieren: sorgfältig zu protokollieren, wann jedes Symptom jeden Monat auftritt. Das läßt sich bereits mit einem normalen Kalender realisieren. Lesen Sie dazu die zwei möglichen Methoden im Kasten »Beweisaufnahme« auf Seite 38.

Hilfreich kann auch eine Art Tagebuch sein, in dem Sie neben Ihren Symptomen auch deren Einfluß auf Ihren Alltag beschreiben. Führen Sie Ihr Protokoll mindestens über drei Menstruationszyklen, und machen Sie Ihre Eintragungen täglich, wenn Sie sich an die Symptome und deren Auswirkung noch gut erinnern. Ihr Arzt und Sie können dann gemeinsam diesen »Zykluskalender« und das Tagebuch auswerten und feststellen, ob und wie stark Sie PMS haben.

Welche Schritte Sie selbst unternehmen können

Nachdem Sie die zyklische Natur Ihrer Symptome und ihren Schweregrad dokumentiert haben, können Sie gemeinsam mit Ihrem Arzt einen Therapieplan entwickeln. Als erstes bieten sich einfache Umstellungen in der Lebensweise an, da PMS oft ausgesprochen gut auf Veränderungen der Eßgewohnheiten, auf Streßbewältigungsmaßnahmen und mehr Schlaf oder körperliche Betätigung anspricht.

Koffein kann zur Entstehung bzw. Verschlimmerung bestimmter PMS-Symptome beitragen. Dieses in Kaffee, Tee, Limonaden, Schokolade und einigen rezeptfreien Arzneimitteln vorkommende Genußmittel kann verschiedene PMS-Symptome wie Angstzustände, Schlaflosigkeit, Nervosität und Reizbarkeit verstärken und den Kohlenhydratstoffwechsel beeinträchtigen, indem es die Vitamin-B-Vorräte des Körpers erschöpft. Eine Reduktion des Koffeinkonsums kann den PMS-Symptomen bereits entgegenwirken. So empfehlen viele Ärzte im Rahmen der PMS-Behandlung routinemäßig einen völligen Koffeinverzicht vor der Periode.

Viele Frauen mit PMS nehmen in den zwei Wochen vor ihrer Periode einige Pfunde zu, größtenteils in Form von Flüssigkeitseinlagerungen. Der Verzicht auf salzreiche Nahrungsmittel kann die Wassereinlagerung drastisch reduzieren, die Brust- und Bauchbeschwerden lindern und Hände und Füße weniger anschwellen lassen. Da sich auch in Gehirnzellen Flüssigkeit ansammeln kann, läßt sich mit einer salzfreien Diät auch den Kopfschmerzen beikommen und die Konzentrationsfähigkeit steigern.

Der Genuß zuckerhaltiger Nahrungsmittel setzt oft einen Teufelskreis in Gang: Der durch den Zuckerkonsum erhöhte Bedarf an Vitaminen vom B-Komplex löst im Körper erst recht Heißhunger auf einfache

PMS oder PMDS

Bei einer kleineren Gruppe von Frauen wurde PMS mit ernsthaften psychischen Störungen in Verbindung gebracht. Die damit verbundene »prämenstruelle dysphorische Störung« (PMDS) wird als eine »nicht näher spezifizierte depressive Störung« klassifiziert.

PMDS, von der Schätzungen zufolge weniger als fünf Prozent aller menstruierenden Frauen betroffen sein sollen, wird als ein Krankheitsbild beschrieben, bei dem während der letzten Woche des Menstruationszyklus starke, immer wieder auftretende Symptome einer Depression und anderer negativer Stimmungslagen auftreten, die das tägliche Leben deutlich beeinträchtigen.

Kohlenhydrate wie Zucker aus. Und auf extreme Schwankungen im Zuckerhaushalt reagiert der Körper mit einem ständigen Auf und Ab zwischen einem Schwächegefühl und dem Gefühl äußerster Erregung und Nervosität.

Nikotin kann PMS-Symptome genauso wie Koffein verschlimmern. Damit gehört die Reduktion bzw. der Verzicht auf Rauchen zu jedem PMS-Behandlungsprogramm. Und auch Alkohol kann die Symptome verstärken, indem es das Vitamin B im Körper zerstört, den Kohlenhydratstoffwechsel und die Fähigkeit der Leber, Hormone abzubauen und umzuwandeln, beeinträchtigt.

Manche Nahrungsmittel können PMS-Symptome lindern. Komplexe Kohlenhydrate wie Vollkornprodukte, Bohnen, Obst und Gemüse helfen beispielsweise, den Haushalt an essentiellen Vitaminen und Mineralstoffen aufrechtzuerhalten. Eine fettarme Ernährung, die sich im wesentlichen aus Vollkornprodukten und Gemüse zusammensetzt und nur wenig rotes Fleisch enthält – vor allem während der zwei der Periode vorausgehenden Wochen –, kann PMS-Symptome kontrollieren helfen. Studienergebnisse lassen darauf schließen, daß eine erhöhte Kalziumzufuhr von 1300 mg pro Tag Reizbarkeit und körperliche Symptome wie Rückenschmerzen lindern kann.

Bei vielen Frauen wirkt sich auch körperliche Betätigung positiv auf die PMS-Symptome aus. Ideal sind hier Übungen, die die Knochen kräftigen, Fett und Spannungen abbauen. Intensive körperliche Betätigungen, wie Laufen, Radfahren, Schwimmen, Aerobic, Tennis u.ä., wirken nachgewiesenermaßen positiv auf das Herz-Kreislauf-System, während Calisthenics und Bodybuilding den Muskeltonus und die Muskelkraft verbessern. Und schließlich hilft körperliche Betätigung, den Appetit zu kontrollieren – und steigert ihn nicht etwa, wie noch häufig angenommen wird.

Probieren Sie einmal, in Absprache mit Ihrem Arzt, ein Trainingsprogramm, das zu Beginn Ihres Menstruationszyklus anstrengendere Herz-Kreislauf-Übungen mit Dehn- und die Beweglichkeit verbessernden Übungen kombiniert und in Ihrer sonst üblichen PMS-Phase weniger anstrengende Herz-Kreislauf-Übungen wie Walking in den Vordergrund stellt. Ein solches Training erhöht auf der einen Seite Ihre Herz-Lungen-Kapazität und wirkt insgesamt konditionssteigernd, während es auf der anderen Seite während der letzten Zyklusphase das Spannungsgefühl und die Beschwerden in Brust, Oberschenkeln und Bauch lindert.

PMS geht oft auch mit Schlafstörungen einher. Frauen mit mäßigen bis schweren PMS-Symptomen klagen öfter über Schlaflosigkeit und haben weniger Tiefschlafphasen als symptomfreie Frauen. Eine Reduzierung des Koffeinkonsums kann hier schon helfen, dasselbe gilt für mehrere kurze Nickerchen über den Tag verteilt. Versuchen Sie auf jeden Fall, vor allem während der zweiten Zyklushälfte, jede Nacht acht Stunden Schlaf am Stück zu bekommen.

Hilfreich können auch Techniken zur Streßbewältigung sein. Im Gegensatz zu den Faktoren Ernährung, körperliche Betätigung und Schlaf können wir den Alltagsstreß nur begrenzt kontrollieren. Die Art aber, wie wir dem Streß begegnen und mit ihm umgehen, kann bereits großen Einfluß auf unsere Psyche haben.

Streß kann durch körperliche (chronische oder akute Erkrankungen oder Verletzungen), psychische (Ängste, Sorgen, Enttäuschungen usw.) oder soziale Faktoren (schreiende Kinder, Rush-hour-Verkehr und sogar Urlaubsvorbereitungen) bedingt sein. Dieser Alltagsstreß ist in der PMS-Phase besonders belastend.

Ein Kurs zur Streßbewältigung – ob nun mit Atemübungen, Visualisierungstechniken, Biofeedback oder anderen Streßbewältigungs- und Entspannungstechniken – kann Ihnen helfen, die durch den Streß verursachte Spannung so zu steuern, daß Sie nicht so schnell die Kontrolle über sich ver-

lieren – ein Symptom, an dem viele Frauen mit PMS leiden.
Wie sehr und wie schnell Ihnen diese Maßnahmen helfen, hängt im wesentlichen davon ab, wie stark Sie sich darauf einlassen und wie sehr Sie Ihre Gewohnheiten zu ändern gewillt sind. Möglich sind unmittelbar eintretende dramatische Verbesserungen, aber auch sich über mehrere Menstruationszyklen einstellende graduelle Verbesserungen. Wenn Sie Ihre Symptome weiter protokollieren, werden Sie vielleicht feststellen, daß Ihnen mehr Schlaf oder flotte Spaziergänge während einer bestimmten Zyklusphase Erleichterung verschaffen und verschiedene Ernährungsumstellungen während einer anderen.
Können Sie auch viele dieser Umstellungen in Ihrer Lebensweise und Ihren Ernährungsgewohnheiten ohne ärztliche Konsultation durchführen, sind das Wissen und die Erfahrung Ihres Arztes doch gefragt, wenn es um die Entwicklung eines individuellen, speziell auf Sie zugeschnittenen Behandlungsprogramms geht. Da es beim PMS keine allzeit wirksame Universalbehandlung gibt, können Sie von der Erfahrung Ihres Arztes mit anderen, erfolgreich behandelten PMS-Frauen profitieren.

Welche medikamentösen Behandlungen zur Verfügung stehen

Umstellungen in der Lebensführung und Ernährung verschaffen im allgemeinen allen Frauen mit PMS eine gewisse Erleichterung. Stellt sich bei Ihnen jedoch nur eine leichte Besserung ein, schlägt Ihr Arzt Ihnen vielleicht eine weiterführende medikamentöse Behandlung vor. Eines aber sollten Sie auf keinen Fall tun: *Ohne ärztliches Anraten irgendwelche Vitaminpräparate, Nahrungsmittelergänzungen oder andere freiverkäuflichen Arzneimittel einsetzen.* Denken Sie auch immer daran, daß sich einige Ärzte für den Einsatz bestimmter Vitamin- und Nahrungsmittelergänzungen stark machen und andere den fehlenden wissenschaftlichen Wirksamkeitsnachweis unterstreichen und vor möglichen Schäden bei einer zu hohen Dosierung dieser Produkte warnen. Zu den vielen marktgängigen PMS-Mitteln zählen eine Reihe von Multivitaminpräparaten, die eine Kombination aus Vitamin B_6, Magnesium, Zink und Vitamin A enthalten. Die Bedeutung von Vitamin B_6 in der PMS-Behandlung wurde bereits in den vierziger Jahren erkannt, seine Wirksamkeit soll in der Wechselbeziehung liegen, in der es mit bestimmten chemischen Botenstoffen des Gehirns stehen soll. Klinisch nachgewiesen werden konnte seine Wirksamkeit jedoch bislang nicht. Vielmehr verursachen bereits 200 bis 300 mg davon täglich toxische Reaktionen, die Schmerzen oder Taubheitsgefühl in den Händen oder Füßen, Gehstörungen oder allgemeine Ungeschicklichkeit und Nervenschädigung zu Folge haben.
Verschiedene Ärzte haben die Erfahrung gemacht, daß das Gamma-Linolensäure-haltige Nachtkerzenöl (z.B. Efamol) die Brustempfindlichkeit lindert.
Der Nutzen einiger Vitamine und Nahrungsmittelergänzungen scheint, wenn auch hier der wissenschaftliche Nachweis dafür fehlt, etwas erfolgversprechender zu sein. So kam eine Studie zu dem Ergebnis, daß Vitamin E in einer Dosierung von 150 bis 300 mg pro Tag PMS-Symptome lindern hilft. Das Ergebnis einer weiteren Studie deutet darauf hin, daß sich mit Magnesium einigen mit PMS einhergehenden psychischen bzw. Verhaltensveränderungen erfolgreich entgegenwirken läßt. Doch Vorsicht: Hochdosiert kann Magnesium ebenfalls toxisch wirken und die Kalziumresorption beeinträchtigen.
Ihrem Arzt stehen noch eine Reihe verschreibungspflichtiger Medikamente zur PMS-Behandlung zur Verfügung, wenngleich es ein richtiges »PMS-Mittel« nicht gibt und die Wirksamkeit von Arzneimitteln

in der PMS-Behandlung ziemlich umstritten ist. Da einige der bei der PMS-Behandlung eingesetzten Mittel auch schädlich sein können, sollten Sie und Ihr Arzt nur im Notfall auf eine allein medikamentöse Behandlung zurückgreifen.

Diuretika bzw. Entwässerungsmittel veranlassen den Körper, Flüssigkeit über die Nieren auszuscheiden. Ihr Arzt kann Ihnen ein Diuretikum zur Behandlung des Aufgedunsenseins verschreiben, wenn eine Reduktion der Salzzufuhr wirkungslos bleibt. Zwar haben Studien zum Nachweis des Nutzens von Diuretika in der PMS-Behandlung zu unterschiedlichen Ergebnissen geführt, eines aber steht fest: Sie finden in der PMS-Behandlung bereits länger als jedes andere Medikament Anwendung, und sie haben sich auch schon bei der Linderung von Symptomen wie Müdigkeit und Depression als wirksam erwiesen.

Weil es die Wirkung des Hormons hemmt, das für die Wasserretention im Körper verantwortlich ist, wird Spironolakton (z.B. Aldactone) auch zur Behandlung von PMS-Symptomen eingesetzt.

Bromocriptin (z.B. Pravidel), ein Mittel, das die Milchbildung unterdrückt, wird manchmal zur Behandlung PMS-bedingter Brustbeschwerden eingesetzt – auch wenn die Wirksamkeit nicht eindeutig bewiesen ist. Aufgrund seiner möglichen Nebenwirkungen beginnt man normalerweise mit einer recht niedrigen Dosierung.

Mefenaminsäure (z.B. Parkemed) ist ein nichtsteroidaler entzündungshemmender Wirkstoff, der manchmal zur Linderung von Menstruationsbeschwerden eingesetzt wird. Da seine Wirkung auf den Embryo nicht bekannt ist und PMS nun einmal nach dem Eisprung eintritt, während eine Schwangerschaft nicht ausgeschlossen werden kann, wird Ihr Arzt Ihnen vielleicht vor Verschreibung von Mefenaminsäure den Gebrauch eines Barrierekontrazeptivums empfehlen. Dasselbe gilt übrigens auch für andere zur PMS-Behandlung eingesetzte Medikamente. Insgesamt stehen eine ganze Reihe verschiedener nichtsteroidaler Entzündungshemmer zur Verfügung, darunter auch Ibuprofen (z.B. Aktren, Dismenol). Sie alle können jedoch bei Langzeitanwendung als Nebenwirkung eine Magenschleimhautentzündung hervorrufen. Vorher macht sich ihre Wirkung im Magen-Darm-Trakt durch Magenschmerzen, Übelkeit und Erbrechen bemerkbar.

Auch die Progesteron-Therapie wird von vielen befürwortet, obwohl weder Wirksamkeit noch Unbedenklichkeit einer Langzeittherapie nachgewiesen sind. Aufgrund der guten Erfahrungen, die einige Ärzte bei der PMS-Behandlung mit dieser Therapie gemacht haben, wird sie jedoch weiter häufig angewendet. Die Behandlung setzt einige Tage vor dem voraussichtlichen Beginn der Symptome ein und wird bis zum Eintreten der Periode fortgesetzt.

Einige wenige Studien weisen darauf hin, daß auch Arzneimittel zur Hemmung der Ovarialfunktion den PMS-Symptomen entgegenwirken können. Die Blockierung der Eierstockfunktion führt jedoch eine Art künstliche Menopause herbei und kann Osteoporose und andere postmenopausale Störungen verursachen. Deshalb wird diese Behandlung nur bei den Frauen in Betracht gezogen, deren PMS-Symptome ein normales Familienleben und eine weitere Berufstätigkeit unmöglich machen. Aber auch hier wird die Therapie normalerweise nach sechs Monaten abgebrochen.

Verschiedene Ärzte verschreiben zur PMS-Behandlung Tranquilizer oder Antidepressiva. Diese Medikamente können jedoch abhängig machen, haben in Kombination mit anderen Mitteln ernsthafte Wechselwirkungen und weisen eine ganze Reihe von Nebenwirkungen auf. Sie bleiben schweren psychiatrischen Erkrankungen wie einer Depression vorbehalten und haben in der PMS-Behandlung nichts zu suchen.

PMDS – prämenstruelle dysphorische Störung und ihre Kriterien

Unten aufgelistet finden Sie die offiziellen Kriterien für die Diagnose einer »prämenstruellen Depression«. Den zweiten Zyklusabschnitt, der nach dem Eisprung einsetzt, bezeichnet man als »Lutealphase«. Die erste Zyklushälfte wird als Follikelphase bezeichnet. Unter einer dysphorischen Stimmungslage versteht man eine bedrückte, gereizte, schnell reizbare und freudlose Stimmung.

Kriterien für eine dysphorische Störung in der späten Lutealphase

Ⓐ Im vorausgehenden Jahr traten die unter B aufgeführten Symptome in den meisten Menstruationszyklen während der letzten Woche der Lutealphase auf und verschwanden einige Tage nach Einsetzen der Follikelphase. Bei der menstruierenden Frau entsprechen diese Phasen der Woche vor und einige Tage nach Einsetzen der Periode. (Bei Frauen, deren Gebärmutter entfernt wurde, deren Eierstöcke aber noch erhalten geblieben sind, muß der Zeitpunkt der Luteal- und Follikelphase über die Messung der Basaltemperatur bestimmt werden.)

Ⓑ Zumindest fünf der folgenden Symptome lagen in der Mehrzahl der Fälle während jeder symptomatischen späten Lutealphase vor, darunter muß sich zumindest ein Symptom der Gruppe 1, 2, 3 oder 4 zuordnen lassen:

1. Deutliche Affektlabilität, z.B. plötzlich aufkommende Traurigkeit, Weinerlichkeit, Reizbarkeit oder Ärger.
2. Anhaltender und deutlich ausgeprägter Ärger oder Reizbarkeit.
3. Ausgeprägte Angstgefühle, Anspannung, Gereiztheit oder Nervosität.
4. Ausgeprägte depressive Verstimmung, Gefühl der Hoffnungslosigkeit oder selbstverächtliche Gedanken.
5. Plötzliche Interesselosigkeit an gewohnten Aktivitäten, z.B. Arbeit, Freunde, Hobbys.
6. Schnelle Ermüdbarkeit oder deutliche Energielosigkeit.
7. Subjektiver Eindruck von Konzentrationsschwierigkeiten.
8. Deutlich veränderter Appetit, Überessen oder Heißhungergelüste auf bestimmte Nahrungsmittel.
9. Schlafsucht oder Schlaflosigkeit.
10. Sonstige körperliche Symptome wie Schmerzhaftigkeit oder Anschwellen der Brüste, Kopfschmerzen, Gelenk- oder Muskelschmerzen, Gefühl des »Aufgedunsenseins«, Gewichtszunahme.

Ⓒ Die Störung führt zu einer ernsthaften Beeinträchtigung im Berufsleben oder der gesellschaftlichen Aktivitäten oder zwischenmenschlichen Beziehungen.

Ⓓ Die Störung stellt nicht nur eine Verschärfung der Symptome einer anderen Erkrankung dar, wie der depressiven Verstimmung, der Depression, Panikstörung oder einer Persönlichkeitsstörung, kann sich aber auf jede dieser Störungen aufpfropfen.

Ⓔ Die Kriterien A, B, C und D sind zumindest zwei symptomatische Zyklen lang durch eine täglich erfolgende Selbstbewertung bestätigt worden. (Diese Diagnose kann vorläufig vor dieser Bestätigung gestellt werden.)

Quelle: American Psychiatric Association, Washington, DC.

Sonstige Behandlungsmöglichkeiten

Bis vor kurzem wurde den nicht traditionellen Therapierichtungen wie Akupunktur, Chiropraktik oder Massage zur PMS-Behandlung in Medizinerkreisen keine Bedeutung beigemessen – hier zeichnet sich jedoch eine Änderung ab. Manchen Frauen helfen diese Verfahren, auch wenn ihre Wirksamkeit wissenschaftlich noch nicht nachgewiesen werden konnte.

Auch die Zugehörigkeit zu einer PMS-Selbsthilfegruppe scheint vielen Frauen großen Nutzen zu bringen. Besonders hilfreich sind sie, wenn es darum geht, Verhaltensweisen, wie zum Beispiel Eßgewohnheiten, zu ändern. Das Zusammenkommen und der Austausch mit anderen Frauen, die an derselben Störung leiden, und die laufenden Informationen über den jeweils aktuellen Kenntnisstand in der PMS-Forschung, all dies und nicht zuletzt das dort erfahrene Verständnis und der Rückhalt sind wichtige Vorteile von Selbsthilfegruppen.

Möglich ist aber auch, daß selbst ein klassisch erscheinender Zyklus von PMS-Symptomen tatsächlich eine psychische Störung verbirgt. Ein erfahrener Therapeut kann solch verdeckte Störungen aufdecken. Eine Psychotherapie kann der Frau helfen, die speziellen psychischen Komponenten ihres PMS näher zu ergründen und ihr auch einen Weg aufzuzeigen, wie sie ihrem Ärger und ihren Frustrationen – häufige PMS-Symptome – auf eine gesunde Weise Luft machen kann.

Eine wirklich effektive Behandlung können Sie aber in jedem Fall nur in Zusammenarbeit mit Ihrem Arzt finden. Und selbst mit seiner Hilfe werden Sie vielleicht erst mehrererlei ausprobieren müssen, bis Ihnen geholfen werden kann. Protokollieren Sie weiter Ihre Symptome, und denken Sie daran, daß es beim PMS keine Einmalbehandlung gibt, die, und das auch noch auf Anhieb, eine definitive Heilung herbeiführt. Wenn sich nach zweimonatiger Behandlung bei Ihren Symptomen keine Änderung einstellt, sollte der Behandlungsplan umgestellt werden.

Gewinnen Sie die Kontrolle

Manche Frauen empfinden die Auswirkungen von PMS als starke Beeinträchtigung. Ob daheim oder im Berufsleben – ihnen fällt es schwer, normal zu »funktionieren«. Der durch PMS verursachte psychische Streß kann für jede Menge Sprengstoff in der Ehe oder im Familienkreis sorgen. Sie können auf der einen Seite mehr Nähe zu ihrem Partner suchen, sich gleichzeitig aber sexuell unattraktiv fühlen. Manchmal löst PMS auch ein Isolationsbestreben aus.

Wenn Sie diese körperlichen und psychischen Veränderungen kennen und Gegenstrategien entwickeln, haben Sie schon halb gewonnen. Je mehr Sie sich selbst und Ihren Menstruationszyklus verstehen lernen, desto besser werden Sie auch Ihre PMS-Symptome in den Griff bekommen.

Lernen Sie, Ihre Gefühle auszudrücken. Versuchen Sie an Tagen, an denen Sie sich besonders angstvoll oder müde fühlen, Hausarbeiten auf Familienmitglieder zu übertragen, um so den Druck zu lindern. Das Ziel jeder PMS-Behandlung liegt darin, den Alltag zu bewältigen – Gift dagegen sind perfektionistische Bestrebungen.

Viele Frauen haben die Erfahrung gemacht, daß PMS ihre Leistungsfähigkeit und ihre Beziehungen am Arbeitsplatz beeinträchtigt. Deswegen raten manche Ärzte dazu, sich an den schlimmsten PMS-Tagen nicht noch mit Extraaufgaben zu belasten. Viele Frauen jedoch kommen mit ihren PMS-Symptomen am besten zurecht, wenn sie ihre Gesundheit bewußt in die eigenen Hände nehmen und einen festen Zeitplan und feste Aufgaben haben. Wenn Sie verschiedene der hier in diesem Kapitel vorgestellten Strategien ergreifen, werden Sie auch Ihre Arbeit wieder erträglicher finden.

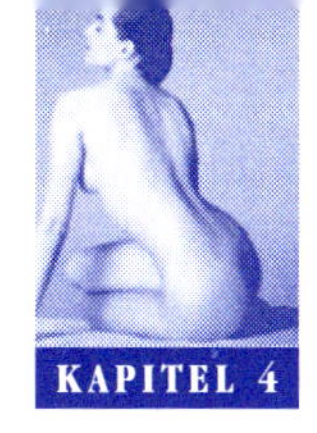

HÄUFIGE STÖRUNGEN IM GENITALTRAKT

Scheideninfektionen und ihre Behandlung

Wer bereits einmal eine Entzündung und Infektion der Vulva oder Vagina hatte, steht damit nicht allein da. Eine solche Vulvovaginitis zählt mit zu den häufigsten gynäkologischen Erkrankungen. Glücklicherweise handelt es sich bei der Vulvovaginitis um eine, wenngleich unangenehme, so doch im wesentlichen harmlose Erkrankung, die gewöhnlich schnell auf eine einfache Behandlung anspricht. Zu den Symptomen zählen Juckreiz, Reizung oder Schmerzen im äußeren Genitalbereich (Vulva) und Schmerzen in der Vagina beim Geschlechtsverkehr.

Der Scheidenausfluß ist meist stärker als gewöhnlich. Oft ist er gelb, grau oder grünlich verfärbt und kann unangenehm riechen.

Der gesunde Scheidenausfluß besteht aus abgestorbenen Zellen aus der Scheidenwand, aus Sekreten des Gebärmutterhalses (Zervix), die die Gebärmutter vor Infektionen schützen helfen, sowie chemischen Substanzen, die von Scheidenbakterien und -pilzen (Hefepilzen) produziert werden. Der Ausfluß ist normalerweise farblos.

Manche Veränderungen des Scheidenausflusses sind durchaus normal und haben nichts mit einer Infektion zu tun. Sie stehen unter dem Einfluß des Menstruationszyklus und den Veränderungen im Hormonhaushalt während der Pubertät und Menopause. Zur Produktion des Scheidenausflusses sind relativ hohe Geschlechtshormonkonzentrationen nötig. Deshalb gibt es auch während der Kindheit und nach der Menopause, wenn der Hormonspiegel niedrig ist, nur sehr wenig Scheidenausfluß.

Während der fruchtbaren Jahre verändert sich der Vaginalausfluß im Verlauf des Monatszyklus. Wenn der Hormonspiegel nach der Menstruation abfällt, wird der Ausfluß

VULVOVAGINITIS

Bei Verdacht auf eine Scheideninfektion wird der Arzt den gesamten Genitalbereich einschließlich der Vulva (große und kleine Schamlippen, in deren Falte sich die Öffnung der Harnröhre und Vagina befinden), die Vagina selbst und die Zervix untersuchen (mit Hilfe eines Spekulums, mit dem die Scheide geweitet wird). Eine bakterielle Vaginose läßt nur wenige Zeichen einer Infektion erkennen. Bei einer Hefepilzerkrankung kann die Vulva rot und entzündet aussehen. Handelt es sich bei dem Erreger um Trichomonas, ist die Vulva oft geschwollen.

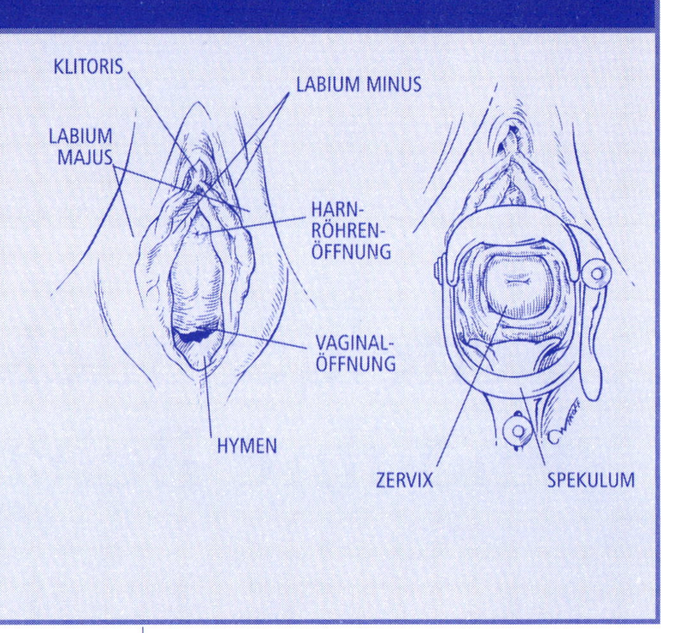

weniger. Wenn neue Eizellen in den Eierstöcken heranreifen, steigen die Östrogen- und Progesteronspiegel wieder an und regen die Produktion eines weißen, milchigen oder cremigen Ausflusses an. Zum Zeitpunkt der Ovulation, etwa zwei Wochen vor der nächsten Periode, verändert sich dieser Ausfluß abrupt und drastisch: Er wird durchsichtig und elastisch wie Eiweiß. Dieser »fruchtbare Schleim« zeigt den Höhepunkt der fruchtbaren Phase an. In diesem Zustand ist der Scheidenschleim im allgemeinen nur einen oder zwei Tage lang. Der Ausfluß wird danach wieder weiß und cremig und ist vielleicht etwas stärker als zu Beginn des Zyklus. Mit der nächsten Menstruation setzt der Prozeß von vorne ein.

Erfolgsrezepte gegen eine Scheideninfektion

Die gesunde Vagina ist mit einer Vielzahl verschiedener Mikroorganismen besiedelt. Normalerweise leben diese harmonisch in einem säurehaltigen Milieu, das die Überproduktion irgendeiner Spezies verhindert und eindringende Fremdkörper abwehrt.

Dieses Gleichgewicht jedoch kann durch eine Reihe von Faktoren gestört werden: Erreger sexuell übertragbarer Erkrankungen, Schwangerschaft, Menopause, bestimmte Medikamente, chronische Erkrankungen, zu häufige Vaginalduschen, starker psychischer Streß, nicht atmungsaktive Kleidung und auch falsche Ernährung.

Am besten schützen Sie sich gegen eine Scheideninfektion durch ein gesundheitsbewußtes Verhalten. Achten Sie auf eine gesunde, abwechslungsreiche und ausgewogene Ernährung und auf Ihr Körpergewicht. Begegnen Sie dem Streß mit körperlicher Betätigung, Meditation und anderen streßmildernden, entspannenden Tätigkeiten. Tragen Sie nur atmungsaktive Kleidung, und verzichten Sie auf alles Einengende sowie Textilien mit einem hohen Anteil an synthetischen Fasern. Verwenden Sie beim Geschlechtsverkehr stets Kondome oder Spermizide, um sexuell übertragbaren Infektionen vorzubeugen.

Eine gründliche und regelmäßige Reinigung im Intimbereich ist nötig, damit in der Vulva keine geruchsbildenden Bakterien Fuß fassen können. Bei den meisten Frauen reicht es, wenn sie sich täglich mit einer einfachen parfümfreien Seife waschen. Schwerere Frauen und Frauen, die häufig Sport treiben oder Strumpfhosen tragen, müssen sich vielleicht häufiger waschen, um die Bakterienzahl in der Vulva niedrig zu halten. Da sich die Vagina im wesentlichen selbst reinigt, sind Vaginalduschen überflüssig. Machen Sie nie mehr als eine oder zwei Vaginalduschen im Monat, und verwenden Sie dazu einfaches Wasser oder eine Wasser-Essig-Mischung. Intimsprays sind nicht nur eine Geldverschwendung, sondern wirken auch hautreizend. Gesunder Scheidenausfluß riecht nicht unangenehm. Tampons und Diaphragmas, die zu lange in der Scheide bleiben, können jedoch sehr wohl unangenehm riechen. In solchen Fällen reicht es oft, das vergessene Objekt zu entfernen und eine Spülung mit Essig und Wasser oder mit einer Betaisodona-Lösung zu machen.

Beim Gynäkologen

Der Gynäkologe wird Sie nach Ihrer Krankengeschichte fragen, um eine Diagnose stellen und die Behandlung einleiten zu können. Berichten Sie ihm deshalb alle Symptome, und versuchen Sie, sich zu erinnern, wann sie das erste Mal auftraten. Sprechen Sie offen über neue Sexualpartner, Ihre Sexualpraktiken und gegebenenfalls auch über den Verdacht auf einen möglichen Seitensprung Ihres Partners. Über diese ganz persönlichen und intimen Fakten wird und muß der Arzt Dritten gegenüber Stillschweigen bewahren.
Der Arzt wird das Aussehen Ihres Scheidenausflusses untersuchen sowie die Haut von Vulva, Vagina und Zervix auf Zeichen einer Infektion und Uterus und Eierstöcke auf Schmerzhaftigkeit und Druckempfindlichkeit (fehlt bei der simplen Vulvovaginitis meist) untersuchen.
Ihren Scheidenausfluß kann der Arzt normalerweise direkt in der Praxis untersuchen. Muß eine Kultur angelegt werden, geschieht das meist in einem Speziallabor, und der Arzt bekommt die Ergebnisse innerhalb von 48 Stunden mitgeteilt. Die meisten dieser Diagnoseverfahren sind völlig schmerzlos.

Die Behandlung der bakteriellen Vaginose

Obwohl die bakterielle Vaginose 40 Prozent aller in der Praxis vorkommenden Vaginitisfälle ausmacht, wird diese häufige Erkrankung doch immer noch nicht voll verstanden. So wurde sie auch bei dem Versuch, ihre Ursachen zu erforschen, mehrfach umbenannt: Aus der ursprünglichen »nichtspezifischen Vaginitis« wurde zunächst die »Haemophilus vaginalis vaginitis« und später die »Gardnerella vaginalis vaginitis«.
Die meisten Frauen empfinden die bakterielle Vaginose einfach nur als lästig, weniger als wirkliche Erkrankung. Es spricht jedoch einiges für eine Verbindung zwischen der bakteriellen Vaginose und einem erhöhten Risiko für eine Eileiterentzündung. In der Schwangerschaft birgt die bakterielle Vaginose ein deutlich erhöhtes Risiko für einen vorzeitigen Blasensprung und für eine Frühgeburt. Deswegen untersuchen heute die meisten Ärzte auch Schwangere routinemäßig, ob eine Scheideninfektion vorliegt.
Das gängigste Symptom der bakteriellen Vaginose ist ein dünner grau-weißlicher Scheidenausfluß mit unverwechselbarem, fischähnlichem Geruch. Da der Geruch am strengsten ist, wenn der Ausfluß mit alkalischen Substanzen wie Seife oder Sperma in Kontakt kommt, kann er beim Duschen oder nach dem Geschlechtsverkehr besonders auffällig sein. Jucken oder Hautreizung liegen überhaupt nicht oder in nur milder Form vor.

Behandlungsmöglichkeiten bei Hefepilzinfektionen

Wirkstoff (Präparate)	Dosierung
Clotrimazol (Gyno-Canesten) Econazol (Gyno-Pevaryl) Fenticonazol (Fenizolan)	1-Dosis-Behandlung: Abends eine Vaginaltablette (0,5 g) oder eine Applikatorfüllung Creme (10%) einführen oder 3-Tage-Behandlung: Drei Tage lang abends je 1 Vaginaltablette (0,2 g) oder eine Applikatorfüllung Creme (2%) einführen oder 6-Tage-Behandlung: 6 Tage lang je 1 Vaginaltablette (0,1 g) oder eine Applikatorfüllung Creme (1%) einführen
Miconazol (Gyno-Daktar)	7 bis 14 Tage lang abends 1 Vaginaltablette oder 1 Applikatorfüllung Creme einführen
Nystatin (Biofanal, Moronal)	7 Tage lang abends 1 Vaginaltablette oder 1 Applikatorfüllung Creme einführen
Ketoconazol (Nizoral)	5 bis 10 Tage lang einmal täglich 400 mg einnehmen

Die bakterielle Vaginose kommt so häufig vor, daß viele glauben, es sei normal, daß erwachsene Frauen aus der Scheide riechen. Dieser Irrglaube hat zu einer Reihe unter die Gürtellinie gehender Witze geführt und die Idee für die Herstellung vieler überflüssiger »Hygieneartikel für die Frau« geliefert.

Einer der Hauptverursacher der bakteriellen Vaginose ist die Bakterie *Gardnerella vaginalis.* Dieser Mirkoorganismus läßt sich bei 30 bis 40 Prozent aller Frauen nachweisen. Um jedoch eine Infektion verursachen zu können, muß er in Kombination mit zumindest drei anderen Bakterien vorliegen, und sie alle zusammen müssen sich so stark vermehren, daß sie gesunde Mikroorganismen wie den *Lactobacillus* verdrängen können.

Obwohl die Ursache für dieses explosionsartige Wachstum nicht bekannt ist, vermuten die Wissenschaftler einen Zusammenhang mit dem Geschlechtsverkehr.

Bei Verdacht auf eine bakterielle Vaginose wird Ihr Arzt Ihre Krankengeschichte erheben, Ihre Beckenorgane untersuchen und einige Tropfen Ihres Scheidenausflusses unter dem Mikroskop untersuchen. Bei nicht eindeutigem Befund oder bei einer Schwangerschaft muß möglicherweise vom Vaginalabstrich eine Kultur angelegt werden.

Behandelt wird die bakterielle Vaginose mit Antibiotika – entweder oral oder mit Vaginaltabletten oder -zäpfchen. Eines der wirksamsten und am häufigsten verschriebenen Medikamente ist Metronidazol (z. B. Clont, Flagyl, Arilin). Wenn Sie Metronidazol nicht vertragen, eine aktive Lebererkrankung oder Blutungen oder Krampfanfälle haben, steht eine Reihe anderer Antibiotika zur Verfügung.

Eine Mitbehandlung des Sexualpartners wird im allgemeinen nur dann empfohlen, wenn sich die Frau wieder infiziert, nachdem sie die medikamentöse Therapie erfolgreich beendet und den Geschlechtsverkehr wieder aufgenommen hat. Viele Ärzte jedoch behandeln heute sofort beide Geschlechtspartner, um damit einen zweiten

Behandlungszyklus mit Antibiotika von vornherein überflüssig zu machen. Selbst wenn der Mann mit Gardnerella infiziert ist, hat er doch meist keine Symptome. Seine Gesundheit ist durch die Infektion ohnehin nicht gefährdet. Bei lesbischen Paaren sollte die Partnerin auf jeden Fall auf eine Infektion hin untersucht werden. Ist der Befund positiv, sollten beide Frauen behandelt werden, um eine Reinfektion zu vermeiden.

Die Behandlung von Hefepilzinfektionen

Hefepilzinfektionen sind wahrscheinlich die häufigste Form der Vulvovaginitis. Doch bei manchen Frauen heilt die Infektion spontan, andere behandeln sich selbst mit rezeptfreien antimykotischen Vaginalcremes oder -zäpfchen.

Zu den klassischen Symptomen einer Hefepilzinfektion gehören Juckreiz, Rötung und Reizung der Vulva. Bei Entzündung der Harnröhrenöffnung kann auch etwas häufiger Harndrang zu verspüren sein als gewohnt, das Wasserlassen selbst kann schmerzhaft sein. Bei einer ausgeprägten Infektion schwillt die Vulva an, es können sich feine Risse zeigen. Der Scheidenausfluß wird dicker, weißer und bekommt eine Beschaffenheit und ein Aussehen wie Hüttenkäse. Die Entzündung von Vagina und Vulva machen in Kombination mit dem trockenen Ausfluß Geschlechtsverkehr schmerzhaft.

Hefepilzinfektionen entstehen durch vermehrtes Wachstum einer Pilzfamilie, mit der die Vagina normalerweise auch besiedelt ist. Am häufigsten vertreten ist darunter *Candida albicans.* Verschiedene Faktoren wie der Einsatz oraler oder vaginaler Antibiotika, nicht atmungsaktive Kleidung (z.B. aus Nylon und Lycra), Fettleibigkeit, Schwangerschaft und Diabetes können die in der Vagina angesiedelten Mikroorganismen aus dem Gleichgewicht bringen und damit ein überproportionales Wachstum der Hefepilze begünstigen. Andere mögliche Ursachen dieser Infektionen sind eine Schwäche des Immunsystems, wie sie bei chronischen Erkrankungen wie Aids entstehen kann, die Einnahme oraler Kontrazeptiva und der überhöhte Konsum von Zucker, Stärke und Hefe.

Da der Darm normalerweise mit Hefepilzen besiedelt ist, ist es wichtig, sich nach dem Stuhlgang immer von vorn nach hinten zu säubern (von der Vaginal- hin zur Anal-

Eine weitere mögliche Ursache

Nicht jede Reizung der Vagina geht auf eine Infektion zurück. Sie kann beispielsweise auch, vor allem nach der Menopause, durch eine sogenannte atrophische Scheidenentzündung verursacht sein. Diese Störung entsteht, wenn das Scheidengewebe nicht ausreichend hormonell stimuliert ist. Bedingt durch die – hier menopausale – geringere Hormonmenge bekommen Vulva und Vagina ein blasseres, glatteres Aussehen und werden trockener und bei sexueller Aktivität verletzungsanfälliger und leichter reizbar. Diese Veränderungen werden als »Atrophie« bezeichnet.

Eine Scheidenatrophie entwickelt sich normalerweise nach der Menopause durch die nachlassende Hormonproduktion in den Eierstöcken. Stillen und der Einsatz von Östrogenhemmern zur Behandlung der Endometriose, von Gebärmutterfibroiden und anderen Störungen können ebenfalls die Eierstockfunktion herabsetzen und zu atrophischen Veränderungen führen. Leichte atrophische Veränderungen können auch bei Einnahme der Antibabypille entstehen.

Die Störung läßt sich leicht mit einem guten Gleitmittel und mit einer Hormontherapie beheben. Mehr Informationen lesen Sie dazu in dem Kapitel über die Menopause.

region). Beim Sex müssen Sie aufpassen, daß Ihre Vagina nicht mit Organismen aus dem Darm oder Rektum verunreinigt wird. Die Gefahr, sich bei einem männlichen Sexualpartner mit Hefepilzen anzustecken, ist recht gering. Der Pilz hat auf dem Sexualorgan des Mannes, wo ihn die Luft austrocknen kann, keine große Überlebenschancen. Dennoch können aber auch Männer diese Krankheit durch häufigen Sexualkontakt mit einem infizierten weiblichen Sexualpartner entwickeln. Dann bilden sich auf dem Penis winzige rote, schmerzhafte und juckende Schwellungen. Bei lesbischen Paaren kommt eine sexuelle Krankheitsübertragung häufiger vor. Die Behandlung ist in allen Fällen die gleiche.

Um diese Infektion diagnostizieren zu können, muß der Arzt die Krankengeschichte erheben, die Beckenorgane untersuchen und einige Tropfen des Scheidenausflusses mikroskopisch untersuchen. Bei unklarem Befund muß eine Kultur des Vaginalabstrichs angelegt werden. Gutes Ansprechen auf ein Antimykotikum bestätigt die ärztliche Diagnose.

Hefepilzinfektionen werden normalerweise mit antimykotischen Vaginalcremes und -zäpfchen behandelt. Diese Präparate verschaffen gewöhnlich innerhalb weniger Tage beträchtliche Erleichterung. Sie müssen Ihre Medikamente jedoch den gesamten Behandlungszyklus über einnehmen, auch wenn Sie sich subjektiv besser fühlen. Ansonsten besteht Rezidivgefahr. Haben Sie nach abgeschlossenem Behandlungszyklus immer noch Symptome, suchen Sie Ihren Arzt auf. Verschiedene andere Hauterkrankungen können wie eine Hefepilzinfektion aussehen oder gleichzeitig vorliegen.

Leiden Sie oft an Hefepilzinfektionen (dreimal oder öfter im Jahr), gilt es im Vorfeld, infektionsbegünstigende Faktoren auszuschalten. Bleibt die Störung weiter bestehen, kann der Arzt prophylaktisch mit antimykotischen Vaginalcremes oder -zäpfchen behandeln. Bei einigen Frauen hat es sich beispielsweise als hilfreich erwiesen, ein- oder mehrmals pro Menstruationszyklus ein Scheidenzäpfchen prophylaktisch einzuführen.

Die Behandlung der Trichomoniasis

Die Trichomoniasis oder kurz »Trich« ist eine sexuell übertragbare Vaginitis, an der viele Frauen erkranken. Beim Mann zeigt diese Infektion nur selten Symptome, und auch etwa 40 Prozent der infizierten Frauen sind asymptomatisch. Da sie von ihrer Erkrankung nichts wissen, verbreiten sie die Infektion unwissentlich weiter.

Wie die meisten für die Entstehung sexuell übertragbarer Erkrankungen (kurz STD für *sexually transmitted diseases*) verantwortlichen Erreger ist Trichomonas sehr empfindlich und kann nicht lange außerhalb des Wirtskörpers überleben. Immer wieder aber kommt es einmal vor, daß die Infektion durch gemeinsam benutzte Waschlappen oder Handtücher übertragen wird. Da Trichomonas im trockenen Milieu schnell abstirbt, kann sie nicht von Toilettensitzen, in der Sauna oder von trockenen Bettlaken übertragen werden.

Chemische Reinigungsmittel, wie sie z. B. in Badeanstalten benutzt werden, töten sie ebenfalls ab.

Obwohl Trichomoniasis ausgesprochen unangenehm sein kann, stellt sie dennoch keine ernsthafte Gesundheitsgefährdung dar. Bei über 90 Prozent der Infizierten läßt sie sich mit einer Antibiotikabehandlung heilen.

Die auffallendsten Symptome sind Jucken und Brennen von Vulva und Vagina. Das Brennen wird nach dem Geschlechtsverkehr besonders schlimm und kann die Haut am Penis und an der Vagina betreffen. Darüber hinaus kann es zu einer Schwellung der Vulva sowie häufigem und schmerzhaftem Wasserlassen kommen. Es liegt starker, gewöhnlich gelblich-grüner Scheidenausfluß vor, der unangenehm riechen kann, aber nicht muß.

Trichomonas ist ein winzigkleiner birnenförmiger Einzeller. Am schmalen Ende hat er drei Schwänze. Durch Vor- und Zurückschlagen mit diesen Schwänzen kann sich dieser Mikroorganismus rasch, in fast ruckartiger Bewegung schwimmend fortbewegen. Hierbei folgen ihm die weißen Blutzellen des Wirts in wilder Jagd. Diese für das menschliche Immunsystem so wichtigen weißen Blutkörperchen können Trichomonas buchstäblich umzingeln und unschädlich machen. Vermutlich treten nur dann Symptome auf, wenn es die körpereigene Abwehrkraft mit der sich schnell vermehrenden Trichomonaszahl nicht mehr aufnehmen kann.

Eine Trichomoniasis läßt sich normalerweise leicht über die Krankengeschichte, eine Beckenuntersuchung und mikroskopische Untersuchung eines Scheidenabstrichs diagnostizieren. Bei unklarem Befund kann der Arzt auch einen Abstrich vom Gebärmutterhals machen oder eine Trichomonaskultur anlegen.

Am wirksamsten läßt sich die Trichomoniasis mit Metronidazol (z. B. Clont, Flagyl, Arilin) behandeln. Um eine erneute Infektion zu vermeiden, ist eine Mitbehandlung des Sexualpartners unerläßlich.

Der Einsatz von Metronidazol in der Schwangerschaft wird noch kontrovers diskutiert. Viele Ärzte verschreiben diesen Wirkstoff erst ab dem zweiten oder gar dritten Schwangerschaftsdrittel. Sind Sie schwanger und leiden an Trichomoniasis, verschaffen Ihnen antimykotisch wirksame Vaginalcremes bereits Erleichterung. Wenn Sie nicht sicher sind, ob Sie schwanger sind, sollten Sie zumindest 14 Tage nach dem letzten Geschlechtsverkehr einen Schwangerschaftstest gemacht haben oder die Behandlung mit Metronidazol bis zum Einsetzen der nächsten Periode hinausschieben.

Nehmen Sie Metronidazol ein, dürfen Sie keinen Alkohol trinken, da sonst Bauchkrämpfe, Übelkeit und Erbrechen auftreten können. Gegenanzeigen für die Einnahme von Metronidazol sind eine aktive Lebererkrankung, bestimmte Bluterkrankungen, aktuell auftretende oder in der Vergangenheit vorgefallene Krampfanfälle oder eine Metronidazol-Allergie.

Wie bei allen sexuell übertragbaren Erkrankungen schützt auch hier vor einer Infektionsübertragung nur der Verzicht auf sexuelle Aktivität oder aber der Gebrauch von Kondomen in Kombination mit einem Spermizid. Denken Sie immer daran, daß die meisten Männer und fast alle Frauen mit Trichomoniasis keine Symptome haben!

Halten Sie sich ferner vor Augen, daß, wenn Sie an einer sexuell übertragbaren Krankheit (STD) leiden, die Wahrscheinlichkeit, noch weitere zu haben, groß ist. Mehr Informationen hierzu und zu den anderen STDs lesen Sie in dem speziell diesem Thema gewidmeten Kapitel weiter hinter im Buch.

Spricht die Reizung oder das Jucken der Vulva auf keine Maßnahme an, konsultieren Sie unbedingt Ihren Arzt. Vor allen nach der Menopause können diese Symptome darauf hindeuten, daß eine präkanzeröse Erkrankung oder sogar eine Krebserkrankung vorliegen könnte.

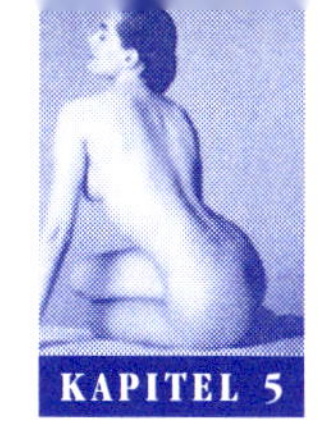

Gebärmutterhalsentzündung – Ursachen und Therapie

Die Gebärmutterhalsentzündung (Zervizitis) ist eine sehr häufige gynäkologische Erkrankung, die die Hälfte aller Frauen jeden Alters irgendwann einmal in ihrem Leben trifft. Da die Zervizitis, die auch Endometritis cervicis uteri genannt wird, leicht mit ähnlichen Störungen, zu denen auch die Scheidenentzündung zählt (siehe Kapitel 4, »Scheideninfektionen und ihre Behandlung«, ab Seite 45), verwechselt werden kann, ist der Besuch beim Arzt unerläßlich. Dazu müssen Sie allerdings auf die Symptome dieser Störung achten.

Unbehandelt kann die Gebärmutterhalsentzündung Sterilität zur Folge haben oder, bei bestehender Schwangerschaft, den Fetus gefährden. Eine Zervizitis ist jedoch leicht zu erkennen, und zu ihrer Behandlung steht eine ganze Reihe von Medikamenten und Verfahren zur Verfügung.

Zervizitis – was ist das?

Bei der Gebärmutterhalsentzündung handelt es sich um eine Entzündung der Zervix, des Gebärmutterhalses also, eines zirka drei Zentimeter langen Kanals, der in die Scheide hineinragt. Meist geht die Zervizitis auf eine Infektion zurück, sie kann aber auch durch eine Verletzung oder Reizung (eine Reaktion auf die Chemikalien z.B. in Vaginalduschen oder auf einen vergessenen Tampon) verursacht werden.
Das erste Symptom einer Gebärmutterhalsentzündung ist meist Scheidenausfluß, der direkt nach der Menstruation stärker wird. Weitere Symptome sind Blutungen, Juckreiz oder Reizung der äußeren Geschlechtsteile;

Zervix unter der Lupe

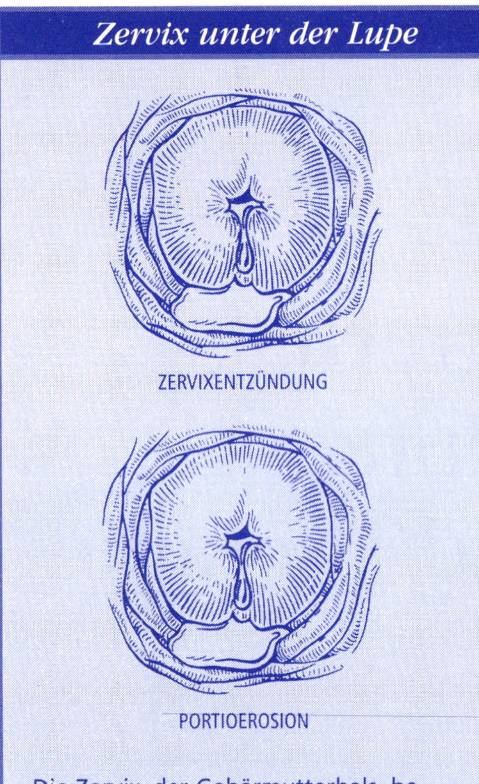

Die Zervix, der Gebärmutterhals, besteht aus dem zirka drei Zentimeter langen Zervixkanal, durch den sich das Ungeborene seinen Weg auf die Welt bahnen muß. Die am inneren Ende der Scheide sitzende Zervix ist anfällig für eine Vielzahl sexuell übertragbarer Erkrankungen. Die empfindliche Oberfläche der äußeren Zervix ist auch sehr anfällig für Verletzungen, bei denen sich die oberflächliche Zellschicht ablöst und die eine Portioerosion zur Folge haben. Die die Zervix auskleidenden Zellen können einem ungewöhnlichen Wachstum unterliegen. Damit setzt eine Entwicklung ein, die sich zu einem Zervixkarzinom entwickeln kann. Mehr hierzu in den Kapiteln 38, »Gebärmutterhalskrebs – ein vermeidbares Schicksal«, ab Seite 453 und Kapitel 39, »Der Pap-Abstrich und was Sie dazu wissen müssen«, ab Seite 463.

Schmerzen während des Geschlechtsverkehrs; Brennen nach dem Wasserlassen; Kreuzschmerzen. In ganz leichten Fällen sind vielleicht gar keine Symptome zu bemerken, schwerere Fälle jedoch können mit reichlich trübem, fast schon eitrigem, übelriechendem Ausfluß einhergehen, der von Scheidenjucken oder Bauchschmerzen begleitet wird. Durch die Infektion können auch Fieber und Übelkeit auftreten.

Eine länger andauernde Gebärmutterhalsentzündung kann die Fruchtbarkeit herabsetzen, wenn nicht gar zur Sterilität führen: Die ungewöhnliche Schleimproduktion beeinträchtigt die Fähigkeit der Spermien, in den Zervixkanal zu gelangen; außerdem kann die Infektion zur Gebärmutter oder in die Eileiter aufsteigen. Bei einer bestehenden Schwangerschaft erhöht eine unbehandelte Gebärmutterhalsentzündung das Risiko einer Fehlgeburt, Frühgeburt oder Infektion des Neugeborenen während der Entbindung.

Da viele Symptome einer Gebärmutterhalsentzündung mit denen anderer Störungen verwechselt werden können, ist es wichtig, bei Bauchbeschwerden oder ungewohntem Ausfluß den Arzt aufzusuchen. Hier könnte eine Infektion der Vulva, des Uterus, der Eileiter oder der Harnwege vorliegen. Es könnte aber auch Zeichen einer anderen Zervixerkrankung, der sogenannten Portioerosion sein. Eine Erosion bzw. Geschwürbildung am Gebärmutterhals bedeutet, daß seine Oberfläche teilweise oder ganz fehlt. Eine solche Erosion sieht rauh und rot aus und kann Schmierblutungen verursachen. Sie kann durch eine Verletzung beim Geschlechtsverkehr, das Einführen eines Tampons oder bestimmte chemische Substanzen verursacht werden.

Die Diagnose

Eine Entzündung des Gebärmutterhalses ist das Produkt der körpereigenen Abwehr. Tritt im Körper eine Verletzung, Reizung

oder Infektion auf, werden die weißen Blutkörperchen mobilisiert, und der Blutkreislauf in diesem Bereich wird verstärkt. Die Zervix, die normalerweise blaßrosa und glatt ist, wird rot und geschwollen.
Um die richtige Diagnose stellen zu können, wird sich Ihr Arzt die Symptome schildern lassen, die Krankengeschichte erheben sowie eine körperliche Untersuchung vornehmen (einschließlich eines Papanicolaou-Abstrichs, siehe Kapitel 39, Seite 463).

Eine Biopsie kann in den Fällen empfehlenswert sein, in denen die Zervix normal aussieht. Bei der Biopsie entnimmt der Arzt eine kleine Gewebeprobe zur anschließenden mikroskopischen Untersuchung durch einen Pathologen. Die Gewebeprobe wird meist in der Praxis entnommen, gewöhnlich ohne Narkose, höchstens mit einem lokal wirksamen Schmerzmittel. Das ganze Verfahren ist nicht besonders unangenehm, da in der Zervix nur relativ wenige Schmerzrezeptoren sitzen. Nach einer Biopsie sollten Sie aber mindestens eine Woche lang, bis die Zervix geheilt ist, auf Geschlechtsverkehr, Vaginalduschen und Tampons verzichten. Schmierblutungen sind relativ normal, bei stärkeren Blutungen jedoch oder bei auftretenden Schmerzen, ungewohntem Scheidenausfluß oder Fieber sollten Sie unverzüglich Ihren Arzt aufsuchen.

Kolposkopie – ein weiteres Diagnoseverfahren, bei dem man die Portiooberfläche mit Hilfe des sogenannten Kolposkops in 10- bis 30facher Vergrößerung betrachten kann. Die Untersuchung kann während der routinemäßigen Beckenuntersuchung vorgenommen werden.

Zervikographie – eine relativ neue Technik, bei der der Arzt die Zervix fotografiert und die Bilder danach zur Auswertung an einen Fachmann schickt. Der Befund geht ihm danach wieder zu.

Die Hauptursachen

Eine erfolgreiche Behandlung der Gebärmutterhalsentzündung beginnt mit der Identifizierung der wahren Ursache. Wird sie durch einen Reizstoff verursacht, wird Ihr Arzt ihn beseitigen oder Ihnen raten, ihn in Zukunft zu meiden. Ist die Ursache eine Infektion, wird nach den verantwortlichen Erregern gesucht.
Die drei häufigsten Ursachen der Gebärmutterhalsentzündung sind eine Chlamydieninfektion, Gonorrhoe und Trichomoniasis, alle drei sexuell übertragbare Erkrankungen. (Die Gebärmutterhalsentzündung ist lediglich eine von vielen Störungen, die diese Erkrankungen verursachen können. Mehr dazu lesen Sie in Kapitel 11, »Sexuell übertragbare Krankheiten«, ab Seite 113.) Wurde die Gebärmutterhalsentzündung durch eine STD verursacht, ist eine Mitbehandlung des Partners unerläßlich.
Eine Reihe anderer Mikroorganismen – darunter *Herpes simplex, Streptococcus, Staphylococcus, Enterococcus* und *Gardnerella vaginalis* – können ebenfalls eine Gebärmutterhalsentzündung verursachen.
Solange Sie wegen einer Gebärmutterhalsentzündung in Behandlung sind, sollten Sie auf jeden Fall – ursachenunabhängig – auf Geschlechtsverkehr verzichten oder Ihren Partner ein Kondom benutzen lassen.

Chlamydieninfektion

Chlamydieninfektionen, die mit zu den häufigsten sexuell übertragbaren Erkrankungen zählen, werden durch *Chlamydia trachomatis* verursacht, eine bakterienähnliche Mikrobe, die nur in einer Wirtszelle überleben kann.
Nach Infektion mit Chlamydien kann der Patient erst einmal Wochen oder Monate lang symptomlos bleiben. Die Symptome, die dann bei der Frau auftreten, sind Ausfluß, Schmerzen im Beckenbereich, Blutungen, Fieber und häufiges und schmerzhaf-

Die gynäkologische Untersuchung

Eine gynäkologische Untersuchung beginnt normalerweise mit einer **ausführlichen Krankengeschichte** und einer allgemeinen körperlichen Untersuchung. Ihr Arzt wird von Ihnen Angaben verlangen über Krankheitszeichen und Symptome, frühere Erkrankungen und Störungen, die Familienanamnese, Ihr Sexualleben, die letzte Periode sowie Kontrazeptiva und Medikamente, die Sie einnehmen. Versuchen Sie, offen und ehrlich zu sein.

Als nächstes wird Ihr Arzt möglicherweise Ihre Größe und Ihr Gewicht ermitteln, Ihren Blutdruck messen, Herz und Lungen abhören, Temperatur messen, Schilddrüse und Brüste abtasten und schließlich auch eine Blut- und Urinprobe nehmen.

Für die **Beckenuntersuchung** müssen Sie die sogenannte Steinschnittlage einnehmen: auf dem Rücken liegend, mit bis an den Rand des Untersuchungsstuhls hervorgezogenem Gesäß und hochgelagerten, gespreizten, im Hüft- und Kniegelenk gebeugten Beinen. Zuerst wird der Arzt die äußeren Genitalien auf Rötung, Schwellung oder andere Zeichen einer Reizung oder Verletzung hin untersuchen.

Als nächstes steht wahrscheinlich die **Spekulumuntersuchung** an. Hierbei führt der Arzt ein sogenanntes Scheidenspekulum in die Vagina ein. Durch Hin- und Herbewegen des Spekulums und zuletzt während des langsamen Zurückziehens werden alle Teile der Vagina, das Scheidengewölbe und die Scheidenwand bis zum Scheideneingang dem Auge zugänglich gemacht.

Während der Spekulumuntersuchung nimmt der Arzt einen Zellabstrich zur zytologischen Untersuchung. Hierzu gehören in der Regel ein **Papanicolaou-Abstrich** sowie Abstriche zum Nachweis von Neisseria gonorrhoeae, Chlamydien sowie anderen Infektionserregern.

Da Gonorrhoe und Chlamydieninfektionen häufig vorkommen – und weil diese bei Männern wie Frauen asymptomatisch verlaufen können –, wird Ihr Arzt vielleicht routinemäßig auf das Vorliegen einer sexuell übertragbaren Krankheit (STD) untersuchen, vor allem wenn Sie über Schmerzen oder einen ungewöhnlichen Ausfluß klagen oder wenn Sie oder Ihr Partner häufig wechselnde Sexualpartner haben.

Mit dem Pap-Abstrich läßt sich ungewöhnliches Zellwachstum auf der Zervixoberfläche nachweisen. Mehr zu diesem Test lesen Sie in Kapitel 39, »Der Pap-Abstrich und was Sie dazu wissen müssen«, ab Seite 463.

Als nächstes folgt die vaginale Tastuntersuchung, bei der die Scheide ausgetastet wird, und dann die **beidhändige Tastuntersuchung** des Unterbauchs. Hierbei werden zwei Finger einer Hand in die Scheide eingeführt, die andere Hand flach auf die Bauchdecke aufgelegt und die Weichteile der Bauchdecke von der Nabelgegend her schamfugenwärts heruntergeholt. Hierbei kann der Arzt Größe, Sitz und Form der Gebärmutter und der anderen Beckenorgane feststellen und sie auf Schmerzen oder eine Berührungsempfindlichkeit hin untersuchen. Bei der rektalen Untersuchung, bei der der Zeigefinger in den Mastdarm eingeführt wird, und bei der rektovaginalen Untersuchung, bei der der Zeigefinger in die Vagina und der Mittelfinger in den After eingeführt wird, werden ebenfalls die inneren Organe auf krankhafte Veränderungen hin untersucht.

Die Untersuchung sollte im Grunde nicht schmerzhaft sein. Versuchen Sie Ihre Bauchmuskeln zu entspannen. Haben Sie Schmerzen oder sonstige Beschwerden, teilen Sie das dem Arzt vor der Behandlung mit, damit er während der Untersuchung darauf Rücksicht nehmen kann.

tes Wasserlassen. Eine Chlamydieninfektion muß schnell und aggressiv behandelt werden, um eine Ausbreitung zum Uterus und zu den Eileitern zu verhindern.
Beim Mann kann eine Chlamydieninfektion als nicht-gonorrhoische unspezifische Urethritis (NGU) diagnostiziert werden, zu den Symptomen gehören Schmerzen oder ein brennendes Gefühl beim Wasserlassen oder ein leichter Ausfluß aus dem Penis.
Lautet die Diagnose auf eine durch Chlamydieninfektion bedingte Gebärmutterhalsentzündung, wird wahrscheinlich ein Breitbandantibiotikum verschrieben. Die häufigsten Wirkstoffe sind:

- Doxycyclin (z. B. Azudoxat, Supracyclin, Doxy)
- Erythromycin (z. B. Eryhexal, Monomycin)

Die Therapie der Wahl der Chlamydieninfektion ist die Doxycyclinbehandlung. Schwangere und Neugeborene sollten ausschließlich Erythromycin erhalten.
Wichtig ist vor allem auch, daß Ihr Partner mitbehandelt wird. Klingen die Symptome nicht ab, vereinbaren Sie einen neuen Arzttermin.
Solange Sie nicht sicher sind, daß die Krankheit wirklich ausgeheilt ist, sollten Sie keinen Geschlechtsverkehr haben bzw. sollte Ihr Partner in jedem Fall ein Präservativ benutzen.

Gonorrhoe

Diese meldepflichtige Geschlechtskrankheit wird durch die Bakterie *Neisseria gonorrhoeae* verursacht und meist durch Geschlechtsverkehr verbreitet. Es kommt nicht selten vor, daß eine Gonorrhoe anfangs völlig asymptomatisch verläuft. Viele Gonorrhoen werden erst bei einer Routineuntersuchung, bei der von einem Vaginalabstrich eine Kultur angelegt wird, erkannt. Zeigen sich Symptome, dann meist ungewohnter Ausfluß, Schmerzen beim Wasserlassen, Beckenschmerzen, ungewöhnliche Blutungen oder Fieber.
Da eine Gonorrhoe meist gleichzeitig mit einer Chlamydieninfektion einhergeht, zielt die Behandlung meist auf die Heilung beider Infektionen ab.
Über eine Schwangerschaft, Allergie gegen Penicillin oder Tetracyclin oder eine Krankengeschichte mit Asthma, Nesselsucht, Heufieber oder anderen Allergien muß der Arzt unbedingt informiert sein.
Auf die Initialdosis des Antibiotikums, das zur Behandlung der Gonorrhoe gegeben wird, folgt eine zweite mit einem Breitbandantibiotikum zur Behandlung der Chlamydieninfektion.
Unbehandelt kann Gonorrhoe Sterilität, Geburtsschäden – bei bestehender Schwangerschaft – und, wenn sie sich ausbreiten kann, Hauterkrankungen, Arthritis, Blutvergiftung und Herz- sowie Gehirninfektionen verursachen.
Auch hier muß wieder der Partner mitbehandelt werden. Außerdem sollten weitere Tests durchgeführt werden, wenn die Symptome auf die Behandlung nicht ansprechen oder irgendwelche Zweifel an der Heilung bestehen. Das ist besonders wichtig, weil sich neuerdings Stämme Penicillinresistenter Gonorrhoebakterien entwickelt haben. Möglicherweise erweist sich eine Zusatzbehandlung als erforderlich, um die Infektion endgültig in den Griff zu bekommen.
Da eine Reinfektion recht häufig vorkommt, empfiehlt es sich, bis zur endgültigen Heilung auf Geschlechtsverkehr zu verzichten.

Trichomoniasis

Die Trichomoniasis wird durch einen Einzeller verursacht und geht mit einem eitrigen, schaumigen Scheidenausfluß einher. Die Infektion kann asymptomatisch verlaufen, genausogut können aber auch intensiver Juckreiz, Rötung, ein unangenehmer Geruch, häufiger Harndrang oder Schmerzen vorliegen.

Beidhändige Tastuntersuchung

Bei dieser gynäkologischen Standarduntersuchung kann der Arzt jede Veränderung der Gebärmutter in Größe, Form oder auch Lage erkennen. Bei einem ungewöhnlichen Befund ist es möglich, den Uterus, die Eierstöcke und andere Beckenorgane mit Hilfe eines chirurgischen Eingriffs, der sogenannten Bauchspiegelung oder Laparoskopie, zu untersuchen.

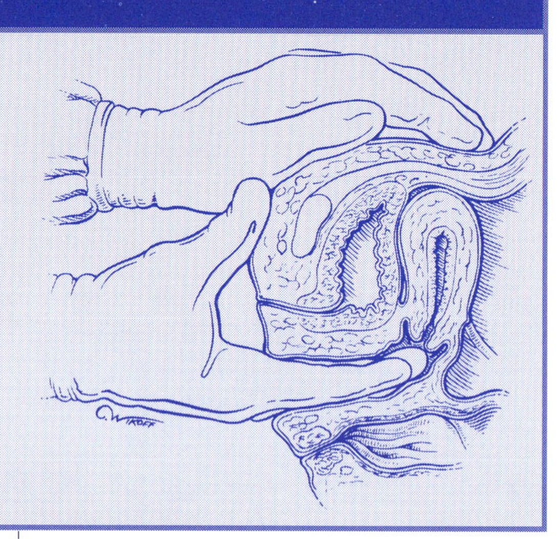

Männer mit Trichomoniasis haben nur selten Symptome. Wenn, dann meist Juckreiz, Ausfluß oder Brennen beim Wasserlassen.
Zum Erregernachweis untersucht der Arzt einige Tropfen Ihres Vaginalausflusses unter dem Mikroskop.
Am effektivsten läßt sich die Trichomoniasis mit dem Chemotherapeutikum Metronidazol (z.B. Clont, Flagyl, Arilin) behandeln (Näheres siehe Kapitel 4, »Scheideninfektionen und ihre Behandlung«, ab Seite 45).

Herpes genitalis

Der Verdacht auf Herpes genitalis besteht, wenn auf der Zervix Bläschen oder offene Stellen zu sehen sind. Um die Diagnose zu sichern, können weitere Tests durchgeführt werden. Da Herpes genitalis durch das Herpes-simplex-Virus verursacht wird, bleibt eine antibakterielle Behandlung, wie sie bei den meisten anderen sexuell übertragbaren Erkrankungen durchgeführt wird, wirkungslos.
Eine kausale Therapie ist hier zwar nicht möglich, symptomatisch läßt sich jedoch z.B. mit Virostatika wie Aciclovir (z.B. Zovirax) behandeln. Die Behandlung sollte innerhalb von sechs Tagen nach Auftreten der ersten Symptome – oft Jucken und Prickelgefühl – einsetzen.
Da das Herpes-simplex-Virus in seinem aktiven Stadium sehr ansteckend ist, sollten Sie und Ihr Partner bei Auftreten der ersten Infektionszeichen auf sexuellen Kontakt verzichten. Wenn Sie oder Ihr Partner in der Vergangenheit bereits einmal eine Herpes-genitalis-Infektion hatten, empfiehlt es sich, vorsichtshalber immer Präservative zu benutzen.
Wenn Sie Herpes genitalis haben, sollten Sie den Arzt aufsuchen und regelmäßig mindestens einmal im Jahr einen Pap-Abstrich machen lassen, da das Virus möglicherweise zur Entstehung eines Zervixkarzinoms beitragen kann.
Obwohl es durchaus möglich ist, trotz einer Herpes-genitalis-Infektion eine normale Schwangerschaft zu bestehen, muß doch besonders darauf geachtet werden, daß das Virus nicht auf das Kind übertragen wird.

Unspezifische bakterielle Infektionen

Wenn Ihr Arzt als Ursache der Gebärmutterhalsentzündung eine Chlamydieninfektion, Gonorrhoe, Trichomoniasis und Herpes ausschließen konnte und sich keine spezifischen Bakterien als Erreger identifizieren lassen, könnte er Ihnen »unspezifische« Medikamente verschreiben. Vielleicht rät der Arzt auch zu Vaginaltabletten, die den Säure-Basen-Haushalt der Vagina ausgleichen und Sie damit weniger empfänglich für Bakterien machen.

Kampf der chronischen Gebärmutterhalsentzündung

Wenn Sie immer mal wieder eine Zervizitis haben oder diese länger andauert, kann Ihr Arzt Ihnen empfehlen, die entzündeten Zellen auf der Zervixoberfläche zu zerstören. Zu den bekanntesten Verfahren dafür zählen die Kauterisation (Gewebezerstörung durch Ätz- oder Brennmittel), die Kryochirurgie (Kältechirurgie, Kältenekrotisierung) und die Laserchirurgie.

Kauterisation

Die Kauterisation ist die älteste der oben genannten drei Behandlungsverfahren bei der chronischen Gebärmutterhalsentzündung. Hierbei wird die Spitze einer Sonde kontrolliert unter Strom gesetzt. Die heiße Spitze dieser Sonde wird dann auf den Bereich mit dem entzündeten Gewebe gebracht, um dort die geschädigten Zellen wegzubrennen. Die Kauterisation, die leichte bis mittelstarke Schmerzen verursacht, wird in der Regel nur dann angewandt, wenn keine der beiden anderen neueren Techniken zur Verfügung steht.

Kryochirurgie

Die Kryochirurgie hat der Kauterisation gegenüber verschiedene Vorteile. Sie verursacht meist weniger Schmerzen, und außerdem läßt sich die Fläche und auch die Tiefe, in der das Gewebe zerstört wird, besser kontrollieren. Und schließlich hat sie eine geringere Vernarbung zur Folge und damit ein geringeres Risiko, eine Verengung des Zervixkanals zu verursachen.

Bei der Kryochirurgie bedient man sich einer intensiven Kältequelle, um krankes Gewebe zu entfernen. Zur Anwendung dieser extrem tiefen Temperaturen stehen Instrumente wie spezielle Kanülen, Kältesonden und sogenannte Kryoskalpelle zur Verfügung. Es dauert etwa zwei Minuten, bis das Gewebe durch die Kälte vollständig zerstört ist. Während dieser Zeit kann die Patientin ein diffuses Kältegefühl und ein leichtes Zusammenkrampfen spüren. Dieses etwas unangenehme Gefühl verschwindet jedoch recht schnell wieder.

Laserchirurgie

Bei der Laserchirurgie wird mit einem gebündelten Lichtstrahl ein kleiner, fest um-

Um einer Gebärmutterentzündung vorzubeugen

- sollten Sie auf häufig wechselnde Sexualpartner verzichten; die Krankengeschichte Ihres Partners kennen und beim Sex immer Präservative benutzen;
- sollten Sie Ihren Arzt unverzüglich aufsuchen, wenn bei Ihrem Partner eine Harnröhrenentzündung diagnostiziert wurde oder er Symptome dieser Erkrankung aufweist (Schmerzen oder Brennen beim Wasserlassen, leichter Ausfluß aus dem Penis oder Flecken in der Unterwäsche);
- sollten Sie bei Ausfluß oder Unterbauchschmerzen Ihren Arzt unverzüglich aufsuchen;
- sollten Sie sich einmal jährlich gynäkologisch untersuchen lassen, auch wenn Sie keine Symptome haben;
- müssen Sie Scheideninfektionen ohne Verzögerung behandeln lassen, damit die Infektion nicht zur Zervix aufsteigen kann;
- sollten Sie auf chemische Reizstoffe in parfümierten Tampons, Vaginalduschen oder -sprays verzichten.

rissener Bereich oberflächlichen Gewebes verdampft. Dabei können ein Wärmegefühl oder krampfartige Schmerzen entstehen.

Die Erfolgsquoten für Laser- und Kryochirurgie sind in etwa gleich. Der Laserchirurgie wird dann der Vorzug gegeben, wenn große Flächen kranken Gewebes vorliegen. Sowohl die Kauterisation als auch die Kryochirurgie können zu einer Schwellung im Gebärmutterhals führen, der sich vorübergehend verengen oder verlegen kann. Deshalb werden beide Verfahren auch am besten direkt nach der Regelblutung durchgeführt. Bis zum Einsetzen der nächsten Periode müßte die Schwellung wieder abgeklungen sein.

Nach jeder dieser drei Behandlungen kann etwa ein bis zwei Wochen lang ein wäßriger Ausfluß auftreten. Möglich sind auch Schmierblutungen oder Zwischenblutungen. Wegen der großen Empfindlichkeit der Zervixregion sollten Sie wenigstens die ersten zwei Wochen nach der Behandlung auf Geschlechtsverkehr und Tampons sowie Vaginalduschen verzichten. Bis die Heilung komplett abgeschlossen ist, dauert es sechs bis sieben Wochen. Wenn Sie den Geschlechtsverkehr wieder aufnehmen, lassen Sie Ihren Partner dabei ein Kondom überstreifen, bis bei der Nachuntersuchung nachgewiesen worden ist, daß die Zervix komplett ausgeheilt ist.

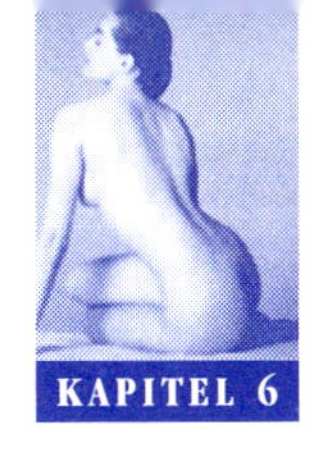

HÄUFIGE STÖRUNGEN IM GENITALTRAKT

Die Risiken einer Eileiterentzündung

Diese oft schleichend verlaufende und oft auch gefährliche Entzündung der Eileiter (Salpingitis) kommt sehr häufig vor. Allerdings wissen nicht alle Frauen von ihrer Erkrankung, denn sie verläuft oft symptomlos. Das Gefährliche liegt unter anderem darin, daß sich bei jeder vierten Frau Komplikationen entwickeln, die zur Sterilität oder einer Eileiterschwangerschaft führen können, bei der sich der Embryo in einem der Eileiter entwickelt und operativ entfernt werden muß.

Bei der Eileiterentzündung handelt es sich um einen Sammelbegriff für eine Reihe verschiedener Krankheitsformen bzw. Infektionen der inneren Geschlechtsorgane, einschließlich Eierstöcke, Eileiter, Endometrium, Gebärmutterwand, der Bänder, die die Gebärmutter halten, und sogar der Schleimhaut im Bauchraum.

Schleichender oder symptomatischer Verlauf?

Die Eileiterentzündung geht nicht immer mit so deutlichen Symptomen wie Fieber, Bauchschmerzen oder Scheidenausfluß einher. Manchmal verläuft die Erkrankung schleichend und weist nur leichte oder überhaupt keine Symptome auf – das vor allem bei Frauen, bei denen die Salpingitis durch *Chlamydia trichomatis* verursacht wird, den häufigsten Erreger sexuell übertragbarer Krankheiten. Fast die Hälfte aller Frauen, die durch eine Eileiterinfektion unfruchtbar geworden sind, können sich nicht daran erinnern, überhaupt irgendwelche Symptome gehabt zu haben!

Natürlich aber gibt es auch hier krankheits-

Salpingitis – ein oft schleichender Verlauf

So ernst die Folgen einer Eileiterentzündung, Salpingitis, auch sein können – wie z. B. eine drohende Sterilität –, bei vielen wird sie erst bei der körperlichen Untersuchung festgestellt. Wie auf der Abbildung zu sehen ist, kann sie den Uterus, die Eileiter und sogar das Bauchfell befallen. Und doch kann sie, bis sie einen wirklich schweren Verlauf nimmt, asymptomatisch sein. Wenn Sie sexuell aktiv sind, sollten Sie sich routinemäßig regelmäßig auf diese Störung hin untersuchen lassen.

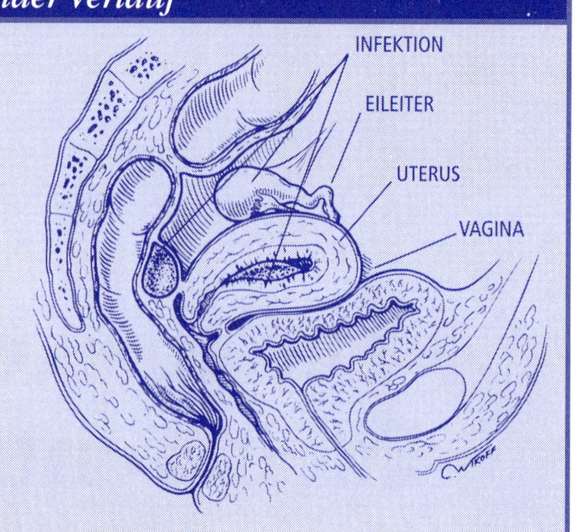

typische Symptome, das häufigste von ihnen ist ein dumpfer und anhaltender Unterbauchschmerz. Die Schmerzen können sich durch Bewegung oder Geschlechtsverkehr verschlimmern. Ein typischer Tastbefund bei der gynäkologischen Untersuchung ist ein Tiefendruckschmerz im betroffenen Bereich sowie Bewegungsschmerz bei der Uterusuntersuchung.
Da die Eileiterentzündung oft von einer Infektion des Gebärmutterhalses bzw. des Geburtskanals begleitet wird, liegt bei manchen Frauen auch Scheidenausfluß vor – der tatsächlich oft eines der ersten Krankheitssymptome ist. Nur etwa jede dritte Frau, bei der eine Eileiterentzündung diagnostiziert wird, hat Fieber. Übelkeit und Erbrechen können ebenfalls auf eine Salpingitis hinweisen, treten meist aber erst dann auf, wenn sich die Erkrankung zu einer Bauchfellentzündung weiterentwickelt hat, bei der sich die Infektion auf die Haut ausgedehnt hat, die die Bauch- und Beckenhöhle auskleidet.
Auch wenn einige der Symptome einer Salpingitis wie Bauchschmerzen, Ausfluß und Fieber auf eine Vielzahl verschiedener Erkrankungen hinweisen können, sollten Sie sofort einen Arzt konsultieren, wenn Sie eines oder mehrere davon an sich bemerken. Je früher nämlich die Salpingitis erkannt wird, desto größer sind Ihre Chancen, von Sterilität verschont zu bleiben.

Die Hauptschuldigen

Die Salpingitis wird gewöhnlich von mehreren Bakterienarten verursacht. Die häufigsten Erreger – beide sexuell übertragbar – sind *Neisseria gonorrhoeae* und *Chlamydia trachomatis*, die jedoch im allgemeinen mit anderen Bakterienarten zusammen vorkommen. Die Infektion nimmt gewöhnlich in der Scheide ihren Anfang und steigt dann durch den Gebärmutterhals in den Uterus, die Eileiter und schließlich die Eierstöcke auf.
Gonorrhoe-bedingte Infektionen setzen im allgemeinen im Vergleich zu den Chlamydien-bedingten Infektionen schnell mit stärkeren Symptomen ein. Bei der Chlamydien-bedingten Infektion liegen meist weniger und mildere Symptome vor, die sich erst langsam über einen Zeitraum von Monaten

oder Jahren entwickeln. In beiden Fällen treten Bauchschmerzen häufig während oder kurz nach der Menstruation auf.

Risikofaktoren

Da die beiden Haupterreger der Salpingitis sexuell übertragen werden, ist Sex auch der wichtigste einzelne Risikofaktor für diese Störung. Ein zusätzlich erhöhtes Risiko tragen sexuell aktive Frauen unter 25 Jahren – in diese Gruppe fallen 75 Prozent aller Salpingitispatientinnen. Warum allerdings jüngere Frauen anfälliger für Chlamydien- und Gonorrhoe-bedingte Infektionen sind, ist noch nicht geklärt. Außerdem kommt diese Störung praktisch nur in der Zeit der Geschlechtsreife vor – also weder bei Mädchen, die noch nicht menstruiert haben, noch nach der Menopause.

Zwischen der Zahl der Sexualpartner, die eine Frau hat, und dem Risiko für eine Salpingitis besteht eine Verbindung: je mehr Partner, desto höher das Risiko.

Kontrazeptiva und ihr Einfluß auf das Risiko einer Salpingitis

Begünstigend für eine Infektion bzw. ihre Ausbreitung gelten gemeinhin Intrauterinpessare. Diskutiert wird hier allerdings, ob der tatsächlich Schuldige nicht in Wirklichkeit wechselnde Sexualpartner sind und Frauen mit Intrauterinpessar, die monogam leben, gar kein erhöhtes Risiko für die Erkrankung haben.

Bei häufig wechselnden Sexualpartnern schützen Barrierekontrazeptiva – Präservative, Diaphragma und Spermizide – besser gegen die Erreger einer Salpingitis, als dies Intrauterinpessare tun. Die sogenannten Barrierekontrazeptiva wie Präservative oder Diaphragmen verhindern, daß die Bakterien im Genitaltrakt aufsteigen – in derselben Weise, wie sie den Spermien den Durchgang verwehren. Mit diesen Barrierekontrazeptiva zusammen verwendete Spermizide können die Salpingitis-verursachenden Bakterien abtöten.

Orale Kontrazeptiva blockieren den bakteriellen Durchgang nicht, erschweren ihn jedoch und senken somit auch das Risiko einer Salpingitis; zumindest bewirken sie, daß sie milder verläuft. Sie erreichen dies, indem sie dafür sorgen, daß sich der Zervixschleim dicker aufbaut, als er normalerweise ist, wodurch den Bakterien der Aufstieg erschwert wird. Außerdem nimmt unter ihrem Einfluß der Menstruationsfluß ab und damit auch die Möglichkeit der Bakterien, sich im oberen Genitalapparat zu vermehren.

Wie sich die Salpingitis ausbreitet

Wenn sich eine Salpingitis in dem kritischen Bereich zwischen Eierstock und Uterus festsetzt, können die daraus resultierende Entzündung und Schwellung (siehe Eileiter rechts) zu einer totalen Verlegung des Durchgangs führen, während gleichzeitig der außen am Eileiter angesammelte Eiter zu einer Verklebung mit anderen Organen führt und sich so die Infektion im Bauchraum ausbreitet.

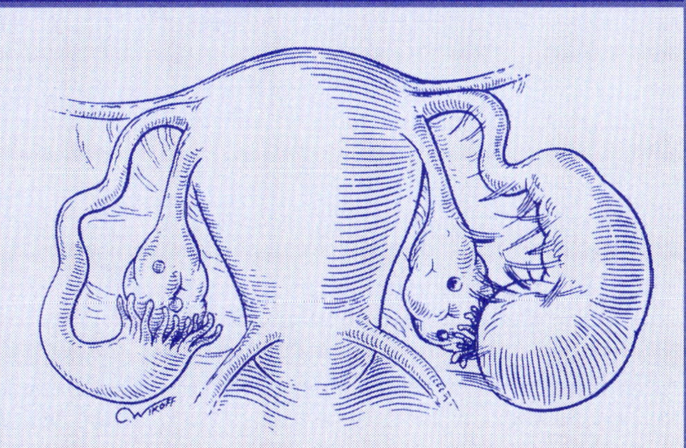

Die Folgen einer Infektion

Vergleichen Sie einmal einen normalen Eileiter (links) mit einem an Salpingitis erkrankten Eileiter (rechts). Selbst nach Abklingen der Infektion ist es der Eizelle unmöglich, sich durch den jetzt vernarbten, unnatürlich engen Kanal einen Weg zu bahnen. Hat die Salpingitis beide Eileiter verlegt, ist das Ergebnis Unfruchtbarkeit.

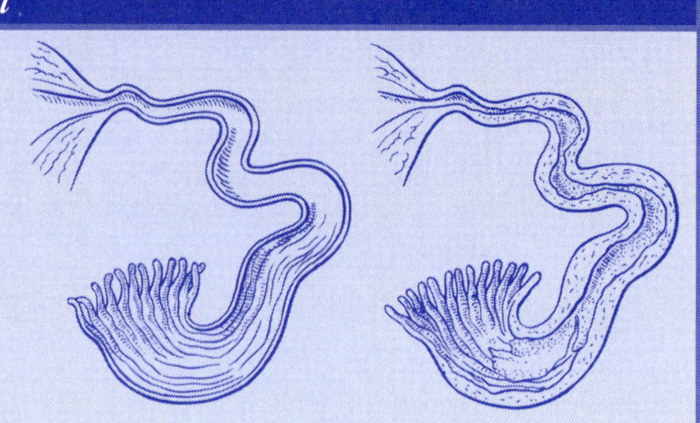

Warum die Salpingitis so gefährlich ist

Wäre die Salpingitis einfach nur eine lästige Infektion, die sich ohne bleibende Schäden oder Langzeitfolgen mit Antibiotika restlos heilen ließe, würde ihr kaum ein Kapitel in diesem Buch gewidmet worden sein. Leider aber ist die Salpingitis mehr als nur lästig: Wenn die Infektion zu den Eileitern aufsteigt, kann sie diese so wichtigen Fortpflanzungsorgane dauerhaft schädigen und damit letztlich zu Sterilität führen.
Gonorrhoe verursacht eine Entzündung, die eine Vernarbung der empfindlichen Eileiter zur Folge haben kann. Ihr Durchmesser wird dadurch geringer und macht die Wanderung von Eizellen zum Uterus unmöglich. Die Chlamydien-bedingte Infektion verläuft zwar milder als die Gonorrhoe-bedingte. Weil sie aber monatelang in den Eileitern schleichend fortbestehen und damit eine heftige Immunreaktion auslösen kann, kann der Schaden an den Eileitern durch sie genauso groß sein wie nach einer bakteriellen Infektion. Ob nun durch einen direkten Gonokokkenangriff auf die Eileiter ausgelöst oder durch den mehr schleichenden Ansturm durch Chlamydien, das Endergebnis ist dasselbe: Unfruchtbarkeit.
Abgesehen von dieser Gefahr kann schon eine einmalige Eileiterentzündung die Gefahr einer Extrauterinschwangerschaft erhöhen, bei der eine befruchtete Eizelle z. B. im Eileiter statt wie normal im Uterus zu wachsen beginnt. Eine Extrauterinschwangerschaft ist ein potentiell lebensbedrohlicher Notfall, der eine stationäre Behandlung und einen operativen Eingriff erforderlich macht.
Wer einmal eine Salpingitis hatte, der hat damit auch ein vierfach erhöhtes Risiko für chronische Beckenschmerzen. Gehören Sie zu den betroffenen Frauen, sollten chirurgisch Ursache und Ausmaß der Störung abgeklärt werden.

Wie eine Salpingitis diagnostiziert wird

Da das Erscheinungsbild der Salpingitis von der »stummen« (asymptomatischen) Form bis hin zur voll entwickelten Infektion mit Schmerzen, Fieber und ungewöhnlichen Blutwerten reichen kann, gibt es kein »Standard«-Diagnoseverfahren. Bei Verdacht auf Salpingitis müssen zuerst andere Störungen und vor allem akute Ereignisse wie eine Extrauterinschwangerschaft oder eine Blinddarmentzündung ausgeschlossen werden. Von hundert Frauen mit Verdacht auf Salpingitis haben drei bis vier eine Extrauterinschwangerschaft und weitere drei oder vier eine Blinddarmentzündung.

Die meisten Frauen mit Salpingitis haben Bauchschmerzen, ihr Beckenraum ist druckempfindlich. Auch andere Symptome einer Infektion im unteren Genitalapparat wie die einer Gebärmutterhalsentzündung können auftreten. Zum Nachweis einer Infektion werden verschiedene Bluttests vorgenommen. Dazu zählt meist auch der Gonadotropintest, ein Stimulationstest mit humanem Gonadotropin – dem Hormon, das während der Schwangerschaft an Konzentration zunimmt und das darauf hinweisen kann, daß die Schmerzen tatsächlich durch eine Extrauterinschwangerschaft bedingt sind. Wahrscheinlich wird auch auf Gonorrhoe oder eine Chlamydieninfektion hin untersucht.

Hat der Arzt den Verdacht, daß ein Adnexabszeß vorliegt – eine mit Eiter gefüllte Flüssigkeits- und Bakterientasche um Eierstock oder Eileiter herum –, wird er meist eine Ultraschallaufnahme der Beckenorgane machen.

Wirklich zweifelsfrei kann eine Salpingitis nur chirurgisch mit der sogenannten Laparoskopie bzw. Pelviskopie diagnostiziert werden. Hierbei wird ein Spezialendoskop mit optischem System, das Laparoskop, durch einen schmalen Einschnitt unterhalb des Bauchnabels in den Bauchraum eingeführt. Dieses Verfahren kann bei örtlicher Betäubung durchgeführt werden. Gewöhnlich bekommt die Patientin danach Antibiotika, um zu verhindern, daß die Untersuchung selbst zur Ursache einer Infektion wird. Das Verfahren dauert normalerweise keine 45 Minuten, die meisten Patientinnen können zwei bis sechs Stunden danach wieder nach Hause gehen.

Ist die Laparoskopie auch für die zweifelsfreie Diagnose so gefährlicher Störungen wie eines Abszesses von Eileitern oder Eierstöcken oder einer Extrauterinschwangerschaft erforderlich, kann man in den meisten Fällen von Salpingitis doch auf sie verzichten. Die meisten Ärzte leiten bei dem geringsten Verdacht auf eine Salpingitis sofort eine Behandlung ein. Liegt nämlich eine Gonorrhoe oder Chlamydieninfektion vor, dann erhöht sich das Risiko von Komplikationen wie einer Extrauterinschwangerschaft oder Unfruchtbarkeit bereits dadurch, daß die Behandlung um nur wenige Tage verzögert wird.

Das Schlimmste, was passieren kann

Ist der Durchgang zum Uterus durch Vernarbung der Eileiter verlegt, kann es zur Eileiterschwangerschaft kommen, bei der sich die befruchtete Eizelle im Eileiter einnistet. Eine solche ektopische oder Extrauterinschwangerschaft (außerhalb des Uterus) kann tödlich verlaufen, wenn sie nicht behoben wird. Unterleibskrämpfe und Schmierblutungen, kurz nachdem die Periode das erstemal ausgeblieben ist, sind die Hauptwarnsignale. Diese Diagnose erfordert sofortiges operatives Vorgehen.

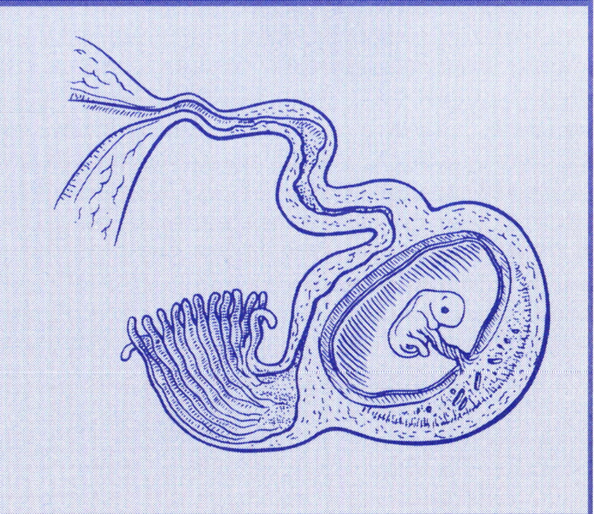

Behandlungsmöglichkeiten

Da eine Salpingitis fast immer durch mehr als nur eine Bakterienart verursacht ist, verschreiben die meisten Ärzte eine Antibiotika-Kombinationstherapie oder eine Monotherapie mit Breitspektrumantibiotika. Bewährt haben sich bislang folgende Therapieschemata:

1. Kombinationstherapie
   - Aminoglykoside (z. B. Gentamicin in Refobacin) oder Ampicillin (z. B. Binotal) + Clindamycin (z. B. Sobelin) oder Metronidazol (z. B. Clont)
   - Aminoglykoside + Ampicillin + Clindamycin

2. Monotherapie
   - Neue Penicilline (Mezlocillin, wie z. B. Baypen; Azlocillin, wie z. B. Securopen; Piperacillin, wie z. B. Pipril)
   - Neue Cephalosporine (Cefoxitin, wie z.B. Mefoxitin; Cefotaxim, wie z. B. Claforan; Cefoperazon, wie z. B. Cefobis u. a.)
   - Imipenem (z. B. Zienam)
   - Ampicillin oder Amoxicillin mit Sulbaktam oder Clavulansäure (z. B. Augmentan)

Unabhängig von der Behandlungsart sollte zwei oder drei Tage nach der Antibiotikagabe kontrolliert werden, ob die Infektion darauf anspricht. Wenn nicht, wird Ihr Arzt vielleicht eine Einweisung ins Krankenhaus empfehlen. Dort nämlich können Ihnen die Antibiotika intravenös verabreicht werden, womit eine schnellere und höhere Wirksamkeit erreicht wird.
Wenn die Salpingits – wie meist – durch eine sexuell übertragbare Erkrankung ausgelöst worden ist, ist wegen der Reinfektionsgefahr die Mitbehandlung des Partners unerläßlich.

Wie sich Rezidiven vorbeugen läßt

Wie bei den meisten Krankheiten ist auch hier »vorbeugen besser als heilen«. Lag nämlich einmal eine Salpingitis vor, ist die Gefahr, daß die Störung wiederauflebt, hoch. Etwa jede vierte Frau, die einmal eine Salpingitis hatte, bekommt später neue Krankheitsschübe, und Frauen, die bereits einmal wegen einer Salpingitis im Krankenhaus waren, haben ein erhöhtes Risiko, wegen einer Salpingitis oder einer verwandten Störung dort wieder eingeliefert zu werden.
Noch erschreckender ist wahrscheinlich das Ergebnis neuerer Studien, denen zufolge Fälle von asymptomatisch verlaufender Salpingitis häufiger vorkommen als der klassische Lehrbuchfall, bei dem akute Unterbauchschmerzen auf eine Störung hindeuten. Es gibt aber auch ein paar gute Nachrichten. So glauben Experten beispielsweise, daß eine asymptomatische Salpingitis sexuell übertragen wird, wahrscheinlich durch Keime wie Chlamydien, Trichomonas und Mykoplasmen. Vor dieser Art Salpingitis können Sie sich schützen, indem Sie monogam leben, sich mit entsprechenden Verhütungsmitteln schützen oder enthaltsam bleiben.

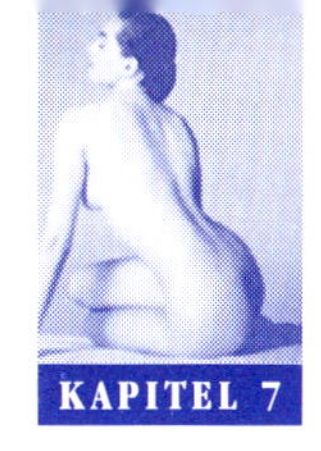

HÄUFIGE STÖRUNGEN IM GENITALTRAKT

Behandlungsmöglichkeiten bei Uterusmyomen

Bei Uterusmyomen handelt es sich um fast immer gutartige Geschwülste - sie entwickeln sich nur ganz selten zum Karzinom. Überschreiten sie eine gewisse Größe nicht, können die meisten Frauen, nämlich etwa 75 Prozent, ganz gut damit leben, ohne größere Probleme damit zu haben. Viele Frauen, darunter sogar solche mit relativ großen Uterusmyomen, wissen gar nichts von dieser Störung. Dementsprechend brauchen sie auch nicht behandelt zu werden. Eine Behandlung ist erst dann zu erwägen, wenn die Myome gravierende Probleme machen.

Am häufigsten treten Uterusmyome zwischen 30 und 50 Jahren, auf – in einem Zeitraum also, in dem die Familienplanung bei vielen noch nicht abgeschlossen ist. Für diese Frauen kommt die traditionelle Behandlung, die operative Entfernung des Uterus, sicher nicht in Betracht – hier bietet sich eine konservative Therapie an.

Was ist ein Myom?

Myome gehören zu den am häufigsten vorkommenden gutartigen Geschwülsten bzw. Tumoren im Beckenraum. Ein solcher Tumor entwickelt sich meist zwischen dem 35. und 45., selten vor dem 25. Lebensjahr und vor der Pubertät überhaupt nicht. Nach der Menopause schrumpfen die Myomknoten, manche bilden sich sogar ganz zurück – Neubildungen gibt es in der Postmenopause so gut wie nie.

Gewöhnlich sitzen die Myome im Uterus. Grundsätzlich können sich Myome aber auch auf anderen Strukturen mit glatten Muskelzellen entwickeln. Ganz selten kann ein Myom auch in ein anderes Organ »eindringen«.

Bei den Myomknoten handelt es sich um relative derbe, in jedem Fall gutartige Tumore, die aus glatter Muskulatur (Leiomyome) und Bindegewebe bestehen. Sie werden deshalb auch als Fibromyome (lateinisch *fibra:* Faser) bezeichnet. Weitere gängige Bezeichnungen für diese Geschwulst sind Fibroleiomyome oder Muskelgeschwulst der Gebärmutter.

In der Regel sitzen im Uterus mehrere Myome, die normalerweise sehr langsam wachsen. In wirklich seltenen Fällen kann ein Myom auch als einzelner Knoten vorkommen und die Größe einer Grapefruit haben oder so groß sein, daß er den gesamten Bauchraum ausfüllt. Auf der anderen Seite können Myome auch so klein sein, daß sie nur unter dem Mikroskop zu erkennen sind. In Ausnahmefällen können Myome 22, ja sogar bis zu 45 Pfund schwer werden, wobei das größte Myom, von dem je berichtet wurde, 126 Pfund wog – eine medizinische Rarität.

Es läßt sich nur schwer sagen, Wie viele Frauen Myome haben, da diese, solange sie keine Symptome verursachen, unbemerkt bleiben. Schätzungen zufolge haben jedoch zirka 25 Prozent aller Frauen über 30 Jahren ein Uterusmyom und fast 40 Prozent aller Frauen über 40 Jahre.

Wie und warum sie sich entwickeln

Obwohl Uterusmyome so häufig vorkommen, weiß doch niemand genau, wie und warum sie sich entwickeln oder warum sie bei der einen Frau auftauchen, bei anderen dagegen nicht.

Die eigentliche Entstehungsursache von Myomen ist noch ungeklärt. Viele Ärzte – aber bei weitem nicht alle – jedoch glauben, daß dieses Tumorwachstum die Überreaktion des Körpers auf das weibliche Geschlechtshormon Östrogen sei. Das einzige über Myome aber wirklich definitiv Bekannte ist:

- Sie treten nicht vor der Pubertät auf, wenn der Körper noch keine größeren Mengen Östrogene produziert.
- Sie erreichen einen größeren Umfang, wenn die Frau östrogenhaltige Kontrazeptiva einnimmt.
- Sie wachsen während der Schwangerschaft, wenn der Körper zusätzliches Östrogen produziert, besonders schnell.
- Mit Eintritt der Menopause und mit dem Nachlassen der Östrogenproduktion schrumpfen sie oder bilden sich sogar ganz zurück.
- Sie treten so gut wie nie nach der Menopause auf.
- Sie wachsen unter dem Einfluß einer Östrogentherapie.

Dennoch bezweifeln immer noch viele, daß Östrogen allein für die Myomentstehung verantwortlich ist. Das Ganze wird noch weiter dadurch verwirrt, daß bei manchen Frauen mit Myomen zwar sehr hohe Östrogenspiegel festgestellt wurden, bei anderen dagegen wiederum völlig normale Konzentrationen.

Hinzu kommt, daß die Uterusmyome in der Schwangerschaft in der Regel zwar einen größeren Umfang annehmen. Es gibt jedoch keinen wissenschaftlichen Nachweis, daß sich die Myome in der Schwangerschaft auch vermehren. Manche Ärzte glauben, daß die vermehrte Blutzufuhr während der Schwangerschaft die Ursache für das vermehrte Wachstum sein könnte, da Myome zum Überleben viel Blut brauchen.

Myomarten

Welche Probleme die Myome verursachen, hängt von ihrem Sitz und ihrer Wachstumsrichtung ab. Von diesen beiden Informationen hängt im wesentlichen auch die Therapie ab.

Myome werden nach der Art bzw. Wachstumsrichtung unterteilt in:

Submuköse Myome. Sie entwickeln sich in Richtung der Uterushöhle und wölben die Schleimhaut vor, wenn sie wachsen. Damit wirken sie sich auf Menstruationsdauer und -stärke aus und können regellose Zwischenblutungen verursachen. Bei stärkerer submuköser Entwicklung versucht der Uterus, den Fremdkörper auszutreiben. Der Myomknoten wird dadurch länglich verformt, und es entsteht ein Stiel, der aus ausgezogener Uterusmuskulatur und Gebärmutterschleimhaut gebildet wird. An diesem Stiel hängend kann das submuköse Myom aus dem Zervixkanal herauswachsen. Das Myom kann auch in die Vagina hineinwachsen.

Bei der Austreibung des Myoms aus dem Uterus kann sich der Stiel verdrehen und Blut verlieren, wodurch Zwischenblutungen auftreten können. Es kann auch zur Infektion kommen.

Intramurale Myome. Dieser rundliche Tumor ist in der Uteruswand lokalisiert. Mit zunehmendem Wachstum kann sich der gesamte Uterus vergrößern.

Subseröse Myome. Sie haben sich nach der Außenseite des Uterus entwickelt und beulen diesen aus. Sie wachsen meist symptomlos, bis sie andere Organe beeinträchtigen und dort Beschwerden verursachen.

Gestielte Myome. Ein solcher Tumor entsteht, wenn sich die subserösen Myome länglich verformen und dabei ein Stiel entsteht, der aus ausgezogener Gebärmuttermuskulatur und -schleimhaut gebildet wird. Wenn diese Tumore immer mehr an Umfang zunehmen, kann es sein, daß die Blutzufuhr nicht mehr ausreicht, um das Myom zu ernähren. Wenn sich der Stiel dreht oder das Myom durch mangelnde Blutzufuhr

Myome - die fünf Hauptarten

Diese gutartigen Geschwülste, die sogenannten Uterusmyome, können jahrelang wachsen, ohne Probleme zu verursachen – und sich nach der Menopause wieder zurückbilden. Sie werden nach Sitz und Wachstumsrichtung am Uterus unterteilt. Die intramuralen Myome entwickeln sich tief in der Uteruswand, die subserösen Myome nach der Außenseite des Uterus. Verformen sich diese Tumore länglich und entwickeln einen Stiel, spricht man von einem gestielten Myom. Ist die Geschwulst in den Bändern, die den Uterus halten, lokalisiert, spricht man von einem interligamentären Myom. Wenn überhaupt Beschwerden auftreten, dann meist eine übermäßig starke Menstruationsblutung.

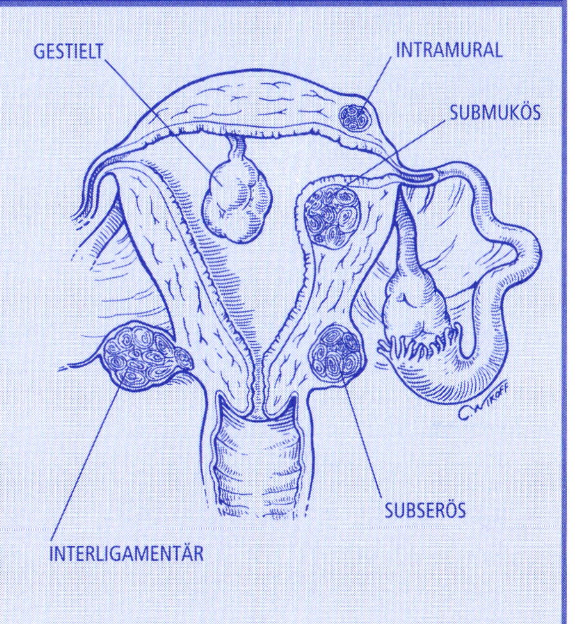

abzusterben beginnt, kann das starke Bauchschmerzen bzw. das Bild des »akuten Abdomen« verursachen.

Intraligamentäre Myome. Hierbei handelt es sich um Muskelknoten, die von der Seitenkante des Uterus ausgehen und bei ihrem Wachstum die beiden Blätter des breiten Mutterbands, *Ligamentum latum*, das den Uterus hält, auseinanderdrängen. Dieses Myom zu entfernen, ohne dabei wichtige Organe oder die Blutzufuhr zum Uterus zu gefährden, ist extrem schwierig.

Die Diagnose

Uterusmyome sind, bis auf die submukösen Myome, bei der Beckenuntersuchung leicht zu tasten und lassen sich mit den üblichen Diagnoseverfahren gut nachweisen. Viele Uterusmyome jedoch werden – wenn sie keine Beschwerden bzw. Symptome verursachen – rein zufällig bei der Suche nach etwas völlig anderem gefunden oder bleiben sogar unerkannt.
Der Nachteil dabei ist, daß diese Myome, auch wenn sie keine Beschwerden verursachen, die Diagnose anderer gynäkologischer Störungen erschweren können. So können Myome, die in Nähe der Eierstöcke wachsen, die Ertastung der Eierstöcke und damit die Beurteilung ihres gesundheitlichen Zustands erschweren – was bei Frauen über 40 Jahren sehr riskant sein kann.
Mit Ultraschall lassen sich diese Tumore und Myome zwar grundsätzlich nachweisen, da bestimmte Myomtypen jedoch Eierstocktumoren ähneln und das fibröse Bindegewebe die Schallwellen ablenkt, ist der Ultraschallbefund nicht immer verläßlich.
Manchmal läßt sich die Diagnose nur durch eine Operation sichern. Die Entscheidung für ein operatives Vorgehen hängt von den speziellen Symptomen, von der Verdachtsdiagnose des Arztes sowie von dem individuellen Risiko der Patientin für Ovarialkarzinome und andere Störungen ab, die durch Myome überdeckt sein könnten.

Die klassischen Symptome
Die meisten Myome verursachen keine Symptome. Treten jedoch Symptome auf – bei etwa 25 Prozent der Frauen –, dann handelt es sich dabei meist um: 1. verstärkte Regelblutungen, 2. Schmerzen und 3. einen geschwollenen Bauch, der dadurch entsteht, daß sich der Uterus mit zunehmendem Myomwachstum ausdehnt und damit die Eingeweide herausdrückt.

Verstärkte Regelblutungen kommen bei etwa 30 Prozent aller Frauen mit Myom vor. Sie werden in erster Linie durch intramurale und submuköse Myome hervorgerufen.
Treten Blutungsstörungen erstmals auf, können sich diese zunächst in einem nur stärkeren Regelfluß manifestieren, der – zumindest am Anfang – aber nicht länger dauert als gewöhnlich. Nach geraumer Zeit jedoch verlängert sich häufig auch die Blutungsdauer. Manche Frauen haben sogar Dauerblutungen. Ein exzessiver Blutverlust führt auf Dauer zu Eisenmangel und damit zu einer Eisenmangelanämie.
Um feststellen zu können, ob die Blutungsstörung durch ein Uterusmyom verursacht ist, verschreibt Ihnen der Arzt vielleicht zunächst eine bestimmte Sorte Antibabypillen. Weiterhin kann es sich als notwendig erweisen, eine Ausschabung zu machen und das Gewebe zu untersuchen. Ein wichtiges Anliegen des Arztes ist es hierbei, eine kanzeröse Entartung der Myome auszuschließen.

Schmerzen treten zwar in den meisten Fällen überhaupt nicht auf, wenn aber doch, dann im allgemeinen während der Menstruation. Frauen, die jahrelang eine relative beschwerdefreie Menstruation hatten, bekommen dann plötzlich schmerzhafte und wehenartige Krämpfe. Das Myom kann vom Körper wie ein Fremdkörper

empfunden werden, auf den der Uterus, bei dem Versuch, ihn auszustoßen, mit Kontraktion reagiert.
Drückt das Myom auf die Beckennerven, können Hüft- oder Rückenschmerzen entstehen. Bei Stieldrehung oder Degeneration des Myoms kann ein plötzliches und starkes Stechen im Unterbauch zu verspüren sein. Geschlechtsverkehr kann Beschwerden verursachen.
Für Schmerzen zwischen den Regelblutungen sind nur ganz selten unkomplizierte Myome verantwortlich. Bei solchen Schmerzen muß der Arzt nach einer anderen Ursache suchen. Möglicherweise liegt eine Schwangerschaft oder ein nichtfibroider Tumor vor.

Geschwollener Bauch. Wenn Uterusmyome an Umfang zunehmen, können sie andere Organe zur Seite drängen und dadurch alle möglichen Beschwerden verursachen. Ein blasenwärts wachsendes Myom kann durch seinen Druck auf die Blase zu Harndrang führen. Möglich ist auch eine dadurch verursachte Harninkontinenz. In schweren Fällen kann der Druck auf die Harnröhre so stark sein, daß die Blasenentleerung behindert ist und sich Restharn staut, was möglicherweise sogar eine Katheterisierung erforderlich macht. Entwickelt sich das Myom rückenwärts, können durch den auf den Kreuzbeinbereich und Mastdarm ausgeübten Druck Kreuzschmerzen und Verstopfung entstehen.

Unfruchtbarkeit. Myome können die Fruchtbarkeit einer Frau beeinträchtigen bzw. bei bereits bestehender Schwangerschaft eine Früh- oder Fehlgeburt bedingen. Gestört werden kann der gesamte Fortpflanzungsprozeß, angefangen bei der Empfängnisfähigkeit über die Einnistung der befruchteten Eizelle bis hin zum Wachstum des Fetus. Die Tumore können den Spermien den Zugang zu den Eizellen versperren, indem sie Form oder Lage von Uterus oder Zervix verändern. Große Tumore können die Eileiter verlegen und so die Passage der Eizelle zum Uterus blockieren.
Die meisten Myome sind direkt unterhalb der Uterusschleimhaut lokalisiert. Je stärker die Myome wachsen, um so mehr wölbt sich die Schleimhaut vor und kann vielleicht nicht mehr ausreichend ernährt werden. Eine befruchtete Eizelle kann sich vielleicht auf einer solchen durch das Myom veränderten Schleimhaut nicht richtig einnisten. Sollte das doch einmal möglich sein, dann ist die Gefahr groß, daß sich die Eizelle nicht volle neun Monate lang auf dieser »dünnen« Schleimhaut halten kann und es zur Fehlgeburt kommt. Und auch Dauerblutungen erschweren die Einnistung einer befruchteten Eizelle.
Mit fortschreitender Schwangerschaft können die Myome Platz in Anspruch nehmen, den dann der Fetus bräuchte. Möglich ist auch, daß sich der Uterus durch die Myome nicht mehr ausdehnen und der Größe des Babys anpassen kann. Beides gäbe Anlaß zur Früh- oder Fehlgeburt.
Myome können auch einer natürlichen Entbindung im Weg stehen und einen Kaiserschnitt nötig machen. So kann die durch Myomknoten durchsetzte Uteruswand beispielsweise an Kontraktionskraft eingebüßt haben, wodurch die Wehen zu schwach sind. Oder aber das Baby hat nicht genügend Platz, um die richtige Geburtsposition einzunehmen. Und schließlich können Myome auch einen verstärkten Wochenfluß hervorrufen.
Im allgemeinen verhindern Myome bei den meisten Frauen weder Empfängnis noch Geburt eines gesunden Babys. Wenn Myome aber Probleme verursachen, dann meist solche ernsthafter Art. Für Unfruchtbarkeit gibt es viele Ursachen, und nur eine gründliche und umfassende Untersuchung kann hier klarstellen, ob Myome die Schuldigen sind. Ist dies der Fall, kann vielen Frauen durch eine Operation geholfen werden.

Die Therapie

Eine Patientin mit Uterusmyom bedarf im allgemeinen nur dann einer Behandlung, wenn das Myom Beschwerden hervorruft. Sind die Tumore klein und verursachen keine Symptome, wird lediglich in halbjährlichen Kontrolluntersuchungen überprüft, ob sie weiterwachsen.

Welche Gründe für eine Behandlung sprechen

Ihr Arzt wird sich vielleicht zu einer Behandlung entschließen, wenn die Tumore plötzlich schnell zu wachsen beginnen, starke Schmerzen oder Beschwerden verursachen oder die Empfängnisfähigkeit beeinträchtigen. Die nachfolgend aufgeführten Befunde sprechen für einen aggressiveren Behandlungsansatz:

Blutungen. Sie sind oft die Hauptindikation für ein operatives Vorgehen, vor allem bei extrem starkem Regelfluß, der außerdem Blutklumpen aufweist. Anhaltende Blutungen führen zu einem Eisenmangel im Körper und damit zu einer Eisenmangelanämie.

Plötzliche Vergrößerung der Myome. Ein schnelles Wachstum der Myome ist in jedem Alter besorgniserregend, ganz besonders aber nach der Menopause, wenn die Tumore eigentlich wegen der zurückgehenden Östrogenproduktion schrumpfen sollten. Hier muß abgeklärt werden, ob die Tumore bösartig sind.
Ein plötzliches Wachstum der Myome kann aber genausogut auch durch eine Schwangerschaft oder Erweichungsprozesse bedingt sein.

Schmerzen, Druckerscheinungen und sonstige Beschwerden. Werden die durch die Myome verursachten Symptome zu stark, muß ebenfalls behandelt werden. Jede Frau muß hier für sich selbst entscheiden, wie groß ihr Leidensdruck ist.
Wenn die Myome andere Organsysteme beeinträchtigen, ist eine Behandlung unerläßlich. Wenn Myome beispielsweise auf die Harnwege übergreifen, können dadurch so starke Druck- und Verdrängungserscheinungen auftreten, daß Harnverhalt entsteht.

Sitz der Tumore. Manche Myome müssen operativ entfernt werden, weil ihr Sitz mit einem erhöhten Komplikationsrisiko verbunden ist. Und schließlich lassen sich bestimmte Myomarten nur schlecht von Ovarialtumoren unterscheiden – deren Entstehungsrisiko ab dem 40. Lebensjahr steigt.

Operative Therapie

Die Art der Operation – ob zum Beispiel der Uterus erhalten bleiben soll oder nicht – hängt unter anderem vom Alter der Frau, den beschriebenen Symptomen und auch davon ab, ob Kinderwunsch besteht. Im folgenden werden die beiden Hauptoperationsformen, die konservative Myomoperation, bei der ein oder mehrere Myomknoten ausgeschnitten bzw. ausgeschält werden (Myomenukleation), und die Entfernung der Gebärmutter (Hysterektomie) beschrieben.

Myomenukleation. Verständlicherweise hat jede gynäkologische Operation für eine Frau etwas Beunruhigendes an sich. Trotzdem müssen sich manche Frauen mit Myomen, die schwanger werden wollen, einer Myomenukleation unterziehen.
Hierbei werden die Myomknoten einzeln entfernt, ohne daß der Uterus dabei nennenswert beschädigt wird. Bei der Operation versucht der Chirurg, mit möglichst wenig Schnitten möglichst viele Tumore zu entfernen. Manchmal wird durch die Scheide operiert, meist jedoch läßt sich ein Schnitt durch die Bauchdecke nicht umgehen. Während der Operation verschließt der Chirurg die Stellen in der Uterusschleimhaut, in denen die Myome lokalisiert waren.

Eines der Hauptrisiken während und nach der Operation sind starke Blutungen. Sie lassen sich mit Hilfe verschiedener Techniken und Medikamente eindämmen. Da die Myome einzeln nacheinander entfernt werden, kann die Operation mehrere Stunden dauern – länger also als die Entfernung des gesamten Uterus.
Wichtig ist immer, daran zu denken, daß Frauen, die einmal Myome hatten, eine erhöhte Rezidivgefahr haben. Die Rezidivgefahr hängt im wesentlichen vom Alter und davon ab, Wie viele Tumore entfernt werden konnten. Die Gefahr, erneut Myomknoten zu entwickeln, beträgt Schätzungen zufolge nach der konservativen Myomoperation rund 15 Prozent.
Treten Rezidive auf, läßt sich die Myomenukleation noch einmal, maximal zweimal wiederholen. Eine weitere Wiederholung könnte Probleme verursachen. So könnten die Uteruswände beispielsweise durch die zunehmende Vernarbung zusammenhaften. Unglücklicherweise muß bei vielen, wenn nicht den meisten Frauen, bei denen nach einer Myomenukleation Rezidive auftreten, die Gebärmutter entfernt werden.
Trotz all dieser möglichen Nachteile erfreut sich die Myomenukleation wegen der verbesserten Chancen, die Fertilität der Frau zu erhalten, bei jungen Patientinnen wachsender Beliebtheit.

Hysterektomie. Verursachen die Myome schwere Komplikationen, läßt sich eine Entfernung des Uterus nicht umgehen. Für eine Hysterektomie entscheidet man sich im allgemeinen immer dann, wenn

- die Familienplanung abgeschlossen ist, der Uterus eine Größe angenommen hat, daß er einen zwölf Wochen alten Fetus beherbergen könnte, und die Frau starke Symptome hat
- die Myome besonders groß sind
- die durch die Myome verursachte Blutung schwächend ist
- die Myome andere Organe im Körper beeinträchtigen

Da bei der Hysterektomie die Eierstöcke erhalten bleiben, zieht die Operation nicht zwangsläufig die Menopause nach sich. Die Entscheidung, ob die Eierstöcke ebenfalls entfernt werden, machen Ärzte in der Regel vom Alter der Frau abhängig. Frauen, die älter sind als 40 bis 45 Jahre, empfehlen sie meist, die Eierstöcke zu entfernen, da mit zunehmendem Alter die Gefahr steigt, daß sich ein Eierstockkrebs entwickeln könnte. Dieser Krebs wächst meist lange Zeit, ohne Beschwerden zu machen, und wird erst entdeckt, wenn er schon so weit fortgeschritten ist, daß keine lebensrettende Behandlung mehr möglich ist. Dennoch sollten sich Frauen sehr gut überlegen, ob sie ihre Eierstöcke »vorbeugend« entfernen lassen wollen. Über die vielen überflüssigen Hysterektomien, zu denen bei etwa einem Drittel der Frauen Myome den Anlaß gaben, wurde in der vergangenen Zeit viel diskutiert. Indem man diese Operation nur bei älteren Frauen mit abgeschlossener Familienplanung und starken Symptomen vornimmt, dürfte sich die Zahl der Gebärmutterentfernungen reduzieren.

Sonstige Behandlungsmöglichkeiten

Ist keine operative Therapie erforderlich, kann der Arzt eine medikamentöse Behandlung einleiten. Mit den Hormonen soll ein Wachstumsstillstand und eine Rückbildung der Myome erreicht werden. Dazu stehen Ovulationshemmer zur Verfügung, die die Menstruationsblutung verringern; eine Gestagendauertherapie schaltet menstruationsbedingte Blutungen aus, Östrogene und GnRH-Analoga wie Leuprorelinacetat (z.B. Enantone-Gyn) fördern die Regeneration. Ein Nachteil von Leuprorelinacetat ist, daß das Mittel regelmäßig gespritzt werden muß. Außerdem setzt das Tumorwachstum wieder ein, sobald das Mittel abgesetzt wird.

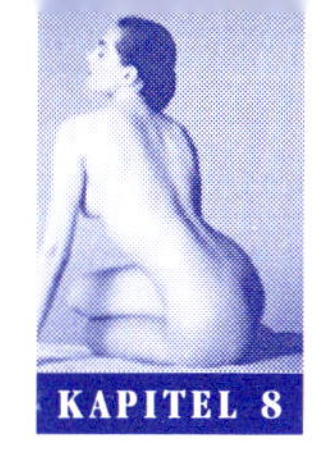

HÄUFIGE STÖRUNGEN IM GENITALTRAKT

Endometriose - dem Leiden zu Leibe rücken

Die Endometriose, diese schmerzhafte und unvorhersehbare Erkrankung der Gebärmutterschleimhaut, kann das Leben der davon betroffenen Frau massiv beeinträchtigen: langanhaltende Regelblutungen mit heftigen Schmerzen, und manche Frauen bleiben ungewollt kinderlos. Doch angesichts des heute verfügbaren breiten Behandlungsspektrums gibt es keinen Grund mehr, sich länger mit den Leiden und Langzeitschäden, die durch die Endometriose verursacht werden, abzufinden.

Zeichen für eine Endometriose

Schmerzhafte Regelblutungen mit starkem, unregelmäßigem Blutfluß – ein typisches Symptom für eine ganze Reihe verschiedener gynäkologischer Erkrankungen – sind ein wichtiger Hinweis auf eine Endometriose. Die Bauchschmerzen, die von Kreuzschmerzen begleitet sein können, können vor der Periode einsetzen und sogar noch bis nach deren Abklingen anhalten. Das eigentliche Problem aber, weswegen die meisten Frauen überhaupt erst den Arzt aufsuchen, ist ein chronischer Beckenschmerz zwischen Nabel, Oberschenkeln und Hüften.

Andere Zeichen für eine mögliche Endometriose sind Durchfall und schmerzhafte Darmtätigkeit während der Periode, Schmerzen beim Geschlechtsverkehr und schon länger bestehende Unfruchtbarkeit. Bei manchen Frauen jedoch deutet lediglich eine – manchmal nur stellenweise auftretende – Empfindlichkeit und Schmerzhaftigkeit der Bauchdecke als einziges Symptom auf eine Endometriose hin. Und andere schließlich bleiben völlig symptomlos, sogar im fortgeschrittenen Krankheitsstadium.

Endometriose – was das ist

Hierbei handelt es sich um eine gutartige, also nicht krebsartige, Erkrankung, die zu 95 Prozent nur Frauen im gebärfähigen Alter betrifft, vor allem nach dem 35. Lebensjahr. Das Endometrium, die Schleimhautauskleidung der Uterushöhle, baut sich normalerweise während des Menstruationszyklus auf und wird mit Einsetzen der Menstruation durch die Scheide ausgestoßen. Manchmal jedoch kommt solches Gewebe auch außerhalb des Uterus vor, greift auf andere Gewebe über oder wuchert in sie hinein. Damit ist die Endometriose also an den Menstruationszyklus gebunden. Die Krankheitsbezeichnung selbst, Endometriose, stammt aus dem Griechischen von *endo* (innerhalb), *metra* (Gebärmutter) und *osis* (Krankheit, krankhafter Zustand).
Diese Bezeichnung ist ganz offensichtlich falsch gewählt, da das Krankhafte an dem Zustand ist, daß Endometrium oder Endometrium-ähnliches Gewebe an anderen Stellen – und eben nicht nur in der Uterushöhle – vorkommt. Am häufigsten von Endometriose betroffen sind Eierstöcke, Eileiter, Scheide und Gebärmutterwand, es folgen Bauch, Eingeweide, Harnblase und Nieren. In seltenen Fällen findet sich Endometrium oder Endometrium-ähnliches Gewebe auch in den Lungen, der Haut, in Operationswunden, bestimmten Nerven, dem Gehirn und dem Lymphsystem. Lediglich in der Milz wurde noch nie Endometrium gefunden.

Was sie bewirkt

Endometrium und Endometrium-ähnliches Gewebe, das außerhalb des Uterus vorkommt, sieht ganz normal aus und übt auch weiter, unter dem Einfluß der Östrogene, seine normale Funktion aus: Es baut sich in Vorbereitung auf die Aufnahme einer befruchteten Eizelle auf, wird nach Ausbleiben der Empfängnis wieder abgebaut und zur Vorbereitung des neuen Menstruationszyklus abgestoßen. Während jeder Regel-

Das richtige Gewebe am falschen Platz

Unter einer Endometriose versteht man das Vorkommen normalen Endometriumgewebes außerhalb seines normalen Platzes, der Uterushöhle. Bevorzugte Lokalisationen sind Vagina, Eierstöcke und Eileiter, die die Eierstöcke mit der Gebärmutter (Uterus) verbinden. Manchmal finden sich sogar in den Lungen Gewebestücke aus dem Endometrium! Das verschleppte Gewebe verursacht zyklisch immer wiederkehrende Schmerzen, wenn es anschwillt und zeitgleich mit dem menstruellen Geschehen im Uterus abgestoßen wird.

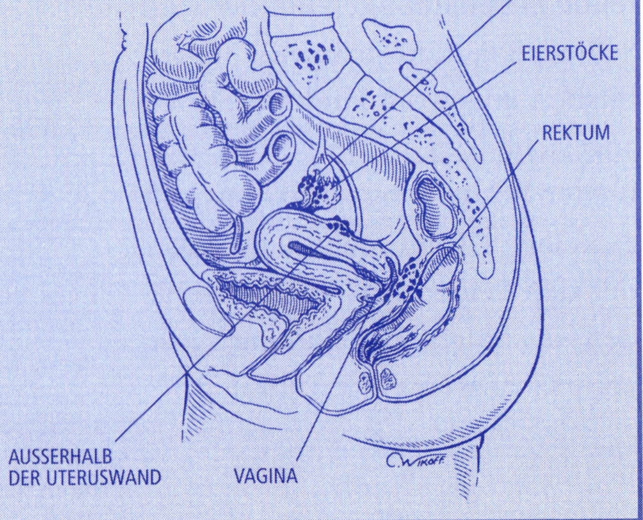

blutung blutet auch dieses außerhalb des Uterus verschleppte Gewebe, nur daß der jetzt einsetzende, mit Gewebefetzen und anderen Abbauprodukten durchsetzte Blutfluß keinen Abfluß findet. Die so entstehenden Blutansammlungen verursachen immer wieder zeitlich an die Periode gebundene Reizungen, Entzündungen und Schmerzen. Unbehandelt kann diese Blutung eine Gewebevernarbung zur Folge haben, die sich im gesamten Beckenraum ausdehnen und dabei zu Organverformungen oder -verwachsungen führen kann. Die normale Organfunktion wird dadurch beeinträchtigt, die gesamte Organhöhle ausgefüllt und schließlich sogar eine tumorähnliche Masse produziert. Die Verschleppung von Endometriumgewebe außerhalb des Uterus ist für eine ganze Reihe der bereits erwähnten Symptome verantwortlich, so etwa chronische Beckenschmerzen, Schmerzen beim Geschlechtsverkehr und Unfruchtbarkeit. Die Schmerzzustände können, wenn das Endometriumgewebe irgendwo im Beckenbereich lokalisiert ist – z. B. an der Uteruswand, an Eierstöcken, Harnblase oder Darm –, mit jeder Periode wieder aufs neue auftreten. Sie können dann schlimmer werden, nachdem sie, bis auf einige Tage direkt nach der Menstruation, die ganze Zeit über konstant geblieben sind. Typisch ist ein tiefsitzender Schmerz, der von vorne nach hinten durch das Becken zieht. Haben sich knotenförmige Verdickungen aus Endometriumgewebe auf den Bändern gebildet, die den Uterus an Ort und Stelle halten, entstehen beim Dehnen dieser Bänder Schmerzen beim Geschlechtsverkehr. Zur Sterilität, die lange Zeit als unabwendbare Folge der Endometriose galt, kommt es durch eine Verformung der Genitalorgane oder deren Funktionsbeeinträchtigung durch verschlepptes Endometriumgewebe.

Was es auch sein könnte

Menstruations- und Beckenschmerzen können auch durch andere Störungen bedingt sein. Die wahre Ursache muß der Arzt abklären.

Salpingitis – ihre frühen Symptome ähneln denen der Endometriose am meisten. Sie wird durch eine bakterielle Infektion verursacht und läßt sich mit Antibiotika behandeln. So wird auch oft versucht, mit einem Antibiotikabehandlungszyklus die Diagnose abzuklären. Darüber hinaus klagen Frauen mit Salpingitis oft auch über Fieber, Schüttelfrost, eitrigen Scheidenausfluß und über eine Verlegung der Eileiter. Mit Hilfe einer gründlichen Anamnese und einer ergänzenden Beckenuntersuchung lassen sich beide Krankheiten meist schon voneinander unterscheiden. Letzte Zweifel kann eine Laparoskopie ausräumen – ein routinemäßig angewandtes Diagnoseverfahren, bei dem ein starres Spezialendoskop mit optischem System durch die Bauchdecke in die Bauchhöhle eingeführt wird.

Myome (gutartige Gebärmuttergeschwülste) – diese Tumore entwickeln sich an der Uteruswand, gelegentlich zwischen Muskelgewebe und Endometrium. Sie kommen sehr häufig vor und können erbsen- bis, im Extremfall, fußballgroß sein. Genau wie die Endometriose können sie starke Menstruationsblutungen, Regelschmerzen sowie Bauch- und Kreuzschmerzen verursachen – haben jedoch meist einen asymptomatischen Verlauf. Myome, die genau wie das Endometriumgewebe vom Östrogen stimuliert werden und manchmal mit einer Endometriose zusammen vorliegen, können die Fruchtbarkeit beeinträchtigen.

Zervixpolypen (meist gutartige Wucherungen der Zervixschleimhaut) – sie können ebenfalls Blutungen nach dem Geschlechtsverkehr und Zwischenblutungen verursachen.

Zysten (sackartige Geschwulst mit dünn- oder dickflüssigem Inhalt) – sie können sich in den Eierstöcken bilden, wenn beispielsweise die hormonelle Verbindung mit dem Gehirn zusammengebrochen ist und keine Eizellen mehr freigesetzt werden. Neben Unfruchtbarkeit können Ovarialzysten Bauchschmerzen, Regelstörungen und, beim Zystenriß, innere Blutungen – die zum medizinischen Notfall werden können – verursachen.

Zervix-, Ovarial- und Uteruskarzinome können ebenfalls Symptome entwickeln, die denen der Endometriose ähneln, dazu gehören leichte oder akute chronische Bauchdeckenschmerzhaftigkeit, Schmerzen und Druckgefühl im Bauch, Uterusblutungen und Entwicklung eines Fremdkörpergefühls im Bauch. Da diese bösartigen Tumore am besten auf eine frühzeitige Behandlung ansprechen, ist hier eine Früherkennung besonders wichtig.

Strukturanomalien im Genitalapparat, einschließlich des Uterus, können, genau wie die Endometriose, Unfruchtbarkeit zur Folge haben. Diese Anomalien können durch geschwächte oder überdehnte Stützmuskulatur oder -gewebe oder erbliche Variationen in der Organform oder -lokalisation genauso bedingt sein wie durch das bei einer Endometriose entstandene Narbengewebe.

Uterusinfektionen können genau wie die Endometriose Schmerzen beim Geschlechtsverkehr, eine unregelmäßige Periode und Schmerzen im unteren Beckenbereich verursachen. Sie können zur Vernarbung der Uteruswand führen und damit die Einnistung einer Eizelle verhindern.

Risikofaktoren für eine Endometriose

Eine Verformung und Verlegung der Genitalorgane durch angeborene Schäden und lebenslange Entwicklung erhöhen ganz klar das Risiko für eine Endometriose. Haben Sie beispielsweise durch einen aus seiner ursprünglichen Position gekippten Uterus chronische Beckenschmerzen, haben Sie auch ein erhöhtes Endometrioserisiko.

Eine Frau, deren Mutter, Tante oder Schwester bereits an Endometriose erkrankt sind, hat ein sieben- bis zehnfach höheres Erkrankungsrisiko als Frauen mit unauffälliger Familienanamnese.

Ihre Ursachen

Eine allgemeingültige Entstehungsursache gibt es nicht. »Es gibt keine einfache Erklärung dafür«, wie es einmal ein Fachmann auf diesem Gebiet formuliert hat – wahrscheinlich weil die Endometriose so oft von anderen Erkrankungen mit ähnlichen Symptomen und Folgen begleitet ist. Ihr Schweregrad schwankt individuell; sie spricht manchmal überhaupt nicht auf eine Behandlung an oder kehrt nach einer »radikalen« Behandlung wie der Entfernung der Gebärmutter plötzlich zurück.

Zur Erklärung, wie und warum die Endometriose entsteht, wurden seit 1921 sage und schreibe zwölf Theorien entwickelt. Eine der drei bekanntesten basiert auf der Tatsache, daß das Blut während der Menstruation in die Eileiter zurückfließen und dabei Partikel des Endometriumgewebes in die Eierstöcke und die Bauchhöhle befördern kann. Diese Theorie läßt jedoch offen, warum nicht alle der neun von zehn Frauen, bei denen es zu diesem Rückfluß kommt, auch eine Endometriose entwickeln. Sie erklärt auch nicht, warum auch manche Frauen mit Eileiterverschlingung, durch die der Zugang zur Bauchhöhle verlegt ist, eine Endometriose entwickeln.

Ein anderes Erklärungsmodell beruht darauf, daß alle Gewebe, in denen Endometriose vorkommen kann, aus ein- und demselben Embryonalabschnitt stammt. Man nimmt an, daß sich einige dieser Gewebe, wie beispielsweise das Bauchfell, als Reaktion auf die chronische Reizung durch das durchfließende Menstruationsblut nach und nach in funktionierendes Endometriumgewebe verwandeln. Dieselbe Erklärung ließe sich auch auf weiter entfernt liegende Orte anwenden wie Lungen, Arme und Beine. Einen überzeugenden Beweis dafür, daß Gewebe mit gemeinsamem embryonalen Ursprung sich derart verwandeln kann, gibt es allerdings nicht.

Eine dritte Theorie, die »Immundefekt«-Theorie, stützt sich auf die hohen Antikörperkonzentrationen, die im Blut von Endometriosepatientinnen gefunden wurden, sowie auf die Beobachtung einer spontanen Endometrioseentwicklung bei Affen und die Tatsache, daß Frauen, deren nahe Verwandte ebenfalls an Endometriose leiden/litten, ein erhöhtes Risiko für diese Krankheit haben.

Bei manchen Frauen kann eine angeborene Anfälligkeit für eine Endometriose zusammen mit einer Immunreaktion gegen Eigengewebe zur Krankheitsentstehung führen. Diese Theorie wird zur Zeit noch weiter erforscht. Vielleicht läßt sich damit auch erklären, warum die Endometriose so selten in der Zervix vorkommt, obwohl diese dem Menstruationsfluß doch regelmäßig ausgesetzt ist.

Und schließlich läßt sich vielleicht auch eine Beteiligung von Umweltfaktoren an der Entstehung der Endometriose durch derzeit laufende Studien über die Konzentration des Pestizids Dioxin und ähnlicher Chemikalien im Blut von Frauen mit dieser Erkrankung abklären. Anlaß für diese Studien gab das Ergebnis eines Tierversuchs, bei dem 80 Prozent weiblicher Rhesusaffen, die vier Jahre lang winzigen Mengen dieser Chemikalien ausgesetzt waren, eine Endometriose entwickelten. Von den Affen, die Höchstdosen ausgesetzt waren, entwickelten mehr eine mittelschwere bis schwere Erkrankung als jene, die nur Mindestdosen erhielten. Die Affen, die überhaupt kein Dioxin erhielten, entwickelten weder eine mittelschwere noch eine schwere Erkrankung. Inwieweit sich die Ergebnisse dieser Tierversuche jedoch auf Frauen übertragen lassen, muß die Zukunft zeigen.

Endometriose-ähnliche Störungen

Obwohl man unter einer klassischen Endometriose die Fälle versteht, in denen Endometriumgewebe *außerhalb* des Uterus wächst und funktioniert, kann es doch auch *innerhalb* des Uterus zu ungewöhnlichem Endometriumwachstum kommen. Dann nämlich, wenn das Endometrium in die Muskelwand des Uterus einwuchert.

Vor einigen Jahren noch wurden beide Krankheitsbilder als Formen derselben Erkrankung angesehen, man unterteilte die Endometriose in Endometriosis uteri externa und interna. Heute gelten sie als voneinander abgegrenzte Krankheitsbilder. Obwohl beide in 20 Prozent aller Fälle bei ein und derselben Person vorkommen können, befällt die sogenannte Adenomyose doch in erster Linie Frauen in den Dreißigern und Vierzigern, die bereits mehrere Kinder zur Welt gebracht haben. So soll die Adenomyose auch durch die traumatischen Veränderungen und Schädigungen der Uteruswand, wie sie durch mehrfache Schwangerschaften, Entbindungen und die nachfolgende Rückbildung des Uterus auf seine ursprüngliche Größe entstehen, verursacht werden. Anders als bei der Endometriose stehen bei der Adenomyose die Inseln endometrialer Drüsen immer in Verbindung mit dem Endometrium, selbst wenn sie in die Uteruswand gewuchert sind. Diese Erkrankung ist mit einem höheren Risiko für die Entwicklung von Myomen, Polypen und Endometriumkarzinomen als die Endometriose verbunden.

Und schließlich gibt es noch die relativ seltenen sogenannten Endometriumsarkome. Sie entwickeln sich aus den bindegewebigen Anteilen des Endometriums – vor allem bei älteren Frauen.

Wie sich die Krankheit abspielt

Zwar ist die Endometriose nicht lebensbedrohlich, die Lebensqualität der betroffenen Frau kann jedoch immens beeinträchtigt sein. Die Beschwerden, die Monat für Monat immer wiederkehren und oft allmählich auf größere Organe und andere Körperteile übergreifen, können sich auf das Berufsleben auswirken oder sogar jede Berufstätigkeit ausschließen, Kinderkriegen und -aufziehen sowie Sex unmöglich machen, ja sogar die Lebensfreude nehmen. Die psychischen Folgen für persönliche Beziehungen und das Selbstwertgefühl können verheerend sein.

Entwickeln auch viele Frauen eine nur milde Form der Endometriose, die lediglich mit unklaren und leichten Schmerzen im Unterbauch einhergeht, so können die Verklebungen und Vernarbungen, die sich bei anderen bilden, die Genitalorgane und andere Beckenorgane schließlich verwachsen lassen und sie zusammen mit inneren Blutungen und anderen immer weiter fortschreitenden Veränderungen letztlich zerstören. Zur Bewertung des Schweregrades der Erkrankung wurde ein Beurteilungssystem mit fünf Stadien entwickelt. Im ersten Stadium sind die Schmerzen minimal, und es liegen keine ungewöhnlichen Blutungen vor. Im zweiten Stadium sind die Schmerzen stärker und gehen mit inneren Blutungen einher. Im nächsten Stadium ist die Krankheit noch weiter fortgeschritten und geht mit Blutungen und Verwachsungen einher, bei denen verschiedene bauchfellüberzogene Organe, die sich durch die Blutungen aus den endometrialen Wucherungen entzündet haben, miteinander zu verkleben beginnen. Im nächsten Stadium werden die Verwachsungen immer dicker, die Zerstörung der Organe setzt ein. Im Endstadium liegt ein kompletter Verlust der Fortpflanzungsfunktion mit ausgedehnter Organzerstörung und Beckenverwachsung vor.

Die größte Belastung für die an Endometriose erkrankten Frauen – neben den starken Schmerzen – ist wahrscheinlich drohende Unfruchtbarkeit. Fast 50 Prozent aller Frauen mit Endometriose klagen über Störungen der Fruchtbarkeit. Auch wenn schwere Endometriose natürlich die Fortpflanzungsorgane verlegen und verformen kann, konnte dennoch keine direkte ursächliche Verbindung zwischen Endometriose und Unfruchtbarkeit nachgewiesen werden. Und obwohl die Symptome in der Schwangerschaft oft abgeschwächt werden oder sogar vorübergehend ganz verschwinden, kann die Krankheit doch im verborgenen fortschreiten und nach der Geburt des Kindes wieder Symptome entwickeln. Wenn Sie eine Familienanamnese mit Endometriose haben, wird Ihnen Ihr Arzt vielleicht anraten, früh Kinder zu bekommen, bevor die Krankheit auftritt und zu fortschreitenden Komplikationen führt.

Selbsthilfe

Wie können Sie sich selber helfen? Gegen die Menstruationsschmerzen, die so häufig mit einer Endometriose verbunden sind, gibt es eine ganze Reihe rezeptfreier Medikamente mit den Wirkstoffen Acetylsalicylsäure (z. B. Aspirin) oder, meist in diesen Fällen noch wirksamer, Ibuprofen (z. B. Aktren, Dismenol). Es können jedoch Allergien gegen diese Wirkstoffe vorliegen, und ein zu häufiger Gebrauch zu hoher Dosen kann Nebenwirkungen verursachen. Diese Mittel hemmen die Wirkung der Prostaglandine (Gewebehormone, die an der Schmerzentstehung und am Entzündungsgeschehen beteiligt sind), deren Konzentration mit Herannahen der Menstruation zunimmt. Deshalb entwickeln sie oft auch die größte Wirksamkeit, wenn sie direkt vor oder während der Menstruation eingenommen werden.

Eine ausgewogene Ernährung stärkt die Abwehrkräfte gegen jede Erkrankung, bei der

Endometriose jedoch vermag sie nicht viel auszurichten. Die meisten Behandlungsansätze zielen darauf ab, die Wirkung der Östrogene auf das Endometriumgewebe zu senken. Die Vitamine des B-Komplexes, vor allem aber Vitamin B_6, fördern die Fähigkeit der Leber, Östrogen in Östradiol, eine Form natürlichen Östrogens, das die Entstehung von Endometriumwucherungen weniger begünstigt, umzuwandeln. Vitamin E, das auch als Östrogenantagonist bezeichnet wird, kann das Hormon abbauen, wenn es in großen Mengen vorliegt. Vollkornprodukte und Zitrusfrüchte sollen den Östrogenspiegel heben – hier ist Verzicht angeraten. Fischtran soll die Prostaglandinproduktion senken. Bevor Sie aber eine dieser Ernährungsumstellungen vornehmen – und bitte, hier nie in Extreme verfallen –, sollten Sie vielleicht vorher Rücksprache mit Ihrem Arzt halten. Und denken Sie immer daran, daß die Ernährung Gewebe- und Organschädigungen nicht wieder reparieren kann und vielleicht nur im Frühstadium der Endometriose sinnvoll ist.

Die zusätzliche Gabe von Eisen hat in der Endometriosebehandlung sicherlich ihren Platz, da starke Menstruationsblutungen den Eisengehalt im Blut senken und zu einer Eisenmangelanämie führen können. Und auch körperliche Betätigung ist sinnvoll, da sie den Regelfluß reduziert und damit auch die Reizung und Entzündung an den ungewöhnlichen Stellen, an denen Endometriumgewebe wächst.

Keine dieser Selbsthilfemaßnahmen vermag natürlich etwas an der zugrundeliegenden Ursache der Endometriose zu ändern, kann aber die Symptome um einiges erträglicher machen.

Sobald die Symptome Ihren Alltag zu beeinträchtigen beginnen, sollten Sie unbedingt den Arzt aufsuchen. Denken Sie auch immer daran, daß sich der Schweregrad der Erkrankung nicht zwangsläufig in der Schwere der Symptome, die Sie bemerken, widerspiegelt.

Die Diagnose

Eine genaue und umfassende Anamnese zusammen mit einer gründlichen Beckenuntersuchung geben oft schon deutliche Diagnosehinweise. Wenn Sie glauben, Ihre Symptome könnten auf eine Endometriose zurückzuführen sein, schreiben Sie genau auf, wie, wo und wann sie sich äußern. Lassen Sie nichts unerwähnt. Wenn Sie zum Beispiel Blut aushusten, dann scheint dies auf den ersten Blick zwar nichts mit einer Endometriose zu tun zu haben, passiert das aber regelmäßig während der Menstruation, dann kann das auf eine Endometriose in der Lunge hindeuten. Ein weiteres Indiz für eine Endometriose sind Schmerzen, die immer während der Periode ganz speziell an ungewöhnlichen Körperstellen auftreten. Damit lassen sich diese Schmerzen von den normalen Menstruationsschmerzen abgrenzen, die sich auf die Fortpflanzungsorgane konzentrieren.

Bei der körperlichen Untersuchung findet Ihr Arzt vielleicht endometriotische Knotenbildung an der Rückwand der Vagina, im Rektum und an den Stützbändern des Uterus sowie druckschmerzhafte und vergrößerte Eierstöcke, knotige Resistenzen in der Bauchhöhle oder aber eine Abknickung des Gebärmutterkörpers nach hinten gegen die Zervix.

Mit Hilfe der Kernspinresonanz- bzw. der Magnetresonanztomographie, die dreidimensionale Bilder der innereren Körperstrukturen erzeugt, läßt sich manchmal eine Endometriose im Weichteilgewebe nachweisen.

Ultraschall wird eingesetzt, um an den Uterus oder die Eierstöcke angewachsenes Gewebe zu untersuchen. Eine ganz sichere Diagnose läßt sich jedoch mit keiner dieser beiden Verfahren stellen. Und auch wirklich verläßliche Labortests gibt es bislang nicht. Verschiedene Studien zur Basaltemperatur, mit deren Hilfe sich der Zeitpunkt der Ovulation bestimmen läßt, ergaben, daß die

Basaltemperatur von Frauen mit Endometriose auch bei Einsetzen der Menstruation hoch bleibt – anstatt abzusinken, wie sie es normalerweise tut. Eines Tages läßt sich vielleicht mit Hilfe von Basaltemperaturkurven und einem Bluttest nachweisen, ob eine Frau an Endometriose leidet.
Als das einzig verläßliche differentialdiagnostische Verfahren, mit dem eine Endometriose von Salpingitis, Beckentumoren und anderen Störungen, die Endometriose-ähnliche Symptome verursachen, abgegrenzt werden kann, gilt heute die Laparoskopie. Mit Hilfe des Laparoskops, das durch den Nabel eingeführt wird, kann der Arzt die Bauchhöhle und die Beckenorgane inspizieren. Außerhalb des Uterus verschlepptes Endometriumgewebe wird erkannt und läßt sich von Zysten, Tumoren, Myomen und Verwachsungen im Beckenbereich unterscheiden. Dasselbe gilt für Eileiterverlegungen und Salpingitis.

Verschiedene Behandlungsmöglichkeiten

Nach der Diagnose wird Ihr Arzt Ihnen vielleicht ein operatives oder medikamentöses Vorgehen oder eine Kombination beider Behandlungsarten vorschlagen. Eine Operation hat zum Ziel, die Schmerzursache und die Funktionsstörung der betroffenen Organe auszuschalten. Zu den operativen Verfahren zählt das Ausbrennen des verschleppten Endometriumgewebes mit dem Laserstrahl sowie die komplette Entfernung der befallenen Organe selbst. Bei bereits fortgeschrittener Endometriose kommt gegebenenfalls eine Operation in Frage, bei der der Uterus und beide Eierstöcke entfernt werden. Dieses radikale operative Vorgehen, das den wirklich schweren und resistenten Fällen vorbehalten bleibt, unterdrückt die hormonelle Stimulation des endometriotischen Wachstums, indem es die beiden Hauptquellen der Hormonproduktion entfernt.

Die medikamentöse Behandlung setzt ebenfalls bei der Verbindung an, die zwischen den hormonellen Schwankungen während des Zyklus und der Entwicklung der Endometriose zu bestehen scheint. Die Mittel hemmen oder unterdrücken die Ovulation und erzeugen so eine Art vorübergehende Menopause (im Gegensatz zu der irreversiblen, wie sie durch eine Radikaloperation herbeigeführt wird). Möglich ist aber auch der Einsatz von Hormonpräparaten, die eine hormonelle Scheinschwangerschaft herbeiführen. In jedem Fall aber wird ein und dasselbe Ziel verfolgt: die Ausschaltung langer Östrogenproduktionsphasen, die das Wachstum endometriotischen Gewebes stimulieren. Mit Hilfe der Hormontherapie läßt sich sowohl die Größe als auch die Anzahl der endometriotischen Gewebe reduzieren, ja manchmal sogar ihr komplettes Schrumpfen bewirken. Nebenwirkungen dieser Behandlung sind eine vorübergehende Amenorrhoe, eine trockene Scheide, ein der Menopause ähnlicher Zustand sowie Östrogenmangelstörungen. Grundsätzlich ist bei der Endometriosebehandlung ein individuelles Vorgehen angezeigt. Eine Kombination aus medikamentösem und operativem Vorgehen, das auf den individuellen Fall zugeschnitten ist, zeigt normalerweise die besten Erfolge: Damit läßt sich die Endometriose in den Griff bekommen, die Fruchtbarkeit der Frau erhalten oder verbessern und die Gefahr ernsthafter medikamentöser Nebenwirkungen abwenden.
Keine Behandlung kann hundertprozentig verhindern, daß die Endometriose wieder auftritt. Selbst eine umfassende und möglichst vollständige Zerstörung und Entfernung endometriotischen Gewebes schützt nicht garantiert vor Rezidiven. Schätzungsweise 40 Prozent der Frauen, deren endometriotisches Gewebe mittels Lasertherapie oder Elektrokauterisation entfernt wurde, müssen mit einem Wiederauftreten der Krankheit innerhalb von fünf Jahren rech-

Laparoskopie - die sanfte Chirurgie

Dieses chirurgische High-Tech-Verfahren erlaubt heute, verschlepptes Endometriumgewebe zu lokalisieren und zu entfernen, ohne dabei größere Narben zu hinterlassen. Um die Genitalorgane auf unerwünschtes Endometriumwachstum hin zu untersuchen und dieses zu entfernen, bedarf es nur eines kleinen, 2,5 cm langen Einschnitts in der Bauchdecke. Dieses Verfahren, das erst durch die Entwicklung der Glasfaseroptik und hochauflösender Bildschirmgeräte möglich wurde, macht oft nur einen Krankenhausaufenthalt von weniger als einem Tag notwendig.

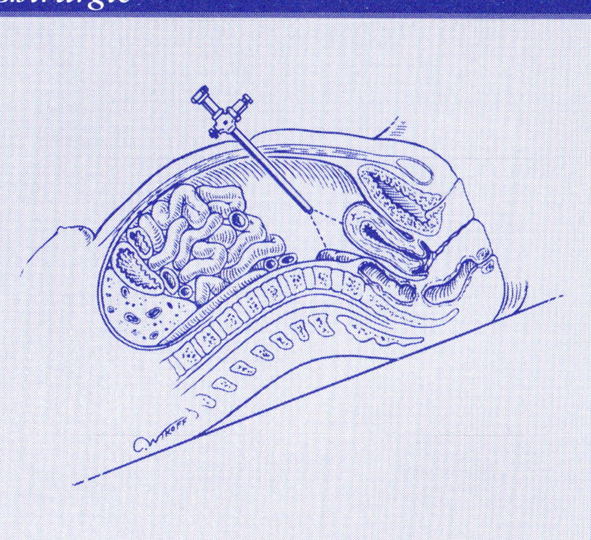

nen, und selbst bei zehn Prozent der Frauen, denen Gebärmutter und Eierstöcke entfernt wurden, werden wieder Schmerzen auftreten.

Operative Behandlungen

Die Laparoskopie bietet heute die Möglichkeit, ohne größeren invasiven Eingriff eine genaue Diagnose zu erstellen. Mit Hilfe des Laparoskops kann der Chirurg nicht nur eine Endometriose erkennen, sondern durch das Laparoskop kann er auch einen Laserstrahl auf Gewebewucherungen, Verwachsungen und andere, die normalen Funktionen beeinträchtigende Blockierungen richten und sie entfernen. Durch dieses starre Spezialendoskop können außerdem Schneide- und Kauterisierungsinstrumente eingeführt werden. Damit läßt sich die Endometriose in einer einzigen Sitzung diagnostizieren und behandeln.
Je nach Laparoskopiebefund kann die Operation zwischen einer Viertelstunde und mehreren Stunden dauern. Normalerweise können Sie das Krankenhaus noch am selben Tag oder spätestens am Folgetag wieder verlassen. Da die Operation auf nüchternen Magen durchgeführt werden muß, dürfen Sie mindestens acht Stunden vor dem anberaumten Termin nichts essen.
Zu Beginn der Operation wird ein Einschnitt in den Nabel oder in direkter Nähe davon vorgenommen und eine Spezialkanüle (Sonde) in den Uterus eingeführt (siehe Abb.). Danach wird durch diesen Einschnitt Gas, gewöhnlich Kohlendioxid, in den Bauch eingeleitet, damit sich die Beckenorgane voneinander trennen und besser sichtbar werden. Um die Eingeweide aus dem Unterbauch zu verlagern, wird die Operation mit Beckenhochlagerung vorgenommen. Das Laparoskop wird jetzt durch den kleinen Einschnitt in der Bauchdecke eingeführt. Mit Hilfe der flexiblen Glasfaseroptik im Laparoskop kann der Arzt alle Beckenorgane inspizieren, ihre Oberfläche fotografieren und Gewebeproben zur späteren Laboruntersuchung entnehmen.
Manchmal wird der Laser durch spezielle Kanäle des Laparoskops eingeführt, manchmal durch einen zweiten kleinen Einschnitt.

Mit ihm werden Zellen mit mikroskopischer Genauigkeit weggeschnitten, koaguliert und verdampft, indem seine Lichtenergie in thermische Energie umgewandelt wird.
Am Ende der Operation wird der Einschnitt mit ein paar Stichen genäht und mit einem Verband bedeckt. Etwa eine Woche lang wird dieser Bereich druckschmerzhaft und empfindlich sein. Durch die Organmanipulation verursachte Traumen sowie in der Bauchhöhle übriggebliebenes Gas können in Bauch, Nacken und Schultern ein unangenehmes Gefühl verursachen. Sie können auch einige Tage lang Übelkeit verspüren. Wurde die Operation unter Narkose vorgenommen, haben Sie vielleicht kurzfristig unter Halsschmerzen und Konzentrationsstörungen zu leiden.
Die Vorteile dieser operativen Behandlung liegen, neben einem kürzeren und weniger kostenintensiven Krankenhausaufenthalt, in dem geringeren Komplikationsrisiko: weniger Gewebeschädigung, Blutung und Narbenbildung; schnelle Diagnose und Behandlung; und eine unkompliziertere, schnellere und weniger schmerzhafte Genesung. Die einzigen Risiken sind im wesentlichen mögliche Verletzungen beim Einführen der Instrumente, Hitzeschäden sowie mögliche Komplikationen bei der Narkose. Vorrangig aber ist, daß es die Schmerzquelle und die Ursache für Unfruchtbarkeit direkt angeht.

Die Laparotomie dagegen ist ein Operationsverfahren, das einen einwöchigen Krankenhausaufenthalt nötig machen kann. Die Heilung geht außerdem langsamer und schmerzhafter vonstatten, und die Gefahr einer postoperativen Infektion ist größer. Dieses Verfahren, bei dem die Bauchhöhle operativ eröffnet wird, ist dann angebracht, wenn die Endometriose so weitläufig ist (und vielleicht auch noch von anderen Störungen begleitet ist), daß der Aktionsradius über den kleinen Einschnitt, wie er bei der Laparoskopie vorgenommen wird, nicht ausreicht. Eine Beteiligung von Blinddarm, Blase, Darm und Nieren erfordert spezielle Operationstechniken, für die nur die Laparotomie geeignet ist. Müssen große Zysten entfernt werden – bei der Endometriose nicht selten –, ist dies oft nur mittels Laparotomie möglich. Dasselbe gilt für ausgedehnte endometriotische Wucherungen, die eine Tumormasse bilden, von der eine ganze Reihe von Organen befallen ist.
Um spezielle Probleme bei der Endometriosebehandlung zu beheben, steht eine Reihe anderer Operationsverfahren und Tests zur Verfügung.

Darunter:

- ***Neurektomie:*** Ein chirurgisches Verfahren zur partiellen Entfernung oder Blockierung von Schmerz übermittelnden Nerven.
- ***Myomenukleation:*** Operative Entfernung von Uterusmyomen.
- ***Salpingektomie:*** Operative Entfernung eines Eileiters.
- ***Nephrographie:*** Röntgenkontrastdarstellung der Niere.
- ***Pyelographie:*** Röntgenologische Darstellung des Nierenbeckens mit Nieren, Blase und Harnleiter.
- ***Zystoskopie:*** Endoskopische Untersuchung der mit steriler Flüssigkeit gefüllten Harnblase unter Verwendung eines starren Spezialendoskops, des Zystoskops.
- ***Thorakozentese:*** Punktion der Brusthöhle, um Endometriumblut in den Lungen nachzuweisen.
- ***Proktorektosigmoidoskopie:*** Endoskopische Untersuchung des Analkanals, Rektums und des *Colon sigmoideum* mit einem Spezialendoskop, dem Rektosigmoideoskop.
- ***Bariumeinlauf:*** Röntgenologische Untersuchung des Dickdarms mit Einlauf eines Kontrastmittels zum Nachweis von Verschlüssen, Deformitäten, Tumoren und Polypen.

Die Hysterektomie, bei der die Gebärmutter ganz oder teilweise entfernt wird, ist die radikalste Operation. Normalerweise wird versucht, die Krankheit so in den Griff zu bekommen, daß die Gebärmutter und zumindest ein Eierstock und ein Eileiter erhalten bleiben, so daß eine Schwangerschaft weiterhin möglich ist. Wenn die Endometriose jedoch stets wiederkehrt und eine Bedrohung für Ihre Organe und allgemeine Gesundheit wird und immer wieder neue Operationen erforderlich macht, dann sollten Sie diesen radikalen Eingriff in Erwägung ziehen. Natürlich ist dies eine wirklich schwerwiegende Entscheidung, die Ihrem Lebensstil, Alter sowie Ihren psychischen und physischen Rekationen auf körperliche Veränderungen Rechnung tragen muß. Sie müssen die Langzeitfolgen einer vorgezogenen Menopause – eine Operationsfolge – gegen die Alternative, das natürliche Eintreten der Menopause mit ihrem natürlichen Abfall der Hormonkonzentration, abwägen. Eine operativ herbeigeführte Menopause bringt für jüngere Frauen ein erhöhtes Risiko für eine koronare Herzerkrankung und Osteoporose (Knochenschwund) mit sich.
Entscheiden Sie sich für diese Operation, müssen Sie auf eine lange Rekonvaleszenz, die bis zu zwei Monaten dauern kann, gefaßt sein. Die Operation wird unter Vollnarkose durchgeführt und dauert normalerweise mehrere Stunden. Die Gebärmutter wird entweder mit Eröffnung der Bauchhöhle oder durch die Vagina entfernt. Mit dem Uterus wird alles Endometriumgewebe, das außerhalb des Uterus gefunden wird, entfernt, Verwachsungen werden korrigiert. Gemeinhin wird die Operation damit kombiniert, daß beide Eierstöcke und Eileiter entfernt werden. Damit ist diese Quelle hormoneller Stimulation endometrialer Gewebswucherung ausgeschaltet. Am Tag nach der Operation dürfen Sie bereits wieder aufstehen und nach ein oder zwei Wochen nach Hause gehen. Ein oder zwei Tage lang kann es aus der Scheide bluten, und Sie können Ausfluß haben.
Nach ein paar Tagen, Wochen oder Monaten – abhängig davon, ob Sie an klimakterischen Störungen wie Hitzewallungen leiden und alles Endometriumgewebe entfernt werden konnte – wird eventuell eine Hormonersatztherapie eingeleitet.
Orale Kontrazeptiva oder beispielsweise auch eine Langzeitbehandlung mit Gestagenen können das Wiederauftreten einer Endometriose verhindern.

Kombiniertes operatives und medikamentöses Vorgehen

Dies ist nur ein Beispiel für den kombinierten Einsatz von medikamentösem und operativem Vorgehen und dessen Wirkweise. Eine weitere Möglichkeit ist, den Hypophysenhemmstoff Danazol (z.B. Winobanin), der die Gonadotropin-Freisetzung hemmt, sechs Wochen vor der geplanten Operation einzunehmen. Er läßt das Endometriumgewebe schrumpfen und erleichtert damit die operative Entfernung. Nach der operativen Entfernung einer nicht allzu großen Menge endometriotischen Gewebes wird oft eine Zweiphasenpille, die also Östrogene und Gestagene enthält und kontinuierlich bis zu neun Monate lang eingenommen werden muß, verschrieben. Damit soll das außerhalb des Uterus verschleppte Endometriumgewebe dazu gebracht werden, sich so zu verhalten, als sei der Körper schwanger: also weder wachsen noch abgestoßen werden oder bluten. Da dies die Hormone in derselben Weise erreichen, in der sie eine Schwangerschaft verhindern, indem sie nämlich den Zustand einer Scheinschwangerschaft mit unterdrücktem Eisprung und unterdrückter Menstruation herbeiführen, bleibt das Endometrium inaktiv.

Welche Medikamente in Frage kommen

Im Grunde eignet sich jede Antibabypille, bevorzugt werden aber die mit hohem Gestagengehalt. Die möglichen Nebenwirkungen sind dieselben, als würde die Pille zur Verhütung eingenommen werden (mehr dazu lesen Sie in Kapitel 21, »Hormonale Kontrazeption – die Pille und Depotinjektionen«, ab Seite 269).

Aber auch reine Progestagen- bzw. Gestagenpräparate werden verschrieben, in oraler Form als sogenannte Minipille oder als dreimonatige Depotinjektion. Diese Medikamente wirken, indem sie das Endometriumgewebe schrumpfen lassen. Zu den Nebenwirkungen gehören Wasserretention, Gewichtszunahme und Akne. Die Behandlungsdauer beträgt, genau wie bei der Antibabypille, sechs bis neun Monate. Die Rezidivrate unter jeder dieser eine Scheinschwangerschaft herbeiführenden Therapien beträgt jährlich fünf bis zehn Prozent. Nach Absetzen der Medikation kommt es am häufigsten bei den reinen Progesteronpräparaten zu einer Schwangerschaft.

Eine Art Pseudomenopause zur Behandlung der Endometriose wird mit Präparaten herbeigeführt, die die Freisetzung zweier die Östrogen- und Progesteronproduktion regulierender Hormone verhindern. Diese beiden Hormone, das luteinisierende Hormon (LH) und das follikelstimulierende Hormon (FSH), sind im Hypophysenvorderlappen lokalisiert.

Beide zusammen stimulieren die Eierstöcke zur Freigabe der Eizelle und zur Produktion von Östrogen und Progesteron, das das Endometrium auf die Aufnahme einer befruchteten Eizelle vorbereitet.

Sogenannte Gonadotropin-Releaser, die normalerweise stimulierend auf LH und FSH wirken, blockieren bei Überdosis die Ovulation und erzeugen eine Art »reversible Eierstockentfernung«. Der daraus resultierende Menopausen-ähnliche Zustand führt zu einem Aussetzen der Menstruation und einem endometrialen Wachstumsstillstand – und lindert die mit der Endometriose einhergehenden Schmerzen. Natürlich bringen sie dafür auch Östrogenmangelstörungen mit sich, angefangen bei Hitzewallungen und Kopfschmerzen bis hin zu einem erhöhten Osteoporoserisiko. Durch Absetzen der Medikation läßt sich hier jedoch schnell wieder Abhilfe schaffen und die Fruchtbarkeit der Frau wiederherstellen. Da diese Mittel als Verhütungsmittel keinen sicheren Schutz bieten, wird Ihr Arzt Ihnen unter dieser Behandlung zusätzlich zum Einsatz von Barrierekontrazeptiva raten. Bei bereits bestehender Schwangerschaft wird eine Behandlung mit diesen Gonadotropin-releasing-Hormonanaloga nicht eingeleitet; stellt sich zwischendurch eine Schwangerschaft ein, wird sie abgesetzt. Die normale Behandlungsdauer beträgt mindestens sechs Monate.

Auch das synthetische Hormon Danazol (z.B. Winobanin) hemmt die Abgabe von LH und FSH durch die Hypophyse und damit auch die ovarielle Östrogenproduktion. Bei entsprechender Dosierung bleibt dadurch die Menstruation vorübergehend aus. Durch diese Hormonreduktion beginnt das Endometriumgewebe im Becken zu schrumpfen, und die Becken- und Menstruationsschmerzen nehmen ab. Eine Danazol-Behandlung, die drei bis neun Monate dauern kann, läßt sich, indem man die Dosis entsprechend wählt, auf milde, moderate und auch schwere Formen der Endometriose anwenden. Zu den Nebenwirkungen zählen Stimmungsschwankungen, Zunahme der Körperbehaarung, Haarausfall, Akne und fettige Haut, Stimmveränderungen und Veränderung der Libido. Bei manchen Frauen kommt es zur Gewichtszunahme, einer trockenen Scheide, Aufgedunsensein und sporadisch auftretenden Menstruationsblutungen. Die HDL-Konzentration (das sogenannte »gute« Cholesterin) im Blut kann sinken; nach Absetzen der Behandlung normalisieren sich die Werte aber allmählich wieder. Und auch über Fälle von Bluthochdruck und Schlaganfall wurde berichtet.

Da Danazol genau wie die GnRH-Analoga keinen hundertprozentigen Schwangerschaftsschutz bietet, sind hier dieselben zusätzlichen Verhütungsmaßnahmen zu treffen. Etwa zwei bis drei Monate nach Absetzen des Mittels setzt die Periode normalerweise wieder ein. Kommt es dann wieder zur Endometriose, kann die Behandlung wieder aufgenommen werden, vorausgesetzt es liegt mittlerweile keine Schwangerschaft vor.

Jede medikamentöse Therapie, die Ihren Hormonhaushalt verändert, muß sorgfältig von Ihnen und Ihrem Arzt überwacht werden. Diese Mittel sind hochwirksam und können für Frauen mit bestimmten, durch diese Medikamente negativ beeinflußbaren Störungen gefährlich werden. Auf der anderen Seite lassen sich die meisten ihrer Nebenwirkungen kontrollieren, ohne daß dabei auf die positive Arzneiwirkung auf die Endometriose verzichtet werden muß.

Gegen die durch die Endometriose verursachten Schmerzen steht eine Reihe freiverkäuflicher und auch verschreibungspflichtiger Schmerzmittel zur Verfügung. Hierzu zählen sogenannte nichtsteroidale Antirheumatika bzw. Antiphlogistika wie Naproxen (z. B. Proxen), Piroxicam (z. B. Felden), Mefenaminsäure (z. B. Parkemed), Ibuprofen (z. B. Ibutad), Diflunisal (z. B. Fluniget) und Indometacin (z. B. Indomet, Amuno).

Krankheitsprognose

Glücklicherweise läßt sich die Endometriose heute durch verbesserte Diagnose- und Behandlungstechniken in der Mehrzahl der Fälle kontrollieren. Der wichtigste Schritt, den Sie selbst für Ihr Wohlergehen unternehmen müssen, ist, Krankheitszeichen erkennen zu lernen und rechtzeitig zum Arzt zu gehen. Denn eine frühzeitige Diagnose und die richtige Behandlung können wichtig sein.

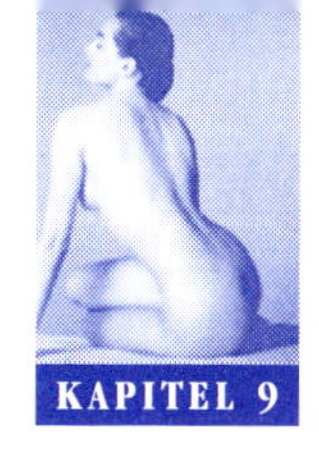

HÄUFIGE STÖRUNGEN IM GENITALTRAKT

Alles Wichtige zum Thema Ovarialzysten

Die Eierstöcke bzw. Ovarien haben wie kein anderes Organ im Körper die Möglichkeit, eine große Vielzahl und Vielfalt von Zysten zu entwickeln und auch wieder verschwinden zu lassen. Ihre Funktion, Hormone zu produzieren und Eizellen freizusetzen, ist direkt mit der Entwicklung von Zysten verbunden. Ovarialzysten sind abgeschlossene sackartige Geschwülste, die sich, oft während der Ovulation, in oder auf dem Eierstock bilden. Der Inhalt der Zysten ist meist flüssig, kann aber auch fest oder eine Mischung aus beidem sein.

Sind die Ovarialzysten im allgemeinen auch klein (etwa erbsen- oder kidneybohnengroß), so können sie doch auf einen Umfang von 30 Zentimetern kommen. Berücksichtigt man, daß die Eierstöcke nicht größer als eine Walnuß sind, sind große Ovarialzysten schon bemerkenswert.

Ovarialzysten kommen sehr häufig vor und sind, da die meisten von ihnen das Ergebnis von Veränderungen in der normalen Eierstockfunktion und nicht etwa von »Neubildungen« bzw. Tumoren sind, in der überwiegenden Mehrzahl der Fälle gutartig, d. h. nicht kanzerös. Sie treten in erster Linie bei Frauen im gebärfähigen Alter auf, sind aber grundsätzlich bei Mädchen und Frauen jeder Altersstufe – angefangen beim Neugeborenen bis zur Seniorin – möglich. Man kann eine einzelne Zyste, genausogut aber auch multiple Zysten entwickeln.

Warnsignale für eine Ovarialzyste

Da es viele verschiedene Arten von Ovarialzysten gibt und sie zudem in Größe und Zahl variieren können, tritt natürlich auch eine Vielzahl verschiedener Symptome auf. Andererseits verursachen viele überhaupt keine Symptome und werden vielleicht erst bei einer gynäkologischen Routineuntersuchung festgestellt.

Schmerzen

Bauchschmerzen sind oft ein erster Hinweis auf eine Ovarialzyste. Große Zysten können Druck- oder Schweregefühl im Unterbauch hervorrufen. Ovarialzysten verursachen oft beim Geschlechtsverkehr Unterbauchschmerzen. Schmerzen können auch dadurch entstehen, daß sich der Stiel, den manche Zysten bilden, um seine Achse dreht und dadurch die Blutzirkulation mehr oder weniger ausgeprägt drosselt. Wenn die Zystenwand aufbricht, kann das ebenfalls starke Unterbauchschmerzen zusammen mit plötzlich auftretender Schwäche, Übelkeit und Erbrechen verursachen. Bei jeder der hier beschriebenen Ursachen können die Schmerzen so stark sein, daß Sie deswegen in der Notaufnahme der Klinik oder in der ärztlichen Praxis landen.
Zysten können aber auch weniger drastische Symptome hervorrufen, z.B. auf das Rektum drücken – und Verstopfung verursachen – oder auf die Blase – und Harndrang auslösen. Doch auch diese leichten Symptome dürfen nicht auf die leichte Schulter genommen werden, da sie auch auf gastrointestinale Störungen oder eine Blaseninfektion hinweisen könnten. Und starke Bauchschmerzen können genausogut durch eine Blinddarmentzündung, eine Infektion der Gebärmutter oder der Eileiter oder eine Extrauterinschwangerschaft bedingt sein.

Unregelmäßige Perioden und Unfruchtbarkeit

Manchmal können Ovarialzysten für unregelmäßige Perioden verantwortlich sein, vor allem bei einer Störung, die als polyzystische Ovarien bezeichnet wird. Dabei ist das die Ovarien steuernde Hormonsystem gestört und veranlaßt die Eierstöcke, eine große Zahl von Zysten zu bilden. Häufiger jedoch haben Zyklusanomalien ganz andere Ursachen, etwa eine Schwangerschaft oder eine Schilddrüsenstörung.
Polyzystische Ovarien können auch eine Störung der Fruchtbarkeit nach sich ziehen. Haben Sie Probleme damit, schwanger zu werden, dann sprechen Sie mit Ihrem behandelnden Gynäkologen oder fragen nach einer Sterilitätsberatung. (Mehr dazu in Kapitel 18, »Gegenstrategien bei Unfruchtbarkeit«, ab Seite 235.)

Die häufigsten Zystenarten im Visier

Einmal im Monat produziert Ihr Körper ganz regulär eine Ovarialzyste. Sie ist Bestandteil der Ovulation, bei der eine Eizelle reift und aus dem Eierstock freigesetzt wird. Der Eierstock enthält Follikel, Bläschen mit den unreifen Eizellen und Flüssigkeit. Im gebärfähigen Alter produzieren die Eierstöcke Monat für Monat Hormone, die die Follikel wachsen und die Eizellen darin reifen lassen.
Ist die Eizelle reif, platzt das Follikel, und das Ei wird freigegeben. Damit ist das Follikel also eine mit Flüssigkeit gefüllte Zyste, die beim Eisprung platzt – ein Vorgang, der bei vielen Frauen Schmerzen und Unterleibskrämpfe verursacht; man spricht hier vom Mittelschmerz.
Nach Freigabe der Eizelle verwandelt sich das Follikel in ein kleineres Bläschen, das *Corpus luteum* oder – nach dem gelblichen fetthaltigen Material, das es enthält –, »Gelbkörper« genannt wird. Wird die Eizelle nicht befruchtet, bildet sich das *Corpus luteum* allmählich zurück, und ein neues Follikel beginnt im nächsten Menstruationszyklus heranzureifen. Findet eine Befruchtung statt, bleibt das *Corpus luteum* einige Monate lang bestehen und produziert Östrogen und Progesteron zur Unterstützung der embryonalen Entwicklung.

Zwei der wichtigsten Zystenarten

In diesem Querschnitt durch einen Eierstock ist zu sehen, wie sich eine Follikelzyste Seite an Seite mit einer Endometriosezyste entwickelt. Die gemeinhin schmerzlose Follikelzyste entsteht oft, wenn ein Follikel eine reife Eizelle nicht freigeben will, sondern weiterwächst. Dieser Zystentyp bildet sich meist spontan zurück.

Endometriosezysten dagegen wachsen immer weiter und müssen operativ entfernt werden. Sie bilden sich, wenn synchron zur normalen Menstruation verschleppte Endometriosefragmente im Ovar ohne Abflußmöglichkeit zu bluten und sich abzubauen beginnen. Über Monate und manchmal Jahre hinweg dicken diese Blutabbauprodukte teerartig ein, weshalb man auch von Teer- oder Schokoladenzysten spricht.

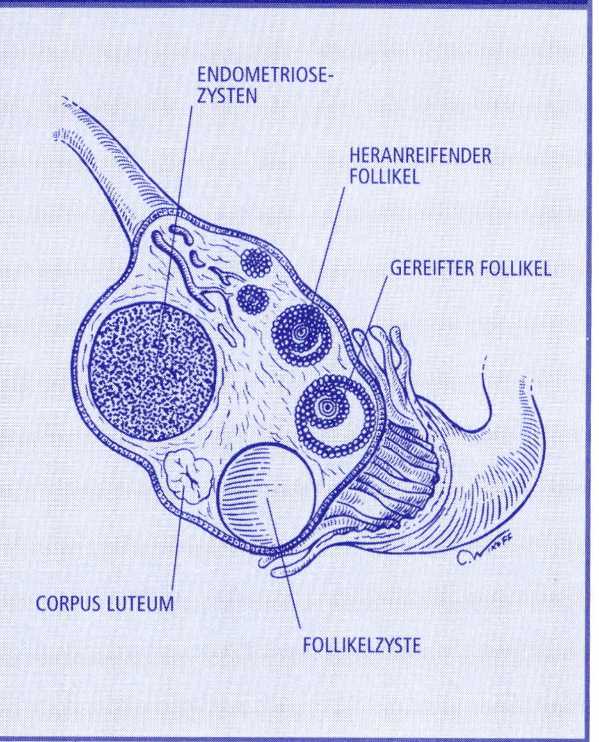

Funktionelle Zysten

Zysten, die sich im Rahmen der natürlichen Eierstockfunktion entwickeln, werden »funktionelle Zysten« genannt. Im folgenden sollen zwei der wichtigsten Typen, die Follikelzysten und die *Corpus-luteum*-Zysten, beschrieben werden.

Follikelzysten sind die häufigsten Ovarialzysten überhaupt. Sie können bis zu acht Zentimeter Durchmesser haben und kommen einzeln oder zu mehreren in einem oder in beiden Ovarien vor. Sie entstehen durch die vermehrte Follikelflüssigkeit, wenn die Ovulation durch Auftreibung des Eifollikels ausbleibt. Diese Zysten bilden sich normalerweise nach ein bis zwei Menstruationszyklen zurück.
Da die Follikelzysten gewöhnlich keine Schmerzen verursachen, bleiben sie meist auch unentdeckt. Platzt dagegen eine Zyste, zum Beispiel beim Geschlechtsverkehr, können starke Bauchschmerzen auftreten, die oft durch körperliche Aktivität verschlimmert werden. Die Schmerzen klingen normalerweise nach ein bis zwei Tagen wieder ab, sind aber oft doch so stark, daß sie, wegen der unbekannten Ursache, eine Klinikaufnahme erforderlich machen. Bauchschmerzen können auch dann auftreten, wenn sich bei einer hormonellen Sterilitätsbehandlung mehrere Follikel zu entwickeln beginnen.

Als Corpus-luteum-Zyste bezeichnet man einen Gelbkörper, in dem sich ein mit Flüssigkeit gefüllter Hohlraum gebildet hat. Sie kann von Eigröße bis auf einen Umfang von 30 Zentimetern anwachsen.
Anders als die Follikelzysten verursachen

Corpus-luteum-Zysten gewöhnlich einseitige Unterbauchschmerzen. Zyklusstörungen wie eine verspätete Menstruation oder Zwischenblutungen weisen auf eine solche Zyste hin. Da diese Symptome ebenfalls mit der weitaus gefährlicheren Tubargravidität, einer Form der Extrauterinschwangerschaft, einhergehen, sollten sie auf jeden Fall Anlaß für einen Arztbesuch geben.

Polyzystische Ovarien

Bei manchen Frauen entwickeln die Eierstöcke gleich eine ganze Reihe von Follikelzysten, man bezeichnet diese Störung heute auch als polyzystisches Ovarialsyndrom (kurz PCO-Syndrom) oder früher als Stein-Leventhal-Syndrom.

Polyzystische Ovarien sind das Ergebnis eines hormonellen Ungleichgewichts. Es verursacht ein dauerhaftes Wachstum von Follikelzysten, gewöhnlich begleitet von einer Follikelreifestörung und damit einer ausbleibenden Ovulation. Diese Störung ist relativ häufig und kommt im allgemeinen bei Heranwachsenden oder jungen Frauen vor.

Polyzystische Ovarien machen meist keine Beschwerden, doch sie können auch Fertilitätsstörungen verursachen und durch die Hormonstörung ein vermehrtes Wachstum der Körperbehaarung und Übergewicht zur Folge haben.

Da Frauen mit polyzystischen Ovarien nur selten oder nie einen Eisprung haben, bleibt im allgemeinen die Menstruationsblutung aus oder tritt zu selten auf. Die Regel selbst kann, so sie denn eintritt, sehr stark sein, da sich die Uterusschleimhaut seit der letzten Periode ungebremst weiter aufgebaut hat. Die polyzystischen Ovarien selbst können nicht bösartig werden. Da durch die fehlende Ovulation das Endometriumgewebe nicht regelmäßig abgestoßen wird, kann sich damit ein erhöhtes Endometriumkarzinomrisiko verbinden.

Endometriumzysten

Endometriumzysten werden auch als »Teer-« oder »Schokoladenzysten« bezeichnet, weil sie mit schwärzlichen Blutabbauprodukten gefüllt sind, die wie Schokoladensirup aussehen. Diese Zysten bilden sich im Rahmen

Liegen zahlreiche Follikelzysten vor

Wenn der Eisprung Zyklus um Zyklus ausbleibt, können sich die dadurch entstehenden Follikelzysten ein um das andere Mal im Eierstock ansiedeln und eine Störung, die als polyzystisches Ovarialsyndrom bezeichnet wird, verursachen. Sind die polyzystischen Ovarien für sich selbst betrachtet auch nicht weiter gefährlich, kann die ihnen zugrundeliegende Hormonstörung doch Unfruchtbarkeit und durch das exzessive Wachstum der Gebärmutterschleimhaut ein erhöhtes Risiko für ein Endometriumkarzinom zur Folge haben.

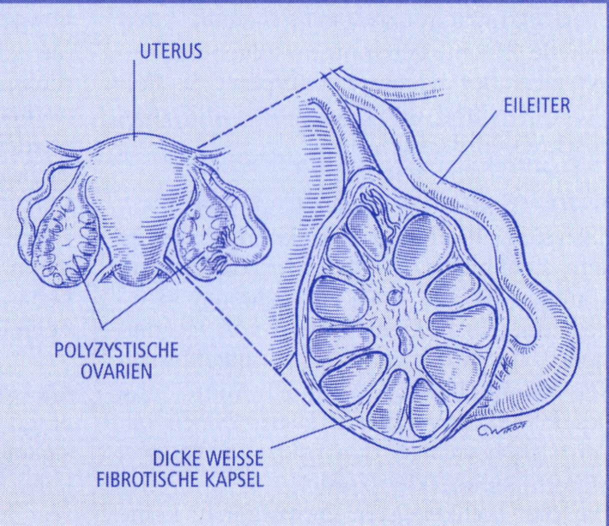

einer Endometriose, bei der sich Endometriumgewebe außerhalb des Uterus findet. In etwa der Hälfte aller Fälle sind diese Gewebefragmente in oder auf den Ovarien lokalisiert.
Diese verschleppten endometrialen Gewebestücke beginnen während der normalen Menstruationsblutung zu bluten und bilden so allmählich mit Blut gefüllte Endometriosezysten. Die Zysten wachsen mit der Zeit immer weiter und können schließlich so groß wie eine Grapefruit werden. Sie sind mit der Umgebung fest verwachsen und können einen großen Bereich des Eierstocks abdecken und so einen Eisprung verhindern – das Ergebnis ist Unfruchtbarkeit. Bei manchen Frauen bleiben die Endometriosezysten symptomlos, andere haben starke Menstruationskrämpfe, Schmerzen beim Geschlechtsverkehr oder Schmerzen bei Darmbewegungen.
Komplikationen treten zwar selten auf, platzt aber einmal eine recht große Endometriosezyste, kann sich ihr Inhalt in die Bauchhöhle ergießen und innere Blutungen verursachen. Fließt der Zysteninhalt dagegen auf die Oberfläche anderer Beckenorgane wie Uterus, Eileiter, Harnblase oder Gedärme, können sich dadurch Verwachsungen bilden, die möglicherweise wiederum Schmerzen und eine Störung der Fruchtbarkeit verursachen.

Zystadenome

Bei den Zyst- oder Kystadenomen handelt es sich um Neubildungen. Sie gehören zu den häufigsten Vertretern der Ovarialtumore, der Geschwulstbildungen im Eierstock.
Zystadenome werden nach dem Zelltyp bzw. nach Art der Flüssigkeit, die sie enthalten, unterteilt. Ein seröses Zystadenom ist mit einer dünnen, wäßrigen Flüssigkeit gefüllt und mit seinen 5 bis 15 Zentimetern Durchmesser relativ groß. Unter den Ovarialkarzinomen stellen die serösen Karzinome mit etwa 40 Prozent bei weitem die größte Gruppe. Gutartige seröse Zystadenome kommen in jedem Lebensalter vor, am häufigsten aber bei der geschlechtsreifen Frau, besonders im dritten und vierten Lebensjahrzehnt.
Ein seröses Zystadenom verursacht gewöhnlich keine Symptome – es sei denn, es ist bereits so groß geworden, daß es Gewichtszunahme und eine Zunahme des Leibesumfangs verursacht. Diese Zysten werden meist bei der gynäkologischen Routineuntersuchung entdeckt. Das Zystadenom ist meist gutartig, kann aber auch in eine bösartige Form übergehen.
Das muzinöse Zystadenom (Pseudomuzinkystom) ist mit einer fadenziehenden, klaren oder glasigen, gallertartigen, oft opaleszierenden Flüssigkeit gefüllt und kann enorme Dimensionen annehmen. Das größte, in der Literatur beschriebene Pseudomuzinkystom soll 149 Kilogramm gewogen haben. Die gutartigen Formen finden sich am häufigsten zwischen dem dritten und fünften Lebensjahrzehnt, die malignen bei älteren Frauen.
Obwohl die Zystadenome meist gutartig sind, können doch auch hier Komplikationen entstehen. Nehmen sie an Umfang zu, können sie andere Bauchorgane beeinträchtigen und z.B. eine Funktionsstörung von Magen und Darm verursachen.

Dermoidzysten

Auch bei den Dermoiden oder Dermoidzysten handelt es sich um ovarielle Neoplasmen. Sie tragen ihren Namen nach den auffälligen Haut- oder hautähnlichen Bestandteilen wie Haar, Zähne oder Knochen, die bei ihrer Eröffnung gefunden werden. Sie werden auch als benignes zystisches Teratom bezeichnet, wobei unter einem Teratom ein aus Haut- und Haargewebe bestehender Tumor zu verstehen ist. Dermoidzysten enthalten diesen ungewöhnlichen Gewebetyp, weil sie sich aus den ovariellen Keimzellen bilden, den Zellen, die normalerweise die Eizelle produzieren und die Vorstufe allen menschlichen Gewebes ent-

halten. Dermoidzysten können von Geburt an vorliegen, wachsen aber meist so langsam, daß sie erst im Erwachsenenalter entdeckt werden.
Dermoidzysten stellen rund 80 Prozent aller Tumore der Keimzellen und damit etwa 15 Prozent aller Ovarialtumore. Man beobachtet sie gewöhnlich bei jüngeren Frauen. Nur selten werden sie erst im späteren Alter bemerkt. Sie haben gewöhnlich einen Durchmesser von fünf bis zehn Zentimetern und verursachen meist erst dann Symptome, wenn sie auf die Eingeweide, die Harnblase oder das Rektum drücken. Dermoide sind meist gutartig, in einem Prozent der Fälle ist aber auch eine maligne Entartung möglich. Wie die meisten anderen Zystenarten können auch bei den Dermoiden Blutungen, Rupturen oder Stieldrehung auftreten.

Wann zum Arzt

Da funktionelle Ovarialzysten gewöhnlich relativ klein bleiben, oft auch keine Symptome verursachen und sich spontan wieder zurückbilden können, sind sie nicht in jedem Fall behandlungsbedürftig. Da es aber so viele andere Arten von Ovarialzysten gibt, sollten Sie Ihren Arzt aufsuchen, wenn folgende Symptome vorliegen:

- Starke und häufig auftretende Bauchschmerzen und Druck im Bauchraum
- Schmerzen beim Geschlechtsverkehr
- Ungewöhnliche Vaginalblutung oder überhaupt Vaginalblutungen nach der Menopause
- Unerklärliche Gewichtszunahme oder aufgetriebener Bauch
- Zyklusunregelmäßigkeit über mehrere Monate hin oder das Ausbleiben der Periode bei negativem Schwangerschaftstest
- Ausbleiben einer gewünschten Schwangerschaft nach zwölf Monaten regelmäßigen Geschlechtsverkehrs ohne Verwendung von Kontrazeptiva

Die Diagnose

Der Arzt wird zunächst nach Ihren Symptomen, Ihrer Krankengeschichte und der Familienanamnese fragen. Bei Zyklusstörungen oder Veränderungen der Blutungsintervalle hilft es, einen Zykluskalender zu führen und ihn dem Arzt vorzulegen.

Körperliche Untersuchung und Labortests

Als nächstes wird der Arzt eine körperliche Untersuchung inklusive Beckenuntersuchung vornehmen. Hierbei wird auch ein Spekulum in die Vagina eingeführt, um die Vaginalwände und die Zervix zu untersuchen und einen Abstrich vom Gebärmutterhals vorzunehmen oder Proben des Vaginalsekrets zu entnehmen. Bei der sich anschließenden »beidhändigen Tastuntersuchung« tastet der Arzt Größe und Form der Gebärmutter und der Eierstöcke ab.
Wenn eine Ovarialzyste vorliegt, können sich die Eierstöcke sehr groß anfühlen, oder die beidhändige Untersuchung kann schmerzhafter sein als sonst üblich. In diesem Fall werden für die Diagnose zusätzliche Labortests vorgenommen.
Sind Sie im gebärfähigen Alter, ist ein Schwangerschaftstest unerläßlich. Bei Verdacht auf polyzystische Ovarien können verschiedene Hormonkonzentrationen im Blut bestimmt werden. Möglicherweise wird Ihnen Blut abgenommen, um ein großes Blutbild machen zu lassen, um eine Beckeninfektion oder eine durch zu starken Blutverlust verursachte Anämie feststellen zu können.

Ultraschalluntersuchung

Die Ultraschalluntersuchung, auch Sonographie genannt, ist eine der wichtigsten Methoden, um Ovarialzysten zu diagnostizieren. Hierbei werden die inneren Organe und Gewebe mittels Schallwellen bildlich dargestellt. Es lassen sich damit die Größe der Eierstöcke, die Anzahl und Größe von

Eine Art diagnostisches »Radar«

Die Ultraschalldiagnostik funktioniert ein bißchen wie die Radarpeilung, indem die von den inneren Organen reflektierten Echoimpulse bildlich dargestellt werden. Bei dem hier abgebildeten transvaginalen Ultraschallverfahren wird der Schallkopf in die Vagina eingeführt. Diese Technik erzeugt besonders genaue Bilder, ist schmerzlos, und auch eine Strahlenbelastung ist ausgeschlossen.

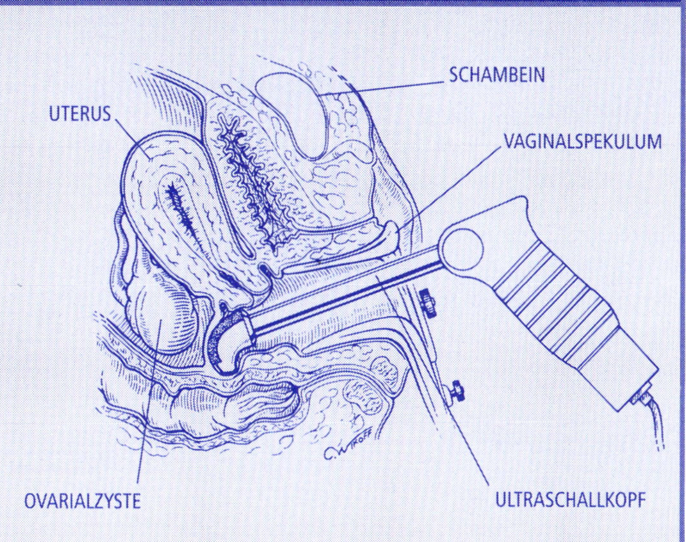

Ovarialzysten sowie die Beschaffenheit des Zysteninhalts bestimmen. Mit Ultraschall läßt sich auch feststellen, ob sich Flüssigkeit im Becken angesammelt hat – ein Hinweis auf eine frisch geplatzte Zyste. Wird bei der Ultraschalluntersuchung des kleinen Beckens eine funktionelle Ovarialzyste nachgewiesen, sind keine weiteren Diagnoseverfahren mehr erforderlich.

Die Sonographie ist schmerzlos und kann in der ärztlichen Praxis durchgeführt werden. Da die Ultraschalluntersuchung des kleinen Beckens mit stark gefüllter Harnblase vorgenommen wird, um alle Beckenorgane gut sichtbar zu machen, müssen Sie etwa eine Stunde vorher mehrere Glas Wasser trinken und dürfen danach nicht mehr zur Toilette gehen. Zur Untersuchung selbst wird der Ultraschallkopf, der Bilder aufnehmen und übermitteln kann, auf den Unterbauch plaziert und hin und her bewegt. An bestimmten Punkten können zur späteren Auswertung Bilder gemacht werden.

Die exaktesten Bilder erhält man beim transvaginalen Ultraschall, bei dem ein spezieller Schallkopf in die Vagina eingeführt wird. Ein weiterer Vorteil neben der Bildgenauigkeit ist, daß hier die Harnblase nicht gefüllt sein muß.

Weisen die Ultraschallbefunde darauf hin, daß die Ovarialzyste mit solidem Material oder einer Kombination aus festem und flüssigem Material gefüllt sein könnte, wird vielleicht noch eine Röntgenaufnahme oder eine Computertomographie oder Kernspintomographie vorgenommen. Eine Röntgenaufnahme ist deshalb wichtig, weil sich damit Teile von Knochen oder Zähnen, wie sie in Dermoidzysten vorkommen können, nachweisen lassen und weil Ovarialgeschwülste aus festem Material eher bösartig sind.

Diagnostische Laparoskopie

Die Untersuchungen mit Ultraschall und Röntgenstrahlen ermöglichen vielfach schon mit hoher Sicherheit einen Hinweis auf einen Ovarialtumor, oder sie schließen ihn aus. Dennoch sind in bestimmten Fällen weitergehende Untersuchungen erforderlich. Bei Störungen wie der Endometriose beispielsweise nutzen die konventionellen Diagnoseverfahren und Ultraschall nicht sehr viel, hier läßt sich eine sichere Diagnose oft nur durch den direkten Blick auf die Beckenorgane stellen. Wenn die Zyste recht groß oder nicht einfach mit Flüssigkeit gefüllt ist oder wenn die Patientin über 40 Jahre alt ist und damit ein erhöhtes Karzinomrisiko hat, möchte der Gynäkologe oft die Zyste und die Genitalorgane direkt betrachten. Das ist mit der diagnostischen Laparoskopie möglich (siehe Kasten rechts).

Die Behandlung von Ovarialzysten

Die Behandlung hängt von vielen Faktoren ab, so etwa von der Art der Zyste, ihrer Größe, genauen Lokalisation, aus welchem Material ihr Inhalt ist und vom Alter der Patientin.

Funktionelle Ovarialzysten – »abwarten und beobachten«

Wenn eine kleine funktionelle Ovarialzyste vorliegt, die keinerlei Probleme verursacht, empfiehlt der Arzt, vielleicht abzuwarten und weiter zu beobachten. Das bedeutet, daß Sie nach ein oder zwei Menstruationszyklen zur Kontrolluntersuchung wiederkommen müssen, um überprüfen zu lassen, ob sich die Zyste zurückgebildet hat. Während dieses Zeitraums müssen Sie vielleicht wegen der Gefahr einer Zystenruptur auf Geschlechtsverkehr verzichten. Wächst die Zyste weiter, muß sie, vor allem wenn sie einen Durchmesser von mehr als fünf Zentimetern annimmt, operativ entfernt werden.

Kleine funktionelle Ovarialzysten bilden sich im Lauf der Zeit im allgemeinen spontan zurück. Sie können aber im Verlauf späterer Menstruationszyklen auch zu Rezidiven neigen. Meist lassen sich die funktionellen Zysten mit oralen Kontrazeptiva verhindern, die die Produktion der Hormone drosseln, die das Zystenwachstum fördern; die Bildung großer, reifer Follikel, die sich in Zysten verwandeln können, läßt sich mit ihnen kontrollieren. Deshalb sollten Sie auch sofort den Arzt aufsuchen, wenn Sie die Pille nehmen und glauben, an einer Ovarialzyste zu leiden – dann nämlich ist es unwahrscheinlich, daß es sich dabei um eine funktionelle Zyste handelt.

Es kann einige Monate dauern, bis sich die Zyste unter dem Einfluß der Antibabypille zurückbildet. Die Wirksamkeit der Behandlung kann Ihr Arzt mit Hilfe einer neuerlichen Becken- und Ultraschalluntersuchung feststellen. Sie können mit Ihrem Arzt zusammen entscheiden, wie lange Sie die Pille nehmen wollen. Nach Absetzen der Pille können die Zysten wieder auftreten, müssen aber nicht.

Polyzystische Ovarien – OP nur noch selten nötig

Zur Behandlung von polyzystischen Ovarien gibt es verschiedene Möglichkeiten. Möchte die Frau schwanger werden, könnte sie mit Clomifen (z. B. Dyneric) behandelt werden.

Anders sieht die Behandlung aus, wenn die Uterusblutungen zu selten oder überhaupt nicht auftreten und kein Kinderwunsch besteht. Dann kann eine Behandlung mit dem synthetischen Hormon Medroxyprogesteron (z. B. Clinofem) eingeleitet werden, das dem natürlichen Progesteron, das der Körper nach dem Eisprung produziert, sehr ähnlich ist. Medroxyprogesteron sorgt dafür, daß es zur Menstruation kommt. Das ist deshalb so wichtig, weil die Eierstöcke auch dann Östrogen produzieren, wenn die Ovulation ausbleibt, so daß sich die Gebärmutterschleimhaut aufbaut. Bei einem Progesteronmangel wird das Endometrium nicht abgestoßen und baut sich immer dicker auf. Damit steigt die Gefahr von Gebärmutterschleimhautkrebs.

Vergessen Sie aber nicht, daß Sie – auch wenn Sie polyzystische Ovarien haben –,

Was bei der Laparoskopie geschieht

Bei der Laparoskopie wird durch einen schmalen Einschnitt direkt unterhalb des Nabels ein röhrenförmiges Instrument, das Laparoskop, das an einem Ende mit Glasfaseroptik ausgerüstet ist, eingeführt. Dieser kleine, als Pelviskopie bezeichnete chirurgische Eingriff, wird zur Diagnose vieler gynäkologischer Störungen vorgenommen, die sich mit Methoden wie Ultraschall oder Röntgenuntersuchung nicht nachweisen lassen. Damit werden spezielle Typen von Ovarialzysten oder die Ursache von Beckenschmerzen oder Unfruchtbarkeit festgestellt.

Kleine Zysten lassen sich auch mit Hilfe der Laparoskopie behandeln, indem entweder die Zystenflüssigkeit abgeleitet oder die Zyste ganz entfernt wird.

Obwohl die Laparoskopie ambulant vorgenommen wird, findet sie gewöhnlich unter Vollnarkose statt. Da Blase und Darm dazu entleert sein müssen, dürfen Sie mindestens acht Stunden vorher nichts mehr trinken oder essen. Vor dem Eingriff stehen eine Narkoseuntersuchung sowie Blut- und Urinuntersuchungen an. Mit Hilfe eines Vaginalspekulums wird oft eine Vakuumintrauterinsonde eingeführt, die den Uterus mobilisieren soll. Der Chirurg macht danach einen cirka 2,5 Zentimeter langen Einschnitt direkt unterhalb des Nabels und führt eine kleine Kanüle ein, durch die er Kohlendioxid in den Bauchraum einleitet. Durch das Gas wird die Bauchwand von den inneren Organen abgehoben, so daß der Chirurg freie Sicht bekommt. Die Kanüle wird danach durch das beleuchtete und vorgewärmte Laparoskop ersetzt. Nach dem Ende der Untersuchung, die im Schnitt 30 bis 60 Minuten dauert, wird das Gas so weit wie möglich herausgedrückt. Die Bauchwunde wird vernäht und verbunden.

Nach der Laparoskopie werden Sie im Aufwachraum überwacht und bleiben dort, bis Ihre Vitalzeichen (Temperatur, Puls, Blutdruck) normal sind. Bevor Sie nach Hause dürfen (gewöhnlich zwei Stunden nach dem Eingriff), erhalten Sie noch Informationen zur Nachsorge. Die Schmerzen nach der OP dürften nur minimal sein, Ihr Arzt verschreibt Ihnen wahrscheinlich vorsorglich ein Schmerzmittel.

Durch die Gasrückstände im Bauchraum kann es zu Bauchkrämpfen und Schulterbeschwerden kommen, die aber im Verlauf der nächsten Tage nach und nach abklingen müßten. Sie dürfen wahrscheinlich wie gewohnt baden und duschen, doch auf anstrengende körperliche Betätigung und Geschlechtsverkehr sollten Sie in den nächsten Tagen erst einmal verzichten.

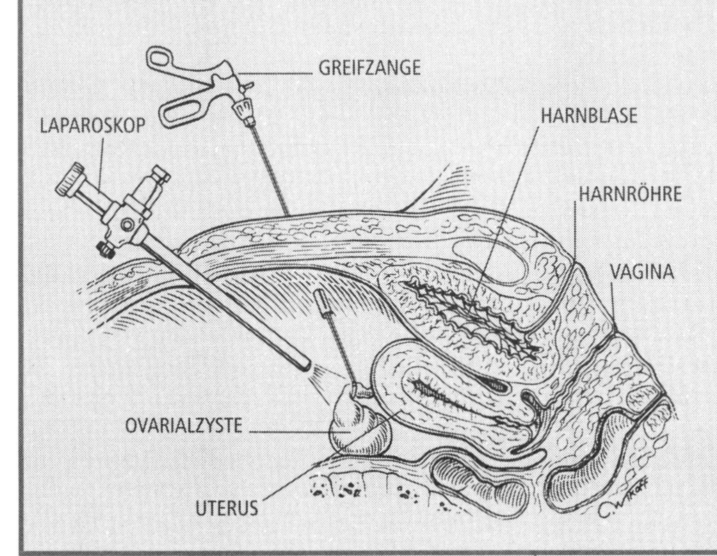

hin und wieder einen Eisprung haben und damit auch schwanger werden können. Medroxyprogesteron ist kein Kontrazeptivum und auch nicht zur Anwendung während der Schwangerschaft geeignet. Werden Sie mit Medroxyprogesteron behandelt und wollen nicht schwanger werden, müssen Sie demnach mit der Methode Ihrer Wahl wie bisher weiter verhüten.
Eine andere Alternative ist die Ruhigstellung der Ovarien mit einem Ovulationshemmer, der das androgenwirksame Gestagen Cyproteronacetat enthält (z. B. Diane-35). Damit werden auch Erscheinungen wie Akne und Seborrhoe vermieden.
Nur wenn die medikamentöse ovulationsauslösende Behandlung erfolglos bleibt, wird die früher häufig praktizierte operative Therapie durchgeführt: die sogenannte Keilresektion des Ovars, bei der mindestens ein Drittel bis die Hälfte eines jeden Ovars entfernt wird. Bei den meisten Frauen stellen sich nach der Operation wieder ein normaler Zyklus und normale Fruchtbarkeit ein.

Wann Ovarialzysten operativ entfernt werden müssen

Manchmal läßt sich die operative Entfernung von Ovarialzysten nicht umgehen. Wann und in welchem Umfang das notwendig ist, hängt von verschiedenen Faktoren ab. Am wichtigsten ist die Größe der Zyste. Da große Zysten bösartig werden können, gilt die Faustregel: Je größer die Zyste, desto eher eine Operation. Konkret heißt das, daß Zysten von mindestens fünf bis sechs Zentimetern Durchmesser (etwa die Größe eines Tennisballs) meist operativ entfernt werden. Kleinere Zysten werden meist einige Monate lang mit Ultraschall überwacht, ob sie eine Größe erreichen, die der Operation bedarf.
Ein weiterer zu berücksichtigender Faktor ist das Alter der Patientin. Da die Gefahr der malignen Entartung mit zunehmendem Lebensalter zunimmt, nimmt auch die Notwendigkeit eines operativen Vorgehens mit dem Lebensalter zu.
Und der wichtigste Faktor schließlich ist die Art der Zyste. »Einfache Zysten« mit flüssigem Inhalt bedürfen seltener einer Operation als »komplexe Zysten«, die sich aus Materialien unterschiedlicher Konsistenz zusammensetzen. Aber auch »einfache Zysten« müssen operativ entfernt werden, wenn sie groß werden oder zu bluten beginnen. Nachdem Ihr Arzt Größe und Art der Zyste festgestellt hat, wird er mit Ihnen das weitere therapeutische Vorgehen – ob Operation oder nicht – abklären. Endometriosezysten, Zystadenome und Dermoidzysten müssen normalerweise immer operativ entfernt werden.

Endometriosezysten. Da Endometriosezysten durch eine Endometriose entstehen, läßt sich mit den zur Behandlung der Endometriose wirksamen Medikamenten (mehr zu diesem Thema in Kapitel 8, »Endometriose – dem Leiden zu Leibe rücken«, ab Seite 75) auch das Wachstum der Endometriosezysten kontrollieren. Da Endometriosezysten aber relativ groß werden, platzen und dadurch innere Blutungen verursachen können, werden auch diese Zysten oft operativ entfernt.

Zystadenome. Da Zystadenome fast immer gutartig sind, könnte man abwarten, bis sie wirklich groß sind oder Komplikationen eintreten. Problematisch ist allerdings, daß Zystadenome oft wirklich enorm anwachsen und allein aufgrund ihrer Größe Komplikationen verursachen. Bedenklich ist weiterhin, daß es sich bei den Zystadenomen um echte Neubildungen von Gewebe handelt. Und die Beurteilung, ob es sich bei Neoplasmen um bösartige oder gutartige Geschwülste handelt, ist recht schwierig. Dazu muß das Gewebe mikroskopisch untersucht werden, und das erfordert zumindest eine Biopsie, die Entnahme einer Gewebeprobe.

Dermoidzysten. Auch Dermoidzysten, die in 30 bis 50 Prozent der Fälle Zahn- oder Knochenanteile enthalten und dann auf dem Röntgenbild als solche identifizierbar sind, sind Neoplasmen und sollten operativ entfernt werden.

Was Sie bei der Operation erwartet

Ist die Entscheidung zugunsten einer Operation gefallen, werden Sie ein Informationsgespräch mit dem Chirurgen haben und einer kompletten körperlichen Untersuchung unterzogen werden.

Vor der OP

Der Chirurg wird noch einmal die Gründe, die für die Operation sprechen, die möglichen OP-Gefahren und postoperativen Folgen mit Ihnen durchsprechen. Vielleicht machen Sie sich vorher eine Liste mit Fragen, die Sie bei diesem Gespräch stellen wollen. Lassen Sie sich von dem Chirurgen das operative Geschehen und die Abfolge kurz skizzieren.

Egal, welche Labortests bislang gemacht wurden – vor der OP werden mit Sicherheit noch einmal die folgenden Grunduntersuchungen vorgenommen, um sicherzustellen, daß Sie gesund genug für die OP sind:

- Ein großes Blutbild, um sicherzustellen, daß keine Infektion vorliegt und daß Ihr Körper den Blutverlust durch die Operation verkraften kann.
- Eine Urinprobe, um eine Infektion oder Störungen wie Diabetes oder eine Nierenerkrankung feststellen zu können.
- Eine Blutprobe, um Ihre Blutgruppe festzustellen, für den unwahrscheinlichen Fall, daß eine Bluttransfusion nötig sein sollte.
- Gegebenenfalls eine Röntgenaufnahme der Lunge und ein Elektrokardiogramm (EKG), falls Sie über 40 Jahre sind und solche Untersuchungen schon lange zurückliegen.

Während der OP

Größere Zysten werden meist durch einen Einschnitt im Unterbauch entfernt (Laparotomie). Kleinere Zysten versucht man meist, mit Hilfe der Laparoskopie, bei der nur ein kleiner Einschnitt vorgenommen wird, zu entfernen.

Für welche Technik sich der Chirurg entscheidet, hängt im wesentlichen von Größe und Art der Zyste ab. Ziel ist es, nur die Zyste zu entfernen und den Eierstock dabei intakt zu lassen. Man spricht in diesem Fall von einer Ovarialzystektomie. Muß dagegen ein Teil des Eierstocks mitentfernt werden, wird die Operation als partielle Oophorektomie bezeichnet. Ist neben den Eierstöcken auch die Mitentfernung der Eileiter erforderlich, was hin und wieder vorkommt, wenn die Zyste sehr groß ist oder Komplikationen wie innere Blutungen, eine Stieldrehung oder Ruptur auftreten, dann spricht man von einer Salpingo-ophorektomie. Grundsätzlich wird aber immer versucht, die Fortpflanzungsorgane zu bewahren, das gilt vor allem für Frauen, die die Menopause noch nicht erreicht haben – eine Schwangerschaft ist auch dann noch möglich, wenn nur ein kleiner Teil eines Eierstocks erhalten bleibt. Nur sehr selten – wenn Zweifel an der Gutartigkeit des Tumors bestehen – wird zur Behandlung der in diesem Kapitel beschriebenen Arten von Ovarialzysten die Gebärmutter samt Eileitern und Eierstöcken entfernt.

Nach der Operation

Nach einer Laparotomie werden Sie wahrscheinlich noch ein paar Tage zur Beobachtung im Krankenhaus bleiben müssen. In der frühen Aufwach- und postoperativen Phase bekommen Sie Infusionen mit Medikamenten und Flüssigkeitsersatz. Doch schon bald können Sie wieder feste Nahrung zu sich nehmen. Gegen etwaige

Schmerzen bekommen Sie Schmerzmittel. Schon am Tag nach der Operation werden Sie wieder laufen können. Die Wunde heilt in der Regel recht schnell. Wurde sie geklammert, werden die Klammern und der Verband meist entfernt, bevor Sie entlassen werden. Wurde die Wunde mit nicht resorbierbarem Nahtmaterial verschlossen, werden die Fäden meist fünf bis sieben Tage nach der Operation entfernt.

Bevor Sie das Krankenhaus verlassen, bekommen Sie noch ausführliche Informationen darüber, was Sie in der postoperativen Phase zu erwarten haben. Sie können auch eine Kopie des OP-Berichts, der an Ihren behandelnden Arzt geschickt wird, verlangen – hierin steht u.a., um welche Operation und welche Zystenart es sich gehandelt hat.

Die ersten Tage nach der Entlassung müssen Sie noch mit Schmerzen im Bauchraum rechnen. Sollte hier das leichte Schmerzmittel, das Ihnen verschrieben wurde, nicht helfen, oder bessern sich die Schmerzen nicht innerhalb einer Woche, sollten Sie Ihren Arzt konsultieren. Dasselbe gilt für Temperaturen von über 37,8 Grad Celsius oder Vaginalblutungen, die stärker als die sonst übliche Periode auftreten.

Normal ist, daß die Wunde noch ein paar Wochen lang rot aussieht und sich unangenehm anfühlt. Etwas getrocknetes Blut um die Narbe herum ist ebenfalls nichts Ungewöhnliches, sobald Sie aber Eiter sehen, informieren Sie sofort Ihren Arzt. Einem Dusch- oder Vollbad steht – solange die Wunde nicht eitert – nichts im Weg. Die Rötung der Wunde wird nach und nach verblassen, und schließlich wird die Narbe kaum noch sichtbar sein.

Nach ein oder zwei Wochen können Sie langsam mit nicht zu anstrengender körperlicher Betätigung beginnen.

Auf Geschlechtsverkehr oder Tampons sollten Sie bis nach der postoperativen Kontrolluntersuchung (gewöhnlich zwei Wochen nach der Operation) verzichten. Etwa sechs Wochen nach der Operation werden Sie wahrscheinlich wieder alles machen und auch wieder zur Arbeit gehen können.

Ihre Periode müßte normalerweise zirka vier bis acht Wochen nach der Operation wieder wie gewohnt sein – es sei denn natürlich, beide Eierstöcke oder der Uterus wurden entfernt. Denken Sie daran, daß Frauen im gebärfähigen Alter auch nach partieller Entfernung eines Eierstocks schwanger werden können. Das ist einer der Hauptgründe, warum Sie über die Besonderheiten und Konsequenzen Ihrer Operation ausführlich mit Ihrem Arzt sprechen sollten.

Rezidive müssen nach der Entfernung von Ovarialzysten nicht auftauchen, können aber. Denn schließlich: Solange Sie Ovarien haben, können sich auch Ovarialzysten bilden. Nehmen Sie alle Medikamente ein, die Ihnen der Arzt verschrieben hat, und gehen Sie natürlich auch regelmäßig zur gynäkologischen Untersuchung.

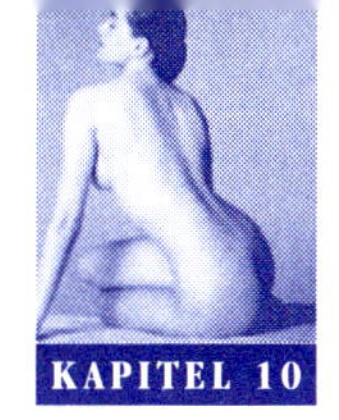

HÄUFIGE STÖRUNGEN IM GENITALTRAKT

Kampf den Harnwegsinfektionen

Wenn Sie zu den vielen Frauen gehören, die bereits einmal eine Harnwegsinfektion hatten, wissen Sie, wie schmerzhaft und lästig sie sein kann. Aus dem sonst nur leichten Harndrang wird plötzlich ein alles beherrschendes und keinen Aufschub zulassendes Bedürfnis. Dieser plötzliche Drang kann Sie mehrmals in der Nacht aus dem tiefsten Schlaf aufschrecken lassen. Wenn Sie diesem Drang dann nachgeben, kommen meist nur ein paar Tröpfchen, die vielleicht von Brennen oder Stechen sowie einem strengen Uringeruch begleitet sind.

Möglich sind auch dumpfe Schmerzen im Unterbauch. Der Urin selbst kann trüb sein oder Blut enthalten.

Bleibt die Infektion unbehandelt, kann sie auf die Nieren übergehen und einen Dauerschaden, ja sogar eine potentiell lebensbedrohliche Störung verursachen. Das allerdings kommt nur selten vor, vor allem bei rechtzeitiger Behandlung.

Wenn Sie zum Arzt gehen, wird man zunächst einmal eine Urinprobe von Ihnen verlangen, deren Bakteriengehalt ermittelt wird. Wahrscheinlich wird Ihnen aufgrund der Beschreibung Ihrer Symptome und der Urinuntersuchung ein Arzneimittel verschrieben, ohne daß vorher die Erreger in einer Kultur bestimmt worden sind. Durch die schnelle Antibiotikagabe läßt sich die überwiegende Mehrzahl der Harnwegsinfektionen schnell beseitigen.

Harnwegsinfektionen wiederholen sich bei vielen Frauen häufig. Meist wird die zweite Infektion von anderen Bakterien verursacht als die erste. Wurden die Ersterreger nicht alle abgetötet, tritt die Infektion normalerweise innerhalb von einer oder zwei Wochen nach Abschluß der medikamentösen

Behandlung wieder auf. Dann spricht man von einem Rezidiv.

Verschiedene Arten der Harnwegsinfektion

Der Harntrakt wird in zwei Abschnitte unterteilt: Die oberen Harnwege, zu denen die zwei Nieren und die daranhängenden Harnleiter gehören, die jeweils die Verbindung zwischen Niere und Harnblase herstellen, und die unteren Harnwege, die aus Harnblase und Harnröhre bestehen, durch die der Urin abgleitet wird. Am häufigsten kommen Infektionen der unteren Harnwege vor.

Infektion der unteren Harnwege

Wenn Sie beim Wasserlassen ein Brennen verspüren, ohne daß andere Symptome vorliegen, haben Sie wahrscheinlich eine Urethritis, eine Infektion der Harnröhre. Die wahrscheinlichste Ursache sind Keime, die aus dem Darm in die Blase gelangt sind. Nur bei 5 bis 15 Prozent der Frauen finden sich andere Erreger. Selten sind die Erreger einer sexuell übertragbaren Erkrankung, vor allem Gonorrhoe, die Ursache. Und noch seltener sind folgende Gründe: Verletzung der Harnröhre durch Geburt, Operation oder Katheterisierung, Reizung der Harnröhre durch ein Diaphragma oder allergische Reaktionen auf Seife, Vaginalcreme, Spermizide, Badezusätze oder andere chemische Substanzen.

Steigt die Infektion durch die Harnröhre auf, liegt eine Zystitis, eine Blasenentzündung, vor. Sie ist die häufigste Infektion der unteren Harnwege und findet sich meist bei Frauen mit wiederholten Infektionen. Urethritis und Zystitis liegen häufig zusammen vor.

Infektion der oberen Harnwege

Bleibt eine Infektion der unteren Harnwege unbehandelt, können die Bakterien durch die Harnleiter in die Nieren aufsteigen. Diese Form der bakteriellen Entzündung, die sogenannte Pyelonephritis, muß unverzüglich behandelt werden. Zu den Symptomen zählen Rückenschmerzen (da hier die Nieren liegen), Fieber, Schüttelfrost, Übelkeit und Erbrechen sowie die typischen mit einer Blasenentzündung einhergehenden Beschwerden. Bleibt die Infektion unbehandelt, kann sie chronisch werden und schließlich zur Nierenschädigung oder gar zum Nierenversagen führen. Mehrfache Niereninfektionen können Bluthochdruck verursachen.

Warum Frauen besonders anfällig sind

Harnwegsinfektionen kommen bei der Frau 25mal häufiger vor als beim Mann. Im Alter zwischen 20 und 50 haben Frauen 50mal so häufig Harnwegsinfektionen wie Männer. Harnwegsinfektionen gehören mit zu den führenden Ursachen, warum Frauen den Arzt aufsuchen. In den ersten Jahren nach der Menopause muß eine von zehn Frauen mit einer Blaseninfektion oder Schlimmerem rechnen. Warum ist das so?

Anatomie

Ein Grund für die Anfälligkeit von Frauen für Harnwegsinfektionen liegt in den anatomischen Gegebenheiten. Harnwegsinfektionen entstehen meist durch Eindringen von Bakterien. *Escherichia coli* (kurz *E. coli*), der verantwortliche Erreger für neun von zehn Harnwegsinfektionen, kommt im unteren Darmabschnitt vor. Problematisch wird es, wenn er in die Harnröhre gelangt und von dort zur Blase aufsteigt.

E. coli können den Körper über den Mastdarm verlassen und manchmal wieder durch die Harnröhre eindringen. Gelangen sie bis zur Harnblase, finden sie hier das feuchtwarme Milieu, das sie zur raschen Vermehrung brauchen. Da die Harnröhre der Frau mit ca. 2,5 bis 4 Zentimeter relativ kurz ist, haben die Bakterien im Harntrakt von Frauen nur einen kurzen Weg zurückzulegen und gute Chancen, die Frau zu infizieren.

Hygienegewohnheiten

Nach dem Wasserlassen oder Stuhlgang können Bakterien direkt in den Harntrakt gelangen, wenn man sich von hinten nach vorne, also von der Anal- zur Genitalregion hin, säubert. Zum anderen können *E. coli* in der Unterwäsche haften und von dort aus ihren Weg in die Scheide oder die Harnwege finden.

Sex

Beim Geschlechtsverkehr, vor allem wenn auf Analverkehr unmittelbar Vaginalverkehr folgt, können sich Bakterien in der gesamten Vaginalregion breitmachen. Je ausgiebiger und heftiger die Stöße, desto größer ist die Gefahr einer Infektion. Viele Frauen, die wiederholt mit Harnwegsinfektionen zu tun haben, stellen fest, daß die Schmerzen innerhalb von 12 bis 24 Stunden nach dem letzten Sex auftreten.

Aber Sex muß nicht unbedingt sehr heftig ausgeführt werden, um einer Infektion den Weg zu bahnen. Frauen, die zum erstenmal sexuell aktiv sind oder gerade eine sexuell besonders aktive Phase haben – beispielsweise Jungverheiratete oder Urlauberinnen –, machen ebenfalls häufig plötzlich Bekanntschaft mit Harnwegsinfektionen, vor allem mit Blaseninfektionen.

Auch die sogenannten Barrierekontrazeptiva können das empfindliche Gewebe der Vagina und Harnwege reizen, und Gewebereizungen schaffen ein ideales Milieu für Bakterienwachstum. Außerdem tötet der Wirkstoff in den meisten Spermizidschaumtabletten und -gelees, Nonoxinol 9, einige der zur gesunden Vaginalflora gehörenden Keime ab und bereitet so den Zystitiserregern den Weg. Weiterhin kann ein Diaphragma gegen die Harnröhre drücken und so ebenfalls eine Reizung verursachen. Außerdem sind manche Frauen allergisch gegen das Latex, aus dem Kondome hergestellt werden, oder gegen die Spermizide, mit denen manche Kondome beschichtet sind.

Was aber kann frau selbst tun? Zwei ganz einfache Maßnahmen bestehen darin, für größtmögliche Sauberkeit und geringstmögliche Reizung zu sorgen. Achten Sie darauf, daß Sie und Ihr Sexualpartner Ihre Genital- und Analregion immer peinlich sauber halten, und waschen Sie sich vor sexuellen Aktivitäten gründlich die Hände (auch unter den Fingernägeln). Ist Ihr Partner nicht be-

Warum Frauen häufig an Harnwegsinfektionen leiden

Der Grund, warum Frauen häufiger an Harnwegsinfektionen leiden als Männer, sind die kurzen Wege: Die Bakterien müssen nur einige wenige Zentimeter zurücklegen, um die Harnblase der Frau, diese ideale Keimstätte, zu erreichen, während sie für die Harnröhre des Mannes viermal so lang brauchen.

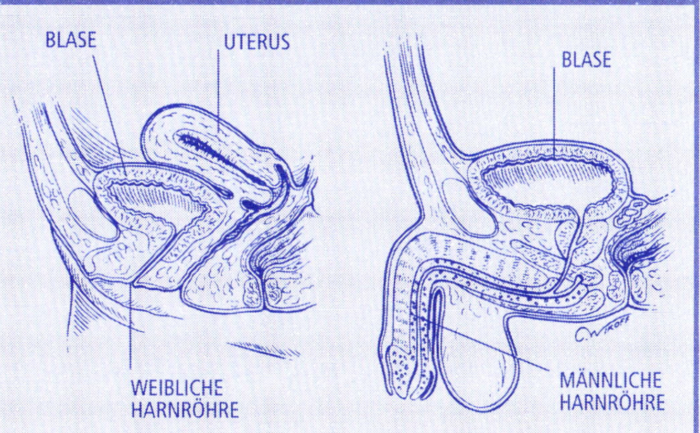

schnitten, ist es wichtig, daß er sich vor dem Sex stets gründlich unter der Vorhaut reinigt. Wenn Sie Analverkehr praktizieren, sollte Ihr Partner dabei ein Kondom benutzen, es dann vor dem Vaginalverkehr abziehen und auch vorher seinen Penis reinigen.
Nehmen Sie öfter einen Positionswechsel vor, um die Harnröhre nicht zu verletzen. Wenn Sie ernsthaft an immer wiederkehrenden Harnwegsinfektionen leiden und glauben, Ihre Verhütungsmethode sei dafür verantwortlich, dann wählen Sie eine neue. Wenn auch das nichts nutzt und die Familienplanung bei Ihnen abgeschlossen ist, dann denken Sie oder Ihr Partner vielleicht einmal über eine Sterilisation nach.

Schwangerschaft und Entbindung

Die hormonellen Veränderungen, die während der Schwangerschaft stattfinden, lassen die Muskeln im Harntrakt weicher werden. Dadurch kann Urin im Harnleiter und in der Harnblase zurückbleiben. 15 Prozent aller schwangeren Frauen haben Blaseninfektionen, ohne davon zu wissen. Harnwegsinfektionen während der Schwangerschaft müssen unverzüglich mit Antibiotika behandelt werden, die auch in der Schwangerschaft verwendet werden dürfen, da aufsteigende Niereninfektionen, die an sich schon ernst genug sind, einen vorzeitigen Blasensprung und damit eine Frühgeburt auslösen können. Das ist einer der Gründe, warum Sie während der Schwangerschaft regelmäßig Urinproben abgeben müssen.

Menopause und Alter

Mit zunehmendem Alter verliert die Harnblase an Elastizität und leert sich nicht immer komplett. Damit kann sich Resturin ansammeln, ein für Bakterien günstiges Milieu schaffen und die Entwicklung von Infektionen begünstigen. Behindert wird die Entleerung manchmal auch durch eine im Alter eingeschränkte Funktion der Blasenmuskulatur. Darüber hinaus brauchen saubere, gut durchspülte Nieren eine nahrhafte Kost, an der es leider gerade alten Menschen oft mangelt. Und schließlich findet sich auch Diabetes, der viele Teile des Körpers einschließlich der Harnwege beeinträchtigt, öfter bei älteren Menschen (Altersdiabetes).

Andere Ursachen für Harnwegsinfektionen

Harnwegsinfektionen werden nicht nur durch in die Harnröhre eindringende Bakterien verursacht, denn auch viele sexuell nicht aktive Menschen bekommen eine Harnwegsinfektion. Manchmal liegt ihr eine körperliche Störung zugrunde – in dem Fall hilft eine Antibiotikatherapie allein auch nicht viel weiter. Ist sich Ihr Hausarzt über die genaue Ursache Ihrer Symptome im unklaren, wird er Sie an einen Urologen überweisen.

Nierensteine

Harnwegsinfektionen können dadurch entstehen, daß die ableitenden Harnwege blockiert sind. In den meisten Fällen handelt es sich hierbei um Harnsteine, den landläufig als Nierensteine bezeichneten Konkrementen in der Niere. Kalziumoxalatsteine – die mit 60 Prozent häufigste Art von Harnsteinen – bestehen in erster Linie aus Kalzium und sind steinhart. Die Steine können winzig klein oder so groß sein, daß sie die gesamte Niere ausfüllen.
Nierensteine können mit dem Urin durch den gesamten Harntrakt transportiert werden. Sie können völlig schmerzlos wandern, aber auch wirklich quälende Schmerzen verursachen. Entscheidend sind hier ihre Größe, Lokalisation und die Frage, ob sie den Urinfluß blockieren. Setzt sich ein Stein in dem schmalen, empfindlichen Harnleiter fest, verursacht er meist große Schmerzen. Ist der Stein an besonders schmerzhafter oder gefährlicher Stelle lokalisiert und ein Spontanabgang unwahr-

Ideale Bedingungen für Bakterienwachstum

Wird die vordere Scheidenwand unter dem Einfluß einer Operation, der Menopause oder zahlreicher Entbindungen geschwächt, kann sich der Blasenboden in den Vaginalbereich senken. In der sich dabei bildenden Ausstülpung der Blase, der Zystozele, kann sich Restharn sammeln und so ideale Bedingungen für eindringende Mikroorganismen schaffen.

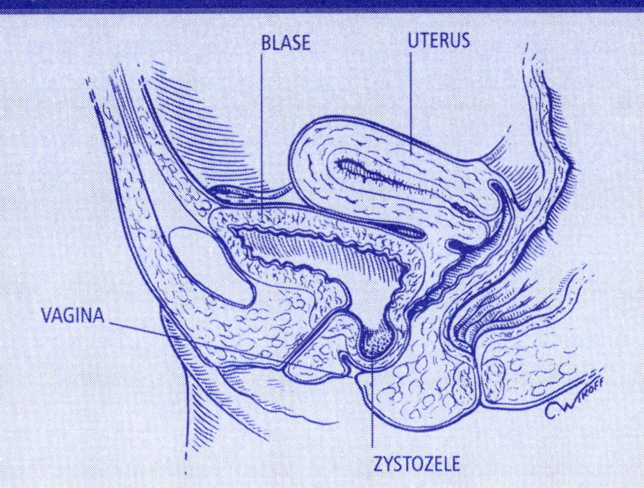

scheinlich, kann eine operative Steinentfernung oder eine Lithotripsie, bei der der Stein mittels Stoßwellen zertrümmert wird, erforderlich sein.

Zystozele

Eine weitere Ursache für eine Harnwegsinfektion kann eine Zystozele sein. Dies ist eine durch Gewebeschwäche verursachte Senkung bzw. ein Vorfall der vorderen Scheidenwand mit Ausstülpung des Blasenbodens – auch hier bleibt Restharn zurück. Eine solche Gewebeschwäche kommt häufig nach mehrfachen Entbindungen, nach der Menopause oder gynäkologischen Operationen vor. Die Zystozele selbst kann behandlungsbedürftig sein.

Urethradivertikel

Dies sind Abszesse in der Innenwand der Harnröhre. Schließen sich mehrere dieser kleinen sackförmigen Ausstülpungen zu einem einzigen großen Divertikel zusammen, können sich Harnablagerungen darin ansammeln. Entzünden sich die Divertikel, oder schwellen sie an, kann der Urin nicht ungehindert abfließen, und es entsteht eine chronische Infektion, die eventuell der operativen Behandlung bedarf. Verdacht auf Urethradivertikel besteht, wenn zwischen einzelnen Blaseninfektionen das Wasserlassen Brennen verursacht.

Harnröhrenstriktur

Harnröhrenverengungen können anlagebedingt vorhanden sein. Sie können aber auch durch eine Infektion der Harnwege im Kindesalter verursacht sein, durch Scheiden- oder Vulvainfektionen, eine vorausgehende Infektion wie eine Gonorrhoe, ein plötzlich aktiver werdendes Sexualleben, eine Entbindung, Katheterisierung nach Operation, durch die körperlichen Veränderungen während der Schwangerschaft und durch die Folgen der sich im Klimakterium verringernden Östrogenkonzentration.

Verwandte Störungen

Schmerzen beim Wasserlassen müssen nicht zwangsläufig durch eine Harnwegsinfektion verursacht sein. Sind die unten beschriebenen Störungen auch selten, können sie doch stets rezidivierenden Harnwegsinfektionen zugrunde liegen.

Interstitielle Zystitis

Hierbei handelt es sich um eine Vernarbung oder Geschwürbildung in der Blasenschleimhaut. Ist die Blase gefüllt, kommen diese wunden Stellen mit Urin in Kontakt. Im Laufe mehrerer Jahre wird die Blasenschleimhaut nach und nach durch diese Geschwüre zersetzt und hört schließlich gänzlich auf zu funktionieren. Derzeit stehen zur Behandlung dieser schmerzhaften Störung zwei Methoden zur Verfügung: Die Applikation von Dimethylsulfoxid in die Blase mittels Katheter oder die Dehnung der Blase unter Anästhesie.

Blasenkarzinom

Diese seltene Erkrankung, bei der sich in der Blase ein bösartiger Tumor bildet, kommt häufiger beim Mann als bei der Frau vor. Blut im Urin, häufiger und schmerzhafter Harndrang sowie nächtliches Aufwachen durch Harndrang sind typische Symptome. Kleinere Tumore, die nicht in der Blasenwand lokalisiert sind, lassen sich manchmal bei einer sogenannten Zystoskopie entfernen. Hierbei wird das Zystoskop, das mit einer Lichtquelle ausgestattet ist, wie ein langes, dünnes Teleskop durch den Harnleiter in die Blase eingeführt. Große, tiefsitzende Tumore erfordern jedoch eine umfangreiche Operation, möglicherweise mit radikaler Blasenentfernung.

Die Diagnose

Die meisten Harnwegsinfektionen kann Ihr Hausarzt oder Gynäkologe selbst behandeln. Ist die Diagnose schwierig, oder schlägt die Behandlung nicht an, werden Sie an einen Facharzt, den Urologen, überwiesen.

Der erste Besuch beim Arzt

Zunächst einmal werden Sie eine Urinprobe abgeben müssen, die entweder direkt in der ärztlichen Praxis oder in einem Speziallabor analysiert wird. Eine erhöhte Zahl an weißen Blutkörperchen weist auf eine Entzündung im Körper hin. In der Urinprobe lassen sich auch Bakterien schnell und direkt nachweisen.
Manchmal kann Ihr Arzt es für notwendig halten, die für die Infektion verantwortliche Bakterienart zu identifizieren. Dann läßt er

Harnröhrendivertikel – ein dauernder Störherd

Bildet sich eine sackförmige Ausstülpung in der Harnröhrenwand, spricht man von einem Harnröhrendivertikel. Dieses Sammellager für Ausscheidungsprodukte kann ein chronischer Infektionsherd werden. Harnröhrendivertikel können sich entzünden und beim Wasserlassen Schmerzen verursachen. Divertikel können sich aber auch im Dickdarm bilden und dort zu Entzündungen, Blutungen, Verlegungen und sogar zu lebensbedrohlichen Bauchinfektionen führen.

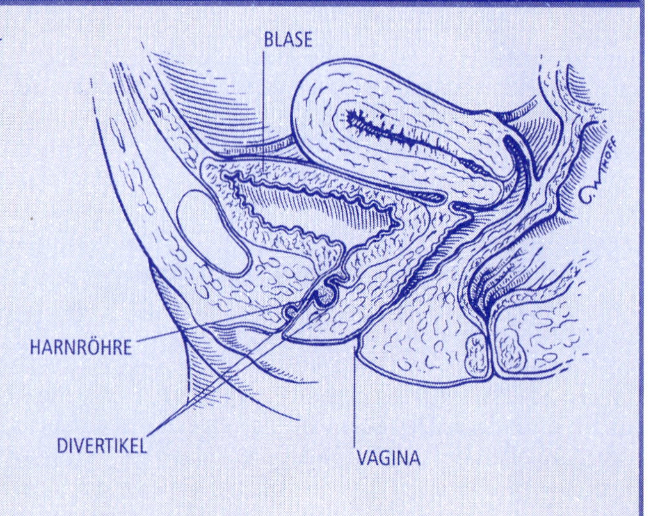

eine Kultur anlegen, deren Ergebnis im Schnitt innerhalb von 24 bis 72 Stunden vorliegt. Anschließend kann er Ihnen ein speziell gegen diese Bakterienart gerichtetes Antibiotikum verschreiben. Bis das Ergebnis der Kultur vorliegt, verordnet Ihnen der Arzt vielleicht das übliche Mittel gegen Blasenentzündung.
Eine Harnkultur wird auch angelegt bei:

- Verdacht auf eine ernsthaftere Infektion wie eine Gonorrhoe
- Schwangerschaft oder Diabetes
- einer innerhalb von drei Wochen wiederholten Infektion
- Symptomen, die trotz medikamentöser Behandlung länger als sieben Tage anhalten
- einer vorausgegangenen Operation im Genital- oder Harntrakt oder nach der Einführung oder Entfernung eines Katheters

Bei Verdacht auf eine Schwangerschaft oder auf Erkrankungen wie eine Zystozele oder einen Tumor wird eine Beckenuntersuchung vorgenommen.

Komplexere Tests

Wenn die Medikamente nicht anschlagen oder der Verdacht auf anatomische Fehlbildungen besteht, wird der Arzt Sie zu weiterführenden Untersuchungen wahrscheinlich an einen Urologen überweisen. Diese Untersuchungen werden entweder in der urologischen Praxis oder im Krankenhaus durchgeführt.
Mit Hilfe eines Zystoskops kann der Arzt direkt in Harnröhre und Blase schauen und nach Reizungen oder einem kleinen Tumor suchen. Zunächst wird meist ein Lokalanästhetikum, bei sehr empfindlichen Patientinnen eine Kurznarkose gegeben. Durch das Zystoskop kann der Arzt schmale Hilfsinstrumente einführen, um Urin- und Gewebeproben zu entnehmen, die er anschließend mikroskopisch untersuchen läßt. Dieser Vorgang dauert, nachdem das Zystoskop an Ort und Stelle ist, zirka zehn Minuten.

Zystourethrographie – hierbei wird während des Wasserlassens ein Kontrastmittel durch das Zystoskop in die Blase eingespült, und es werden Röntgenaufnahmen gemacht. Beobachtet wird jetzt, ob der Urin abfließen kann oder ob sich ein Rückstau bildet.

Zystometrie – mit ihr läßt sich die Funktionsfähigkeit der Blase beurteilen, indem man ihre Fähigkeit, sich auszudehnen und zusammenzuziehen, mißt. Nach Füllung der Blase mit Wasser oder Kohlendioxid mittels Katheter wird die Urinmenge bei jedem Harndrang gemessen. Der Test, der durch die Gabe von Lokalanästhetika schmerzlos ist, dauert etwa 30 bis 60 Minuten und wird normalerweise im Krankenhaus durchgeführt.

Intravenöse Pyelographie – sie wird von einem Radiologen durchgeführt. Zunächst einmal wird eine vorläufige Röntgenaufnahme von Ihrem Bauch gemacht. Dann wird Ihnen im Liegen eine Nadel in eine Armvene eingeführt, durch die ein Kontrastmittel injiziert wird. Innerhalb weniger Minuten wird das Kontrastmittel vom Blut zu den Nieren transportiert und im gesamten Harntrakt verteilt.
Dann werden in regelmäßigen Intervallen, z.B. nach 1, 5, 10 und 15 Minuten, Röntgenaufnahmen gemacht. Gesucht wird nach Blockierungen oder Verlegungen wie Nierensteinen oder anatomischen Fehlbildungen im Harntrakt, die günstige Bedingungen für Bakterienwachstum und damit für eine Infektion bieten. Dieses Verfahren dauert zirka eine Stunde.
Schwangere dürfen nicht geröntgt werden! Das gleiche gilt für Personen, die auf dieses spezielle Röntgenkontrastmittel allergisch reagieren. Für diese gibt es möglicherweise ein weniger problematisches Kontrastmittel.

Die Behandlung von Harnwegsinfektionen - eine große Therapieauswahl

Die Medikamente, die heute zur Behandlung der Harnwegsinfektionen zur Verfügung stehen, sind hochwirksam. Da aber nicht alle Mittel gleich gut bei allen Bakterien und auch nicht bei allen Frauen anschlagen, müssen Sie und Ihr Arzt vielleicht erst ein bißchen hin und her probieren.

Medikamentöse Therapie
Bei 90 Prozent der Frauen läßt sich eine Blasenentzündung mit der Trimethoprim-Sulfamethoxazol-Kombination (z. B. Bactrim, Sulprim) oder – seltener – Trimethoprim allein (z. B. Trimono) ausheilen. Bei einer Allergie gegen Sulfonamide kann auf die sogenannten Gyrasehemmer bzw. »4-Chinolone« zurückgegriffen werden, zu denen Ciprofloxacin (z. B. Ciprobay), Norfloxacin (z. B. Barazan), Ofloxacin (z. B. Tarivid) oder Enoxacin (z. B. Enoxor) zählen. Weitere häufig verschriebene Antibiotika sind aus der Gruppe der Cephalosporine Cefalexin (z. B. Ceporexin), Cefixim (z. B. Cephoral) und Cefuroximaxetil (z. B. Elobact, Zinnat). Schwangere erhalten zum Beispiel Amoxicillin.
Die heutige gebräuchliche Antibiotika-Kurzzeittherapie ist besser als die früher übliche 7- bis 14tägige Anwendung: Eine Nebenwirkung der Antibiotika-Langzeittherapie sind nämlich Hefepilzinfektionen der Vagina – und Hefepilzinfektionen können Harnwegsinfektionen auslösen! Weitere Nebenwirkungen sind Durchfall und allergische Reaktionen.
Wenn die Urinkultur andere Bakterienarten nachweist, beispielsweise Staphylokokken, Chlamydien oder Mykoplasmen, wird die Behandlung langwieriger und macht die Gabe anderer oder zusätzlicher Medikamente erforderlich.
Um die Schmerzen zu lindern, können Spasmolytika wie Methenamin (z. B. Urotractan) oder Flavoxat (z. B. Spasuret) eingesetzt werden. Diese entspannen die Blasenmuskulatur und lindern so den beständigen Harndrang.
Zum Gelingen der Behandlung müssen Sie aber auch Ihren eigenen Teil beitragen: Nehmen Sie alle verschriebenen Antibiotika bis zum Schluß ein, selbst wenn die Symptome zwischenzeitlich verschwinden. Halten Sie einen etwaigen Kontrolltermin für eine erneute Urinkultur ein, auch wenn Sie sich dann schon wieder gesund fühlen. Denken Sie immer daran, daß Harnwegsinfektionen schnell und schlimmer als zuvor wieder auftreten können.

Krankenhausaufenthalt
Harnwegsinfektionen machen nur selten einen Krankenhausaufenthalt erforderlich. Ein solcher Fall tritt ein, wenn mittels Operation bestimmte körperliche Fehlbildungen, wie beispielsweise eine große, sich in die Scheidenwand vorwölbende Zystozele, korrigiert werden sollen. Oder wenn Antibiotika als Infusion verabreicht werden müssen. Mit Infusionen bzw. dem Ersatz von Körperflüssigkeit läßt sich auch die gefährliche Dehydratation als Folge von Übelkeit und Erbrechen, die oft mit Niereninfektionen einhergehen, verhindern.

Wie Sie Harnwegsinfektionen selbst behandeln können

Da so viele Frauen an chronischer Zystitis leiden, geben immer mehr Ärzte Anleitungen zur Selbstbehandlung. Wenn man mit der Behandlung sofort zu Hause beginnt, lassen sich Schmerzen schon im Ansatz lindern und Bakterien abtöten, bevor sie sich massiv vermehren können.
Hatten Sie im vergangenen Jahr mehrere Zystitiden, dann fragen Sie Ihren Arzt nach den Möglichkeiten einer Selbstbehandlung. Ein typisches Vorgehen wird im Kasten auf Seite 109 beschrieben.

Tips zur Selbstbehandlung

- Haben Sie Schmerzen, tun Sie etwas dagegen. Sofern Ihnen der Arzt keine anderen Anweisungen gegeben hat, nehmen Sie eine oder zwei Tabletten eines freiverkäuflichen Schmerzmittels mit Paracetamol (z.B. Ben-u-ron) oder Ibuprofen (z.B. Aktren, Ibu-Vivimed), bis Ihr Urin untersucht wird.
- Entspannen Sie sich, ruhen Sie sich aus, und legen Sie die Füße hoch. Bringen Sie Wärme auf den Bauch oder direkt auf den Harnröhrenbereich, wie etwa eine Wärmflasche. Ist die Genitalregion nämlich wärmer als der auszuscheidende Urin, brennt es beim Wasserlassen weniger.

Die Preiselbeer-Verbindung

Für Preiselbeersaft gilt dasselbe wie für alle Zitrussäfte: Sie sorgen für ein saures Milieu im Urin, was das Bakterienwachstum hemmt. Ein weiterer Pluspunkt beim Preiselbeersaft ist, daß er ebenso wie Blaubeersaft noch andere Substanzen enthält, die die Blasenwand glatt und schlüpfrig machen und so Bakterien keinen Ansatzpunkt bieten, um eine Infektion verursachen zu können.

Allerdings müßte man unglaubliche Mengen ungesüßten, unverdünnten Preiselbeersafts trinken, um den nötigen Säuregrad zu erreichen. Eine Alternative wäre es, frische Preiselbeeren mit Honig zu zerstampfen und jeden Abend zusammen mit Naturjoghurt zu essen. Um einem Zystitisrezidiv vorzubeugen, kann es helfen, jeden Tag 250 mg Vitamin C alle vier Stunden (oder 1000 mg einer Vitamin-C-Retardkapsel) einzunehmen.

Nachteil eines stark sauren Harns ist natürlich, daß er beim Passieren einer entzündeten Harnröhre schrecklich brennt. Manche Frauen wollen nach einer solchen schmerzhaften Erfahrung überhaupt nichts von Preiselbeeren und sauren Getränken wissen und schwören auf genau das Gegenteil: Sie

Wenn es sich wie eine Harnwegsinfektion anfühlt, aber keine ist

Symptom: Häufiger Harndrang
Mögliche Ursachen:
- Erhöhter Flüssigkeitskonsum
- Konsum von Alkohol oder koffeinhaltigen Getränken (Kaffee, Tee, Cola-Getränke)
- Einnahme von Entwässerungsmitteln (Diuretika)
- Streß und Angst
- Körperliche Veränderungen wie Schwangerschaft oder Menopause
- Druck auf die Blase durch eine Geschwulst im Beckenraum

Symptom: Schmerzen beim Wasserlassen
Mögliche Ursachen:
- Scheideninfektion
- Akute Herpes-genitalis-Infektion oder andere sexuell übertragbare Erkrankungen
- Überanspruchung durch Geschlechtsverkehr, Radfahren, Reiten
- Chemische Reizung durch:
  - Enge Jeans
  - Unterwäsche, Bodys, Strumpfhosen usw., die nicht aus Baumwolle sind
  - Waschmittelrückstände in Unter- oder Nachtwäsche
  - Badeöle
  - Intimsprays oder ähnliche Produkte
  - Körperpuder
- Gynäkologischer Eingriff
- Katheterisierung nach Operation
- Interstitielle Zystitis (selten)
- Blasenkarzinom (selten)

Symptom: Blut im Urin
Mögliche Ursachen:
- Viele Erkrankungen, einschließlich der Sichelzellanämie
- Langstreckenlauf (»Jogger-Hämaturie«)

sorgen für alkalisches, d.h. basisches Milieu im Harn, um weniger Schmerzen beim Wasserlassen zu haben.
Wenn Sie ebenfalls schlechte Erfahrungen mit Preiselbeersaft gemacht haben und den entgegengesetzten Weg probieren wollen, dann trinken Sie bei den ersten Anzeichen für eine Harnwegsinfektion etwa einen halben Liter heißes oder kaltes mit einem Teelöffel Natriumbikarbonat vermischtes Wasser. Wiederholen Sie dies drei oder vier Stunden lang alle 20 Minuten mit einem großen Glas Wasser. Rühren Sie stündlich einen weiteren Teelöffel Natriumbikarbonat in das Wasser, das Sie trinken wollen (bei Herzerkrankungen oder Bluthochdruck vorher den Arzt fragen!). Man kann das Bikarbonat auch unter Marmelade mischen. Wird Ihnen von dem Bikarbonat schlecht, probieren Sie's mal mit Kaliumzitrat. Alternativ dazu kann man gegen das Brennen beim Wasserlassen auch Antazida einnehmen. Die »beste« Methode ist letztlich die, die bei Ihnen wirkt.
Bei einigen Frauen recht wirksam ist auch eine Ernährungsumstellung. So kann es beispielsweise helfen, auf Zitrusfrüchte und würzige Speisen zu verzichten und den Konsum an raffinierten Stärkeprodukten und Zucker, pflanzlichen Fetten, Zwiebeln, Bohnen und Schokolade zu senken.

Harnwegsinfektionen vorbeugen

Auch bei den Harnwegsinfektionen gilt »Vorbeugen ist besser als heilen«, zumal Sie eine ganze Reihe von Vorbeugemaßnahmen zu Ihrem Schutz ergreifen können. Testen Sie aus, was bei Ihnen am besten wirkt.

Ernährung

Bestandteil einer gesunden Ernährung sollte es sein, täglich sechs bis acht Glas Wasser und möglichst wenig alkohol- und koffeinhaltige Getränke zu konsumieren. Wenn Sie Alkohol oder Koffeinhaltiges trinken, dann versuchen Sie zumindest, deren Wirkung entgegenzuwirken, indem Sie viel Wasser trinken.
Manch eine Ernährungsumstellung, die die mit einer Harnwegsinfektion einhergehenden Schmerzen lindern kann, kann auch der Erkrankung selbst vorbeugen. Versuchen Sie, Ihren Konsum an raffinierter/m Stärke und Zucker, Pflanzenfetten, Zwiebeln, Bohnen und Schokolade zu senken.

Toiletten- und Hygienegewohnheiten

Versuchen Sie, alle zwei oder drei Stunden Wasser zu lassen, statt »aufzuhalten«. Nachdem der Harnfluß versiegt ist, beugen Sie sich auf der Toilette vor und pressen die letzten paar Tropfen auch noch – sanft – heraus. Man spricht hier von einer doppelten Entleerung. Am wichtigsten aber ist es, sich nach dem Stuhlgang stets von der Vaginal- zur Analregion, also von vorne nach hinten zu reinigen. Waschen Sie Ihren gesamten Genitalbereich täglich mit einer milden parfümfreien Seife; spülen Sie dann die Seife ab, und trocknen Sie sich mit einem sauberen, weichen Handtuch ab.
Manche Ärzte empfehlen Frauen mit häufigen Harnwegsinfektionen, lieber Dusch- statt Vollbäder zu nehmen. Andere wiederum glauben, ein heißes Bad könne bei einer akuten Harnwegsinfektion die Bakterien abtöten helfen. Egal wie, wenn Sie baden, dann bitte nicht öfter als ein- oder zweimal die Woche mit maximal fünf Minuten Einweichdauer – heißes Wasser kann die Harnröhre reizen –, und verzichten Sie gänzlich auf Badeöl und Schaumbäder.
Wenden Sie in der Genitalregion weder Hautöle noch Intimsprays oder Körperpuder an, und verzichten Sie bei Spülungen auf jegliche Chemie. All diese Stoffe können Ihre Haut reizen.
Wenn Sie Ihre Periode haben, wechseln Sie häufig Ihre Binden oder Tampons – sie können Brutstätte für Bakterienwachstum sein. Darüber hinaus können Tampons auf

die Harnröhre drücken und so eine Infektion begünstigen.
Tragen Sie möglichst jeden Tag ein paar Stunden lang einen Rock ohne Slip. Das sorgt für eine verbesserte Durchblutung und reduziert gleichzeitig den Genitalkontakt mit potentiell infektiösem Material.

Kleidung und Waschen

Verzichten Sie auf Nylonslips und enge Jeans – beide schaffen das feuchte Milieu, das Bakterien zum Wachstum benötigen. Tragen Sie statt dessen Baumwollunterwäsche und -strumpfhosen, und wechseln Sie sie mindestens einmal am Tag. Ziehen Sie nach dem Schwimmen – vor allem bei gechlortem Wasser – trockenes Badezeug an. Nehmen Sie nur milde Waschmittel, und achten Sie darauf, daß Ihre Kleidung, Nachtwäsche und Bettwäsche gut ausgespült sind. Waschen Sie Ihre Wäsche nicht in Waschsalons bzw. Waschmünzautomaten, da sich in diesen Waschmaschinen Waschmittelrückstände ablagern und ansammeln können. Haben Sie keine eigene Waschmaschine, dann sterilisieren Sie Ihre Unterwäsche auf die älteste und immer noch beste Art: indem Sie sie in einem großen Topf kochen.

Sex

Gehen Sie vor dem Geschlechtsverkehr noch einmal zur Toilette, und trinken Sie außerdem ein Glas Wasser. Lassen Sie dann nach dem Sex innerhalb von zehn Minuten nochmals Wasser, um Bakterien, die in die Harnröhre gelangt sind, wieder auszuscheiden. Leiden Sie permanent an Harnwegsinfektionen, dann versuchen Sie, Ihre Scheidenregion nach dem Sex mit einer Handbrause zu säubern.
Tragen Sie ein Diaphragma, dann achten Sie darauf, daß es die richtige Größe hat und angenehm sitzt. Drückt der Rand des Diaphragmas, kann das ebenfalls Harnwegsinfektionen verursachen. Wenn Sie mehr als 4,5 Kilogramm ab- oder zugenommen haben, müssen Sie Ihr Diaphragma neu anpassen lassen. Denken Sie daran, daß viele Formen der Empfängnisverhütung eine Harnwegsinfektion begünstigen können. Sprechen Sie gegebenenfalls mit Ihrem Arzt oder Ihrer Ärztin über mögliche Alternativen.

Eine günstige Prognose

In der Mehrzahl der Fälle ist die Prognose bei Harnwegsinfektionen ausgezeichnet. Die hochwirksamen Mittel, die mittlerweile zur Verfügung stehen, lindern die Symptome rasch, während sie gleichzeitig die Infektion bekämpfen. Und auch wenn Sie immer wieder von Harnwegsinfektionen geplagt werden, denken Sie daran, daß es ein breites Spektrum an wirksamen Selbsthilfemaßnahmen – zur Prävention sowie zur Behandlung – gibt. Gemeinsam mit Ihrem Arzt können Sie diese schmerzhafte Störung in den Griff bekommen.

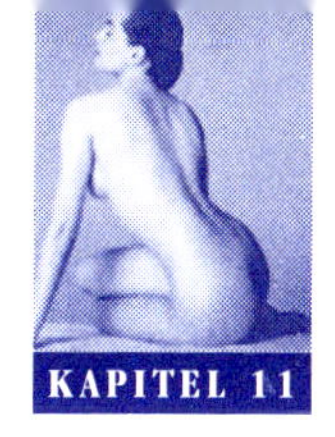

HÄUFIGE STÖRUNGEN IM GENITALTRAKT

Sexuell übertragbare Krankheiten

Die Mikroben, die sexuell übertragbare Krankheiten verursachen – Viren, Bakterien, Kleinstlebewesen –, machen vor niemandem halt: Sie lieben jeden, der liebt, werden sie doch in erster Linie durch Geschlechtsverkehr und anderen sexuellen Kontakt übertragen. So werden diese Krankheiten auch nach der römischen Liebesgöttin Venus als venerische Krankheiten und die Lehre von eben diesen Krankheiten als Venerologie bezeichnet. Fachmann für die Behandlung ist der Arzt oder die Ärztin für Haut- und Geschlechtskrankheiten.

Einen kleinen geschlechtlichen Unterschied machen die Keime aber doch: Frauen haben stärker an den Folgen einer sexuell übertragbaren Krankheit, kurz STD (von englisch *sexuell transmitted disease*), zu leiden als Männer, da zum einen eine STD leichter vom Mann auf die Frau übertragen wird und zum anderen die Genitalorgane der Frau durch eine unbehandelte Infektion größeren Schaden erleiden können – und STDs verlaufen bei Frauen häufiger ohne Symptome.

Zwei Drittel aller STDs sind in der Altersgruppe der unter 25jährigen zu finden. Das liegt daran, daß bei ihnen häufiger der Risikofaktor Nummer eins für eine STD vorzufinden ist: Sex mit häufig wechselnden Sexualpartnern ohne angemessenen Schutz vor einer Krankheitsübertragung.

Bakterien, Viren und Parasiten

Der menschliche Körper kann viele Arten von Keimen beherbergen, darunter auch jene, die sexuell übertragbare Krankheiten verursachen. Die STDs lassen sich nach dem Erregertyp in drei Gruppen unterteilen: bakterielle und virale Infektionen sowie Infestations- bzw. Invasionskrankheiten.

Die bakteriellen STDs sind vorübergehender Natur und können mit Medikamenten beseitigt werden. Unbehandelt können jedoch auch sie äußerst ernsthafte Schäden verursachen.

Zu den bakteriellen STDs zählen Gonorrhoe, die durch Gonokokken verursacht wird, die Unfruchtbarkeit, Herzerkrankung, Erblindung, Schädigung des Harntrakts, Arthritis und Schäden beim ungeborenen Kind verursachen können; eine Chlamydieninfektion, die als Risikofaktor für ein Zervixkarzinom und als Hauptursache für Unfruchtbarkeit gilt; Syphilis (Lues), die das Nervensystem befällt, Erblindung, Taubheit, Herzerkrankung, Geisteskrankheit verursacht und zu Totgeburt oder Geburt eines körperlich und/oder geistig behinderten Kindes führen kann; und weicher Schanker bzw. *Ulcus molle*, der Geschwüre im Genitalbereich und eine Vergrößerung der Lymphknoten verursacht. Gonorrhoe, Syphilis und *Ulcus molle* zählen im übrigen zu den klassischen Geschlechtskrankheiten.

Virale STDs sind dauerhafter Natur: Einmal erworben, bleiben sie für immer im Organismus – inaktiv und so lange auch unauffällig, bis sie reaktiviert werden. Das Humanpapillomavirus (HPV) hält sich normalerweise im Genitaltrakt verborgen, um im Laufe der Jahre immer mal wieder von Zeit zu Zeit Feigwarzen zu verursachen. Manche Stämme können auch zur Entstehung von Zervixkarzinomen beitragen. Das *Herpes-simplex*-Virus (HSV) hält sich in den Nervenknoten an der Wirbelsäule auf und verursacht schmerzhafte Bläschen, in erster Linie im Bereich der Vulva und an den Schamlippen. Auch das Retrovirus HIV (von englisch ***h**uman **i**mmunodeficiency **v**irus*), das Aids verursacht, bleibt für immer im Organismus. Sobald es aktiviert wird, bricht die Krankheit Aids, für die es bislang noch keine Heilung und auch nur begrenzte Behandlungsmöglichkeiten gibt, aus. Mehr über HIV lesen Sie in Kapitel 13, »Aids – die tödliche Krankheit«, ab Seite 157.

Sexuell übertragene Infestations- bzw. Invasionskrankheiten der Haut werden durch winzig kleine Insekten oder Parasiten verursacht, die sogenannten Arthropoden. Ihnen macht der Einsatz von Pestiziden gemeinhin den Garaus. Zu den zwei häufigsten Vertretern zählen die Filzlaus und die Krätzmilbe. Filzläuse nisten sich am Schamhaaransatz ein, beißen dort in die Haut und legen ihre Eier ab. Die Krätzmilben bohren sich in die Haut ein, um ihre Eier abzulegen. Sie sind um einiges kleiner als die Filzläuse und mit bloßem Auge nicht erkennbar.

So schützen Sie sich am besten vor einer Infektion

Einen hundertprozentigen Schutz bietet im Grunde nur der völlige Verzicht auf Geschlechtsverkehr. Da diese Alternative für die meisten Frauen nicht in Frage kommt, bleibt als Möglichkeit, das Infektionsrisiko zu senken:

- Sex nur mit einem nichtinfizierten monogam lebenden Partner zu haben
- Zahl der Sexualpartner gegebenenfalls rigoros einzuschränken
- Bei jeder Form von Geschlechtsverkehr Kondome zu benutzen
- Spermizide wie Nonoxinol 9 einzusetzen, die einige der Keime abtöten können
- Sich regelmäßigen Kontrolluntersuchungen zu unterziehen, um sicherzustellen, daß eine asymptomatische STD erkannt wird

Selbst aktiv werden

Verschiedene Arten sexueller Aktivität bringen verschiedene Arten von Risiken mit sich. Wenn Sie Ihr persönliches Risiko kennen, können Sie auch eher einschätzen, wie oft Sie sich auf STDs hin untersuchen lassen sollten. Ob Ihr Risiko hoch, mittelmäßig oder niedrig ist (und davon hängt ab, wie oft Sie sich untersuchen lassen sollten), ist im wesentlichen davon bestimmt, wie viele Partner Sie und wie viele Partner/innen Ihr Partner hatte. Weitere Risikofaktoren lesen Sie im Kasten rechts.

Bei Verdacht auf STD sofort zum Arzt

Wenn Sie glauben, an einer sexuell übertragbaren Krankheit zu leiden, oder eine solche bei Ihrem Sexualpartner diagnostiziert worden ist, sollten Sie sich so schnell wie möglich in gynäkologische Behandlung begeben.

Bereiten Sie sich auf Fragen vor

Ihr Arzt wird mit Ihrer Hilfe festzustellen versuchen, ob Ihre Symptome mit einer STD in Übereinstimmung zu bringen sind. Außerdem müssen Sie auf recht persönliche Fragen vorbereitet sein, die zu einer sogenannten »Sexualanamnese« gehören. Nachfolgend eine kleine Auswahl von Fragen (F), mit deren Hilfe abgeklärt werden soll, auf welche Infektion hin untersucht werden muß, und deren Hintergrund (H):

F: *Hatten Sie im vergangenen Jahr Sexualkontakt mit einer anderen Person?*
H: Stellt die Weichen für das weitere Vorgehen.

F: *(Wenn ja) Mit wie vielen Personen in diesem Jahr?*
H: Das muß Ihr Arzt wissen, weil das Risiko für eine STD mit der Zahl der Geschlechtspartner ansteigt.

F: *(Wenn ja) Welche Sexualtechniken praktizieren Sie – Vaginal-, Oral- oder Analsex?*
H: Verschiedene Sexualpraktiken können in verschiedenen Körperregionen Verletzungen verursachen. Nähere Informationen darüber helfen bei der Diagnose.

Wie oft zum Check-up?

Hohes Risiko, alle ein bis drei Monate zum Check-up, wenn ...

- Sie gegenwärtig mehr als einen Sexualpartner haben
- Sie gegenwärtig gelegentlich Sex mit Ihnen fremden Personen haben
- Ihr Sexualpartner gegenwärtig mehrere Partnerinnen hat
- Sie oder Ihr nicht monogam lebender Sexualpartner in einer Stadt mit hoher STD-Inzidenz leben

Mäßiges Risiko, alle drei bis sechs Monate zum Check-up, wenn ...

- Sie beim Geschlechtsverkehr Körperflüssigkeit mit dem Partner austauschen oder Kontakt mit Schleimhäuten im Mund oder in der Analregion haben
- es beim Geschlechtsverkehr zu leichten Verletzungen der Vagina oder des Anus kommt

Geringes Risiko, alle ein oder zwei Jahre zum Check-up, wenn ...

- Sie und Ihr Partner bereits lange Zeit monogam leben

F: *Können Sie mir etwas über Ihr Sexualleben im vorigen Jahr erzählen?*
H: Sie können heute verheiratet sein oder monogam leben und sich dennoch im Vorjahr einem erhöhten Risiko ausgesetzt haben.

F: *Haben Sie bereits einmal irgendeine sexuell übertragbare Krankheit gehabt?*
H: Wer bereits einmal eine STD hatte, hat oft ein erhöhtes Risiko für andere Infektionen.

F: *Haben Sie jemals eine Spritze oder ein*

Injektionsbesteck von einer anderen Person benutzt?
H: In einem solche Fall kann man sich mit dem Blut einer anderen Person infizieren – dies ist der Hauptübertragungsweg für HIV.

Was passiert als nächstes? Hat der Arzt eine STD bei Ihnen diagnostiziert, wird er Sie entweder über die Behandlungsmöglichkeiten aufklären oder Ihnen einfach etwas verschreiben. Es ist äußerst wichtig, daß Sie alle Medikamente bis zum Schluß einnehmen, auch wenn Sie sich bereits nach ein oder zwei Tagen besser fühlen. Eine abgebrochene medikamentöse Behandlung kann zu einer sogenannten »Superinfektion« führen, bei der es bei noch bestehender Primärinfektion durch die gleichen Erreger – die jetzt auf die zuvor noch wirksamen Medikamente nicht mehr ansprechen – zu einer neuerlichen Infektion kommt.
Was Ihr Sexualleben anbelangt, so sollten Sie auf alles verzichten, was Ihren Partner infizieren und Ihre Heilung verzögern könnte. Sprechen Sie mit Ihrem Arzt darüber, worauf Sie verzichten sollten und wie lange.
Halten Sie alle einmal festgesetzten Kontrolltermine ein, auch wenn Sie sich mittlerweile wieder gesund fühlen. Nur so nämlich kann definitiv festgestellt werden, ob Sie komplett geheilt sind oder die Behandlung zumindest die richtige ist. Sie können sich so viel Schmerzen und Leid ersparen, wenn sich dabei herausstellen sollte, daß eine weiterführende Behandlung vonnöten ist.
Wichtig ist vor allem auch, daß Sie Ihre aktuellen oder auch alten Partner von der Infektion in Kenntnis setzen – nur so kann eine Weiterverbreitung der STD verhindert werden. Informationen zum Vorgehen bei der Frage »Wie sag' ich's meinem Partner?« finden Sie später in diesem Kapitel im Abschnitt »Wie Sie die nötige Unterstützung finden« (Seite 133).

Häufige sexuell übertragbare Krankheiten

Im folgenden Abschnitt werden acht der häufigsten STDs, nach Symptomen unterteilt, behandelt. Informationen über andere sexuell übertragbare Krankheiten finden Sie in Kapitel 4, »Scheideninfektionen und ihre Behandlung«, ab Seite 45, und Kapitel 13, »Aids – die tödliche Krankheit«, ab Seite 157. Die erste hier behandelte Gruppe von Erregern bzw. STDs, das Humanpapillomavirus (HPV-Infektion), *Herpes-simplex*-Virus (*Herpes genitalis*), Syphilis und weicher Schanker bzw. *Ulcus molle* zeichnen sich in erster Linie durch Knötchen, Schwellungen und Geschwüre aus. Die zweite Gruppe, die Chlamydieninfektion und Gonorrhoe, sind hauptsächlich durch Scheidenausfluß gekennzeichnet. Charakteristisches Symptom der letzten Gruppe, Filzläuse und Krätzmilben, ist Juckreiz. Natürlich haben die einzelnen Krankheiten mehr als nur dies eine Symptom, als Erkennungsmerkmal Nummer eins erleichtert Ihnen dieses jedoch die grobe Zuordnung. Einzelheiten lesen Sie in dem Kasten »Ordnen Sie Ihre Symptome einer STD zu« (Seite 117).

Knötchen, Schwellungen und Geschwüre: Humanpapillomavirus (HPV) Es gibt insgesamt 26 Humanpapillomaviren – sie gehören zur Familie der Papovaviren. Sie sind die Erreger von am Körper auftretenden Warzen, von denen allerdings nur bestimmte Typen sexuell übertragen werden. Hierbei handelt es sich um die sogenannten Genitalwarzen, auch als Feigwarzen oder Kondylome bekannt – sie werden meist vom HPV 6 oder 11 verursacht. Wie alle anderen Warzen auch, lassen sich die Kondylome zwar entfernen, das Virus jedoch bleibt und kann wieder aktiv werden.
Die Warzen sind die klinische Form dieser Infektion – sie läßt sich recht einfach erkennen. Weitaus häufiger kommt jedoch die sogenannte »subklinische« Form vor, bei

der das Virus symptomlos im Organismus verweilt. Schätzungen zufolge verursacht das HPV bei etwa 30 Prozent der Infizierten Feigwarzen und bei den restlichen 70 Prozent eine subklinische Infektion. Da verschiedene dieser eine subklinische Infektion verursachenden HPV-Typen die Entwicklung eines Zervixkarzinoms begünstigen, ist es ganz besonders wichtig, zur jährlichen Früherkennungsuntersuchung zum Gynäkologen zu gehen und einen Abstrich vom Gebärmutterhals, einen sogenannten Pap-Abstrich, vornehmen zu lassen, um Zervixveränderungen, die einem Krebs vorausgehen, rechtzeitig feststellen zu können.

Ordnen Sie Ihre Symptome einer STD zu

Um die richtige Diagnose stellen zu können, ist es für Ihren Arzt sehr wichtig, möglichst viele Informationen über Ihren Zustand zu bekommen. Suchen Sie dazu in der nachfolgenden Tabelle die zu Ihren Symptomen passende Infektion heraus und lesen im entsprechenden Abschnitt nach.

Bei vorliegendem Symptom:	**nachschlagen im Abschnitt über:**
Fieber	Herpes-simplex-Virus (HSV) Chlamydieninfektion, Gonorrhoe
Grippe-ähnliche Symptome	Herpes-simplex-Virus (HSV) Syphilis
Haarausfall	Syphilis
Juckreiz oder Beißen in der Genitalregion	Humanpapillomavirus (HPV) Herpes-simplex-Virus (HSV) Filzläuse, Krätzmilben
Körperjucken	Filzläuse, Krätzmilben
Schmerzen im Unterbauch oder Rektum	Chlamydieninfektion Gonorrhoe
Ausschlag	Syphilis Gonorrhoe Krätzmilben
Entzündete, schmerzhafte Vulva	Herpes-simplex-Virus (HSV) Gonorrhoe
Geschwür- oder Bläschenbildung	Herpes-simplex-Virus (HSV) Syphilis Weicher Schanker bzw. Ulcus molle
Geschwollene Drüsen	Herpes-simplex-Virus (HSV) Syphilis Weicher Schanker bzw. Ulcus molle
Ungewöhnliche Vaginalblutung	Chlamydieninfektion, Gonorrhoe
Scheidenausfluß	Chlamydieninfektion, Gonorrhoe
Feigwarzen oder andere Tumore	Humanpapillomavirus (HPV)

Risikofaktoren: Sie haben ein erhöhtes Risiko für Feigwarzen, wenn Sie zwischen 20 und 24 Jahre alt sind, Sie oder Ihr Partner mehrere oder wechselnde Sexualpartner haben bzw. hatten/hat, und wenn Sie bereits eine andere STD haben, wie etwa *Herpes genitalis* oder eine Chlamydieninfektion. Ein erhöhtes Risiko besteht auch in der Schwangerschaft, beim Gebrauch oraler Kontrazeptiva oder bei einer Erkrankung, die das Immunsystem schwächt, wie der Hodgkin-Krankheit oder Leukämie. Und auch Rauchen ist ein Risikofaktor.

Zeichen und Symptome: Viele Menschen mit HPV weisen keinerlei Zeichen oder Symptome einer Infektion auf. Wenn sich aber Warzen entwickeln, dann können sie an der Vulva, in oder um Vagina oder Anus, an der Zervix oder auch in der Leiste oder am Oberschenkel auftreten. Und auch im Mundraum können sie vorkommen. Beim Mann entwickeln sie sich gewöhnlich am Penis oder am Hodensack. Die Warzen können erhaben oder flach sein, klein oder groß, einzeln oder blumenkohlartig in der Gruppe auftreten. Sie sind normalerweise fleischfarben und schmerzlos, können aber auch leicht rosa oder grau aussehen und in seltenen Fällen Juckreiz, Schmerzen und Blutungen verursachen.

Ursache: HPV wird durch Hautkontakt übertragen, vor allem während des Geschlechtsverkehrs. Man nimmt an, daß das Virus durch winzige Hautrisse, die beim Geschlechtsverkehr oder durch den unsachgemäßigen Einsatz von Tampons entstehen, in den Körper gelangt. Ist das Virus erst einmal in der Haut, bahnt es sich seinen Weg in die tiefer gelegenen Hautschichten. Hier kann es monate-, ja jahrelang verweilen, bis es reaktiviert wird und sich eine Warze entwickelt – es braucht auch überhaupt nie wieder an die Oberfläche zu treten.

Feigwarzen – nur eine mögliche Form der HPV-Infektion

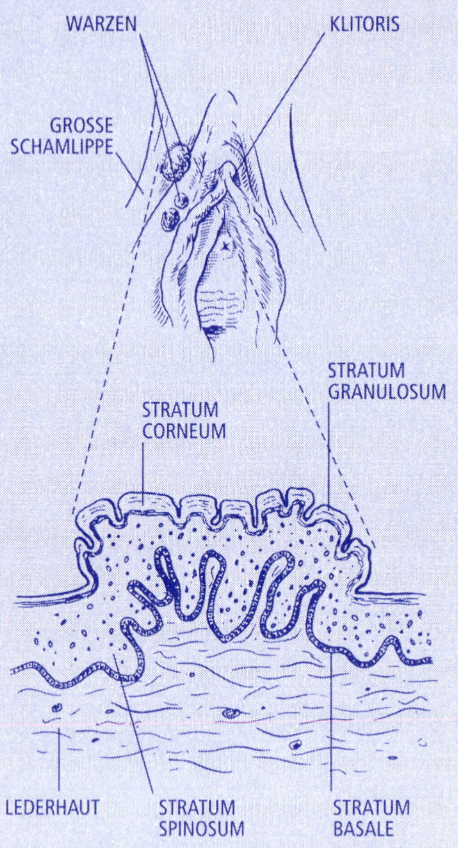

Eine HPV-Infektion manifestiert sich nur in 30 Prozent der Fälle in Form von Feigwarzen. Tatsächlich aber sind gerade die symptomlos verlaufenden Fälle als gefährlich einzustufen, da dieser HPV-Typ mit der Entwicklung eines Zervixkarzinoms in Verbindung gebracht wurde: Bleibt die Infektion unerkannt, nehmen auch die Heilungschancen dieses Karzinoms, die bei einer frühen Diagnose relativ gut sind, ab. Deshalb sind auch regelmäßige Früherkennungsuntersuchungen so wichtig!

Wenn bei Ihnen also eine HPV-Infektion diagnostiziert wird, können Sie das Virus zu jedem beliebigen Zeitpunkt in Ihrem aktiven Geschlechtsleben bekommen haben.

- *Inkubationszeit:* Bei 75 Prozent aller Infizierten dauert es bis zu neun Monate, bis sich Warzen entwickeln.
- *Mögliche gesundheitliche Folgen:* Aus bislang weitgehend ungeklärten Gründen haben Frauen mit HPV ein erhöhtes Risiko für Vulva- und Zervixkarzinome. Vermutlich sind bestimmte Krebsvorstadien mit spezifischen HPV-Typen assoziiert. Um so wichtiger sind regelmäßige Früherkennungsuntersuchungen mit Pap-Abstrich, dies vor allem bei Frauen mit bösartigen HPV-Typen und bei Frauen mit erhöhtem Risiko für eine STD. Darüber hinaus sollten Frauen mit HPV regelmäßig Zervix, Vagina und Vulva untersuchen lassen.
- *Diagnose:* HPV gibt den Wissenschaftlern auch heute noch viele Rätsel auf – weder läßt es sich in Kulturen züchten, noch gibt es einen Bluttest dafür. Bei den 30 Prozent der Infizierten, bei denen sich das Virus klinisch in Form von Warzen zeigt, wird die Diagnose allein aufgrund der optischen Erscheinung gestellt. Manche Warzen lassen sich nur schwer ausmachen, weil sie flach sind und wie normale Haut aussehen – sie muß der Arzt mit der »Lupe«, einem sogenannten Kolposkop betrachten. Möglicherweise trägt der Arzt auch Essigsäure auf die Zervix oder den Hautbereich der Vagina auf. Färbt sich der Bereich dann weiß, liegt möglicherweise eine HPV-Infektion vor. Bei immer noch unsicherer Diagnose stehen noch eine Reihe ausgefeilterer Tests zur Verfügung.
- *Therapie:* Die Behandlung der HPV-Infektion ist mehr kosmetischer denn kurativer Art – vollständig entfernt werden kann das Virus nämlich nicht. Es stehen verschiedene Behandlungsmöglichkeiten zur Verfügung, die im wesentlichen von Faktoren wie Größe und Anzahl der Warzen sowie von den Kosten, der Annehmlichkeit und den möglichen Nebenwirkungen der Behandlung selbst abhängen.

Unabhängig vom gewählten Verfahren tritt bei jeder vierten HPV-Patientin innerhalb von drei Monaten ein Rezidiv auf. Viele Studien haben belegt, daß kleine Warzen sowie Warzen, die noch nicht älter sind als ein Jahr, einer Behandlung am ehesten zugänglich sind.

Im folgenden eine Liste mit den möglichen Therapien und ihren jeweiligen Nebenwirkungen:

Abwarten. Abzuwarten, bis die Warzen von allein verschwinden, tun tatsächlich viele Frauen. Innerhalb von drei Monaten verschwinden 20 bis 30 Prozent aller nicht an der Zervix lokalisierten Genitalwarzen spontan.

Kryochirurgie. Die Warzen werden mit flüssigem Stickstoff vereist. Dieses Verfahren eignet sich am besten für kleine, einzeln stehende Warzen. Schmerzen können dort auftreten, wo der Stickstoff angewandt wird.

Podophyllotoxin (z. B. Condylox). Dieses verschreibungspflichtige, aber sichere Mittel kann die Patientin selbst daheim mit einem Wattetupfer auftragen. Es ist aber nur für äußerliche Warzen und nicht für solche in der Vagina oder auf der Zervix geeignet. Als Nebenwirkungen können ein leichtes Brennen und eine Hautreizung auftreten. In der Schwangerschaft nicht anwenden!

Podophyllin. Mit der Podophyllin-Lösung betupft der Arzt kleine, äußerliche Warzen. Auch dieses Mittel ist sicher, verursacht lokal allerdings leichte bis mittelstarke Schmerzen. Im Vulvabereich soll es nicht großflächig aufgetragen werden. Podophyllin muß ein bis vier Stunden nach dem Auftragen abgewaschen werden, der Behandlungszeitraum erstreckt sich gewöhnlich über insgesamt sechs Wochen im wöchentlichen Rhythmus. Große Mengen dieser Lösung können starke Nebenwirkungen, einschließlich Nervenschädigung, zur Folge haben. Nicht in der Schwangerschaft anwenden!

Trichloracetat (TCA). TCA wird von den Warzen resorbiert und löst sie auf. An der Anwendungsstelle kann es brennen. Die Anwendung wird gewöhnlich über sechs Wochen lang im Wochenrhythmus wiederholt. Auch dieses Mittel ist am besten für äußerliche Warzen geeignet.

Elektrokoagulation. Die Warzen werden mittels elektrischen Strom zerstört. Das Verfahren wird in Lokalanästhesie durchgeführt.

Laserchirurgie. Hierbei werden die Warzen mit Hilfe von Laserstrahlen zerstört. Das Verfahren ist für äußerliche Warzen im Genitalbereich oder auf den Stimmbändern geeignet und sollte nur dann angewandt werden, wenn andere Verfahren unwirksam geblieben sind. Es wird in Lokalanästhesie durchgeführt. Narbenbildung und die Entwicklung einer Infektion sind möglich, gegen die Schmerzen werden Sie wahrscheinlich etwa drei Wochen lang Schmerzmittel einnehmen müssen.

Interferon. Dieses Virustatikum wird direkt in die Warze injiziert. Sein Einsatz kann jedoch nur bedingt empfohlen werden, da es kosten- und zeitintensiv ist, bei vielen Menschen schädigende Nebenwirkungen zeigt und sich darüber hinaus als nicht effektiver als andere Behandlungen erwiesen hat.

- *Nachsorge:* Befinden Sie oder Ihr Partner sich in medikamentöser Behandlung, sollten Sie in der Zeit auf Sex verzichten, da Sie sich dabei reinfizieren könnten und weil die dabei entstehende Reibung den Heilungsprozeß beeinträchtigen könnte.

- *Prävention:* Die meisten Experten betrachten das Wiederauftreten von Warzen zwar als Folge einer Reaktivierung des Virus und nicht als eine Reinfektion. Wie dem auch sei, Kondome bieten einen gewissen Schutz vor einer Reinfektion. Schließlich sind Bereiche wie die Vulva und der Hodensack, die vom Kondom nicht geschützt werden, nachweislich anfälliger für wiederholte Infektionen.

Spermizide sind gegen HPV nicht wirksam. Sie können sich selbst gegen HPV schützen, indem Sie den winzigen Hautabschürfungen, durch die das Virus in den Körper gelangen kann, vorzubeugen versuchen. So kann die empfindliche Vaginalhaut beispielsweise leicht reißen, wenn sie trocken ist – benutzen Sie deswegen gegebenenfalls beim Geschlechtsverkehr ein Gleitmittel. Nehmen Sie außerdem zu Beginn und gegen Ende der Periode, wenn die Vagina relativ trocken ist, statt Tampons Binden.

- Schwangerschaft: Schwangere sollten weder Podophyllin noch Podophyllotoxin anwenden. Kinder HPV-infizierter Mütter können mit Warzen in oder um den Kehlkopf herum geboren werden, wenngleich dies sehr selten vorkommt.

Ein Kaiserschnitt ist nicht erforderlich, es sei denn, die Warzen sind so ausgedehnt, daß sie den Geburtskanal blockieren.

Knötchen, Schwellungen und Geschwüre: Herpes-simplex-Virus (HSV) Das HSV gehört zur Familie der Viren, die Windpocken oder *Herpes zoster* verursachen. Der sogenannte orale Stamm HSV 1 ist Erreger des Lippenherpes, der Stomatitis und Fieberbläschen am Mund verursacht. HSV 2 ist der sogenannte genitale Stamm und in erster Linie für den Herpes unterhalb der Gürtellinie verantwortlich. Wer einmal HSV hat-

Sporadisch auftretende Zeichen einer Dauerinfektion

Das charakteristische Symptom einer Herpesinfektion, jene winzigen Bläschen, kann bis zu drei Wochen lang auf der Oberfläche zu sehen sein, um dann spontan wieder zu verschwinden – und zu einem nicht vorhersagbaren späteren Zeitpunkt erneut auszubrechen. Eine Behandlung mit dem Virustatikum Aciclovir, z. B. Zovirax, kann den Schweregrad des Bläschenausschlags lindern, gegen die Infektion selbst jedoch nichts ausrichten. Da das Herpesvirus auch dann übertragen werden kann, wenn kein Bläschenausschlag vorliegt, ist die Ansteckungsgefahr relativ hoch.

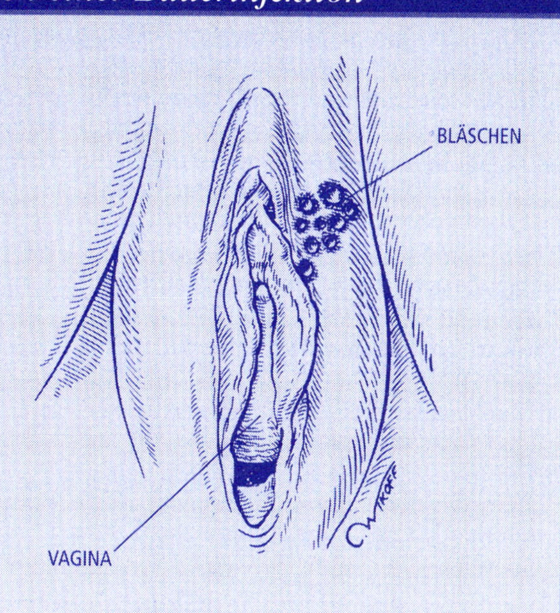

te, wird es nie mehr los – es existiert weiter in den Nervenzellen im unteren Wirbelsäulenbereich und schleicht sich – daher auch sein Name, der vom griechischen *herpein* für schleichen abstammt – in regelmäßigen Abständen immer wieder an die Oberfläche, um Herpesgeschwüre und -bläschen zu verursachen. Gegen die meisten HSV-Infektionen gibt es recht wirksame Medikamente.

Die meisten Menschen mit HPV-Infektion – wahrscheinlich 75 Prozent – wissen gar nichts von ihrer Erkrankung, weil sie keine Symptome haben.

Wer aber nicht weiß, daß er infiziert ist, kann seine Krankheit unwissentlich weiterverbreiten. Aber auch wer von seiner Infektion weiß, kann sie ungewollt weitergeben, indem er »asymptomatische« virale Partikelchen »ausscheidet«, noch bevor der Bläschenausschlag auftritt. Wegen ihrer leichten Übertragbarkeit ist diese Erkrankung ausgesprochen weit in der Bevölkerung verbreitet.

- *Risikofaktoren:* Das Risiko für eine Herpeserkrankung steigt mit der Zahl der Sexualpartner (von Ihnen und Ihrem Partner).
- *Zeichen und Symptome:* Bei vielen HSV-Infizierten liegen keinerlei Krankheitszeichen oder Symptome vor. Tritt jedoch der typische Bläschenausschlag auf, dann im Vulva-, Vaginal- und Analbereich oder auf der Zervix. Viele Frauen verspüren als »Frühsymptom« ein Brennen und Jucken in der Genitalregion, bevor die Bläschen auftreten.

Der erste »Ausbruch« einer Herpesinfektion ist immer der schwerste und dauert oft drei Wochen oder länger. Die Durchschnittsdauer einer ersten Episode beträgt zwölf Tage. Fieber, Kopfschmerzen, geschwollene Lymphdrüsen und Muskelschmerzen (vor allem in den Beinen) sind, neben den schmerzhaften Bläschen, durchaus häufige Symptome. Manche haben während eines Ausbruchs nur ein einziges Herpesbläschen, andere viele. Tief in der Vagina oder auf der Zervix sitzende Bläschen können schmerzlos sein. Wiederkehrende Krankheitsschübe, während derer das Virus reaktiviert wird, fallen im allgemeinen milder aus und dauern nur noch etwa fünf Tage. Bei vielen Menschen treten die Rezidive im Laufe der Zeit immer seltener auf.

- *Ursache:* HSV wird über direkten Hautkontakt übertragen, vor allem während des Geschlechtsverkehrs. Da die beiden Stämme HSV 1 und 2 fast identisch miteinander sind, kann man beim Oralsex mit einem Partner, der Lippenherpes hat, durchaus *Herpes genitalis* bekommen. Etwa 20 Prozent aller *Herpes-genitalis*-Infektionen, so nimmt man an, werden beim Oralsex übertragen.

Nach Erstinfektion mit dem Virus gelangt es über die Nervenendigungen in die Ganglien im unteren Bereich der Wirbelsäule und bleibt dort in zehn Prozent der Fälle ein Leben lang nach außen hin unbemerkt bestehen oder aber wird sporadisch reaktiviert. Viele Dinge können die Symptome auslösen, so Operationen, Krankheit, Streß, Müdigkeit, Hautreizungen (wie Sonnenbrand), eine unausgewogene Ernährung, die Menstruation, Hormonstörungen oder heftiger Geschlechtsverkehr.

- *Inkubationszeit:* Die Symptome treten, wenn überhaupt (immerhin können 75 Prozent aller HSV-Infizierten asymptomatisch sein), gewöhnlich innerhalb einer Woche nach der Infektion auf.
- *Mögliche gesundheitliche Folgen:* Eine mögliche, allerdings sehr seltene und leicht vermeidbare Komplikation ist eine Übertragung der Infektion auf die Augen. Das kann zum Beispiel bereits passieren, wenn Sie sich nach Berührung eines HSV-Bläschens die Augen reiben oder Kontaktlinsen einsetzen. Da sich das Herpesvirus mit Wasser und Seife abtöten läßt, kann man eine solche Augeninfektion während eines Herpesschubs durch strikte Hygiene vermeiden.

Obwohl ein Zusammenhang zwischen Herpes und Zervixkrebs nicht eindeutig geklärt ist, sollten Frauen mit diesem Virus, nicht zuletzt wegen ihres damit erhöhten Risikos für andere Infektionen wie der mit HPV, regelmäßig einen Zervixabstrich machen lassen.

- *Diagnose:* Wichtig ist, daß Sie noch zum Arzt gehen, solange Symptome vorliegen. Die Diagnose wird nämlich nach dem Aussehen der Bläschen gestellt und gegebenenfalls durch Entnahme einer Probe daraus. Ferner gibt es zuverlässige Bluttests zum Nachweis von Antikörpern gegen HSV.
- *Therapie:* Bleibt das HSV auch lebenslang im Organismus, so läßt sich doch zumindest seine Fähigkeit, Schaden anzurichten, wirksam beeinflussen.

Das hier am häufigsten verschriebene Medikament ist das Virustatikum Aciclovir (z. B. Zovirax). Damit läßt sich die Symptomdauer von neun auf etwa fünf Tage verkürzen, der Genesungszeitraum von drei Wochen auf etwa zwei Wochen und die Virusausscheidung von zehn Tagen auf etwa zwei Tage.
Die äußerliche Anwendung von Aciclovircreme hilft meist nur bei Erstinfektion, selten dagegen bei Rezidiven – hier bieten sich die Tabletten an. In den ersten zwei Tagen nach Ausbruch der Erkrankung eingenommen – Muskelschmerzen, Jucken und Brennen sind hier recht verläßliche Frühsymptome –, schwächt Aciclovir den Schweregrad des neuerlichen Herpesschubs deutlich ab. Außerdem verkürzt es die Virusausscheidung um beinahe die Hälfte der Zeit.

Wenn mehrere Herpesschübe pro Jahr auftreten – jeden oder jeden zweiten Monat einmal – oder wenn der Herpes eine große psychische Belastung darstellt, bietet sich eine »suppressive« Therapie an, die die Anzahl der Schübe um 75 Prozent senken kann. Da sich die Virusausscheidung dadurch jedoch nicht positiv beeinflussen läßt, kann die Krankheit dennoch an den Partner weitergegeben werden. Außerdem kommt es sofort nach Absetzen der Therapie zum Krankheitsausbruch.

Wie lange eine suppressive Therapie längstens fortgeführt werden sollte, richtet sich nach dem Allgemeinzustand des Kranken und nach der Notwendigkeit einer solchen Therapie. Studien haben gezeigt, daß auch eine drei- oder sogar siebenjährige Behandlung gut verträglich ist.

Der Nachteil von Aciclovir ist, daß lediglich 15 Prozent des Wirkstoffs vom Körper resorbiert und damit zur Virusbekämpfung genutzt werden. Eine verstärkte Darmausscheidung (z.B. bei gastrointestinalen Störungen) führt deshalb beispielsweise auch schneller als bei anderen Medikamenten dazu, daß kein genügend hoher Wirkstoffspiegel im Blut erreicht wird.

- *Nachsorge:* Wenn Sie zum erstenmal einen Herpesausbruch haben, dann informieren Sie alle Sexualpartner der vorausgehenden drei Wochen darüber. Wenn Sie von Ihrer Herpesinfektion auf eine andere Art und Weise erfahren, z.B. über einen Bluttest, wissen Sie vielleicht nicht, wann Sie sich infiziert haben. Zusammen mit Ihrem Arzt bleibt dann zu überlegen, welche Sexualpartner Sie von der Infektion in Kenntnis setzen sollten. Die Entscheidung darüber, wann und ob Sie einem neuen Partner von der Infektion berichten, bleibt Ihnen überlassen.
- *Prävention:* Nach dem primären Ausbruch kann das Virus bis zu drei Monate lang ausgeschieden werden. Diese asymptomatische Virusausscheidung gilt als die Hauptursache für die hohe Zahl an Herpesfällen. Man weiß auch, daß es durchaus möglich ist, daß in langjährigen Partnerschaften, in denen ein Partner infiziert ist, der nichtinfizierte Partner oft herpesfrei bleibt.

Der Gebrauch von Präservativen und Spermiziden ist wichtiger Baustein jeder effektiven Prävention. HSV 1 und 2 können problemlos durch den Körper ziehen – verzichten Sie deshalb auf Oralsex bei einem aktiven Schub von *Herpes labialis* oder *genitalis.*

- *Schwangerschaft:* Die ernsthafteste bekannte Komplikation der Herpesinfektion droht den Kindern HSV-infizierter Mütter: Einem HSV-infizierten Baby droht Blindheit, Gehirnschädigung und sogar der Tod. Glücklicherweise ist das Risiko einer Infektionsübertragung von der Mutter auf das Neugeborene bei der Geburt nur gering; das gilt auch für Frauen mit langjährigen, immer wieder rezidivierenden Ausbrüchen. Wird das Baby jedoch infiziert (bei drei von hundert Frauen mit rezidivierenden Infektionen), wird möglicherweise eine Behandlung mit Aciclovir eingeleitet. HSV erhöht das Risiko für eine Fehlgeburt, vorzeitige Wehen und Frühgeburt.

Das größte Risiko besteht bei Frauen, die das HSV erst in der Spätschwangerschaft erworben haben, und hier vor allem bei Frauen, die keine Immunabwehr gegen das Virus haben, weil sie noch keine Windpocken und auch noch niemals Lippenherpes hatten. Frauen mit intakter Immunabwehr – die sich anhand der Antikörper gegen HSV im Blut messen läßt – vermitteln dem Fetus dagegen über die Plazenta Immunschutz gegen das Virus. Somit sind Neugeborene HSV-infizierter Mütter, die Antikörper gegen das Virus tragen, bei der Geburt vor einer Infektion auch dann geschützt, wenn sie beim Gleiten durch den Geburtskanal damit in Kontakt kommen. Die meisten HSV-infizierten Mütter können auf natürlichem Weg gebären. Ist jedoch zum Zeitpunkt der Entbindung der Herpes aktiv, ist ein Kaiserschnitt nötig.

Sind Sie schwanger und haben HSV oder Sex mit einem HSV-infizierten Partner, oder haben Sie oder Ihr Partner Sex mit mehr als einem Partner während Ihrer Schwangerschaft, dann informieren Sie Ihren Gynäkologen darüber

Da der Einfluß von Aciclovir auf die Schwangerschaft nicht ausreichend geprüft ist, wird während der Schwangerschaft wahrscheinlich jede Aciclovirbehandlung abgebrochen.

Knötchen, Schwellungen und Geschwüre: Syphilis Diese uralte Krankheit wurde schon im alten China im Jahre 2000 v.Chr. in medizinischen Fachbüchern beschrieben. Syphilis kann sehr langwierig verlaufen, sich durch das ganze Leben hinziehen und auch zum Tod führen. Bei richtiger und rechtzeitiger Behandlung ist sie jedoch heilbar.

- *Risikofaktoren:* Das Risiko für eine Syphiliserkrankung steigt bei mehreren oder häufig wechselnden Sexualpartnern. Die Gefahr der Erregerübertragung beträgt beim einmaligen ungeschützten Geschlechtsakt mit einem infizierten Partner bereits 30 Prozent.
- *Zeichen und Symptome:* Syphilis verläuft in drei Stadien:
  Primärstadium (Frühsyphilis): Dieses Stadium ist durch schmerzlose Geschwüre mit harten, knorpelartigen Rändern gekennzeichnet. Sie können überall am Körper auftreten: an Vulva, Vagina, Zervix, Anus, Zunge oder am Penis oder Hodensack. Unbehandelt verschwinden die Geschwüre wieder innerhalb von drei bis acht Wochen. Dieser Primäreffekt, der harte Schanker, ist höchst infektiös.
  Sekundärstadium: Etwa sechs bis acht Wochen nach der Infektion kann sich die Syphilis in Form eines nicht juckenden Hautausschlags, geschwollener Lymphknoten, Halsentzündung, Gewichtsverlust, Kopfschmerzen, Haarausfall und eines allgemeinen Unwohlseins bemerkbar machen. Die Hautläsionen, die wie Herpes oder Genitalwarzen aussehen können, können überall in feuchten Regionen auftreten. Unbehandelt bilden sich diese Symptome wieder innerhalb von zwei bis sechs Wochen zurück.
  Tertiärstadium (Latenzstadium): Jahre bis Jahrzehnte später treten bei 20 bis 30 Prozent der mit Syphilis infizierten Personen Komplikationen wie eine Schädigung von Augen, Ohren, Herz und Knochen, Lähmungserscheinungen und Geistesstörungen auf. Die Krankheit kann tödlich verlaufen.
- *Ursache:* Erreger der Syphilisinfektion sind spiralförmige Bakterien, *Treponema pallidum.* Meist werden sie während des Geschlechtsverkehrs übertragen.
- *Inkubationszeit:* Die Inkubationszeit bis zur Entstehung des Primäreffekts schwankt zwischen einer und dreizehn Wochen, beträgt gewöhnlich aber drei Wochen.
- *Mögliche gesundheitliche Folgen:* Syphilis kann zu einer Schädigung von Augen, Leber, Nieren und anderen Organen führen. Die offenen Hautläsionen sind außerdem ideale Eintrittspforten für Erreger von Krankheiten wie Aids, eine Infektion mit dem *Herpes-simplex*-Virus (HSV) und dem Humanpapillomavirus (HPV).

Innerhalb von 24 Stunden nach einer Behandlung im Krankheitsfrühstadium tritt bei zirka 60 Prozent der Patienten die sogenannte »Jarisch-Herxheimer-Reaktion« auf, die u.a. durch Kopfschmerzen, grippeähnliche Symptome und eine Verschlimmerung des syphilitischen Hautausschlags gekennzeichnet ist. Vorbeugen läßt sich dieser Reaktion nicht, dafür bildet sie sich gewöhnlich innerhalb von 24 Stunden wieder komplikationslos zurück.

Diagnose: Zum Erregernachweis wird eine Sekretprobe aus einer Primär- oder Sekundärläsion oder einem nahegelegenen Lymphknoten entnommen. Darüber hinaus gibt es noch eine Reihe von Bluttests zum serologischen Nachweis der Syphilis.

Therapie: Penicillin ist mit 98prozentiger Wirksamkeit für alle Stadien der Syphillis das Antibiotikum der Wahl. Dosierung und Dauer der Therapie hängen vom Krankheitsstadium und den Symptomen ab.
Bei Penicillinunverträglichkeit wird auf Erythromycin, Tetracyclin, Oxytetracyclin u.a. ausgewichen. Diese Wirkstoffe sind nicht so wirksam wie Penicillin, führen aber auch in über 90 Prozent der Fälle eine Heilung herbei.

Nachsorge: Nach drei und dann noch einmal nach sechs Monaten werden Nachkontrollen angesetzt. Ein Jahr nach der Behandlung empfiehlt sich eine Lumbalpunktion zur Untersuchung der zerebrospinalen Flüssigkeit auf eine sekundäre Syphilis. Krankheitsrezidive entstehen meist durch Reinfektion, seltener durch Therapieversagen.

Prävention: Wegen der schwerwiegenden gesundheitlichen Folgen bei unbehandelter Syphilisinfektion müssen alle Sexualpartner informiert werden (die Krankheit ist meldepflichtig). Hier einige Richtlinien, wer als »Risiko«partner in Frage kommt:

- Nehmen Sie bei primärer Syphilis Kontakt mit allen Partnern auf, die Sie während der letzten drei Monate vor Auftreten der ersten Symptome hatten.
- Nehmen Sie bei sekundärer Syphilis Kontakt mit allen Partnern auf, die Sie während der letzten sechs Monate vor Auftreten der ersten Symptome hatten.
- Nehmen Sie bei latenter Syphilis Kontakt mit allen Partnern auf, die Sie während des letzten Jahres vor Auftreten der ersten Symptome hatten. Verzichten Sie solange auf Sex, bis sichergestellt ist, daß Sie die Infektion nicht mehr weiterverbreiten können. Einer Primär- oder Reinfektion können Sie beim Geschlechtsverkehr mit Hilfe von Präservativen vorbeugen.

Schwangerschaft: Eine Syphilis, bei der der Erreger intrauterin von der Mutter auf den Fetus übertragen wird, die sogenannte *Syphilis connata,* kann für den Fetus tödlich enden. Überlebt er, kann er u.a. Taubheit, Anämie, dauerhafte Knochen-, Leber- und Zahnschäden davontragen. Manchmal treten diese Symptome erst im Teenageralter auf.
Liegt die Syphiliserkrankung der Mutter zum Zeitpunkt der Schwangerschaft mehr als vier Jahre zurück, ist die Infektionsgefahr für den Fetus gering. Liegt die Infektion nicht sehr weit zurück oder fällt sie gar in die Schwangerschaft, ist eine *Syphilis connata* fast unausweichlich.

Die oben bereits angesprochene Jarisch-Herxheimer-Reaktion kann vorzeitige Wehen oder eine fetale Notsituation auslösen. Dieses Risiko muß jedoch eingegangen werden.

Knötchen, Schwellungen und Geschwüre: weicher Schanker bzw. Ulcus molle Der weiche Schanker ist eine typische Geschlechtskrankheit. Die Erkrankung erfolgt ausschließlich über Geschlechtsverkehr. Sie ist in der Bundesrepublik Deutschland sehr

Weicher oder harter Schanker?

Harte Schanker bzw. Geschwüre deuten auf eine Syphilis hin. Das Geschwür selbst ist schmerzlos und bildet sich innerhalb von drei bis acht Wochen spontan zurück. Unbehandelt jedoch richtet die syphilitische Grunderkrankung Jahre später im Körper verheerende Schäden an. Diese Schankerart ist die heimtückischere: leicht zu ignorieren, doch letztendlich lebensbedrohlich.

Der weiche Schanker wird Sie dagegen eher in Angst und Schrecken versetzen und zu einem Arztbesuch veranlassen. Die Geschwüre schmerzen, fließen oft zu großen gangränartigen Erosionen mit manchmal erheblicher Gewebezerstörung zusammen und gehen oft mit einem infizierten Abszeß in der Leistenbeuge einher. Unbehandelt können an anderen Stellen neue Herde entstehen, außerdem ist es eine ideale Eintrittsstelle für das Aids verursachende HIV.

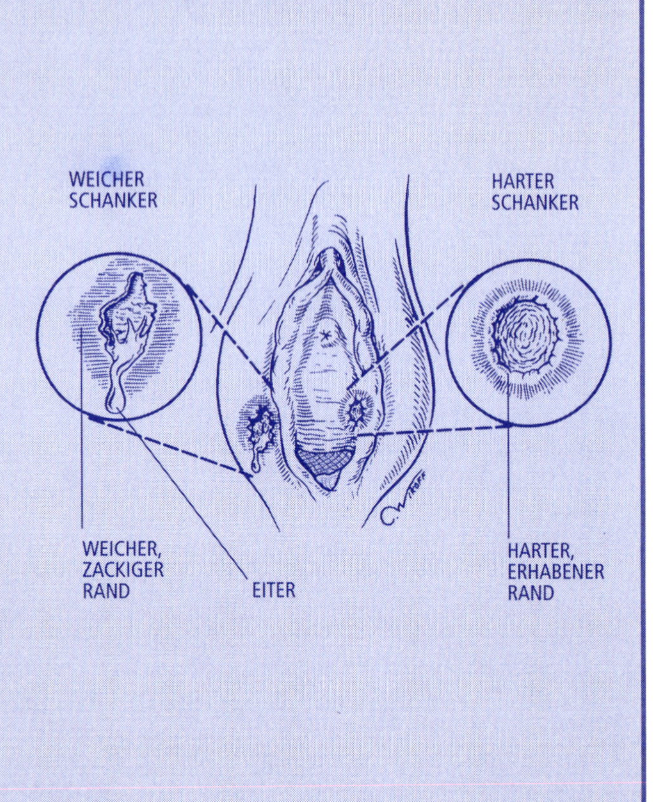

selten. Vor Sensibilisierung der breiten Öffentlichkeit für Aids wurde sie jedoch eine Zeitlang in zunehmende Maße aus fernöstlichen Ländern eingeschleppt.

- *Risikofaktoren:* Ein erhöhtes Risiko für *Ulcus molle* besteht, wenn Sie oder Ihr Sexualpartner mehrere oder häufig wechselnde Sexualpartner haben bzw. hat.
- *Zeichen und Symptome:* Der weiche Schanker zeichnet sich durch weiche, gräuliche, schmerzhafte und eiternde Geschwüre aus. Die Geschwüre haben gezackte, unterminierte Ränder und bluten leicht bei Berührung. Ein weiteres auffallendes Symptom sind starke Lymphknotenschwellungen in der Leiste.
- *Ursache:* Der Erreger ist das Bakterium *Haemophilus ducreyi*, das ausschließlich beim Sexualkontakt übertragen wird.
- *Inkubationszeit:* Die Geschwüre zeigen sich innerhalb von zwei bis sieben Tagen nach der Infektion.
- *Mögliche gesundheitliche Folgen:* Der weiche Schanker geht mit dem Humanpapillomavirus (HPV) einher. Die offenen Hautläsionen auf den Genitalien begünstigen eine HIV-Übertragung.
- *Diagnose:* Der weiche Schanker wird von Ärzten mit wenig Erfahrung oft mit

Herpes genitalis oder Syphilis verwechselt. Die Diagnose stützt sich meist auf den klinischen Befund, da die kulturelle Anzüchtung schwierig und die mikroskopische Diagnostik durch die polymikrobielle Flora unsicher ist. Der Nachweis des Erregers erfolgt aus dem Material, das vom Rand eines Ulkus oder vom Eiter einer Drüsenschwellung in der Leistenbeuge entnommen wird. Außerdem sind Tests zum Ausschluß anderer Geschlechtskrankheiten angebracht.

- *Therapie:* Das *Ulcus molle* wird mit Sulfonamiden oder bei Versagen der Sulfonamidtherapie mit Antibiotika wie Tetracyclin, Erythromycin oder Gentamycin behandelt.
- *Nachsorge:* Zirka eine Woche nach Beginn der medikamentösen Behandlung sollte eine Nachkontrolle angesetzt werden. Alle Sexualpartner der letzten zehn Tage vor Auftreten der ersten Symptome sollten benachrichtigt und behandelt werden.
- *Prävention:* Schützen Sie sich beim Geschlechtsverkehr mit Präservativen und Spermiziden.
- *Schwangerschaft:* Eine Schädigung des Fetus bei Infektion der Mutter ist nicht bekannt.

Erkrankungen, die Scheidenausfluß verursachen:

Chlamydieninfektion Hierbei handelt es sich um die häufigste sexuell übertragbare Erkrankung, die ernsthafte Gesundheitsstörungen mit sich bringen kann.

- *Risikofaktoren:* Ein erhöhtes Risiko für eine Chlamydieninfektion hat, wer jünger als 20 Jahre ist, der selbst und/oder dessen Partner viele Sexualpartner hat, orale Kontrazeptiva einnimmt und eine Zervixentzündung (Zervizitis) hat. Der Statistik zufolge haben Teenager öfter mehrere Sexualpartner, und bei ihnen kommt außerdem häufiger eine Form der Zervizitis, die sogenannte *Ektopia cervicis*, vor. Hierbei kommt Zervixschleimhaut auf der Zervixoberfläche vor und ist damit infektionsanfällig. Auch die Einnahme von oralen Kontrazeptiva geht mit einem leicht erhöhten Risiko für eine solche *Ektopia cervicis* einher.

Wie bei den anderen STDs sind auch von der Chlamydieninfektion Frauen weitaus häufiger betroffen als Männer. Bei einem ungeschützten Geschlechtsakt mit einem infizierten Partner stecken sich 40 Prozent der Frauen mit der Krankheit an im Vergleich zu nur 20 Prozent der Männer.

- *Zeichen und Symptome:* Die Symptome der Chlamydieninfektion ähneln denen der Gonorrhoe. Bei Frauen tritt, wenn sie überhaupt Symptome haben, gewöhnlich ein gelblicher Scheidenausfluß auf, eine sogenannte mukopurulente (schleimig-eitrige) Zervizitis. Weitere Symptome sind Schmerzen beim Wasserlassen, Unterbauchschmerzen oder Schmerzen im Rektum, schleimige Stühle, intermittierende Vaginalblutungen und Schmerzen oder Blutungen beim Geschlechtsverkehr.

Besonders gefährlich wird die Chlamydieninfektion, weil bis zu 25 Prozent aller infizierten Männer und 75 Prozent aller infizierten Frauen keinerlei Symptome haben und die Krankheit damit unwissentlich und unwillentlich weitergeben.

- *Ursache:* Zwar handelt es sich bei dem Erreger um ein Bakterium, aber das hat verschiedene Viruseigenschaften, so ist es zur Energielieferung und zur Vermehrung von einer Wirtszelle abhängig.
- *Inkubationszeit:* Krankheitszeichen treten, wenn überhaupt, ein bis zwei Wochen nach der Infektion auf.
- *Mögliche gesundheitliche Folgen:*

Schätzungen zufolge sind 25 bis 50 Prozent aller Entzündungen der Eileiter durch eine Chlamydieninfektion bedingt. Eileiterentzündung kann zur Unfruchtbarkeit und zur Eileiterschwangerschaft führen, bei der sich die befruchtete Eizelle im Eileiter statt im Uterus einnistet.

- *Diagnose:* Verdacht auf eine Chlamydieninfektion besteht, wenn die Zervix rot und geschwollen ist und eine Blutungsneigung aufweist.
- *Behandlung:* Die Therapie der Wahl der Chlamydieninfektion ist die Tetracyclinbehandlung. Schwangere und Neugeborene sollten Erythromycin erhalten.
- *Nachsorge:* Alle behandelten Personen sollten sich drei Monate lang regulären klinischen Untersuchungen wie auch bakteriologischen Tests und Urinuntersuchungen unterziehen.

Auch die Sexualpartner sollten untersucht und behandelt werden – unbehandelt kann eine Chlamydieninfektion beim Mann ebenfalls Sterilität zur Folge haben. Haben Sie Symptome, sollten alle Partner der vorangehenden 30 Tage informiert und untersucht werden. Haben Sie keine Symptome, sollten zumindest die Partner der vorangehenden 60 Tage informiert und untersucht werden.

- *Prävention:* Kondome können vor Chlamydien schützen. Dasselbe gilt für Diaphragma, Zervixkappe und Spermizide. Bis zum Ende des Heilungsprozesses darf kein Geschlechtsverkehr stattfinden.
- *Schwangerschaft:* Liegt während der Schwangerschaft eine Chlamydieninfektion vor, kann sich nach der Entbindung eine Endometriose entwickeln. Bei dieser Störung werden Endometriumpartikel außerhalb des Uterus z. B. in den Eierstock oder sogar in die Lungen verschleppt.

Eine Chlamydieninfektion in der Schwangerschaft geht auch mit einem erhöhten Risiko für spontane Fehlgeburten und Totgeburten einher. Darüber hinaus haben Neugeborene von Frauen mit Chlamydieninfektion ein erhöhtes Risiko für Augeninfektionen, Lungenentzündung und Bronchitis.

Erkrankungen, die Scheidenausfluß verursachen:

Gonorrhoe Dies ist die älteste Geschlechtskrankheit, die im 14. Jahrhundert als Tripper bekannt wurde – eine heute immer noch gebräuchliche Bezeichnung. Trippererkrankungen hatten vor Sensibilisierung der breiten Öffentlichkeit für die Aidsproblematik wieder erschreckend zugenommen. Weltweit wird ihre Zahl auf hundert Millionen geschätzt.

Tubeninfertilität und Gonorrhoe

Den Ergebnissen einer neueren Studie zufolge haben Frauen, die einmal eine Gonorrhoe hatten, aufgrund von Verlegungen oder Verwachsungen in den Eileitern ein erhöhtes Risiko, unfruchtbar zu werden. Und auch eine Trichomonadeninfektion erhöht das Risiko um 100 Prozent (s. Kapitel 18, »Gegenstrategien bei Unfruchtbarkeit«, ab Seite 235). Herpes genitalis, Genitalwarzen oder Hefepilzinfektionen dagegen scheinen das Risiko nicht zu erhöhen.

Die Wissenschaftler fanden im Rahmen ihrer Studie jedoch noch weitere Risikofaktoren für Tubeninfertilität: Die Probandinnen, die sie untersuchten, waren meist älter, Raucherinnen, wiesen eine höhere Salpingitisrate auf, und die meisten von ihnen hatten in einer monogamen Beziehung ein Pessar zur Empfängnisverhütung benutzt.

◗ *Risikofaktoren:* Ein erhöhtes Risiko für Gonorrhoe hat, wer häufig wechselnde Sexualpartner hat und unter 20 Jahre alt ist. Weitere Risikogruppen sind Großstädter, Singles mit früheren gonorrhoeischen Infektionen, Drogenabhängige und Prostituierte. Allerdings ist festzuhalten, daß die Trippererkrankungen in Deutschland in den vergangenen 20 Jahren kontinuierlich zurückgegangen sind. 1995 wurden 4061 Erkrankungen gemeldet.
Wenn auch nahezu doppelt so viele Männer an Tripper erkrankt sind wie Frauen, so sind Frauen von den Auswirkungen der Krankheit doch wieder stärker betroffen als Männer: Das Infektionsrisiko eines Mannes, der einmal ungeschützten Sex mit einer mit Gonorrhoe infizierten Frau hat, beträgt 20 bis 25 Prozent. Das der Frau, die einmal ungeschützten Sex mit einem infizierten Mann hat, dagegen 80 bis 90 Prozent.

◗ *Zeichen und Symptome:* Die Symptome der Gonorrhoe gleichen denen der Chlamydieninfektion. Zu den Symptomen zählen verstärkter Scheidenausfluß, Schmerzen beim Wasserlassen, Schmerzen in Unterbauch und Rektum, intermittierende Vaginalblutungen, Schmerzen oder Blutungen beim Geschlechtsverkehr und Fieber. Bei der Hälfte aller Frauen mit einer Gonorrhoe ist gleichzeitig auch das Rektum mit Gonokokken infiziert, womit Beschwerden im Analbereich verbunden sind.
Bis zu 70 Prozent aller infizierten Frauen haben keinerlei Symptome im Vergleich zu nur 10 Prozent bei den Männern. Damit ist der erste Hinweis auf eine Infektion häufig auch zuerst beim Partner zu finden: Schmerzen beim Wasserlassen und häufiger Harndrang.

◗ *Ursache:* Erreger der gonorrhoeischen Infektionen ist ein nierenförmiges Bakterium namens *Neisseria gonorrhoeae.* Diese Keime besiedeln Zervix und Harnröhre.

◗ *Inkubationszeit:* Die Symptome entwickeln sich gewöhnlich innerhalb von zehn Tagen nach der Infektion.

◗ *Mögliche gesundheitliche Folgen:* Unbehandelt kann eine Infektion eine Eileiterentzündung zur Folge haben, die das Risiko für eine Eileiterschwangerschaft oder Unfruchtbarkeit um 40 Prozent erhöht. Darüber hinaus nimmt die Anfälligkeit für eine Blutvergiftung, für Arthritis oder Haut-, Herz- oder Gehirnerkrankungen zu.

◗ *Diagnose:* Beim Mann läßt sich die Diagnose recht einfach mit Hilfe eines Ausstrichpräparats stellen. Bei der Frau dagegen erfolgt der Erregernachweis über Abstriche von Harnröhre und Zervixkanal sowie über eine bakteriologische Kultur. Differentialdiagnostisch werden darüber hinaus eine Syphilis und eine Chlamydieninfektion ausgeschlossen.

◗ *Therapie:* In den letzten Jahren hat sich eine zunehmende Resistenz der Gonokokken gegen gängige Medikamente wie Penicillin oder Tetracyclin bemerkbar gemacht. Neben einer Behandlung mit Penicillin und Ampicillin werden heute zunehmend Cephalosporine wie Cefotaxim (z. B. Claforan), Cefotiam (z. B. Spizef) und Cefoxitin (z. B. Mefoxitin) und Chinolone bzw. Gyrasehemmer wie Ciprofloxacin (z. B. Ciprobay) bevorzugt, die sich als hochwirksam in der Behandlung der Gonorrhoe erwiesen haben.
Bei Allergie gegen Penicillin und Cephalosporine sowie Chinolone wird das Aminoglykosid-Antibiotikum Spectinomycin (z.B. Stanilo, Trobicin) gegeben, das besonders wirksam in der Behandlung der gonorrhoeischen Halsinfektion ist.

◗ *Nachsorge:* Zum Heilungsnachweis werden nach der Behandlung Abstrich-

Die ansteckendste STD

Filzläuse lassen sich mit dem bloßen Auge erkennen und verursachen durch ihren Biß typische bläuliche Flecken in der Haut. Hat Ihr Partner Filzläuse, bekommen Sie sie mit fünfundneunzigprozentiger Sicherheit auch.

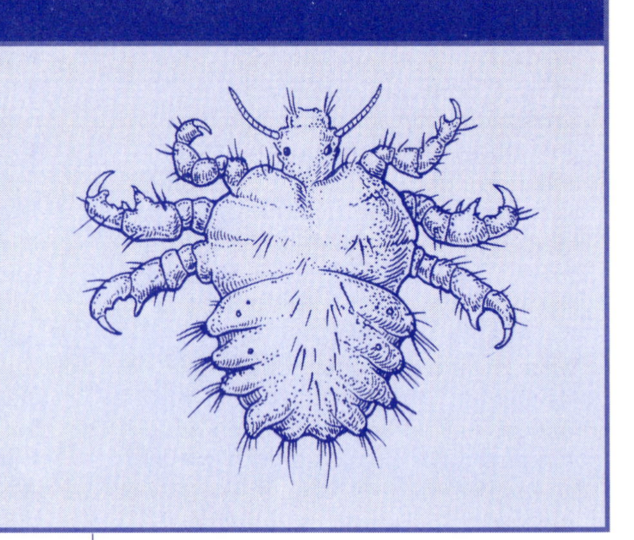

kontrollen von den betroffenen Stellen gemacht sowie sogenannte Provokationen vorgenommen.
Wenn Sie aufgrund von Symptomen behandelt wurden, müssen alle Sexualpartner der vergangenen 30 Tage mitbehandelt werden. Wurde die Infektion zufällig entdeckt, müssen alle Sexualpartner der vergangenen 60 Tage mitbehandelt werden.

- *Prävention:* Präservative schützen relativ sicher gegen Gonokokken. Einen gewissen Schutz bieten auch Diaphragma, Zervixkappe und Spermizide. Während der Behandlung und solange nicht alle Nachkontrollen negativ ausgefallen sind, ist auf jeden Sexualkontakt zu verzichten.
- *Schwangerschaft:* Der Einsatz von Chinolonen und Tetracyclin verbietet sich in der Schwangerschaft. Statt dessen werden Cephalosporine oder eine Einzelinjektion mit Spectinomycin gegeben.

Erkrankungen, die Juckreiz verursachen:

Filzläuse Filz- oder Schamläuse sind kleine flügellose Insekten mit abgeplattetem Körper. Sie sitzen in erster Linie in den Schamhaaren und ernähren sich vom Blut des Wirts. Die Weibchen legen etwa 40 bis 50 Eier, sogenannte Nissen, und kleben sie am Haar an. Die durchschnittliche Lebensdauer beträgt 25 bis 30 Tage.

- *Risikofaktoren:* Ihr Risiko für Filzläuse steigt, wenn Sie oder Ihr Partner mehrere oder häufig wechselnde Sexualpartner haben bzw. hat. Filzläuse bekommt man schneller als jede andere sexuell übertragbare Krankheit: Das Übertragungsrisiko beim einmaligen Sexualkontakt mit einem infizierten Partner beträgt 95 Prozent.
- *Zeichen und Symptome:* Sich langsam bewegende Filzläuse sind mit bloßem Auge zu erkennen. Sie verursachen typisch bläuliche Flecken im Schambereich oder an den Oberschenkeln – dort wo sie gebissen haben –, außerdem Juckreiz, der durch eine allergische Reaktion auf ihre Bisse bedingt sein soll. Filzläuse sitzen zwar vornehmlich

im Schambereich, können aber auch andere Bereiche mitbefallen, vor allem bei stark behaarten Personen, so Brust, Achselhöhlen, Bart und Wimpern. Das Haupthaar überlassen sie meist ihren Verwandten, den Kopfläusen.

◗ *Ursache:* Filzläuse werden durch einen Parasiten, den *Phthirus pubis*, verursacht, der durch engen Körperkontakt, meist beim Geschlechtsverkehr, übertragen wird.

◗ *Inkubationszeit:* Die Nissen reifen innerhalb von sieben bis zehn Tagen. Je nach Anzahl der übertragenen Läuse, kann es zwei bis vier Wochen dauern, bis Sie etwas merken.

◗ *Mögliche gesundheitliche Folgen:* Wer Filzläuse hat, hat möglicherweise auch andere sexuell übertragbare Krankheiten.

◗ *Diagnose:* Filzläuse lassen sich mit bloßem Auge erkennen.

◗ *Therapie:* Die Schamhaare müssen nicht rasiert werden. Zur Behandlung verwendet man heute in erster Linie Emulsionen bzw. Shampoos mit Hexachlorcyclohexan (Lindan, z. B. Jacutin), ein langwirkendes, nicht organisch abbaubares Insektizid. Eine längere Behandlung mit Insektiziden sollte jedoch vermieden werden. Lindan sollte außerdem bei Leuten mit extremer Dermatitis nicht angewandt werden, weil es hier Krampfanfälle auslösen könnte.
Läuse an den Wimpern lassen sich entfernen, indem man zehn Tage lang zweimal täglich Vaseline auf die Lidränder aufträgt oder sie mit der Pinzette entfernt.

◗ *Nachsorge:* Wenn die Läuse nicht wieder auftauchen, sollte nach einer Woche eine Nachkontrolle erfolgen. Es ist normal, wenn auch noch einige Tage nach der Behandlung Juckreiz besteht. Alle Sexualpartner des vergangenen Monats müssen informiert und behandelt werden. Verzichten Sie solange auf Sexualkontakt, bis alle Läuse und Nissen entfernt sind. Die Bett- und Leibwäsche wird gekocht.

◗ *Prävention:* Einen sicheren Schutz vor Filzläusen gibt es nicht.

◗ *Schwangerschaft:* In Schwangerschaft und Stillzeit dürfen weder Lindan noch ein anderes Pyrethrin-haltiges Insektizid eingesetzt werden.

Erkrankungen, die Juckreiz verursachen: Krätzmilben Krätzmilben bzw. die dadurch verusachte Krankheit Krätze oder Skabies ist ebenfalls eine übertragbare, von Parasiten hervorgerufene Infektion der Haut. Die befruchtete weibliche Krätzmilbe, *Sarcoptes scabiei*, bohrt sich in die Hornschicht der Haut und legt ihre Eier in den Gängen ab. Krätze, vor allem im Bereich der Vulva, kommt heute sehr selten vor, aber auch sie kann beim Geschlechtsverkehr übertragen werden.

◗ *Risikofaktoren:* Ihr Risiko für Skabies steigt, wenn Sie oder Ihr Partner mehrere oder häufig wechselnde Sexualpartner haben bzw. hat. Beengte räumliche Verhältnisse, schlechte Hygiene und Fehl- bzw. Mangelernährung können die Krankheitsentstehung begünstigen.

◗ *Zeichen und Symptome:* Hauptbeschwerde ist heftiger, nachts im Bett, nach körperlicher Betätigung oder nach warmen Bädern oder Duschen schlimmer werdender Juckreiz. Befallen sein können Hände, Arme, Füße, Knöchel, Achselhöhlen, Gesäß und auch die Genitalregion.
Die Krätzmilben sind so klein, daß sie mit bloßem Auge nicht zu erkennen sind. Sichtbar werden können dafür aber die Milbengänge unter der Haut, vor allem zwischen den Fingern, in denen das Weibchen seine Eier ablegt.

◗ *Ursache:* Skabies wird durch die Krätzmilbe *Sarcoptes scabiei* verursacht. Sie wird durch direkten Hautkontakt

Krätzmilben - klein, aber oho

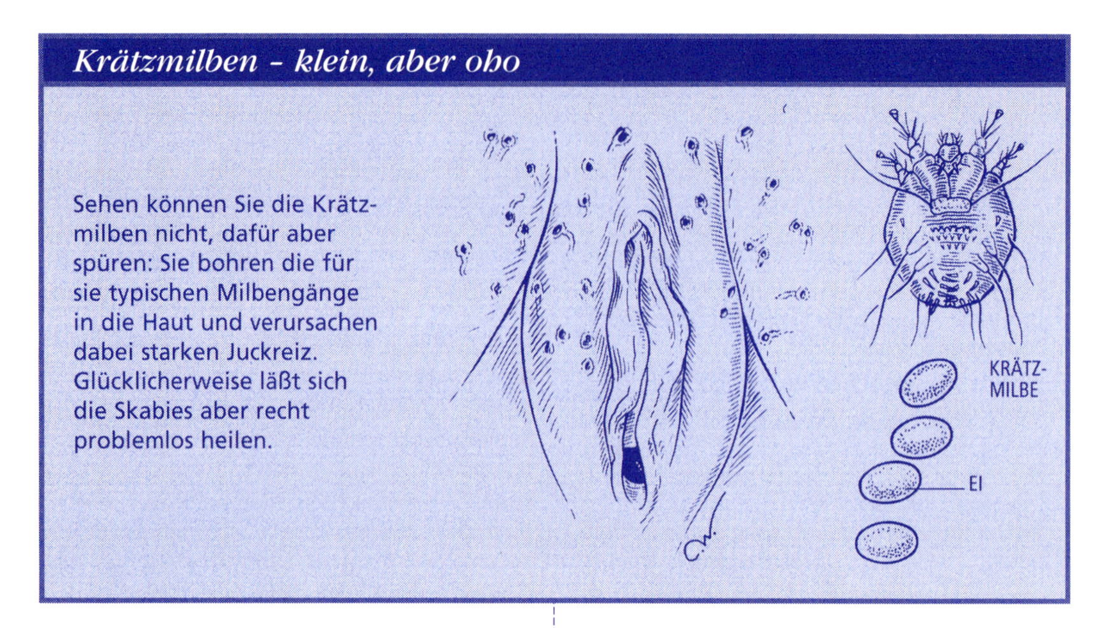

Sehen können Sie die Krätzmilben nicht, dafür aber spüren: Sie bohren die für sie typischen Milbengänge in die Haut und verursachen dabei starken Juckreiz. Glücklicherweise läßt sich die Skabies aber recht problemlos heilen.

und damit eben auch beim Geschlechtsverkehr übertragen. Gelegentlich kommt es auch zur Übertragung durch Kleidung und Bettwäsche.

◗ *Inkubationszeit:* Die Inkubationszeit beträgt typischerweise fünf Wochen. Da es sich bei den Symptomen aber um eine allergische Reaktion handelt, werden Sie sie beim nächstenmal früher bemerken.

◗ *Mögliche gesundheitliche Folgen:* Etwa sieben Prozent aller mit Skabies Infizierten bekommen ein juckendes, oft ekzemähnliches Exanthem mit bräunlich roten Knötchen und Pusteln an den genannten Stellen. Es kann Wochen oder sogar Monate dauern, bis diese verstärkte allergische Reaktion wieder abklingt. Bei Personen, deren Immunsystem gerade auf Hochtouren läuft – z. B. bei Bestehen einer bereits lange andauernden anderen Erkrankung – können dicke, schuppige flockige Hautläsionen auftreten. Man spricht hier von der *Scabies norvegica*, die besonders bei Abwehrschwäche vorkommt und sehr ansteckend ist.

◗ *Diagnose:* Wahrscheinlich können Sie selbst die Milbengänge sehen, die das Weibchen unter der Haut eingebohrt hat. Haben Sie Zweifel, können Sie etwas blaue oder schwarze Tinte von einem Füllfederhalter auf den verdächtigen Bereich auftragen. Reiben Sie dann mit einem mit Alkohol getränkten Wattebausch die überschüssige Tinte weg. Handelt es sich um einen Milbengang, sickert die Tinte ein, und sichtbar wird eine dünne Tintenlinie unter der Haut. Zur Diagnosesicherung kann der Arzt ein wenig von der befallenen Haut abkratzen und unter dem Mikroskop betrachten.

◗ *Therapie:* Auch hier ist Mittel der Wahl wieder Lindan. Wegen der Gefahr von Krampfanfällen sollte dieses Mittel aber nicht bei extremer Dermatitis angewandt werden. Eine Alternative wäre hier Crotamiton (z. B. Euraxil). Gegen den Juckreiz, der noch ein bis zwei Wochen andauern kann, kann eine kortikosteroidhaltige Salbe aufgetragen werden.

◗ *Nachsorge:* Wenn die Symptome nicht

abklingen, wird wahrscheinlich nach einer Woche eine Nachkontrolle anberaumt. Der Juckreiz kann durchaus noch ein paar Wochen nach der Behandlung bestehen bleiben. Alle Sexualpartner des vergangenen Monats sollten in Kenntnis gesetzt und mitbehandelt werden, alle Familienmitglieder sollten untersucht werden. Alle Kleidung und Bettwäsche, die in den letzten beiden Tagen vor der Behandlung benutzt wurden, müssen gewaschen und im Trockner getrocknet oder chemisch gereinigt werden.

- *Prävention:* Einen sicheren Schutz vor Skabies gibt es nicht. Da sie sich aber in erster Linie unter schlechten hygienischen Bedingungen verbreitet, achten Sie auf saubere Handtücher, Bettwäsche und Kleidung.
- *Schwangerschaft:* In Schwangerschaft und Stillzeit sollte auf Hexachlorcyclohexan-haltige Mittel wie Lindan (z.B. Jacutin) verzichtet werden.

Wie Sie die nötige Unterstützung finden

Kommt Ihnen irgend etwas davon bekannt vor: Depression, Wut, Isolation, Enttäuschung, innerer Aufruhr, Furcht, Hoffnungslosigkeit? Wenn ja, so stehen Sie nicht allein mit Ihren Gefühlen da – so geht es den meisten Menschen, die erfahren, daß sie eine sexuell übertragbare Krankheit haben.

Diese psychischen Krankheitsaspekte können verheerendere Folgen haben als die körperlichen selbst. Ja, sie können sogar den Heilungsprozeß stören. Streß nämlich macht uns anfälliger für Krankheiten jeder Art und ist für viele Rezidive chronischer STDs wie HPV- und HSV-Infektionen verantwortlich.

Hunderte von Studien haben gezeigt, daß der wichtigste Faktor bei jeder Krankheitsbewältigung sozialer Rückhalt ist. Teilen Sie Ihren Mitmenschen jedoch mit, daß Sie eine sexuell übertragbare Krankheit haben, riskieren Sie soziale Zurückweisung oder zumindest einen etwas anrüchigen Ruf. Neuere Umfragen unter Personen mit HPV und HSV bestätigen diese Ängste. Und völlig unbegründet sind sie leider nicht: Etwa 25 Prozent der Befragten erklärten, von ihrem Sexualpartner zurückgewiesen worden zu sein, nachdem sie ihm von ihrer Erkrankung berichtet hatten.

Doch trotz aller Ängste informierten die meisten Befragten ihre aktuellen und ehemaligen Partner über ihre Infektion. Außerdem vertrauten sie sich Freunden und ihrer Familie an. Viele Psychologen sind der Auffassung, daß einer der wichtigsten Faktoren, um eine STD in den Griff zu bekommen, darin besteht, sich anderen Menschen anzuvertrauen.

Stadien der Krankheitsbewältigung

Keine STD ist wirklich leicht zu akzeptieren. Die meisten Menschen aber kommen weitaus schlechter mit den unheilbaren Viruserkrankungen zurecht als mit den relativ leicht zu behandelnden Infektionen wie Chlamydieninfektion, Syphilis und Gonorrhoe.

Manche Ärzte haben die Erfahrung gemacht, daß HPV- und HSV-Patienten einen psychischen Heilungsprozeß in vier Stadien durchlaufen: Verdrängung, Widerstand, Anpassung und Annahme. Natürlich macht hier nicht jeder dieselben Erfahrungen oder vielleicht nicht in dieser Reihenfolge, und Krankheitsrezidive können den gesamten Prozeß von vorne beginnen lassen. Gleichgültig, was Sie fühlen, das dem Ganzen zugrundeliegende Prinzip ist, Sie immer nur so viel verarbeiten zu lassen, wie Ihnen in dem Moment auch zuzumuten ist. Sehen Sie selbst, welches Bewältigungsstadium Sie erreicht haben:

Stadium 1: Verdrängung. Sie entsteht zusammen mit dem Schock, den die Nachricht, eine STD zu haben, auslöst. »Das kann einfach nicht wahr sein« ist hier einer der häufigsten Gedanken. Es ist eine ganz normale Reaktion auf psychische Überlastung. Befinden Sie sich in diesem Stadium, dann versuchen Sie wenigstens, auf ungeschützten Geschlechtsverkehr zu verzichten – schließlich wollen Sie ja niemanden anstecken.

Stadium 2: Widerstand. Jetzt gehen Sie gegen die Krankheit an. Sie gehen ganz zielgerichtet vor und sind bereit, jede Therapiemöglichkeit auszuprobieren, wie ausgefallen sie auch sein mag. An dieser Stelle wäre eine Selbsthilfegruppe eine große Hilfe.

Stadium 3: Anpassung. Langsam beginnen Sie zu begreifen, daß Sie einer von vielen mit einer STD sind, trauern aber immer noch um ihr verlorengegangenes »reines«, unschuldiges Ich. Das ist ganz normal und gilt sogar als eine positive Einstellung. Jetzt werden Sie wahrscheinlich neue Prioritäten setzen und Ihr Leben in angemessener Weise umstrukturieren.

Stadium 4: Annahme. Sie haben sich jetzt mit Ihrer Situation arrangiert und Ihren Frieden damit gefunden. Jetzt ist es auch einfach, mit anderen über Ihre Krankheit zu sprechen.

Am Ende dieses Bewältigungsprozesses steht als gewünschtes Ergebnis eine positive Einstellung der Krankheit gegenüber. Das heißt natürlich nicht, daß es eine tolle Sache ist, eine STD zu haben, sondern daß Sie etwas Positives daraus für sich ziehen sollen. Vielleicht können Sie dadurch eine andere Lebenseinstellung finden, Ihren Freunden und Ihrer Familie näherkommen oder Ihrem Liebesleben mehr Tiefe geben.

Wie sag' ich's meinem Partner?
Fragen Sie jemanden mit einer STD, vor allem mit einer unheilbaren, was schwieriger ist, mit seiner Erkrankung klarzukommen oder dem Partner davon zu erzählen, fällt den meisten die Antwort schwer.
Manche entscheiden für sich, ihrem aktuellen oder potentiellen Partner nichts von einer vergangenen oder latent bestehenden Infektion zu erzählen. Schließlich, so glauben Sie, fügen Sie niemandem Schaden zu, da die Infektion erfolgreich behandelt wurde oder im Moment nicht aktiv ist. Aus Angst, ihren Partner zu verlieren, schweigen sie. Diese Menschen jedoch sind in der Minderzahl. In der Umfrage unter HPV- und HSV-Infizierten berichteten 69 Prozent, ihren aktuellen Partner über ihre Infektion informiert zu haben, und 49 Prozent informieren auch immer ihre erst angehenden Partner, im Vergleich zu nur sechs Prozent, die ihren angehenden Partnern nie etwas sagen.
Dies ist eine ganz persönliche Entscheidung, die von verschiedenen Faktoren abhängt, darunter von der Ehrlichkeit und dem Vertrauen in einer Beziehung und davon, ob man mit möglichen Schuldgefühlen leben könnte.
Wenn Sie sich dazu entschließen, mit Ihrem angehenden Partner über Ihre STD zu sprechen, sollten Sie dabei ein paar Dinge beherzigen:

Sie selbst sollten sich schon rückhaltlos mit Ihrer Situation auseinandergesetzt haben. Sind Sie noch unsicher oder deprimiert wegen Ihrer Krankheit, werden Sie sicherlich nicht gerade selbstsicher klingen. Wenn Sie sich selber noch nicht mit der Situation arrangiert haben, wie kann es dann Ihr Partner? Wichtig ist auch, daß Sie Faktenwissen haben und Fragen korrekt beantworten können. Bereiten Sie Ihren Partner möglichst gut auf die Eröffnung vor, anstatt ihn mit der Neuigkeit geradezu zu überfallen. Wie auch immer Ihre eigene Verfassung sein mag, vergessen Sie nie, wie wichtig eine frühzeitige Mitbehandlung Ihres Partners ist – so er sie denn braucht.

Wichtig sind auch der rechte Ort und die rechte Zeit. Mag es auch keinen wirklich guten Zeitpunkt geben, um den Partner von einer STD zu erzählen, so gibt es doch sicherlich wirklich ungeeignete Momente dafür: Suchen Sie sich dafür keine Zeit aus, in der Sie mit einiger Sicherheit gestört und unterbrochen werden. Warten Sie nicht, bis Sie zusammen im Bett sind. Und um Gottes willen, warten Sie nicht bis nach dem Sex.

Geben Sie ihm Zeit, darüber nachzudenken. Vielleicht glauben Sie, daß das zu verarbeiten, für jemanden, der nicht infiziert ist, keine große Sache ist. Aber schließlich muß Ihr Partner das Risiko, selbst angesteckt zu werden, abwägen. Dieses Risiko einzugehen, ist für viele Leute nicht einfach.

Ist die Reaktion negativ, ist das nicht Ihre Schuld. Doch die meisten reagieren schon gut auf eine solche Eröffnung. Und denken Sie immer daran, daß Ihr Partner, wenn er mit der Situation an sich auch nicht fertig wird, Sie persönlich doch nicht ablehnt, sondern einfach das Risiko nicht eingehen will, selbst angesteckt zu werden. Das zu akzeptieren fällt nicht leicht und verletzt häufig immer wieder. Denken Sie aber immer daran, daß Sie nicht allein mit dieser Situation dastehen.

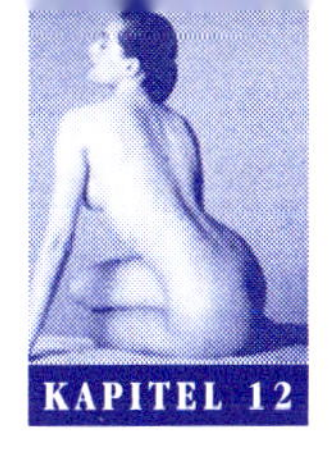

GESUNDHEIT ALLGEMEIN

Herzerkrankungen – eine tödliche Gefahr

Beim Gedanken an den typischen Herzinfarktkandidaten drängt sich meist das Bild eines etwas beleibten, arbeitsbesessenen Managertyps in mittleren Jahren auf – ein Klischee, das von den Medien und vom Ärztestand selbst, der sich lange Zeit bei der Erforschung der Herzerkrankung auf diesen Menschentyp konzentriert hat, bestärkt wurde. Dabei verlor man aus den Augen, daß auch Frauen an Herzinfarkt sterben – mit gravierenden Folgen für ihre Überlebenschancen.

Keine reine Männerkrankheit

Das Leben selbst spricht aber leider eine andere Sprache. Die Erkrankungen des Herz-Kreislauf-Systems stellen in Deutschland – wie in vielen anderen Industrieländern – nach wie vor die häufigste Todesursache dar. 1994 starben 430 542 Personen an Erkrankungen des Herz-Kreislauf-Systems, mehr als die Hälfte von ihnen, nämlich 252 219, waren Frauen.

Am Myokardinfarkt sterben zwar immer noch mehr Männer als Frauen – unter 30 Jahren gibt es bei Frauen praktisch keinen Herzinfarkt –, doch bei beiden Geschlechtern ist ein deutlicher Anstieg der Sterblichkeit bereits ab der Altersgruppe der 35- bis 44jährigen zu beobachten. Mit zehnjähriger Verspätung holen die Frauen nach den Wechseljahren erheblich auf, was das Risiko eines Herzinfarkts betrifft. Insbesondere Übergewicht, hoher Blutdruck und der dadurch begünstigte Diabetes machen bei älteren Frauen den Herzinfarkt zum Gesundheitsproblem Nummer 1, obwohl die meisten vor Krebs, vor allem vor Brustkrebs, viel größere Angst haben. So starben

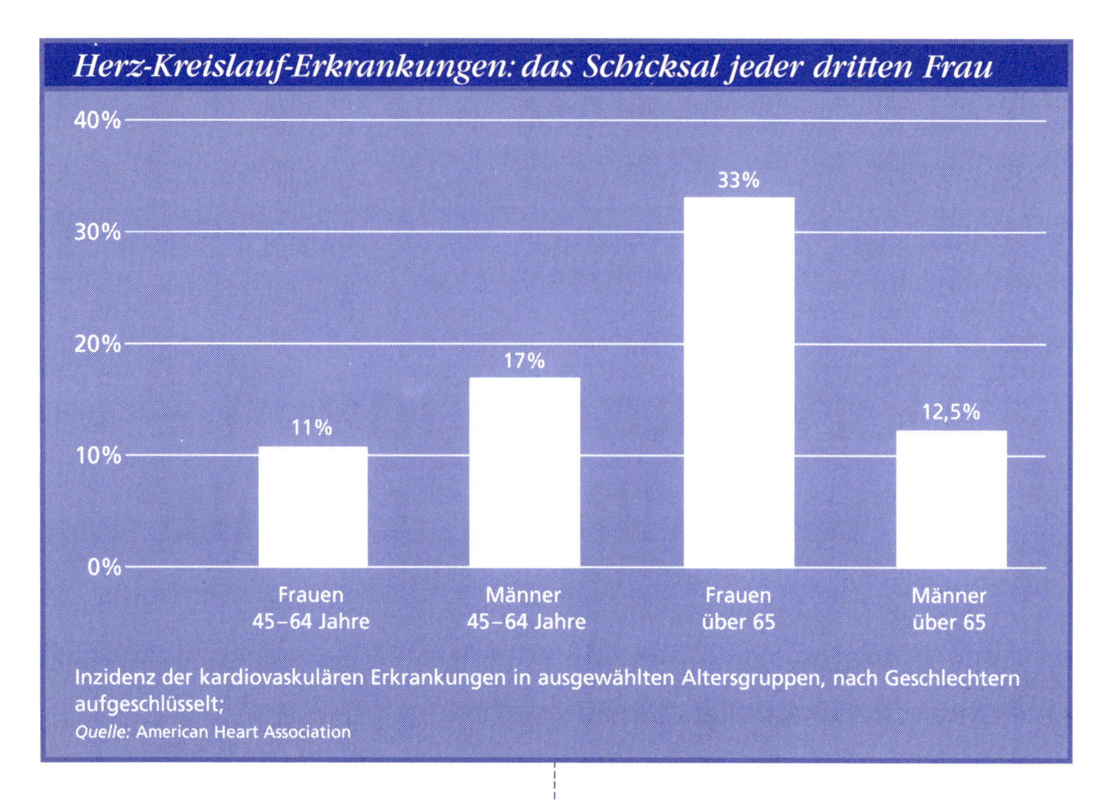

Inzidenz der kardiovaskulären Erkrankungen in ausgewählten Altersgruppen, nach Geschlechtern aufgeschlüsselt;
Quelle: American Heart Association

1994 immerhin 37947 Frauen am akuten Myokardinfarkt (18356 an Brustkrebs). Mit 60 Jahren ist das Herzinfarktrisiko der Frau etwa genau so hoch wie das eines Mannes mit 50 Jahren, um die 70 herum gleichen sich die beiden Raten einander an.

In Anbetracht der zunehmenden Zahl alter Menschen in Deutschland – bereits 1988 machte der Anteil der 45- bis 65jährigen Frauen an der Gesamtbevölkerung 25,4 Prozent aus und war damit nach der Gruppe der 21- bis 45jährigen Frauen mit 33,8 Prozent am zweitstärksten vertreten – wird in Zukunft die Herzerkrankung bei Frauen zunehmend an gesundheitspolitischer Bedeutung gewinnen.

Bislang stützte sich die Behandlung der Herzerkrankung bei Frauen im wesentlichen auf die mit Männern gesammelten Erfahrungen. Eine adäquate Behandlung muß jedoch den vielen geschlechtsspezifischen Einfluß- und Risikofaktoren Rechnung tragen, und diese wiederum gilt es zunächst einmal systematisch zu untersuchen und zu bewerten.

Solange dies nicht geschehen ist, werden Frauen auch weiterhin mit einer verzögerten Diagnose, inadäquater Behandlung und schließlich auch dauerhaften Schäden und sogar dem Tod dafür bezahlen müssen.

Darüber hinaus kritisierten Wissenschaftler aus den USA und Schweden Mitte der 90er Jahre, daß Frauen bei Infarkten seltener mit aufwendigen Maßnahmen behandelt werden als Männer. US-Statistiken zufolge sterben 45 Prozent der Frauen im ersten Jahr nach einem Infarkt, aber nur 10 Prozent der Männer.

Glücklicherweise scheint sich hier jedoch eine Wandlung zu vollziehen. Der Gesundheit der Frau im allgemeinen und ihrem Risiko für eine Herzerkrankung im speziellen wird mittlerweile stärker Beachtung geschenkt. Und immer mehr Studien beschäf-

tigen sich auch mit dem Thema Herzerkrankung bei Frauen. Dementsprechend steigen auch hier der Informationsgrad und Wissensstand des Arztes, so daß Brustschmerzen bei der Frau – hoffentlich – nicht immer gleich automatisch Angstzuständen oder anderen, nichts mit einer Herzerkrankung zu tun habenden Störungen zugeschrieben werden. Und auch das Gesundheitsbewußtsein der Frauen selbst hat so weit zugenommen, daß sie für ihre Gesundheit mehr zu tun wissen, als einmal im Jahr zum Gynäkologen zu gehen.
Warum aber ist all das so wichtig? Einfach deswegen, weil Herzerkrankungen nicht nur therapierbar sind, sondern bereits im Vorfeld eine ganze Menge zu deren Prävention getan werden kann. So läßt sich beispielsweise mit Umstellungen in der Lebensführung und Ernährung einer Herzerkrankung ausgesprochen wirksam vorbeugen. Diese Maßnahmen sind um so wirkungsvoller, je früher sie ergriffen werden – lange noch bevor sich eine echte Gefahr entwickelt hat. Liegt denn aber eine Herzerkrankung vor, warten die moderne Wissenschaft und Technologie gleich mit einem ganzen Waffenarsenal auf, um sie wirksam zu bekämpfen.

Das Kreislaufsystem

Wenn wir von Herzerkrankung reden, dann meinen wir damit im allgemeinen nicht nur Krankheiten des Herzens selbst, sondern eine ganze Vielzahl von Störungen, die das Herz-Kreislauf-System betreffen. Um Herzerkrankung und all die verwirrenden Begriffe zu deren Beschreibung – kardiovaskuläre Erkrankung bzw. Herz-Kreislauf-Krankheit, Myokardinfarkt, Herzinsuffizienz usw. – verstehen zu können, hilft einiges Grundwissen über die Bestandteile dieses Systems und seine Funktionsweise.
Ein Schnellkurs in Sachen Anatomie kann hier ganz hilfreich sein. Das Herz ist das Zentrum des Kreislaufs – eine Muskelpumpe, vielleicht etwas größer als eine Faust, die permanent Blut durch die Lungen befördert, wo es mit Sauerstoff angereichert wird, um es dann weiter durch die Arterien und Kapillaren zu transportieren. Das Ausdehnen und Zusammenziehen des Herzens, bei dem das Blut durch den Körper gepumpt wird, ist unser Herzschlag. Um sich ein Bild von diesem unermüdlichen Arbeitstier, unserem Herzen, zu machen, möge dies genügen: Das Herz schlägt durchschnittlich 100 000mal am Tag und pumpt etwa fünf Liter in der Minute, 300 Liter pro Stunde, einen halben Tanklastzug am Tag.
Das Herz besteht im wesentlichen aus Muskelgewebe, dem sogenannten Myokard, und wird durch eine Scheidewand, das Septum, in das linke und rechte Herz unterteilt. Jede Herzhälfte besteht aus einem Vorhof, dem Atrium, und einer Herzkammer. Der gesamte Pumpvorgang wird durch ein System von Herzklappen gesteuert, die dafür sorgen, daß das Blut nur in eine Richtung fließt, nämlich von den Vorhöfen in die Hauptkammern und von dort in die großen Gefäße. Bei diesen vier Klappen handelt es sich im einzelnen um die:

- Trikuspidalklappe zwischen dem rechten Vorhof und der rechten Kammer
- Pulmonalklappe, die sich zwischen rechter Kammer und der zu den Lungen führenden Pulmonalarterie befindet
- Mitralklappe zwischen linkem Vorhof und linker Kammer
- Aortenklappe zwischen linker Kammer und Aorta, der Hauptschlagader, die vom Herzen in die den gesamten Körper versorgenden Arterien führt

Frauen leiden häufiger als Männer an einer Klappenerkrankung, die weiter unten eingehender beschrieben wird.
Im gesunden Herzen wird die Kontraktion durch einen elektrischen Impuls, der von einem kleinen Gewebeabschnitt im Herzen,

dem Sinusknoten, ausgeht, ausgelöst. Sauerstoffarmes Blut strömt durch die untere und obere Hohlvene – *Vena cava inferior* und *superior* – in den rechten Vorhof. Von dort aus wird es erst in die rechte Herzkammer und dann in die Pulmonalarterie und in die Lungen gepumpt. Hier wird frischer Sauerstoff aufgenommen und verbrauchtes Kohlendioxid abgegeben. Das mit Sauerstoff angereicherte Blut strömt durch den linken Vorhof und die linke Kammer ins Herz zurück, um von hier wieder über die Hauptschlagader in das den gesamten Körper durchziehende Arteriennetz zu gelangen. Die beiden ersten Arterien, die von der Aorta abgehen, sind die beiden großen Koronararterien bzw. Herzkranzgefäße, die den Herzmuskel selbst mit Blut und Sauerstoff versorgen und so für seine Funktion lebensnotwendig sind.

Die Blutgefäße des Gefäßsystems, die Venen, Arterien und feinen Kapillaren, die sie miteinander verbinden, sind mehr als nur Röhren, durch die das Blut im Körper zirkuliert. Die Muskelwände der Arterien – die vom Herzen wegführenden Gefäße – arbeiten selbst wie eine Art Minipumpe, indem sie sich mit jedem Herzschlag ausdehnen, um den Blutdurchfluß zu unterstützen. Wohingegen die Venen – die zum Herzen zurückführenden Gefäße – mit einer Art Ventil, den Venenklappen, ausgerüstet sind, die die Fließrichtung des Blutes dirigieren bzw. einen Blutrückfluß verhindern.

Die Geographie des Herzens

Das in erster Linie aus Muskelmasse bestehende Herz pumpt das Blut zuerst durch die Lungen, um es hier mit Sauerstoff anzureichern, und dann durch den restlichen Körper, um die Zellen mit Sauerstoff und Blut zu versorgen.

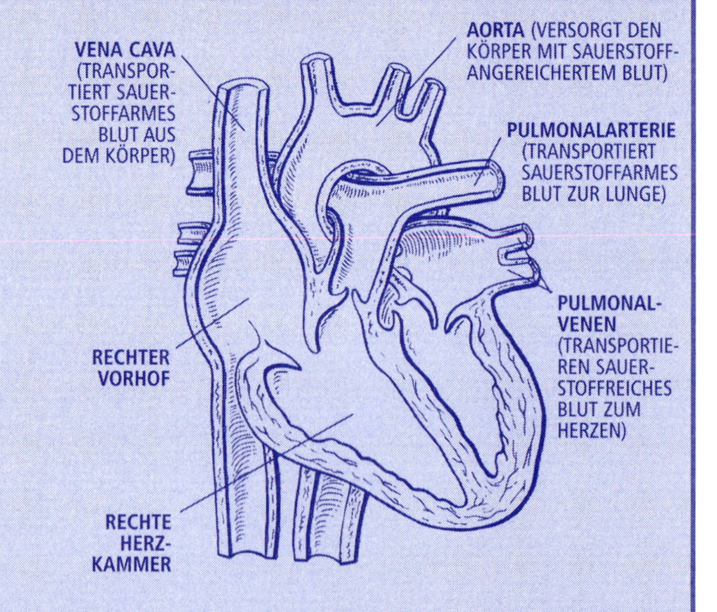

Das Herz befindet sich im Zentrum eines ausgefeilten Kreislaufsystems, das sich inein Netzwerk von immer kleiner werdenden Gefäßen, die schließlich in die mikroskopisch kleinen Blutkapillaren überall im Körpergewebe münden, verzweigt. Die Arterien, die das Blut vom Herzen wegtransportieren, unterstützen den Blutkreislauf, indem sie sich mit jedem Herzschlag ausdehnen und in der Ruhephase des Herzens wieder zusammenziehen. Die Venen, die das Blut zum Herzen zurücktransportieren, sind mit einer Reihe von Klappen ausgerüstet, die einen Rückfluß des Blutes verhindern.

Die wichtigsten Blutgefäße sind die Koronararterien bzw. Herzkranzgefäße, die den Herzmuskel selbst mit dem lebensnotwendigen Sauerstoff versorgen.

Was falschlaufen kann

Mit diesem Hintergrundwissen über die grundsätzliche Funktionsweise des Herz-Kreislauf-Systems fällt es leichter, die verschiedenen Arten von Herzerkrankungen auseinanderzuhalten.

Ischämische Herzerkrankung
In diese Kategorie fallen alle Störungen, die eine Verminderung oder Unterbrechung der Durchblutung bedingen (Ischämie stammt aus dem Griechischen *ischein* für »zurückhalten, hindern« und *ämie* für »Blut«). Die häufigste Störung dieser Art ist die Arteriosklerose, in diesem Fall der Herzkranzgefäße oder Koronarinsuffizienz, bei der sich Fettsubstanzen und Kalzium an den Innenwänden der Koronararterien ablagern und so zu einer Verengung führen. Die Arteriosklerose, umgangssprachlich auch Arterienverkalkung, ist eine fortschreitende Störung. Sie kann genetisch bedingt sein oder durch falsche Ernährung, Zigarettenrauchen, Bluthochdruck oder eine Kombination aus all diesen Faktoren unterstützt werden. Eine solche Arterienverengung ist auch die Ursache für zwei der häufigsten Herzerkrankungen: *Angina pectoris* und Myokardinfarkt.

Angina pectoris – diese »Brustenge« mit plötzlich auftretenden Schmerzen in der Brust entsteht durch eine mangelnde Blutversorgung des Herzens in Zeiten erhöhten Sauerstoffbedarfs, so z. B. starker körperlicher Anstrengung oder großer Aufregung. In diesen Phasen dehnen sich die Koronararterien normalerweise aus, um den Herzmuskel mit mehr Sauerstoff versorgen zu können. Arteriosklerotische Arterien jedoch verhärten sich mit der Zeit immer mehr und verlieren zunehmend an Elastizität. Die Folge: Sie können sich nicht mehr ausweiten und so den Sauerstoffbedarf nicht mehr erfüllen. Bei der stabilen *Angina pectoris* treten die Schmerzen gewöhnlich nur unter Belastung auf, bei der instabilen, der potentiellen Vorstufe zu einem Herzinfarkt, jedoch schon in Ruhe.

Der Myokardinfarkt bzw. Herzinfarkt entsteht bei stark verringerter oder akut unterbrochener Sauerstoffversorgung des Herzmuskels, des Myokards, z.B. durch thrombotischen Verschluß (Blutpfropfbildung) eines Koronargefäßes – in diesem Fall könnte man auch von einer Koronarthrombose sprechen. Der Herzmuskelbezirk, der normalerweise von diesen Arterien versorgt wird und jetzt Sauerstoffmangel leidet, stirbt damit ab. Dieser Vorgang, das Absterben eines Organs oder Organteils nach längerer Blutleere infolge Gefäßverschlusses, wird als Infarkt bezeichnet. Eine weitere Ursache für einen Herzanfall kann auch ein unerklärlicher vorübergehender Krampf der Koronararterien sein.
Ein stummer oder unerkannter Myokardinfarkt kommt nachgewiesenermaßen häufiger bei Frauen als bei Männern vor. In der Framingham-Herzstudie, in der heute immer noch in Framingham, Massachusetts, einem Ort in der Nähe von Boston, Untersuchungen über die Entstehung, Risikofaktoren, Prävention usw. von Herzkrankheiten laufen, zeigte sich, daß bei 35 Prozent der untersuchten Frauen ein Myokardinfarkt beim erstenmal unerkannt blieb – im Vergleich zu 27 Prozent bei den Männern. Die Framingham-Studie und andere Studien zeigten auch, daß bei der Frau der erste Herzinfarkt öfter tödlich verläuft als beim Mann, Frauen nach einem Herzinfarkt einen längeren Krankenhausaufenthalt benötigen und die Ein-Jahres-Überlebensrate bei Frauen niedriger ist als bei Männern.

Warnzeichen: Der Herzinfarkt kündigt sich bei Mann und Frau mit verschiedenen Warnzeichen an. Atemnot, Müdigkeit, Übelkeit und Oberbauchschmerzen wurden jedoch bei Frauen häufiger gefunden als bei Männern. Achten Sie auf die folgenden allgemeine Warnzeichen:

- Unangenehmes Druck-, Spannungs- und Umklammerungsgefühl mit Schmerzen hinter dem Brustbein – dauert mehr als nur ein paar Minuten oder geht und kommt wieder
- Zu den Schultern, Armen oder zum Hals ausstrahlende Schmerzen
- Brustschmerzen mit Benommenheit, Ohnmacht, Schwitzen, Übelkeit oder Atemnot

Herzklappenerkrankung

Herzklappenerkrankungen kommen bei Frauen mehr als doppelt so häufig vor wie bei Männern.

Mitralklappenprolapssyndrom (MPS) – die häufigste Klappenerkrankung. Hierbei wird die Mitralklappe schlußunfähig, weil sich das Mitralklappensegel in den linken Vorhof vorwölbt, wodurch zeitweise ein Blutrückfluß entsteht. In den meisten Fällen geht man von einer genetischen Ursache aus. Zu den Symptomen zählen Brustschmerzen, Atemnot, Herzklopfen, Ohnmacht sowie Angst- oder Panikattacken. Da diese unspezifischen Symptome aber genausogut bei anderen Störungen anzutreffen sind, bedarf es weitergehender Tests.

Andere Klappenfehler können durch rheumatisches Fieber, das durch eine bakterielle Infektion verursacht wird, entstehen. Die häufigste Folge des rheumatischen Fiebers ist eine Mitralstenose, eine Einengung der Mitralklappenöffnungsfläche und dadurch bedingt eine Behinderung des Blutflusses. Aber auch die Aortenklappe kann darunter leiden.
Bindegewebeerkrankungen wie das Marfan-Syndrom und systemischer *Lupus erythematodes* (SLE) haben ebenfalls oft Klappenstörungen zur Folge. Fast 90 Prozent aller SLE-Patientinnen sind Frauen.

Herzmuskelerkrankungen

Kardiomyopathie bezeichnet generell alle Erkrankungen des Herzmuskels. Ursache hierfür können viele der oben aufgeführten Störungen sein, darunter Herzinfarkt, Arteriosklerose und rheumatisches Fieber. Aber auch Bluthochdruck, der zu einer Vergrößerung des Herzmuskels führt, kann verantwortlich sein. Die Ursache der idio-

Wie Cholesterin das Herz schädigt

Lagern sich Fett und abgestorbene Zellen um winzige Läsionen in den Koronararterien ab, entsteht eine Koronarsklerose. Durch diese Arterienverengung gelangt weniger Blut zum Herzmuskel – es resultieren Sauerstoffmangel und Brustschmerzen, die sogenannte Angina pectoris. Liegt gar ein arterieller Verschluß durch einen Blutpfropfen vor, stirbt der unterversorgte Herzmuskelbezirk ab, es kommt zum Herzinfarkt.

ARTERIENWAND
VERENGUNG
FETTABLAGERUNG

pathischen Kardiomyopathie ist nicht bekannt. Bei der hypertrophischen Kardiomyopathie wächst das Herzmuskelgewebe übermäßig. Die virale Kardiomyopathie wird durch Viren verursacht, die ischämische durch viele kleine – im einzelnen symptomlos verlaufende, letztendlich jedoch eine echte Herzinsuffizienz verursachende – Infarkte. Und die hypertensive Kardiomyopathie schließlich entsteht durch unbehandelten Bluthochdruck. Untersuchungen zu diesen Krankheiten haben geschlechtsspezifisch unterschiedliche Krankheitsverläufe festgestellt, wobei Männer gewöhnlich früher und stärker davon betroffen sind.

Kongestive Kardiomyopathie entsteht, wenn der Herzmuskel nicht in der Lage ist, die normale Blutversorgung des Körpers aufrechtzuerhalten. Dem kann eine Schädigung des Herzmuskels, der Herzklappen oder eine Funktionsstörung der den Herzschlag steuernden Nerven zugrunde liegen. Ursache können aber auch andere Erkrankungen wie eine Anämie (Blutarmut), Lungenembolie (Verschluß der Pulmonalarterie), verschiedene Infektionen, rheumatisches Fieber oder eine Schilddrüsenstörung sein. Kongestive Kardiomyopathie kann zu einer Anschwellung des Körpergewebes und einer Flüssigkeitsansammlung in den Lungen führen. Schwellungen, vor allem der Beine und Knöchel, sind oft ein Frühwarnzeichen für diese Störung, Atemnot ein weiteres.

Infektionen der Herzklappen und des Endokards, der innersten Herzwandschicht, können eine sogenannte bakterielle Endokarditis verursachen. Solche Infektionen kommen häufiger bei Menschen mit Strukturanomalien des Herzens, Klappenfehlfunktionen oder künstlichen Herzklappen vor. Die bakterielle Endokarditis ist auch verstärkt bei i.v.-Drogenabhängigen zu beobachten.

Herzrhythmusstörungen

Herzrhythmusstörungen oder Arrhthymien bezeichnen einen unregelmäßigen Herzschlag bzw. eine Abweichung der zeitlichen Folge der Herzfrequenz., Sie entstehen durch eine Störung in der Erregungsleitung und -bildung.

Von einer Bradykardie spricht man bei einem Herzschlag bzw. einer Pulsfrequenz von unter 60 Schlägen pro Minute, von einer Tachykardie bei mehr als 100 Schlägen pro Minute. Herzrhythmusstörungen können eine ganze Reihe von relativ harmlos erscheinenden Symptomen verursachen, wie Herzklopfen oder kurze Aussetzer, können aber auch zum Kollaps oder gar Tod führen.

Bei der Bradykardie kann es sein, daß die Pumpleistung des Herzens nicht ausreicht und so Müdigkeit, Benommenheit, Bewußtlosigkeit oder sogar der Tod eintritt, wenn die Herzfrequenz so langsam wird, daß Herz und Gehirn die Funktion einstellen.

Bei der Tachykardie kann es passieren, daß die Herzkammern nicht genügend Zeit haben, um sich mit Blut anzufüllen, womit ebenfalls wieder die Herzpumpleistung gestört wird. Manchmal geht dies mit sogenanntem Vorhofflimmern einher, bei der beide Vorhöfe über 300 Schläge pro Minute aufweisen. Tachykardie kann Atemnot, Brustschmerzen, Benommenheit oder Bewußtlosigkeit verursachen.

Herzrhythmusstörungen sind relativ häufig und können sogar beim gesunden Menschen vorkommen. Meist begleiten sie jedoch andere Formen der Herzerkrankung, wie Arteriosklerose, Bluthochdruck oder Narbenbildung des Herzens nach einem Herzinfarkt. Sie können auch durch Störungen oder Defekte des Nervensystems, das für die das Herz steuernden elektrischen Signale verantwortlich ist, verursacht werden. Und auch bestimmte Substanzen können Herzrhythmusstörungen verursachen, darunter Alkohol, Zigaretten, Kokain und sogar einige Herzmittel.

Herzklappenfehler – eine Frauenkrankheit

Von Herzklappenfehlern – ob Aortenklappen- oder Mitralklappenfehlern – sind Frauen häufiger betroffen als Männer. Sie sind oft genetischen Ursprungs und gehen mit Bindegewebestörungen einher, die in erster Linie bei Frauen zu beobachten sind.

Die zwischen dem linken Vorhof und der linken Herzkammer lokalisierte Mitralklappe ist besonders anfällig für einen Prolaps. Anstatt die Pforte zwischen linkem Vorhof und Herzkammer bei Kontraktion des Herzmuskels dicht zu schließen, wölbt sich die prolabierte Mitralklappe in den linken Vorhof vor und läßt so Blut aus der Herzkammer in den Vorhof zurückfließen. Dadurch bedingt wird mit jedem Herzschlag etwas weniger Blut durch die Aorta in den restlichen Körper gepumpt, womit das Herz etwas mehr leisten muß, um die Sauerstoffversorgung aufrechtzuerhalten. Ursache für diese Störung ist eine Überdehnung und Schwächung des fibrösen Klappenhalteapparats.

Die Mitralklappe spielt auch bei der Entstehung anderer Erkrankungen eine Rolle. Eine solche Störung ist die itralstenose, bei der eine Verengung der Mitralklappenöffnung vorliegt, die einen normalen Blutfluß vom Vorhof in die Herzkammer verhindert. Diese Störung tritt oft in Folge eines rheumatischen Fiebers auf.

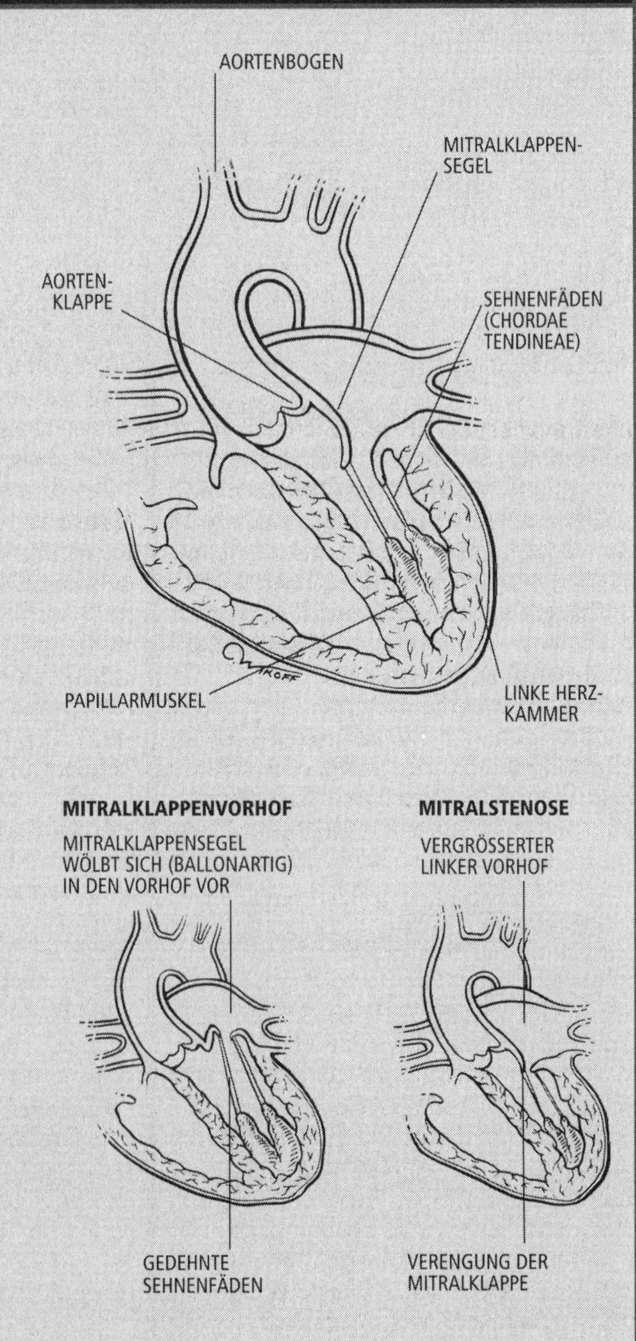

Erkrankungen des peripheren Herz-Kreislauf-Systems

Die beiden häufigsten Erkrankungen dieser Kategorie sind Bluthochdruck (Hypertonie) und Schlaganfall.

Hypertonie. Mit dem Blutdruck mißt man den in den Herzkammern und Blutgefäßen herrschenden Druck. Während das Blut durch die Arterien und Arteriolen (kleine Arterien) strömt, zieht sich deren Wand zusammen oder dehnt sich aus und verändert so den Strömungswiderstand. Kontraktion erhöht den Widerstand, vermindert den Blutfluß und erhöht so den Blutdruck – das Herz muß damit mehr leisten.
Mit einem Blutdruckmeßgerät hat praktisch jeder schon einmal Bekanntschaft gemacht. Es werdem zwei Werte gemessen: als erstes der systolische Druck, der Wert beim Zusammenziehen des Herzens, dann der diastolische Druck, der Wert bei Erschlaffung des Herzens. Der Blutdruck steigt häufig im Alter, und die Bandbreite dessen, was noch normal ist, ist groß. Als obere Grenze des normalen Blutdrucks beim Erwachsenen wird ein Druck von 140/90 mmHg angesehen, ab 165/95 mmHg spricht man von Bluthochdruck.
Die genaue Ursache für Bluthochdruck ist in den meisten Fällen nicht bekannt, wenngleich Faktoren wie Übergewicht und ein überhöhter Salzkonsum zu dessen Entwicklung beitragen. Auch eine genetische Komponente ist an der Krankheitsentstehung beteiligt. Ist die Hypertonie selbst auch meist nicht direkte Todesursache, kann sie doch solch tödliche Krankheiten wie Herzinfarkt und Schlaganfall zur Folge haben.

Schlaganfall ist eine Form von kardiovaskulärer Erkrankung, die die zum Gehirn führenden Arterien betrifft. Er entsteht, wenn eine dieser Arterien platzt oder von einem Thrombus, einem Blutpfropf, verstopft wird, und damit das Versorgungsgebiet dieser Arterie kaum noch Blut bekommt. Bei der so entstehenden Sauerstoffunterversorgung sterben die Nervenzellen in dem entsprechenden Versorgungsgebiet ab. Ein Schlaganfall kann Invalidität zur Folge haben, einschließlich partieller Lähmungen und Sprachstörungen und -ausfall sowie Gedächtnis- und Verständnisstörungen, häufig nimmt er sogar einen tödlichen Verlauf.
Manchmal gehen dem Schlaganfall sogenannte transitorische ischämische Attacken (TIA) voraus – schlaganfallähnliche Attakken. Solche Attacken dauern normalerweise nur einige Minuten lang und hinterlassen keine gravierenden, dauerhaften Schäden. Oft sind sie aber Vorboten eines echten Schlaganfalls.
Weitere Warnsignale eines Schlaganfalls sind:

- Plötzliches Taubheitsgefühl oder neurologische Ausfälle einer Gesichts- oder Körperseite oder eines Arms oder Beins
- Plötzliches Verschwommensehen oder Blickstörungen, vor allem in nur einem Auge
- Sprachausfall, Sprachstörungen oder Verständnisprobleme
- Plötzliche starke, unerklärliche Kopfschmerzen
- Unerklärlicher Schwindel

Die periphere Gefäßerkrankung, eine Verengung der Blutgefäße in Armen und Beinen, gehört ebenfalls zu den Erkrankungen des Kreislaufsystems. Sie steht in direktem Zusammenhang mit Rauchen und Diabetes und kommt wesentlich häufiger beim Mann als bei der Frau vor.

Krankheitsprävention

Die Ursachen der verschiedenen Formen von Herzerkrankung sind weitestgehend bekannt – man spricht hier oft von den sogenannten »Risikofaktoren«. Auf manche

wie Vererbung, Alter und Geschlecht haben wir keinen Einfluß. Andere dagegen lassen sich sehr wohl kontrollieren, und so gibt es viele Möglichkeiten, der Herzerkrankung vorzubeugen.
Grundsätzlich lassen sich hier alle Präventivmaßnahmen in zwei Kategorien unterteilen: Änderungen der Lebensweise und des Verhaltens einerseits und der Einsatz von Medikamenten andererseits.

Lebensweise

Rauchen. Von allen Maßnahmen zur Verhinderung einer Herzerkrankung ist keine für sich allein so wirksam wie Rauchverzicht. Hören Sie mit dem Rauchen auf, nimmt Ihr Risiko für eine Herzerkrankung automatisch ab und ist nach fünf bis zehn Jahren nicht mehr höher als das einer ewigen Nichtraucherin.
Leichte Zigaretten mit reduziertem Nikotingehalt sind keine Alternative, da, so wird vermutet, kompensatorisch mehr inhaliert wird, um die gewohnte Menge Nikotin aufzunehmen. Einer Reihe von Studien zufolge haben Raucherinnen im Vergleich zu ihren nichtrauchenden Geschlechtsgenossinnen ein um das Zwei- bis Sechsfache erhöhtes Risiko, eine Herzerkrankung zu entwickeln. Die Daten einer breit angelegten und derzeit noch laufenden Umfrage zur Frauengesundheit belegen, daß 50 Prozent der Herzerkrankungen bei Frauen zwischen 30 und 55 Jahren mit Rauchen in Zusammenhang stehen.
Rauchen erhöht auf verschiedenen Wegen das Herzerkrankungsrisiko. Es führt zu einer Blutverdickung und erhöht damit die Gefahr der Thromben-, d.h. Blutpfropfbildung. Es erhöht die Kohlendioxidkonzentration im Blut und beraubt damit das Herz und die anderen Körpergewebe des wichtigen Sauerstoffs. Nikotin verengt außerdem die Koronararterien, treibt damit den Blutdruck in die Höhe und verlangt dem Herzen so mehr Leistung ab. Rauchen erhöht also den Sauerstoffbedarf des Herzens, während es gleichzeitig seine Sauerstoffversorgung drosselt.

Bluthochdruck trägt zur Entwicklung von Herzerkrankungen bei, indem es das Herz zu mehr Leistung zwingt. Zu den kontrollierbaren Faktoren, die an der Entstehung von Bluthochdruck beteiligt sind, gehören Übergewicht, zuwenig körperliche Betätigung, ein überhöhter Salzkonsum und Rauchen. Daraus folgt der Umkehrschluß, daß sich der Blutdruck durch Abnehmen, körperliche Betätigung, eine reduzierte Salzzufuhr und Rauchverzicht auf gesunde Werte senken läßt. Auch Dauerstreß ist mit Bluthochdruck assoziiert.
Der erste Schritt zur Kontrolle Ihres Blutdrucks ist, seinen Wert zu kennen. Das Wichtigste aber ist, über seine Höhe und die sich daraus ergebenden Konsequenzen mit Ihrem Arzt zu sprechen.

Cholesterin ist eine fettähnliche Substanz, die im Blut zirkuliert und z.B. für die Produktion verschiedener Hormone (einschließlich Östrogen) sowie die Bildung einer schützenden Zellmembran lebensnotwendig ist. Zu einem gewissen Teil führen wir uns Cholesterin über die Nahrung zu, der größte Teil aber wird im Körper selbst, hauptsächlich in der Leber, gebildet.
Das Cholesterin zirkuliert an Lipoproteine – Verbindungen aus Fetten (Lipiden), Proteinen und Triglyzeriden – gebunden im Blutkreislauf. Nach ihrem Gewicht bzw. ihrer Dichte unterteilt man vier Klassen von Lipoproteinen: Lipoproteine sehr niedriger Dichte, VLDL *(very **l**ow **d**ensity **l**ipoproteins)*, Lipoproteine niedriger Dichte, LDL *(**l**ow **d**ensity **l**ipoproteins)*, Lipoproteine hoher Dichte, HDL *(**h**igh **d**ensity **l**ipoproteins)* und schließlich Lipoproteine sehr hoher Dichte, VHDL *(very **h**igh **d**ensity **l**ipoproteins)*. In diesem Zusammenhang haben Sie sicherlich auch schon einmal von dem sogenannten »guten« und »schlechten« Cholesterin gehört. Das »gute« Cholesterin

soll eine reinigende Wirkung auf das Blut haben, das »schlechte« lagert sich innen an den Arterienwänden ab, behindert so den Blutstrom und führt zur Arteriosklerose.
Insgesamt gilt ein Gesamtcholesterinspiegel von 200 mg/dl (Milligramm pro Deziliter Blut) noch als gesund, bei Werten von 240 verdoppelt sich bereits das Herzerkrankungsrisiko. Die meisten Studien, die zu diesem Ergebnis kamen, wurden jedoch mit männlichen Probanden durchgeführt. Eine Studie mit Frauen fand heraus, daß der wichtigste eine koronare Herzkrankheit vorhersagende Faktor bei Frauen nicht das Gesamtcholesterin ist, sondern das Verhältnis von HDL-Cholesterin zu Gesamtcholesterin: Je höher das HDL, desto niedriger das Herzerkrankungsrisiko.
Ihren Cholesterinspiegel können Sie weitgehend durch eine gesunde Ernährung beeinflußen. Indem Sie die Cholesterin- und Fettzufuhr, vor allem die an gesättigten Fettsäuren, reduzieren, senken Sie Ihren Gesamtcholesterinspiegel. Einfach ungesättigte Fettsäuren, wie sie beispielsweise in hohem Maß in Olivenöl enthalten sind, erhöhen den HDL-Spiegel und sind somit zu bevorzugen. Mehrfach ungesättigte Öle, wie im Mais- oder Distelöl enthalten, senken zwar den LDL-, leider aber auch den HDL-Spiegel. Am ungesundesten für den Körper sind die in Fleisch, Butter und manchen Pflanzenölen wie Kokosnuß- und Palmöl enthaltenen gesättigten Fettsäuren, die den LDL-Spiegel erhöhen, den HDL-Spiegel senken und darüber hinaus auch noch Cholesterin enthalten. (Mehr dazu lesen Sie in Kapitel 15, »Die Bedeutung einer gesunden Ernährung« ab Seite 187.)
Aber nicht nur die Ernährung hat Einfluß auf den Cholesterinspiegel, sondern auch das Rauchen sowie genetische und hormonelle Faktoren. Östrogen trägt dazu bei, den Cholesterinspiegel niedrig zu halten, und die hormonellen Veränderungen der Menopause wirken sich negativ auf die LDL-HDL-Konzentration aus.

Körperliche Betätigung und Körpergewicht. Zuwenig körperliche Betätigung ist ein Risikofaktor für Herzerkrankung. Regelmäßige aerobische Übungen scheinen den Tonus des Herzmuskels zu verbessern und Herzerkrankungen vorzubeugen. Schrecklich anstrengend muß der Sport allerdings nicht sein, es reichen moderate Übungen wie flottes Gehen bzw. Walking oder Treppensteigen, um das Herz fit zu halten.
Körperliche Betätigung senkt Cholesterinspiegel und Blutdruck und hat außerdem den angenehmen Nebeneffekt, meist auch zu Gewichtsverlust zu führen.
Ein weiterer Risikofaktor scheint die Körperstatur zu sein. Frauen mit »Apfelform«, die um die Taille herum fülliger sind, haben ein höheres Risiko als Frauen mit »Birnenform«, die um die Hüften herum am stärksten sind.
Frauen mit bereits vorausgegangener Herzerkrankung oder mit vielen Risikofaktoren müssen wissen, daß anstrengende sportliche Leistung – auch wenn der Nutzen körperlicher Betätigung die Gefahren häufig überwiegt – in manchen Fällen auch zur Entstehung von Herzinfarkt, Schlaganfall und Herzrhythmusstörungen beitragen kann. Sprechen Sie deshalb, bevor Sie mit einem Trainingsprogramm, welcher Art auch immer, beginnen, mit Ihrem Arzt darüber, vor allem wenn Sie schon lange Zeit nicht mehr körperlich aktiv waren.

Alkoholkonsum. Welchen Einfluß Alkohol auf die Entstehung von Herzerkrankungen hat, wird sehr kontrovers diskutiert. Daß übermäßiger Alkoholkonsum nicht nur dem Herzen schadet, ist allseits bekannt. Daß Alkohol selbst aber eine vorbeugende Wirkung gegen koronare Herzerkrankung hat, kann so verallgemeinernd nicht stehenbleiben. So ist es zwar richtig, daß das gute HDL durch regelmäßigen Alkoholkonsum ansteigt und daß Alkohol in moderaten Dosen (bis 25 Gramm pro Tag) das Gerinnungssystem positiv beeinflußt, doch muß bei allen Empfehlungen hinsichtlich des Alkoholkonsum bedacht werden, daß es hierzulande jährlich zu etwa 30000 Todesfällen kommt, die direkt oder indirekt mit Alkohol in Zusammenhang stehen.

Soziale und psychische Faktoren. Die Herzinfarktrate der Frau mittleren Alters hat sich, entgegen anders lautenden Prognosen, nicht der des Mannes gleichen Alters angeglichen, nachdem die Berufstätigkeit der Frau zugenommen hat und sie ähnlichem berufsbedingten Streß ausgesetzt ist. Berufstätige Frauen haben in etwa dieselben Herzerkrankungsraten wie Frauen, die zu Hause bleiben. So fand die Framingham-Studie nach zwanzigjährigen Untersuchungen heraus, daß berufliche Tätigkeit an sich kein Prädiktor für eine Herzerkrankung ist, wohingegen Faktoren wie ein hohes Anforderungsprofil und geringe Möglichkeiten der persönlichen Einflußnahme sowie finanzielle Sorgen mit hohen Herzerkrankungsraten korreliert sind.
Beim Mann hat die »Typ A«-Persönlichkeit, ein aufbrausender, gehetzter, ständig unter Zeitdruck stehender Workaholic, der von Leistungsstreben und Konkurrenzdruck getrieben ist, ein hohes Herzerkrankungsrisiko. Eine vergleichbare Verbindung konnte bei der Frau nicht gefunden werden. Die Framingham-Studie hat gezeigt, daß Frauen, die ihren Ärger und alle negativen Gefühle unterdrücken, eine höhere Herzerkrankungsrate aufweisen als solche, die ihnen nach Art von Typ A auch Ausdruck verleihen. Auch Depressionen und Angstgefühle sind bei Frauen mit höheren Erkrankungsraten verbunden.
Untersuchungen der letzten zehn Jahre haben übereinstimmend zum Ergebnis gehabt, daß Herzerkrankungen häufiger bei weniger gebildeten Frauen aus niedrigen sozioökonomischen Schichten vorkommen als bei gebildeteren Frauen mit höherem sozioökonomischen Status. Erklären läßt sich dies wahrscheinlich mit gesellschaftsspezifischen Faktoren wie schlechtere Gesundheitsfürsorge und -bewußtsein, Frauendiskriminierung und stärkerem Streß.

Pharmakologische Intervention
Eine Reihe von Arzneimitteln spielt eine wichtige Rolle in der Prävention von Herzerkrankungen.

Kleine Dosen Acetylsalicylsäure (z.B. ASS, Aspirin) täglich helfen, dem Herzinfarkt vorzubeugen. Leider wurden auch diese Untersuchungen nur an Männern durchgeführt, und ob sich die Ergebnisse auf Frauen übertragen lassen, ist nicht bekannt. Voruntersuchungen über den Einsatz von Acetylsalicylsäure bei Frauen deuten allerdings darauf hin, daß hier ein ähnlicher Schutzfaktor vorliegen könnte. Diese protektive Wirkung der Acetylsalicylsäure bei Herzinfarkt wird mit ihrer blutverdünnenden Eigenschaft erklärt. Um ihren tatsächlichen Nutzen für die Frau jedoch definitiv zu klären, bedarf es weiterer Untersuchungen.

Die Östrogenbehandlung ist auch heute noch umstritten. In den Wechseljahren nimmt die Östrogenproduktion der Eierstöcke ab. Und da ausgerechnet nach der Menopause die Herzerkrankungsrate der Frau rapide ansteigt und sich der des Mannes angleicht, gilt eine geringe Östrogenkonzentration als Risikofaktor. (Aber nicht der einzige: Verschiedene Wissenschaftler prüfen derzeit die Hypothese, derzufolge der während der Menstruation eintretende Eisenmangel ebenfalls vor einer Herzerkrankung schützt.)
Viele Studien haben mittlerweile nachgewiesen, daß Frauen mit einer Östrogentherapie ein niedrigeres Herzerkrankungsrisiko haben. Da diese Therapie jedoch gleichzeitig auch das Risiko für verschiedene andere Erkrankungen, darunter vor allem für Endometriumkarzinom und möglicherweise auch Brustkrebs, erhöht, ist die Behandlung mit Östrogen immer noch umstritten. Durch

die heute jedoch gängige Östrogen-Gestagen-Kombinationstherapie verringert sich das Risiko für Gebärmutterschleimhautkrebs, der günstige Effekt auf das Infarktrisiko wird dadurch möglicherweise – das wird derzeit noch geprüft – jedoch auch etwas vermindert.
Mehr zur Hormonbehandlung lesen Sie in Kapitel 31, »Hormonbehandlung – Pro und Kontra«, ab Seite 381.

Bluthochdruckmittel, sogenannte Antihypertonika, stehen in großer Auswahl zur Verfügung, wenn weder eine Ernährungsumstellung noch Verhaltensänderungen greifen. Es gibt fünf Haupttypen, nach der Wirkungsweise unterteilt:

- Diuretika, die den Salz- und Flüssigkeitsgehalt im Blut reduzieren und damit den Blutdruck senken (z. B. Furosemid, Lasix)
- Sympatholytika wie Betablocker, die die Kraft und Geschwindigkeit der Herzpumpleistung verringern (z. B. Beloc, Obsidan)
- ACE-Hemmer, die die Konzentration von Angiotensin, einer chemischen Substanz, die der Körper zur Blutdrucksteigerung produziert, senken (z. B. Lopirin, Xanef)
- Kalziumantagonisten, die zur arteriellen Entspannung führen und den Strömungswiderstand des Blutes senken (z. B. Corinfar, Isoptin, Adalat)
- Vasodilatatoren, die gefäßerweiternd wirken und eine Erschlaffung der glatten Gefäßmuskulatur bewirken (z. B. Depressan, Nepresol)

Cholesterin-senkende Medikamente haben verschiedene Wirkmechanismen: Sie unterbinden die Cholesterinproduktion des Körpers selbst, reduzieren die Aufnahme des zugeführten Cholesterins oder binden sich an das Cholesterin, um es aus dem Blutstrom zu entfernen und auszuscheiden. Gängige Mittel sind Clofibrinsäure (z. B. Cedur, Bezafibrat, Normalip), Lovastatin (z. B. Mevinacor), Simvastatin (z. B. Denan, Zocor), Colestyramin (z. B. Quantalan) und Gemfibrozil (z. B. Gevilon).

Vitamin E hat in frühen Studien mit Frauen vielversprechenden Nutzen im Bereich der Herzerkrankung gezeigt. Über einen längeren Zeitraum in ausreichend hohen Dosen eingenommen, scheint es das Herzerkrankungsrisiko zu senken. Da diese Ergebnisse jedoch noch nicht bestätigt sind, gibt es noch keine definitive Empfehlung.

Zur Diagnose

Im Bereich der Diagnose von Herzerkrankungen hat es in den letzten Jahren einige eindrucksvolle Entwicklungen gegeben, die eine frühzeitige Behandlung und angemessene Krankheitskontrolle gewährleisten.
Die Diagnoseverfahren reichen von nichtinvasiven Untersuchungen wie Elektrokardiographie (EKG) bis hin zu invasiven Tests im Kreislaufsystem wie der Angiographie. Ergibt sich aus den nichtinvasiven Untersuchungen ein positiver Befund, schließen sich daran oft invasive Verfahren an.

Elektrokardiographie
Die Elektrokardiographie (EKG) zeigt die elektrische Aktivität des Herzens in Form von Kurven. Das EKG kann in Ruhe oder unter Belastung (meist auf dem Trainingsrad) gemessen werden.
Normale EKG-Befunde, die unter Belastung aufgezeichnet wurden, bedeuten meist, daß keine Herzerkrankung vorliegt. Abweichende Befunde jedoch sind bei der Frau im Vergleich zum Mann wesentlich öfter falsch positiv, was bedeutet, daß in Wirklichkeit keine Herzerkrankung vorliegt. Eine Studie fand lediglich bei acht Prozent der untersuchten Männer falsch positive Befunde im Vergleich zu 67 Prozent bei den Frauen, die sich demselben Test unterzogen. Das be-

deutet also, daß selbst wenn der Belastungstest positiv ausfällt, das Herz dennoch gute Chancen hat, gesund zu sein. Manche Ärzte verzichten deshalb schon von vornherein auf den Belastungstest, vor allem bei Patientinnen mit eindeutigen körperlichen Symptomen (wie wiederholten *Angina-pectoris*-Anfällen) und gehen sofort zu spezifischeren Diagnoseverfahren über.

Radionuklidverfahren

Diese Verfahren verwenden möglichst kurzlebige Radionuklide, die sich nach Injektion in den zu untersuchenden Organen oder Körpergeweben entweder selektiv anreichern oder nicht gespeichert werden. Die Szintigraphie beispielsweise, ein nuklearmedizinisches bildgebendes Verfahren, stellt im Szintigramm den Weg des zuvor injizierten radioaktiven Thallium durch den Blutstrom dar und beurteilt den Blutstrom zum Herzen unter Belastung. Auch dieser Test kommt bei Frauen relativ häufig zu falsch positiven Ergebnissen, da das Brustgewebe zur Schattenbildung führt, die wie eine Blockierung bzw. ein Verschluß aussieht. Für Frauen, die sich körperlich nicht anstrengen dürfen und für die damit ein Belastungstest nicht in Frage kommt, gibt es eine andere Form des Radionuklidverfahrens. Die hierbei eingesetzten Medikamente Dipyridamol oder Adenosin ahmen die Auswirkungen körperlicher Aktivität auf das Herz-Kreislauf-System nach.

Echokardiographie

Bei diesem auch Ultraschall-Kardiographie genannten Verfahren werden Schallwellen in den Körper gesandt und die von der Herzoberfläche zurückkommenden Echos in Bilder umgewandelt. Auf einem Bildschirm lassen sich so Größe, Form und Bewegung des Herzens wiedergeben. Ähnlich den Radionuklidverfahren läßt sich auch die Echokardiographie unter Belastung oder unter Verwendung Belastung induzierender Medikamente einsetzen. Damit können Herz und Blutstrom unter Belastung untersucht werden. Dobutamin kann während der Echokardiographie appliziert werden und die Auswirkungen körperlicher Belastung auf das Herz nachahmen. Dieses Diagnoseverfahren wird häufig bei Verdacht auf einen Mitralklappenprolaps oder andere Klappenfehler eingesetzt.

Angiographie

Hierbei handelt es sich um die röntgenologische Darstellung des Herz- und Blutgefäßinneren. Hierzu wird ein Katheter (eine lange, flexible Röhre) in ein Blutgefäß, meist die Oberschenkelschlagader, die *Arteria femoralis*, eingeführt und im Rahmen einer sogenannten Herzkatheterisierung bis zum Herzen vorgeschoben. Durch den Katheter wird Kontrastmittel eingespritzt, womit sich Herz und Blutgefäße röntgenologisch darstellen lassen und sich auch das Ausmaß des Gefäßverschlusses feststellen läßt.
Die Angiographie ist wahrscheinlich das verläßlichste Diagnosemittel im Bereich der Herz-Kreislauf-Erkrankungen, birgt allerdings ein, wenn auch nur geringes, Verletzungs- oder Mortalitätsrisiko in sich und wird deshalb nicht routinemäßig angewandt.

Behandlungsalternativen

Wie bei den meisten anderen Krankheiten gibt es auch im Bereich der Herz-Kreislauf-Erkrankungen ein breites Therapiespektrum, angefangen bei minimalen Eingriffen wie Umstellungen der Lebensweise und Verhaltensänderungen bis hin zu solch radikalen wie einer Herztransplantation.
Natürlich gibt es auch eine Reihe von Zwischenschritten, die irgendwo in dem breiten Feld zwischen reinen Verhaltens- und Lebensstiländerungen und einer Herztransplantation angesiedelt sind. Hierzu gehören die medikamentöse Therapie, die Angioplastie, bei der die Arterien durch Einbringung eines Ballonkatheters erweitert werden, so-

wie verschiedene chirurgische Verfahren einschließlich Klappenersatz und Bypass-Operation.
Bei den Herz- bzw. -Kreislauferkrankungen handelt es sich um einen ganzen Komplex verschiedener Erkrankungen, die verschiedene Bereiche des Kreislaufsystems betreffen und unterschiedliche Wirkmechanismen haben. Es sind sich fortschreitend entwickelnde und miteinander in Beziehung stehende Erkrankungen, so daß die Behandlung einer relativ am Anfang dieser Reihe stehenden Störung – z. B. Herzkranzgefäßerkrankung – der Entwicklung ernsthafterer Folgeerkrankungen wie einem Herzinfarkt vorzubeugen vermag.
Eine Universalbehandlung gibt es demzufolge nicht. Und es läßt sich auch nicht definitiv sagen, welche Therapien bei der Frau am besten anschlagen – die meisten Therapien wurden beim Mann getestet. Hilfreich ist aber bereits, wenn Sie den Inhalt der einzelnen Behandlungsalternativen kennen, um gemeinsam mit dem Arzt eine sachgerechte Entscheidung zu treffen.

Medikamentöse Behandlung

Verschiedene Medikamente werden schon seit Jahrhunderten zur Behandlung von Herzerkrankungen eingesetzt. Es gibt eine große Vielzahl davon, und sie alle haben verschiedene Wirkmechanismen. Ob die Herzmedikamente bei der Frau anders als beim Mann wirken, darüber ist bislang recht wenig bekannt. Man geht davon aus, daß die Medikamentenwirkung geschlechtsunabhängig ist, jedoch Unterschiede bei der Wirkdosis vorliegen können.

Digitalis. Vor zweihundert Jahren entdeckte ein britischer Arzt, daß Digitalis, ein Extrakt aus dem Fingerhut, die Kontraktionskraft des Herzens stärkt. Dieses Medikament wird heute zur Behandlung von Herzinsuffizienz eingesetzt, hilft aber auch, Herzrhythmusstörungen zu korrigieren (Präparate z. B. Novodigal, Digimerck).

Nitroglyzerin. Fast ein Jahrhundert später stellte ein schottischer Medizinstudent die Hypothese auf, daß das auf die Kapillarwand entspannend wirkende Amylnitrit die Schmerzen bei *Angina pectoris* zu lindern vermag, indem es den Blutstrom zum Herzen verstärkt. Und so wird Nitroglyzerin, eine Form dieses Wirkstoffs, heute immer noch bei *Angina pectoris* sowie bei Linksherzinsuffizienz eingesetzt (Präparate z. B. Isoket, ISDN, Corangin, Nitrolingual).

Betablocker, die oft zur Behandlung von Bluthochdruck eingesetzt werden, sind ebenfalls höchst wirksame Herzmittel. Sie hemmen die erregende Wirkung des Symphatikus, vermindern so die Herzarbeit und verlangsamen die Herztätigkeit. Propranolol, ein häufig verschriebener Betablocker, hat sich als wirksam in der Behandlung von *Angina pectoris*, Bluthochdruck und Migräne erwiesen. Diese und ähnliche Mittel helfen auch, einem zweiten Herzinfarkt vorzubeugen (Präparate z. B. Beloc, Obsidan).

Kalziumantagonisten wurden ursprünglich nur zur Behandlung von Herzrhythmusstörungen eingesetzt, erwiesen sich dann aber auch bei anderen Herzerkrankungen als wirksam. Der Kalziumfluß durch die Zellmembranen in den Herzmuskel hat großen Einfluß auf die Kontraktionsstärke des Herzens. Indem sie den Kalziumfluß durch die Membranen reduzieren und die muskelkontrahierende Wirkung des Kalziums aufheben, verbessern die Kalziumantagonisten die Funktionsfähigkeit des Herzens. Diese Mittel, zu deren bekanntesten Vertreter Verapamil (z. B. Isoptin, Falicard) gehört, lindern ebenfalls die *Angina-pectoris*-Schmerzen, indem sie relaxierend auf die Muskelwand der Koronararterien wirken und damit dem Herzen die Arbeit erleichtern. Die Kalziumaufnahme (ob über die Ernährung oder in Form von Arzneimitteln) soll keinen Einfluß auf die Aktivität der Kalziumantagonisten haben.

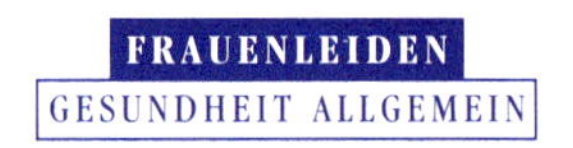

Der Stenose Druck machen

Für viele Menschen mit Koronararterienstenose stellt die Angioplastie heute eine weniger traumatische Alternative zur traditionellen Behandlung, der Bypassoperation, dar. Bei den neueren Verfahren wird ein Ballonkatheter durch eine Arterie bis zum Bereich der Gefäßstenose geschoben und dort aufgeblasen, um die Plaque, d.h. die einengende Gefäßablagerung, zurückzudrücken. Bei der Weiterentwicklung dieses Verfahrens ist der Ballon von einer Röhre aus rostfreiem Stahl, einem Stent, umgeben. Nachdem der Stent dann mittels Ballon fest gegen die Plaque gepreßt ist, wird der Ballon abgelassen und zurückgezogen – der Stent bleibt als dauerhafte Gefäßstütze zurück und soll Restenosen verhindern.

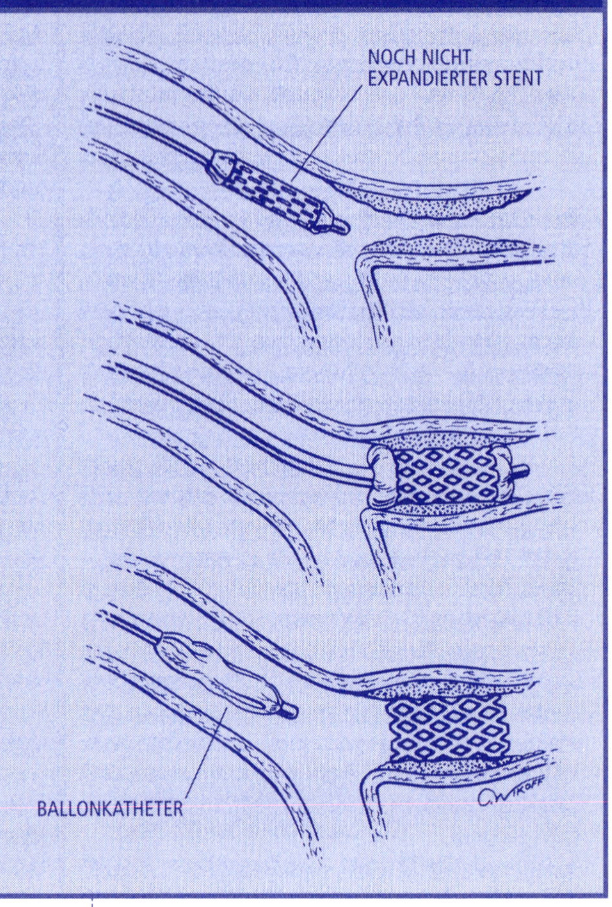

Thrombolytika gehören zu den Wundermitteln der modernen Herzmedizin. Mittel wie der Gewebeplasminogenaktivator oder Streptokinase lösen nach Injektion in die Blutbahn Blutpfropfen auf. Werden sie kurz nach einem Herzinfarkt appliziert, können sie den Verschluß beheben, bevor Herzgewebe abstirbt. Die Wirksamkeit dieser Mittel hängt im wesentlichen davon ab, wie schnell sie verabreicht werden.

Angioplastie

Bei diesem Verfahren wird ein Ballonkatheter durch eine Arterie bis zum Bereich der Gefäßstenose geschoben und dort aufgeblasen, um das Gefäßvolumen zu erweitern und den Verschluß zu beheben. Der korrekte Fachbegriff für dieses Verfahren lautet perkutane transluminale Koronarangioplastie oder PTCA. Es hat hohe Erfolgsraten, wenngleich bei vielen Patienten nach etwa drei Monaten eine Restenose auftritt. Ein etwas höher entwickeltes Verfahren ist die Implantation von Gefäßstützen vom Stent-Typ. Am gebräuchlichsten sind die mittels Ballon expandierbaren Stents (eine Röhre aus rostfreiem Stahl). Sie werden, wie die anderen Stents auch, nach Entfernen des Ballons dauerhaft im Gefäß belassen, um eine Rezidivstenose zu verhindern.

Die Valvuloplastik, die operative Korrektur einer Herzklappeninsuffizienz durch Plastik mit organischem Gewebe oder Kunststoff, benutzt ähnlich wie die Angioplastie ebenfalls einen Ballon zur Öffnung blockierter Herzklappenabschnitte.
Die Angioplastie hat bei Frauen niedrigere Erfolgsquoten und höhere Komplikationsraten als bei Männern. Das kann daran liegen, daß Frauen in der Regel kranker und älter sind als Männer, wenn dieses Verfahren durchgeführt wird, und weil der insgesamt kleinere Oberflächenbereich des Gefäßinneren das Verfahren schwieriger macht. Technologische Weiterentwicklungen, die bei der Instrumentenentwicklung den speziellen Bedürfnissen und der Anatomie der Frau Rechnung tragen, könnten hier weiterhelfen.

Chirurgische Therapie
Bei Frauen werden seltener Herzoperationen vorgenommen – außerdem haben sie häufiger ein schlechteres Resultat und enden öfter tödlich als bei Männern. Und doch kann ein chirurgischer Eingriff sehr effektiv sein – eine endgültige Heilung wird jedoch auch bei erfolgreichem Ausgang nur selten erreicht, viele Herzpatientinnen müssen auch danach noch täglich Medikamente einnehmen.

Aortokoronare Bypassoperation, der mittlerweile allseits bekannte Bypass, ist die häufigste Form der Herzoperation. Bei der Bypassoperation wird der verengte Anteil der Koronararterie mit einem kurzen Stück Blutgefäß, das aus einer anderen Körperregion des Patienten entfernt wurde, überbrückt.
Bei Frauen wird dieses Verfahren wahrscheinlich seltener vorgenommen, da das OP-Resultat weniger günstig ist. Und wer weiß, vielleicht hat das auch sein Gutes: Viele sind der Ansicht, die aortokoronare Bypassoperation werde beim Mann öfter durchgeführt als unbedingt nötig. Frauen sind im allgemeinen kranker und älter, wenn bei ihnen eine Bypassoperation vorgenommen wird – das könnte das ungünstigere OP-Resultat erklären. Wenn die Frau dann aber das Krankenhaus nach einer solchen Operation verläßt, ist ihre Langzeit-Überlebensrate genauso hoch wie die des Mannes.

Klappenersatz. Ein Klappenersatz wird dann durchgeführt, wenn sich Herzfehler medikamentös nicht in den Griff bekommen lassen. Die natürliche Herzklappe wird durch eine aus Leichtmetall oder Kunststoff hergestellte künstliche ersetzt oder durch eine speziell präparierte Herzklappe vom Schwein. Über geschlechtsspezifische Unterschiede bei den Ergebnissen dieser Operation ist wenig bekannt.

Elektrische Hilfsmittel. Manche Menschen haben Herzrhythmusstörungen, die sich medikamentös nicht einstellen lassen. Der Herzrhythmus läßt sich in solchen Fällen mit Hilfe eines implantierten Schrittmachers kontrollieren. Eingesetzt wird der Schrittmacher vor allem bei Patienten mit Adam-Stokes-Anfall, außerdem bei Verlangsamung der Herzschlags, seltener bei anfallartig auftretenden Tachykardien, also Herzrhythmusstörungen vom schnellen Typ.
Ein anderes elektrisches Hilfsmittel ist der automatische Defibrillator bzw. Kardioverter, der das Auftreten von Kammertachykardien oder Kammerflimmern mit hoher Zuverlässigkeit erkennt und die Rhythmusstörung durch Abgabe eines Defibrillationsimpulses beendet, also eine Art Elektroschock auslöst.

Die Herztransplantation ist das drastischste aller Behandlungsverfahren. Sie findet vorwiegend bei Patienten mit schwerer Kardiomyopathie (Herzmuskelerkrankung) oder koronarer Herzerkrankung im Endstadium Anwendung. Herztransplanta-

Wie die Bypassoperation zu ihrem Namen kommt

Kommt es zu einem Verschluß in einer oder mehreren den Herzmuskel mit Blut und Sauerstoff versorgenden Koronararterien, läßt sich hier oft sehr effektiv Abhilfe schaffen, indem man eine neue Versorgungsbahn um die verengte Stelle herumlegt. Die problematische Stelle wird also buchstäblich umgangen, daher der Name Bypass, der im Englischen soviel bedeutet wie Umgehungsstraße, Umleitung. Hierzu wird ein kleines Stück der Vena saphena im Bein herausgeschnitten und zur Überbrückung der kranken Koronararterien beidseits der Verschlußstelle transplantiert.

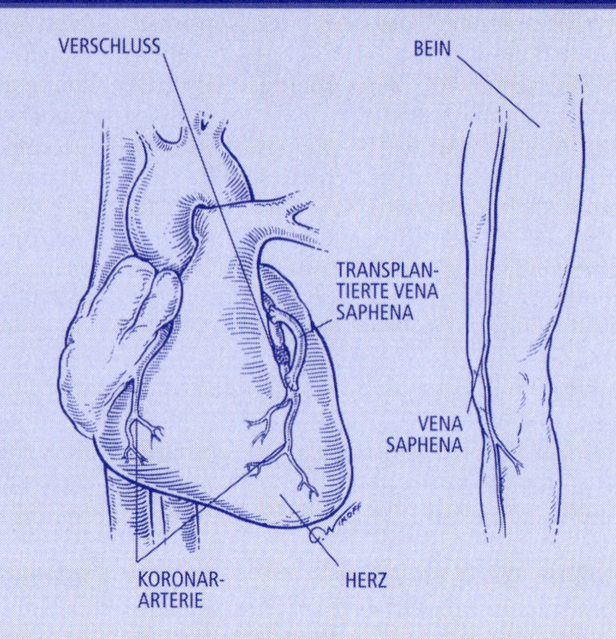

tionen werden selten vorgenommen, da sie einen hohen technischen Aufwand, wie er nur in speziellen Herz- und Transplantationszentren zu finden ist, und außerdem ein kompatibles Spenderherz erfordern. Dank der Entwicklung von Medikamenten, die eine Abstoßungsreaktion unterbinden, läßt sich mit der Herztransplantation heute bei ausgewählten Patienten die Überlebenszeit um Jahre verlängern. Da sie nur so selten durchgeführt wird, gibt es nur wenig Daten bezüglich geschlechtsspezifischer Unterschiede bei den Langzeit-Überlebens- und Rehabilitationsraten.

Kardiopulmonale Reanimation

Die kardiopulmonale Reanimation ist eine Sofortmaßnahme bei Atem- und Kreislaufstillstand. Ziel ist es, die Sauerstoffzufuhr zu Gehirn und Herz aufrechtzuerhalten, bis das Herz wieder zu schlagen beginnt oder bis die intensivmedizinische Behandlung erfolgt. Sie stellt eine Kombination aus Herzkompression und Mund-zu-Mund-Beatmung dar.

Sonstige Risiken

Herzerkrankungen können bei der Frau durch verschiedene andere Faktoren kompliziert werden, zu den wichtigsten darunter zählen Diabetes und Schwangerschaft.

Diabetes mellitus

Diabetes tritt meist erst nach dem 45. Lebensjahr auf. Je nach Schweregrad wird er allein mit Ernährung und Bewegung behandelt, eventuell mit Tabletten, die den Blutzuckerspiegel senken, oder mit regelmäßigen Insulininjektionen. Insgesamt sind mehr Frauen als Männer diabeteskrank, was allerdings darauf zurückzuführen sein kann, daß in dieser Altersgruppe Frauen einfach stärker vertreten sind.

Ischämische Herzerkrankung ist die Haupttodesursache bei Diabetikern. Frauen mit Diabetes – egal welchen Alters – haben ein doppelt so hohes Herzinfarktrisiko wie Frauen ohne Diabetes. Außerdem haben Diabetikerinnen auch ein höheres Herzerkrankungsrisiko als Diabetiker. Und schließlich liegen bei Diabetikerinnen häufiger Übergewicht, ein hoher Cholesterinspiegel und Bluthochdruck vor – alles Risikofaktoren für eine Herzerkrankung.

Schwangerschaft

Da die koronare Herzerkrankung meist im fortgeschrittenen Lebensalter auftritt, ist sie auch seltener eine Komplikation in der Schwangerschaft. Verschiedene andere Herzerkrankungen wie kongentiale Schäden und Klappenfehler betreffen jedoch sehr wohl Frauen im gebärfähigen Alter. Die meisten dieser Erkrankungen lassen sich in der Schwangerschaft gut behandeln und stellen kaum eine Gefahr für Mutter und Kind dar. Es wurde sogar von einer Frau berichtet, die vier Jahre nach einer Herztransplantation ein Kind bekommen hat.
Verschiedene Schwangerschaftssymptome ähneln denen einer Herzerkrankung, so etwa Müdigkeit, Kurzatmigkeit, Anschwellen von Armen und Beinen und manchmal auch Herzklopfen. Wenn Sie schwanger sind und sich wegen solcher Symptome Sorgen machen, sprechen Sie mit Ihrem Arzt darüber – meist ist die Sorge unbegründet. Genauso sind in der Schwangerschaft häufig Herzgeräusche zu vernehmen. Sie sind aber meist durch den erhöhten Blutstrom durch die Aorten- und Pulmonalklappe verursacht und nicht durch einen Klappenfehler. Der Blutdruck sollte in der Schwangerschaft regelmäßig kontrolliert werden, da er oft ansteigt.
Die meisten Herzerkrankungsdiagnoseverfahren sind in der Schwangerschaft unbedenklich. Auf jene, bei denen mit radioaktiven Substanzen gearbeitet wird, wird in der Schwangerschaft wegen einer möglichen Gefährdung des Fetus verzichtet – ausgenommen, wenn das Risiko* einer eventuellen Krankheit bei der Mutter die Risiken für den Fetus überwiegen. Die Echokardiographie schadet dem Fetus nicht und kann in der Schwangerschaft jederzeit bedenkenlos eingesetzt werden.

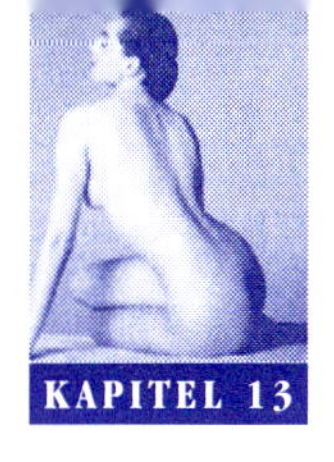

GESUNDHEIT ALLGEMEIN

Aids – die tödliche Krankheit

Sarah Lyons hatte keine Ahnung, was sie wohl haben könnte. Nachts wachte sie immer in Schweiß gebadet auf. Ihre Drüsen waren ständig geschwollen und schmerzten. Permanent hatte sie leichtes Fieber, und eine kraftraubende Schwäche überschattete ihr gesamtes Leben. Sie mußte eine ernsthafte Erkrankung haben, soviel war klar, was das aber sein sollte, konnten sich weder sie noch ihre Ärzte vorstellen. Die Untersuchungen, die sie anstellten, erbrachten kein brauchbares Ergebnis. Dementsprechend ging es ihr immer schlechter statt besser.

Man schrieb das Jahr 1986, und Aids war mittlerweile als tödliche Krankheit, die in erster Linie Homosexuelle und i.v.-Drogenabhängige betrifft, in die Schlagzeilen geraten. Tödlich, weil es für diese Erkrankung weder Heilung noch eine effektive Behandlung gab und die Patienten oft innerhalb weniger Monate nach der Diagnose starben.

Aber Aids, so glaubte man damals noch, war nichts, weswegen sich Frauen wie Sarah Lyons (Name geändert), eine weiße 33jährige Angestellte der Telefongesellschaft aus Baltimores Mittelschicht, Gedanken machen mußten. Sarah verschwendete nie auch nur einen Gedanken an Aids, als sie von einem Arzt zum nächsten rannte, auf der Suche nach einer Diagnose für ihre rätselhaften Symptome. Monatelang dauerte diese Odyssee, Biopsien wurde entnommen, Rückenmarkpunktionen vorgenommen, und doch fand sich keine Erklärung – weil die Ärzte nie auch nur im entferntesten an Aids dachten.

Letztendlich jedoch wurde Sarah, obwohl sie weder Drogen gespritzt hatte und obwohl sie in einer, wie es schien, von beiden

Partnern aus gesehen monogamen Beziehung lebte, auf HIV, das Aids verursachende ***h**uman **i**mmunodeficiency **v**irus*, hin untersucht. Der Test war positiv – sie war also tatsächlich HIV-infiziert. Die Diagnose lautete auf ARC bzw. ***A**ids-**r**elated **c**omplex*, ein Erkrankungsstadium, das sich u.a. durch die oben erwähnten Symptome auszeichnet und in dem das Vollbild, Aids, noch nicht aufgetreten ist.

Jahre später, als sich bei Sarah bereits das Vollbild der Erkrankung, also Aids (von ***a**cquired **i**mmune **d**eficiency **s**yndrom*, d. h. erworbene Immunschwäche) entwickelt hatte, ging es Frauen mit vergleichbaren Symptomen immer noch wie ihr damals, als sie verzweifelt nach der Ursache für ihre Beschwerden suchte. Ziemlich spät und auch nur ganz allmählich begann man zu erkennen, daß auch Frauen von dieser Krankheit betroffen sein können.

Einige nüchterne Fakten

Die traurige Wahrheit ist, daß man Frauen schon lange nicht mehr aus der Aids-Problematik heraushalten kann, dazu sind sie mittlerweile viel zu sehr davon betroffen. Der Anteil der über heterosexuelle Kontakte infizierten Frauen hat sich von 1988 bis 1995 verdoppelt: von 17 Prozent auf 34 Prozent. 15 bis 20 Prozent der 50 000 bis 60 000 HIV-Infizierten in Deutschland sind Frauen. Bis 1995 wurden dem Aids-Zentrum im Robert-Koch-Institut in Berlin 11 227 HIV-Infektionen bei Frauen gemeldet.

Wegen der extrem langen Zeitspanne zwischen Infektion und Ausbruch der Krankheit, die bis zu zehn Jahre betragen kann und während der der Infizierte selbst nichts von seiner Infektion merken muß, spiegeln diese offiziellen Daten nur die Spitze des

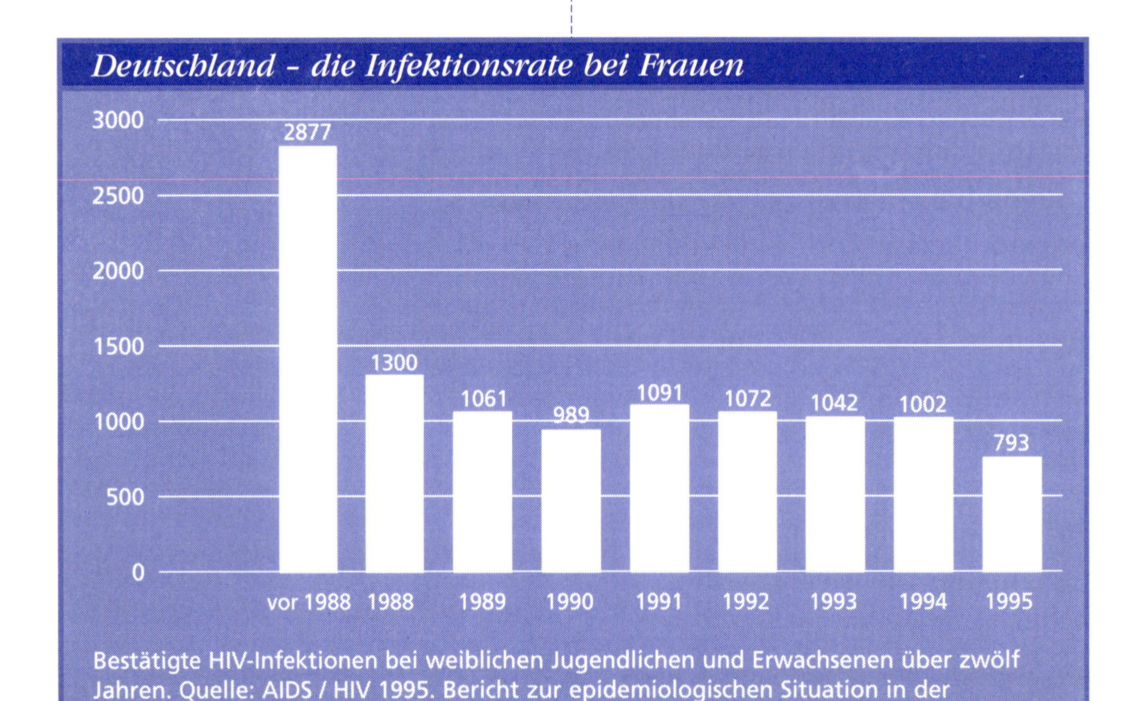

Bestätigte HIV-Infektionen bei weiblichen Jugendlichen und Erwachsenen über zwölf Jahren. Quelle: AIDS / HIV 1995. Bericht zur epidemiologischen Situation in der Bundesrepublik Deutschland zum 31.12.1995. Robert-Koch-Institut, 13/1996.

Eisbergs wider. Exakte Zahlenangaben über die Entwicklung der Krankheit in der Zukunft sind nicht möglich.

Verlauf einer HIV-Infektion

Nachdem der Aids-Erreger, das HIV, 1984 identifiziert wurde, wurde es möglich, eine definitive Diagnose zu stellen. Doch eine Infektion mit HIV ist nicht gleichbedeutend, das soll hier betont werden, mit einer Aids-Erkrankung – diese stellt vielmehr das letzte Stadium der HIV-Infektion dar. Bis sich das Vollbild der Aids-Erkrankung entwickelt, können eine ganze Reihe weniger ernsthafter und weniger lebensbedrohlicher Infektionen auftreten.
Infektion und Immunsystemerkrankung verlaufen typischerweise wie folgt:

1. Eindringen von virushaltiger Körperflüssigkeit.
2. HIV-Infektion.
3. Bildung von Antikörpern (Nachweismöglichkeit durch den HIV-Antikörper-Test, sogenannter Aids-Test).
4. Jahrelanger nahezu symptomfreier Verlauf (Latenzphase).
5. LAS, Lymphadenopathie-Syndrom, das sich durch Lymphknotenschwellungen außerhalb des Leistenbereichs an zwei Körperstellen (Hals, Achselhöhlen) länger als drei Monate ohne andere Ursachen auszeichnet.
6. ARC, *Aids-related complex*, der sich durch längerdauernden Leistungsabfall, leichte Ermüdbarkeit, Nachtschweiß, Gewichtsverlust, Fieberschübe ohne erkennbare Ursache, Durchfälle, Lymphknotenschwellungen, weiße Pilzbeläge auf Mund- und Afterschleimhaut, Infektanfälligkeit und Veränderungen im Blutbild auszeichnet.
7. Vollbild der Aids-Erkrankung, u.a. durch opportunistische Infektionen und Tumore (vor allem das Kaposi-Sarkom) gekennzeichnet.

Die Ausbreitung von Aids

Jahrelang galt Aids als eine Erkrankung, die in erster Linie Homosexuelle und i.v.-Drogenabhängige betraf – bis sich weltweit ein anderes Erscheinungsbild abzeichnete. So waren und sind in Afrika, dem wahrscheinlichen Ursprungsland des HIV, Frauen noch immer genauso stark von der Krankheit betroffen wie die Männer, und die meisten Infektionen werden durch heterosexuellen Kontakt übertragen. Viele Epidemiologen sehen die Gefahr, daß sich diese Entwicklung in den kommenden Jahren auch in anderen Ländern zeigen könnte.
Die internationalen Statistiken warten hier mit erschreckenden Prognosen auf. Schätzungen einer 1993 von den Vereinten Nationen durchgeführten Studie zufolge ist mit weltweit 3000 infizierten Frauen täglich zu rechnen. Im Jahr 2000 werden weltweit, so vermuten Aids-Experten, mehr als 40 Millionen Menschen HIV-infiziert sein, und zumindest die Hälfte werden Frauen sein.
Und sind auch Homo- bzw. Bisexuelle und i.v.-Drogenabhängige immer noch als Hauptrisikogruppe anzusehen, so zeigt doch das Beispiel von Sarah Lyons und Hunderten anderer Frauen, daß HIV bzw. Aids nicht nur eine bestimmte Bevölkerungsgruppe betrifft – dies anzunehmen, könnte ein tödlicher Irrtum sein. Aids kann jede von uns treffen.

Die verschiedenen Ausprägungsformen der HIV-Infektion

Die ersten Aids-Erkrankungen wurden erstmals 1981 in Amerika beschrieben. In den Arztpraxen und Notaufnahmen von New York City und San Francisco fanden sich immer mehr homosexuelle junge Männer mit einem unerklärlichen Symptomenbild ein. Die am schwersten Kranken litten oft an einer *Pneumocystis-carinii*-Pneumonie (PcP), einer Form von Lungenentzündung, die durch einen weit verbreiteten Erreger verursacht wird, der Menschen mit intakter

Immunabwehr normalerweise nicht gefährlich wird, oder am Kaposi-Sarkom, einer bösartigen Hautveränderung, die gewöhnlich beim älteren Mann zu finden und normalerweise leicht zu behandeln ist.
Laboruntersuchungen zeigten, daß das Immunsystem dieser Patienten stark geschwächt war. Eine für die Infektionsbekämpfung wichtige Untergruppe weißer Blutkörperchen, die sogenannten T-Helfer-Zellen oder, spezifischer, CD4-Zellen, liegen beim Gesunden normalerweise in einer Konzentration von etwa 1000 pro Kubikmilliliter Blut vor – beim Aids-Kranken wurden schon Werte von unter 200 gefunden.
Immer mehr Patienten stellten sich auch vor, die, wie Sarah Lyons, unerklärliche, oft therapieresistente Symptome hatten. Hierauf basierend wurde im Laufe der Zeit eine Liste mit Warnsymptomen für eine HIV-Infektion entwickelt. Dazu zählen:

- Chronisches bzw. immer wieder auftretendes Fieber
- Extreme Müdigkeit
- Durchfall
- Ungewollter Gewichtsverlust
- Anhaltender Nachtschweiß
- Lymphknotenschwellung
- Pilzinfektionen inklusive Soor, eine Hefepilzinfektion der Mund- und Analschleimhaut

Die Ärzte stellten weiterhin fest, daß mit Fortschreiten der HIV-Infektion und immer weiter abnehmender Infektabwehr des Immunsystems mehr und mehr ernsthafte Erkrankungen auftraten:

- Kaposi-Sarkom
- *Pneumocystis-carinii*-Pneumonie (PcP)
- Bakterielle Infektionen von Blut und Lungen
- Sonstige maligne Erkrankungen wie Lymphome
- Starker *Herpes labialis* oder *genitalis*
- *Cryptococcus*-Meningitis, eine Pilzinfektion des Gehirns
- Zytomegalie-Virus-Infektion, die oft Erblindung zur Folge hat
- Tuberkulose
- *Mycobacterium avium-intracellulare*, ein dem Tuberkuloseerreger ähnlicher Mikroorganismus, der eine generalisierte Infektion verursacht
- Neurologische Störungen einschließlich fortschreitender Geistesstörung
- Durchfall, verursacht durch *Cryptosporidium* und andere Parasiten

1993 dehnte das Centers of Disease Control (CDC) die Krankheitsdefinition von Aids auf all jene HIV-Infizierten aus, deren CD4-Zellzahl unter 200 liegt, und fügte der bereits bestehenden Liste typischer Warnsignale noch verschiedene Störungen hinzu, eine davon ist der Gebärmutterhalskrebs, das Zervixkarzinom.

HIV-Infektion bzw. Aids bei Frauen

Die PcP kommt unter all den Aids charakterisierenden Infektionen bei Männern und Frauen am häufigsten vor, und alle der oben aufgelisteten Störungen (mit Ausnahme des bei Frauen sehr seltenen Kaposi-Sarkoms) betreffen Männer wie Frauen gleichermaßen. Doch darüber hinaus leiden Frauen mit HIV-Infektion bzw. Aids noch an einer ganzen Reihe zusätzlicher Komplikationen. Eine HIV-Infektion kann bei der Frau gynäkologische Erkrankungen verursachen, bereits bestehende verschlimmern und den Heilungsprozeß behindern.
Bis man endlich erkannte, daß Aids bzw. eine HIV-Infektion keine reine Männersache ist, wurden viele speziell nur bei Frauen auftretenden Komplikationen überhaupt nicht mit Aids in Zusammenhang gebracht. Viele Frauen starben an einer HIV-assoziierten Erkrankung, ohne daß Aids diagnostiziert worden wäre. Mittlerweile allerdings ist bei einem atypischen Zervixab-

strich, bei einer Salpingitis, anhaltenden bzw. immer wiederkehrenden Hefepilzinfektionen und Geschwüren im Genitalbereich immer auch an die Möglichkeit einer HIV-Infektion zu denken, da all diese Störungen mit HIV assoziiert worden sind.
Die Soormykose, eine Hefepilzinfektion, ist bei der Frau oft der erste Hinweis auf eine HIV-Infektion. Die Soormykose bzw. Candidamykose oder Candidose, die durch Sproßpilze der Gattung *Candida* verursacht wird, kann in Mund oder Rachen oder aber auch in der Vagina vorkommen. Da die Infekt-abwehrende T-Helfer-Zellzahl abnimmt, haben Soorpilzinfektionen immer leichteres Spiel.
HIV-infizierte Frauen sind auch besonders anfällig für eine Infektion mit dem Humanpapillomavirus (HPV). Das HPV ist Erreger der Feigwarzen oder Kondylome und soll auch die Entstehung des Zervixkarzinoms und anderer Zervixerkrankungen begünstigen. Bei Frauen mit HIV-Infektion bzw. Aids ist Untersuchungen zufolge zehnmal so häufig ein abnormer Pap-Abstrich (Zervixabstrich, der Zellveränderungen nachweist) zu beobachten wie bei Nicht-HIV-Infizierten.
Aufgrund der hohen Inzidenz von Zervixanomalien bei HIV-infizierten Frauen empfehlen viele Gynäkologen diesen Patientinnen einen Pap-Abstrich in halbjährlichen Abständen. Da sich bestimmte Zervixanomalien, das haben Untersuchungen gezeigt, mit einem Pap-Abstrich allerdings nicht nachweisen lassen, wird bei HIV-infizierten bzw. Aids-erkrankten Frauen heute immer häufiger auf die invasivere Kolposkopie zurückgegriffen.
Nachdem man sich für die ersten Aids-kranken Frauen zu interessieren begann, stellten verschiedene Studien fest, daß die Überlebenszeit der Frau nach der Diagnose kürzer ist als die der Männer. Das lag nicht etwa daran, daß die Erkrankung bei den Frauen schwerer ausgeprägt war als bei den Männern oder Frauen weniger gut auf eine Behandlung ansprachen, sondern hatte, das stellte sich recht schnell schon heraus, sozioökonomische Ursachen. Frauen mit Aids stammen öfter aus ärmlichen Verhältnissen mit insgesamt schlechterer sozialer und medizinischer Versorgung als Männer. Dies und der Umstand, daß eine HIV-Infektion doch immer noch in erster Linie als eine »Männerkrankheit« angesehen wird, führten zu einer recht späten Diagnosestellung. Heute allerdings weiß man, daß Frauen, bei denen eine HIV-Infektion bzw. Aids früh diagnostiziert und behandelt wird, eine genauso lange Lebenserwartung haben wie Männer.

Die Übertragungswege

HIV bzw. Aids wird über virushaltige Körperflüssigkeit, Blut, Samenflüssigkeit oder Scheidenabsonderungen übertragen. Zur Krankheitsübertragung muß diese virushaltige Körperflüssigkeit über Haut- oder Schleimhautläsionen in die Blutbahn einer gesunden Person eindringen.
Das Virus kann in jedem Infektionsstadium übertragen werden – also auch dann, wenn die Infektion noch im asymptomatischen Stadium ist und der Infizierte noch nichts von seiner Infektion weiß. Die höchste Infektiosität besteht innerhalb der ersten sechs bis zwölf Monate nach der Infektion und dann noch einmal sechs bis zehn Jahre später, wenn das Immunsystem immer schwächer wird.
Doch Viruskontakt ist nicht zwangsläufig mit einer Infektion verbunden. Epidemiologen versuchen immer noch zu ergründen, warum sich manche Menschen bei Viruskontakt infizieren, andere nicht, und welche anderen Faktoren daran noch beteiligt sein könnten. Studien mit den Witwen von Blutern, die mit virushaltigen Blutprodukten infiziert worden waren, haben gezeigt, daß manche dieser Frauen trotz jahrelangen sexuellen Kontakts mit ihren Männern nicht HIV-infiziert waren. Auf der anderen Seite

Infektionsrisiken der gemeldeten HIV-Infektionen bei Frauen

Infektionsrisiko	vor 1988	1988	1989	1990	1991	1992	1993	1994	1995
IV-Drogenabhängige	746	272	208	148	143	143	122	120	74
Bluttransfusionen und -produkte	65	21	30	16	14	22	24	6	3
Heterosexuelle Kontakte	168	127	121	156	148	183	158	142	111
Frauen aus Hochrisikogebieten	1	–	–	2	2	13	73	156	165
Von der Mutter übertragen	1	2	1	1	2	1	–	–	–
Keine Angaben	1896	878	701	666	782	710	665	578	440
Gesamt	2877	1300	1061	989	1091	1072	1042	1002	793

(Stand: 31. 12. 1995)

sind natürlich auch Fälle dokumentiert, in denen es bereits nach einmaligen sexuellen Kontakt zur Übertragung kam.
Für die in Deutschland bis 1995 gemeldeten HIV-infizierten Frauen ergeben sich folgende Übertragungswege:

Intravenös Drogenabhängige	17,6 Prozent
Heterosexuelle Kontakte	11,7 Prozent
Personen aus außereuropäischen Hochrisikogebieten	3,7 Prozent
Empfängerinnen von Bluttransfusionen	1,8 Prozent
Diverse andere	0,1 Prozent
Nicht bekannt	65,2 Prozent

Schauen wir uns nun die für die Frau in Frage kommenden Hauptübertragungswege genauer an:

HIV-Übertragung durch Sexualkontakt

Die HIV-Infektion bzw. Aids ist in erster Linie eine sexuell übertragbare Erkrankung. Wie alle anderen sexuell übertragbaren Erkrankungen kann sie sowohl durch homo- als auch heterosexuellen Kontakt übertragen werden. Da Aids in den USA erstmals im Homosexuellenmilieu zu beobachten war, glaubte man es anfangs auch auf diese Risikogruppe beschränkt.
Frauen haben beim heterosexuellen Kontakt ein höheres Infektionsrisiko als Männer, da immer noch weitaus mehr Männer als Frauen HIV-infiziert sind.
Die höchste Infektionsgefahr im Bereich der sexuellen Übertragung besteht beim Analverkehr, da die empfindliche Analschleimhaut beim Sex schnell verletzt werden kann. Weitere Gründe hierfür sind, daß in der Analregion ein pH-neutrales Milieu, das für das HIV ideale Bedingungen zu schaffen scheint, und Rezeptorzellen vorliegen, an die sich das HIV binden kann.
Das HIV wird aber auch beim vaginalen Geschlechtsverkehr übertragen, und auch hier wieder hat die Frau ein höheres Risiko. Aus verschiedenen Studien geht hervor, daß sich Frauen doppelt so häufig beim Mann anstecken wie umgekehrt. Zunächst einmal ist die Samenflüssigkeit virushaltiger als das Scheidensekret, zweitens kommt der Samen mit großen Oberflächen in Berührung, der Vagina und der Zervix, und drittens bleibt die Samenflüssigkeit des Mannes nach der Ejakulation stundenlang in der Frau.
Auch eine andere sexuell übertragbare Erkrankung erhöht das Risiko für eine HIV-In-

fektion. Weist die Vagina Läsionen auf, besteht bei Viruskontakt ein erhöhtes Infektionsrisiko. Geschwüre im Genitalbereich erhöhen nicht nur die Gefahr, infiziert zu werden, sondern auch das, den Partner, wenn man selbst HIV-positiv ist, zu infizieren.

Obwohl HIV theoretisch auch beim Oralsex übertragen werden könnte, ist derartiges noch nie beschrieben worden.

Eine andere Form der sexuellen Übertragung ist die künstliche Befruchtung. Wird eine Frau mit HIV-infiziertem Sperma künstlich befruchtet, kann sie sich infizieren. Die meisten Samenbanken untersuchen das Sperma jedoch auf HIV.

HIV-Übertragung bei i.v.-Drogenabhängigen und durch Blut oder Blutprodukte

HIV kann über verseuchtes Blut oder Blutprodukte übertragen werden. Am häufigsten kommt dies unter Fixern bei der gemeinsamen Benutzung von Injektionsbesteck vor. Zieht der Drogenkonsument nach der Injektion die Spritze wieder aus der Vene heraus, verbleiben einige Tropfen Blut in der Spritze – dieses Blut geht direkt in die Blutbahn der nächsten, dieselbe Spritze benutzenden Person.

In der Anfangszeit der Aids-Epidemie wurden Hunderte von Menschen mit HIV-verseuchten Blutkonserven bei Transfusionen infiziert. Ähnlich ging es vielen Hämophilen bzw. Blutern, die mit HIV-infizierten Blutprodukten, sogenannten Faktor-VIII-Präparaten, infiziert wurden. Seit der Entdeckung des HI-Virus jedoch und seit der Entstehung entsprechender Tests wird alles Blut routinemäßig auf HIV untersucht. Zudem werden seit 1985 alle Blutspender automatisch auf HIV getestet. Und auch die Übertragung von HIV durch Gerinnungsfaktoren ist durch Hitzebehandlung dieser Produkte jetzt gestoppt, beziehungsweise es werden nur mehr gentechnisch hergestellte Produkte verwendet.

HIV-Übertragung von der Mutter auf das Kind

Etwa 15 bis 20 Prozent aller HIV-infizierten Frauen übertragen das Virus während der Schwangerschaft auf das ungeborene oder bei der Geburt auf das neugeborene Kind. Der genaue Übertragungsmechanismus ist nicht bekannt. Genausowenig ist geklärt, warum sich zirka 70 Prozent der Kinder nicht infizieren. In einigen Fällen wurde auch eine Infektion durch die Muttermilch berichtet. Aids und Schwangerschaft werden später in diesem Kapitel ausführlicher behandelt.

Andere Übertragungswege

Es ist ein Fall dokumentiert, in dem ein Aids-kranker Zahnarzt seine Patienten infizierte. Rein theoretisch ist dies schon möglich, wenn der Zahnarzt aus einer offenen Wunde oder einem Schnitt an der Hand in den Mund des Patienten geblutet hat. Da die Zahnärzte aber praktisch immer Handschuhe bei der Arbeit tragen, scheint diese Möglichkeit doch nahezu ausgeschlossen.

Das gilt für alle zahnärztlichen, medizinischen und chirurgischen Eingriffe und Behandlungen. Bei Untersuchungen mit zwei Chirurgen, die Aids hatten, stellte sich heraus, daß sich keiner ihrer Patienten infiziert hatte. Allerdings haben gerade die im Bereich der Gesundheitsversorgung arbeitenden Personen ein erhöhtes Infektionsrisiko – wenn die üblichen Vorsichtsmaßnahmen nicht beachtet werden.

Und schließlich gibt es noch rein theoretisch die Möglichkeit, daß das HIV beim Haareschneiden oder bei der Maniküre übertragen werden könnte. Oder daß ein infizierter Arzt an irgendeiner Stelle blutet und sein Patient eine offene Schnittwunde hat oder daß infiziertes Blut vom vorherigen Patienten durch ein schlecht oder gar nicht sterilisiertes Instrument übertragen wird. All diese Möglichkeiten sind ausgesprochen unwahrscheinliche Übertragungswege, von denen auch noch nie ein Fall berichtet worden ist.

Wie HIV nicht übertragen wird

Anders als die normalen Erkältungs- und Grippeviren wird das HIV nicht durch die Luft übertragen und kann damit nicht durch Husten, Niesen, Hautberührung wie etwa beim Händedruck verbreitet werden. Eine Übertragung von Toilettensitzen, Türklinken oder durch Mückenstiche ist ausgeschlossen. Da eine Infektion durch nichtsexuelle Kontakte praktisch ausgeschlossen ist, kann man mit einer HIV-infizierten Person in einem Haushalt leben, ohne infiziert zu werden. HIV-infizierte Kinder können die Schule ohne Gefahr für ihre Mitschüler besuchen.

Im Laufe der Jahre hat sich gezeigt, daß das HIV sehr schwer zu übertragen ist, sofern nicht gerade Idealbedingungen für das Virus herrschen wie beim Sexualkontakt. Wer gut informiert ist und die nötigen Vorsichtsmaßnahmen ergreift, der hat wenig zu fürchten.

Wie man sich vor einer HIV-Infektion schützen kann

Das HI-Virus wird durch bestimmte, gemeinhin kontrollierbare Aktivitäten übertragen. Gerade die beiden Hauptübertragungswege von HIV aber, i.v.-Drogenabhängigkeit und Sexualkontakt, haben oft einen zwanghaften Charakter und sind nur schwer kontrollierbar. Und doch lassen sich auch hier Vorkehrungen treffen.

Der erste Schritt zur »Selbstverteidigung« ist zu wissen, wie HIV bzw. Aids weiterverbreitet wird. Wie wirkungsvoll das sein kann, sieht man am Beispiel der homosexuellen Szene, deren HIV-Infektionsrate zurückgegangen ist, nachdem die Zusammenhänge zwischen Aids und Sexualpraktiken geklärt waren und Maßnahmen für Safer Sex propagiert wurden.

Den einzig sicheren Schutz vor diesen Übertragungswegen bietet Enthaltsamkeit – das bezieht sich sowohl auf Drogen als auch auf Sex. Neben dieser Radikalmaßnahme gibt es noch einige Schritte zur Risikominimierung. So sollten Drogenkonsumenten nie bereits gebrauchte Spritzen benutzen. Manche Städte bieten die Möglichkeit, gebrauchte Spritzen kostenlos gegen neue einzutauschen. Im Notfall sollte die Spritze zumindest vernünftig sterilisiert werden.

Beim Sex müssen Sie immer daran denken, daß Sie es hier im Grunde nicht nur mit Ihrem Partner zu tun haben, sondern mit jeder Person, mit der Ihr Partner bereits einmal Sex hatte. Wirklich sicher sein können Sie nur, wenn Ihr Partner HIV-negativ ist (das läßt sich über einen Aids-Test klären, mehr dazu im nächsten Abschnitt) und er außerdem absolut monogam lebt.

Wenn Sie sich beider Fakten nicht sicher sind, können Sie sich nur durch Kondombenutzung beim Sex schützen. Die Benutzung eines Kondoms bei jedem Genital- und Analkontakt hat sich als effektiver Schutz vor der Verbreitung der HIV-Infektion erwiesen. Einen wirklich hundertprozentigen Schutz kann aber auch das Kondom nicht bieten, zumal die kleinste Undichtigkeit bereits dem HIV den Weg freigibt. (Merke: Wenngleich das Kondom auch ein Verhütungsmittel ist, schützen andere Methoden der Empfängnisverhütung nicht vor einer HIV-Infektion. Wenn Sie also beispielsweise die Pille einnehmen, müssen Sie zum Schutz vor Aids zusätzlich ein Kondom benutzen.)

Manche Spermizide, vor allem Nonoxinol 9, konnten unter Laborbedingungen HIV abtöten – in der Praxis jedoch ließ sich diese Wirkung nicht nachweisen. Damit kann der Einsatz von Spermiziden höchstens als zusätzliche Absicherung angesehen werden, aber Vorsicht, er kann auch den gegenteiligen Effekt haben. Manche Frauen nämlich reagieren empfindlich auf bestimmte Sper-

mizide. Bei ihnen kann es dadurch zur vaginalen Reizung kommen, die wiederum die Übertragung des Virus begünstigt.
1993 kam in einigen Ländern, so auch in Österreich, eine Art weibliches Kondom auf den Markt – ein Latexkondom, das dem männlichen Kondom vergleichbar ist, nur daß es in die Vagina eingeführt wird. Dieses weibliche Kondom hat zwei flexible Ringe: einen am geschlossenen Ende, das im Innern der Vagina an der Zervix aufliegt, den anderen am offenen Ende, der außerhalb der Vagina liegt bzw. aus ihr heraushängt. Vom ästhetischen Standpunkt mag gegen diese Neuentwicklung einiges vorzubringen sein, dafür bietet sie der Frau aber einen Schutz, den sie selbst kontrollieren kann.
Bedenken Sie noch eines: Drogen spielen nicht nur im Hinblick auf den gemeinsamen Gebrauch von Injektionsbesteck eine Rolle bei der HIV-Übertragung. Drogen und Alkohol beeinträchtigen das Urteilsvermögen und damit auch die Fähigkeit, im sexuellen Bereich verantwortliche Entscheidungen zu treffen.

HIV-positiv oder -negativ?

Kurz nach der Entdeckung des HIV 1984 wurde ein labortechnisches Verfahren zum Nachweis von Virusantikörpern entwickelt. Dieser Test beruht nicht auf dem direkten Erregernachweis, sondern weist vielmehr Antikörper gegen das Virus oder bestimmte seiner Bestandteile nach, die sich einige Zeit nach der Infektion als Abwehrreaktion des Körpers im Blut des Infizierten bilden. Man kann ihn beim Arzt oder anonym bei den regionalen Aids-Beratungsstellen der Gesundheitsämter durchführen lassen. Für das Verfahren selbst wird der Testperson ein wenig Blut abgenommen, die Empfindlichkeit des Verfahrens und die erzielte Ergebnissicherheit sind hoch. Das Ergebnis liegt meist innerhalb einer Woche vor.
Die zwei gängigsten Verfahren sind der sogenannte ELISA-Test (von *enzyme linked immuno sorbend assay*) und, zu dessen Bestätigung bei positivem Testergebnis, der Western-Blot-Test.
Der menschliche Körper benötigt nach der HIV-Infektion einige Wochen, bis er Antikörper gebildet hat. Deshalb sollte man, wenn man bei Verdacht auf eine HIV-Infektion einen HIV-Antikörpertest hat machen lassen und dieser negativ ausgefallen ist, den Test nach drei bis sechs Monaten wiederholen. Spätestens sechs Monate nach Infektion dürfte mit einem sicheren Testergebnis zu rechnen sein.
Der HIV-Antikörpertest sollte in jedem Fall von einem beratenden Gespräch begleitet werden, einmal vor Durchführung des Tests selbst und nach Bekanntgabe des Ergebnisses. Es ist ganz wichtig zu verstehen, was ein positives Testergebnis (eine Infektion liegt vor) für Sie und Ihre(n) Sexualpartner bedeutet und wie man sich danach zu verhalten hat. Auf der anderen Seite darf ein negatives Testergebnis (keine Infektion) nicht als Freibrief für auch weiterhin unverantwortliches und gefährliches Verhalten angesehen werden.
Der HIV-Test hat seine Berechtigung, das steht außer Frage. Nicht nur weil es heute verschiedene Möglichkeiten der medizinischen Unterstützung gibt, sondern auch, weil damit eine Krankheitsübertragung verhindert werden kann. Das ist ganz besonders wichtig, wenn Sie eine neue sexuelle Beziehung eingehen oder wenn Sie schwanger werden wollen.

Welche Möglichkeiten der Behandlung gibt es?

Gegen Aids gibt es noch kein Heilmittel. Allerdings ist es mit der Kombination von drei verschiedenen Medikamenten mittlerweile möglich, die Überlebenszeit von HIV-Infizierten gegenüber früher sehr zu verlängern.
Die Arzneimittelforschung im Bereich der

HIV- und Aids-Behandlung ist in erster Linie an Männern durchgeführt worden, einige dieser Mittel können bei der Frau eine andere Wirkweise haben. Mittlerweile werden auch immer mehr Untersuchungen mit Frauen durchgeführt. Bis hier genügend Informationsmaterial angesammelt ist, müssen sich die Ärzte bei der Behandlung weiblicher HIV- und Aids-Patientinnen mit dem vorliegenden Datenmaterial begnügen und ansonsten auf ihre eigene Erfahrung und Intuition bei der Dosierung und Kombination verschiedener Medikamente vertrauen.
Die Behandlung unterscheidet Medikamente, die gegen das HI-Virus gerichtet sind, und solche zur Behandlung der opportunistischen Infektionen einschließlich gynäkologischer Störungen.

Antivirale Medikation

Beim HIV handelt es sich um ein Retrovirus. Diese Art Virus enthält ein Enzym, die sogenannte Reverse Transkriptase, das das Virus zur Vermehrung benötigt. Die drei wichtigsten Virustatika, mit denen derzeit die Aktivität der Reversen Transkriptase bekämpft wird, sind:

- Zidovudin (AZT oder Retrovir)
- Didanosin (Videx)
- Zalcitabin (DDC oder Hivid)

Diese Mittel, das hat sich unter Laborbedingungen sowie am Patienten selbst in der Praxis gezeigt, zögern das Fortschreiten der HIV-Infektion hinaus und wirken damit lebensverlängernd. Auf der anderen Seite haben diese starken Mittel alle potentiell toxische Nebenwirkungen. AZT kann Anämie verursachen, bei manchen Patienten bedarf es Bluttransfusionen, um die roten Blutkörperchen zu ersetzen. Didanosin kann eine Entzündung der Bauchspeicheldrüse verursachen, Zalcitabin eine Nervenschädigung, die vor allem mit Taubheitsgefühl in den Füßen einhergeht. Weitere Nebenwirkungen dieser Mittel sind Kopfschmerzen, Fieber und Übelkeit.
Außerdem kann das Virus im Verlauf der Zeit resistent gegen das jeweilige Mittel werden, in solchen Fällen hilft oft der Wechsel zu einem der anderen Wirkstoffe. Einige Studien haben herausgefunden, daß HIV-infizierte Frauen unter Zidovudin-Therapie öfter eine Lebererkrankung entwickelten als Männer, die dieses Mittel nahmen. Deshalb sollte bei den so behandelten Frauen regelmäßig die Leberfunktion kontrolliert werden.

Behandlung der opportunistischen Infektionen

Da die *Pneumocystis-carinii*-Pneumonie (PcP) bei männlichen wie weiblichen Aids-Patienten unter allen opportunistischen Infektionen am häufigsten vorkommt, wurde ihrer prophylaktischen Behandlung besondere Aufmerksamkeit gewidmet. Im wesentlichen haben sich hier drei Mittel als wirksam erwiesen: Trimethoprim-Sulfamethoxazol (z. B. Bactrim, Eusaprim) und Dapsone (z. B. Dapson-Fatol), die beide oral verabreicht werden können, und Pentamidin (z. B. Lomidine) als Dosier-Aerosol. Mit Ausnahme von Dapsone können diese Mittel auch intravenös zur Behandlung einer bereits bestehenden PcP verabreicht werden.
Fluoconazol, ein orales Antimykotikum, (z. B. Diflucan, Fungata) wurde zur Prävention von Kryptokokkeninfektionen bei Patienten mit sehr niedrigen CD4-Werten eingesetzt. Rifabutin, ein neues Mittel, das in der Bundesrepublik nicht im Handel ist, wurde bei Aids-Patienten bereits zur Vorbeugung von *Mycobacterium-avium-intracellulare*-Infektionen eingesetzt.

Die Behandlung gynäkologischer Erkrankungen

Die gynäkologischen Erkrankungen HIV-infizierter Frauen sollten schnell und aggressiv behandelt werden. Wegen der Verbindung zwischen HIV und Gebärmuttererkrankungen sind regelmäßige Pap-Abstriche ein absolutes Muß, eine Kolposkopie und Biopsie empfehlen sich nach abweichenden Pap-Befunden. Ungewöhnliches Zervixzellwachstum läßt sich mit der Elektrokauterisation oder Schleifendiathermie (Entfernung des kranken Gewebes mittels Hitze), mit Kryochirurgie (mittels Kälte), Laserchirurgie (mittels Verdampfung) oder Konusbiopsie (operative Entfernung) behandeln. Zervixkarzinome machen gewöhnlich eine Entfernung des Uterus erforderlich.

Eine Salpingitis spricht bei HIV-infizierten Frauen manchmal nicht auf die übliche Behandlung an. Manche Gynäkologen empfehlen deshalb eine stationäre Aufnahme von HIV-Patientinnen mit Salpingitis, um sie dort intravenös mit Antibiotika behandeln zu können. Auf einen einwöchigen Krankenhausaufenthalt mit i.v.-Behandlung folgt gewöhnlich eine zweiwöchige orale Antibiotikagabe.

Soormykose bzw. eine Candidiasis der Vagina ist wahrscheinlich die gynäkologische Erkrankung, mit der HIV- bzw. Aids-Patientinnen am häufigsten zu kämpfen haben. Diesen Hefepilzinfektionen läßt sich allerdings mit einer Reihe einfacher Maßnahmen vorbeugen. Atmungsaktive Baumwollunterwäsche (statt Nylonware) beispielsweise wirkt dem feuchten Milieu entgegen, das die *Candida*-Erreger zum Wachstum brauchen. Manche Ärzte empfehlen eine Reduktion des Koffein-, Zucker- und Alkoholkonsums, da diese Substanzen Hefepilzinfektionen begünstigen sollen, wenngleich eine solche Beziehung nicht sicher nachgewiesen ist. Von Vaginalduschen ist abzuraten, da sie die natürliche Vaginalflora mit den eine *Candida*-Infektion abwehrenden natürlichen Mikroorganismen mit ausspülen. Antibiotika, die zur Behandlung anderer Infektionen eingenommen werden, erhöhen ebenfalls das Soorrisiko – der Verzehr von Joghurt kann dem allerdings wieder entgegenwirken. Die *Candida*-Infektion der Vagina wird lokal behandelt. Zur Therapie verordnet man Nystatin (z.B. Moronal), Natamycin (z.B. Pimafucin), Amphotericin-B (z.B. Ampho-Moronal), Clotrimazol (z.B. Canesten), Miconazol (z.B. Gyno-Monistat, Gyno-Daktar), Econazol (z.B. Gyno-Pevaryl) oder entsprechende Präparate.

Aids und Schwangerschaft

Als die Öffentlichkeit von den ersten Aidskranken Babys erfuhr, gerieten die Aidskranken Mütter in den Mittelpunkt des Interesses – allerdings nicht als Aids-Patientinnen, sondern als Infektionsherd für ihre Kinder. Doch bei vielen HIV-infizierten Frauen wird die Krankheit erst in der Schwangerschaft oder kurz nach der Geburt diagnostiziert.

Die Zahl der HIV-infizierten Kinder in Deutschland kann nur grob geschätzt werden; sie beträgt wahrscheinlich 300 bis 500. Leider ist das Thema Schwangerschaft und HIV-infizierte Frauen noch immer nicht systematisch untersucht worden. Viele Fragen über den Einfluß der Schwangerschaft auf die mütterliche Erkrankung, die Auswirkung von HIV auf den Fetus und der HIV-Medikamente auf das Baby sind noch offen. Schwangere, bei denen eine HIV-Infektion diagnostiziert wird, müssen über die Gefahr der Infektionsübertragung auf ihr Baby aufgeklärt werden, um danach entscheiden zu können, ob sie das Kind austragen oder die Schwangerschaft abbrechen wollen.

Ob die HIV-Infektion einen negativen Einfluß auf die Schwangerschaft hat, ist noch nicht geklärt. Nur 15 bis 20 Prozent aller Neugeborenen HIV-infizierter Mütter sind infiziert. Da die Babys aber die mütterlichen Antikörper in sich tragen, können selbst nichtinfizierte Babys noch ein Jahr oder länger nach der Geburt einen HIV-positiven Testbefund haben.

Obwohl bei gesunden Frauen während der Schwangerschaft eine leichte Schwächung der Immunfunktion festgestellt wurde, gibt es doch keinen eindeutigen Hinweis dafür, daß sich eine Schwangerschaft negativ auf die Gesundheit von Aids-kranken oder HIV-infizierten Frauen auswirkt.

Die meisten Geburtshelfer, die HIV-infizierte bzw. Aids-kranke Schwangere behandeln, empfehlen für sie dieselben Medikamente wie für Nichtschwangere. So hat eine neuere Studie gezeigt, daß AZT das Risiko einer HIV-Übertragung auf das Baby um 75 Prozent senken kann. Andere Studien konnten nachweisen, daß AZT weder fetale Fehlbildungen noch eine fetale Notsituation oder Frühgeburt auslöst.

Jede HIV-infizierte Frau, die schwanger ist oder es werden möchte, muß ein ausführliches Arztgespräch suchen. Verschiedene Mittel zur Behandlung der opportunistischen Infektionen schädigen nachweislich den Fetus. Über die Wirkung von Didanosin und Zalcitabin ist zwar recht wenig bekannt, zum Wohle ihres Babys aber können Frauen mit noch gesunden CD4-Werten wahrscheinlich eine Behandlung mit diesen Mitteln noch bedenkenlos bis nach Abschluß der Schwangerschaft hinauszögern.

Wegen der möglichen HIV-Infektionsgefahr während des Geburtsvorgangs selbst empfehlen viele Ärzte bei HIV-infizierten Frauen einen Kaiserschnitt.

HIV-infizierte Schwangere müssen mit einer ungeheuren emotionalen Belastung fertig werden. In dieser Phase der Neuerung und des Neubeginns müssen sie sich damit abfinden, eine tödliche Krankheit zu haben und ihr Kind vielleicht niemals aufwachsen zu sehen. Und das Schlimmste ist, daß sie die Möglichkeit eines ebenfalls HIV-infizierten Kindes mit allen damit verbundenen Konsequenzen akzeptieren. Frauen in dieser Situation brauchen Unterstützung und Beistand durch Menschen, die sie lieben, durch andere Frauen, die in einer ähnlichen Situation waren beziehungsweise sind, und durch sachkundiges, einfühlsames medizinisches Personal.

Hoffnung für die Zukunft

Als Aids zum erstenmal identifiziert wurde, warf das eine Menge nicht nur medizinischer, sondern auch sozialer und politischer Probleme auf. Wurde lange Zeit auch das Ausmaß der HIV-Infektion bei Frauen unterschätzt, so gibt es doch heute mittlerweile Gruppen und Vereinigungen, die sich speziell mit den Problemen Aids-kranker bzw. HIV-infizierter Frauen auseinandersetzen. In immer mehr Arzneimittelversuche werden jetzt auch Frauen mit einbezogen, und es werden speziell für Frauen entwickelte Studien durchgeführt.

Gynäkologen und Hausärzte erkennen heute immer eher die Symptome einer HIV-Infektion bei ihren Patientinnen und überweisen sie nötigenfalls für eine optimale Behandlung an Experten in diesem Bereich.

Doch wie schrecklich und trostlos Aids auch noch immer sein mag, so gibt es doch auch hier eine Spur von Hoffnung. Durch entsprechende Gesundheitserziehung und Information der Bevölkerung läßt sich die Weiterverbreitung von Aids eindämmen.

In etwas mehr als einem Jahrzehnt haben wir bereits eine Menge über HIV/Aids gelernt, lernen müssen. Und die noch fortlaufende Forschung und Gesundheitserziehung wird uns mit Sicherheit weitere Fortschritte im Bereich der Therapie und Prävention bringen – Fortschritte, die Leben verlängern und retten können und uns Grund für einen etwas optimistischeren Blick in die Zukunft geben.

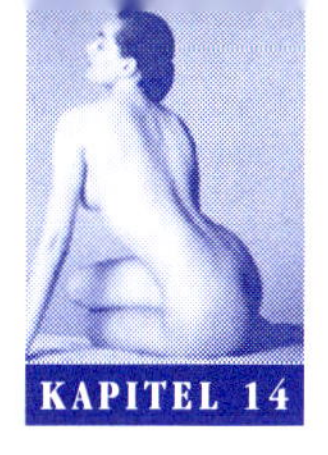

GESUNDHEIT ALLGEMEIN

Kampf den Kopfschmerzen

Wenn Sie zu den 10 bis 15 Millionen Bundesdeutschen gehören, die unter häufig wiederkehrenden oder lang andauernden Kopfschmerzen leiden, werden Sie sicherlich wissen, wie schwer es ist, eine effektive Behandlung zu finden. Kopfschmerzen sind für viele Menschen Hauptanlaß für den Besuch beim Arzt. Doch so verbreitet diese Volkskrankheit auch ist, so gibt sie doch noch viele Rätsel auf. Über die Ursachen der über 160 verschiedenen Kopfschmerzarten sind sich die Wissenschaftler noch nicht völlig im klaren.

Auch wissen sie nicht, welche Personen anfälliger dafür sind – allerdings glauben sie an eine biologische Prädisposition. Sicher ist auch, daß Schmerzmittelmißbrauch und ein Zuviel an Koffein sie noch verschlimmern können. Genausowenig können Ihnen die Ärzte immer und in jedem Fall sagen, welches therapeutische Vorgehen am effektivsten wäre.

Wahrscheinlich haben Sie zur Beschreibung der verschiedenen Kopfschmerztypen schon die unterschiedlichsten Begriffe gehört. Die geläufigsten sind Spannungskopfschmerzen, Streßkopfschmerzen, chronische Kopfschmerzen, Migräne und Clusterkopfschmerzen. Mehr eine Sache für Spezialisten sind posttraumatische Kopfschmerzen und Kopfschmerzen als Begleiterscheinung anderer Erkrankungen.

Kopfschmerztypen

Die Internationale Kopfschmerzgesellschaft, die International Headache Society (IHS), hat 1988 die häufigsten zur Unterscheidung dieser Kopfschmerzarten benutzten Kriterien entwickelt. Ärzte aus der ganzen Welt stellten innerhalb von zwei Jahren ein Klassifikationssystem auf, das auf dem klinischen Bild der Kopfschmerzen basiert. Dazu zählen:

- Zahl der monatlichen Anfälle
- Anfallsdauer
- Schmerzcharakteristika
- Begleitsymptome

Mit solch einem ausgetüftelten System sollte es doch ein leichtes sein, so denkt man zumindest, den jeweiligen Kopfschmerztyp festzustellen. Weit gefehlt! Der Grund: Verschiedene Kopfschmerztypen haben oft ähnliche Symptome. Die Kopfschmerzgesellschaft selbst gibt zu, daß sich ihre Diagnosekriterien zum Teil überlappen.
Clusterkopfschmerzen, posttraumatische Kopfschmerzen und Kopfschmerzen als Begleiterscheinung anderer Erkrankungen machen hier eine Ausnahme, weil sie spezifischere Charakteristika haben. Schwieriger nimmt sich dagegen die Diagnose bei Spannungskopfschmerzen (Streßkopfschmerzen), chronischen Kopfschmerzen und der Migräne aus.

Migräne

Schätzungsweise fünf Millionen Deutsche leiden an Migräne, dreimal mehr Frauen als Männer. Bei einem Drittel aller Migränepatienten sind die Symptome so schwerwiegend, daß die Betroffenen wiederholt der Arbeit fernbleiben müssen.
Das Charakteristikum, das die Migräne gewöhnlich von anderen Kopfschmerztypen unterscheidet, ist ihr meist einseitiges Auftreten, das schon im 2. Jahrhundert nach Christus der griechische Arzt Galen als »Hemicrania«, also einseitigen Kopfschmerz, beschrieb.
Kann die Migräne auch in jedem Alter auftreten, ist sie doch am häufigsten erstmals im Alter zwischen 10 und 30 Jahren zu beobachten. Nach dem ersten Anfall kann sie

Spannungskopfschmerz und Migräne – ein- und dasselbe?

Lange Zeit glaubte man, Spannungskopfschmerzen werden durch Muskelkontraktionen und Migräne durch die Kontraktion und Ausdehnung von Blutgefäßen im Kopf verursacht. Beide Zustände galten als zwei grundsätzlich verschiedene Störungen. Neuere Untersuchungen führten dann zu der Auffassung, daß Kopfschmerzen Teil eines kontinuierlich zusammenhängenden und sich weiterentwickelnden Geschehens sind, bei denen eine Form zur anderen führt. Spannungskopfschmerzen stehen an dem einen Ende, Migräne am anderen. Das bedeutet, daß Personen, die gewöhnlich an Spannungskopfschmerzen leiden, manchmal auch migräneähnliche Kopfschmerzen haben können und umgekehrt. Die täglichen, chronischen Kopfschmerzen liegen irgendwo zwischen diesen beiden Formen.

Nach dem einfachsten Diagnosemodell liegt/liegen:

- **Spannungskopfschmerzen** vor, wenn die Schmerzen mild sind und sich wie ein Band über den Kopf ziehen;
- **einfache Migräne** vor, wenn die Schmerzen gewöhnlich einseitig auftreten, stärker und klopfender werden und von Übelkeit, Erbrechen und Licht- oder Geräuschempfindlichkeit begleitet sind;
- **klassische Migräne** vor, wenn die Symptome der einfachen Migräne von neurologischen Ausfällen begleitet sind;
- **tägliche, chronische Kopfschmerzen** vor, wenn Symptome sowohl der Spannungskopfschmerzen als auch der Migräne vorliegen.

Jahre, ja jahrzehntelang immer wieder auftreten.
Mit hoher Wahrscheinlichkeit ist eine genetische Komponente an der Migräneentstehung beteiligt. 90 Prozent der Migränepatienten haben einen Eltern- oder Großelternteil, einen Onkel oder eine Tante mit Migräne. Außerdem leiden die Familienmitglieder häufig an anderen Kopfschmerztypen.
Die Migräne läßt sich grob in zwei Formen unterteilen: in die einfache Migräne, das ist die Migräne ohne Aura, und die klassische Migräne, das ist die Migräne mit Aura. Etwa 20 Prozent der Migränepatienten leiden an der klassischen Variante, der Migräne mit Aura, die neben der typischen Lärm- und Lichtempfindlichkeit von neurologischen Ausfallerscheinungen begleitet sein kann. Diese können von Sehstörungen über Bewußtseinsveränderungen, dem sogenannten Alice-im-Wunderland-Syndrom, bis hin zur völligen Bewußtlosigkeit gehen.
Sehstörungen, eines der häufigsten Symptome der klassischen Migräne, können zeitweise Blindheit, Verschwommensehen und das sogenannte Flimmerskotom verursachen, bei dem sich im Gesichtsfeld leuchtende Sterne, Blitze, Funkeln, Punkte oder ähnliches bewegen. Weniger häufig kommen Veränderungen in der Wahrnehmung von Formen, Farben, Größen und des Körperbildes und auch Geruchs- und Geschmacksveränderungen vor.
Zum Bild der klassischen Migräne mit Aura gehören weiterhin Übelkeit und Erbrechen (kann auch bei der einfachen Migräne vorliegen). Es können auch Durchfall, Appetitlosigkeit, Bauchkrämpfe, Schwindel, Angstgefühle, depressive Verstimmung, Bewußtseinstrübung, Reizbarkeit und Heißhungerattacken – vor allem auf Schokolade und Süßigkeiten – auftreten.
Die Schmerzen bei der einfachen wie klassischen Migräne treten normalerweise in der Region um Stirn, Schläfen und Augen auf. Es sind meist klopfende, pulsierende Schmerzen, die bei zwei Dritteln der Migränepatienten nach weniger als einem Tag wieder abklingen. Aber auch Migräneanfälle von drei oder vier Tagen Dauer sind nichts Ungewöhnliches.
Migräne kann mit anderen Erkrankungen verwechselt werden. Zur diagnostischen Abklärung muß der Arzt erst andere mögliche Ursachen wie Schlaganfall, einen zu niedrigen Blutzuckerspiegel, eine Nierenerkrankung, Aneurysmen (Ausweitungen arterieller Blutgefäße), Epilepsie, angeborene Blutgefäßfehlbildungen, Tumore, erhöhten Augeninnendruck, erhöhten Liquordruck im Gehirn, Bindegewebeerkrankungen und verschiedene Formen der Herzerkrankung ausschließen.

Spannungskopfschmerzen

Muskelkontraktions-, Streß-, gewöhnliche, psychomyogene und idiopathische Kopfschmerzen sind nur eine kleine Auswahl an möglichen Bezeichnungen für Spannungskopfschmerzen. Es ist ein milder bis mäßig starker, anhaltend dumpfer, drückender, nicht pulsierender Schmerz – als stecke der Kopf in einem Schraubstock –, der häufig im Hinterhaupt- oder Stirnbereich auftritt und sich allmählich über den ganzen Kopf ausbreitet. Manchmal ist der Schmerz von Begleitsymptomen wie Licht- oder Lärmempfindlichkeit begleitet. Die Schmerzen treten, anders als die Migräne, beidseitig auf, können eine bis mehrere Stunden lang andauern und ein- bis zweimal wöchentlich vorkommen.
Die Kopfschmerzgesellschaft unterscheidet in ihrer Klassifikation zwischen episodischen und chronischen Spannungskopfschmerzen. Letztere treten an mehr als 15 Tagen pro Monat auf.
Spannungskopfschmerzen können in jedem Alter auftreten und treten oft gehäuft innerhalb einer Familie auf. Muskelschmerzen in Nacken, Schultern und/oder Rücken gehen oft damit einher.

Tägliche, chronische Kopfschmerzen

Die Symptome der Spannungskopfschmerzen können so diffus sein, daß sie immer gerne als Sammeltopf für all die Beschwerden benutzt werden, die sich nicht klar zuordnen lassen. Vor kurzem jedoch haben Wissenschaftler festgestellt, daß Spannungskopfschmerzen und Migräne viele Gemeinsamkeiten haben. Die meisten halten deshalb heute diese beiden Kopfschmerztypen für die Bestandteile ein und desselben zusammenhängenden und sich weiterentwickelnden Geschehens, bei dem die Spannungskopfschmerzen einfach eine milde Form von Migräne sind.

Viele bekanntlich Migräne auslösende Faktoren lösen auch Spannungskopfschmerzen aus. Bei beiden Kopfschmerztypen hilft Biofeedback zur Muskelentspannung. Medikamente, die bei dem einen Kopfschmerztyp wirksam sind, helfen oft auch bei dem anderen.

Diese Beobachtungen führten zur Entwicklung einer neuen Kopfschmerzkategorie, der sogenannten täglichen, chronischen Kopfschmerzen, die täglich oder fast täglich auftreten und hin und wieder von migräneähnlichen Symptomen begleitet werden.

Dieser Kombinationstyp aus Spannungskopfschmerz und Migräne weist viele Charakteristika beider Schmerztypen auf. So gehen beide mit depressiven Verstimmungen und Angstgefühlen einher. Der Schmerz ist ähnlich dem Spannungskopfschmerz meist dumpf-drückend und mittelstark ausgeprägt. Außerdem treten sie familiär gehäuft auf und können das Schlafmuster stören.

Und schließlich gelten auch bei ihnen Schmerzmittelmißbrauch und ein überhöhter Koffeinkonsum als Hauptursache.

Clusterkopfschmerzen

Clusterkopfschmerzen kommen anders als die anderen primären Kopfschmerzarten fast zehnmal häufiger bei Männern als bei Frauen vor, sind ingesamt aber eine recht seltene Form des Kopfschmerzes, an der nur schätzungsweise 0,05 Prozent der Bevölkerung leiden.

Diese außerordentlich schmerzhaften Kopfschmerzen treten einmal im Jahr oder alle zwei Jahre anfallartig auf, gehäuft im Frühjahr und Herbst. Eine Clusterperiode oder Clusterepisode dauert gewöhnlich zwischen zwei und drei Monate. Clusterkopfschmerzen treten streng einseitig, meist hinter den Augen oder in den Schläfen, auf und haben bohrend-brennenden Charakter. Die einzelnen Attacken können 45 Minuten bis zu zwei Stunden dauern und treten gehäuft nachts auf.

Rauchen oder Alkoholkonsum können die Schmerzattacken auslösen. Darüber hinaus liegt bei vielen Clusterkopfschmerz-Patienten zusätzlich noch ein peptisches Ulkus vor. Frauen mit Clusterkopfschmerzen können auch an Migräne gelitten haben bzw. leiden.

Posttraumatische Kopfschmerzen

Fast 50 Prozent aller Personen, die einmal eine Nacken- oder Kopfverletzung hatten, entwickeln nach Heilung der Primärverletzung ein oder mehrere Kopfschmerzmuster. Die Symptome sind die, wie wir sie von den Spannungskopfschmerzen oder der Migräne kennen. Außerdem können bestimmte Kopfregionen berührungsempfindlich sein.

Die Störung scheint unabhängig vom Ausmaß und Schweregrad der durch die Primärverletzung entstandenen Schädigung zu sein. Die Symptome entwickeln sich gewöhnlich innerhalb von 24 bis 48 Stunden nach der Verletzung, können aber auch später auftreten.

Kopfschmerzen als Begleiterscheinung anderer Erkrankungen

Kopfschmerzen können als Folge von mehr als 300 verschiedenen Erkrankungen auftreten. Dazu gehören:

Was bislang als Ursache galt

Muskelspannung und kontrahierte Blutgefäße galten lange Zeit als Kopfschmerzursache: Die Spannungskopfschmerzen sollten durch Muskelkontraktion im Schädelbereich und Migräne durch kontrahierte Blutgefäße im Kopf ausgelöst werden. Diese strikte Trennung konnte später nicht mehr beibehalten werden, darüber hinaus wurden weitere mögliche auslösende Faktoren untersucht (siehe Kasten »Ist der Trigeminusnerv an allem schuld?«, Seite 174).

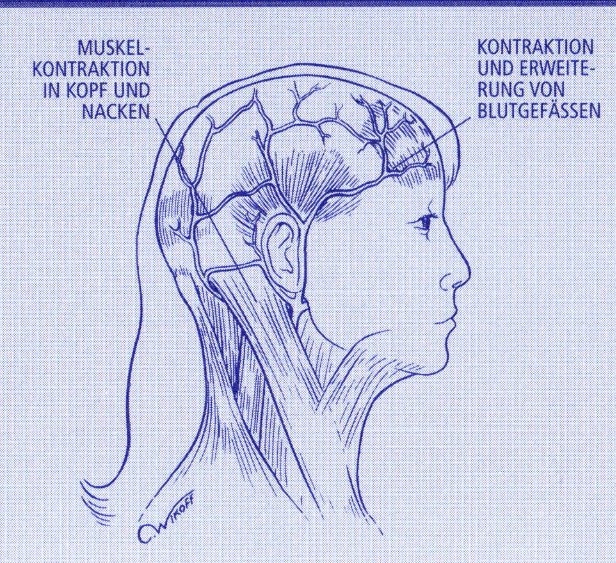

- Allergien
- Gehirntumor
- Bindegewebserkrankung (*Arteriitis temporalis*, systemischer *Lupus erythematodes*)
- Verstopfung
- Störungen im Kopf-, Nacken-, Ohr-, Nasen-, Hals- und Mundbereich
- Erhöhter Liquordruck im Gehirn
- Generalisierte oder lokale Infektionen
- Herzklappenfehler
- Unterzuckerung
- Nervenschmerzen
- Druck auf die Halsschlagader
- Schlafapnoe (Atemaussetzer während des Schlafs)
- Schlaganfall und verwandte Störungen (Bluthochdruck)
- Erkrankungen im HNO-Bereich und der Zähne

Wodurch entstehen Kopfschmerzen?

Die Ursachenforschung im Bereich der Kopfschmerzen ist bei weitem noch nicht abgeschlossen, muß vielmehr neue Wege gehen. So wurde bislang angenommen, die Migräne werde durch eine Kontraktion und Erweiterung der Blutgefäße verursacht, die Spannungskopfschmerzen dagegen durch eine Muskelkontraktion. Die Kontraktion der Blutgefäße im Kopf, so glaubte man, verursache die Migräneaura sowie die damit einhergehende Übelkeit und das Erbrechen. Die anschließende Entspannung bzw. Erweiterung der Blutgefäße sollte dann für die typischen pulsierenden Migränekopfschmerzen verantwortlich sein.
Neuere wissenschaftliche Ergebnisse deuten heute jedoch auf einen weitaus komplizierteren Wirkmechanismus hin. Viele Experten halten es mittlerweile für möglich, daß Migräne und Spannungskopfschmerzen denselben Ursprung im Gehirn haben.

Das körpereigene Antischmerzsystem

Der Hirnstamm besitzt eine Art Antischmerzsystem. Erkennt dieser Bereich ein ankommendes Nervensignal als schmerzhaft, folgt eine schmerzlindernde Reaktion.

Der Kopfschmerz, so nimmt man an, nimmt am Trigeminusnerv, der im Hirnstamm lokalisiert ist, seinen Ausgang. Dieser größte aller Kopfnerven sendet sensorische Impulse zum und vom Gesicht aus. Wird er stimuliert, vielleicht durch einen bestimmten Kopfschmerzauslöser, setzt er Neurotransmitter, chemische Substanzen, die Nervenerregungen weiterleiten, frei. Das wiederum bewirkt den Ausstoß eines weiteren Neurotransmitters, des Serotonins.

Serotonin hat eine Art Filterfunktion, indem es unwichtige Signale aussortiert – beispielsweise ein schwaches, sich wiederholendes Hintergrundgeräusch wie Hintergrundmusik oder eine Unterhaltung –, während es wichtige Signale wie Babyweinen oder den Zuruf des eigenen Namens zuläßt. Je höher der Serotoninausstoß, desto stärker die Sortierfunktion. Hohe Serotoninspiegel liegen normalerweise während des Schlafs vor.

Unter normalen Bedingungen werden vom Trigeminusnerv ausgehende Schmerzsignale durch erhöhte Serotoninspiegel aufgefangen. Bei Kopfschmerzpatienten jedoch sind die Serotoninspiegel oft zu niedrig. Wissenschaftliche Untersuchungen konnten hier eine klare Beziehung herausstellen: Bei Injektion eines den Serotoninspiegel senkenden Mittels stellten sich bei der Testperson Kopfschmerzen ein. Wurde dagegen Serotonin injiziert, verschwanden die Kopfschmerzen wieder.

Bezeichnenderweise wurde ein Serotoninmangel auch mit dem Vorliegen von Depression und Schlafstörungen in Zusammenhang gebracht – zwei bei Kopfschmerzpatienten häufige Probleme. Mit der Rolle des Serotonins allein lassen sich Kopfschmerzen jedoch nicht lückenlos erklären. Endgültige Klärung bringt da hoffentlich die derzeit noch laufende Erforschung der Funktion der Neurotransmitter und ihres Einflusses auf das Schmerzge-

Ist der Trigeminusnerv an allem schuld?

Der im Hirnstamm, tief im Kopfinnern, lokalisierte Trigeminusnerv versorgt fast alle Teile des Gesichts und Schädels. Normalerweise werden die von diesem Nerv freigesetzten sensibilisierenden chemischen Botenstoffe durch einen kompensatorischen Anstieg des Serotoninspiegels – ein natürliches »Beruhigungsmittel« des Nervensystems – neutralisiert. Beim Kopfschmerzpatienten scheint dieser körpereigene Schutzmechanismus nicht zu funktionieren.

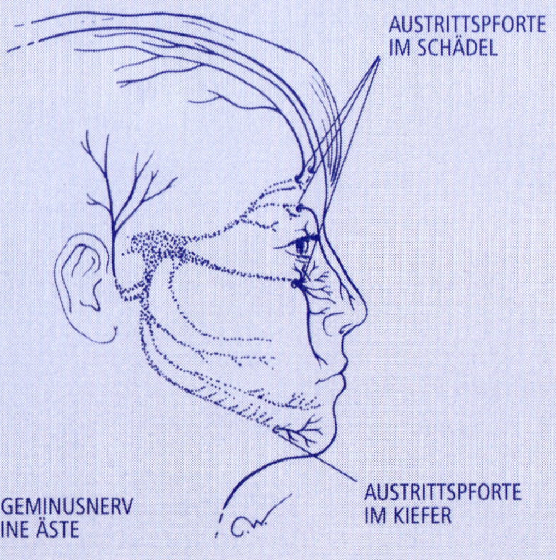

DER TRIGEMINUSNERV UND SEINE ÄSTE

schehen, die Stimmungslage und andere Körperfunktionen.

Was Kopfschmerzen auslöst

Praktisch jeder hat schon irgendwann einmal Kopfschmerzen gehabt. Wer allerdings regelmäßig damit zu tun hat, ist vielleicht durch erbliche Veranlagung, seine Streßtoleranz oder seinen Stoffwechsel dafür besonders empfänglich.
Wer einmal eine Zeitlang an Kopfschmerzen gelitten hat, merkt meist recht schnell, was Kopfschmerz auslösen kann. Neben verschiedenen individuellen Faktoren gibt es eine Reihe eher universeller Kopfschmerzauslöser. Im Rahmen einer neueren Studie mußten 199 chronische Kopfschmerzpatienten angeben, welche Begleitumstände den Kopfschmerzanfällen vorausgingen. Die häufigsten Auslösefaktoren waren, nach Häufigkeit geordnet:

- Angstzustände
- Grelles Licht
- Lärm
- Ärger

Am seltensten wurden genannt: Niesen, Entspannung, Pollen und sexuelle Aktivität. Weitere bekannte Triggerfaktoren für Kopfschmerzen sind:

- Emotionen
- Schlaf- und Eßverhalten
- Ernährung
- Medikamente
- Umwelteinflüsse
- Hormone
- Körperliche Betätigung

Emotionen

Es besteht eine Verbindung zwischen Kopfschmerzen und emotionalem Streß. Emotionen können Kopfschmerzen auslösen, zu ihrem Weiterbestehen beitragen und sie schlimmer machen – nicht aber verursachen.

Die Nebenhöhlen als Sündenböcke

Viele Menschen, die an Kopfschmerzen leiden, schreiben dies ihren Nebenhöhlen zu. Doch bei schätzungweise 95 Prozent der Personen, die an »Sinus-Kopfschmerzen« zu leiden glauben, liegt in Wirklichkeit überhaupt keine Störung der Nebenhöhlen vor.

Migräne und Clusterkopfschmerzen können dieselben Symptome verursachen wie eine Nebenhöhleninfektion, im besonderen Schmerzen im Augen-, Stirn- und Schläfenbereich und ein Gefühl, als sei die Nase verstopft. Außerdem können manche abschwellenden Mittel, die zur Behandlung einer Sinusitis gegeben werden, auch Kopfschmerzen lindern.

Wenn die geistige Verfassung auf die körperliche Einfluß nimmt, bezeichnet man das Ergebnis als psychosomatische Erkrankung. Psychosomatisch bedeutet, daß die geistige Verfassung (die Psyche) den biologischen Mechanismus des Körpers (das Soma) beeinflussen kann. In diesem Sinn können auch verschiedene andere medizinische Störungen wie peptisches Ulkus, Asthma und verschiedene Herzrhythmusstörungen psychosomatisch sein.
Im Rahmen eines Tests zur Erfassung der Persönlichkeitsstruktur, stellte sich heraus, daß bei den untersuchten Kopfschmerzpatienten besonders häufig Depressionen, Verleugnung als Abwehrmechnismus und Beschäftigung mit den eigenen Symptomen vorlagen. Ob diese Tendenzen nun aber die Ursache für Kopfschmerzen oder deren Resultat sind, vermochten die Wissenschaftler nicht zu sagen. In dem einen wie dem anderen Fall ist es aber möglich, daß Kopfschmerzpatienten Streß als belastender empfinden als Kopfschmerz-freie Personen.

Interessant ist, daß diese Wissenschaftler einen Unterschied zwischen Patienten mit Spannungskopfschmerzen und solchen mit Migräne ausmachen konnten. Die Studienteilnehmer mit Migräne gaben in dem Test häufiger an, an Depressionen zu leiden, während die Patienten mit Spannungskopfschmerzen die Symptome Beschäftigtsein mit den eigenen Symptomen, Angstzustände und Verleugnung häufiger angaben. Dies führte zu dem Schluß, daß Personen mit Spannungskopfschmerzen emotional anfälliger sind als Migränepatienten.

Eine weitere Studie fand heraus, daß Depressionen eng mit einem Gefühl des Unvermögens verknüpft sind. Weiterhin kam diese Studie mit 139 Studienteilnehmern zu dem Ergebnis, daß Ärger, dem Luft gemacht wird, im Gegensatz zu unterdrücktem Ärger, nicht dieses Gefühl des Unvermögens entstehen läßt. Die Wissenschaftler vermuten, daß unterdrückter Ärger bei chronischen Kopfschmerzpatienten zu einer Verschlimmerung der depressiven Verstimmungen führt.

Ernährung

Ein Viertel aller Kopfschmerzpatienten gibt an, daß bestimmte Nahrungsmittel ihre Kopfschmerzen auslösen. Viele Nahrungsmittel enthalten Substanzen, die den Ausstoß der am Kopfschmerzgeschehen beteiligten Neurotransmitter auslösen können.

Tyramin. Nahrungsmittel, die diese Substanz enthalten, können die Ausschüttung des Neurotransmitters Serotonin beeinflussen und Kopfschmerzen auslösen. Zu den häufigsten Tyramin-haltigen Nahrungsmitteln gehören:

- Schokolade
- Reifer Käse
- Essig (z. B. Salatsaucen, Gewürzgurken oder Ketchup)
- Tierische Organe (Nieren, Leber)
- Alkohol (vor allem Rotwein)
- Saure Sahne
- Sojasauce
- Joghurt
- Hefeextrakt

Nitrite. Nahrungsmittel, die den Konservierungsstoff Nitrit enthalten, können ebenfalls Kopfschmerzen auslösen. In Deutschland werden jährlich 40 000 Tonnen Pökelsalz bei der Herstellung von Wurst und Fleischwaren verbraucht. Zu den Nitrit-haltigen Nahrungsmitteln gehören:

- Geräucherter Fisch
- Mettwurst
- Bierschinken
- Blutwurst
- Speck
- Frankfurter Würstchen

Natriummonoglutamat. Dieser Nahrungsmittelzusatzstoff, der Speisen zur Geschmacksverstärkung zugesetzt wird und dessen Jahresproduktion weltweit bei 350 000 Tonnen liegt, kann ebenfalls Kopfschmerzen, vor allem Migräne, auslösen. Er ist Hauptbestandteil vieler Würzmittel und wird gerne in chinesischen Restaurants eingesetzt. Enthalten ist er z.B. in:

- Fertigsuppen und -saucen
- Salatdressing und Mayonnaise
- Fleisch- und Fischkonserven
- Gemüsekonserven
- Gewürzmischungen
- Fertiggerichte oder Tiefkühlkost

Alkohol. Alkholische Getränke wie Bier, Wein, Champagner und Liköre können aufgrund ihrer gefäßerweiternden Eigenschaft, des Tyramingehalts oder des durch sie bewirkten Wassermangels, der für den gemeinen Katerkopfschmerz verantwortlich ist, Kopfschmerzen verursachen. Die schlimmsten Kopfschmerztrigger sind Rotwein und Brandy. Kaum Probleme verursachen u.a. Scotch, Wodka und Riesling-Weine.

Vitamine. Auch eine Vitaminüberdosierung – Vitamin A und Vitamin B (vor allem Niacin) – kann Kopfschmerzen verursachen.

Wasser. Simpler Wassermangel – eine Dehydratation – ist eine der häufigsten Ursachen für Kopfschmerzen, vor allem für Migräne. Alkoholgenuß und körperliche Betätigung bei hohen Temperaturen können zur Dehydratation führen und damit Kopfschmerzen auslösen. Erkrankungen, die mit Fieber und Durchfall einhergehen, sind hier ebenfalls Hauptverantwortliche.

Koffein. Kopfschmerzen können sowohl durch einen überhöhten Koffeinkonsum als auch durch den plötzlichen Entzug von Koffein ausgelöst werden. Kopfschmerzen als Entzugserscheinung treten etwa 8 bis 16 Stunden nach der letzten »Dosis« auf, deshalb leiden viele Menschen auch am Wochenende oder morgens beim Aufstehen an Kopfschmerzen.
Koffein ist ein stimulierend wirkendes Genußmittel, das Herz, Lungen, Blutgefäße, Muskeln, Magen, Nieren und den gesamten Stoffwechsel beeinflußt. Es kann Zittrigkeit, Angstgefühle, Erregtheit, gastrointestinale Beschwerden, Schlafstörungen und depressive Verstimmungen verursachen. Koffeinbedingte Kopfschmerzen zeichnen sich durch Müdigkeit, Benommenheit, Verwirrtheit und oft pulsierende, pochende Schmerzen aus.

Wie hoch ist Ihr Koffeinkonsum?

Im folgenden einige koffeinhaltige Produkte und deren ungefährer Koffeingehalt:

Koffeinhaltiges	Koffein (mg)
1 Tasse Bohnenkaffee	100–150
1 Tasse löslicher Kaffee	85–100
1 Tasse Tee	50–100
1 Tasse koffeinfreier Kaffee	2– 4
1 Tasse Kakao	40– 55
1 Dose Cola	20– 30
1 Riegel Schokolade	25

Sonstiges. Eine Reihe anderer Nahrungsmittel kann ebenfalls an der Entstehung von Kopfschmerzen beteiligt sein. Hierzu gehören Zitrusfrüchte, Milchprodukte, Sojabohnen, Weizenprodukte, Zwiebeln, Fetthaltiges, Meeresfrüchte und künstliche Süßstoffe (z. B. Aspartam).

Medikamente

Manche Medikamente, mit denen Kopfschmerzen behandelt werden, können, so merkwürdig es auch klingt, Kopfschmerzen auslösen. Wenn Sie eines der nachfolgend aufgeführten Medikamente einnehmen, fragen Sie Ihren Arzt, ob Sie statt dessen ein Mittel nehmen können, das keine Kopfschmerzen hervorrufen kann. **Setzen Sie aber dennoch nie auf eigene Faust ein Mittel ab!**

- Nitroglycerin (bei Herzerkrankungen)
- Bluthochdruckmittel, sogenannte Antihypertonika
- Gefäßerweiternde Mittel
- Mittel zur Ulkusbehandlung
- Antikonvulsiva

Orale Kontrazeptiva (die Pille) können, müssen aber nicht Kopfschmerzen verursachen oder bereits bestehende Kopfschmerzen verschlimmern – das hängt ganz von der einzelnen Person ab. Da die meisten Frauen, die die Pille nehmen, in dem Alter sind, in dem Kopfschmerzen normalerweise beginnen, wird der Pille oft auch dann die Schuld zugeschoben, wenn andere Trigger die Kopfschmerzen auslösen. Andererseits kann die Pille bzw. können die mit 3-Phasenprodukten einhergehenden Östrogenschwankungen wirklich Kopfschmerz auslösen.

Schmerzmittel-Kopfschmerzen. Viele Menschen, die an Kopfschmerzen leiden, sind meist rasch mit Schmerzmitteln bei der Hand. Schmerzmittelmißbrauch kann jedoch paradoxerweise Kopfschmerzen unterhalten oder bestehende verschlimmern und zu schmerzmittelinduzierten Kopfschmerzen führen. Zu den rezeptfreien Analgetika, mit denen häufig Mißbrauch getrieben wird, zählen Acetylsalicylsäure (z. B. ASS, Aspirin) und Paracetamol (z. B. Ben-u-ron), unter den verschreibungspflichtigen Mitteln ist dies Ergotamin (z. B. Ergo-Kranit mono, Migrexa).

1982 wurde erstmals eine Studie zum Thema Schmerzmittelmißbrauch und Kopfschmerzen durchgeführt. Patienten mit täglichen, chronischen Kopfschmerzen wurden in zwei Gruppen unterteilt. Eine Gruppe erhielt das Antidepressivum Amitriptylin, die andere nichts. Die Hälfte jeder Gruppe durfte Schmerzmittel einnehmen. Bei der Patientengruppe, die sowohl Amitriptylin als auch ein Schmerzmittel einnahm, war insgesamt eine 30prozentige Beschwerdebesserung zu verzeichnen im Vergleich zu einer 70prozentigen Besserung bei den Patienten, die nur Amitriptylin einnahmen. Bei den Patienten, die nur das Schmerzmittel nahmen, besserten sich die Beschwerden um 18 Prozent im Vergleich zu 43 Prozent in der Gruppe, die überhaupt nichts einnahm.

Diese Studie zeigte nicht nur, daß sich durch Absetzen von Schmerzmitteln bei Kopfschmerzpatienten eine Besserung erzielen läßt, sondern daß Schmerzmittel sogar die Wirksamkeit anderer Kopfschmerzmittel hemmen können. Diese Ergebnisse wurden durch eine weitere Untersuchung bestätigt, bei der 77 Prozent chronischer Kopfschmerzpatienten, bei denen während eines Krankenhausaufenthaltes ein Schmerzmittelentzug vorgenommen worden war, danach überhaupt keine oder zumindest wesentlich weniger Kopfschmerzen als früher hatten. Einem weiteren Wissenschaftler gelang es zu zeigen, daß 80 Prozent stationär aufgenommener Kopfschmerzpatienten innerhalb eines zweiwöchigen Schmerzmittelentzugs kopfschmerzfrei wurden.

Kopfschmerzen und Hormone – gibt es eine Verbindung?

Alles deutet darauf hin, daß eine Verbindung zwischen Kopfschmerzen und Hormonen besteht.

Zunächst einmal leiden Frauen – und zwar erst nach der Pubertät, wenn die Produktion weiblicher Geschlechtshormone in Gang kommt – viel häufiger an Migräne als Männer.

Zweitens berichten 60 Prozent der Migränepatientinnen, daß ihre Kopfschmerzen häufiger direkt vor, während und nach der Menstruation – wenn sich die Hormonspiegel ändern – auftreten.

Drittens bessern sich Kopfschmerzen meist während des zweiten und dritten Schwangerschaftstrimenons.

Viertens können stets wiederkehrende Kopfschmerzen nach der Menopause aufhören oder schlimmer werden.

Die weiblichen Geschlechtshormone Östrogen und Progesteron können zum einen auf den Serotoninspiegel Einfluß nehmen, zum anderen erhöht Östrogen die Produktion der Prostaglandine. Sowohl Östrogene als auch Prostaglandine spielen eine Rolle im körpereigenen Antischmerzsystem.

Eß- und Schlafmuster

Fasten oder unregelmäßige Mahlzeiten sind ein wichtiger Kopfschmerztrigger. Wissenschaftler fanden heraus, daß bei mehr als 50 Prozent von 2000 Migränepatientinnen fünf Stunden ohne Nahrungsaufnahme

tagsüber oder 13 Stunden des nachts wichtige Kopfschmerz-auslösende Faktoren waren.
Warum das so ist, weiß niemand genau. Vermutlich wirkt sich Fasten auf die Neurotransmitterkonzentration aus, und die durch das Fasten bewirkte Unterzuckerung führt zu einer Gefäßerweiterung, die wiederum ebenfalls Kopfschmerzen verursacht. Der Nachtschlaf und das Nickerchen tagsüber können ebenfalls eine wichtige Rolle beim Kopfschmerzgeschehen spielen. Zuviel Schlaf kann genauso wie zuwenig Schlaf bei den dafür anfälligen Menschen Kopfschmerzen verursachen.

Umwelteinflüsse

Auch die Arbeitsplatzbedingungen bzw. die Umwelteinflüsse an dem Ort, an dem Sie den größten Teil Ihrer Zeit verbringen, können Kopfschmerzen auslösen. Zu solchen Umweltsubstanzen gehören u.a. Terpentin, Benzin, Tetrachlorkohlenstoff, Formaldehyd, Schwermetalle (vor allem Blei) und Kohlenmonoxid.
Weitere berufsbedingte Kopfschmerztrigger können Dämpfe, zu helles, grelles Licht bzw. eine Überbeanspruchung der Augen sowie Lärm sein.

Erkrankungen der Augen

Obwohl Erkrankungen oder eine Überlastung der Augen seltener als angenommen die Ursache für Kopfschmerzen sind, kommen sie doch immer wieder vor. Eine Überbeanspruchung der Augen beim Lesen oder am Bildschirm führt zur Ermüdung der die Augenbewegung kontrollierenden Muskeln. Auch flackerndes fluoreszierendes Licht kann Kopfschmerzen verursachen.
Die durch Augenüberlastung entstandenen Kopfschmerzen von den Spannungskopfschmerzen zu unterscheiden, ist schwierig. Sitzt man nämlich, beispielsweise beim Lesen oder beim Schreiben am Computer, längere Zeit über unverändert in derselben Position, werden dabei mit Sicherheit Schulter- und Nackenmuskulatur genauso wie die Augen beansprucht.
Das Engwinkelglaukom, eine sehr seltene Augenerkrankung, kann Schmerzen im Bereich der Augen, Stirn oder Schläfen verursachen. Seine Symptome sind denen einer Migräne oder des Clusterkopfschmerzes zum Verwechseln ähnlich. Wichtig ist bei dieser Art Schmerzen deshalb immer, die Augen auf diese Störung und auch auf eine Fehlsichtigkeit hin untersuchen zu lassen.

Sonstige Faktoren. Bei manchen Kopfschmerzpatienten treten die Schmerzen während oder nach körperlicher Betätigung auf, so beim Joggen, Tennis- oder Handballspielen und auch beim Orgasmus. Wetterumschwünge können die Körperchemie in Aufruhr bringen und gelten ebenfalls als Triggerfaktoren für Kopfschmerzen. Das gleiche gilt für starkes Rauchen.

Das Kopfschmerz-Tagebuch

Mit einem Kopfschmerz-Tagebuch kommen Sie der oder den Ursache(n) Ihrer Kopfschmerzen auf die Schliche. Hierzu müssen Sie soviel Information wie möglich über die möglichen Auslöser der nächsten sechs Kopfschmerzattacken aufschreiben.
Halten Sie sich dabei immer an die fünf »Ws«: Wer, Was, Wo, Wann, Wodurch. Gegebenfalls können Sie noch ein »Wie« anhängen.
Wer: Wer war mit Ihnen zusammen, bevor die Kopfschmerzen begannen? Jemand, der Sie irritiert hat oder über den Sie sich geärgert haben? Jemand, der Ihre Gefühle verletzt hat?
Was: Was für Medikamente haben Sie gegen Ihre Kopfschmerzen eingenommen? Was für andere Medikamente nahmen Sie zu der Zeit ein? Was für Symptome traten auf?
Wo: Wo waren Sie, unmittelbar bevor die Kopfschmerzen einsetzten? Bei der Arbeit, wo Sie gleißendem Licht oder großer Lärmbelästigung und Dämpfen ausgesetzt wa-

ren? Zu Hause, wo Sie sich von einem anstrengenden Tag ausruhten?
Wann: Wann setzten die Kopfschmerzen ein? Wann hörten sie auf? Wann war Ihr erster Zyklustag?
Wodurch: Wodurch bekommen Sie sonst oft Kopfschmerzen? Von bestimmten Nahrungsmitteln oder Getränken? (Schauen Sie in der Liste weiter vorne nach.) Haben Sie mehr oder weniger Schlaf als sonst üblich bekommen? Haben Sie eine Mahlzeit ausgelassen? Haben Ihre Kopfschmerzen nach körperlicher Betätigung eingesetzt?
Wie: Wie fühlten sich die Schmerzen an? Pulsierend und nur einseitig lokalisiert? Wie ein Band, das sich um die Schläfen legt? Mußten Sie sich krankmelden oder sich hinlegen?
Das Kopfschmerz-Tagebuch ist sicher der beste Weg, Ihr Problem in den Griff zu bekommen.

Die Kontrolle übernehmen

Sobald Sie wissen, welche Faktoren Ihre Kopfschmerzen auslösen, geht es daran, Ihre Lebensweise umzustellen. Das Ablegen alter Gewohnheiten ist das beste Mittel gegen Kopfschmerzen.
Hören Sie vor allem auf, sich als wehrloses Opfer Ihrer Kopfschmerzen zu betrachten. Kopfschmerzen sind genau wie Diabetes oder Bluthochdruck eine medizinische Störung, die man mit Hilfe einiger relativ einfacher Maßnahmen meist unter Kontrolle bekommt.
Nachfolgend nun einige Vorbeuge- und Selbsthilfemaßnahmen:

Liegen die Auslöser im emotionalen Bereich, ...

- Lachen Sie – das entspannt Arme und Beine, indem es die Muskelspannung herabsetzt. Lachen ruft außerdem positive Reaktionen im Antischmerzzentrum des Gehirns hervor.
- Versuchen Sie's mit psychologischer Beratung bzw. Psychotherapie. Ein ausgebildeter Therapeut kann Ihnen helfen, mit Streß und negativen Gedanken und Gefühlen umzugehen.
- Teilen Sie Ihrer Familie mit, welche Faktoren Ihre Kopfschmerzen auslösen.
- Setzen Sie einen Brief an die Person auf, die bei Ihnen die Kopfschmerzauslösenden Gefühle verursacht. Sie brauchen ihn nicht abzusenden. Bereits das Ausdrücken von Gefühlen kann Streß abbauen.
- Entspannen Sie sich. Das ist zwar gar nicht so einfach, wie es sich anhört, läßt sich aber mit ein bißchen Übung erlernen. An der Entstehung von Migrä-

Entspannung von Kopf bis Fuß

Entspannen können Sie praktisch überall, zu jeder Zeit, mit den unterschiedlichsten Methoden. Ein paar Beispiele dafür:

- Atmen Sie tief ein, halten Sie die Luft fünf bis zehn Sekunden. Atmen Sie langsam aus. Wiederholen Sie die Übung mindestens zehnmal.
- Schließen Sie die Augen, und stellen Sie sich eine bestimmte Muskelgruppe bildlich vor. Spannen Sie diesen Muskel fünf Sekunden an, entspannen Sie dann. Wiederholen Sie diesen Vorgang so lange, bis sich der Muskel entspannt anfühlt. Gehen Sie so jede Muskelgruppe durch, bis der gesamte Körper entspannt ist.
- Wiederholen Sie bestimmte Ruheformeln, z. B. »Die Muskeln in meinem Gesicht werden losgelassen«. Versuchen Sie sich vorzustellen, was passiert (daß nämlich die Gesichtsmuskeln so leicht werden, daß sie fast davonschweben).

ne und Spannungskopfschmerzen sind Verspannungen in Kopf- und Nackenmuskulatur sowie Durchblutungsstörungen mitbeteiligt. Entspannungstechniken (wie Massage und Biofeedback) helfen, Muskelverspannungen abzubauen und verbessern die Durchblutung.

- Machen Sie sich mit der Biofeedbacktherapie vertraut. Beim Biofeedback lernen Sie zu entspannen und emotionale Trigger wie Streß und Ärger zu kontrollieren. Hierzu werden mittels Elektroden oder eines Sensors Muskelspannung und Blutfluß gemessen. Ziel der Therapie ist es, letztlich ohne das Biofeedbackgerät Muskelspannung abbauen und die Durchblutung verbessern zu können.

Liegen die Auslöser im Ernährungsbereich, ...

- Verzichten Sie auf die Kopfschmerzen auslösenden Nahrungsmittel.
- Reduzieren Sie Ihren Alkoholkonsum auf ein Minimum.
- Probieren Sie Magnesiumpräparate aus. Ein niedriger Magnesiumspiegel kann Kopfschmerzen auslösen, vor allem um die Periode herum. Niedrige Magnesiumspiegel verursachen auch erhöhte Reizbarkeit und Muskelspasmen. In einer Studie mit 3000 Frauen reagierten 80 Prozent positiv auf die Einnahme von Magnesiumpräparaten. Sprechen Sie aber zuerst mit Ihrem Arzt – Nierenerkrankungen nämlich sind eine Kontraindikation.

Liegen die Auslöser im Stoffwechselbereich, ...

- Halten Sie sich etwas mehr mit Substanzen zurück, die Kopfschmerzen auslösen können, z.B. Koffein und bestimmte Medikamente. Sie müssen mit leichten bis mäßigen Kopfschmerzen rechnen, wenn Sie sich selbst auf Koffein-»Entzug« setzen. Wenn Sie bereits eine Acetylsalicylsäure-Abhängigkeit entwickelt haben und an Schmerzmittel-Kopfschmerzen leiden, müssen Sie bei Scherzmittelentzug zwei Wochen lang mit täglich auftretenden Kopfschmerzen rechnen. Setzen Sie verschreibungspflichtige Medikamente jedoch nicht auf eigene Faust ab, sprechen Sie mit Ihrem Arzt über einen Entzug.
- Nehmen Sie orale Kontrazeptiva, und halten Sie hormonelle Faktoren für Ihre Kopfschmerzen verantwortlich, dann bitten Sie Ihren Gynäkologen um ein anderes Präparat.
- Wenn Sie an menstrueller Migräne leiden, können Sie den Einfluß der sinkenden Östrogenspiegel vor der Menstruation durch östrogenhaltige Medikamente auffangen. Es gibt hier verschiedene Wege, angefangen beim Östrogenpflaster bis hin zur oralen Einnahme.

Liegen die Auslöser im alltäglichen Bereich, ...

- Achten Sie auf regelmäßige Schlaf- und Eßgewohnheiten. Versuchen Sie, jeden Tag – auch am Wochenende oder im Urlaub – stets zur selben Zeit aufzustehen. Achten Sie auf regelmäßige Mahlzeiten.
- Hören Sie auf zu rauchen, oder schränken Sie Ihren Zigarettenkonsum wenigstens ein.
- Treiben Sie regelmäßig Sport. Obwohl körperliche Anstrengung bei manchen Menschen auch Kopfschmerzen auslösen oder verschlimmern kann, geht doch aus Studien hervor, daß regelmäßige aerobische Betätigung den Schweregrad künftiger Kopfschmerzattacken mindern kann. Körperliche Betätigung stimuliert schmerzregulierende Substanzen im Gehirn.
- Unterziehen Sie Ihren Arbeitsplatz einer kritischen Analyse. Wie sieht's mit

der Beleuchtung aus? Hat Ihr Stuhl die richtige Höhe? Wie lange sitzen Sie unverändert in derselben Position? Steht der Schreibtisch richtig, fällt Licht auf den PC-Schirm usw.?

- Legen Sie bei sich stets wiederholenden Bewegungen regelmäßig eine Pause ein.
- Dehnen und beugen Sie Ihre Nackenmuskulatur tagsüber immer wieder mal sanft, um empfindliche Nerven zu entlasten. Eine neuere Studie fand heraus, daß der Nacken von Patienten mit immer wiederkehrenden Kopfschmerzen ein eingeschränktes Bewegungsspektrum aufweist – was die Ursache für Kopfschmerzen oder Teil eines chronischen Kopfschmerzgeschehens sein kann.

Die Diagnose

Die meisten Kopfschmerzen sind primäre Kopfschmerzen, d.h. nicht Ausdruck einer anderen Erkrankung. Um dies abzuklären, wird der Arzt mit Hilfe verschiedener diagnostischer Verfahren mögliche zugrundeliegende Erkrankungen ausschließen.
Zunächst einmal braucht er hierzu einige Informationen über Ihren allgemeinen Gesundheitszustand und Ihre üblichen Aktivitäten. Lassen Sie keine frühere Kopfverletzung, Arzneimittelmißbrauch, keine hormonellen Veränderungen oder Kontakt mit schädlichen Substanzen unerwähnt. Ein Kopfschmerz-Tagebuch wäre hier von großer Hilfe.
Im folgenden nun einige Diagnoseverfahren, die möglicherweise zur Anwendung kommen:

- Neurologisch/psychiatrische Untersuchung: Möglicherweise schlägt Ihr Arzt eine Beurteilung durch einen Neurologen vor, um feststellen zu können, ob Ihre Störung durch psychische Faktoren beeinflußt wird. Diese Beurteilung und jede sich daran anschließende Verhaltenstherapie kann nur begleitend erfolgen.
- Routineuntersuchung des HNO-Bereichs: Mit Hilfe einfacher Tests läßt sich in der Praxis feststellen, ob in Ohr, Nase, im Rachen- oder Kieferraum Infektionen vorliegen, die Kopfschmerzen verursachen könnten.
- Bluttests: Veränderungen der Blutchemie können auf das Vorliegen verschiedener Störungen wie Nieren- und Lebererkrankung, Anämie, Schilddrüsenerkrankungen und zu niedrige Blutzuckerspiegel hinweisen.
- Röntgenuntersuchung: Hiervon wird wegen ihrer nur begrenzten Möglichkeiten bei der Suche nach den Kopfschmerzursachen nur bedingt Gebrauch gemacht. Verschiedene Störungen wie eine Infektion der Nebenhöhlen oder einen erhöhten Liquordruck im Gehirn kann sie jedoch nachweisen.
- Elektroenzephalographie (EEG): Das EEG zeigt die elektrische Aktivität des Gehirns. Es kann Störungen in der Hirnfunktion, Arrhythmien, das Vorliegen eines Krampfpotentials und die Wirkung metabolischer Substanzen auf das Nervensystem nachweisen. Der diagnostische Nutzen eines EEGs im Bereich der Kopfschmerzbehandlung ist jedoch umstritten.
- Computertomographie (CT): Mit diesem Verfahren lassen sich Störungen im Gehirn nachweisen, indem Gehirnstrukturen röntgenologisch schichtweise dargestellt werden. Per CT nachweisbar sind beispielsweise Blutpfropfen in den Adern, jedoch keine Aneurysmen (Ausweitungen arterieller Blutgefäße). Zur verbesserten Darstellung der Körperstrukturen wird häufig ein sogenanntes Kontrastmittel injiziert. Wenn Sie eine Jodallergie haben, ist bei diesen Kontrastmitteln Vorsicht geboten, denn manche sind jodhaltig.

- Magnetresonanztomographie (MRT): Dieses Verfahren arbeitet mit Magnetfeldern und Hochfrequenzwellen statt mit Röntgenstrahlen. Das Verhalten von Gewebebestandteilen in einem starken Magnetfeld wird ausgewertet, woraus ein detailliertes Bild des Gehirns abgeleitet wird.
Die CT- und MR-Aufnahmen sind bei der Kopfschmerzbehandlung von nur beschränktem diagnostischen Nutzen, da die Ergebnisse bei den meisten Personen normal ausfallen.

Behandlungsalternativen

Heilen lassen sich Kopfschmerzen zwar nicht, wohl aber eindämmen. Es gibt viele Medikamente, mit denen sich sowohl die Schmerzen als auch die Begleitsymptome der Kopfschmerzen wie Übelkeit beheben lassen.
Die medikamentöse Behandlung soll und kann aber nur eine Säule des Therapieplans sein. Umstellungen in der Lebensweise – wie das Meiden auslösender Faktoren, Einzel- und Familientherapie, Streßbewältigungs- und Entspannungstechniken – sind die zweite, genauso wichtige Säule.
Bei der medikamentösen Behandlung unterscheidet man zwischen der medikamentösen Kopfschmerzprophylaxe (um Häufigkeit und Schweregrad der kommenden Anfälle zu reduzieren) und der Behandlung des akuten Kopfschmerzanfalls.

Die medikamentöse Kopfschmerzprophylaxe

Eine vorbeugende Behandlung mit Medikamenten ist ratsam, wenn mehr als zwei bis drei Anfälle pro Monat auftreten. Wichtig ist dann aber die Überwachung des Patienten, bei der nach Nebenwirkungen wie Gewichtszunahme, Wassereinlagerungen, psychischen und geistigen Veränderungen wie Teilnahmslosigkeit, Gedächtnisschwäche und Halluzinationen geforscht wird. Nehmen Sie auf keinen Fall Mittel zur Gewichtsreduktion mit diesen Prophylaxemedikamenten zusammen ein, und setzen Sie die Medikamente nie plötzlich ab.
Im folgenden einige Grundprinzipien der prophylaktischen Behandlung:

- Die Dosierung sollte anfangs niedrig sein und nur langsam gesteigert werden.
- Jeden Monat oder alle zwei Monate sollte die Wirksamkeit neu geprüft werden.
- Es muß sichergestellt sein, daß der Patient keine anderen Medikamente oder Vitamine einnimmt, die die Wirkung der Kopfschmerzmedikation beeinträchtigen könnten.
- Eine Schwangerschaft muß ausgeschlossen sein.
- Sobald die Kopfschmerzen unter Kontrolle sind, sind die Mittel schleichend abzusetzen.

Zwar gibt es keinen festen Richtwert für die Dauer der medikamentösen Kopfschmerzprophylaxe, viele Kopfschmerzexperten empfehlen aber maximal sechs Monate.
Zu den verschreibungspflichtigen Mitteln, die zur prophylaktischen Behandlung von Spannungskopfschmerzen, Migräne und manchmal auch Clusterkopfschmerzen am häufigsten eingesetzt werden, gehören Betarezeptorenblocker wie Metoprolol (z. B. Beloc) und Propanolol (z. B. Dociton), Kalziumantagonisten wie Nifedipin (z. B. Corinfar, Adalat) oder Diltiazem (z. B. Dilzem), trizyklische Antidepressiva wie Amitriptylin (z. B. Saroten, Laroxyl) und Amitryptilinoxid (z. B. Equilibrin), Serotoninantagonisten wie Pizotifen (z. B. Sandomigran, Mosegor), Methysergid (z. B. Deseril) oder Lisurid (z. B. Cuvalit, Dopergin), und Ergotaminderivate wie Dihydroergotamin (z. B. DET MS).

Betablocker senken die Herzfrequenz und den Blutdruck. Mögliche Nebenwirkungen

Medikation während Schwangerschaft und Stillzeiten

Der Medikamentenwirkstoff wird über die Plazenta an den Fetus bzw. über die Muttermilch an den Säugling weitergegeben und kann möglicherweise schädigend wirken. Tun Sie darum folgendes:

- Verzichten Sie jetzt am besten ganz auf Medikamente. Da sich Kopfschmerzen normalerweise nach dem ersten Schwangerschaftstrimenon bessern, können Sie es bis dahin mit Kälteanwendungen, Massage und Entspannungstherapie versuchen.
- Können Sie die Schmerzen nicht aushalten, nehmen Sie ein Paracetamol-Präparat (z.B. Ben-u-ron) statt Acetylsalicylsäure.
- Ihr Arzt kann Ihnen ein Codeinhaltiges oder anderes dämpfend wirkendes Präparat verschreiben. Auf Barbiturate, Ergotaminalkaloide und Serotoninantagonisten ist während der Schwangerschaft zu verzichten.
- Nehmen Sie Ihre Medikamente, um den Wirkstoffeinfluß auf das Baby möglichst gering zu halten, direkt nach dem Stillen ein.

sind Müdigkeit und Gewichtszunahme, gastrointestinale Beschwerden, Depressionen, Alpträume oder Schlaflosigkeit und Haarausfall. All dieses Symptome klingen jedoch nach Absetzen des Medikaments wieder ab.

Kalziumantagonisten haben relativ wenig Nebenwirkungen, dazu gehören eine Zunahme der Kopfschmerzen, Schwindel, gastrointestinale Beschwerden, Anschwellen der Knöchel und Depressionen. Sie wirken auch blutdrucksenkend und verändern die Pulsfrequenz.

Antidepressiva sind nur empfehlenswert, wenn neben den Kopfschmerzen eine Depression oder ein Kombinationskopfschmerz vorliegt oder gelegentlich zur Reduktion von sehr häufigen Migräneattacken. Sie können Erkrankungen wie ein Glaukom verschlimmern. Andere mögliche Nebenwirkungen sind trockener Mund, Sedierung, Harnverhaltung, Verstopfung, Verschwommensehen, starke Traumtätigkeit, Gewichtszunahme, Blutdrucksenkung, Übelkeit, Zittrigkeit und grippeähnliche Symptome.

Serotoninantagonisten werden wegen ihrer möglichen Nebenwirkungen wie Muskelschwäche, -krämpfe und -schmerzen sowie Mißempfindungen, Schmerzen im Bauch- und Brustraum, Halluzinationen, Schwindel, Depressionen, Mundtrockenheit und einem Anschwellungsgefühl im Hals selten eingesetzt. Bei Langzeittherapie (mehr als sechs Monate) kann Gewebevernarbung in Brust- und Bauchraum entstehen.

Ergotaminderivate können Übelkeit, Bauchschmerzen, Durchblutungsstörungen, Durchfall und Schwindel verursachen. Eine längere Einnahme kann zum Ergotaminkopfschmerz führen.

Die medikamentöse Attackenbehandlung

Kopfschmerzexperten empfehlen zur Anfallunterdrückung grundsätzlich immer, ein Mittel gegen Übelkeit mit einem Schmerzmittel zu kombinieren. Das Antiemetikum lindert Übelkeit und Erbrechen und verbessert daneben die Aufnahme der später verabreichten Schmerzmittel. Vor Mischpräparaten wird gewarnt.

Als Mittel gegen Übelkeit können die Wirkstoffe Domperidon (z.B. Motilium) oder Metoclopramid (z.B. Paspertin) eingenommen werden.

Paracetamol (z. B. Ben-u-ron) wirkt schmerzlindernd und fiebersenkend, Ibuprofen

(z.B. Aktren, Ibu-Vivimed) dagegen in erster Linie entzündungshemmend. Acetylsalicylsäure besitzt alle drei Wirkeigenschaften.
Neben der Acetylsalicylsäure und Ibuprofen gibt es eine Reihe weiterer Entzündungshemmer, die als *nichtsteroidale Antirheumatika* (NSAR) bezeichnet werden. Sie sind sowohl in der symptomatischen als auch prophylaktischen Kopfschmerzbehandlung von Nutzen. Da jedes auf seine Art wirkt, kann bei Unwirksamkeit der einen Substanz eine andere versucht werden. Zu den NSAR zählen beispielsweise Naproxen (z.B. Proxen), Indometacin (z.B. Amuno), Ketoprofen (z.B. Alrheumun, Orudis) oder Diclofenac (z.B. Diclophlogont, Voltaren).
Nebenwirkungen der NSAR sind u.a. Schmerzen im Magen-Darm-Trakt, Übelkeit, Verstopfung, Durchfall, Benommenheit und Schwindel. Außerdem können sie bei manchen Menschen Kopfschmerzen verursachen. Da die Einnahme von NSAR zu Leberfunktionsstörungen führen kann, sind aktive Magen-Darm-Geschwüre eine Kontraindikation.
Zur Behandlung mittelschwerer bis schwerer Attacken bzw. von Kopfschmerzen, die auf die gängigen Schmerzmittel nicht ansprechen, werden *Ergotaminalkaloide* gegeben. Zu dieser Gruppe gehören Ergotamin bzw. Ergotamintartrat und Dihydroergotamin (kurz DHE).
Wer an peripherer Gefäßerkrankung, Nierenerkrankung, Herzkranzgefäßerkrankung, Hypertonie oder Mangelernährung leidet, darf kein Ergotamin einnehmen. Dasselbe gilt für Schwangerschaft und Stillzeit. Zu den möglichen Nebenwirkungen zählen Übelkeit und Erbrechen, Muskelkrämpfe, Steifigkeit, Müdigkeit, Taubheitsgefühl, Lähmungserscheinungen in den Extremitäten und Beschwerden in der Brust.
Eine Ergotaminüberdosierung sowie eine zu häufige Anwendung des Mittels kann zu Durchblutungsstörungen sowie zu einem Dauerkopfschmerz führen.
DHE hat weniger Nebenwirkungen als Ergotamin und wirkt selbst bei der schlimmsten Migräne. DHE kann Übelkeit, Erbrechen, Krämpfe in den Beinen und Angstgefühle verursachen – diese Nebenwirkungen treten jedoch nur selten und in milder Form auf. Bei stationärer Kopfschmerzbehandlung kann DHE intravenös verabreicht werden.

Neue Behandlungsansätze

Seit geraumer Zeit ist zur Behandlung schwerer Migräneanfälle der Wirkstoff Sumatriptan (z.B. Imigran) auf dem Markt.
Innerhalb von 15 bis 20 Minuten nach der Einnahme setzt die Wirkung dieses Serotoninantagonisten ein. Zirka 30 Prozent der Patienten beklagen nach durchschnittlich 18 Stunden eine erneute Migränesymptomatik. Hier kann eine zweite Gabe von Sumatriptan nützlich sein.
Sumatriptan hat eine 70- bis 80prozentige Wirksamkeit. Bei manchen Patienten lindert es nicht nur die Kopfschmerzen, sondern auch die Migräneaura (Übelkeit, Erbrechen und Licht- und Lärmempfindlichkeit).
Zu den Nebenwirkungen zählen Kopfzittern, Hitzewallungen, Enge- und Druckgefühl in der Brust und Sehstörungen.
Unkontrollierter Bluthochdruck oder Herzerkrankungen sind eine Kontraindikation. Da der Einfluß von Sumatriptan auf das ungeborene Kind noch nicht untersucht worden ist, sollte Sumatriptan in der Schwangerschaft nur genommen werden, wenn der mögliche Arzneimittelnutzen mögliche Risiken für den Fetus rechtfertigt.
Beim Clusterkopfschmerz ist ein anderer neuer Behandlungsansatz in Erforschung: So hat man einige Patienten abends zwei Stunden hellem Licht ausgesetzt, um den zirkadianen Rhythmus (Schlaf-Wach-Rhythmus) zu stimulieren und neu zu starten. Dieses Verfahren befindet sich aber noch in einer so frühen Testphase, daß noch keine zuverlässigen Schlüsse möglich sind.

Auch Capsaicin, ein Inhaltsstoff von Pepperonis, scheint bei der Kopfschmerzbehandlung wirksam zu sein. Es stimuliert die Nervenendigungen und entzieht ihnen Schmerz-verursachende Substanzen. Konnte die Wirksamkeit von Capsaicin bei anderen Schmerzzuständen bereits in Studien nachgewiesen werden, lassen die laufenden Kopfschmerzstudien doch noch keine definitive Aussage zu.

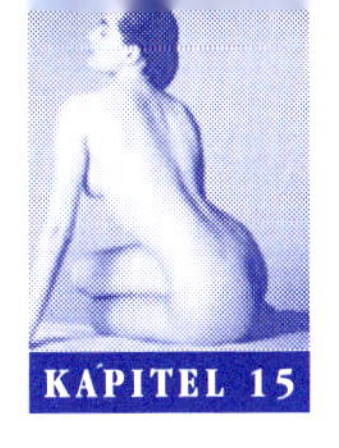

GESUNDHEIT ALLGEMEIN

Die Bedeutung einer gesunden Ernährung

Die Deutschen essen zuviel, zu fett und zu eiweißreich - so das Ergebnis der Nationalen Verzehrstudie, die zwischen 1985 und 1989 durchgeführt wurde. Eine Auswertung mit Hilfe des Body-Mass-Index, der die früher gebräuchlichen Angaben von Normal- oder Idealgewicht besser präzisiert, ergab, daß 39 Prozent der untersuchten Männer und 47 Prozent der befragten Frauen übergewichtig sind und damit einen Risikofaktor für viele Krankheiten aufweisen.

Der Anteil der Personen mit einem Übergewicht von mehr als 20 Prozent – hier spricht man schon von Adipositas bzw. Fettsucht – lag bei Frauen doppelt so hoch wie bei Männern. Das ist besonders bedenklich, weil Fettleibigkeit mit einem erhöhten Risiko für Herzerkrankung, Schlaganfall und verschiedene Formen der Krebserkrankung verbunden ist.

Schlimmer noch, bei Erwachsenen liegen mit einem Übergewicht über 30 Prozent nach Broca in neun von zehn Fällen eine oder mehrere Störungen – Hypertonie, Fettstoffwechselstörungen, Störungen der Glukosetoleranz, Hyperurikämie, die alle durch die Ernährung beeinflußbar sind – vor, die die Entstehung kardiovaskulärer Erkrankungen begünstigen.

Eine ausgewogene, gesunde Ernährung kann tatsächlich lebensrettend, zumindest aber lebensverlängernd wirken. Was aber ist eine gesunde Ernährung? Das zu entscheiden ist angesichts der Flut zum Teil widersprüchlicher Informationen in diesem Bereich nicht einfach. Die anschließenden Basisdaten sollen Ihnen diese Entscheidung erleichtern.

Der Kohlenhydrate-Wahn

Kohlenhydrate liefern zusammen mit den Proteinen und Fetten die Nahrungsenergie, die wir brauchen. Die Kohlenhydrate liefern den Großteil der Kalorien, die unser Körper verarbeitet. Als leicht verfügbare Energiequelle sind sie das ideale »Kraftfutter« für den Freizeit- wie Profisportler.

Da die Kohlenhydrate einen Brennwert von lediglich vier Kilokalorien (kcal) pro Gramm haben, gelten sie als wichtiger Baustein jedes Gewichtsreduktionsprogramms. Das steht natürlich in völligem Widerspruch zu früheren Theorien, die zur Gewichtsreduktion als erstes die »Fettmacher« Brot, Kartoffeln und Teigwaren aus dem Speiseplan verbannten. Tatsächlich aber sind kohlen-

Der Ernährungskreis

Der Ernährungskreis der Deutschen Gesellschaft für Ernährung e.V. (DGE) teilt die Lebensmittel in sieben Gruppen ein. Kohlenhydrate machen mehr als 50 Prozent des Kreises aus und sind ganz offensichtlich »in«. Fette machen nur einen Bruchteil des Kreises aus und sind zweifelsohne »out«. Gegen Fett in Maßen genossen, ist nichts zu sagen, nur wenn der Fettverzehr den von der DGE empfohlenen Wert um manchmal bis zum Doppelten übersteigt, ist das bedenklich.

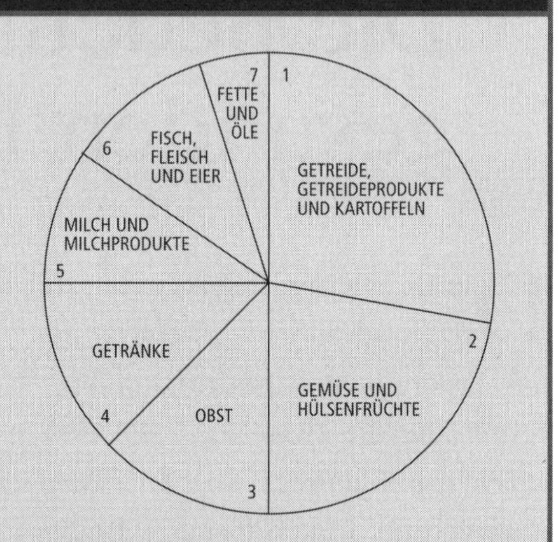

Gruppe 1, Getreide, Getreideprodukte und Kartoffeln: Täglich 5-7 Scheiben Brot (ca. 200-350 g), 1 Portion Reis oder Nudeln (roh ca. 75-90 g, gekocht 150-200 g) oder 1 Portion Kartoffeln (ca. 250-300 g = 4-5 mittelgroße)

Gruppe 2, Gemüse und Hülsenfrüchte: Täglich mindestens 1 Portion Gemüse (ca. 200 g) und 1 Portion Salat (ca. 75 g)

Gruppe 3, Obst: Täglich mindestens 1-2 Stück oder 1-2 Portionen Obst (ca. 200-250 g)

Gruppe 4, Getränke: Täglich 1 1/2 l Flüssigkeit (z.B. Wasser, Tee, Kaffee, verdünnte Obst- und Gemüsesäfte)

Gruppe 5, Milch und Milchprodukte: Täglich 1/4 l fettarme Milch und 2 Scheiben Käse

Gruppe 6, Fisch, Fleisch, Wurst und Eier: Wöchentlich 1-2 Portionen Seefisch (à 150 g), höchstens 2- bis 3mal pro Woche 1 Portion Fleisch (max. 150 g) und Wurst, wöchentlich nur 3 Eier

Gruppe 7, Fette (Butter, Pflanzenmargarine oder -öle): Täglich höchstens 40 g Streich- oder Kochfett, z.B. 2 Eßlöffel Butter oder Margarine und 1 Eßlöffel hochwertiges Pflanzenöl

hydratreiche Nahrungsmittel fettarm – sofern man sie nicht bei der Zubereitung oder bei Tisch mit Fett anreichert.
Diese zu jeder gesunden Ernährung gehörenden Nahrungsmittel sind nicht nur reich an Nährstoffen, sondern auch an den wichtigen Ballaststoffen, die den Blutzucker- und Cholesterinspiegel kontrollieren helfen.
Alle Kohlenhydrate, bis auf die Milchprodukte, sind pflanzlicher Herkunft. Aus ernährungsphysiologischer Sicht sind sie jedoch nicht alle gleichwertig. Man unterscheidet zwei große Gruppen: die komplexen Kohlenhydrate oder Vielfachzucker und die einfachen Kohlenhydrate oder Einfach- und Doppelzucker.

Einfache Kohlenhydrate

Einfache Kohlenhydrate setzen sich aus nur einem oder zwei Saccharidmolekülen zusammen, wodurch sie für den Körper leicht resorbierbar sind. Die meisten einfachen Kohlenhydrate oder Einfach- oder Doppelzucker, wie sie auch genannt werden, haben eine »verführerische« Eigenschaft: Sie sind süß. Die bekanntesten Vertreter sind Saccharose (Rohrzucker), Glukose (Traubenzucker), Laktose (Milchzucker) und Maltose (Malzzucker). Ebenfalls zu den einfachen Kohlenhydraten gehören Honig, Ahornsirup und alle Arten von »Zucker«, wie brauner Zucker, Puder- und Rübenzucker. Die Einfach- und Doppelzucker liefern Kalorien, aber nur wenig Vitamine und Mineralstoffe.
Ist denn nun Zucker, mit seinem wirklich nur minimalen Beitrag zur Nährstoffversorgung, für unsere Gesundheit so schädlich, wie oft dargestellt wird?
Zucker wurde schon immer für alles mögliche, angefangen bei Fettleibigkeit und Diabetes bis hin zur Hyperaktivität bei Kindern, verantwortlich gemacht. Bislang konnte jedoch nicht belegt werden, daß Zucker, abgesehen von Zahnkaries, negative gesundheitliche Folgen hat.
Obwohl die meisten Menschen glauben, Zucker mache dick, ist der Haupt»fettmacher« Fett. So sind viele der sogenannten »Süßigkeiten« in Wirklichkeit eher fettreiche Nahrungsmittel, die zufälligerweise auch Zucker enthalten, so etwa Eiscreme und Konditorware. Fett und nicht Zucker liefert in diesen Nahrungsmitteln die meisten Kalorien. Zwischen Zuckerkonsum und der Entwicklung von Diabetes, Herzerkrankungen oder Verhaltensstörungen konnte kein direkter Zusammenhang nachgewiesen werden. Gewöhnlich bieten hier andere Faktoren – Fettzufuhr, Fettleibigkeit oder bestimmte soziale oder psychische Faktoren – eine näherliegende Erklärung. Dennoch gibt es aber ein schlagendes Argument gegen einen zu hohen Zuckerkonsum: Zuckerhaltiges wird oft anstelle gesunder Nahrungsmittel verzehrt, ein Schokoriegel anstelle eines Stücks Obst, Limonade anstelle von Milch.

Komplexe Kohlenhydrate

Die Mehrzahl der Nahrungskalorien stammt von den komplexen Kohlenhydraten oder auch Vielfachzuckern, deren Hauptvertreter die Stärke ist. Sie kommen vor allem in Getreideprodukten wie Brot, Reis, Teigwaren und Getreideflocken, Obst, Gemüse sowie Bohnen und Kartoffeln vor. Sie setzen sich aus komplexen Ketten von Saccharidmolekülen zusammen. Sie müssen erst vom Körper in Einfachzucker aufgespalten werden, bevor sie verwertet werden können. Damit werden sie nur langsam verdaut und in das Blut aufgenommen und bewirken einen beständigeren Energiestrom.

Ballaststoffe

Anders als die in erster Linie »leere Kalorien« enthaltenden einfachen Kohlenhydrate liefern die komplexen Kohlenhydrate jede Menge Vitamine und Mineralstoffe. Wenn Sie mehr Getreideprodukte sowie naturbelassenes Obst und Gemüse in Ihren Speiseplan aufnehmen, erhöhen Sie gleichzeitig auch die Zufuhr an einem anderem äußerst wichtigen Nahrungsbestandteil – den Ballaststoffen.

Daß Ballaststoffe wichtig und gesund sind, wissen die meisten Menschen zwar, nicht aber, warum das so ist. Grob gesagt stammen die Ballaststoffe oder Faserstoffe aus dem unverdaulichen Pflanzenteil. Man unterteilt die Ballaststoffe in zwei Gruppen, die wasserlöslichen und wasserunlöslichen. Die meisten Pflanzen enthalten, in unterschiedlicher Menge, beide Gruppen. Jede hat ihren speziellen Nutzen für die Gesundheit.

Bis vor einigen Jahren noch galt das Hauptinteresse den ***wasserunlöslichen Ballaststoffen***. Diese Gruppe kommt vor allem in Obst, Gemüse und Vollkornprodukten (Weizen, Samen, Bohnen und Naturreis) vor. Durch ihr hohes Wasserbindungsvermögen erhöhen sie das Stuhlvolumen und regen die Verdauung an. Damit wirken sie Verstopfung, Hämorrhoiden und Divertikulose entgegen. Manche Studien deuten auch darauf hin, daß sie das Darmkrebsrisiko senken, indem sie die Passage krebserzeugender Substanzen durch den Darm beschleunigen.

Die ***wasserlöslichen Ballaststoffe*** wurden etwas später wegen ihrer augenscheinlichen Fähigkeit, den Cholesterinspiegel zu senken, in den Brennpunkt des Interesses gerückt. Für Diabetiker sind sie von besonderer Bedeutung, da sie die Zuckerresorption aus dem Darm ins Blut verlangsamen und damit den Bedarf an Insulin oder anderen Diabetesmedikamenten senken. Entgegen einem immer noch weitverbreiteten Irrglauben ist diese wertvolle Ballaststoffgruppe nicht nur in Haferkleie, sondern auch in Gerste, Obst, Gemüse und Bohnen enthalten.

Wie wichtig ist nun eine ballaststoffreiche Ernährung? Da sie gleichzeitig auch fettarm ist und außerdem häufig gerade von jenen Personen bevorzugt wird, die insgesamt gesundheitsbewußter leben, läßt sich nicht exakt bestimmen, welche Faktoren hier noch eine Rolle spielen. Unabhängig davon streichen immer mehr Studien die Vorteile einer ballaststoffreichen Ernährung heraus. Erwachsene sollten täglich mindestens 30 Gramm Ballaststoffe zu sich nehmen. Eine spezielle Berücksichtigung wasserlöslicher oder -unlöslicher Ballaststoffe ist nicht nötig, da eine ingesamt ballaststoffreiche Ernährung normalerweise beide Gruppen in ausreichendem Maß enthält.

Eine insgesamt kohlenhydratreiche Ernährung hilft, den Ergebnissen zahlreicher Studien zufolge, Fettleibigkeit, Diabetes und kardiovaskuläre Erkrankungen zu kontrollieren. So sollte sich auch Expertenansicht zufolge eine gesunde Ernährung zu zirka 55 Prozent aus Kohlenhydraten zusammensetzen, den Löwenanteil davon sollten nichtraffinierte komplexe Kohlenhydrate ausmachen.

Wie wichtig sind Proteine?

Proteine sind wichtig für das Wachstum, den Erhalt und die Reparatur der Zellen in unserem Körper. Sie kommen in unzähligen Formen überall im Körper vor – als Bestandteil von Enzymen, Hormonen, Antikörpern, Knochen, Muskeln, Haaren, Haut, um nur einige wenige zu nennen. Anders als die in erster Linie energiespendenden Kohlenhydrate sind die Eiweißkörper strukturbildend und üben lebenswichtige Funktionen aus. Im Notfall können Proteine auch zur Energiegewinnung herangezogen werden, ihr Brennwert beträgt pro Gramm vier Kilokalorien.

Die körpereigenen Proteine und Nahrungsproteine setzen sich aus etwa 20 Aminosäuren zusammen. Diese Aminosäuren verknüpfen sich zu einer Vielzahl von Kombinationen und bilden so spezifische Proteine. Neun von ihnen, die sogenannten essentiellen Aminosäuren, kann der menschliche Organismus nicht synthetisieren, sie müssen mit der Nahrung zugeführt werden.

Pflanzliches Protein

Im folgenden nun einige pflanzliche Nahrungsmittel, die Sie mit Eiweiß versorgen:

Körner	Erdnüsse
Nüsse und Samen	Hülsenfrüchte
Getrocknete Bohnen	Vollkornbrot
Teigwaren	Walnüsse
Pecannüsse	Getrocknete Erbsen
Linsen	Reis
Gerste	Mandeln
Sesamsamen	Tofu
Sonnenblumensamen	Bulgurprodukte
	Hafer
Kichererbsen	Cashewkerne
Maismehl	Limabohnen

Hauptlieferanten sind tierische Produkte wie Fleisch, Geflügel, Fisch, Milchprodukte und Eier.

Tierisches gegen pflanzliches Eiweiß

Das in Fleisch, Geflügel, Fisch und Milchprodukten enthaltene Eiweiß wird als biologisch vollwertiges Eiweiß bezeichnet, weil es alle für das Wachstum nötigen essentiellen Aminosäuren liefert. Das meiste Nahrungseiweiß pflanzlicher Herkunft hat dagegen eine geringere biologische Wertigkeit: Mit Ausnahme der Sojabohnen gibt es keine Pflanze, die alle neun essentiellen Aminosäuren aufweist. (Trotz ihrer biologischen Vollwertigkeit gilt die Sojabohne als den tierischen Proteinen untergeordnet.) Sie können jedoch Ihren Bedarf an essentiellen Aminosäuren allein mit pflanzlichen Produkten decken, indem Sie für ein vielseitiges Angebot an Pflanzeneiweiß sorgen. So ergänzen beispielsweise die in Bohnen enthaltenen Aminosäuren die im Reis enthaltenen – sie können im Rahmen ein und derselben Mahlzeit, aber auch während verschiedener über den Tag eingenommener Mahlzeiten miteinander kombiniert werden. Weitere Kombinationsmöglichkeiten sind Erdnußbutter und Weizenbrot oder Makkaroni und Käse (bei diesem letzten Beispiel ermöglichen die essentiellen Aminosäuren aus dem tierischen Produkt Käse dem Körper die bessere Verwertung der in den Makkaroni enthaltenen Aminosäuren). Ein Nahrungseiweißmangel ist in den westlichen Ländern relativ selten und entsteht gewöhnlich in Folge von Erkrankungen, die mit Appetitlosigkeit oder der Ausscheidung großer Eiweißmengen aus dem Körper einhergehen.

Häufiger anzutreffen ist dagegen eine überhöhte Eiweißzufuhr. In den »Empfehlungen für die Nährstoffzufuhr« von 1991 empfiehlt die Deutsche Gesellschaft für Ernährung e.V. (DGE) für Erwachsene ab dem 19. Lebensjahr 0,8 g/kg Protein am Tag. Eine regelmäßig überhöhte Eiweißzufuhr kann für Personen mit Leber- und Nierenerkrankungen problematisch werden, da diese Organe an der Beseitigung von Abfallprodukten aus dem Eiweißstoffwechsel beteiligt sind. Ein Eiweißüberschuß wird außerdem nicht, wie vielleicht angenommen, in Muskelmasse umgesetzt. Entweder wird er zur Energieversorgung herangezogen oder in Form von Fettdepots abgelagert. Viele Sportler, vor allem Kraftsportler, glauben, sie bräuchten zum Aufbau von Muskelmasse mehr Eiweiß. Auch das ist falsch gedacht – Muskelmasse und -kraft läßt sich einzig und allein mittels körperlicher Betätigung steigern.

Fett – ein gefährlicher Baustein unserer Ernährung

Haben uns die Medien auch sonst nichts Gescheites über unsere Ernährung vermitteln können, so ist doch zumindest eines hängengeblieben: Fett ist schlecht! Es verursacht Fettleibigkeit, erhöht den Cholesterinspiegel, verursacht kardiovaskuläre Erkrankungen und kann sogar zur Entwicklung eines Karzinoms beitragen.

Wenn aber wirklich alles nur negativ ist, warum ist es dann Teil unserer natürlichen Ernährung? Und hat es eine noch so schlechte Presse, so ist Fett doch wichtiger Bestandteil vieler Körperfunktionen. Es versorgt den Körper mit essentiellen Fettsäuren (der Linol- und Linolensäure und nach neueren Erkenntnissen auch der Eicosapentaensäure), die für Fortpflanzung und Wachstum sowie für die Produktion der Prostaglandine, einer hormonähnlichen Substanz, die regulierend auf Blutdruck, Blutgerinnung und Entzündungsprozesse wirkt, notwendig sind. Fett polstert unsere Knochen und lebenswichtigen Organe, schützt unseren Körper vor extremen Temperaturen, ist Träger fettlöslicher Nährstoffe und nicht zuletzt auch eine wichtige Energiereserve. Und sind Fettreserven heutzutage auch noch so verpönt, so hatten sie ursprünglich doch eine lebenswichtige Aufgabe: unseren Vorfahren in Hungerzeiten das Überleben zu sichern.

Mit neun Kilokalorien Brennwert pro Gramm bleibt Fett die wichtigste Energiereserve, die in Zeiten großer Anstrengung und Belastung angezapft wird. Nach 20minütigem aerobischem Training beginnt der Körper, seine Kohlenhydratvorräte aufzubrauchen. An dieser Stelle haben die Fettdepots als praktisch nie versiegende Energiequelle ihren Einsatz.

Wer körperlich nicht aktiv ist, bei dem führt ein hoher Fettkonsum zwangsläufig zur Fettleibigkeit. Fett braucht nur wenige Kalorien, um verstoffwechselt zu werden, es geht direkt ohne großen Aufwand für den Körper in Depotfett über. Die Kohlenhydrate brauchen im Gegensatz dazu eine beträchtliche Kalorienzahl, um einen Überschuß in Depotfett umzuwandeln. Nach den Ergebnissen der Nationalen Verzehrstudie beträgt der Fettanteil in der Ernährung des deutschen Bundesbürgers statt der von der DGE empfohlenen 30 Prozent 39 bis 40 Prozent.

Doch Fett ist nicht gleich Fett. Die Empfehlung der DGE von einem maximal 30prozentigen Fettanteil an der Gesamtkalorienzufuhr geht noch weiter und verlangt, daß anstelle der gesättigten Fettsäuren so oft wie möglich ungesättigte verzehrt werden sollten. Eine hohe Zufuhr an gesättigten Fettsäuren nämlich erhöht den Cholesterinspiegel und damit das Risiko für Arteriosklerose, bei der sich cholesterinhaltige Plaques an der Arterieninnenwand ablagern und eine fortschreitende Arterienverengung verursachen.

Die *Nahrungsfette* lassen sich in drei Typen unterteilen: mehrfach ungesättigte, einfach ungesättigte und gesättigte Fettsäuren. Der Sättigungsgrad hängt vom chemischen Aufbau des einzelnen Fetts ab. Generell gilt: Je höher der Sättigungsgrad, desto härter das Fett.

Mehrfach ungesättigte Fettsäuren

Diese Fette sind bei Zimmertemperatur flüssig. Sie kommen in pflanzlichen Ölen, so in Sonnenblumen-, Saflor-, Soja-, Sesam- und Maisöl vor. Ebenfalls zu finden sind sie in Kaltwasserfischen wie Thunfisch, Lachs und Makrele.

Mehrfach ungesättigte Fettsäuren helfen, den Cholesterinspiegel zu senken. Die im Fisch vorkommenden mehrfach ungesättigten Fettsäuren unterstützen außerdem die Blutverdünnung und senken damit das Risiko der lebensgefährlichen Thrombenbildung in den Koronararterien. Der empfohlene zehnprozentige Energieanteil der mehrfach ungesättigten Fettsäuren an der Gesamtkalorienzahl wird im Durchschnitt nicht erreicht.

Einfach ungesättigte Fettsäuren

Diese Fette kommen ebenfalls in bestimmten Fischölen vor, genauso in Oliven-, Erdnuß- und Avocadoöl. Ihnen kommt deshalb eine so große Bedeutung zu, weil aus Untersuchungen hervorgeht, daß die Bewohner im Mittelmeerraum, bei denen Olivenöl eine wichtige Rolle in der Ernährung spielt, eine niedrige Inzidenz kardiovaskulärer Erkrankungen aufweisen. Möglicherweise sind also auch die einfach ungesättigten Fettsäuren in der Lage, den Cholesterinspiegel zu senken, und somit den gesättigten Fettsäuren vorzuziehen. Der empfohlene zehnprozentige Anteil der einfach ungesättigten Fettsäuren an der Gesamtkalorienzahl wird bei weitem überschritten.

Gesättigte Fettsäuren

Diese bei Zimmertemperatur gewöhnlich festen Fette stammen in erster Linie aus tierischen Quellen, so etwa aus Fleisch, Eiern und Vollmilchprodukten. Einige Pflanzenöle, besonders zu erwähnen sind hier Palmöl und Kokosnußöl, sind ebenfalls gesättigt. Während tierisches Fett normalerweise leicht zu erkennen ist, kommen pflanzliche Fette oft in Nahrungsmitteln versteckt vor, so zum Beispiel in Backwaren und Schokolade.
Gesättigte Fette werden außerdem in Gestalt hydrierter Pflanzenfette reichlich konsumiert. Viele Hersteller verwenden ungesättigte Fettsäuren wie Sojaöl und härten sie in einem Hydrierung genannten Prozeß – das Endprodukt ist beispielsweise die allseits bekannte Margarine. Bei diesem Prozeß wird allerdings ein Teil der mehrfach ungesättigten Fettsäuren in sogenannte trans-Fettsäuren umgewandelt, denen eine Bedeutung bei der Entstehung arteriosklerotischer Gefäßerkrankungen zukommen soll.
Studien aus aller Welt zeigen, daß das Risiko für die Entwicklung einer Herzkranzgefäßerkrankung mit der Höhe des Konsums an gesättigten Fettsäuren zusammenhängt. Tatsächlich lassen die gesättigten Fettsäuren mehr als das Nahrungscholesterin selbst den Cholesterinspiegel ansteigen. Warum das so ist, konnte noch nicht geklärt werden. Einer Theorie zufolge unterdrücken gesättigte Fette Rezeptoren in der Leber, die das Blut von den Lipoproteinen niedriger Dichte (LDL-Cholesterin) reinigen, die sich an der Arterienwand absetzen. Eine weitere Theorie geht davon aus, daß gesättigte Fettsäuren die LDL-Cholesterin-Produktion in der Leber stimulieren.

Cholesterin

Beim Cholesterin hält man sich am besten an folgende Regel: Je weniger, desto besser. Genau wie Fett ist aber auch Cholesterin als lebenswichtiger Bestandteil von Zellmembranen, Nerven und Hormonen wichtig für unsere Gesundheit. Anders als beim Fett jedoch produziert die Leber ausreichend Cholesterin, so daß eine Zufuhr über die Ernährung überflüssig ist.
Dessen ungeachtet konsumieren wir jede Menge davon. Bedenken Sie immer: Nur tierische Produkte enthalten Cholesterin. Eier und tierische Innereien enthalten Cholesterin in großen Mengen; in unterschiedlicher Konzentration liegt es aber letztlich in allen tierischen Produkten vor. Sogar Meeresfrüchte, vor allem Shrimps, enthalten Cholesterin. Wobei Shrimps wegen ihres niedrigen Gehalts an gesättigten Fettsäuren bei weitem nicht mehr so negativ beurteilt werden wie in der Vergangenheit.
Manche Menschen reagieren empfindlicher auf eine hohe Zufuhr von Nahrungscholesterin als andere. Grundsätzlich beträgt die empfohlene tägliche Cholesterinzufuhr 300 mg. Die mittlere tägliche Cholesterinaufnahme in den westlichen Industrieländern liegt jedoch zwischen 500 und 750 mg pro Kopf.
Doch Cholesterin ist nicht gleich Cholesterin. Das Gesamtcholesterin setzt sich nämlich aus zwei Hauptkomponenten zusammen: das an Lipoproteine mit niedriger Dichte (LDL von *low density lipoproteins*) und mit hoher Dichte (HDL von *high density lipoproteins*) gebundene Cholesterin. Überhöhte LDL-Konzentrationen gehen mit einem erhöhten kardiovaskulären Risiko einher. Hohe HDL-Spiegel dagegen steuern dem eher entgegen. Je niedriger also Ihr Gesamt- und LDL-Cholesterinspiegel und je

höher der HDL-Spiegel, desto besser. Grundsätzlich lautet die allgemeine Empfehlung, daß der Gesamtcholesterinspiegel unter 200 mg/dl Blut liegen sollte und der LDL-Spiegel unter 130 mg/dl Blut. Der HDL-Cholesterinspiegel sollte über 35 mg/dl liegen.
HDL, das einzig »gute« Cholesterin, kommt leider nicht in allen Nahrungsmitteln vor und kann der Nahrung auch nicht zugesetzt werden. Die einzige Möglichkeit, den HDL-Spiegel zu steigern, bildet Ausdauersport.

Fett und Krebserkrankung – welche Verbindung besteht hier?

Die Verbindung zwischen einer hohen Fettzufuhr und der Entwicklung einer Krebserkrankung ist umstritten, das gilt vor allem für Brustkrebs. Obwohl wenig über die Entstehungsweise von Brustkrebs bekannt ist, wurde immer wieder eine ernährungsbedingte Genese diskutiert. Brustkrebs kommt vorwiegend in Ländern vor, in denen die Frauen eine im Durchschnitt hohe Gesamtfettaufnahme und auch hohe Zufuhr an gesättigten Fettsäuren sowie tierischem Eiweiß aufweisen. Ihre Ernährung ist, im Durchschnitt betrachtet, meist zu kalorienreich. Bei einer hohen Fettzufuhr finden sich im Gewebe der Frau höhere Östrogenspiegel, und verschiedene Studien haben eine Östrogenbeteilung an der Entstehung von Mammakarzinomen nachgewiesen. Ebenso scheint Fettleibigkeit auch in der Menopause das Erkrankungsrisiko zu erhöhen. Eine überhöhte Zufuhr an Nahrungsfett wurde außerdem mit der Entwicklung von Kolonkarzinomen in Zusammenhang gebracht.
Steht der endgültige Beweis für eine Verbindung zwischen erhöhter Fettzufuhr und Brustkrebs auch aus, so reicht doch der Verdacht, um eine fettarme Ernährung für Frauen zu empfehlen.
Doch trotz alledem: Wer könnte leugnen, daß Fett dem Essen erst Geschmack verleiht und es sättigend macht? Fett, in Maßen genossen, behält seinen angestammten Platz in unserer Ernährung. Wie Sie im Alltag für eine gesunde Ernährung mit einem nicht zu hohen Fettanteil sorgen, lesen Sie am Ende des Kapitels im Abschnitt »Noch ein paar Tips für die Praxis«, Seite 208ff.

Wasser

Von allem, was wir uns zuführen, ist Wasser am wichtigsten. Ohne Nährstoffe kann man Wochen oder sogar Monate auskommen, ohne Wasser überlebt man nur ein paar Tage. Der menschliche Körper besteht zu etwa 60 Prozent aus Wasser. Wasser transportiert Nährstoffe und Sauerstoff zu den Zellen. Es ist an der Energieproduktion beteiligt. Es transportiert Abfallprodukte aus den Zellen und schließlich auch aus dem Körper heraus. Wasser polstert die Gelenke, wirkt als Gleitmittel und sorgt dafür, daß die Nahrungsmittel den Darmtrakt passieren. Und Wasser reguliert die Körpertemperatur.

Einen Teil unseres Wasserbedarfs decken wir mit der Ernährung – die Nahrungsmittel bestehen im allgemeinen zu 85 bis 96 Prozent aus Wasser –, den größten Teil jedoch liefern Flüssigkeiten wie Säfte, Milch, Suppen, Tafelwasser. Im Idealfall sollte man 6 bis 8 Glas am Tag trinken. Koffeinhaltige oder alkoholische Getränke sind eine schlechte Wahl, da sie einen entwässernden Effekt haben.

Denken Sie auch immer daran, daß mit körperlicher Betätigung normalerweise ein Flüssigkeitsverlust einhergeht, den es auszugleichen gilt. Und trinken Sie auch bei heißem Wetter mehr als gewöhnlich.

Die Bedeutung der Vitamine

Unser Körper braucht Vitamine, um lebenswichtige Zellfunktionen zu steuern. Seit der Entdeckung der Vitamine zur Jahrhundertwende hat sich praktisch täglich unser Wissen über diese lebenswichtigen Nahrungssubstanzen erweitert. Die frühzeitige Behandlung von Vitaminmangelerscheinungen führte zu erstaunlichen gesundheitlichen Besserungen. So mußten Seeleute nicht länger an Skorbut sterben und Kinder, die durch einen Vitamin-A-Mangel zu erblinden drohten, gewannen plötzlich ihre Sehkraft zurück. Abgesehen von Vitamin D und K, die der Körper selbst herstellen kann, müssen alle anderen Vitamine über die Ernährung zugeführt werden. Werden sie auch nur in geringen Mengen benötigt, so spielen sie doch eine wichtige Rolle für die Zellaktivität und Energieproduktion und sind auch an der Gewebebildung beteiligt. Wir kennen heute 13 essentielle Vitamine, die, je nach Transport- und Speicherart, in wasser- oder fettlösliche Vitamine unterteilt werden. Da das Körperwasser häufig ausgetauscht wird, muß der Vorrat an wasserlöslichen Vitaminen täglich nachgefüllt werden. Die fettlöslichen Vitamine werden dagegen im Fett gespeichert und bleiben so in der Regel im Körper – eine tägliche Zufuhr ist damit nicht erforderlich. Auf der anderen Seite besteht dafür die Gefahr der Überversorgung, wenn man sie in hohen, potentiell toxischen Dosen einnimmt.

Wasserlösliche Vitamine

Hierzu gehören ***Vitamin C*** und der ***Vitamin-B-Komplex***. Aus der Nationalen Verzehrstudie geht hervor, daß die Versorgung mit den fettlöslichen Vitaminen A, D, E und K, nicht zuletzt wegen der hohen Zufuhr an Gesamtfett, gut ist, während bei den wasserlöslichen Vitaminen die Zufuhr vor allem bei den Vitaminen Riboflavin, Vitamin B_6 und Folsäure zum Teil erheblich unter den Empfehlungen liegt.

Vitamin C, auch als ***Ascorbinsäure*** bekannt, sorgt für gesunde Knochen und Blutgefäße, erhöht die Eisenresorption und fördert die Wundheilung. Umstritten ist die Frage, ob hohe Dosen von Ascorbinsäure einen therapeutischen und prophylaktischen Effekt bei Erkältungskrankheiten haben. Die zusammenfassende Bewertung von 18 Studien kam zu dem Ergebnis, daß Vitamin C (mind. 1 g/Tag) zwar keinen Einfluß auf die Häufigkeit von Erkältungskrankheiten, wohl aber auf deren Verlauf hat. Dauer und Intensität der Symptome werden offenbar durch hohe Ascorbindosen eindeutig reduziert. Die Höhe der optimalen Tagesdosis liegt nach derzeitigem Wissensstand wahrscheinlich zwischen 100 und 200 mg, Raucher sollten sich dabei am höheren Wert orientieren, da ihre Vitamin-C-Konzentration im Blut niedriger ist als die von Nichtrauchern.
Gute Vitamin-C-Quellen sind Zitrusfrüchte, Erdbeeren, Tomaten, Brokkoli, Kartoffeln, grünes Blattgemüse und grüne Paprikaschoten.
Nicht selten kommt es zu einer Überdosierung mit Vitamin-C-Präparaten, zu deren häufigsten Nebenwirkungen Übelkeit, Bauchkrämpfe und Durchfall zählen. Eine Vitamin-C-Überdosierung kann auch die Befunde verschiedener Labortests verzerren.

Niacin, Thiamin und Riboflavin unterstützen die Energieproduktion aus Nahrungsmitteln. Diese B-Vitamine kommen reichlich in Milchprodukten, Fleisch, Fisch, Geflügel und Vollkornprodukten vor. Bei den meisten Menschen in den Industriestaaten ist der Bedarf an diesen Vitaminen – mit Ausnahme des Riboflavins, dessen beobachtete Zufuhr unterhalb der Empfehlungen liegt – gedeckt. Alkoholiker bilden eine Ausnahme, sie führen sich meist nicht genügend Vitamine über die Ernährung zu und scheiden darüber hinaus zuviel Thiamin mit dem Urin aus.

Folsäure, ein weiterer Vertreter des Vitamin-B-Komplexes, wird zur Zellneubildung gebraucht. Zusammen mit Vitamin B_{12} ist es an der Produktion roter Blutkörperchen beteiligt. Ein Mangel an einem dieser beiden Vitamine kann eine Anämie zur Folge haben. Folsäure und Vitamin B_{12} sorgen für ein gesundes Nervensystem; ein Mangel zeigt sich hier an Muskel- und Nervenfehlfunktionen. Vitamin B_{12} kommt vornehmlich in tierischen Produkten vor: Fleisch, Fisch, Geflügel, Eier und Milchprodukte – Vegetarier nehmen es meist mit milchsauer vergorenen Produkten wie Sauerkraut zu sich bzw. die Eigenproduktion ihres Darms reicht aus, um keinen Vitamin B_{12}-Mangel zu bekommen. Folsäure kommt vor allem in Leber, grünem Blattgemüse (wie Spinat, Brokkoli und Spargel), Bohnen und Samen vor.

Vor nicht allzu langer Zeit wurde erst festgestellt, daß ein Folsäuremangel an der Entwicklung des Neuralrohrdefekts *Spina bifida* (offener Rücken) mitbeteiligt ist. Bei der *Spina bifida* ist ein Teil der Wirbelsäule nicht komplett geschlossen. In seiner schlimmsten Form, der Anenzephalie, ist das Gehirn nicht ausgebildet, oder es liegt Gehirngewebe frei, ohne durch den Schädel bedeckt zu sein. Es sprechen viele Hinweise dafür, daß eine ausreichende Folsäureversorgung vor der Empfängnis und in der Frühschwangerschaft das Risiko für einen Neuralrohrdefekt senken kann. Nach den Empfehlungen für die tägliche Vitaminzufuhr sollten sich Jugendliche und Erwachsene täglich 0,3 mg und Schwangere ab dem 4. Monat 0,6 mg Folsäure zuführen. Die amerikanischen Empfehlungen lauten auf mindestens 0,4 mg täglich für Frauen, die schwanger werden wollen, und sogar 4 mg für Frauen, bei denen bereits eine Schwangerschaft mit Neuralrohrdefekt vorlag und die erneut schwanger werden möchten.

Vitamin B_6 ist an zahlreichen Prozessen beteiligt, so an der Bildung roter Blutkörperchen und Antikörper, an der Freisetzung von Glukose (Zucker) aus seiner gespeicherten Form und an der Umwandlung der Aminosäure Tryptophan in Niacin. Ein Vitamin-B_6-Mangel kommt allein selten vor, geht aber häufig mit anderen Vitamin-B-Mangelzuständen einher. Zu den Mangelerscheinungen gehören neurologische Störungen, Hautausschlag und Anämie. Gute B_6-Lieferanten sind Fleisch, Fisch, Geflügel, Bohnen, Obst, Vollkornprodukte und grünes Gemüse.

Die beiden letzten Vertreter des Vitamin-B-Komplexes, ***Biotin*** und ***Panthotensäure,*** spielen eine wichtige Rolle beim Kohlenhydrat-, Eiweiß- und Fettstoffwechsel. Da sie sich in einer Vielzahl von Lebensmitteln finden, ist ein Mangel bei gesunden Menschen mit gemischter Ernährung so gut wie ausgeschlossen.

Fettlösliche Vitamine

Vitamin A war das erste fettlösliche Vitamin, das identifiziert wurde. Es weist wahrscheinlich das breiteste Spektrum an unterschiedlichen Funktionen auf, so ist es am Sehvermögen, an der Immunabwehr, der Energie- und Blutproduktion, der Erhaltung des Nervensystems und zahlreicher anderer Körpergewebe sowie am Wachstum und an der Reproduktion beteiligt. Seine biologisch aktive Form, Retinol, kommt in Butter und Eiern, Käse, Sahne, Vollmilch und Leber vor.

Die Vitamin-A-Vorstufe ***Betakarotin*** (ein sogenanntes *Provitamin,* das im Körper zu Vitamin A umgewandelt wird) findet sich in Aprikosen, Melonen, Kürbissen, Möhren, Süßkartoffeln, Brokkoli und grünem Blattgemüse wie Spinat.

Ein Vitamin-A-Mangel setzt die Fähigkeit der Haut und der Schleimhaut innerer Organe, sich gegen krebserregende Stoffe zu wehren, herab. Betakarotin hat wegen seiner antioxidativen Eigenschaften andere gesundheitsfördernde Eigenschaften (mehr dazu im nächsten Abschnitt).

So lebenswichtig eine ausreichende Vitamin-A-Zufuhr auch ist, so gefährlich kann eine Überdosierung mit Vitamin A sein. Symptome einer Vitamin-A-Intoxikation sind Kopfschmerzen, Erbrechen, Haarausfall, Trockenheit der Schleimhäute, Knochenanomalien und Leberschädigung. Zu einer Vitamin-A-Intoxikation kommt es gewöhnlich erst nach langfristiger Einnahme von Megadosen von mehr als 15000 Mikrogramm Retinol (50000 internationale Einheiten [IE] beim Erwachsenen und 6000 Mikrogramm [200000 IE] bei Säuglingen und Kindern). Solche Dosen lassen sich normalerweise nur mit Präparaten oder Lebertran und nicht über die Ernährung erreichen.
Für Schwangere gelten bei Vitamin A allerdings andere Grenzen. Eine zu große Vitamin-A-Zufuhr kann beim Embryo Fehlbildungen hervorrufen. Diese Gefahr besteht mit Sicherheit nur dann nicht, wenn die tägliche Vitamin-A-Zufuhr unter 10000 IE täglich liegt.
Von Betakarotin ist kein toxischer Effekt bekannt. Der Körper hört einfach ab einer bestimmten Konzentration mit der Umwandlung von Provitamin in Vitamin A auf. Der Überschuß wird dann im Fettgewebe gespeichert, so daß sich die darüberliegende Haut orange färben kann. Schädlich ist das nicht und verblaßt auch wieder, wenn die Betakarotinzufuhr gedrosselt wird.

Vitamin D ist zusammen mit Kalzium von entscheidender Bedeutung für gesunde Knochen. Vitamin D hilft, den Kalziumspiegel im Blut aufrechtzuerhalten, indem es die Kalziumresorption im Darm und seine Ausscheidung über den Urin reguliert. Gute Lieferanten sind Milch, Eier, fettreiche Fische und Leber. Vitamin D wird zu einem gewissen Teil von den Darmbakterien, vor allem aber durch die ultraviolette Strahlung in der Haut produziert.
Die deutlichsten Zeichen eines Vitamin-D-Mangels sind Knochenverformungen. Bei Kindern verursacht ein Vitamin-D-Mangel die früher bekannte Rachitis, die immer gut auf eine Behandlung mit Lebertran, der sehr reich an Vitamin D ist, angesprochen hat. Erwachsenenrachitis oder Osteomalazie kommt am häufigsten bei Frauen mit niedriger Kalziumzufuhr und wenig Sonnenlichtbestrahlung vor, die mehrere Schwangerschaften hinter sich gebracht und ihre Kinder gestillt haben. Der Grund: Ihren Knochen wurde immer wieder Kalzium entzogen, ohne ersetzt zu werden. Hier kann eine zusätzliche Gabe von Kalzium und Vitamin D hilfreich sein. Zahlreiche Studien deuten auch darauf hin, daß eine erhöhte Vitamin-D-Zufuhr bei älteren Menschen und Osteoporose-Patientinnen die Kalziumresorption verbessern kann. Vitamin-D-Ergänzungen sind jedoch mit Vorsicht zu genießen, da Vitamin D überdosiert stark toxisch wirken kann und die Spanne zwischen empfohlener Zufuhr und der Menge, ab der mit Nebenwirkungen zu rechnen ist, relativ gering ist.

Vitamin E, das als sogenanntes Antioxidans gilt, schützt vor allem die Zellauskleidung in den Lungen und unterstützt die Neubildung roter Blutkörperchen. Es schützt auch die für die Infektabwehr so wichtigen weißen Blutkörperchen.
Hauptlieferanten sind Pflanzenöle mit mehrfach ungesättigten Fettsäuren, grünes Blattgemüse, Weizenkeime, Vollkornprodukte, Nüsse und Samen. Bei einer normalen Fettzufuhr besteht keine Gefahr eines Vitamin-E-Mangels, sofern keine Fettresorptionsstörungen vorliegen.

Vitamin K, das letzte der fettlöslichen Vitamine, unterstützt die Blutgerinnung. Da Darmbakterien Vitamin K synthetisieren können, ist ein Mangel recht selten. Wegen seiner die Blutgerinnung unterstützenden Eigenschaften sollten Personen, die Medikamente zur Blutverdünnung einnehmen, auf eine überhöhte Zufuhr von Vitamin K (vornehmlich in grünem Blattgemüse und Leber enthalten) verzichten. Wer dagegen Antibiotika einnimmt, muß seine Vitamin-K-Zufuhr erhöhen. Die Gefahr einer Überdosierung besteht nicht.

Die Sache mit den Antioxidanzien

Seit geraumer Zeit machen die Antioxidanzien von sich reden. Diese Vitalstoffe – in erster Linie Vitamin E, Vitamin C und Betakarotin – sollen krankheitsabwehrend wirken und dem Alterungsprozeß entgegenwirken. Zusammen mit anderen Substanzen, sogenannten antioxidativen Enzymen und Scavenger-Zellen, scheinen diese antioxidativen Vitamine die Körperzellen vor der schädigenden Wirkung von Sauerstoffradikalen zu schützen. Sie erreichen dies, indem sie die sogenannten freien Radikale, instabile Sauerstoffprodukte, neutralisieren, die die DNA, Eiweiß, Kohlenhydrate und Fette schädigen. Diese freien Radikale entstehen durch normale Körperprozesse wie Atmung oder Verdauung sowie durch Umwelteinflüsse wie Zigarettenrauch.

Ist die Rolle der freien Radikale bei der Krankheitsentstehung und dem Alterungsprozeß auch noch nicht vollständig geklärt, so glauben doch einige Wissenschaftler, daß sie das Fortschreiten altersabhängiger Erkrankungen entweder verursachen oder beschleunigen. Die Krebsentstehung sollen die freien Radikale durch Schädigung der DNA begünstigen. Bei den kardiovaskulären Erkrankungen kann die Oxidation des LDL-Cholesterins ein erster Schritt zur Entwicklung der arteriellen Plaques sein. Diskutiert wird auch, ob nicht der Einfluß der freien Radikale auf das Nervengewebe an der Entstehung der Parkinson- und anderer neurologischer Erkrankungen mitbeteiligt ist. Und auch der graue Star schließlich kann durch eine Schädigung der Augenlinse durch die freien Radikale verursacht sein.

Vitamin E ist das älteste Antioxidans. Es unterstützt das Immunsystem, hemmt die Bildung der – vermutlich karzinogen wirkenden – Nitrosamine und repariert Schäden der Zellmembranen. In verschiedenen wissenschaftlichen Studien hat es eine protektive Wirkung gegen verschiedene Karzinomformen gezeigt.

Eine hohe Zufuhr von Betakarotin soll ebenfalls das Krebsrisiko senken, vor allem das der Lungen, aber auch von Brust, Zervix, Endometrium, des Gastrointestinaltrakts und der Mundhöhle. Vitamin C soll auf verschiedenen Wegen vor einer Krebserkrankung schützen:

- Es deaktiviert die freien Radikale.
- Es steigert die Immunabwehr.
- Es hilft wahrscheinlich, den Körper von krebsverursachenden Substanzen wie Pestiziden, Schwermetallen und industriell hergestelltem Kohlenwasserstoff zu entgiften, und verhindert, so wird angenommen, die Bildung krebserzeugender Nitrosamine.

Diskutiert wird eine protektive Wirkung von Vitamin C bei Krebserkrankungen im Magen-Darm-Trakt, bei Mamma- und Zervixkarzinom. Da viele Studien mit Vitamin C und Betakarotin jedoch auf einer insgesamt nährstoff- und ballaststoffreichen Ernährung basierten, ist es möglich, daß diese Wirkung auf mehrere Ernährungsfaktoren zurückzuführen ist.

Bei den kardiovaskulären Erkrankungen wirken sowohl Vitamin E als auch Vitamin C, letzteres noch stärker, der Oxidation des LDL-Cholesterins entgegen. Eine breitangelegte Studie hatte zum Ergebnis, daß Frauen mit einer täglichen Vitamin-E-Zufuhr von mehr als 100 IE ein um 36 Prozent niedrigeres Herzinfarktrisiko hatten als Frauen mit einer Zufuhr von weniger als 30 IE täglich. Und auch Betakarotin scheint das Risiko für einen Herzinfarkt und Schlaganfall senken zu können. Alle drei Antioxidanzien beeinflussen die für die Blutgerinnung verantwortliche Blutplättchenaggregation günstig und senken damit auch die Gefahr der lebensbedrohlichen Thrombenbildung.

Sekundäre Pflanzeninhaltsstoffe mit antikarzinogenen Eigenschaften

Heiß diskutiert werden derzeit auch die sogenannten sekundären Pflanzeninhaltsstoffe, natürlich vorkommende pflanzliche Substanzen, die krankheitsabwehrende Eigenschaften haben sollen. Seit ihrer Entdeckung und der ihrer Eigenschaften stehen Nahrungsmittel wie Knoblauch, Brokkoli und zur Familie der Kreuzblütler gehörende Gemüsesorten hoch im Kurs.
Die mögliche antikarzinogene und herzprotektive Wirkung der sekundären Pflanzeninhaltsstoffe hat eine wahre Forschungswut ausgelöst. Gemüse aus der Familie der Kreuzblütler, vor allem Brokkoli, Blumenkohl, Kohl und Rosenkohl, sind reich an Indolen, den Grundbestandteilen vieler biologisch aktiver Substanzen wie Serotonin und Tryptophan. Indole stimulieren Enzyme, die Karzinogene in harmlose Substanzen abbauen. Sie scheinen eine protektive Wirkung gegen Magen- und Darmkrebs zu haben. Kreuzblütler-Gemüsesorten sind zudem ballaststoffreich und helfen, Kolonkrebs vorzubeugen.
Das im Knoblauchextrakt vorkommende *Allicin* soll ebenfalls antikarzinogene Eigenschaften haben, außerdem die Cholesterinsynthese hemmen und damit die arterielle Plaquebildung verhindern. Darüber hinaus enthalten Schnittlauch, Möhren, Zitrusfrüchte, Beeren, Gurken, Kreuzblütler-Gemüsesorten, Paprika, Yamswurzel, Kürbis, Tomaten, Aubergine und Sojaprodukte Flavonoide, eine Substanzgruppe, die antikarzinogen wirken soll. Weitere sekundäre Pflanzeninhaltsstoffe – die Phytate, Cumarine, Isothiocyanate und Katechin – werden ebenfalls auf krankheitsabwehrende Eigenschaften hin untersucht.
Weder für die sekundären Pflanzeninhaltsstoffe noch für die Antioxidanzien wurde bisher befriedigend geklärt, wie hoch die optimale Wirkdosis ist und welche Kombination die beste Wirkung erzielt. Solange eine Antwort hierauf noch aussteht und auch die Sicherheit und Unbedenklichkeit von Nahrungsergänzungsmitteln nicht geklärt sind, bleibt anzuraten, sich an die allgemeine Empfehlung der Deutschen Gesellschaft für Ernährung zu halten, insgesamt mehr Obst und Gemüse zu essen.
Es wird empfohlen, täglich mindestens fünf Portionen Obst und Gemüse zu essen, davon soll mindestens eine reich an Vitamin C, eine reich an Vitamin A und eine ballaststoffreich sein; außerdem sollen Kreuzblütler-Gemüsesorten mehrmals in der Woche verzehrt werden.

Der Kalziumgehalt unserer Nahrungsmittel

Nahrungsmittel (100 g)	Kalzium (mg)
Trinkmilch, 3,5% Fett	120
fettarme Trinkmilch, 1,5% Fett	118
Magermilch, 0,3% Fett	120
Joghurt, 3,5% Fett	120
fettarmer Joghurt, 1,5% Fett	114
Chesterkäse, 50% Fett i.Tr.	810
Brie Käse, 50% Fett i.Tr.	400
Hüttenkäse	85
Tofu	504
Brokkoli	105
Spinat*	25
Staudensellerie	80
Orange	42
1 Cheeseburger (ca. 120 g)	210
1 Portion Pommes frites (ca. 80 g)	16
1 Bratwurst (ca. 150 g)	7

* Keine gute Kalziumquelle, da er reich an Kalzium-bindender Oxalsäure ist.

Was Frauen besonders brauchen: Mineralstoffe

Mineralstoffe sind für bestimmte lebenserhaltende Funktionen unerläßlich. Sie steuern Reaktionen wie die Reizübertragung, Blutgerinnung und den Sauerstofftransport. Ganz besonders wichtig aber sind sie für die Bildung gesunder, kräftiger Knochen. Von den insgesamt 60 Mineralstoffen spielen sieben mengenmäßig eine übergeordnete Rolle, und zwar Kalzium, Phosphor, Magnesium, Kalium, Natrium, Chlor und Schwefel. Alle anderen, die nur in winzigen Mengen vorkommen, werden Spurenelemente genannt.
Für die Gesundheit der Frau sind vier Schlüsselmineralstoffe bzw. Spurenelemente von entscheidender Bedeutung: Kalzium, Eisen, Kalium und Natrium.

Knochen kräftigen

Neben einer ausreichenden Kalziumzufuhr wirken folgende Maßnahmen knochenkräftigend:

- Sorgen Sie für ausreichend Bewegung – das macht mobil und kräftigt die Knochen, indem sie belastet werden.
- Sorgen Sie für eine ausreichende Vitamin-D-Zufuhr über die Ernährung und Sonnenlichtexposition.
- Führen Sie sich nicht zuviel Eiweiß zu – das kann zu einer erhöhten Kalziumausscheidung mit dem Urin führen.
- Gewöhnen Sie sich das Rauchen ab.
- Schränken Sie Ihren Alkohol- und Koffeinkonsum ein.

Kalzium

Die Deutschen nehmen nicht genügend Kalzium auf. Nach Ergebnissen der VERA-Studie (Verbundstudie Ernährungserhebung und Risikofaktoren-Analytik, 1987/88) liegt die Kalziumaufnahme bei etwa 65 Prozent der Erwachsenen unter der empfohlenen Mindestzufuhr von 800 mg pro Tag.
Der Körper eines Erwachsenen enthält etwa 1200 Gramm Kalzium. Ein Prozent davon findet sich im Zellinneren und in der Körperflüssigkeit und ist hier an der Nervenleitung, Muskelkontraktion und der Blutgerinnung beteiligt. Die restlichen 99 Prozent liegen im Skelettsystem und den Knochen fest. Die allgemeine Vorstellung, der Knochen sei eine feste, solide und leblose Substanz, stimmt nicht. Vielmehr wachsen Knochen das ganze Leben lang und werden gleichzeitig auf- und abgebaut. Im Kindesalter und in der Jugendzeit wird mehr Kalzium in die Knochen eingelagert als abgebaut. Ab etwa dem 40. Lebensjahr beginnt dann der Abbau zu überwiegen. Der Kalziumspiegel im Blut muß auf einem bestimmten Niveau bleiben. Im Bedarfsfall treten bestimmte, die Kalziumspiegel regulierende Hormone in Aktion und »rauben« den Knochen Kalzium. Vitamin D und möglicherweise auch Laktose (Milchzucker) unterstützen die Kalziumresorption im Darm. Die bei weitem kalziumreichsten Nahrungsmittel sind Milch und Milchprodukte. Ebenfalls enthalten ist Kalzium z.B. in dunkelgrünem Blattgemüse, Brokkoli, Zitrusfrüchten, Tofu und Nüssen.

Osteoporose, eine Krankheit, bei der die Knochen brüchig und porös werden, betrifft Frauen wesentlich häufiger als Männer. Genaue Angaben über die Häufigkeit von Osteoporose in der Bundesrepublik liegen nicht vor. Schätzungen gehen von vier bis sechs Millionen Osteoporosekranken in den alten Bundesländern aus.
Ein Hauptrisikofaktor für Osteoporose ist eine dauerhaft niedrige Kalziumzufuhr. Je niedriger die Kalziumzufuhr in jungen Jahren ist, desto niedriger ist die sogenannte *peak bone mass*, die maximale Knochenmasse, die zwischen dem 30. und 35. Le-

bensjahr erreicht wird und ab der langsam und stetig Knochenmasse verlorengeht. Nach der Menopause kann der Knochenabbau rapide zunehmen – vom 40. bis 70. Lebensjahr verringert sich die Knochenmasse um etwa ein Drittel.
Dieser rapide Knochenverlust scheint durch die nachlassende Produktion von Östrogenen, die vor der Menopause noch für die Aufrechterhaltung der notwendigen Kalziumspiegel gesorgt haben, bedingt zu sein. Niedrige Östrogenspiegel hemmen darüber hinaus die Kalziumresorption. Dieser Prozeß läßt sich nach der Menopause mit Hilfe der Östrogentherapie bremsen (mehr dazu in Kapitel 30, »Wie sich eine Osteoporose aufhalten läßt«, ab Seite 369).
Wer in jungen Jahren ausreichend Kalzium zuführt, kann nach der Menopause von diesen Reserven zehren. Und auch noch in späteren Jahren kann eine Erhöhung der Kalziumzufuhr die Knochenabbaurate verlangsamen – vor allem in den fünf bis 20 Jahren nach Beginn der Wechseljahre. Empfohlen werden täglich 800 bis 1500 mg Kalzium, je nach Bedarfslage – z.B. 800 mg für Männer und Frauen vor der Menopause, 1500 mg in der Menopause und danach, 1200 mg für Frauen ab 65 Jahren.
Kalzium scheint bei manchen Menschen auch den Bluthochdruck positiv zu beeinflussen. Der genaue Wirkmechanismus ist allerdings nicht bekannt, und daraus spezielle Ernährungsempfehlungen abzuleiten, wäre verfrüht. Es unterstreicht aber einmal mehr die Bedeutung einer ausreichenden Kalziumzufuhr über die tägliche Ernährung.

Laktoseintoleranz. Wenn Sie zu den vielen Frauen gehören, die eine Laktoseintoleranz haben, bekommen Sie schmerzhafte Blähungen, Flatulenz und Durchfall, wenn Sie Milch trinken. Laktoseintoleranz wird durch einen Mangel an dem Enzym Laktase, das den Milchzucker aufspaltet und resorbierbar macht, verursacht. Wenn die unverdaute Laktose den Darmtrakt passiert, ziehen die Darmbakterien sie zur Energieproduktion heran und produzieren dabei unter anderem Darmgase. Der Grad der Laktoseintoleranz schwankt. Manche Menschen können überhaupt keine Milch trinken, andere vertragen wenigstens kleine Mengen, die allerdings zusammen mit anderen Nahrungsmitteln verzehrt werden müssen. Reifer Käse und Joghurt sind oft leichter verdaulich, da die Bakterien einen Großteil der Laktose bereits durch Fermentierung aufgespalten haben.
Mögen Sie einfach keine Milchprodukte, müssen Sie Ihr Defizit wahrscheinlich durch Kalziumpräparate ausgleichen. Für die Einnahme ist in erster Linie Kalziumkarbonat zu empfehlen, da in dieser Salzverbindung der Kalziumanteil 40 Prozent beträgt. Die Zahlen für Kalziumlaktat (13%) und Kalziumglukonat (9%) liegen darunter. Zur Frage, ob eine Überdosierung möglich ist, läßt sich nur sagen, daß nach allem, was die Wissenschaftler bis heute wissen, bei einer Zufuhr von bis zu zwei Gramm pro Tag so gut wie keine Gefahr besteht. Nur wer bereits einmal Nierensteine hatte, sollte zuerst den Arzt fragen, bevor er große Kalziummengen zu sich nimmt.
Kalziumkarbonat ist nicht nur wegen seines hohen Kalziumgehalts, sondern auch wegen seiner hohen Bioverfügbarkeit am ehesten zu empfehlen. Am besten ist die Resorptionsfähigkeit bei den meisten Menschen, wenn das Präparat zwischen den Mahlzeiten eingenommen wird. Ältere Menschen sollten Kalziumpräparate zur Mahlzeit einnehmen, um die zur Verdauung nötige Magensäureproduktion anzuregen.

Eisen

Eisenmangel ist einer der am weitesten verbreiteten Mangelzustände beim Menschen überhaupt, von dem auch wieder das weibliche Geschlecht am stärksten betroffen ist. Das Spurenelement Eisen ist an der Blutbildung beteiligt und spielt eine wichtige Rolle beim Sauerstofftransport im Körper. Das

Eisen wird zum Großteil in den sauerstofftransportierenden Proteinen Hämoglobin und Myoglobin, die im Blut bzw. in den Muskeln vorliegen, gespeichert. Je geringer das Eisendepot im Körper, desto mehr Nahrungseisen wird resorbiert. Andere die Eisenresorption regulierende Faktoren sind die Form, in der das Eisen zugeführt wird, und begleitende Nährstoffe. Eine unzureichende Eisenzufuhr oder ein übermäßiger Blutverlust können eine Eisenmangelanämie verursachen, bei der die roten Blutkörperchen zuwenig Hämoglobin enthalten und damit die Zellen nicht ausreichend mit Sauerstoff versorgen. Symptome einer Anämie sind Müdigkeit, Teilnahmslosigkeit, verminderte Infektabwehr und geringe Belastbarkeit.

Gute Eisenquellen sind Fleisch, Fisch, Leber, Eier, grünes Blattgemüse, Bohnen, Nüsse und Brot. Da Vitamin C die Resorbierbarkeit des in pflanzlichen Nahrungsmitteln enthaltenen Eisens erhöht, verbessern Sie Ihre Eisenversorgung, wenn Sie zu den Mahlzeiten beispielsweise ein Glas Orangensaft trinken oder Vitamin-C-reiches Obst und Gemüse essen. Auf der anderen Seite gibt es auch Substanzen, die die Eisenresorption hemmen. Hierzu gehören zum einen die sogenannten Phytate, die in Vollkornprodukten und Bohnen vorkommen, und Kaffee, Tee, Kleie, Kalziumphosphat und Antazida. Aber auch unter idealen Bedingungen ist die Eisenresorption aus der Nahrung nur gering: Eine gesunde Frau resorbiert nur etwa zehn Prozent des mit der Nahrung zugeführten Eisens. Die Bürgerinnen und Bürger der Bundesrepublik Deutschland nehmen in etwa so viel Eisen auf wie als Tagesdosis empfohlen wird: 12 bis 18 mg – ausgenommen die 15- bis 18jährigen Mädchen und Frauen in der Spätschwangerschaft, die einen erhöhten Eisenbedarf haben. Eisenpräparate sollten Sie in jedem Fall erst nach Absprache mit dem Arzt einnehmen – man kann bei Eisen zuviel des Guten tun. Da Frauen im allgemeinen weniger essen als Männer, müssen sie besonders auf den Verzehr eisenreicher Nahrungsmittel achten.

Wie Sie Eisen in Ihren Speiseplan einbauen können

Nahrungsmittel (Portion)	Eisen (% der empfohlenen Tageszufuhr)
Spinat (200 g)	46%
Erbsen, grün (200 g)	21%
Bohnen, weiß (75 g)	26%
Zucchini (200 g)	17%
Sojabohnen (75 g)	36%
Rind, vom Kamm (100 g)	18%
Leber vom Schwein (100 g)	123%
Pfifferlinge (200 g)	72%
Roggenvollkornbrot (175 g)	29%
Haferflocken, Vollkorn (60 g)	7%
Heidelbeeren, in Dosen, gesüßt (200 g)	17%

Kalium

Dieser ungemein wichtige Mineralstoff wird für die Muskelkontraktion, Reizübertragung und Herz- und Nierenfunktion benötigt und kontrolliert den Wasserhaushalt. Obwohl der Verdauungstrakt 90 Prozent des Kaliums resorbiert, hat eine Veränderung der über die Nahrung zugeführten Kaliummenge keinen wesentlichen Einfluß auf den Kaliumspiegel im Blut. Die Nieren regulieren den Kaliumgehalt im Körper nämlich streng, indem sie soviel wie nötig resorbieren und alles darüber Hinausgehende mit dem Urin ausscheiden. Diese strenge Kontrolle ist lebenswichtig, weil starke Schwankungen im Kaliumspiegel Herzrhythmusstörungen verursachen können.

Der Kaliumhaushalt wird so effizient reguliert, daß ein Mangel unter normalen Umständen gar nicht möglich ist. Tritt dieser

Fall doch ein, sind die möglichen Ursachen meist übermäßiger Kaliumverlust durch wiederholtes Erbrechen, chronischen Durchfall, Laxanzienmißbrauch oder den Gebrauch von Diuretika, die häufig zur Behandlung von Bluthochdruck verschrieben werden. Diese auch Entwässerungsmittel genannten Medikamente erhöhen die Flüssigkeits- und damit oft auch Kaliumausscheidung. Um diese bekannte Nebenwirkung, den Elektrolytverlust, auszugleichen, wird bei einer Diuretikabehandlung eine kaliumreiche Ernährung empfohlen. Gute Kaliumlieferanten sind Obst, vor allem Orangen und Bananen, Kartoffeln, Dörrobst, Joghurt, Milch, Fleisch und Geflügel. Nehmen Sie ohne ärztliche Zustimmung keine Kaliumpräparate ein.

Eine tägliche Zufuhr von drei bis vier Gramm Kalium deckt den Bedarf. Verschiedene Studien sprechen Kalium eine blutdrucksenkende Wirkung zu.

Natrium

Natrium kommt eine Hauptrolle bei der Kontrolle des Wasserhaushalts zu. Wie Kalium wird auch Natrium über die Nieren ausgeschieden. Ein Natriummangel, wenngleich selten, kann durch anhaltend starkes Schwitzen bei körperlicher Dauerbelastung und heißem Wetter entstehen.

Natrium ist in fast allen Nahrungsmitteln enthalten. Der Natriumbedarf des Erwachsenen wird mit zwei bis drei Gramm Kochsalz pro Tag gedeckt, tatsächlich essen die meisten aber mehr als doppelt so viel davon. Etwa ein Drittel davon stammt aus Nahrungsmitteln, ein Drittel wird bei der Lebensmittelherstellung und das letzte Drittel bei der Zubereitung oder bei Tisch zugefügt.

Neben Tafelsalz sind die größten Natriumlieferanten gepökeltes Fleisch und Fisch, Käse, saure Gurken, Dosen- und Tiefkühlkost, Nudel-, Kartoffel- und Reisfertiggerichte, salzige Knabbereien und Fast-food-Produkte.

Das Hauptproblem beim Natrium ist sein blutdrucksteigernder Effekt. Die Inzidenz von Hypertonie bei der Bevölkerung der Bundesrepublik, alte Bundesländer, wird mit 12 bis 15 Prozent angegeben. Bluthochdruck ist Hauptrisikofaktor für die Entstehung von Herzinfarkt und Schlaganfall und schädigt die Arterieninnenwand, was wiederum die Ablagerung von Cholesterin-Plaques begünstigt.

Da die Erkrankung sehr häufig keine Beschwerden verursacht, bleibt sie oft unerkannt. Von der Jugendzeit bis hin zum 45. Lebensjahr leiden Männer häufiger an Bluthochdruck als Frauen, danach kehrt sich das Bild um.

Mit dem Blutdruck wird der in den Blutgefäßen und Herzkammern bestehende Druck gemessen. Auch die im Kreislaufsystem vorliegende Flüssigkeitsmenge beeinflußt den Druck. Da Natrium eine Flüssigkeitsretention bewirkt, nimmt mit steigendem Natriumgehalt im Blut auch die Flüssigkeitsmenge im Körper zu.

Welche Verbindung genau zwischen Natrium und Bluthochdruck besteht, ist nicht ganz klar. Jahrelang haben die Wissenschaftler einen hohen Konsum von Kochsalz (das ist Natriumchlorid, eine Verbindung aus Natrium und Chlor) mit Bluthochdruck in Zusammenhang gebracht. Mittlerweile ist jedoch nicht mehr so klar, ob nun das Natrium oder das Chlor oder ihre Verbindung Natriumchlorid der wahre Schuldige ist oder ob Salz überhaupt weniger »gefährlich« ist als angenommen.

Die meisten Menschen scheiden überschüssiges Salz mit dem Urin aus. Bei einigen sogenannten »salzempfindlichen« Personen (Personen mit Nierenerkrankungen; solche, deren Eltern Bluthochdruck haben oder die über 50 Jahre alt sind) hat der Verzehr salziger Nahrungsmittel einen blutdrucksteigernden Effekt. Da schwer zu sagen ist, wer nun salzempfindlich ist, sollte sich generell jeder mit bestehendem Bluthochdruck kochsalzarm ernähren.

Ja zum Multivitamin-/Mineralstoffpräparat, wenn Sie ...

- ... Diät halten.
- ... bereits älter sind und nicht genug essen.
- ... eine appetitlos machende Krankheit haben.
- ... eine Krankheit haben, die die Nährstoffaufnahme beeinträchtigt (z. B. Alkoholismus).
- ... Medikamente einnehmen, die die Nährstoffverwertung hemmen.
- ... sich von einer Krankheit oder einer Verletzung erholen (der Körper hat jetzt einen erhöhten Bedarf).
- ... schwanger sind.
- ... Veganer sind.
- ... starke Monatsblutungen haben.
- ... ein erhöhtes Osteoporoserisiko haben.

Vitamin- und Mineralstoffpräparate – ja oder nein?

Immer mehr Menschen greifen auf Vitamin- und Mineralstoffpräparate zurück – ob sie's brauchen oder nicht. Am meisten werden sie von jenen konsumiert, das haben Umfragen ergeben, die eine oder mehrere Gesundheitsstörungen haben. Doch auch Personen, die ihre Gesundheit selbst als gut oder gar ausgezeichnet bezeichnen, sind eifrige Konsumenten. Diese Konsumentengruppe ist gewöhnlich ausgesprochen gesundheitsbewußt, hält aber oft Vitaminmangelzustände für verbreiteter als allgemein angenommen.

Die Gefahr solcher Präparate liegt nicht so sehr im Bereich der Multivitaminpräparate, sondern mehr bei den Mitteln, die Einzelstoffe hochdosiert enthalten. In hohen Dosen können alle Vitamine oder Mineralstoffe gefährlich sein, die toxische Dosis schwankt je nach Art des Stoffs. Darüber hinaus werden die Nährstoffe besser aus Nahrungsmitteln als aus Ergänzungspräparaten resorbiert, da Nahrungsmittel ein breites Spektrum an Nährstoffen, Vitaminen, Mineralstoffen und Spurenelementen enthalten, die ihre Aufnahme und ihre Verfügbarkeit im Körper gegenseitig unterstützen. Wenn Sie sich ausgewogen ernähren, erhalten Sie alle Vitamine, Mineralstoffe, Ballaststoffe, Nährstoffe und sonstigen Substanzen, die Sie zur Gesunderhaltung brauchen. Wirkliche Indikationsgebiete für Vitamin- und Mineralstoffpräparate sind lediglich: Mangelzustände z. B. bei einer Diät, bei manchen älteren Menschen oder bei krankheitsbedingter Appetitlosigkeit, Störungen der Nahrungsverwertung, eine Medikation, die die Nährstoffverwertung hemmt, ein erkrankungsbedingt erhöhter Nährstoffbedarf, Schwangerschaft, Stillzeit, starke Monatsblutungen und ein erhöhtes Osteoporoserisiko. In jedem Fall aber sollten Sie zuerst mit Ihrem Arzt abklären, ob eine Einnahme notwendig ist, und mit ihm oder Ihrem Apotheker das zweckmäßigste Präparat auswählen. Vermeiden Sie Megadosen (10mal so hoch wie die empfohlene Tagesdosis), vor allem von Vitamin A und D.

Jeder Lebensabschnitt hat seinen eigenen Nährstoffbedarf

Bis zur Pubertät weist der Nährstoffbedarf bei Jungen und Mädchen keinen Unterschied auf. Der letzte große Wachstumsschub setzt bei Mädchen dann mit zehn oder elf Jahren ein und hat mit etwa zwölf Jahren seinen Gipfel.

Adoleszenz

In dieser Entwicklungsphase lagern Mädchen zur Vorbereitung einer späteren Schwangerschaft größere Körperfettmengen ein als Jungen. Während dieses Wachstumsschubs steigt der Nährstoffbedarf deutlich an, vor allem der an Eiweiß, Kalzium und Eisen. Das heranwachsende junge Mädchen braucht jetzt viel Kalzium für das Knochenwachstum und dafür, eine möglichst hohe Knochenmasse, die später vor Osteoporose schützt, aufbauen zu können. Außerdem muß es jetzt den durch die Menstruation eintretenden Eisenverlust ausgleichen. Kurz gesagt, es ist nicht gerade der richtige Moment, um von Milch auf Limonade umzusteigen, wie es so viele Teenager tun.

Die Adoleszenz ist auch eine schwierige Zeit, in der sich eine *Anorexia nervosa* entwickeln kann, die beim Mädchen zehnmal häufiger vorkommt als beim Jungen. Bei dieser auf einer gestörten Körperwahrnehmung basierenden Störung versucht die Magersüchtige, gleichgültig, wie ausgezehrt sie schon ist, durch Nahrungsverweigerung und oft auch übertriebenes Sporttreiben immer noch mehr abzunehmen. Bei der damit verwandten Eßstörung, der *Bulimia nervosa*, wechseln sich Heißhungerattacken mit selbst herbeigeführtem Erbrechen ab (mehr dazu lesen Sie in Kapitel 34, ab Seite 411).

Fast genauso traurig wie das Bild einer Zwölfjährigen, die sich Sorgen um ihr Gewicht macht, sind die sozialen und psychischen Auswirkungen der jugendlichen Fettleibigkeit. Viele Teenager ernähren sich sehr fettreich mit »Fast food« und hochkalorischen Snacks. Wenn Sie immer ein paar gesunde Snacks im Haus haben und Ihren Kindern außerdem körperliche Betätigung schmackhaft machen, dann können Sie verhindern, daß aus einem übergewichtigen Kind ein fettleibiger Erwachsener wird.

Schwangerschaft

Der ausgesprochen hohe Nährstoffbedarf in der Schwangerschaft ist nicht nur für die gesunde fetale Entwicklung, sondern auch für die Gesundheit der Mutter wichtig. Der Fetus bekommt die für sein Wachstum nötigen Nährstoffe notfalls auch auf Kosten der Mutter. Der tägliche Energiebedarf erhöht sich bei einer erwachsenen Schwangeren um ca. 300 kcal, bei schwangeren Teenagern liegt er, weil sie selber noch im Wachstum sind, noch höher. Insgesamt ist in der Schwangerschaft mit einer Zunahme von 10 bis 15 (max. 20) Kilogramm zu rechnen. In den ersten drei Monaten werden etwa zehn Prozent davon erreicht, im zweiten Trimenon beträgt die Gewichtszunahme etwa 450 Gramm pro Woche. Übergewichtige Frauen sollten weniger, insgesamt aber mindestens sieben bis elf Kilo, untergewichtige Frauen entsprechend mehr zunehmen. Wenn Sie schwanger sind, versuchen Sie, auf zu fettreiche Nahrungsmittel mit vielen leeren Kalorien zu verzichten. Das sorgt nur für zusätzliche Pfunde, die später nur schwer wieder schwinden.

Auch der Eiweißbedarf steigt in der Schwangerschaft und sollte ab dem vierten Monat bei 1,3 Gramm pro Kilogramm Körpergewicht liegen. Eine 55 Kilogramm schwere Frau erreicht dies mit zwei Glas entrahmter Milch à 200 ml (14 g Eiweiß), einem Joghurt mit 3,5 Prozent Fett (5,0 g Eiweiß), zwei Scheiben Weizenvollkornbrot (13,6 g Eiweiß), einer Portion Weichkäse, 10 Prozent Fett (9 g Eiweiß), einer Portion Schinken ohne Fettrand (8,9 g Eiweiß) und einem Schweineschnitzel (20,8 g Eiweiß).

Der tägliche Folsäurebedarf steigt in der Schwangerschaft auf das Doppelte an, weil die Frau für sich und das Kind ein vergrößertes Blutvolumen produzieren muß. Ein Folsäuremangel in der Schwangerschaft kann schwere Fehlbildungen beim Kind verursachen. Alle Frauen, die eine Schwangerschaft planen, sollten täglich 0,4 mg Folsäure aufnehmen.

Ist eine Schwangere nicht ausreichend mit Kalzium versorgt, nimmt sich der Fetus von ihrem Knochengerüst, was er für die Entwicklung seiner Knochen und Zähne braucht. Die durchschnittliche tägliche Kalziumaufnahme sollte während der Schwangerschaft bei 1,2 Gramm pro Tag liegen. Um diesen Bedarf decken zu können, sollten Sie auf jeden Fall jeden Tag vier Portio-

Gesund durch Fitneß

Gleichgültig, wie alt Sie sind oder an welcher Krankheit Sie leiden, körperliche Fitneß ist wichtig für Ihre Gesundheit. Sie müssen dazu nicht zum Fitneßapostel werden, es reicht, wenn Sie auf regelmäßige körperliche Betätigung achten. Die drei Komponenten körperlicher Fitneß sind:

- Aerobische Ausdauer
- Muskelkraft
- Beweglichkeit

Aerobische Ausdauer
Ausdauer ist die Fähigkeit, kontinuierlich über einen längeren Zeitraum eine Sauerstoff verbrauchende Übung wie Laufen, schnelles Gehen, Radfahren, Rudern, Tanzen, Skilanglauf, Treppensteigen, Schwimmen oder Bergsteigen zu absolvieren. Die Trainingsintensität aller aerobischen Übungen sollte stark genug sein, um die Herzfrequenz zu steigern, doch nicht so, daß die Muskeln schon ermüden, bevor der Sauerstoff sie überhaupt erreicht.

Manche Übungen sind zu anstrengend, um aerobisch sein zu können. Diese »anaerobischen Übungen« bestehen aus kurzen Phasen intensiver Muskeltätigkeit, während der der Sauerstoffbedarf des Muskels nicht gedeckt wird. Anaerobische Übungen können nur eine kurze Zeit ausgeübt werden – dazu zählen beispielsweise Gewichtheben und Kurzstreckenlauf.

Für denjenigen, der abnehmen möchte, sind aerobische Übungen genau das Richtige. Sie liefern den zum Verbrennen von Fett nötigen Sauerstoff. Haben Sie die Wahl, dann entscheiden Sie sich immer für ein über einen längeren Zeitraum laufendes mittelschweres Training. Ein leichtes bis mittelschweres Training nämlich kräftigt das Herz, die Lungen und das Kreislaufsystem, ohne Muskeln und Gelenke übermäßig zu strapazieren. Ein solches Trainingsprogramm läßt sich auch auf Dauer befolgen.

Wie oft sollte man trainieren? Das American College of Sports Medicine empfiehlt irgendeine Form der aerobischen Betätigung drei- bis fünfmal wöchentlich. Häufigeres Training erhöht oft das Verletzungsrisiko, ohne zusätzlichen Nutzen zu bringen. Jede Trainingseinheit sollte je nach Intensitätsgrad (30 Minuten für Joggen, 60 Minuten für Walking) 20 bis 60 Minuten dauern. Jedes Training sollte stets eine fünf- bis zehnminütige Aufwärm- bzw. Abkühlphase umfassen.

Ob Sie auch wirklich hart genug trainieren, verrät Ihnen Ihre Herzfrequenz. Die Ziel-Herzfrequenz für ein aerobisches Training beträgt 60 bis 90 Prozent Ihres Maximalpulses. Gehen wir einmal von einem Lebensalter von 40 Jahren aus, dann errechnet sich der Zielwert folgendermaßen:

- Ziehen Sie von 220 Ihr Alter (40) ab, und Sie erhalten den Ihrem Alter entsprechenden Maximalpuls, gemessen in Schlägen pro Minute. Beispiel: 220 – 40 = 180 Schläge pro Minute.
- Multiplizieren Sie diese Zahl mit 0,6. Beispiel: 180 X 0,6 = 108 Schläge pro Minute.
- Multiplizieren Sie die Zahl noch mal mit 0,9.
Beispiel: 180 X 0,9 = 162 Schläge pro Minute.

Damit haben Sie also Ihren Ziel-Herzfrequenz-Bereich von 60 bis 90 Prozent. Da sich der Puls besser im 10-Sekunden-Takt messen läßt, nehmen Sie diese beiden Zahlen und dividieren Sie durch 6 (= sechs 10-Sekunden-Phasen pro Minute):

108 dividiert durch 6 = 18
162 dividiert durch 6 = 27

Damit sollte Ihr Trainingspuls also, gemessen am Hals oder Handgelenk, in 10 Sekunden 18 bis 27 Schläge betragen. Ist er niedriger, steigern Sie Ihre Trainingsintensität. Ist er höher, drosseln Sie das Tempo.

Muskelkraft
Um die Muskelkraft zu steigern, müssen Bewegungen gegen Widerstand – ob nun mit isometrischen Übungen, freien Gewichten oder Kraftmaschinen – durchgeführt werden. Das Heben schwerer Gewichte oder Bewegungen gegen einen starken Widerstand, bis der Muskel ermüdet ist (gewöhnlich nur wenige Wiederholungen), erhöht die Muskelkraft. Das Heben leichterer Gewichte mit mehreren Wiederholungen verbessert die Muskelausdauer. Trainiert werden sollten alle größeren Muskelgruppen.

Als Ergänzung zum aerobischen Training empfehlen Fitneßexperten ein etwa 20minütiges Kräftigungstraining mindestens zwei-, jedoch nicht mehr als dreimal wöchentlich. Jede Trainingseinheit sollte 8 bis 10 verschiedene Übungen à 8 bis 12 Wiederholungen umfassen. Da das Heben schwerer Gewichte den Blutdruck schnell in die Höhe treiben kann, sollten Sie vor Beginn eines Kraftsportprogramms auf jeden Fall erst mit Ihrem Arzt Rücksprache halten, wenn Sie an einer Herz-Kreislauf-Erkrankung leiden.

Doch selbst wenn Sie nicht genug trainieren, um Ihre aerobische Kondition zu verbessern, reicht es vielleicht schon, um Kalorien zu verbrennen, die Knochen zu kräftigen, den HDL-Cholesterinspiegel anzuheben und die Gefahr kardiovaskulärer Erkrankungen zu senken.

Beweglichkeit
Sport kann man in jedem Alter treiben. Ältere Menschen brauchen für ihr Trainingsprogramm vielleicht eine etwas längere Anlaufzeit, doch auch ihnen kommt Bewegung zugute. Mit zunehmendem Alter verlieren unsere Muskeln an Masse, da sie nicht mehr beansprucht werden. Steuert man dem nicht entgegen, kommt es bedingt durch einen Verlust an metabolisch aktivem Gewebe zu einer Gewichtszunahme. Wir bezeichnen den Muskel als »metabolisch aktiv«, weil er selbt im Ruhezustand Kalorien verbrennt. Regelmäßige körperliche Betätigung hilft, Muskelmasse zu erhalten und Kalorien zu verbrennen, also das Gewicht zu kontrollieren. Alle Diäten, die auf einen raschen Gewichtsverlust abzielen, ohne körperliche Betätigung einzubeziehen, verursachen nicht nur einen Verlust an Fett-, sondern auch an Muskelgewebe – daß die Pfunde danach schnell wieder drauf sind, ist damit programmiert. Ein guter Muskeltonus erleichtert uns später im Alter den Alltag. Dehnungsübungen helfen uns, unsere Beweglichkeit und Elastizität zu erhalten.

Und schließlich bekommt körperliche Betätigung auch der Psyche gut. Sie hilft Streß abbauen, und Frauen, die regelmäßig Sport treiben, berichteten von einer besseren geistigen Verfassung, einer positiveren Lebenseinstellung, besserem Selbstbewußtsein und -vertrauen, einem höheren Energiestatus und insgesamt erholsameren Schlaf. Körperliche Betätigung bringt nicht nur den Körper, sondern auch den Geist in Form.

nen Milch oder Milchprodukte zu sich nehmen. Vielfach läßt sich die Einnahme eines Kalziumpräparats jedoch nicht umgehen.
Auch der erhöhte Eisenbedarf läßt sich nicht immer voll mit der Ernährung decken, so daß zumindest in der Spätschwangerschaft oft die Gabe eines Eisenpräparats erforderlich wird. Und schließlich ist auch der Flüssigkeitsbedarf in der Schwangerschaft gesteigert. Stillende Frauen haben auch nach der Geburt einen erhöhten Nährstoffbedarf und verbrauchen täglich etwa 750 kcal mehr als nichtstillende Frauen.

Die reifen Jahre

Von den mittleren Jahren an brauchen Sie vor allen Dingen eine herzgesunde Ernährung, die ballaststoffreich und fettarm ist und das Gewicht kontrollieren hilft. Wie Sie sich im Alter von 30, 40 und 50 ernähren, bestimmt im wesentlichen Ihre Lebensqualität im Alter. Ist eine gewisse Gewichtszunahme mit zunehmendem Alter auch normal, so können Sie doch einiges für Ihre schlanke Figur tun. Fangen Sie am besten damit an, Ihre Fettzufuhr auf maximal 30 Prozent der Gesamtkalorienzufuhr zu beschränken, das ist gleichzeitig auch die einfachste Methode, die Gesamtkalorienzahl zu drosseln: Jedes Gramm Fett, das Sie weniger essen, spart 9 kcal ein. Denken Sie auch daran, daß die künftige Gesundheit Ihrer Knochen im wesentlichen von einer kontinuierlichen Kalzium- und Vitamin-D-Zufuhr abhängt, das gilt besonders für den Zeitraum nach der Menopause. Und sorgen Sie auch für mindestens fünf Portionen Obst und Gemüse am Tag.
Nach dem 50. Lebensjahr ändert sich der Nährstoffbedarf des einzelnen. Bleibt auch die empfohlene Tagesdosis für diese Altersgruppe unverändert, so ist es doch erforderlich, den Bedarf den individuellen Bedingungen anzupassen. So nimmt beispielsweise bei manchen Menschen im Alter die verdauungsfördernde Magensäureproduktion ab, bei anderen nicht.
Viele ältere Menschen trinken viel zu wenig. Das Ergebnis sind Teilnahmslosigkeit, Muskelschwäche und Verstopfung – Symptome, die beim älteren Menschen oft als »normal« beschrieben werden. Die empfohlenen sechs bis acht Glas Flüssigkeit pro Tag sind für ältere Menschen genauso ein Muß wie für jeden anderen auch.
Da ältere Menschen im allgemeinen weniger essen als jüngere, ist es ganz besonders wichtig, daß sie keine Mahlzeit auslassen und sich ausgewogen ernähren. Sie sollten sich ballaststoffreich ernähren, um Verstopfung vorzubeugen, kalziumreich, um der Osteoporose entgegenzuwirken, und auf eine ausreichende Eisen- und Zinkzufuhr achten. (Zinkmangel kann Geschmacksveränderungen und eine schlechte Wundheilung verursachen; Zink kommt in Fleisch, Meeresfrüchten, Vollkornprodukten und Gemüse vor.) Läßt sich eine ausgewogene Ernährung nicht erreichen, sollte die Einnahme eines Multivitamin-Mineralstoffpräparats in Erwägung gezogen werden.

Noch ein paar Tips für die Praxis

Mit dem Essen verhält es sich etwas anders als mit Zigaretten oder Alkohol – hat man hier Probleme, sich unter Kontrolle zu halten, kann man es sich nicht einfach abgewöhnen. Statt dessen muß man für eine gewisse Ausgewogenheit sorgen. Dabei gibt es keine guten und keine schlechten Nahrungsmittel, sondern solche, die man öfter und solche, die man weniger oft essen sollte. Wenn Ihre Ernährung normalerweise reich an komplexen Kohlenhydraten und fettarm ist, schadet es nicht, gelegentlich mal über die Stränge zu schlagen. Wenn Sie jeden Tag außer Haus essen, bekommen Sie auch das mit einem bißchen Ernährungswissen und der richtigen Speisenauswahl in den Griff. Konzentrieren Sie sich darauf, weniger Fett und dafür mehr Obst und Gemüse sowie Vollkornprodukte zu

verzehren. Und betrachten Sie vor allem eine gesunde Ernährung als eine liebe, lebenslange Gewohnheit und nicht als einschränkende Diät.
Lesen Sie jetzt zusammengefaßt, was Sie für eine gesunde Ernährung tun können:

1. Voraussetzung für eine fettarme Ernährung ist, alle möglichen Fettlieferanten zu kennen: Butter, Margarine, Pflanzenöl, Speck, Backfett, Mayonnaise, Salatdressing, Bratensauce, Sahne, Sauerrahm und Sahnesaucen bestehen zu einem sehr großen Teil aus Fett. Andere Nahrungsmittel wie Fleisch, Nüsse, Snacks, Speiseeis, Milchschokolade und viele Backwaren und fritierte Nahrungsmittel haben ebenfalls einen hohen Fettanteil. Ziel ist es, den Fettanteil im Durchschnitt auf unter 30 Prozent der Gesamtkalorienzahl zu halten. Kommen Sie an einem Tag auf 40 Prozent, dann gleichen Sie das am nächsten mit nur 20 Prozent aus. Die ganze Rechnerei können Sie sich sparen, wenn Sie grundsätzlich:

- auf Fettzusätze weitestgehend verzichten oder sie durch fettarme oder fettfreie Alternativen wie fettarme Mayonnaise oder fettfreies Salatdressing ersetzen;
- alles sichtbare Fett vom Fleisch und die Haut vom Geflügel entfernen;
- auf Fritiertes verzichten;
- Pfannen mit Antihaftbeschichtung benutzen. Sautieren Sie in Fleischbrühe statt in Öl;
- mageren Aufschnitt oder mageres Fleisch wählen;
- in Rezepten Vollmilch oder Sahne durch fettarme Milch ersetzen;
- von selbstgemachten Suppen das Fett abschöpfen;
- alle Burger-ähnlichen Fast-food-Produkte ohne Mayonnaise-Sauce bestellen;
- zum Frühstück Getreideflocken, Müsli oder Vollkornbrot statt Croissants oder weiße Brötchen essen;
- fettreduzierten Aufstrich nehmen;
- als Zwischenmahlzeit Obst oder Rohkost oder fettarme Reis- oder Maiscracker wählen;
- die Packungsaufschriften sorgfältig lesen. Die Zutaten sind entsprechend ihrer Menge aufgelistet;
- nie mehr als eine Portion essen.

2. Halten Sie Ihre tägliche Cholesterinzufuhr unter 300 mg.

3. Verzehren Sie täglich fünf oder mehr Portionen Obst und Gemüse, bevorzugen Sie dabei die Sorten, die reich an Vitamin C, A und Betakarotin sowie an Ballaststoffen sind. Einer Portion entspricht im allgemeinen ein kleines Stück Obst, ein halbe Tasse Dosen- oder gekochtes Obst und Gemüse oder eine Tasse Rohkost.

4. Steigern Sie Ihren Konsum an komplexen Kohlenhydraten, vor allem an Vollkornprodukten. Fachleute empfehlen sechs oder mehr Portionen von Nahrungsmitteln wie Brot, Reis, Teigwaren, Getreideflocken und Bohnen.

5. Halten Sie Ihren Eiweißkonsum unter Kontrolle. Die meisten Frauen decken Ihren Tagesbedarf bereits mit 170 Gramm (gekochtem) Fleisch, Geflügel, Fisch oder einem Austauschprodukt wie Käse oder Eier. Zuviel Eiweiß bedeutet oft auch zuviel Fett, und eine hohe Eiweißzufuhr kann die Kalziumausscheidung mit dem Urin erhöhen.

6. Trinken Sie Alkohol nur in Maßen. Ein hoher Alkoholkonsum ist mit der Entwicklung einer Osteoporose assoziiert. Sind Sie schwanger, verzichten Sie ganz auf Alkohol.

7. Senken Sie Ihre tägliche Salzaufnahme auf maximal 4 Gramm. Kontrollieren Sie Ihren Verzehr an salzigen, verarbeiteten Nahrungsmitteln. Nehmen Sie zum Würzen statt Salz Zitrone, Essig, Brühe, Wein, Knoblauch, Kräuter und Gewürze (Ihr Bluthochdruckrisiko steigt mit dem Alter).

8. Achten Sie – ein Leben lang – bei sich, aber auch schon bei Ihren Kindern, auf eine kalziumreiche Ernährung. Fettarme Milch liefert Kalzium und Vitamin D ohne zusätzliches Fett und Kalorien.

9. Setzen Sie Vitamin- und Mineralstoffpräparate mit Bedacht ein. Pillen können die in Nahrungsmitteln vorkommenden Nährstoffe nicht ersetzen. Vitamin-Megadosen wirken wie Medikamente und können sogar gefährlich sein.

10. Achten Sie auf Ihre Eisenzufuhr. In der Schwangerschaft kann zusätzlich die Einnahme eines Eisenpräparats unumgänglich sein.

11. Wenn Sie im gebärfähigen Alter sind und schwanger werden wollen, führen Sie sich täglich mindestens 0,4 mg Folsäure zu, um die Gefahr zu senken, daß Ihr Kind mit einer Fehlbildung des Nervensystems geboren werden könnte. Gute Folsäurelieferanten sind Spinat, Brokkoli, Kichererbsen, Weizenkeime und Vollkornbrot. Sind Sie schwanger, nehmen Sie – in Absprache mit Ihrem Arzt – Folsäure als Arzneimittel ein.

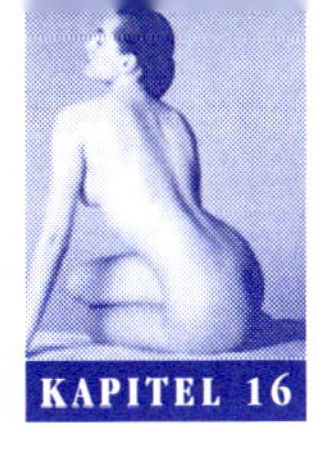

GESUNDHEIT ALLGEMEIN

Möglichkeiten und Grenzen der plastischen Chirurgie

Gibt es eine Frau, die wirklich rundum mit dem zufrieden ist, was ihr Mutter Natur mitgegeben hat? Hat nicht jede von uns an der einen oder anderen Körperstelle etwas auszusetzen? Heute scheint es, als bräuchte man nur seine Wünsche zu äußern – hier ein bißchen mehr und da ein bißchen weniger –, und schon läßt die plastische Chirurgie Wünsche Wirklichkeit werden. Allerdings machen viele Operierte die Erfahrung, daß ein schönes Äußeres noch kein glückliches Leben garantiert.

Ganz so einfach ist es zwar nicht, doch sind im Bereich der Schönheitschirurgie in den letzten zwei Jahrzehnten große Fortschritte erzielt worden: Verfahren, die einst nur ganz wenigen vorbehalten waren, liegen nun auch für den Normalsterblichen im Bereich des Möglichen. Dabei darf man aber nicht aus den Augen verlieren, daß es sich bei der plastischen Chirurgie um ein klinisches Verfahren und nicht um ein Patentrezept handelt. Lesen Sie im folgenden nun in einem kurzen Überblick, welche Verfahren es gibt, was getan werden kann und was tatsächlich davon zu erwarten ist.

Gesichtsplastik: Das klassische Facelift

Schwerkraft und Langlebigkeit sind eine teuflische Kombination, die ihre Spuren auf unserer Haut und dem darunterliegenden Gewebe hinterlassen. Hier gibt die Haut nach, da wird sie dünner, da reagiert sie immer empfindlicher auf Sonnenlicht.
Unser Gesicht verändert sich viel früher, als es die meisten von uns akzeptieren möchten. »Krähenfüße«, jene vom Augen-

winkel ausgehenden Falten, können bereits ab dem 30. Lebensjahr auftreten. Und auch die Oberlidhaut verliert langsam an Spannung. Und bei Frauen um die 40 scheint man plötzlich die Falten auf der Stirn, zwischen den Augenbrauen und um Nase und Mund herum deutlicher zu sehen. Um die 50 herum beginnt der Hals, faltiger zu werden, die Wangenkonturen werden weicher. Treten die verschiedenen Alterszeichen bei verschiedenen Frauen auch zu unterschiedlichen Zeiten auf, läßt sich die Faltenbildung im Gesicht und der nachlassende Hauttonus vom sechsten Lebensjahrzehnt an doch nicht mehr übersehen.

Die Gesichtsstraffung, auch Facelift oder Facelifting genannt, kann die Uhr ein paar Jahre zurückdrehen. Grundsätzlich gibt es dieses Verfahren schon seit Beginn des 20. Jahrhunderts, das moderne Zeitalter des Facelifting setzte jedoch erst in den siebziger Jahren ein, als man mit Techniken zu arbeiten begann, die auch die altersbedingten Veränderungen tief unter der Haut korrigieren.

Läßt ein richtig durchgeführtes Facelift eine Frau auch jünger aussehen, kann es doch keine Wunder wirken. Eine Schönheitsoperation kann weder aus Ihnen eine »andere« Frau machen, noch kann sie Ihre Ehe retten.

Planung und Vorbereitung der Operation

Eine sorgsame Befragung während des ersten Gesprächs hilft dem Arzt, die Frauen ausfindig zu machen, die das Unmögliche erwarten. Fällt es Ihnen schwer zu beschreiben, was genau Sie verändert haben wollen, oder sind dies eher geringfügige »Makel«, dann sind Sie keine ideale Aspirantin für ein Facelift und erhalten wahrscheinlich einen abschlägigen Bescheid.

Hält der Chirurg dagegen einen schönheitschirurgischen Eingriff für sinnvoll, wird er nach Ihrer Krankengeschichte, nach Allergien, früheren chirurgischen Eingriffen, Arzneimittelreaktionen und persönlichen Gewohnheiten wie Rauchen fragen.

Alle Faktoren, die den natürlichen Blutgerinnungsmechanismus beeinträchtigen können, wie Bluthochdruck und die Einnahme Acetylsalicylsäure-haltiger Medikamente, bergen eine erhöhte Blutungsgefahr. Rauchen hat einen negativen Einfluß auf das Behandlungsergebnis und kann zur vermehrten Narbenbildung führen. Auf Rauchen und Acetylsalycilsäure ist mindestens zwei Wochen vor der geplanten Operation zu verzichten. Bei bestehendem Bluthochdruck kann die Behandlung um ein paar Wochen hinausgeschoben werden, bis normale Blutdruckwerte erreicht sind.

Zu den Operationsvorbereitungen gehört eine umfassende körperliche Untersuchung. Sodann werden alle Gesichtspartien auf Falten, Runzeln, Hautfurchen und Anschwellungen und ähnliches untersucht. Der Arzt stellt die Hautdicke, -elastizität und -beweglichkeit fest, untersucht Wangen- und Halspartien auf Fettablagerungen hin, bestimmt die Haardicke, stellt die Linie des Haaransatzes fest und dokumentiert ältere chirurgische Schnitte und Narben. Mit Hilfe einer Fotoserie kann der Chirurg die Operation planen, die Ihnen dann Punkt für Punkt erklärt wird. Einige schwierige Stellen lassen sich nur verbessern, nicht aber ganz korrigieren. Hautfurchen auf der Stirn, Falten um die Augen, um Nase und Mund lassen sich beispielsweise nur abschwächen, nicht aber gänzlich entfernen. Feine Falten jedoch können nach Abheilen des Hautaerals mit einem chemischen Gesichtspeeling behandelt werden.

Ein Facelift um den Mund und am Haaransatz muß sehr sorgfältig durchgeführt werden, weil diese Region stark mit Bakterien besiedelt ist. Um die Infektionsgefahr so gering wie möglich zu halten, werden Sie angewiesen, bereits am Abend vor dem Eingriff alles Make-up zu entfernen, das Ge-

Die chirurgische Antwort auf erschlaffende Haut

Ein Facelift kann zwar kein perfektes Gesicht zaubern, wohl aber altersbedingte Falten, Runzeln und schlaffe Gesichtskonturen korrigieren. Die unter dem Haaransatz und hinter den Ohren lokalisierten Schnitte sind kaum zu sehen. Separat geführte, nicht sichtbare Schnitte entlang des Lidrandes straffen Tränensäcke. Seien Sie aber auf eine lange Rekonvaleszenz vorbereitet: Es kann bis zu drei Monate dauern, bis alle Schwellungen und Blutergüsse abgeklungen sind.

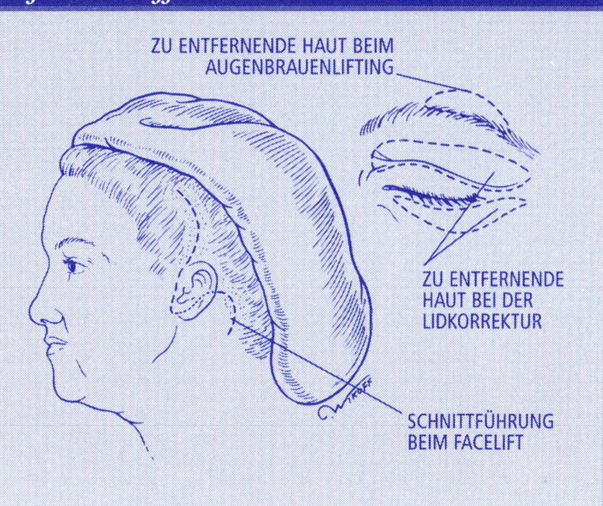

sicht zu reinigen sowie Haare und Kopfhaut mit einer medizinischen Seife zu waschen.

Die Operation

Ihr Haar wird Ihnen straff – vielleicht mit einer antibiotischen Salbe – aus dem Gesicht gekämmt, um eine Infektion zu verhindern. Außerdem bekommen Sie ein Antibiotikum und vielleicht auch ein Beruhigungsmittel.

Direkt vor der Vollnarkose werden die Operationsschnitte auf dem Gesicht markiert.

Die beiden Gesichtshälften werden getrennt operiert. Über die relativ kleinen Einschnitte in Ohrnähe hat der Chirurg vollen Zugang zum Gesicht, von den Wangen bis zum Kinn. Stirn, Augen und Nase werden über separate Einschnitte gestrafft. Mittels Elektrokoagulation werden die Blutgefäße verschorft und Blutungen gezielt gestillt. Die Haut wird gestrafft und an zwei Punkten oberhalb und hinter dem Ohr festgemacht. Sodann wird die überschüssige Haut entfernt, und die Einschnitte werden verschlossen. Der Vorgang wird auf der anderen Seite wiederholt.

Nach der Operation

Nach der Operation schützt ein elastischer Netzverband, der lediglich kleine Bereiche des Gesichts und der Augen frei läßt, die Gewebelappen und nimmt die Wundflüssigkeit auf.

Nach einer Gesichtsoperation sind auch einige diätetische Einschränkungen angezeigt, um Übelkeit und Erbrechen, Folgen der Vollnarkose, möglichst gering zu halten. Kauen kann außerdem Blutungen verursachen. Sie ernähren sich deshalb zuerst mit klaren Flüssigkeiten und gehen dann auf eine komplette Flüssigernährung über. Am Tag nach der Operation ist dann auch weiche Kost erlaubt. Wenn alles komplikationslos verläuft, können Sie am Tag darauf schon wieder normal essen.

Etwa 24 Stunden lang dürfen Sie Ihr Gesicht nicht bewegen. Sprechen ist untersagt, und auch Gehen sollten Sie möglichst wenig. Sie müssen den Kopf still und im 30-Grad-Winkel leicht angehoben halten. Nach 24 Stunden sind dann wieder leichte Aktivitäten erlaubt. Die meisten Chirurgen behalten Ihre Facelift-Patientinnen zumindest für eine Nacht im Krankenhaus.

Nach dem Facelift

	Tag 1 (die ersten 24 Stdn. nach der OP)	Tag 2 (24–48 Stdn.)	Tag 3 (48–72 Stdn.)	Tag 5–10
Ernährung	Klare Flüssigkeiten, dann komplette Flüssigernährung (um den Narkosefolgen Übelkeit und Erbrechen vorzubeugen). Kein Kauen (verursacht Blutungen).	Weiche Kost	Normale Kost	Normale Kost
Aktivitäten	Eine Übernachtung im Krankenhaus. Keine Anrufe, kein Sprechen. Nur wenig Gehen. Kopf leicht angehoben halten. Kein Baden oder Duschen.	Krankenhausentlassung. Leichte Aktivitäten.	Haarewaschen	Fädenziehen. Haarewaschen ab dem 3. Tag zumindest jeden 2. Tag (um die Operationsschnitte sauberzuhalten)

Am dritten Tag nach der Operation und von da an wenigstens jeden zweiten Tag müssen Sie Ihre Haare waschen, um die Operationsschnitte sauberzuhalten. Die Fäden werden fünf bis zehn Tage nach der Operation gezogen.
Sie müssen noch mehrere Wochen lang nach einem Facelift mit Schwellungen, schwarzbläulichen Malen und einem Taubheitsgefühl rechnen. Die Schwellung und die Blutergüsse können insgesamt drei Monate lang bestehenbleiben.

Nach der Gesichtsstraffung können verschiedene Komplikationen auftreten:

Hämatome. Am häufigsten kommt es danach zur Bildung eines Hämatoms, d.h. eines Blutergusses unter der Haut. In den zehn Prozent der Fälle, in denen sich zuviel Blut ansammelt, läßt der Chirurg durch einen kleinen Einschnitt in die Haut etwas Blut ablaufen. Die meisten »größeren« Hämatome entwickeln sich innerhalb von 10 bis 12 Stunden nach der Operation. Weitere 10 bis 15 Prozent der Patientinnen entwickeln kleinere Hämatome, von denen viele nicht sofort auffallen.

Hautablösung. Hierzu kommt es meist in dem Hautbezirk um die Ohren herum, wo die Haut besonders dünn ist und auch im äußersten Versorgungsgebiet der Gesichtsdurchblutung liegt. Die Ablösung der oberflächlichen Haut kann ohne oder mit geringer Narbenbildung einhergehen. Die Gefahr der Hautablösung ist für Raucherinnen zwölfmal größer als für Nichtraucherinnen.

Taubheitsgefühl. Ihr Gesicht kann sich zwei bis sechs Wochen nach der Operation taub anfühlen. Durch das Facelift werden nämlich die diesen Bereich versorgenden sensorischen Nerven unterbrochen und damit die Bewegungsfähigkeit des Gesichts beeinträchtigt. Die volle Bewegungsfähigkeit kehrt normalerweise innerhalb von Wochen bis zu einem Jahr nach dem Eingriff zurück.

Narbenbildung. Die Narben einer Facelift-Operation verblassen normalerweise allmählich, bis sie mit der Zeit praktisch gar nicht mehr sichtbar sind. Stärker können sie allerdings ausfallen, wenn die Blutversorgung des Gewebelappens während der Operation beeinträchtigt war oder die Haut zu stark gestrafft wurde, wodurch der Einschnitt unter Spannung geriet.

Haarausfall. Etwa ein bis drei Prozent der Patientinnen verzeichnen nach dem Facelift Haarausfall, gewöhnlich im Schläfenbereich, wo durch den Einschnitt die Blutversorgung unterbrochen wurde.

Dunkle Flecken. Es können dunkle Hautflecken auftreten, wenn aufgrund ödematöser Schwellungen kleinere Hämatome nicht frühzeitig erkannt werden. In den meisten Fällen geht die Verfärbung langsam wieder zurück – dieser Prozeß kann allerdings sechs bis acht Monate dauern.

Weitere Gesichtsoperationen

Viele Frauen lassen gleichzeitig mit der Gesichtsstraffung andere Eingriffe vornehmen. Eine Straffung der Hals- und Wangenmuskulatur strafft die Wangen und die Kieferlinie und beseitigt ein Doppelkinn. Manche Patientinnen wünschen ein Wangenimplantat, andere wollen hier überschüssiges Fettgewebe entfernt haben. Auch der Wunsch nach einem Silikon-Kinnimplantat kommt vor – zur Korrektur eines fliehenden Kinns. Durch chemisches Peeling wird feines Faltengespinst entfernt, durch Dermabrasion Narbengewebe abgeschliffen.

Chemisches Peeling

Mit dem chemischen Peeling werden die kleinen Falten, denen auch das Facelift nichts anhaben kann, gemildert. Das Verfahren wird auch zur Behandlung von Hautverfärbungen angewandt.
In bestimmten Gesichtsregionen, wie beispielsweise um den Mund herum, läßt sich das chemische Peeling während einer Facelift-Operation durchführen. Eine Peeling-Behandlung am unteren Augenlid dagegen wird nie gleichzeitig mit einer Augenlidoperation durchgeführt. Um starke Narbenbildung zu verhindern, wird jedes umfangreiche Peeling erst nach kompletter Verheilung der Facelift-Narben durchgeführt.
Das Peeling-Verfahren ist einfach. Hierbei wird eine kleine Menge einer chemischen Lösung, gewöhnlich Phenol, mit einem Wattebausch auf das Gesicht aufgetragen. Die Haut wird sanft gedehnt, damit die Flüssigkeit auch in die Falten eindringen kann. Die Lösung wird flächendeckend bis zum Haaransatz aufgetragen, damit keine Trennungslinie zwischen behandelter und unbehandelter Haut sichtbar ist.
Wenn die Lösung trocknet, sieht die Haut weißlich überfroren aus. Das Gesicht darf 24 bis 48 Stunden lang nicht gewaschen werden. Nach etwa zehn Tagen fällt die »Kruste« ab und an den Tag tritt eine glatte, rosige Haut. Innerhalb von sechs bis zwölf Wochen gewinnt die Haut ihre normale Färbung zurück.
Herzrhythmusstörungen sind die häufigste Komplikation bei Phenol-Peelings. Umgehen läßt sich dies, indem man die Lösung im Verlauf einer Stunde auf immer nur kleine Bereiche aufträgt.
Chemisches Peeling verursacht immer eine gewisse Hautrötung, die im allgemeinen nach sechs Wochen wieder abgeklungen ist. Manche Personen, vor allem die dunkelhäutigeren, bekommen danach eine hellere Haut oder entwickeln eine Art fleckigen Sonnenbrand. Narbenbildung ist selten, tritt aber auf, wenn aggressives Peeling zusammen mit einer umfangreichen Facelift-Operation durchgeführt wird oder wenn die Peeling-Lösung auf den Hals aufgetragen wird.

Dermabrasion

Bestimmte Hautunregelmäßigkeiten – vor allem tiefe Narben, wie sie beispielsweise

durch Akne entstehen – lassen sich durch »Abschleifen« korrigieren.
Bei der Dermabrasion werden die erhabenen Hautareale um die narbige Einsenkung herum abgeschliffen, so daß der Höhenunterschied kaum mehr wahrnehmbar ist.
Das Verfahren kann sowohl unter Lokalanästhesie als auch unter Vollnarkose durchgeführt werden. Es kommt zu einer kleinen Blutung, da die Haut abgeschabt wird. Manchmal wird danach eine Salbe aufgetragen. Je tiefer die Abschabung, desto länger dauert auch der Heilungsprozeß.
Das Verfahren selbst verursacht eine gewisse Hautrötung, die mehrere Monate lang bestehenbleiben kann. Da die Haut nach der Dermabrasion empfindlicher ist, sollte einige Monate lang direkte Sonneneinstrahlung gemieden werden.

Stirn- und Brauenstraffung

Bei der Facelift-Operation wird lediglich die untere Gesichtspartie gestrafft. Altersbedingte Veränderungen oberhalb der Wangenpartie kann sie nicht korrigieren. Bei der Eingangsuntersuchung empfiehlt der Schönheitschirurg vielleicht zwei getrennte Verfahren für Augenlider oder Stirn, um solche Veränderungen zu korrigieren. Die Eingriffe können getrennt oder zusammen mit dem Facelift durchgeführt werden.
Eine Stirn- und Brauenstraffung kann empfohlen werden, um einer Hauterschlaffung entgegenzuwirken und Falten und Runzeln über der Stirn und zwischen den Augenbrauen zu mildern. Auch überhängende Oberlider lassen sich damit korrigieren.
Eine vom Alter gezeichnete Stirn verändert auch den Rest des Gesichts drastisch. Auf der Stirn zeigen sich Mimikfalten besonders ausgeprägt. Sie werden mit der Zeit immer markanter, die Brauen sacken ab. Während es die Haut nach unten zieht, schwellen die Augenlider an, und selbst die Haut auf dem Nasenrücken kann so erschlaffen, daß es aussieht, als wolle auch die Nasenspitze der Schwerkraft folgen.
Wiederholte Muskelkontraktionen auf der Stirn verursachen Hautfurchen und Falten. Der dadurch möglicherweise entstehende finstere Gesichtsausdruck zieht die Stirn noch weiter nach unten. Die Kontraktionen ziehen außerdem die Nasenhaut in die Höhe und verursachen so Falten und Runzeln um die Nase herum.
Der Chirurg überprüft zunächst die Position der Oberlider und Augenbrauen und zieht sanft die Stirn zum Haaransatz hoch. Wenn die überhängende Augenlidhaut dabei »verschwindet«, reicht eine Stirn- und Brauenstraffung allein aus. Bleibt dabei zuviel Haut übrig, ist eine Lidplastik nötig.
In den meisten Fällen wird der Schnitt für eine Stirnstraffung ein paar Zentimeter hinter dem Haaransatz geführt – dazu muß das Haar nicht abrasiert werden. Findet ebenfalls eine Facelift-Operation statt, werden beide Verfahren gleichzeitig durchgeführt und die jeweiligen Schnitte miteinander verbunden.
Vor der Narkose markiert der Chirurg die Schnittlinie sowie die Stirn- und Brauenfalten. Sodann wird ein Betäubungsmittel in die Schnittlinie, einmal quer oberhalb der Augen und zur Nasenspitze hinunter, injiziert. Unter dem Einfluß dieser Lösung ziehen sich die Blutgefäße zusammen, so daß weniger Blut aus den Schnittstellen austreten kann. Die Augen werden möglicherweise während der Operation durch Kunststofflinsen geschützt.
Eine schlaffe Stirn wird durch Straffziehen der Haut zum Haaransatz hin korrigiert. Hautfurchen auf der Stirn werden abgeschwächt, indem ein Teil der Muskeln entfernt wird, die für die Mimik verantwortlich sind. Die Haut wird dann über die Stirn zurückgezogen und mit chirurgischen Klammern fixiert. Überhängende Haut wird entfernt und die Wunde geschlossen. Der Schnitt selbst wird mit einer Gazeauflage bedeckt und mit demselben Typ elastischen Verbandes wie beim Facelift versorgt.
Zu den häufigsten Beschwerden nach einer

Stirn- und Brauenstraffung zählen leichte Druckbeschwerden. Hämatome kommen selten vor. Lassen sich am ersten Tag nach der Operation die Augen nicht komplett schließen, wird eine Spezialsalbe, die das Austrocknen der Hornhaut verhindert, aufgetragen. Schwellungen und Blutergüsse um die Augen herum sind am zweiten und dritten Tag oft recht ausgeprägt.

Wurde nur dieser Eingriff vorgenommen, kann der Verband bereits nach dem ersten Tag entfernt werden. Bei gleichzeitiger Facelift-Operation bleibt der Stirnverband noch einen weiteren Tag angelegt. Vom zweiten oder dritten Tag nach der Stirn- und Brauenstraffung an dürfen täglich die Haare gewaschen werden.

Hämatome kommen nach der Operation nur selten vor, gelegentlich ist jedoch mit Haarausfall zu rechnen. Normalerweise ist der Haarausfall nicht stark, es sei denn, die Haut wurde beim Vernähen der Schnitte zu straff gespannt. Häufiger kommt es bei Patientinnen mit dünnem, feinem Haar zum Haarausfall, vor allem an den Stellen, an denen die Klammern saßen. Gehen bereits beim Bürsten und Kämmen die Haare aus, kann der Haarausfall drei bis sechs Wochen anhalten.

Muskellähmungen treten nur selten und nur zeitweise auf. Bis zur kompletten Wiederherstellung dauert es jedoch trotzdem zehn bis zwölf Monate. Sechs Wochen bis sechs Monate nach der Operation können noch Juckreiz und Taubheitsgefühl zu verzeichnen sein.

Augenlidoperation

Die ersten Alterszeichen sind normalerweise um die Augen herum sichtbar. Wenn eine Frau die 30 erreicht hat, beginnen sich Stirn und damit auch die Augenbrauen zu senken. Durch diesen nach unten gerichteten Zug »staut« sich die Haut und verleiht dem Oberlid ein zusammengekniffenes Aussehen. Dieser Effekt wird mit zunehmendem Alter stärker. Eine Lidplastik, die die Augenlider strafft, ist gewöhnlich effektiver, wenn bereits einiges an Haut um die Augen herum bei einer Stirn- und Augenbrauenstraffung entfernt worden ist. Die Schnitte am Lid verheilen normalerweise ohne sichtbare Narben.

Die OP-Technik richtet sich nach dem OP-Ziel, dem Umfang der Muskelerschlaffung in den Augenlidern und danach, ob auch eine Stirn- und Augenbrauenstraffung vorgenommen wird. Im Vorfeld wird vielleicht ein Augenarzt die Sehkraft und das Risiko eines grünen Stars beurteilen. In plastischer Chirurgie weitergebildete Augenärzte können die Lidstraffung selbst durchführen.

Viele Chirurgen geben ihren Patientinnen bei einer Lidplastik nur eine Lokalanästhesie und ein Beruhigungsmittel. Während der Operation werden die Augen manchmal mit einer Salbe behandelt, um sie vor dem Austrocknen und einer Verletzung durch kratzende Gaze zu schützen.

Die Operationstechnik ist in den Grundzügen dieselbe wie bei der Stirn- und Augenbrauenstraffung. Die Haut wird von dem darunterliegenden Gewebe gelöst, gestrafft und vernäht. Außerdem kann Fettgewebe entfernt werden, um Tränensäcke unter den Augen zu beseitigen. Bei einer Überkorrektur wird die Lidhaut zu straff gezogen, was den Augen ein ständig erstauntes Aussehen verleiht.

In den ersten 24 Stunden nach der OP helfen kalte Kompressen, Schwellungen und ein durch die verbundenen Augen möglicherweise entstehendes Gefühl von Klaustrophobie zu lindern. Am Anfang lassen sich die Augenlider nicht ganz schließen. Mit Abklingen der Schwellung und wiederkehrendem Muskeltonus vergeht auch diese Störung allmählich wieder. Bleibt sie dennoch weiterhin bestehen, läßt sich hier mit verschiedenen Übungen und Techniken Abhilfe schaffen.

Nach der OP ist jedes Make-up zwei Wochen lang verboten. Danach ist auf möglichst sanftes Abschminken zu achten.

Mit der Rhinoplastik der Nase eine neue Form geben

Bei der Rhinoplastik handelt es sich um mehr als eine rein kosmetische Behandlung, es kann damit eine echte Nasenfehlbildung und damit auch eine Atemstörung korrigiert werden.
Die Nase ist ein komplexes Gebilde, das aus der äußeren Nase mit dem Weichteilgewebe und einer inneren Nase mit knöchernen, knorpeligen – Nasenscheidenwand – Anteilen und Haut bzw. Schleimhaut besteht. Jede Manipulation an der äußeren oder inneren Nase kann das empfindliche Gleichgewicht stören und ernsthafte körperliche und ästhetische Probleme verursachen. Ein aggressiver Versuch, die Größe der Nase zu verändern, kann die darunterliegende Struktur beeinträchtigen. Der Nasenknorpel könnte zusammenbrechen und die Atemwege verlegen.
Die Chirurgen umgehen dieses Problem, indem sie die innere knöcherne Struktur statt zu verkleinern neu aufbauen und so die Nasenkonturen neu formen, ohne die Nasenfunktion dabei zu beeinträchtigen. Das Problem dabei ist, daß die meisten Interessenten für eine Rhinoplastik nicht verstehen, daß eine solche Operation nur immer ein Kompromiß sein kann.
Den Interessenten die Möglichkeiten und Grenzen dieser Operation aufzuzeigen, ist Aufgabe des Chirurgen. Wichtig ist auch der Hinweis darauf, daß keine Nase hundertprozentig symmetrisch ist – beide Seiten entwickeln sich unabhängig voneinander.
Bei der Entfernung eines Höckers oder Buckels vom Nasenrücken kann sich eine natürliche Krümmung ergeben, zu deren Korrektur ein weiterer Eingriff nötig wird. Nach Korrektur einer knollenförmigen Nasenspitze können die restlichen Proportionen der Nase nicht mehr zueinander passen – was im Profil noch gut aussieht, kann von vorne wenig anziehend sein.

Planung und Vorbereitung

Bei der Eingangsuntersuchung werden Fotos aus allen Blickwinkeln aufgenommen. Sie werden gefragt, was Sie sich von der Operation versprechen und vor allem, welcher Art Ihre Beschwerden sind. So macht es einen großen Unterschied, ob Sie Ihre

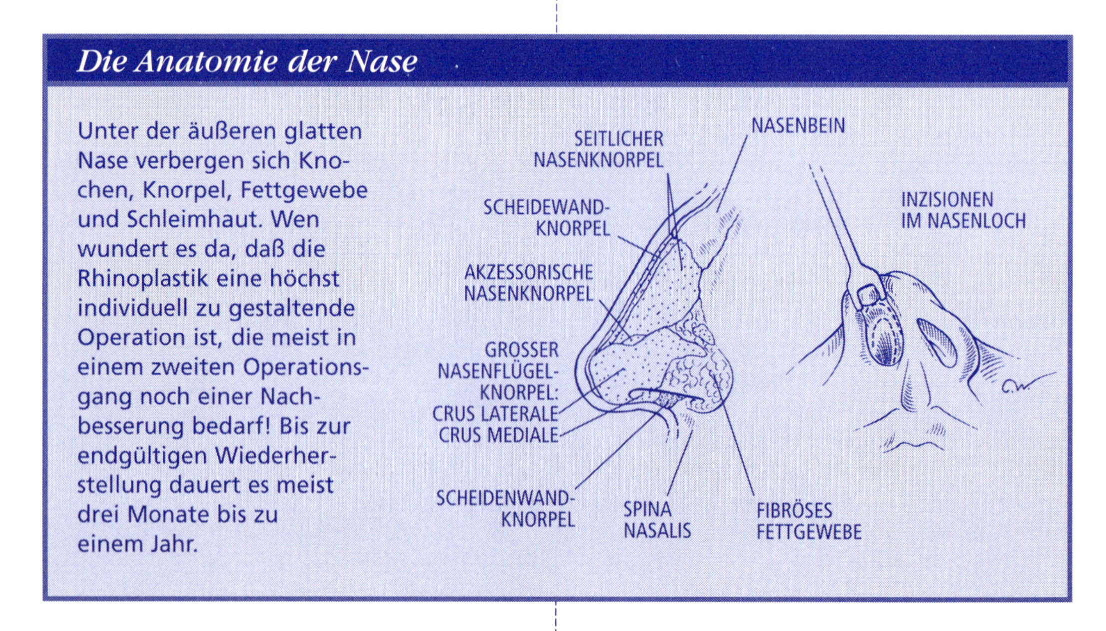

Die Anatomie der Nase

Unter der äußeren glatten Nase verbergen sich Knochen, Knorpel, Fettgewebe und Schleimhaut. Wen wundert es da, daß die Rhinoplastik eine höchst individuell zu gestaltende Operation ist, die meist in einem zweiten Operationsgang noch einer Nachbesserung bedarf! Bis zur endgültigen Wiederherstellung dauert es meist drei Monate bis zu einem Jahr.

Nase einfach nur zu groß finden oder Atembeschwerden haben.
Anhand eines Nasenmodells beschreibt Ihnen der Chirurg, wo etwas weggenommen wird, was vielleicht vergrößert wird und was unverändert bleiben sollte. Wenn Sie Ihre Nase ohnehin zu groß finden, wird es Sie erstaunen, wenn der Chirurg dann auch noch eine Vergrößerung vorschlägt. Doch ein bißchen mehr hier oder da kann einen anderen Teil der Nase kleiner erscheinen lassen, ohne daß die Atemwege dadurch beeinträchtigt werden.
Manchmal ist eine zweite Operation nötig, um das Ergebnis der ersten zu modifizieren oder weitere Veränderungen vorzunehmen, nachdem die Nase geheilt ist. Außerdem lassen sich manche Erscheinungen nur stufenweise korrigieren, damit immer ein Luftweg offenbleibt.
Die Rhinoplastik kann auf vielerlei verschiedene Weisen vorgenommen werden. Da sich über die tatsächliche Anatomie der Nase, ihre Größe und Beschaffenheit oft erst Klarheit gewinnen läßt, nachdem die Nase operativ eröffnet wurde, kann es möglich sein, daß nach Operationsbeginn noch kurzfristig umdisponiert werden muß, z. B. hinsichtlich der gewählten Operationstechnik.

Nach der Operation

Wenn Sie nach der OP zu sich kommen, werden Sie einen dicken Verband um die Nase haben, dazwischen schauen Plastikröhren, sogenannte Saugkatheter, hervor, die die Nasenwege offenhalten. Je nach Art des Eingriffs und Umfang der Blutung bleiben die Tamponaden 24 Stunden bis zu einer Woche in der Nase.
Bei verschiedenen Verfahren kommt es häufig zu teilweise erschreckend starken Blutungen. Infektionen treten nur selten auf. Die Tampons werden manchmal mit Salben imprägniert, vor allem wenn sie mehrere Tage oder länger in der Nase bleiben müssen.
Bis zur kompletten Heilung kann es ein ganzes Jahr dauern. Noch Wochen nach der Operation kann die Nase verengt sein. Die äußere Hautschicht fühlt sich hart an und bleibt bis zu drei Monate, manchmal sogar bis zu einem Jahr lang unbeweglich. Die frontal zu sehende Schwellung klingt nur langsam ab, bis dahin sieht die Nase dicker aus, als sie am Ende sein wird.
Manchmal bedarf es eines zweiten Eingriffs, um die letzten Feinheiten in Sachen Funktion und Aussehen auszuarbeiten. In einem solchen Fall wird der Termin für die Nachbehandlung nach der kompletten Heilung angesetzt, gewöhnlich nach sechs Monaten bis zu einem Jahr.
Wer mit realistischen Erwartungen an die Operation herangeht, kann mit seiner »neuen« Nase zufrieden sein. Wer dagegen das Unmögliche erwartet, wird mit Sicherheit enttäuscht sein.

Brustvergrößerung

Große Brüste – ein weibliches Attribut, mit dem sich nicht nur die Medien immer wieder beschäftigen – können für Frauen, die die Natur weniger großzügig bedacht hat, Anlaß für Minderwertigkeitskomplexe sein. Eine Brustvergrößerung mag bei manchen Frauen das Selbstbewußtsein stärken – sie ist aber ganz gewiß nicht der Schlüssel zum Glück und löst auch keine emotionalen oder psychischen Probleme.
Erstmals Furore machte die Brustvergrößerungsoperation 1963, als die Silikongelprothese entwickelt wurde. Im Laufe der Jahre wurde dann eine Vielzahl verschiedener Implantate auf den Markt gebracht. Grundsätzlich kann man zwischen Silikongelprothesen und sogenannten aufblasbaren Prothesen wählen, die einen Ballon enthalten, der mit physiologischer Kochsalzlösung aufgefüllt wird. Darüber hinaus gibt es Kombinationsprothesen mit einem gelhaltigen Kern und einer äußeren aufblasbaren Schicht. Abgesehen davon, daß

die aufblasbaren Prothesen von vielen als sicherer als die Silikongelprothesen angesehen werden, ist bei ihnen die Gefahr einer Verhärtung seltener. Nachteil ist allerdings, daß sie nicht so weich wie die mit Silikongel gefüllten Prothesen sind und sie, wenn sie undicht werden, ihr Volumen verlieren und ausgetauscht werden müssen.

Die Sicherheit der Silikongelprothesen ist immer noch umstritten, wenngleich es keinen eindeutigen wissenschaftlichen Nachweis für eine ernstzunehmende Gesundheitsgefahr gibt. Solange aber die Frage, inwieweit bei Undichtigkeit aus der Prothese austretendes Silikon für die Enstehung von Kapselfibrosen und noch erheblich schwerwiegenderen Gesundheitsrisiken von Bedeutung ist, nicht geklärt ist, sollte den mit Kochsalz gefüllten oder den Kombinationsprothesen der Vorzug gegeben werden.

Vorbereitung und Planung

Bei der Eingangsuntersuchung für eine Brustvergrößerung wird die komplette Anamnese erhoben. Gefragt wird nach früheren Brusterkrankungen, Zysten oder Brustschmerzen und -empfindlichkeit. Informationen über Lebensweise und Freizeitbeschäftigungen helfen dem Chirurgen bei der Auswahl einer typgerechten und zum Lebensstil passenden Brustform.

Als nächstes steht eine gründliche Untersuchung der vorhandenen Brust an. Untersucht wird, ob die Brüste gleich aussehen (symmetrisch sind) und wie elastisch die Haut ist, um beurteilen zu können, ob sie sich der neuen Brustform anpassen kann. Angeborene Fehlbildungen und auffallende Narben werden protokolliert. Festgestellt wird auch, in welchem Winkel der Busen zum Brustkorb steht, um die möglichen Folgen schwererer Brüste abzuschätzen.

Wird bei der körperlichen Untersuchung ein Tumor oder irgendeine andere Auffälligkeit festgestellt oder weist die Krankengeschichte eine möglicherweise bedenkliche Störung auf, werden zunächst weitere Untersuchungen angeordnet.

Die psychische Beurteilung ist genauso wichtig, wie es die körperlichen Befunde sind. Manche Frauen haben unrealistische Vorstellungen und halten neue Brüste für die Lösung all ihrer Probleme. Jeder Arzt, der die Vermutung hegt, die Patientin erwarte zuviel von der Operation oder könne psychisch labil sein, wird die Operation verschieben und eine psychologische Beratung empfehlen.

Die Oberweite läßt sich nicht einfach frei wählen. Viel hängt vom Gewicht der Patientin ab. Bei einer sehr schmalbrüstigen Frau beispielsweise mit sehr straffer Haut läßt sich die Brustgröße erst einmal nur geringfügig vergrößern. Hatte die Haut dann Zeit, sich zu dehnen, kann sich daran eine zweite Operation anschließen. Eine schwere Frau dagegen stellt selbst nach Implantation einer großen Brustprothese vielleicht nur eine geringfügige Änderung ihres Brustumfangs fest.

Wichtig ist, daß Sie und der Chirurg sich hinsichtlich der Zielsetzung bei der Mammaplastik einig sind. Und, berücksichtigt der Chirurg auch sicherlich Ihre Wünsche, so wird die letzte Entscheidung bezüglich Größe und Umfang der Prothese doch oft erst während der OP getroffen. Viele Chirurgen vermeiden im allgemeinen zu große Prothesen, die leicht unnatürlich aussehen.

In dem Aufklärungsgespräch werden Sie über die Schnittführung und die Art der Narkose, wo und wie die Operation durchgeführt wird, über mögliche postoperative Probleme und anstehende Nachbehandlungen informiert. Sodann werden beide Brüste von vorn und von jeder Seite fotografiert. Sie dürfen die letzten zwei Wochen vor der Behandlung keine Acetylsalicylsäure mehr einnehmen und in der letzten Woche vor und der ersten Woche nach der Operation nicht rauchen. Durch die Einnahme von Acetylsalicylsäure könnten Blutungen mit ernsthaften Komplikationen ent-

Drei Möglichkeiten der Schnittführung

Für die Implantation der Brustprothese gibt es drei Möglichkeiten der Schnittführung mit folgenden Vor- und Nachteilen:

- Submammär – in der Falte unterhalb der Brust. Das ermöglicht einen langen Schnitt mit besserem Zugang zur Brust. Damit lassen sich beim Präparieren der Brusttasche Blutgefäße und Drüsengänge besser umgehen. Die Narbe wird durch die natürliche Brustfalte verdeckt.
- Periareolär – um den Warzenhof herum. Die Narbe wird durch die dunklere Haut des Warzenhofs kaschiert. Bei einem kleinen Warzenhof jedoch ist der Schnitt möglicherweise nicht groß genug, um die Prothese einzulegen.
- Axillär – unter dem Arm. Die Narbe wird vom Arm verdeckt. Nachteil: Es müssen mehr Gewebeschichten durchschnitten werden, um zum Zentrum der Brust zu gelangen. Die Blutungskontrolle kann schwieriger sein.

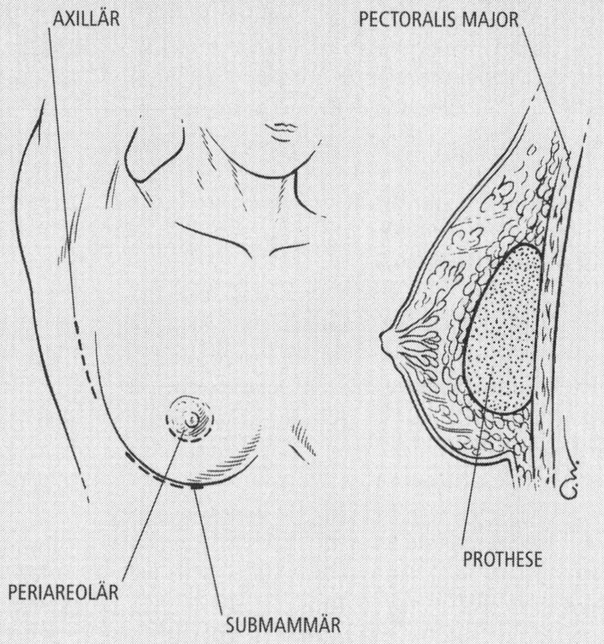

stehen. Rauchen kann Husten verursachen, wodurch Druck auf die Brust ausgeübt wird. Außerdem bewirkt es eine Verengung der Blutgefäße, die zu Bluthochdruck und vermehrter Blutungsneigung führen kann.

Die Operation

Während der Operation präpariert der Chirurg als erstes eine Tasche in der Brust, in die er die Brustprothese einschiebt. Im allgemeinen wird eine Vollnarkose bevorzugt, wenngleich auch eine Lokalanästhesie möglich ist.

Der Einschnitt selbst kann an drei verschiedenen Stellen vorgenommen werden (siehe Kasten oben). Viele Chirurgen ziehen den submammären Schnitt vor, weil er einen guten Zugang ermöglicht und eine nur dünne Narbe hinterläßt.

Nach Freipräparieren der Tasche entscheidet der Chirurg, welche Größe die Prothese haben soll. Mit Hilfe einer Auswahl steriler Prothesennachbildungen verschiedener Größen kann der Chirurg die richtige Größe buchstäblich anprobieren. Die beiden ausgewählten Interimsprothesen werden in die Brusttasche eingeführt und so lange sanft manipuliert, bis die Brüste natürlich aussehen. Beide Brüste werden dann aus allen

Blickwinkeln auf die richtige Paßform der Prothesen hin begutachtet. Als nächstes wird die Patientin in eine mehr senkrechte Position gebracht. Die Brustwarzen werden von beiden Seiten von oben angestrahlt, und das Operationsteam nimmt vom Fußende des OP-Tisches eine weitere Inspektion vor. Danach wird die Patientin wieder in die Waagerechte gebracht und die Interimsprothesen durch die richtigen ersetzt.

Nach der Operation

Nach 24 Stunden werden die Verbände abgenommen, jetzt ist normalerweise auch Baden oder Duschen erlaubt. Rauchverbot besteht noch eine ganze Woche nach der Operation. Mit anstrengender körperlicher Betätigung sollte bis zu drei Wochen nach der Operation gewartet werden. Die Prothesen sollen ein- oder zweimal am Tag hoch und seitwärts verschoben werden. Fäden werden sieben bis zehn Tage nach der Operation gezogen.

Durch verbesserte OP-Techniken gehört ein Großteil der Probleme, die früher häufig nach einer Brustvergrößerung auftraten, der Vergangenheit an. Infektionen und Hämatome kommen heute nur noch selten vor. Möglich ist ein leichtes Mißempfinden, Taubheitsgefühl und Narbenschwellung. Die Haut kann äußerst berührungsempfindlich sein oder Sensibilitätsstörungen aufweisen.

Manche Komplikationen gehören zum normalen Heilungsprozeß. So können sich beispielsweise Haut und Gewebe um die Prothese herum zusammenziehen oder anspannen, so daß die Prothesentasche zu klein zu sein scheint und sich die Prothese härter als erwartet anfühlt. Dies tritt oft innerhalb von sechs bis zwölf Monaten nach der Operation auf und ist eine natürliche Reaktion des Körpers auf einen Fremdkörper. Nötigenfalls läßt sich hier chirurgisch nachbessern. Eine Kapselfibrose, die die Brust deformiert, muß in jedem Fall operativ beseitigt werden.

Brustverkleinerung

Schwere Brüste verursachen oft Nacken- und Rückenschmerzen. Die Büstenhalterränder können schaben und drücken. Unter sehr schweren Brüsten können sich in den Hautfalten Ausschlag und Hautirritationen entwickeln. Verschlimmert wird dieses durch Schwitzen bei feuchtheißem Wetter.

Durch sehr große Brüste können psychische und soziale Probleme entstehen, vor allem bei sportlichen Aktivitäten. Viele Frauen fühlen sich dann auch im Berufsleben nicht ernstgenommen.

Eine Mammareduktion, so der Fachbegriff für diese Operation, steht nicht etwa im Zeichen der modernen Fitneßwelle der neunziger Jahre, sondern soll tatsächlich schon Mitte des 15. Jahrhunderts durchgeführt worden sein. Im Idealfall wird sie bei jungen Frauen, die auf die 20 zugehen oder Anfang 20 sind, nach Abschluß des Brustwachstums durchgeführt. In vielen Fällen wäre eine solche Operation aber sicherlich auch schon bei jüngeren Mädchen angezeigt, die psychisch sehr unter ihrer Andersartigkeit leiden. Der Operationsnutzen würde auch eine Nachbehandlung wegen des noch nicht abgeschlossenen Brustwachstums rechtfertigen.

Es gibt auch Frauen, die sich noch mit 60 und 70 Jahren zu einer Brustverkleinerung entscheiden. Der physische Nutzeffekt ist auch im Alter noch groß, da es mit zunehmendem Alter dem Knochengerüst immer schwerer fällt, sehr schwere Brüste zu tragen.

Planung und Vorbereitung

Vor der Operation wird mit Hilfe einer Mammographie das Vorliegen von Knoten oder Tumoren ausgeschlossen. Einige Monate nach der Operation wird eine weitere Mammographie zum Vergleich mit späteren Röntgenbildern vorgenommen.

Bei der Reduktionsplastik werden große Mengen Brustgewebes, das voller Blutgefäße und Kapillaren ist, entfernt. Da die Operation mit einem beträchtlichen Blutverlust verbunden sein kann, wird den Frauen meist angeraten, vor der Operation zwei Eigenblutkonserven anzulegen. Erweist sich dann während der Operation eine Transfusion als erforderlich, kann diese damit erfolgen.

Die Operation

Zu Beginn der Operation sitzt die Patientin auf dem OP-Tisch oder auf einem Schemel, der Chirurg zeichnet dann die Schnittführung auf. Die Operation selbst hängt von den Techniken ab, die zur Entfernung der Haut und des Gewebes gewählt werden sowie von der Lokalisation und dem geplanten Aussehen der Narben. Das Gewebe wird beiderseits eines senkrechten Streifens, der Warzenhof und Warze umfaßt, entfernt. Dieser Haut- und Gewebestreifen, der über die gesamte Länge der Brust, von oben bis unten, verläuft, wird Stiellappen genannt. Der Stiellappen schützt Nerven und Blutversorgung der Warze und des Warzenhofs.

Zum Schluß wird das aus jeder Brust entfernte Gewebe, das Resektat, gewogen und die Gewichte beider Seiten verglichen, so daß ein eventueller Seitenunterschied ausgeglichen werden kann. Die endgültige Größe und Symmetrie hängt aber letztlich von dem ab, was bleibt, und nicht so sehr von dem, was entfernt wurde.

Sobald genügend Gewebe entfernt wurde, verschiebt der Chirurg Brustwarze und Warzenhof in die neue Position und beginnt, die Nähte um die Brust herum zu schließen. Wirkt dabei eine Brust voller als die andere, kann jetzt noch Gewebe entnommen werden.

Das Anzeichnen vor der Operation ist entscheidend am Operationsergebnis beteiligt. Werden Brustwarze und Warzenhof zu hoch plaziert, wirken sie unnatürlich. Jede Brust hat die Tendenz, sich zu senken – das muß der Chirurg schon vorher mitberücksichtigen. Im Verlauf der Zeit und aufgrund der Schwerkraft verschiebt sich das Brustgewebe, der Brustumfang verlagert sich damit und läßt Brustwarze und Warzenhof falsch plaziert aussehen. Dieses Problem läßt sich, wenn auch nur unter Schwierigkeiten, mit einem zweiten Eingriff korrigieren.

Nach der Operation

Direkt nach der Operation vergewissert sich der Chirurg, ob das Gewebe von Brustwarze und Warzenhof die Operation unbeschadet überstanden hat. Deren Blutversorgung läßt sich anhand ihrer Farbe überprüfen. Während der Operation läßt sich zur Kontrolle über Injektion eines Fluoreszein-haltigen Färbemittels der Blutfluß durch die Brüste überprüfen.

Die Patientin kann bereits am zweiten postoperativen Tag das Krankenhaus verlassen. Während der nächsten zwei Wochen muß sie einen Baumwollbüstenhalter tragen, in der ersten Woche auch nachts.

Brustwarzentransplantation

Bei diesem Verfahren wird ein Großteil der Brust entfernt, das verbleibende Gewebe neu in Form gebracht, und Brustwarze und Warzenhof werden auf die neue Brust transplantiert.

Beide werden zuerst zügig entfernt und auf einen feuchten, mit Kochsalzlösung getränkten Schwamm gelagert. Der Chirurg entfernt dann einen Großteil des Brustgewebes, präpariert eine Höhle bzw. Tasche in der Brust und schiebt das verbleibende Brustgewebe dort hinein. Die Haut wird um die neue Brust, die beim Vernähen der Haut Form gewinnt, zusammengefaßt. Brustwarze und Warzenhof werden an Ort und Stelle eingenäht. Die Hauptgefahr bei dieser Operation liegt darin, daß zuviel Brustgewebe entfernt wird, so daß zum Formen der neuen Brust nicht genug übrigbleibt.

Ein Vorteil dieser freien Mamillentransplantation ist, daß der Chirurg so praktisch von

Kommt die Körperkonturformung für Sie in Frage?

Sind Sie ...	Und leiden Sie an ...	Könnten Sie ...
unter 20 Jahre, mit fester, straffer Haut	unregelmäßig angelegten Fettpölsterchen an einer oder mehreren Stellen	eine Liposuktion in Erwägung ziehen; für eine Operation kommen Sie auf keinen Fall in Frage.
zwischen 20 und 35 Jahre, gut erhalten, mit straffer Haut und ohne starke Cellulite	Fettpölsterchen	es mit Liposuktion versuchen; bei größeren Fettpolstern läßt sich durch mehrere Eingriffe in jeweils sechsmonatigem Abstand die Haut straffen.
in welchem Alter auch immer	schlaffer Haut	eine Operation zur Straffung und Konturengebung in Erwägung ziehen; haben Sie auch Fettpölsterchen, kommt außerdem auch eine Liposuktion in Frage.

Null anfangend eine attraktive Brust frei formen kann. Sie ist besonders für Frauen mit extrem großen Brüsten geeignet. Da diese Operation sehr schnell durchgeführt werden kann, ist die Narkose nur kurz angelegt und der Blutverlust minimal.
Ein weiterer Vorteil dieses Verfahrens bei Frauen mit extrem großen Brüsten ist, daß es bei umfangreicher Gewebeentfernung ausgesprochen schwierig werden kann, den Lappenstiel zu schützen. Außerdem kann in diesen Fällen die Neuformung der Brust um den Lappenstiel herum ein in bezug auf Aussehen und Form der neuen Brust enttäuschendes Ergebnis haben.
Dennoch hat die Mamillentransplantation auch Nachteile: Brustwarze und Warzenhof sehen oft unnatürlich aus und können starke Gewebeschädigung erleiden. Ihre Farbe wird blasser, was vor allem bei Frauen mit dunklerem Teint ein Problem ist. Die Brustwarze wird völlig unempfindlich und richtet sich bei Stimulierung nicht mehr auf. Stillen ist nicht mehr möglich, da die Milchgänge zu stark manipuliert oder sogar völlig entfernt wurden.
Dieses Verfahren ist bei Frauen, bei denen Warze und Hof mehr als 15 Zentimeter nach oben verschoben werden müssen, der normalen Reduktionsplastik vorzuziehen.

Brustlifting

Eine der eher angenehmen Folgen einer Mammareduktionsplastik ist, daß die neu modellierten Brüste höher und fester sitzen. Mit Hilfe der Mastopexie wird die zuvor verkleinerte Brust in ihre neue Position gehoben. Die Mastopexie läßt sich auch einsetzen, um die Folgen der Schwerkraft auszugleichen.
Das Alter schmeichelt der weiblichen Brust nicht gerade. Die Haut dehnt sich, der Umfang nimmt ab, die Brust verliert ihre Festigkeit und beginnnt zu hängen. Schwangerschaft, Gewichtsabnahme, Stillen und Menopause beschleunigen den natürlichen Alterungsprozeß der Brust noch. Eventuelle Schwangerschaftsstreifen lassen die Brust schlaffer aussehen, als sie tatsächlich ist. Ein schneller Gewichtsverlust kann denselben Effekt haben.
Die Mastopexie wird unter Lokalanästhesie stationär durchgeführt. Die richtige Plazierung der Brustwarze ist der wichtigste Teil der Operation. Nachdem der neue Sitz ausgewählt wurde, markiert der Chirurg die

neue Form des Warzenhofs, der sich mit der Zeit genau wie der Rest der Brust dehnt. Würde der Hof nicht verkleinert werden, würde er später einen unverhältnismäßig großen Anteil der neu gestrafften Brust einnehmen.
Aber auch die Mastopexie kann die Wirkung der Schwerkraft nicht auf Dauer aufheben. Etwa sechs Monate nach der Operation ist mit einem ersten Absacken der Brust zu rechnen – dem der Chirurg meist prophylaktisch zu begegnen versucht, indem er von vornherein etwas stärker strafft. Sacken die Brüste schon direkt nach der Operation oder später zu stark ab, kann in der Praxis eine kleine Nachkorrektur vorgenommen werden. Frauen, die vor der Operation unter starken Hängebrüsten gelitten haben, werden einer der Reduktionsplastik ähnlichen brustumformenden Operation unterzogen. Bei anderen Frauen wird eine Brustvergrößerung in Kombination mit einer Mastopexie vorgenommen.
Nach der Operation muß die Patientin sechs Wochen lang Tag und Nacht einen Büstenhalter tragen, der die Funktion eines Verbandes übernimmt und gleichzeitig Halt gibt. Am Anfang können die Brüste relativ flach aussehen, die Brustwarzen können nach unten zeigen. Das korrigiert sich jedoch im allgemeinen innerhalb von wenigen Monaten von selbst. Die Narben lassen sich zum Großteil in den natürlichen Brustfalten verbergen.

Körperkonturformung

Unter den Begriff der Körperkonturformung oder Torsoplastik fallen verschiedene Operationen, die die Umformung von Körperpartien, z. B. Brüste, Bauch, Gesäß, Oberschenkel, Lenden und Oberarme, zum Ziel haben.
Die Körperkonturformung kann in einem einzigen Operationsgang oder in verschiedenen Phasen durchgeführt werden. Die Entscheidung darüber hängt von Faktoren wie Alter, Gewicht, allgemeiner gesundheitlicher Verfassung und der Menge des zu entfernenden Gewebes ab.
Eine komplette Torsoremodellierung dauert fünf bis sechs Stunden. Wegen des zu erwartenden hohen Blutverlusts sollten Frauen, für die drei oder mehr Eingriffe sowie eine Fettabsaugung geplant sind, vor der Operation mindestens zwei Konserven Blut für eine Eigenbluttransfusion abgeben.
Bei Frauen über 50 Jahren wird die Operation gewöhnlich in zwei Phasen mit mindestens dreimonatigem Abstand voneinander durchgeführt.
Die Liposuktion, bei der Fettgewebe abgesaugt wird, ist ein wesentlich schnelleres und weniger invasives Verfahren als die traditionelleren Techniken.
Die verschiedenen Verfahren der Körperkonturformung gehen in den Grundzügen alle nach demselben Muster vor: Der Chirurg macht einen Schnitt, löst die Haut vom Muskel- und restlichem Gewebe, entfernt, was zu entfernen ist, bringt die Haut wieder an Ort und Stelle, schneidet eventuell überhängende Haut weg und schließt die Wunde.
Die Bauchdeckenplastik oder Fettschürzenentfernung strafft die Bauchhaut, verleiht ihr wieder Elastizität und entfernt Dehnungsstreifen. Lendenkorrekturen straffen schlaffes Gewebe zwischen Taille und Gesäß. Eine Gesäßoperation läßt die Pobacken kleiner aussehen, strafft sie, entfernt die durch jahrelange Gewichtsschwankungen nach oben und unten verursachten Grübchen und Dellen und verbessert ingesamt ihre Form. Ähnlich strafft eine Oberschenkel- und Oberarmkorrektur schlaffe Haut und entfernt überflüssiges Fett mit Hilfe der Liposuktion. Diese Operationen lassen sich beliebig kombinieren. Eingriffe an Brust und Bauch sind bei weitem die gefragtesten.
Gewöhnlich werden während der Operation und bis zu fünf Tage postoperativ intravenös Antibiotika verabfolgt. Nach einer

Bauchdeckenplastik wird zum Abfluß der Wundflüssigkeit eine Vakuumdrainage gelegt. Die Drainage bleibt fast die ganze Zeit während des Krankenhausaufenthalts, das sind drei Tage oder länger, an Ort und Stelle.

Nach einer Brustverkleinerung, Bauchdeckenplastik oder Lendenkorrektur muß vier Wochen lang ein Büstenhalter bzw. elastischer Gürtel getragen werden. Nach der Liposuktion muß der Gürtel zehn Tage lang getragen werden.

Nach der Krankenhausentlassung sollte die Patientin den Rest der Woche zu Hause bleiben und sich schonen. In der zweiten Woche kann sie aus dem Haus gehen – doch Vorsicht vor Überanstrengung. Die meisten Frauen können in der dritten Woche ihren normalen Alltagsverrichtungen, darunter auch Autofahren, wieder nachgehen. Vier Wochen nach der Operation können sie schon wieder Schwimmen gehen und nach acht Wochen leicht Sport treiben. Sonnenbäder sind in den ersten vier Monaten nach der Operation wegen der Gefahr schwerer Verbrennungen strengstens verboten.

Die Entscheidung liegt bei Ihnen

Wie Sie sehen, ist die plastische Chirurgie kein Kinderspiel. Eine Gesichtsstraffung unterbricht Ihr Alltagsleben für Wochen oder gar Monate, bis Sie wieder ganz auf dem Damm sind. Eine Nasenkorrektur kann bis zur kompletten Heilung bis zu einem Jahr dauern. Doch immer mehr Frauen entscheiden für sich, daß die Aussicht auf einige Jahre besseren Aussehens die zu erwartenden Schmerzen und Unannehmlichkeiten mehr als aufwiegen.

Ob diese Operation auch etwas für Sie ist, können letztlich nur Sie und Ihr Arzt entscheiden.

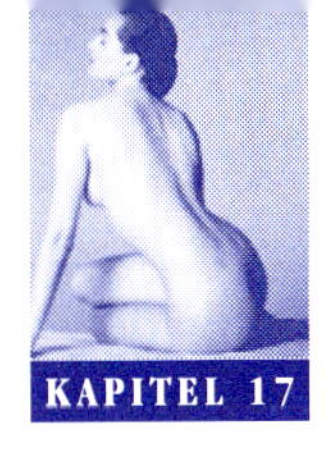

FRUCHTBARKEIT UND FAMILIENPLANUNG

Wie der Fortpflanzungsapparat funktioniert

Die menschliche Fortpflanzung, ein schon immer interessantes Thema, ist nicht nur Stoff im Biologieunterricht der Schule. Es ist in neuester Zeit vielmehr gewissermaßen zum Lieblingskind der Massenmedien avanciert, zum Thema unzähliger TV-Talk-Shows und Leitartikel in der geschriebenen Presse. Mit jedem neuen medizinischen Fortschritt im Bereich der Fruchtbarkeit und Familienplanung schlugen die Wellen noch höher. Immer mehr bislang Unvorstellbares scheint machbar.

Und so werden wir bzw. unsere Kinder heute schon von der Grundschule an mit einer wahren Flut von Information – manche fundiert, andere nicht – über Menstruation und Menopause, Empfängnis und Empfängnisverhütung überschüttet.
Über alle Punkte zu sprechen, ist hier zwar nicht möglich. Kennen Sie aber die Funktionsweise des menschlichen Fortpflanzungsapparats zumindest in den Grundzügen, verfügen Sie bereits über ein brauchbares Basiswissen.

Ein kurzer Überblick über die weiblichen Fortpflanzungsorgane

Beginnen wir mit den äußeren Geschlechtsorganen, der Vulva, die vom Schambereich bis zum Rektum verläuft. Zwei fettreiche, fleischige Gewebefalten umschließen die Öffnung der Vagina und der Harnröhre: die *Labia majora pudendi* oder große Schamlippen und die darunter sitzenden *Labia minora pudendi* oder kleinen Schamlippen. Die Klitoris oder der Kitzler ist ein relativ kurzes Organ (weniger als 2,5 cm lang), das von einer Art fleischigen Kappe geschützt wird. Wird die Klitoris sexuell stimuliert, erigiert sie wie ein Penis. Der Hymen, das Jungfernhäutchen am Scheideneingang, dehnt sich bei Einführen eines Tampons und reißt gewöhnlich beim ersten Geschlechtsverkehr mehr oder weniger tief ein und ist später für zwei Finger gut durchgängig.

Die Vagina

Die Vagina ist ein acht bis zehn Zentimeter langer, dehnbarer muskulös-bindegewebiger Schlauch, der die äußeren Geschlechtsorgane mit dem Uterus verbindet. Im Fortpflanzungsprozeß hat die Vagina zwei Funktionen: Zum einen nimmt sie während des Geschlechtsverkehrs das männliche Glied und das Sperma auf; etwa neun Monate nach der Empfängnis gleitet durch sie als Geburtskanal der neue Erdenbürger ans Licht der Welt.

Die Zervix

Die Vagina endet in der Zervix, dem unteren Teil der Gebärmutter. Auch die Zervix hat zwei Funktionen bei der Fortpflanzung. Nach dem Geschlechtsverkehr gelangen die Spermien aus der Vagina in Zervix und Uterus, um zu den Eileitern zu wandern. Wenn sie auf eine Eizelle treffen, kann eine Befruchtung stattfinden. Die Zervix ist mit Schleimhaut ausgekleidet, deren Sekret in Menge und Beschaffenheit von den monatlichen Konzentrationsschwankungen der beiden wichtigsten weiblichen Sexualhormone Östrogen und Progesteron bestimmt wird.

Niedrige Östrogenspiegel vermindern das Zervixsekret und erhöhen seine Viskosität, womit den Spermien der Durchgang zu den Eileitern erschwert wird. Sobald die Eizelle jedoch reif für eine Befruchtung ist und die Östrogenspiegel ansteigen, wird der Schleim dünner und schlüpfriger und bietet

Die gynäkologische Anatomie

Tief im Becken liegen die weiblichen Fortpflanzungsorgane, die eine Empfängnis und Schwangerschaft ermöglichen. Wie Sie hier sehen können, bildet die Zervix den Übergang von der Vagina zum Uterus, in dem die befruchtete Eizelle neun Monate lang genährt wird und zum reifen Fetus heranwächst. Oben auf dem Uterus befinden sich die Ovarien oder Eierstöcke, in der alle Eizellen der Frau angelegt sind. Die Tuben oder Eileiter, in denen die Befruchtung der Eizelle stattfindet, sind enge, die Eierstöcke mit dem Uterus verbindende Gänge.

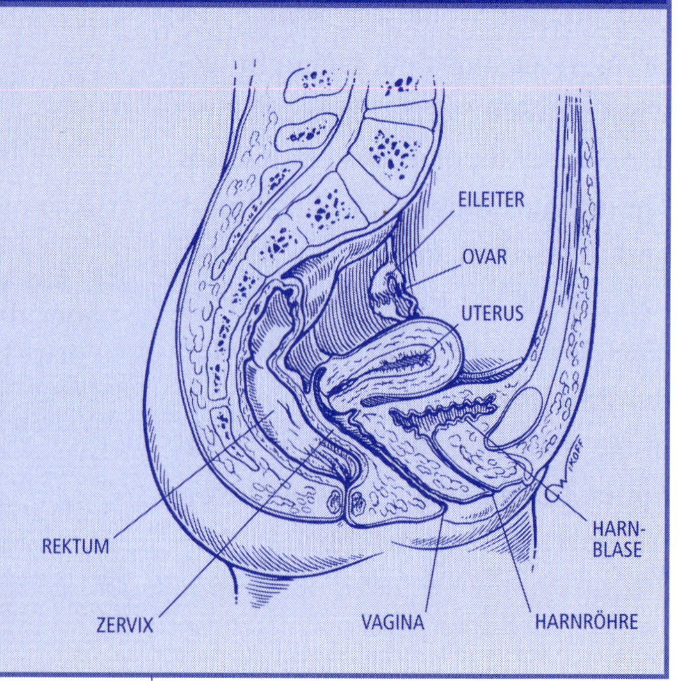

Der Uterus im Detail

Zu sehen sind die dicken muskelstarken Wände – die bei Geburtsreife des Fetus von so entscheidender Bedeutung sind – und die üppige Schleimhautauskleidung, das Endometrium, das die sich entwickelnde Eizelle nährt. Von diesem Blickwinkel aus ist auch zu sehen, wie die Eileiter die Ovarien mit ihren fransenartigen Fimbrien umfaßt halten – bereit, eine reife Eizelle vom Eierstock zum Uterus zu transportieren.

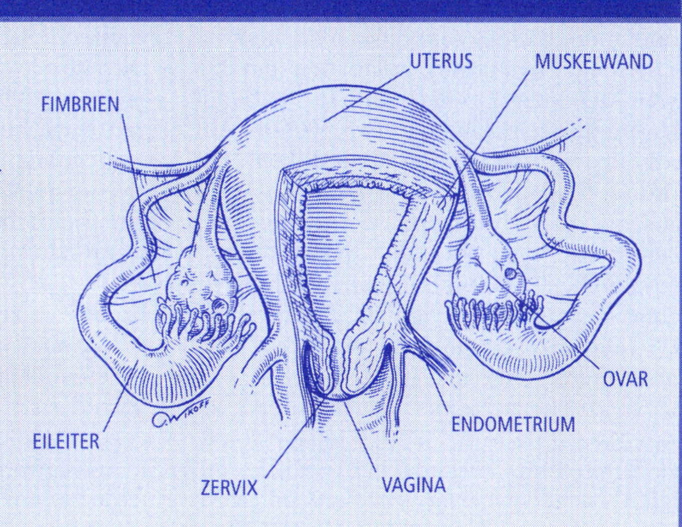

den Spermien optimale Bedingungen zum Eindringen. (Dieses Prinzip machen sich Antibabypille, Depotinjektionen und Hormonimplantate zunutze, die für wenig dickes und wenig spinnbares Zervixsekret sorgen und damit die Penetration der Spermien erschweren.)
Am Ende der Schwangerschaft stellt die Zervix für das Baby den wichtigen, letzten Übergang vom Uterus zur Vagina dar. Der Zervixkanal kann sich während des Geburtsvorgangs auf etwa das Fünfzigfache seines normalen Umfangs erweitern.

Der Uterus

Der Uterus bzw. die Gebärmutter ist ein muskelstarkes, birnenförmiges Organ, das neun Monate lang das sich entwickelnde Kind trägt. Der Uterus dehnt sich während der Schwangerschaft auf das Zehn- bis Zwanzigfache seiner Größe aus.
Jeden Monat unterliegt die Schleimhaut des Uterus zyklischen Veränderungen: Zuerst baut sich die Schleimhaut zur Aufnahme einer befruchteten Eizelle auf, um dann bei ausbleibender Empfängnis in einem monatlich wiederkehrenden Prozeß, der Menstruation, zusammen mit Blut durch die Vagina abgestoßen zu werden.

Die Eileiter

Die Eileiter oder auch Tuben verbinden den Uterus mit den Ovarien, in denen die Eizellen angelegt sind. Sie sind im Durchschnitt 11 bis 14 Zentimeter lang und haben je nach Abschnitt einen unterschiedlichen Durchmesser, der von 2,5 Zentimeter im Bereich der Eierstöcke bis weiter bauchwärts zu nicht mehr als 2 bis 3 Millimeter reicht.
Der trichterförmige Teil in der Nähe der Ovarien umfaßt zirka 20 bis 25 fransenartige Gebilde, von denen eines am oberen Eierstockpol befestigt ist und jeden Monat für den Abtransport der durch den Eisprung freigewordenen Eizelle sorgt.

Die Ovarien

In den Ovarien oder Eierstöcken sind die Eizellen angelegt. Sie gehören mit zu den ersten Organen, die bei der Entwicklung eines weiblichen Fetus gebildet werden. Um die 20. Schwangerschaftswoche herum enthalten die Gebilde, die einmal die Eierstöcke werden sollen, etwa sechs bis sieben

Millionen potentielle Eizellen. Von diesem Zeitpunkt an beginnt ihre Zahl schnell abzunehmen. Ein neugeborenes Mädchen hat in beiden Eierstöcken zusammen ein bis zwei Millionen Eizellen. Bis zur Pubertät schrumpft diese Zahl auf etwa 300 000. Auf jede Eizelle, die heranreift und beim Eisprung freigegeben wird, kommen etwa tausend, die absterben, so daß bis zur Menopause nur noch ein paar tausend übrigbleiben. Während der fruchtbaren Jahre einer Frau werden im Durchschnitt 300 reife Eizellen für eine potentielle Befruchtung bereitgestellt.

Bis zur Pubertät bleiben die Eierstöcke inaktiv. Wenn dann der Fortpflanzungsapparat durch eine Kaskade von Substanzen, den Geschlechtshormonen, aktiviert wird, beginnen jeden Monat etwa 20 Eizellen, von denen jedes in einem kleinen Bläschen, dem sogenannten Follikel, steckt, zu reifen. Unter dem Einfluß der Geschlechtshormone setzt sich einer der Follikel durch, während sich die anderen zurückbilden. Die Eizelle in dem dominanten Follikel oder Graaf-Follikel wächst bis zur endgültigen Reife heran, wird dann vom Eierstock freigegeben und gelangt mit Hilfe des Fimbrientrichters in den anliegenden Eileiter, um befruchtet oder aber vom Körper während der Menstruation ausgestoßen zu werden.

Kommt es zur Befruchtung, so findet diese gewöhnlich im Eileiter statt, wenn die Eizelle ein Drittel ihres Weges hinter sich hat. Sobald sich eine Samenzelle mit einer Eizelle vereinigt, setzt deren gallertartige Hülle Substanzen frei, die das Eindringen weiterer Spermien verhindern.

Das Corpus luteum

Die befruchtete Eizelle setzt ihren Weg

Vom Follikel zum Gelbkörper

Jeden Monat beginnen etwa 20 Eizellen in den Eierstöcken zu reifen. Jede reift in einem kleinen Follikel heran, dessen Wachstum durch das Hormon (FSH) stimuliert wird. Der dominante Follikel setzt eine immer größer werdende Menge Östrogen frei, das die Uterusschleimhaut auf die Aufnahme einer Eizelle und damit eine Schwangerschaft vorbereitet. Nachdem eine reife Eizelle ihre Wanderung durch den Eileiter begonnen hat, entwickelt sich aus dem gesprungenen Follikel das Corpus luteum, der Gelbkörper. Durch Produktion großer Progesteronmengen wird eine weitere Reifung von Follikeln gehemmt, die Uterusschleimhaut erfährt einen letzten schwangerschaftsvorbereitenden Wachstumsschub.

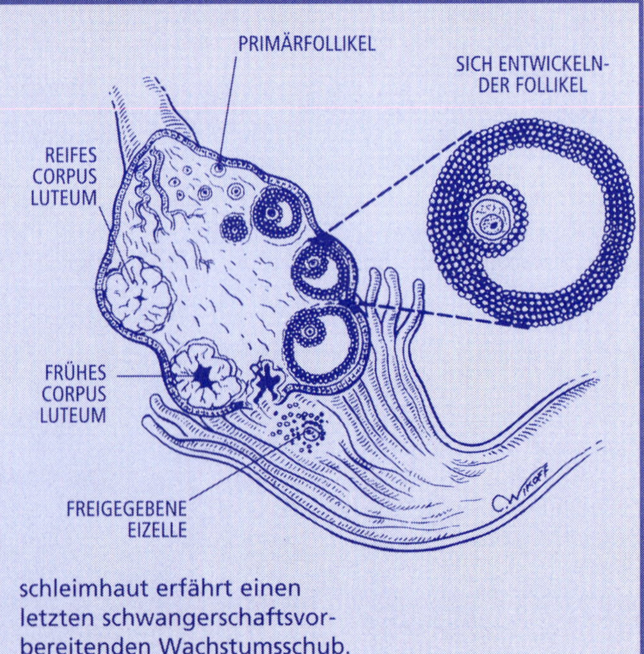

durch den Eileiter fort. Etwa vier bis fünf Tage nach der Befruchtung gelangt sie in den Uterus und nistet sich dort im Endometrium ein.
In diesem Stadium spielt der Follikel, der die Eizelle beherbergt hat, eine entscheidende Rolle. Zunächst schrumpft er deutlich und wird zum sogenannten *Corpus luteum* bzw. Gelbkörper, der Progesteron und Östradiol, zwei für die Fortpflanzung entscheidende Hormone, produziert.
Bleibt eine Schwangerschaft aus, setzt nach zirka 14 Tagen die Rückbildung des *Corpus luteum* zu seinem narbigen Rest, dem *Corpus albicans* ein. Bei einer Empfängnis wird das *Corpus luteum* jedoch durch ein Hormon aus der sich entwickelnden Plazenta stimuliert, seine Progesteronproduktion während der ersten drei Schwangerschaftsmonate aufrechtzuerhalten.

Wie die Hormone die Fortpflanzung steuern

Empfängnis und Schwangerschaft werden durch den zyklischen Anstieg und Abfall der Geschlechtshormonkonzentrationen gesteuert. Da die Produktion dieser Hormone von den durch sie selbst verursachten zyklischen Veränderungen abhängt, spricht man von einer sogenannten Feedback-Reaktion.
Das nach außen sichtbare Zeichen dieses sorgsam ausbalancierten Zusammenspiels ist der monatliche Menstruationszyklus. Dieser Zyklus beginnt mit dem ersten Tag der Regelblutung und endet mit Beginn der nächsten Periode. Ein Menstruationszyklus dauert durchschnittlich 25 bis 31 Tage, der Regelfluß durchschnittlich drei bis fünf Tage.
Der Menstruationszyklus besteht aus zwei Phasen: der Follikel- oder Proliferationsphase, während der die Eizelle heranwächst und sich auf den Eisprung vorbereitet; und der Luteal- bzw. Sekretionsphase, in der das *Corpus luteum* den Körper auf eine Schwangerschaft vorbereitet. Das Endometrium, das während der ersten Phase durch Östrogenstimulation an Dicke zugenommen hat, erfährt in der zweiten Zyklushälfte unter der Wirkung von Progesteron einen nochmaligen Wachstumsschub. Bleibt eine Empfängnis aus, wird es während der Menstruation abgestoßen, der Zyklus beginnt von neuem. Dieser menstruelle Zyklus wird von sechs Schlüsselhormonen gesteuert.

Östrogen, Progesteron, Androgene

Die drei bekanntesten Sexualhormone sind sicherlich Östrogen, Progesteron und die Androgene. Die für die Fortpflanzung wichtigste Östrogenform ist das Östradiol, eine von den Ovarien produzierte Substanz. Östrogen ist nicht nur verantwortlich für die Ausbildung der weiblichen Geschlechtsmerkmale, sondern reguliert auch die jeden Monat stattfindende Proliferation des Endometriums sowie die Menge und Beschaffenheit des Zervix- und Vaginalschleims, die so wichtig für die erfolgreiche Penetration der Spermien sind.
Progesteron, das in der Lutealphase wichtigste Hormon, ist für die Vorbereitung des Endometriums auf die Aufnahme einer befruchteten Eizelle hauptverantwortlich. Das *Corpus luteum* produziert Progesteron auch noch in den ersten drei Schwangerschaftsmonaten, bis die Plazenta für sich selbst sorgen kann.
Androgene werden von Follikelzellen im Eierstock produziert und in zusätzliches Östrogen umgewandelt. Die Androgene sorgen außerdem dafür, daß im Monatszyklus stets nur eine Eizelle reift.

Gonadotropin-Releasing-Hormon
Dieses kurz als GnRH bezeichnete Hormon bestimmt den Östrogengehalt im weiblichen Körper. Es wird vom Hypothalamus, einer an der Hirnbasis lokalisierten Drüse, produziert.

Der Menstruationszyklus und seine Schlüsselhormone

Die zyklischen Hormonveränderungen unterliegen zwei zentral stimulierenden Faktoren. Das Gonadotropin-Releasing-Hormon (GnRH), das vom Hypothalamus produziert wird, stimuliert die Freigabe des Follikelstimulierungshormons und des Luteinisierungshormons durch die Hypophyse, wodurch die Produktion von Östrogen und Progesteron in den Eierstöcken ausgelöst wird. Bei Befruchtung setzt die Produktion von Choriongonadotropin (HCG) durch die Plazenta ein, die die Progesteronproduktion übernimmt. Hohe Progesteronspiegel beenden die GnRH-Produktion, womit HCG für die Dauer der Schwangerschaft zum Kontrollhormon wird.

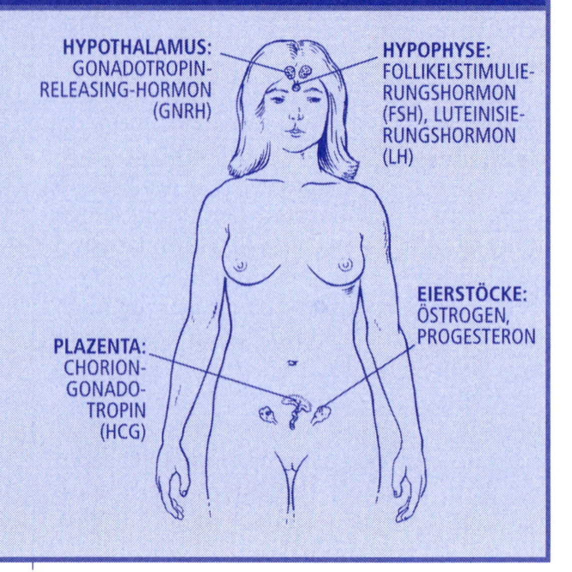

Am Ende jedes Menstruationszyklus lösen die abfallenden Östrogenkonzentrationen im Blut einen Aktivitätsschub des Hypothalamus aus, der seine GnRH-Produktion verdoppelt bis verdreifacht. Die Produktion erfolgt stoßweise. In der ersten Zyklusphase, der Follikelreifungsphase, in der die Produktion am höchsten ist, erfolgt diese sogenannte pulsatile Abgabe im einstündigen Abstand, später, während der Lutealphase, etwas langsamer, nur noch alle zwei bis drei Stunden. Am Ende der Lutealphase schließlich, wenn die Östrogenspiegel ihren niedrigsten Stand erreicht haben, setzt der Zyklus von vorne ein.

Gonadotropine

Das GnRH wirkt nicht direkt, sondern über Stimulation von zwei anderen Hormonen, des Follikelstimulierungshormons (FSH) und des Luteinisierungshormons (LH). Diese beiden Hormone, die auch als Gonadotropine bezeichnet werden, werden von der Hypophyse produziert. Auf einen Anstieg der GnRH-Spiegel reagiert die Hypophyse mit Freisetzung von FSH und LH, die wiederum zyklische Veränderungen im Ovar und in den Follikeln auslösen.

Die erste Phase:

Die Eireifung

Wenn die Östrogen- und Progesteronspiegel am Ende eines Menstruationszyklus ihren tiefsten Stand erreicht haben und ein neuer Zyklus einsetzt, kurbelt der Hypothalamus die GnRH-Produktion an und regt damit die Hypophyse zu einer erhöhten Abgabe von FSH und LH an. Zu diesem Zeitpunkt ist die FSH-Konzentration am höchsten und bewirkt die Stimulation einer neuen Follikelgeneration im Ovar. In jedem dieser zirka 20 Follikel bewirkt das FSH wiederum eine Vermehrung der Östradiol- (die wichtigste Form von Östrogen) enthaltenden Zellen. In der Zwischenzeit übt das LH seinen Einfluß an einem anderen Follikelzelltyp aus, der für einen Anstieg der Androgenproduktion verantwortlich ist. Von einem ausgewogenen Verhältnis zwischen Östradiol und Androgenen innerhalb der Follikel hängt deren Überleben ab.

Der Follikel mit dem größten Wachstumsvorsprung – der das meiste Östradiol produziert – setzt sich schließlich durch, er wird zum Reifefollikel. Der Östrogenanstieg signalisiert gleichzeitig der Hypophyse, die weitere FSH-Freisetzung zu hemmen. Das unterdrückt die weitere Ausbildung anderer Follikel. Nur der Reifefollikel, der von der hypophysären FSH-Stimulation unabhängig ist, bleibt verschont und produziert noch mehr Östradiol.

Schließlich entwickelt die Eizelle im Follikel die bereits beschriebene gallertartige Hülle und bereitet sich auf das Verlassen des Eierstocks vor. Inzwischen wird die Hypophyse durch steigende Östradiol- und Progesteron- sowie abfallende FSH-Spiegel zu einem sprunghaften Anstieg der LH-Produktion stimuliert.

Ist die Eizelle für die Ovulation reif, etwa am 14. Tag eines normalen Menstruationszyklus, ist ein LH-Gipfel zu verzeichnen. Die Ovulation findet statt. Der gesprungene Follikel wird zu einem funktionell neuen Organ, dem *Corpus luteum* oder Gelbkörper, der während der ersten drei Schwangerschaftsmonate für die Produktion des schwangerschaftserhaltenden Hormons Progesteron verantwortlich ist.

Die zweite Phase:

Die Vorbereitung des Uterus

Jetzt wird das Progesteron zum Schlüssel-

Kompliziertes Zusammenspiel der Sexualhormone

Das monatliche Zusammenspiel der Hormone beginnt mit einem Anstieg des Gonadotropin-Releasing-Hormon-(GnRH-) Spiegels (hier nicht abgebildet). Das bewirkt einen sprunghaften Anstieg des Follikelstimulierungshormons (FSH) und allmählichen Anstieg des Luteinisierungshormons (LH). Als Reaktion reift ein dominanter Follikel heran, der Östrogen freisetzt. Dieser Östrogenspiegel bewirkt eine gesteigerte LH-Ausschüttung, wodurch die Reste des gesprungenen Follikels, der jetzt Corpus luteum genannt wird, zur Herstellung großer Mengen von Progesteron stimuliert werden. Bleibt eine Empfängnis aus, bildet sich der Gelbkörper zurück und stellt seine Progesteronproduktion ein. Die niedrigen Östrogen- und Progesteronspiegel geben dann das Signal für einen neuen GnRH-Anstieg und damit einen neuen Zyklus.

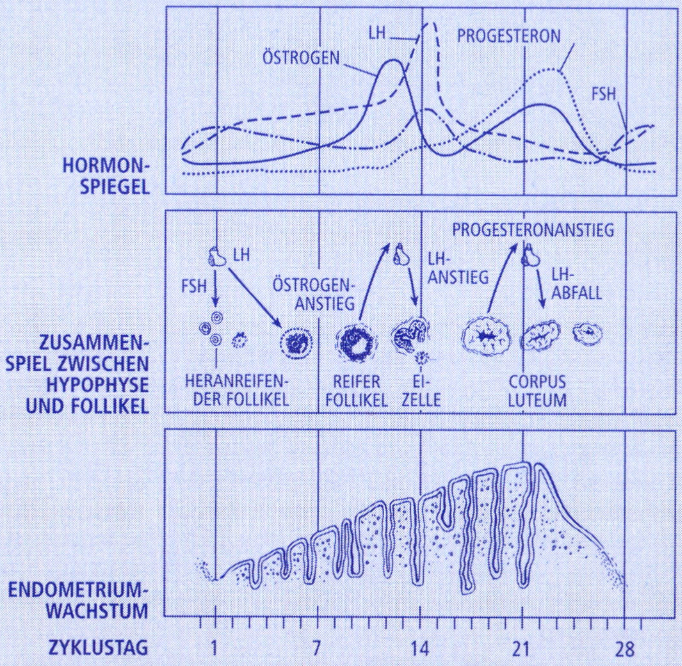

hormon. Der gesprungene Follikel setzt mit der Produktion von Progesteron ein, das jedes weitere Follikelwachstum unterbindet und die Vorbereitung des Endometriums steuert. Das *Corpus luteum* produziert außerdem auch Östrogen, um das Endometrium auf eine potentielle Schwangerschaft vorzubereiten.

Etwa eine Woche nach der Ovulation erreicht die Progesteronproduktion ihren höchsten Stand und beginnt dann langsam, gleichzeitig mit dem Östrogenspiegel zu sinken. Hat eine Empfängnis stattgefunden, beginnt die Plazenta mit der Produktion eines weiteren Hormons, dem Choriongonadotropin (HCG). Dieses Hormon erhält das *Corpus luteum*, das mit der Produktion von Progesteron fortfährt. Hat dagegen keine Empfängnis stattgefunden, wird auch kein HCG produziert, die LH-Abgabe nimmt ab; damit trocknet das *Corpus luteum* schnell aus und bildet sich zu narbigem Gewebe zurück. Die niedrigen Östrogen- und Progesteronspiegel stimulieren erneut den Hypothalamus zur GnRH-Produktion – der Zyklus setzt von vorne ein.

Von der Menarche bis zur Menopause

Schon in den ersten Monaten nach der Empfängnis beginnen die Geschlechtshormone zu funktionieren. GnRh, FSH und LH zirkulieren im weiblichen Fetus; bereits kurz nachdem die Eierstöcke entwickelt sind. Erstaunlicherweise sind die FSH- und LH-Spiegel beim Fetus denen der postmenopausalen Frau sehr ähnlich!

Nach einem turbulenten ersten Lebensjahr, in dem der Organismus des Neugeborenen einen selbständigen, von der Mutter unabhängigen Hormonhaushalt entwickelt, tritt die Geschlechtsentwicklung in ein Ruhestadium. FSH- und LH-Spiegel erreichen, wenn das Mädchen etwa zwei Jahre alt ist, ihren niedrigsten Stand und beginnen dann zwischen vier und zehn Jahren langsam wieder anzusteigen.

Mit etwa sechs Jahren beginnt auch die Androgenproduktion zu steigen. Dieser Anstieg äußert sich um das 11. Lebensjahr herum mit dem Wachstum der Schambehaarung und ein bis zwei Jahre später mit dem der Achselbehaarung. Zwischen dem 10. und 11. Lebensjahr beginnen unter dem Einfluß der Östrogene die Brüste zu knospen. Die Hormone bereiten sich auf die Menarche, die erste Monatsblutung, vor.

Welche Ursachen beim präpubertalen Kind den Beginn der Geschlechtsentwicklung auslösen, ist noch nicht völlig geklärt. Tatsache ist jedoch, daß irgendwann im Alter zwischen 8 und 14 die pulsatile LH-Abgabe nachts aus irgendeinem unerfindlichen Grund doppelt- bis vierfach so hoch liegt wie tagsüber. Damit wird die Östrogen- und FSH-Produktion angekurbelt und so die Pubertät in die Wege geleitet.

Die pubertäre Entwicklung wird in drei Stadien unterteilt: Entwicklung der Brüste, Wachstum der Schambehaarung und Eintritt der Menarche. Der Zeitpunkt für diese Entwicklungsschritte weist eine große individuelle Schwankungsbreite auf.
So kann das eine Mädchen bereits mit 11 Jahren voll entwickelt aussehen, während das andere erst mit 14 oder 15 in die Pubertät zu kommen scheint – beides liegt absolut im Rahmen des Normalen.

Nach Abschluß der Pubertät durchläuft der Fortpflanzungsapparat jeden Monat bis etwa zum 40. Lebensjahr, wenn die Prämenopause beginnt, den ovariellen Zyklus. Zu diesem Zeitpunkt werden die Ovarialfunktion und der monatliche Menstruationszyklus unregelmäßiger, die Östrogenproduktion fällt ab. Die Menopause (die letzte reguläre Menstruation und damit das Ende der Fortpflanzungsfähigkeit) tritt gewöhnlich zwischen dem 45. und 55. Lebensjahr ein, das Durchschnittsalter liegt bei 51 Jahren. Mehr zu dieser wichtigen Phase im Leben der Frau lesen Sie im Kapitel über die Menopause ab Seite 351.

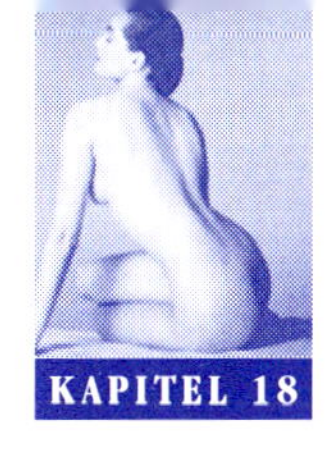

FRUCHTBARKEIT UND FAMILIENPLANUNG

Gegenstrategien bei Unfruchtbarkeit

Schwer bestimmbar, unvorhersehbar, demoralisierend – unerfüllter Kinderwunsch kann über alle Maßen frustierend sein. So manche Lebensplanung kann dadurch vollkommen durcheinandergeraten. Nicht nur der Fortpflanzungsapparat beider Partner muß funktionstüchtig sein, entscheidend ist auch das richtige Timing. Der Geschlechtsverkehr hat genau dann stattzufinden, wenn eine Eizelle für die Befruchtung reif ist, und das Empfängnisoptimum dauert nur eine äußerst kurze Zeitspanne.

Eine Eizelle kann, wenn sie nach dem Eisprung in den Eileiter gewandert ist, nur innerhalb von etwa zwölf Stunden befruchtet werden! Deshalb läßt sich auch unter normalen Bedingungen ein Kinderwunsch nicht immer sofort in die Tat umsetzen. Nur 20 Prozent der Frauen werden bereits im ersten Monat, in dem sie es wollen, schwanger. Bei etwa der Hälfte der Paare dauert das bis zu drei Monaten.

Haben Sie Probleme damit, schwanger zu werden, stehen Sie bei weitem nicht allein da. In Deutschland sind immerhin 10 bis 20 Prozent der Partnerschaften ungewollt kinderlos.

Sind die Ursachen für eine sogenannte sterile Partnerschaft zwischen beiden Partnern in etwa gleich verteilt, konzentrieren wir uns in diesem Kapitel doch nur auf die Schwierigkeiten der Frau. Vergessen Sie aber nicht, daß sich auch Ihr Partner einer gründlichen Untersuchung unterziehen muß.

Was bedeutet »Unfruchtbarkeit«?

Der Begriff der Unfruchtbarkeit läßt sich schwer definieren. Auch ein Paar, bei dem keine Störungen der Fruchtbarkeit vorliegen, kann durchaus jahrelang vergeblich versuchen, ein Baby zu bekommen, einfach weil es ein schlechtes Timing hat. Würde man sie bereits als unfruchtbar bezeichnen? Physisch betrachtet nicht. Von einer sterilen Partnerschaft spricht man allerdings definitionsgemäß immer dann, wenn bei regelmäßigem Verkehr ohne Anwendung von Verhütungsmitteln innerhalb von zwei Jahren keine Schwangerschaft eingetreten ist.

Formen der Unfruchtbarkeit

Eine verringerte Fruchtbarkeit liegt vor, wenn es bei einem Paar länger dauert, bis eine Schwangerschaft eintritt. Letztendlich läßt sich bei diesen Paaren aber doch eine Konzeption ohne spezielle Behandlung erreichen. Mögliche Ursachen sind hier eine verminderte Spermienzahl oder bei der Frau eine die Eileiterpassage erschwerende – nicht verhindernde – Endometriose.
Bei sterilen Paaren ist eine Konzeption ohne spezielle Fruchtbarkeitsbehandlung nicht möglich. Mögliche Ursachen sind hier beispielsweise eine zu geringe Spermienzahl oder ein Eileiterverschluß.

Unfruchtbarkeit kann viele Gründe haben

Bei etwa 30 bis 40 Prozent der Paare, die sich wegen Unfruchtbarkeit in Behandlung begeben, ist die Sterilitätsursache beim Mann zu suchen: Die Spermienzahl kann zu niedrig sein, die Spermien können den weiblichen Fortpflanzungsapparat zu langsam passieren (zu geringe Beweglichkeit), sie können zu dick sein usw.
Weitere 30 bis 40 Prozent der Fruchtbarkeitsstörungen sind durch eine Funktionsstörung des weiblichen Fortpflanzungsapparats verursacht. Die mit 15 bis 20 Prozent der Fälle häufigste Ursache ist eine ovarielle Dysfunktion, weitere mögliche Störungen sind eine Endometriose, Infektionen oder ein Eileiterverschluß. Bei etwa 10 bis 15 Prozent der Paare sind die Spermien nicht in der Lage, den Zervixkanal zu passieren. Etwa zehn Prozent der Paare, die sich wegen bestehender Unfruchtbarkeit in Behandlung begeben, erfahren nie die Ursache für ihre Störung. Die meisten sind einfach hypofertil und bekommen letztlich doch irgendwann Kinder.
Ein große Bedeutung hinsichtlich der Konzeptionschancen kommt auch dem Lebensalter der Frau zu. Anfang 20 ist die Frau am fruchtbarsten. Von da an gehen die Konzeptionschancen bis zirka zum 35. Lebensjahr langsam, danach stark zurück. Jede siebte Frau, die im Alter zwischen 30 und 34 Kinder zu bekommen versucht, bleibt steril, im Alter zwischen 35 und 40 ist es bereits jede fünfte und zwischen 40 und 44 jede vierte.

Wie man seine Chancen verbessert

Der letzte Teil dieses Kapitels beschäftigt sich mit Methoden der Sterilitäts- und Infertilitätsbehandlung. Bevor Sie aber Zeit und Geld hierfür investieren, sollten Sie folgende Grundvoraussetzungen für eine Konzeption berücksichtigen:

- Die Ovulation – die Zeit des Konzeptionsoptimums – findet irgendwann meist am späten Vormittag 12 bis 16 Tage vor der nächsten Periode statt.
- Die für eine Konzeption günstigste Zeit für Geschlechtsverkehr ist am Tag oder Abend vor dem Eisprung, so daß die Spermien bereits im Eileiter auf die Eizelle warten.
- In der Missionarsstellung (die Frau liegt auf dem Rücken, der Mann auf ihr) hat der Uterus normalerweise die günstigste Position, um die Spermien aufzunehmen. (Für manche Frauen ist es günstiger, wenn sie sich auf den Bauch legen.)

Zeichen für eine Ovulation

Da anovulatorische Zyklen bei der Frau die Hauptursache für Unfruchtbarkeit sind, wird diese Möglichkeit als erstes vom Arzt untersucht. Eine Veränderung der Basaltemperatur ist ein Hinweis auf eine normale Ovulation. Wenn die Temperatur kurz abfällt, um darauf wieder deutlich anzusteigen, stehen die Chancen gut, daß eine Eizelle erfolgreich freigegeben wurde. Und auch ein Anstieg des Progesteronspiegels – der nach der Ovulation durch die Reste des gesprungenen Follikels verursacht wird – ist ein positives Zeichen. Wenn sich während der zweiten Zyklusphase erhöhte Progesteronspiegel nachweisen lassen, ist Ihr Problem wahrscheinlich an anderer Stelle zu suchen.

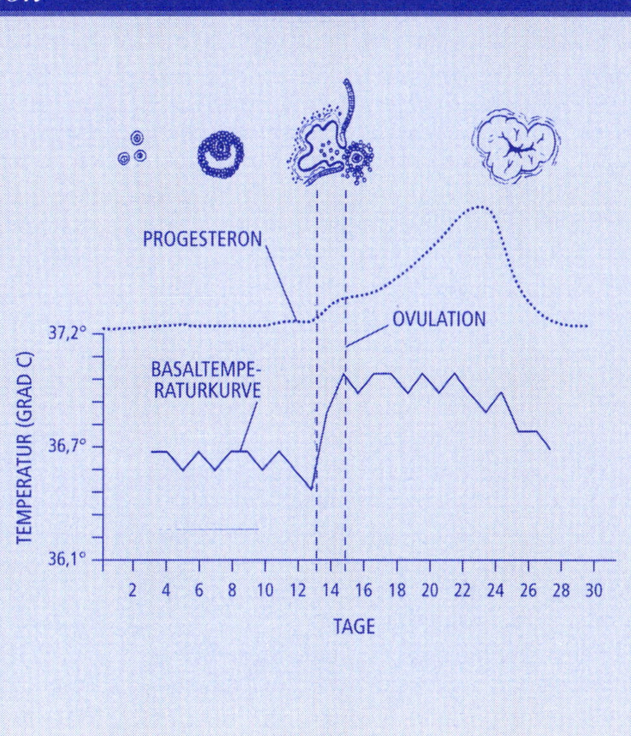

- Nach dem Geschlechtsverkehr sollten Sie etwa zehn Minuten lang still liegen bleiben, damit die Spermien genügend Zeit haben, den Zervikalkanal zu passieren.
- Da die Spermien in den Eileitern zwei oder drei Tage überleben können, ist es möglich, daß die Konzeption noch zwei Tage nach dem Geschlechtsverkehr stattfinden kann – dann nämlich, wenn dieser einen Tag vor dem Eisprung stattgefunden hat.
- Die Konzeptionschancen steigen, wenn man in der Woche des voraussichtlichen Eisprungs mindestens dreimal Verkehr hat.
- Die Fruchtbarkeit kann die ersten Monate nach Absetzen der Pille oder des Abklingens der Wirkung injizierter oder implantierter Hormone beeinträchtigt sein – das gibt sich aber mit der Zeit.

Fertilitätstests

Haben Sie ein Jahr lang erfolglos versucht, schwanger zu werden, sollten Sie sich in Behandlung begeben. Innerhalb der ersten drei Monate nach der ersten Konsultation werden wahrscheinlich die im folgenden beschriebenen Untersuchungen vorgenommen.

Körperliche Untersuchung

Als erstes wird der Arzt eine körperliche Untersuchung vornehmen und eine umfassende Anamnese erheben, einschließlich gynäkologischer Fragestellungen – so wird beispielsweise gefragt, ob Ihre Periode regelmäßig ist und ob Sie jemals eine sexuell übertragbare Erkrankung (STD) gehabt haben. Manche dieser Erkrankungen können eine Eileiterentzündung zur Folge haben, die noch Jahre später die Fruchtbarkeit herabsetzen kann. Aber auch viele andere auf den ersten Blick in keinem Zusammenhang damit stehende Störungen wie immer wiederkehrende Infektionen der Harnwege und eine Schilddrüsenunterfunktion können Unfruchtbarkeit verursachen.

Der Arzt wird Sie dann auffordern, jeden Morgen Ihre Basaltemperatur zu messen. Etwa 12 bis 24 Stunden vor dem Eisprung fällt die Körpertemperatur deutlich ab, und etwa ein bis zwei Tage nach der Ovulation steigt sie unter dem Einfluß des Sexualhormons Progesteron normalerweise um etwa 0,5 Grad Celsius an. Möglicherweise wird zu verschiedenen Zeitpunkten Ihr Progesteronspiegel bestimmt, da ein Anstieg in der zweiten Zyklushälfte auf einen stattgefundenen Eisprung hinweist.

Üblicher Bestandteil der Eingangsuntersuchung ist auch eine einfache Spermauntersuchung bei Ihrem Partner, bei der die Spermienzahl und -qualität untersucht wird. Abweichende Befunde sind hier häufig durch Substanzen wie Alkohol oder illegale Drogen (vor allem Marihuana), Koffein, Nikotin und bestimmte rezeptpflichtige Medikamente bedingt.

Wahrscheinlich werden Sie sich nach zur Ovulationszeit stattgefundenem Geschlechtsverkehr auch einem Postkoitaltest unterziehen müssen, bei dem die Beschaffenheit Ihres Zervikalsekrets sowie die Beweglichkeit der ejakulierten Spermien untersucht werden. Idealerweise wird der Test zwei bis acht Stunden nach dem Verkehr am Tag vor der Ovulation durchgeführt. Bei diesem schmerzlosen Verfahren entnimmt der Arzt ein paar Tropfen Sekret aus der Zervix und untersucht sie auf ihre Spinnbarkeit und Schlüpfrigkeit hin – beides wichtige Voraussetzungen, damit die Spermien in den Uterus gelangen können.

Andere Verfahren und Tests

Fallen die Befunde der oben beschriebenen Tests normal aus, werden kompliziertere Verfahren eingesetzt, um der Ursache Ihrer Unfruchtbarkeit auf die Spur zu kommen.

Bei Verdacht auf eine Passagebehinderung

Um festzustellen, ob der Aufstieg der Spermien in die Eileiter behindert ist, wird häufig eine Hystero-Salpingographie durchgeführt. Es handelt sich hierbei um eine röntgenologische Darstellung von Uterus und Eileitern. Hierzu wird durch ein schmales Rohr Röntgenkontrastflüssigkeit durch Vagina und Zervix gespritzt. Die Röntgenaufnahmen zeigen die genaue Position und Ausmaße der entscheidenden Passage, die die Eizelle auf ihrem Weg zu einer erfolgreichen Einnistung im Uterus hinter sich bringen muß.

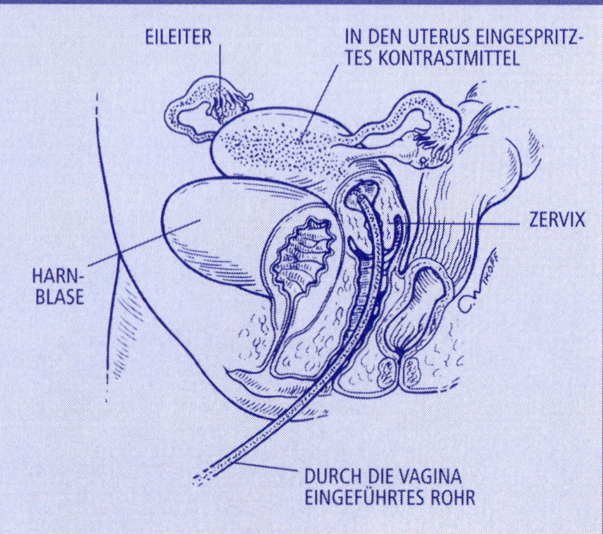

Hysterosalpingographie (HSG). Hierbei wird ein besonderes Besteck, das Salpingographiebesteck, in die Zervix eingeführt und flüssiges Röntgenkontrastmittel in den Uterus eingespritzt. Mit Hilfe von Röntgenkontrastaufnahmen werden Uterus und Eileiter auf Verschlüsse oder andere Abweichungen hin untersucht. Ist eine HSG auch etwas unangenehm, erfordert sie gewöhnlich doch keine Lokalanästhesie und kann ambulant vorgenommen werden.

Laparoskopie. Bei diesem Verfahren wird eine Röhrenoptik bzw. das sogenannte Laparoskop durch einen kleinen Einschnitt unterhalb des Bauchnabels eingeführt, so daß sich Ovarien, Eileiter, Uterus und andere innere Organe inspizieren lassen. Die Laparoskopie ist ein chirurgisches Verfahren, das normalerweise unter Vollnarkose durchgeführt wird und manchmal einen Tag Krankenhausaufenthalt erforderlich macht.

Ist die Ursache noch immer unklar, kann mit verschiedenen Labortests untersucht werden, ob eine Infektion, eine allergische Reaktion oder Hormonstörungen der Unfruchtbarkeit zugrunde liegen. So reagiert beispielsweise das Immunsystem mancher Frauen auf die Spermien wie auf Keime: Antikörper greifen sie an und töten sie ab. Oder aber eine bei beiden Partnern ohne Symptome verlaufende Infektion befällt auch die Sexualorgane, blockiert die Eileiter oder die Passage, durch die die Spermien wandern müssen.
Diese Untersuchungen sollten vor den oben beschriebenen sogenannten invasiven Verfahren durchgeführt werden, weil sie für die Frau noch kaum eine Belastung darstellen. Fallen alle Befunde normal aus, ist das meist positiv zu werten. Bei der überwiegenden Mehrzahl der Paare, bei denen sich keine Ursache feststellen läßt, stellt sich innerhalb von zwei Jahren doch noch eine Schwangerschaft ein.

Medikamentöse Behandlung

Heute stehen zur Unfruchtbarkeitsbehandlung eine ganze Reihe von Medikamenten zur Verfügung, deren Auswahl davon abhängt, warum das Paar unfruchtbar ist. Zur Ovulationsauslösung werden Clomifen (z.B. Dyneric), Epimestrol (z.B. Stimovul), Humanes-Menopausen-Gonadotropin (HMG, z.B. Pergonal), Humanes-Choriongonadotropin (HCG, z. B. Pregnesin, Primogonyl), Bromocriptin (z.B. Pravidel) und Lisurid (z.B. Cuvalid, Dopergin) sowie das Gonadotropin-releasing-Hormon (GnRH) verschrieben.
Am häufigsten eingesetzt wird Clomifen, das bei 80 bis 85 Prozent der Frauen eine Ovulation auslöst. Die resultierende Zahl der Schwangerschaften beträgt 40 bis 50 Prozent, mit einer leicht erhöhten Zahl von Mehrlingsschwangerschaften (Zwillinge, Drillinge usw.).
Bromocriptin wird bei Frauen eingesetzt, deren Körper zuviel von dem Hormon Prolaktin herstellt. Überhöhte Prolaktinspiegel stören den normalen hormonellen Zyklus, indem sie die FSH- und LH-Produktion hemmen – der zwei Hormone also, die für die Reifung und Freigabe einer Eizelle verantwortlich sind (mehr dazu in Kapitel 17, »Wie der Fortpflanzungsapparat funktioniert«, ab Seite 227). Indem es den Hormonhaushalt wieder ausgleicht, löst Bromocriptin bei 80 Prozent der unfruchtbaren Frauen, die es einnehmen, eine Ovulation aus.

Operative Behandlung

Wird mit der HSG oder Laparoskopie eine Fehlbildung nachgewiesen, die sich mechanisch beseitigen läßt, empfiehlt der Arzt meist einen operativen Eingriff. Damit können Verwachsungen und Verklebungen, Endometriose, Uterusmyome oder Fehlbildungen und Lageabweichungen des Uterus behandelt werden. Diese Operationen gehen gewöhnlich mit einem mehrtägigen Kran-

Wenn der Eisprung ausbleibt

Das Wachstum und die Freigabe einer reifen Eizelle hängen von einer genau aufeinander abgestimmten – und leicht zu störenden – Serie hormoneller Impulse ab. Bei den meisten unfruchtbaren Frauen läßt sich bereits durch Medikamente, die diese hormonelle Zyklussteuerung unterstützen oder ergänzen, ein Eisprung auslösen. Clomifen wirkt, indem es die Produktion der Geschlechtshormone durch die Hypophyse ankurbelt. Eine andere Möglichkeit ist, die notwendigen Hormone direkt zu injizieren. Hierbei wird zunächst sieben bis zwölf Tage lang ein Follikelstimulierungshormon verabreicht. Danach wird durch einmalige HCG-Injektion der reife Follikel zum Eisprung gebracht.

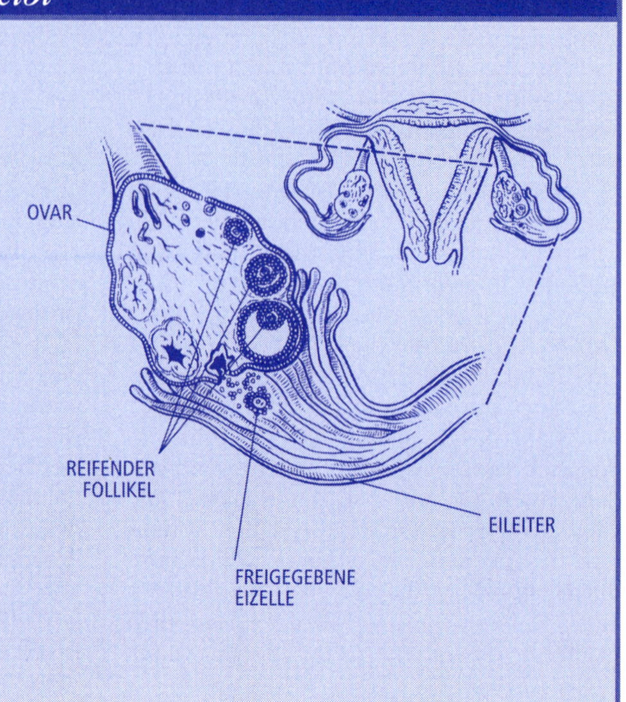

kenhausaufenthalt und einer mehrwöchigen Rekonvaleszenzzeit einher.

Reproduktionsmedizin

Dank der modernen Technologie wird heute vielen Paaren zur Schwangerschaft verholfen, deren Kinderwunsch vor einigen Jahrzehnten noch hätte unerfüllt bleiben müssen. Im folgenden nun ein kurzer Überblick über die verschiedenen Techniken.

Artefizielle Insemination

Die künstliche Befruchtung kann mit dem Sperma des Ehemanns erfolgen (homologe Insemination) oder mit dem eines fremden Spenders (heterologe Insemination). Mit einer Spritze wird das vorbehandelte Sperma durch die Vagina in die Zervixöffnung appliziert. Diese Technik wird meist bei eingeschränkter Fertilität des Mannes eingesetzt, manchmal aber auch, wenn der Geschlechtsverkehr zum fertilen Zeitpunkt des Zyklus nicht möglich ist.

Intrauterine Insemination

Wenn die Beschaffenheit des Zervixsekrets oder die Unfähigkeit der Spermien, sich schnell genug auf die Eizelle zuzubewegen, die vermutliche Ursache für die Sterilität ist, bietet sich die intrauterine Insemination, eine Spielart der artefiziellen Insemination, an. Die Insemination erfolgt über einen dünnen Katheter in das obere Drittel der Uterushöhle, von wo aus die Spermien in die Eileiter schwimmen können. Die Schwangerschaftsrate liegt bei dieser Technik zwischen 30 und 42 Prozent, wenn das Zervikalsekret Sterilitätsursache war, bei 14 bis 43 Prozent, wenn die Spermaqualität die Ursache war.

In-vitro-Fertilisation (IVF)
Am 25. Juli 1978 wurde das erste »Retortenbaby« geboren. Nachdem das Kind außerhalb des Mutterleibs in vitro gezeugt worden war, wurde der entstandene Embryo in den Uterus der Mutter zur Einnistung gebracht. Heute führen bereits Tausende von in vitro gezeugten Kindern ein normales, gesundes Leben.
Die IVF, die von einem Expertenteam über mehrere Tage hin durchgeführt wird, besteht im wesentlichen aus vier Schritten:

- Die Frau nimmt Medikamente zur Auslösung der Ovulation. Eineinhalb Tage später entnimmt der Arzt die befruchtungsfähigen Eizellen aus dem Körper der Frau. Die im Krankenhaus per Laparoskop oder transvaginal unter Ultraschallkontrolle entnommenen Eizellen können jetzt in die ärztliche Praxis transportiert werden.

- In der Zwischenzeit, meist am selben Tag, an dem die Eizellen entnommen wurden, werden die Spermien – ob vom Partner oder einem fremden Spender – bereitgestellt.

- Im Labor werden Eizellen und Spermien in einer Speziallösung, dem sogenannten Kulturmedium, zusammengebracht, die Eizelle wird befruchtet.

- Eine die befruchteten Eizellen (die Embryonen) enthaltende Lösung wird durch den Zervikalkanal in den Uterus plaziert. In Deutschland dürfen nicht mehr als drei befruchtete Eizellen übertragen werden. Dieser Embryonentransfer findet mindestens 48 Stunden nach der Befruchtung statt. Die Frau darf frühestens nach drei Stunden nach Hause gehen.

Die Schwangerschaftsrate der IVF liegt bei etwa 20 Prozent, zirka drei Viertel dieser Schwangerschaften werden normal ausgetragen.

Der Gametentransfer, auch GIFT-Methode *(**g**amete **i**ntrafallopian **t**ube **t**ransfer)* genannt, ist eine weitere Variante der »assistierten Reproduktion«. Sie funktioniert wie die IVF, nur daß die Befruchtung im weiblichen Eileiter und nicht in vitro erfolgt. Die entnommenen Eizellen und die vorbereitete Spermasuspension werden zur selben Zeit in den Eileiter eingespült. Von dort aus wandert die befruchtete Eizelle ganz normal zum Uterus. Die Erfolgsquote bei der GIFT-Methode liegt etwas höher als die der IVF. Weitere Methoden der assistierten Fertilisation werden erforscht.

Zusammenfassung der wichtigsten Punkte

Merke: Das richtige *Timing* und der Faktor *Zeit* sind entscheidend für eine erfolgreiche Befruchtung. Da das Konzeptionsoptimum bereits zwölf Stunden nach dem Eisprung ausläuft, haben selbst die fruchtbarsten Paare lediglich eine Chance von 20 Prozent, daß die Frau sofort im ersten Monat schwanger wird.
Im Folgemonat und in jedem darauffolgenden Monat stehen die Chancen dann jedesmal wieder 1:5, womit die kumulierte Wahrscheinlichkeit einer Konzeption beständig ansteigt. Bei der Mehrzahl der Paare, bei denen sich keine identifizierbare Fruchtbarkeitsstörung nachweisen läßt, stellt sich innerhalb von zwei Jahren auf natürlichem Weg eine Schwangerschaft ein.
Das Wichtigste bei jeder Sterilitätsbehandlung ist Geduld. Doch wenn Sie bereits schon seit einem oder zwei Jahren oder gar noch länger warten, dann tröstet Sie eine auf einer statistischen Wahrscheinlichkeitsberechnung basierende Hoffnung nur wenig. Wenn Sie merken, daß Sie an die Grenzen Ihrer Geduld geraten, dann sollten Sie sich vielleicht einer Selbsthilfegruppe anschließen – fragen Sie Ihren Arzt nach Adressen, oder schlagen Sie im Anhang dieses Buches nach.

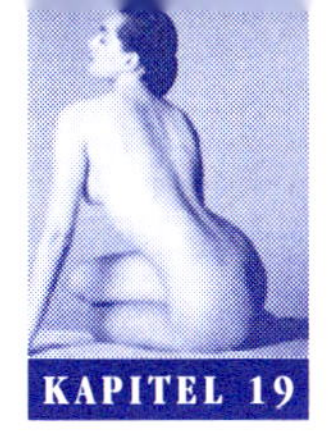

FRUCHTBARKEIT UND FAMILIENPLANUNG

Barrierekontrazeptiva – die Auswahl ist groß

Seit mehr als 3000 Jahren bedienen sich Frauen nun schon sogenannter Barrierekontrazeptiva. Im antiken Ägypten, in Griechenland und im alten Rom führten sich die Frauen vor dem Geschlechtsverkehr eine Mischung aus Kräutern, Harz und Honig oder Öl in die Vagina ein. Manche Afrikanerinnen benutzten ausgehöhlte Okraschoten als Vaginalbeutel, ähnlich dem modernen Kondom für die Frau. Römerinnen bedienten sich Ziegenblasen in ähnlicher Weise, während ihre Partner verschiedene Formen tierischer Membranen als Präservative benutzten.

Heute vertrauen Millionen von Frauen und Männer auf die modernen Barrierekontrazeptiva, zum einen, um damit eine Schwangerschaft zu verhüten, zum anderen immer mehr auch, um sich vor sexuell übertragbaren Krankheiten wie Gonorrhoe und vor allem auch Aids zu schützen. Viele Frauen entscheiden sich außerdem für die Barrierekontrazeptiva, weil sie die möglichen Nebenwirkungen und Risiken der Pille, des Intrauterinpessars und anderer Formen der Empfängnisverhütung scheuen.

In diesem Kapitel werden die Vor- und Nachteile der einzelnen Mittel behandelt – angefangen beim guten alten Kondom bis hin zu den neueren Alternativen wie dem Kondom für die Frau.

Erfolgreich verhüten

Barrierekontrazeptiva können nur dann eine Schwangerschaft verhüten, wenn sie auch wirklich *konsequent* immer beim Sex eingesetzt werden. Das bedeutet eine gewisse Vorausplanung. Anders als beispielsweise die Verhütung mittels Intrauterinpessar oder Pille müssen die Barrierekontra-

zeptiva innerhalb eines bestimmten Zeitraums vor dem Geschlechtsverkehr angewandt werden – und zwar wirklich korrekt und konsequent. Jede Nachlässigkeit führt, und das bei jeder Methode, zu einem deutlichen Anstieg der Versagerquote.
Die Versagerquote wird gewöhnlich mit dem Pearl-Index ausgedrückt. Er gibt die Zahl der ungewollten Schwangerschaften wieder, die in hundert sogenannten »Frauenjahren«, d.h. während 1200 Anwendungsmonaten eintreten. Ohne die Anwendung kontrazeptiver Maßnahmen beträgt diese Zahl, der Pearl-Index, etwa 85 bis 90. Allerdings werden beim Pearl-Index weder die Frequenz des Geschlechtsverkehrs noch die Patientenfehler berücksichtigt. Und letztere passieren immer wieder – ob nun vergessen wird, das kontrazeptive Schwämmchen oder die Portiokappe einzuführen, ob das Diaphragma nicht richtig eingeführt wird oder einfach der Vorrat an Spermiziden ausgegangen ist.
Die in diesem Kapitel angegebene Versagerquote (siehe Seite 254) richtet sich nach dem typischen Gebrauch, der ein bestimmtes Maß an Anwendungsfehlern berücksichtigt. Die Zuverlässigkeit der Methode kann damit höher liegen, wenn sie wirklich korrekt und konsequent eingesetzt wird.

Treffen Sie Ihre Wahl

Baumharz, Kräuter, Okraschoten und Ziegenblasen als Verhütungsmittel gehören lange schon der Vergangenheit an. An ihre Stelle ist ein ganzes Arsenal an Hilfsmitteln und chemischen Substanzen getreten. Manche davon wirken für sich allein, andere müssen zur Wirksamkeitssteigerung mit anderen Methoden kombiniert eingesetzt werden. So ist die Zahl der ungewollten Schwangerschaften beispielsweise höher, wenn zur Verhütung lediglich ein Kondom eingesetzt wird, als wenn die Frau beispielsweise gleichzeitig eine spermizide Vaginalcreme anwendet. Für welche Methode oder Kombination Sie sich auch immer entscheiden, maximale Sicherheit erreichen Sie nur durch Beachtung der unten beschriebenen Anwendungsrichtlinien.

Kondom

Dieser dünne Gummiüberzug, das Kondom oder das Präservativ, der über den erigierten Penis gezogen wird, findet schon seit Jahrhunderten zur Verhütung Anwendung. Das erste Gummikondom wurde Mitte des 19. Jahrhunderts entwickelt. Die meisten modernen Kondome werden aus Latex hergestellt.
Zu kaufen sind sie in Drogerien, in der Apotheke, im Supermarkt, am Automaten und vielerorts mehr. Viele sind mit einem Gleitmittel oder Spermiziden behandelt, sie können bunt sein oder eine spezielle Geschmacksrichtung haben. Der Einsatz eines Latexkondoms in Kombination mit Spermiziden (siehe »Spermizide« später im Kapitel) ist eine der sichersten Methoden, sich vor sexuell übertragbaren Krankheiten zu schützen.

Die Wirkungsweise. Das Kondom verhindert, daß Spermien in die Vagina gelangen. Viele Markenkondome sind bereits mit einem Spermizid behandelt, wodurch sich ihre Sicherheit erhöht. Allein eingesetzt hat das Kondom eine Versagerquote von etwa zwölf Prozent.

Die Anwendung. Ganz wichtig ist es, bei jedem Beischlaf ein neues Kondom zu benutzen. Das aufgerollte Kondom muß sich Ihr Partner über die Spitze seines erigierten Penis streifen, bevor sein Glied überhaupt in Kontakt mit Ihrer Genitalregion kommt. Um am Ende des Kondoms Platz für das ejakulierte Sperma zu lassen, muß er das Spermareservoir an der Spitze zwischen zwei Fingern festhalten und das restliche Kondom zur Peniswurzel abrollen.
Nach der Ejakulation muß Ihr Partner das Kondom beim Zurückziehen an der Penis-

Spermizide – für ein zusätzliches Maß an Sicherheit

Bei der Applikation von Spermiziden mit Ansatzrohr ist darauf zu achten, daß der Applikator bis oben gefüllt ist, bevor der Inhalt so nah wie möglich an die Zervix eingeführt wird. Damit sie auch dort bleiben, werden am besten zusätzlich Diaphragma oder Portiokappe eingesetzt.

Für sich allein bieten die Spermizide in vier von fünf Fällen einen Empfängnisschutz. Werden sie zusätzlich zu anderen Barrieremethoden eingesetzt, ist diese Rate entsprechend höher. Nonoxinolhaltige Spermizide haben den zusätzlichen Vorteil, in gewissem Grad vor sexuell übertragbaren Krankheiten zu schützen.

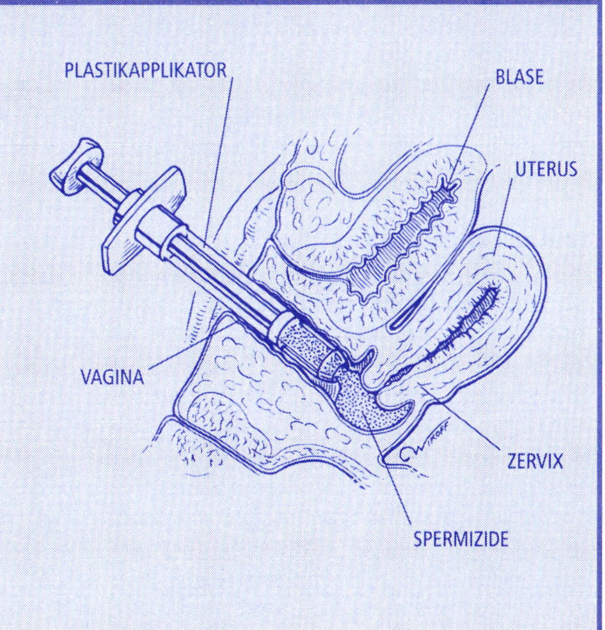

wurzel festhalten. Vorsicht: Wenn der Penis nicht mehr erigiert ist, können Spermien aus dem Kondom in die Vagina laufen. Werfen Sie das Kondom nach Gebrauch immer weg!
Ist das Kondom noch nicht mit einem Gleit- oder Befeuchtungsmittel behandelt, können Sie das nachholen – verwenden Sie beim Latexkondom dazu aber niemals Babyöl oder Paraffin. Sie lösen das Latex auf und verursachen Risse. Wählen Sie statt dessen ein wasserlösliches Produkt.

Vor- und Nachteile. Kondome sind relativ preiswert, rezeptfrei und leicht erhältlich. Sie schützen vor sexuell übertragbaren Krankheiten.
Aber der Einsatz eines Kondoms erfordert natürlich die Mitarbeit Ihres Partners – und manche lehnen es ab. Sie müssen vielleicht erst verschiedene Marken ausprobieren, bis Sie eines finden, das Ihnen beiden »paßt«. Manche Paare fühlen sich durch das Überziehen eines Kondoms beim Sex gestört. Wenn Sie das Gefühl haben, daß das auf Kosten Ihrer sexuellen Spontaneität geht, versuchen Sie, es als festen Bestandteil in Ihr Liebesspiel einzubauen.

Spermizide

Genau wie bei Kondomen ist auch das Angebot an spermiziden Substanzen riesig. Es gibt sie in Form von Schaumtabletten, Tabletten, Zäpfchen, Salben, Gelees und Spray. Ein wirklich hoher Sicherheitsgrad wird nur erreicht, wenn sie in Kombination mit einem Kondom, Diaphragma oder der Portiokappe eingesetzt werden.

Die Wirkungsweise. Spermizide enthalten eine chemische Substanz, die Spermien abtötet. Sie wirken doppelt: Erstens töten sie die Spermien möglichst rasch ab, zweitens verschließen sie den äußeren Muttermund chemisch und verwehren den überlebenden Spermien den Zugang.

Manche Präparate enthalten als Wirkstoff Nonoxinol 9, eine chemische Substanz, die auch eine gewisse antibakterielle und antimykotische Wirkung hat und damit Schutz vor verschiedenen Formen von sexuell übertragbaren Krankheiten bietet. Allein angewandt haben die Spermizide eine Versagerquote von etwa 21 Prozent.

Die Anwendung. Spermiziden in Schaum-, Creme- und Geleeform ist ein Applikator beigelegt, an dessen einem Ende sich ein Gewinde befindet, mit dem er auf das jeweilige Behältnis – Tube bei Cremes und Gelees und Aerosoldose beim Schaum – aufgeschraubt wird.
Um den Applikator zu füllen, drehen Sie ihn zunächst auf das Tubenende. Halten Sie die Tube senkrecht, der Applikator sitzt obenauf. Drücken Sie vorsichtig, bis die Creme oder das Gelee im Applikator und der Kolben herausgedrückt sind.
Um den Applikator mit Spermizidschaum zu füllen, müssen Sie zunächst die Aerosoldose gut schütteln. Setzen Sie dann den Applikator obenauf und knicken ihn zur Seite (bei manchen Produkten wird er hineingedrückt), um das Ventil zu öffnen.
Legen Sie sich dann hin, führen Sie den Applikator in die Vagina ein, und drücken Sie den Kolben hinunter. Die Spermizide sollen so nah wie möglich an die Zervixöffnung gebracht werden. Ziehen Sie beim Herausnehmen des Applikators nicht am Kolben – dabei könnten gleichzeitig auch Spermizide aus der Vagina entfernt werden.
Spermizide Vaginalzäpfchen können Sie mit den Fingern oder mit dem dem Präparat beiliegenden Einführungsrohr einführen. Deponieren Sie das Zäpfchen ganz tief in der Vagina, so nahe wie möglich an der Zervix. Binnen kurzem lösen die Vaginalsekrete das Zäpfchen zu Schaum auf.
Wie bei anderen Barrierekontrazeptiva auch, ist bei den Spermiziden das richtige Timing entscheidend. Halten Sie sich streng an die Angaben auf dem Beipackzettel. Führen Sie die Gelee- und Cremeform unmittelbar vor dem Geschlechtsverkehr ein – maximal 15 Minuten davor. Schaumspray können Sie bis zu 30 Minuten vorher anwenden. Zäpfchen müssen mindestens 10 Minuten vor dem Geschlechtsverkehr in die Vagina eingeführt werden, damit sie sich noch rechtzeitig auflösen können, maximal aber 30 Minuten vorher, weil sie sonst an Wirksamkeit einbüßen.
Jeder einzelne Geschlechtsakt verlangt auch den Einsatz neuer Spermizide. Wenden Sie nie direkt nach dem Einsatz von Spermiziden Scheidenspülungen an – dadurch könnten etwaige überlebende Spermien in die Zervix hochgedrückt werden. Warten Sie damit mindestens sechs Stunden. Slipeinlagen können auffangen, was später an Spermiziden aus der Vagina herausläuft.

Vor- und Nachteile. Spermizide sind verschreibungsfrei, leicht erhältlich und leicht anwendbar. Wählen Sie solche mit dem Wirkstoff Nonoxinol 9, da diese gleichzeitig auch vor sexuell übertragbaren Krankheiten schützen.
Der größte Nachteil der Spermizide ist deren geringe Zuverlässigkeit, wenn sie allein eingesetzt werden. Das gilt vor allem für die Gelee- und Cremeform, aber auch Schaum und Zäpfchen verhüten lediglich in 79 Prozent der Fälle eine Schwangerschaft. Für eine erhöhte Sicherheit sind deshalb die Spermizide mit anderen Barrieremethoden wie dem Kondom, Diaphragma oder der Portiokappe zu kombinieren.
Manche Frauen oder ihre Partner reagieren allergisch auf Spermizide. Suchen Sie bei Brennen oder Reizungen im Genitalbereich Ihren Arzt auf.

Scheidendiaphragma

Das Scheidendiaphragma wurde 1882 von dem deutschen Arzt C. Hasse entwickelt. Damit erhielten Frauen erstmals ein Instrument, mit dem sie die Empfängnisverhütung selbst bestimmen konnten.

Die Wirkungsweise. Das Scheidendiaphragma besteht aus einer gewölbten Gummihalbschale, in deren Rand eine elastische Spirale eingelassen ist. Es wird über die Zervix gestülpt und von den Vaginalmuskeln gehalten. Das Diaphragma sollte immer mit einem Spermizid eingesetzt werden. Nur dann und nach fachgerechter Beratung und Anleitung wird eine hohe kontrazeptive Sicherheit erlangt. Das Diaphragma hat eine Versagerquote von etwa 18 Prozent.

Es gibt insgesamt drei verschiedene Diaphragma-Arten, das Spiralfeder-Diaphragma, das Flachfeder-Diaphragma und das All-Flex-Diaphragma. In Deutschland wird nur das Spiralfeder-Diaphragma angeboten. Flachfeder- und All-Flex-Diaphragmen sind jedoch in vielen Beratungsstellen erhältlich oder können über eine internationale Apotheke bezogen werden. Im folgenden wird nur die hier gebräuchliche Form beschrieben.

Ein Diaphragma erfordert keine Verschreibung durch den Arzt. Es ist in verschiedenen Größen erhältlich – ein passendes Diaphragma muß nach einer entsprechenden Voruntersuchung durch den Arzt mittels genormter Gummiringe angepaßt werden. Der Arzt zeigt dann auch, wie das Diaphragma eingesetzt wird, wie man seinen richtigen Sitz überprüft und wie es wieder entfernt wird.

Auch in Frauengesundheitszentren, in der Sexualsprechstunde von Frauenberatungsstellen oder ähnlichem finden sich kompetente Frauen, die Interessentinnen ein Diaphragma fachgerecht anpassen und den richtigen Gebrauch erklären.

Die Anwendung. Es bedarf einiger Übung, um ein Diaphragma korrekt einzusetzen. Ihr Arzt sollte beim erstenmal den richtigen Sitz kontrollieren. Sie müssen das Einsetzen in jedem Fall erst üben, damit Sie es richtig beherrschen, wenn es dann ernst wird.

Das Einsetzen eines Spiralfeder-Diaphragmas

Es bedarf zwar einiger Übung, aber letztlich geht es beim Einsetzen des Scheidendiaphragmas nur darum, daß die Zervix komplett abgedeckt ist. Schieben Sie das Diaphragma dazu mit zusammengedrücktem Ring in der Vagina hoch und zurück. Achten Sie darauf, daß der vordere Rand wie abgebildet sitzt, und kontrollieren Sie dann noch einmal mit dem Finger, ob die Zervix wirklich komplett geschützt ist. Einen erhöhten Sicherheitsgrad erreichen Sie, wenn Sie vor dem Einsetzen innen an den Rand und auf das Gummigewölbe Spermizide auftragen.

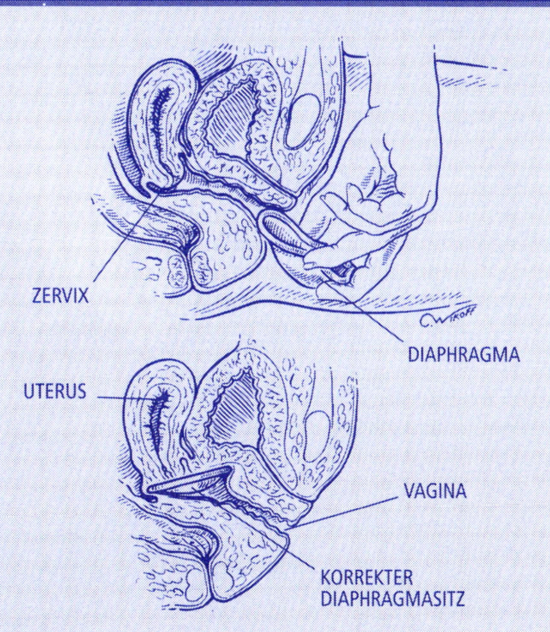

Das Einsetzen eines Spiralfeder-Diaphragmas. Bevor Sie das Diaphragma einsetzen, geben Sie eine kleine Menge Spermizid in das Gummigewölbe. Verteilen Sie auch ein bißchen auf die Innenseite des Rings – aber nicht zuviel davon, weil sonst das Diaphragma verrutschen könnte.
Suchen Sie eine bequeme Position – auf dem Rücken liegend, ein Bein auf einem Stuhl hochgestellt oder mit gespreitzten Beinen in der Hocke. Drücken Sie den Rand an beiden Seiten zwischen den Fingern zusammen. Das schmalgedrückte Diaphragma wird entlang der unteren Scheidenwand so tief wie möglich in die Scheide eingeführt. Der hintere Rand gleitet dabei über den Muttermund nach hinten. Der vordere Rand wird mit dem Zeigefinger nach oben in die Schambeinfuge geschoben. Beim Nachtasten muß die Gummimembran des Diaphragmas zwischen Finger und Gebärmutter fühlbar sein. Sie liegt normalerweise in Falten. Sitzt es falsch, nehmen Sie es wieder heraus, tragen nochmals Spermizid auf und versuchen es erneut.
Manche Frauen empfinden den Einführstab als große Hilfe beim Einsetzen des Diaphragmas. Dessen Anwendung variiert je nach Produkt – wichtig ist aber, daß auch nach dessen Benutzung durch Nachtasten kontrolliert werden muß, ob das Diaphragma richtig sitzt. Eventuell muß das vordere Ende mit einem Finger in die Schambeinfuge geschoben werden.

Wichtig ist das richtige Timing. Das Diaphragma kann unmittelbar vor dem Geschlechtsverkehr oder aber bis zu zwei Stunden früher eingesetzt werden. Keinesfalls sollte es länger als sechs Stunden vor dem Verkehr eingesetzt werden. Wenn seit dem Einführen mehr als zwei Stunden vergangen sind, muß vor dem Geschlechtsverkehr eine zusätzliche Portion Spermizid tief in die Scheide eingeführt werden. Dasselbe gilt, wenn Sie innerhalb von sechs Stunden ein zweites Mal Geschlechtsverkehr haben.
Warten Sie nach dem Geschlechtsverkehr mindestens sechs Stunden, bevor Sie das Diaphragma entfernen – nicht aber länger als 24 Stunden, weil sich dadurch sonst die Gefahr einer Scheideninfektion erhöht. Verzichten Sie, solange das Diaphragma noch an Ort und Stelle ist, auf Scheidenspülungen. Dadurch könnten die Spermizide aufgelöst werden. Haken Sie zum Entfernen des Diaphragmas einen Finger unter den Rand, und ziehen Sie es vorsichtig heraus.

Pflege. Das Diaphragma wird nach dem Gebrauch mit Wasser und einer milden, unparfümierten Seife (Parfüm kann das Gummi angreifen) gewaschen. Danach wird es sorgfältig abgetrocknet und licht- und wärmegeschützt gelagert, z.B. im Originalbehälter, in einem Waschhandschuh oder ähnlichem. Restfeuchtigkeit kann bei Bedarf mit Stärkemehl (kein Talkum!) entzogen werden, indem es damit eingepudert wird. Es wird nicht empfohlen, Diaphragmen zu desinfizieren, da die meisten Mittel Gummi angreifen und es brüchig werden lassen.
Bei Anwendung von Medikamenten oder anderen Präparaten im Scheidenbereich sollte das Diaphragma nicht verwendet werden, weil sie häufig Substanzen enthalten, die Latex angreifen. Zu diesen Präparaten gehören beispielsweise auch Gleitmittel. Bekannt ist, daß Vaseline, Paraffine und pflanzliche Öle Latex angreifen.
Untersuchen Sie Ihr Diaphragma jedesmal vor dem Gebrauch auf dünne Risse und Löcher. Halten Sie es dazu gegen das Licht, und dehnen Sie das Gummi vorsichtig zwischen Ihren Fingern. Vor-

sicht, daß Sie nicht mit dem Fingernagel die Gummimembran beschädigen.
Hält ein Diaphragma auch mindestens zwei Jahre, muß die Größe mindestens einmal im Jahr überprüft werden. Nach starker Gewichtsabnahme, -zunahme, Entbindung, operativen Eingriffen im Genitalbereich muß in jedem Fall überprüft werden, ob das vorhandene Diaphragma noch paßt.

Vor- und Nachteile. Korrekt angewandt, kann das Diaphragma eine zuverlässige Methode zur Empfängnisverhütung sein. Es verhütet nicht nur eine ungewollte Schwangerschaft, sondern scheint auch das Risiko für bestimmte sexuell übertragbare Krankheiten und einige präkanzeröse Veränderungen im Gebärmutterhals zu senken.
Da das Scheidendiaphragma bereits einige Zeit vor dem Geschlechtsverkehr eingesetzt werden kann, wird das Liebesspiel dadurch nicht unterbrochen. Dennoch bedarf es einiger Vorausplanung. Da das Diaphragma mindestens sechs Stunden nach dem Verkehr nicht entfernt werden darf, kann es in der Zeit zum Auslaufen von Sperma und Spermiziden kommen – eine Slipeinlage macht das weniger unangenehm.
Bei manchen Frauen treten durch die Anwendung des Diaphragmas rezidivierende Harnwegsinfektionen auf. Ist das Diaphragma zu groß, kann der Rand gegen die vordere Scheidenwand drücken und die Harnröhre reizen. Symptome einer Harnwegsinfektion sind Brennen und Schmerzen beim Wasserlassen sowie häufiger Harndrang. Suchen Sie bei diesen Symptomen Ihren Arzt auf. Während der Behandlung sollten Sie dann vielleicht eine andere Methode der Empfängnisverhütung anwenden. Lassen Sie nach Ausheilen der Infektion die Größe Ihres Diaphragmas überprüfen.

Portiokappe

Die Portiokappe wurde zuerst 1838 von dem Berliner Gynäkologen Wilde beschrieben und war noch zu Beginn dieses Jahrhunderts das meist benutzte Kontrazeptivum.

Die Wirkungsweise. Die Portiokappe, die entweder aus weichem Latexgummi oder einem Plastikmaterial besteht, wird – meist in Verbindung mit einem chemisch wirksamen Gelee – über die Portio gestülpt, so daß deren Berührung mit dem Ejakulat verhindert wird. Anders als das Scheidendiaphragma wird die Portiokappe nicht durch die Vaginalmuskeln und das Schambein festgehalten, sondern saugt sich fest und bildet so einen relativ zuverlässigen Abschluß der Vagina gegenüber dem Uterus.
Die Versagerquote bei Frauen, die noch nie entbunden haben, liegt bei 18 Prozent und ist damit ebenso hoch wie bei Anwendung eines Scheidendiaphragmas. Bei Frauen, die bereits einmal entbunden haben, steigt die Quote auf 26 Prozent. Durch Schwangerschaft und Geburt wird der Muttermund nämlich weicher und nachgiebiger.

Die Anwendung. Im Gegensatz zu früher, als die Portiokappe jeweils nur durch den Arzt einzusetzen und prämenstruell zu entfernen war, wird heutzutage davon ausgegangen, daß die Frau die Kappe selbst einführt, nachdem sie entsprechend eingewiesen wurde. Auch bei den Portiokappen gibt es verschiedene Größen, die es dem Arzt ermöglichen, eine Anpassung vorzunehmen.

- *Einsetzen der Portiokappe.* Füllen Sie als erstes die Kappe selbst zu ungefähr einem Drittel mit einer spermiziden Creme, damit der Muttermund nach dem Aufsetzen in die Creme eintaucht. Achten Sie aber darauf, daß nichts an den Rand kommt, da dadurch die Ansaugkraft beeinträchtigt werden und die Portiokappe verrutschen könnte.
Nehmen Sie eine bequeme Haltung ein – Sie können sich hinlegen, ein Bein

Das Einsetzen der Portiokappe

Da die Portiokappe durch Saugkraft gehalten wird, ist der korrekte Sitz sehr wichtig. Schieben Sie den oberen Rand der Portiokappe an der hinteren Scheidenwand hoch, bis er hinter der Zervix festsitzt – die Kappe zeigt nach unten. Ziehen Sie jetzt die untere Kante des Rands über den vorderen Gebärmutterhals. Füllen Sie die Kappe bis zu einem Drittel mit spermizider Creme – achten Sie darauf, daß nichts auf den Rand kommt.

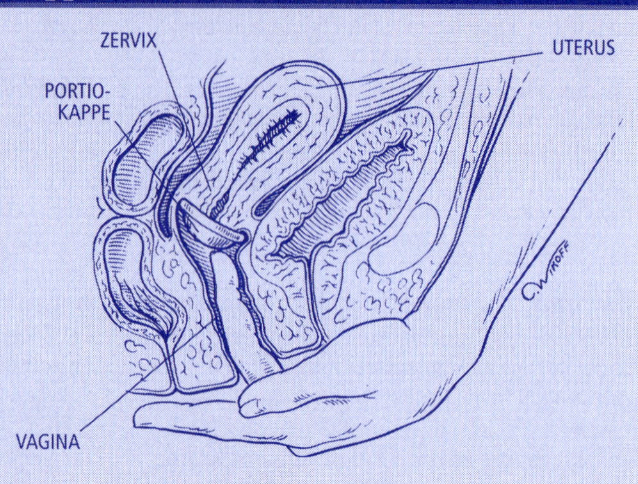

auf einen Stuhl stellen oder mit gespreizten Knien in die Hocke gehen. Drücken Sie die Kappe zwischen Daumen und Zeigefinger zusammen, und führen Sie sie möglichst tief in die Vagina ein. Schieben Sie sie mit einem Finger an die hintere Scheidenwand und zum Muttermund hoch. Wichtig ist, daß die Wölbung der Kappe nach unten in Richtung Scheidenöffnung zeigt. Stülpen Sie sie dann fest über die Zervix.

Überprüfen Sie, ob die Kappe fest abschließt, indem Sie mit dem Zeigefinger einmal den Rand abtasten – diese »Rundumkontrolle« ist auch nach dem Geschlechtsverkehr erforderlich. Bei korrektem Sitz müßten Sie die Zervix durch die Kappe fühlen können, ohne daß sie allerdings die Kappe komplett ausfüllen darf – der verbleibende Freiraum ist für die Spermizide und Zervixsekrete gedacht. Überprüfen Sie in den ersten Anwendungsmonaten den korrekten Sitz der Kappe immer wieder zwischendurch.

◗ *Das richtige Timing.* Eine Portiokappe sollte mindestens 30 Minuten vor dem Koitus eingesetzt werden, damit der Ansaugeffekt wirksam werden kann. Sie kann aber bis zu 48 Stunden vorher eingesetzt werden. Von einer längeren Tragedauer ist abzuraten, weil dadurch Scheideninfektionen begünstigt werden können. Bei mehrmaligem Geschlechtsverkehr muß, anders als beim Scheidendiaphragma, kein Spermizid eingeführt werden. Die Portikokappe darf frühestens acht Stunden nach dem Geschlechtsverkehr entfernt werden – bis dahin ist auf Scheidenspülungen zu verzichten. Während der Menstruation verbietet sich die Anwendung.

◗ *Pflege.* Zum Entfernen der Portiokappe führen Sie einen Finger in die Vagina ein und kippen die Kappe leicht zu einer Seite, so daß der Saugeffekt aufgehoben wird. Schieben Sie dann einen Finger unter den Rand, und ziehen Sie die Kappe heraus. Waschen Sie die Kappe nach jedem Gebrauch mit milder Seife und warmem Wasser. Reinigen Sie die Rille in dem Rand mit einem Wattebausch. Trocknen Sie die Kappe gründlich ab, und entziehen Sie ihr gegebenenfalls die Restfeuchtigkeit mit Stärke-

mehl, bevor Sie sie in ihrem Originalbehälter aufbewahren.
Paraffine und einige andere Öle und Gleitmittel können das Gummi der Portiokappe angreifen. Fragen Sie erst Ihren Arzt, bevor Sie eines dieser Produkte anwenden.
Manche Ärzte empfehlen einen Zervixabstrich vor Anpassung einer Portiokappe und einen weiteren zur Kontrolle drei Monate nach dem Erstgebrauch. Nach einer Entbindung oder Fehlgeburt ist eine Neuanpassung erforderlich. Die Portiokappe sollte alle ein bis zwei Jahre ersetzt werden.

Vor- und Nachteile. Die Portiokappe kann für Frauen, bei denen durch Anwendung eines Scheidendiaphragmas rezidivierende Harnwegsinfektionen auftreten, eine gute Alternative sein. Weitere Vorteile sind, daß sie bis zu 48 Stunden vor dem Geschlechtsverkehr eingesetzt werden kann und außerdem weniger Auslaufen und Schmieren verursacht, weil weniger Spermizide gebraucht werden. Wie das Diaphragma bietet auch die Portiokappe einen gewissen Schutz vor bestimmten sexuell übertragbaren Krankheiten.
Die Portiokappe ist nicht für alle Frauen geeignet. Manche haben Probleme mit dem Einsetzen und Herausnehmen. Andere finden für ihre Zervix keine passende Größe.

Kontrazeptives Schwämmchen

1983 wurde in den USA ein neues Verhütungsschwämmchen durch die Arzneimittelbehörde freigegeben, das seitdem als rezeptfreies Kontrazeptivum für den einmaligen Gebrauch verkauft wird. Ebenfalls zugelassen ist es in Singapur, Großbritannien, den Niederlanden, Norwegen und der

Anwendung des kontrazeptiven Schwämmchens

Das kontrazeptive Schwämmchen muß nicht mehr zusätzlich mit Spermiziden behandelt werden, weil es damit bereits getränkt ist. Durch Befeuchten des Schwämmchens mit warmem Wasser werden die Spermizide aktiviert. Beim Einführen muß die Seite mit der Vertiefung nach oben und das Rückholbändchen nach unten zeigen. Das Schwämmchen kann bis zu einem Tag vor dem Geschlechtsverkehr eingesetzt werden. Die Versagerquote bei Frauen, die noch nie entbunden haben oder schwanger waren, ist mit 18 Prozent der des Diaphragmas und der Portiokappe vergleichbar. Bei Frauen, die schon einmal entbunden haben, steigt die Versagerquote auf mehr als 28 Prozent an.

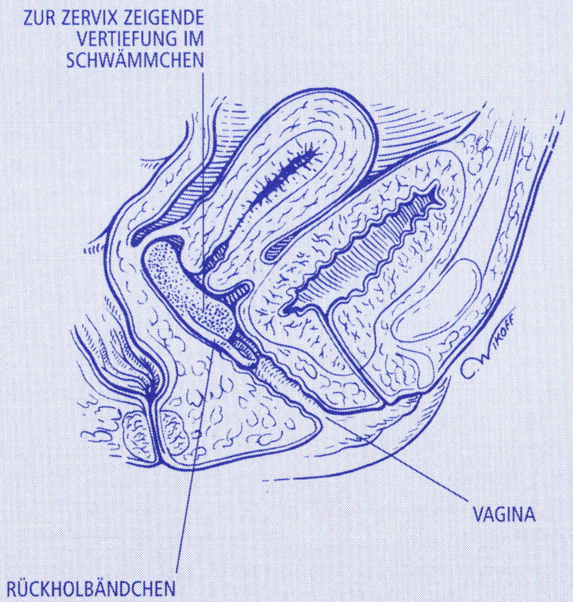

Schweiz – in Deutschland allerdings noch nicht.

Die Wirkungsweise. Das kontrazeptive Schwämmchen besteht aus weichem, synthetischem und saugfähigem Material (Polyurethan), das zuvor mit einem samenabtötenden Stoff, Nonoxinol 9, imprägniert wurde. Das Schwämmchen hat die Form einer 2,5 Zentimeter dicken Scheibe mit einem Durchmesser von 5,5 Zentimetern. Eine Vertiefung auf der einen Seite soll in der Scheide den Gebärmutterhals aufnehmen, wodurch der Eingang abgedichtet wird. Das Entfernen des Schwämmchens wird durch ein Rückholbändchen erleichtert.

Bei Frauen, die bereits einmal entbunden haben, beträgt die Versagerquote über 28 Prozent, bei Frauen, die noch nie schwanger waren oder entbunden haben, ist sie mit 18 Prozent der des Scheidendiaphragmas und der Portiokappe vergleichbar.

Die Anwendung. Das Schwämmchen wird mit warmem Wasser befeuchtet und so lange gedrückt, bis es richtig schaumig ist, um die Spermizide zu aktivieren.

Das Schwämmchen wird zwischen zwei Fingern gehalten und mit der Vertiefung nach oben in die Vagina eingeführt und zur Zervix hochgeschoben. Die Vertiefung im Schwämmchen sollte bei korrektem Sitz den Gebärmutterhals aufnehmen, das Bändchen muß nach unten Richtung Scheidenöffnung zeigen.

Das Schwämmchen kann bis zu 24 Stunden vor dem Geschlechtsverkehr eingeführt werden – so lange ist eine Empfängnisverhütung, unabhängig von der Anzahl der durchgeführten Geschlechtsakte, gewährleistet. Länger als 24 Stunden darf das Schwämmchen nicht getragen werden, weil es dann zum einen seine Wirksamkeit verliert, zum anderen das Risiko von Scheideninfektionen zunimmt oder es zum toxischen Schocksyndrom kommen kann.

Das Schwämmchen darf frühestens sechs Stunden nach dem Geschlechtsverkehr entfernt werden und ist nach Gebrauch wegzuwerfen.

Hat das Schwämmchen während des Geschlechtsverkehrs seine Position verändert, und läßt sich das Rückholbändchen nur schwer fassen, hilft es, sich auf die Toilette zu setzen und wie beim Stuhlgang zu pressen.

Vor- und Nachteile. Das Schwämmchen erlaubt, da es bis zu 24 Stunden vor dem Verkehr eingesetzt werden kann, mehr Spontaneität als andere Methoden. Für Frauen, die noch nie entbunden haben, kann es genauso zuverlässig sein wie Diaphragma oder Portiokappe. Für alle anderen Frauen wurde mit einer Versagerquote von über 28 Prozent eine ziemlich schlechte Verhütungssicherheit angegeben.

Viele Frauen begrüßen das bequeme und leicht erlernbare Einsetzen, ähnlich wie bei der Tamponbenutzung.

Manche Frauen klagen allerdings nach der Benutzung über eine trockene Vagina. Helfen kann hier schon ein Gleitmittel für die Scheide. Bei anderen Frauen wiederum kann eine allergische Reaktion gegen die Spermizide, mit denen das Schwämmchen getränkt ist, auftreten. Bei Brennen, Reizungen und Juckreiz in der Vagina oder im Genitalbereich ist der Arzt aufzusuchen.

Das Kondom für die Frau

Das Kondom für die Frau bzw. der Vaginalbeutel ist eine neue, auch wieder in den Staaten entwickelte Verhütungsmethode, die von der amerikanischen Arzneimittelbehörde 1993 zugelassen wurde – in Deutschland ist es bislang über die Schweiz oder aus Österreich zu beziehen oder in Sexshops erhältlich.

Wie das Kondom für den Mann bietet das Kondom für die Frau, anders als andere Barrieremethoden, nicht nur einen guten Schutz gegen Schwangerschaft, sondern auch vor sexuell übertragbaren Krankhei-

Das Neueste vom Neuen: das Kondom für die Frau

Der geschlossene innere Ring dieses schlauchähnlichen Kondoms sollte genauso auf dem Gebärmutterhals sitzen wie ein Diaphragma. Der offene äußere Ring hängt aus der Vagina heraus. Anders als Diaphragma, Portiokappe und kontrazeptive Schwämmchen bietet das Kondom für die Frau einen genauso hohen Schutz vor STDs wie sein männliches Gegenstück und verleiht der Frau dazu noch volle Kontrolle. Ein weiterer Pluspunkt: Anders als das Kondom für den Mann kann es bereits Stunden vor dem Sex eingesetzt werden.

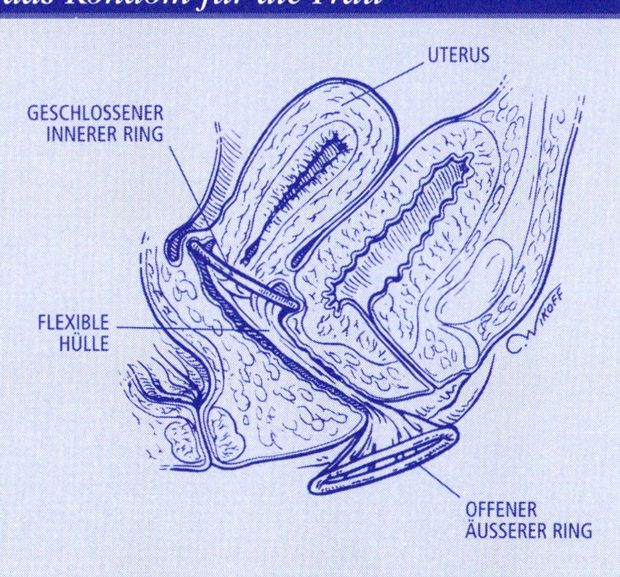

ten. Zwar schützen Diaphragma und Zervixkappe die Zervix vor bestimmten Infektionserregern, die Scheidenwände jedoch bleiben Viren wie dem HIV trotzdem ausgesetzt. Das Kondom für die Frau deckt dagegen die Innenseite der Vagina mitsamt Zervix komplett ab. Es ist die einzige von der Frau anzuwendende Methode zur Empfängnisverhütung, die einen ähnlichen Krankheitsschutz bietet wie das Kondom für den Mann.

Die Wirkungsweise. Das Kondom für die Frau besteht aus einer dünnen, flexiblen Hülle mit einem geschlossenen Ring am einen Ende und einem etwas größeren, offenen am anderen. Seine Versagerquote soll mit 13 Prozent nur etwas höher als die des Kondoms für den Mann sein. Wegen der erst kurzen Anwendungszeit konnte dieser Prozentsatz noch nicht wissenschaftlich bestätigt werden.

Die Anwendung. Zum Einsetzen wird der Ring am inneren geschlossenen Ende zwischen Daumen und Mittelfinger gehalten. Der Zeigefinger wird dann gegen diesen inneren Ring gehalten, während der übrige Beutel herunterhängt. Nun werden die Seiten des Rings zusammengedrückt und möglichst tief in die Vagina eingeführt. Der vordere Rand wird hinter das Schambein gedrückt. Der Gebärmutterhals muß komplett abgedichtet sein, wobei der geschlossene innere Ring zwischen Schambein und hinterer Scheidenwand festgehalten wird – ähnlich wie beim Diaphragma.
Der äußere, offene Ring des Beutels hängt unten aus der Vagina heraus. Während des Geschlechtsverkehrs dehnt sich die Vagina aus, damit wird das lose Ende hochgezogen und der äußere Ring flach gegen die Schamlippen ausgedehnt. Wichtig ist, daß der innere Ring die Zervix wirklich komplett abdeckt und der Schlauch nicht verdreht wird. Für einen erhöhten Empfängnisschutz sorgt die zusätzliche Applikation von Spermiziden.
Das Kondom für die Frau ist bereits mit Gleitmitteln behandelt, wird aber auch mit

Die Barrierekontrazeptiva auf einen Blick

Methode	Vorteile	Nachteile	Versagerquote
Kondom für den Mann (allein eingesetzt)	Preiswert, leicht erhältlich Nicht verschreibungspflichtig Schützt vor STDs und HIV	Kann das Liebesspiel unterbrechen Nicht sehr zuverlässig, wenn allein eingesetzt	12 %
Spermizide (allein eingesetzt)	Leicht erhältlich Nicht verschreibungspflichtig Gewisser Schutz vor STDs bei den Nonoxinol 9-haltigen	Können das Liebesspiel unterbrechen Nicht sehr zuverlässig, wenn allein eingesetzt	21 %
Diaphragma (mit Spermiziden)	Gewisser Schutz vor STDs Kann vorher eingesetzt werden Bei manchen Frauen rezidivierende Harnwegsinfektionen	Erfordert ärztliche Untersuchung und Verschreibung Einsetzen bedarf einiger Übung	18 %
Portiokappe (mit Spermiziden)	Gewisser Schutz vor STDs Kann vorher eingesetzt werden Kann später entfernt werden als das Diaphragma Praktischer Ohne Gefahr von Harnwegsinfektionen	Erfordert ärztliche Untersuchung und Verschreibung Einsetzen schwieriger zu erlernen Weniger zuverlässig bei Frauen, die bereits entbunden haben	Frauen mit Kindern: 26 % Frauen ohne Kinder: 18 %
Kontrazeptives Schwämmchen	Noch nicht auf deutschem Markt Nicht verschreibungspflichtig Kann allein angewandt werden	Korrektes Einsetzen bedarf einiger Übung Kann eine trockene Scheide verursachen Weniger zuverlässig bei Frauen, die bereits entbunden haben	Frauen mit Kindern: 28 % Frauen ohne Kinder: 18 %
Kondom für die Frau (allein angewandt)	Schutz vor STDs und HIV Kann vorher eingesetzt werden	Über die Schweiz oder Österreich oder in Sexshops zu beziehen Einsetzen bedarf einiger Übung	13 %

einer zusätzlichen Portion Gleitmittel angeboten. Gegen störende Geräuschentwicklung während des Geschlechtsverkehrs helfen einige zusätzliche Tropfen Gleitmittel.
Das Kondom für die Frau kann einige Stunden bis wenige Minuten vor dem Sex eingesetzt werden. Haben Sie Ihre Periode, dann entfernen Sie den Tampon zuvor. Auf den gleichzeitigen Einsatz eines Kondoms durch den Partner sollte verzichtet werden. Zwar muß das Kondom für die Frau nach dem Geschlechtsverkehr grundsätzlich nicht sofort entfernt werden – vor jedem neuen Akt jedoch sollte es durch ein neues ersetzt werden. Entfernen Sie den Beutel, bevor Sie aufstehen. Drücken Sie dazu den äußeren Ring mit den Fingern zusammen, um ein Auslaufen zu verhindern. Verdrehen Sie den Beutel einmal, und ziehen Sie ihn sanft heraus. Werfen Sie den Beutel weg, benutzen Sie ihn kein zweites Mal.

Vor- und Nachteile. Das Kondom für die Frau ist das erste Kontrazeptivum, das die Frau vor Schwangerschaft und auch vor sexuell übertragbaren Krankheiten wie einer HIV-Infektion genauso wirksam wie das Kondom für den Mann schützt. Seine Anwendung unterliegt allein der Kontrolle der Frau. Darüber hinaus führt es dadurch, daß es Stunden vor dem Geschlechtsverkehr eingesetzt werden kann – anders als das Kondom für den Mann – nicht zu einer Unterbrechung des Liebesspiels. Und dadurch, daß es – auch wieder anders als das Kondom für den Mann – nach dem Verkehr nicht entfernt werden muß, stört es auch nicht die innige Zweisamkeit danach.
Das Kondom für die Frau besteht aus Polyurethan, einem Material, das dünner und flexibler als Latex ist. Paare, die es bereits angewendet haben, beschrieben es für beide Partner als angenehmer als sein männliches Gegenstück.
Auf der anderen Seite bedarf das korrekte Einsetzen des Kondoms für die Frau einiger Übung.

Treffen Sie Ihre Wahl

Sind Barrierekontrazeptiva für Sie die beste Form der Empfängnisverhütung? Wenn ja, welche davon? Die Entscheidung hängt von Ihrem Gesundheitszustand, Ihrer Lebensweise – dazu gehört auch Ihr Sexualverhalten – und Ihren persönlichen Vorlieben ab.

Gesundheitliche Faktoren

Möglicherweise schließen gesundheitliche Gründe eine andere Form der Verhütung aus. So können Herzerkrankungen oder Bluthochdruck eine Kontraindikation für die Pille sein, und wer bereits einmal eine Eileiterentzündung gehabt hat, für den kann der Einsatz eines Intrauterinpessars bzw. der Spirale riskant sein. (Weitere Kontraindikationen lesen Sie in den Kapiteln 20, ab Seite 257, und 21, ab Seite 269.)

Sexualverhalten

Wer mehr als einen Sexualpartner hat, hat ein erhöhtes Risiko für eine HIV-Infektion oder andere sexuell übertragbare Krankheiten. Und selbst wenn Sie nur einen Sexualpartner haben und monogam leben, haben Sie dennoch ein erhöhtes Risiko, wenn er mehr als nur eine Partnerin hat. In beiden Fällen ist eine Barrieremethode – vor allem das Kondom für den Mann oder die Frau – eine kluge Wahl, selbst wenn Sie gleichzeitig eine andere Verhütungsmethode wie etwa die Pille anwenden. (Mehr über Erkrankungsrisiken lesen Sie in den Kapiteln 11 und 13 mit den Themen STDs und Aids, Seite 113 und Seite 157).
Alle Barrierekontrazeptiva bedürfen in einem gewissen Maß der Vorplanung. Obwohl manche Methoden wie das Diaphragma und die Portiokappe bereits Stunden vor dem Verkehr eingesetzt werden können, müssen Sie sie und die Spermizide doch im Bedarfsfall immer dabei haben. Wenn Sie's lieber spontaner hätten, kommt eine Barrieremethode für Sie vielleicht nicht in Frage.

Persönliche Vorlieben

Manche Barrieremethoden setzen einen gewissen Grad an gutem Willen und Kooperationsbereitschaft bei beiden Partnern voraus. Der Einsatz von Kondom und Spermiziden im Augenblick größter Intimität bringt viele Menschen völlig aus dem Konzept. Geht es Ihnen oder Ihrem Partner ebenso, ist die Gefahr groß, daß Sie doch einmal zu verhüten »vergessen«. In diesem Fall sollten Sie eine andere Methode in Erwägung ziehen.

Die folgenden Fragen sollen Ihnen die Entscheidung pro oder kontra Barrierekontrazeptiva erleichtern.

- Wie leicht ist es anzuwenden?
- Wie groß ist die Wahrscheinlichkeit, daß ich es wirklich jedesmal beim Sex anwende?
- Ist die Kooperation meines Partners nötig? Wie steht er dazu?
- Bietet es allein angewandt einen ausreichenden Schwangerschaftsschutz, oder ist ein zweites Kontrazeptivum erforderlich?
- Ist es leicht erhältlich? Bedarf es einer vorherigen ärztlichen Untersuchung und/oder Verschreibung?
- Wie teuer ist es?

Egal, für welche Verhütungsmethode Sie sich entscheiden, wichtig ist, daß beide Partner dahinterstehen. Wenn Sie sich nicht sicher sind, ob Sie mit einer bestimmten Methode zurechtkommen, probieren Sie sie aus – Sie können immer noch wechseln. Viele Paare bedienen sich mehrerer Barrieremethoden, benutzen beispielsweise mal ein Diaphragma, mal ein Kondom und Spermizide.

Wegen ihrer leichten Verfügbarkeit, Zuverlässigkeit und krankheitsabwehrenden Eigenschaften sind viele Barrierekontrazeptiva für viele Frauen, die nach Alternativen zur hormonellen Empfängnisverhütung und dem Intrauterinpessar suchen, zur Methode der ersten Wahl geworden.

Wägen auch Sie ihre Vor- und Nachteile gegeneinander ab. Bei der großen Auswahl ist sicherlich auch für Sie etwas Passendes dabei.

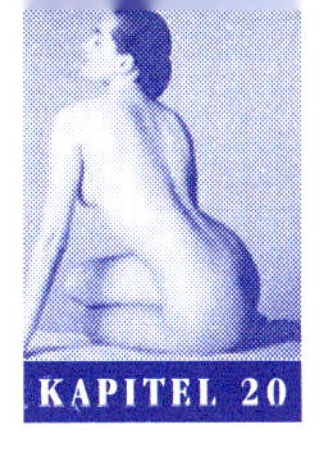

FRUCHTBARKEIT UND FAMILIENPLANUNG

Das Intrauterinpessar – besser als sein Ruf

Wollte man Intrauterinpessare (IUP) mit Autos vergleichen, wäre das Dalcon Shield ein Ford Pinto gewesen«, so zumindest war es 1992 in einem Artikel der US-amerikanischen Zeitschrift *USA Today* zu lesen. Bei beiden Produkten lösten Konstruktionsfehler eine massive Rückrufaktion aus, und beide schadeten dem Ruf des Herstellers. Dieses Geschehen wurde zwar in den USA verhandelt, doch die Skepsis gegenüber der »Spirale« wirkte auch in Europa.

Doch überstand das die Ford Motor Company auch unbeschadet, so erging es den IUP-Herstellern weniger gut: Dalcon's A.H. Robins Company mußte aufgrund der hohen Prozeßkosten, die die Firma über 480 Millionen Dollar kostete, Konkurs anmelden, und andere IUP-Hersteller zogen sich ebenfalls vom Markt zurück, weil sie die Haftpflichtversicherung nicht länger bezahlen konnten.

Doch damit war das Schicksal der IUPs nicht endgültig besiegelt. Sie wurden verbessert und weiter entwickelt, so daß es heute mittlerweile IUPs der zweiten und dritten Generation gibt. Heute tragen in der Bundesrepublik rund eine Million Frauen Intrauterinpessare.

Nachdem die ersten Frauen Probleme mit dem Dalcon Shield bekamen, wurden zahlreiche Studien durchgeführt, die – im Gegensatz zu früher durchgeführten, klinischen Studien – erstaunlich hohe Komplikationsraten nachwiesen, darunter Fehlgeburten beim Dalcon Shield und eine unerwartete Verbindung zwischen allen IUP-Typen und einer Eileiterentzündung, die Sterilität verursachen kann.

Das berüchtigte Dalcon Shield

Eine Serie von zwölf Todesfällen durch septischen Abort führte in den frühen siebziger Jahren nicht nur zu einem Verkaufsstopp des damals beliebten Dalcon Shield und trieb seine Hersteller in den Konkurs, sondern schadete nachhaltig insgesamt dem Ruf aller IUPs. Obwohl ungefähr 2,8 Millionen Frauen das Dalcon Shield benutzten und im Verhältnis dazu die Gefahr eines vorzeitigen Todes durch septischen Abort verschwindend gering war, und obwohl lediglich die Übergröße dieses IUP-Typs mit den Todesfällen in Zusammenhang zu bringen war, sanken in etwas mehr als nur einem Jahrzehnt die IUP-Verkaufszahlen um mehr als zwei Drittel. Ironischerweise scheinen jedoch alle vorgebrachten Bedenken grundlos zu sein. Die Rate an Eileiterentzündungen ist bei IUP-Anwenderinnen nämlich niedriger als bei Frauen, die nicht verhüten.

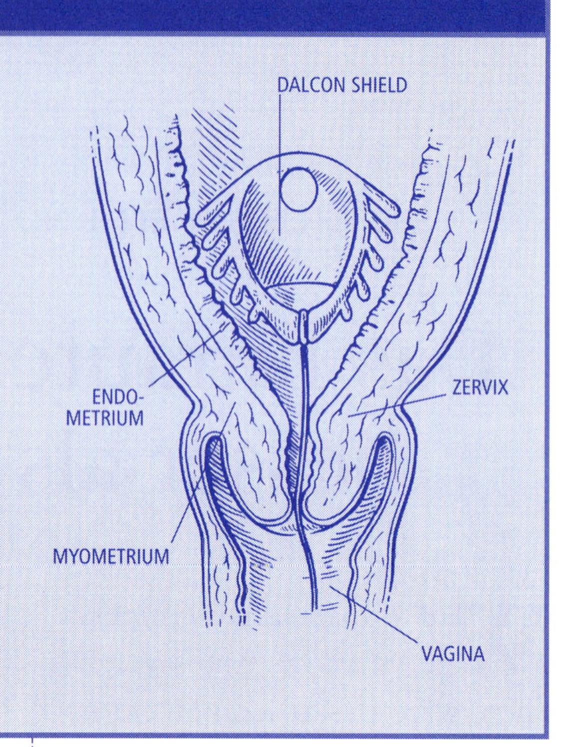

Diese alten Studien stehen heute im Kreuzfeuer der Kritik – bemängelt werden sowohl die Form, in der die Studien durchgeführt wurden, als auch die daraus gezogenen Schlüsse. Nach einer kritischen Neubewertung des Untersuchungsmaterials kam man zu der Überzeugung, daß andere Faktoren wie die Lebenweise – vor allem die sexuelle – eine entscheidende Rolle bei der Entwicklung von Komplikationen spielen können.

Gehen auch die Meinungen hinsichtlich der Forschungsergebnisse auseinander, so halten die Fachleute die heutigen IUPs doch einmütig für eine ausgezeichnete Verhütungsmethode, sofern sie unter sterilen Bedingungen eingesetzt werden. Frauen mit einem erhöhten Risiko für sexuell übertragbare Krankheiten sollten allerdings lieber auf eine andere Form der Empfängnisverhütung zurückgreifen.

Das Dalcon Shield

Im Laufe dieses Jahrhunderts wurden die IUPs in vielen verschiedenen Größen und Formen hergestellt. Die ersten Typen kamen 1909 auf den Markt. Diese einfachen Nickel-, Bronze- und Catgutringe waren die Vorläufer der später von der amerikanischen Arzneimittelbehörde FDA zugelassenen Plastikmodelle, die wie ein gewundenes S (Lippes-Schleife bzw. Lippes-Loop), spiralförmig wie ein Widderhorn (Safe-T-Coil), wie die Zahl 7 (Kupfer-7) und der Buchstabe T (Kupfer-T) aussehen. Am unteren Ende der IUPs war ein Faden angebracht, der zum späteren Entfernen aus dem Muttermund heraushing.

Das 1970 eingeführte und 1975 wieder vom Markt gezogene Dalcon Shield sah aus wie eine runde Wanze mit einem großen Auge und fünf Beinen an jeder Seite. Sein Faden bestand nicht nur aus einem einzelnen

Filament, sondern aus vielen Fasern, die ineinandergeschlungen waren und in einer Hülle steckten. Und genau dieser vielfaserige Faden war schuld an seinem Untergang. Heute glauben manche Wissenschaftler jedoch, daß der Faden nichts mit den erhöhten Infektionsraten, die beim Dalcon Shield zu beobachten waren, zu tun hatte. Damals nämlich hatte es geheißen, der Faden sei eine Brutstätte für Keime gewesen, der Keime aus der Vagina in den Uterus und in die Eierstöcke befördert und so gefährliche Infektionen verursacht habe. Diese Theorie war in weiteren Untersuchungen aber nicht haltbar. Zweifel daran entstanden außerdem dadurch, daß, obwohl das Dalcon Shield in zwei Größen erhältlich war und beide Größen mit dem multifilamentären Faden ausgerüstet waren, lediglich der größere mit Todesfällen durch septischen Abort assoziiert war.

Wie die IUPs zu ihrem schlechten Ruf kamen

In den sechziger und siebziger Jahren hatten die IUPs ihre Blütezeit. Sie wurden alle aus Kunststoff (Polyethylen, Polypropylen) unter Zusatz von Bariumsulfat – um sie auf dem Röntgenbild sichtbar zu machen – hergestellt.

Das Dalcon Shield kam in den Staaten genau in dem Moment auf den Markt, als der U.S. Senat Untersuchungen zur Sicherheit der oralen Kontrazeptiva durchführen ließ. Das Dalcon Shield schlug ein wie eine Bombe, vor allem bei jungen Frauen, die wegen der Pille Bedenken hatten. In dem Jahr, in dem die A.H. Robins Company mit der Vermarktung des Dalcon Shields begann, machte dieses Produkt bereits 66 Prozent aller verkauften IUPs aus, und Mitte 1973 waren 40 Prozent aller angewandten IUPs vom Typ Dalcon Shield. Im Juni 1974, als die amerikanische Arzneimittelbehörde, die FDA, die sofortige Aussetzung jeden weiteren Verkaufs verlangte, hatten bereits 2,8 Millionen Amerikanerinnen das Dalcon Shield gekauft.

Einige Monate vorher hatte die FDA die Ärzteschaft gedrängt, IUPs im Falle einer Schwangerschaft sofort zu entfernen. Ihre Empfehlung basierte auf zwölf Todesfällen nach einer Fehlgeburt infolge schwerer Infektionen bei IUP-Anwenderinnen. Zehn trugen zu dem Zeitpunkt das Dalcon Shield, zwei die Lippes-Schleife. Nachdem sich die Ärzte an die Empfehlung der FDA hielten, wurden keine IUP-assoziierten Todesfälle durch septischen Abort mehr beobachtet.

Diese Vorfälle führten zu einer weiteren kritischen Überprüfung des Dalcon Shields und lösten eine Welle des Mißtrauens und Zweifels an der Sicherheit der IUPs aus.

Die Daten, die einen Zusammenhang zwischen der Anwendung des Dalcon Shields und Fehlgeburten oder sogar Todesfällen belegen, scheinen keinen Zweifel offenzulassen. Bei Dalcon-Shield-Anwenderinnen, so lauten die Arztberichte, erweist sich eine stationäre Behandlung als doppelt so häufig erforderlich wie bei anderen Frauen. Und jene, die schwanger wurden und ein IUP, vor allem aber ein Dalcon Shield, trugen, hatten eine fünfzigfach erhöhte Mortalitätsrate im Vergleich zu Frauen ohne intrauterin liegendes Pessar.

Im Gefolge des Dalcon-Shield-Skandals begannen einige Wissenschaftler, dem IUP auch ein erhöhtes Salpingitisrisiko anzuhängen. Erste Untersuchungen zeigten, daß Frauen, die eine andere Form der Empfängnisverhütung einsetzten, tatsächlich eine niedrigere Salpingitishäufigkeit aufwiesen als IUP-Anwenderinnen. Die Barrieremethoden – so die Erklärung – verwehren den Bakterien den Zugang, und auch die Pille erschwert ihn doch zumindest, indem sie den Zervixschleim dicker macht.

Beim Vergleich von Frauen, die in keiner Weise verhüten, hatten die IUD-Anwenderinnen jedoch ein *niedrigeres* Salpingitisrisiko. Eines nämlich berücksichtigten bzw.

wußten die Wissenschaftler der Dalcon-Shield-Ära damals noch nicht: Der größte Risikofaktor für eine Salpingitis ist Sex mit häufig wechselnden Sexualpartnern. Und da die Blütezeit der IUPs in den sechziger und siebziger Jahren, also zur Zeit der sexuellen Revolution lag, wurden sie einfach zu Unrecht für das verantwortlich gemacht, was eigentlich auf das Konto der sogenannten sexuellen Freiheit ging.
Nach diesen wirkstofffreien oder inerten Intrauterinpessaren, denen heute im Rahmen der Kontrazeption kaum mehr Bedeutung zukommt, wurden die sogenannten »medizinierten« Intrauterinpessare entwickelt: die kupfer- und progesteronhaltigen IUPs, die ihre Wirkung durch Abgabe von Wirkstoffen – Kupferionen bzw. Progesteron – ausüben. Die progesteronhaltigen fanden allerdings aufgrund der relativ kurzen intrauterinen Liegedauer und aufgrund von Nebenwirkungen nicht die Verbreitung von kupfertragenden Pessaren. Nach Einführung der kupferhaltigen Pessare, die inzwischen fast nur noch benutzt werden, hat in Deutschland – anders als in den Staaten – die Anwendungshäufigkeit der IUPs rasch zugenommen.
Für die Anwendung der IUPs sprechen auch die neuesten Ergebnisse weltweit geführter Studien:

- IUPs erhöhen bei der monogam lebenden Frau das Erkrankungsrisiko für Eierstockentzündung lediglich in den ersten drei Wochen bis zu drei Monaten nach Einlegen.
- IUPs haben keine Auswirkungen auf die Chancen einer Frau, später einmal Kinder zu haben.
- Seit 1977 ist keine Frau mehr infolge eines IUP-assoziierten septischen Aborts gestorben.
- IUPs haben die niedrigste Versagerquote unter allen reversiblen Kontrazeptiva (unter einem Prozent).
- IUP-Anwenderinnen sind mit ihrer Verhütungsmethode zufriedener als Frauen, die eine andere Form der Schwangerschaftsverhütung anwenden: 98 Prozent aller IUP-Anwenderinnen bezeichnen sich als zufrieden damit, mit der Pille im Vergleich dazu 92 Prozent und mit dem Kondom 87 Prozent.

Ist ein IUP für Sie die richtige Wahl?

Um entscheiden zu können, ob ein IUP für Sie in Frage kommt, müssen Sie wissen:

- Wie sie wirken
- Wie zuverlässig sie sind
- Wer darauf verzichten sollte
- Wo seine Vorteile liegen
- Ob Sie die möglichen Nebenwirkungen und Komplikationen akzeptieren könnten.

Wie wirken die IUPs?

Wie genau die IUPs funktionieren, darüber ist schon viel spekuliert worden. Bei kritischer Betrachtung kommt man zu dem Schluß, daß ihre Wirkungsweise beim Menschen bis heute nicht endgültig bekannt ist. Ursprünglich hieß es, als Fremdkörper riefen sie eine entzündliche Reaktion im Uterus hervor, wodurch die Einnistung einer befruchteten Eizelle gestört werde. Diese Theorie konnte jedoch nicht bewiesen werden. Man fand nämlich nur selten befruchtete Eizellen in den Eierstöcken von IUP-Anwenderinnen. An diese Studien sollten sich jene Frauen halten, die gegen Methoden sind, die abortiv wirken.
Heute sind sich eine ganze Reihe von Wissenschaftlern ziemlich sicher, daß die IUPs spermizid wirken. Die Entzündungsreaktion allein nämlich soll schon ausreichend sein, um die Spermien abzutöten, bevor sie überhaupt zur Befruchtung einer Eizelle in den Eierstock gelangen.
1996 waren in Deutschland nur kupferhaltige IUPs auf dem Markt. Die Basis dieser

IUPs, die es in verschiedenen Formen gibt, ist mit einer Wicklung dünnen Kupferdrahts versehen. Durch die Abgabe und Resorption der Kupferionen wird nicht nur die Entzündungsreaktion verstärkt, sondern auch eine chemische Wirkung auf das Endometrium ausgeübt und damit die normalen Konzentrationen verschiedener Enzyme verändert. Damit werden im Fortpflanzungsapparat Bedingungen geschaffen, die die Vereinigung von Eizelle und Samenzelle behindern. Die Liegedauer der Kupfer-Intrauterinpessare beträgt je nach Typ zwischen drei und fünf Jahren.
1996 war die Zulassung eines gestagenhaltigen IUPs in Deutschland erst beantragt. Das IUP mit dem Namen Levonova enthält Levonorgestrel und gibt dieses Gestagen kontinuierlich fünf Jahre lang ab.
Bei gestagenfreisetzenden Intrauterinpessaren enthält der Vertikalschenkel des T-förmigen Pessars das Gestagendepot, aus dem das Hormon kontinuierlich freigesetzt wird. Das Gestagen veranlaßt eine sogenannte starre Sekretion und eine Unpassierbarkeit des Zervixschleims für die Spermien. Da der Gesamtblutverlust und Bauchkrämpfe während der Periode durch diese IUP-Form reduziert werden, eignet es sich besonders für Frauen mit starker, schmerzhafter Periode.

Wie zuverlässig sind die IUPs?

Wie das bekannte Automodell, von dem es heißt, »er läuft und läuft und läuft«, so arbeiten auch die IUPs unermüdlich. Je nach Marke bieten sie einen bis zu achtjährigen Schwangerschaftsschutz. Das beste daran aber ist, daß Sie dafür gar nichts zu tun brauchen – nichts einnehmen, nichts einführen, nichts überziehen. Verschiedene Faktoren jedoch, darunter Ihr Alter, Ihre geburtshilfliche Krankengeschichte und nicht zuletzt auch die Erfahrung, die der behandelnde Arzt mit dem Einlegen von IUPs hat, können ihre Wirksamkeit beeinträchtigen. Die Versagerquote ist bei den IUPs in den ersten zwei Jahren nach dem Einlegen am höchsten. Aber selbst im ersten Anwendungsjahr der Kupfer-IUPs werden lediglich zwei von 1000 Frauen schwanger. Das Levonorgestrel-IUP hat einen Pearl-Index von 0,09 Schwangerschaften auf 100 Frauenjahre.

Wer sollte auf IUPs verzichten?

Wer eine sexuell übertragbare Krankheit oder dafür auch nur ein erhöhtes Risiko aufgrund häufig wechselnder Sexualpartner hat, der sollte in keinem Fall ein IUP benutzen. Aber auch wer selbst monogam lebt, für seinen Partner aber nicht die Hand ins Feuer halten würde, sollte sich für eine andere Methode entscheiden.
Den Angaben der IUP-Hersteller zufolge sind IUPs besonders für die Frauen geeignet, deren Fertilität altersentsprechend zurückgeht und die bereits mindestens einmal geboren haben oder keine Ovulationshemmer vertragen oder einnehmen.
Eine bekannte oder vermutete Schwangerschaft schließt das Einlegen eines IUPs aus, dasselbe gilt für rezidivierende oder frische Beckeninfektionen. Im folgenden lesen Sie weitere Probleme, die erst mit dem Arzt abgeklärt werden müssen, bevor eine Entscheidung zugunsten eines IUPs gefällt werden kann:

- Unerklärliche, unregelmäßige oder ungewöhnliche Uterusblutungen
- Starke Menstruationskrämpfe oder starke Regelblutungen
- Das Vorliegen oder auch nur der Verdacht auf ein Zervix- oder Uteruskarzinom
- Eine Krankengeschichte mit Endokarditis (Entzündung der Herzinnenhaut), rheumatischer Herzerkrankung oder künstlichen Herzklappen
- Blutgerinnungsstörungen
- Ein geschwächtes Immunsystem (manchmal infolge Kortikosteroidbehandlung)

- Vorherige Schwangerschaften trotz IUP
- Früher einmal eine IUP-Ausstoßung aus dem Uterus
- Anatomische Uterusfehlbildungen wie nicht bösartige Tumore unter der Muskeloberfläche, die eine verstärkte Blutung zur Folge haben können, oder eine zu enge Zervixöffnung
- Eine Kupferallergie oder die Wilson-Krankheit (zu hohe Kupferkonzentrationen im Körper)
- Anämie
- Häufige Ohnmachtsanfälle

Vor- und Nachteile der IUPs

Die IUPs bieten einen sehr hohen Schwangerschaftsschutz. Sie sind einfach in der Anwendung, da sie nach dem Einlegen auf Jahre hin kein weiteres eigenes Dazutun erfordern, und sie greifen nicht in den Menstruationszyklus ein.

Anders als verschiedene Barrieremethoden bieten die IUPs jedoch keinen Schutz vor STDs. Darüber hinaus können sie aber, vor allem während der ersten Anwendungszyklen, Unterleibskrämpfe, Schmerzen und stärkere Blutungen verursachen.

Mögliche Komplikationen

Die ernsthaftesten Komplikationen, die bei Anwendung der IUPs auftreten können, sind eine Eileiterschwangerschaft und die Perforation der Uteruswand, die allerdings sehr selten ist. Aufgrund dieser und anderer Komplikationen bedürfen fünf Frauen, die ein IUP tragen, berechnet auf 100 Frauenjahre, einer klinischen Behandlung – bei der hormonalen Kontrazeption trifft dies auf nur eine Frau zu.

Infektionen

Beim Einlegen eines IUPs können Bakterien in den Uterus gelangen. Expertenmeinung zufolge sind die meisten Infektionen, die innerhalb von drei Wochen bis drei Monate nach Einlegen eines IUPs erfolgen, durch eine nicht steril durchgeführte Insertion bedingt. Alle anderen, nach Ablauf dieses Zeitraums auftretenden Infektionen sollen den STDs zuzuordnen sein.

Eine von der WHO, der Weltgesundheitsorganisation, durchgeführte Studie konnte den Verdacht, die IUPs verursachten eine Eileiterentzündung, entkräften. Unter den ingesamt 23000 untersuchten IUP-Anwenderinnen waren lediglich 81 Eileiterentzündungen zu verzeichnen. Weiterhin stellten die Wissenschaftler fest, daß das Salpingitisrisiko während der ersten 20 Tage nach dem Einlegen um das Sechsfache erhöht war. Danach blieb es während der gesamten Liegezeit niedrig.

Die Studie zeigte, daß eine Eileiterentzündung bei Frauen mit niedrigem Risiko für sexuell übertragbare Krankheiten nur selten vorkommt. Weiterhin stellte sie fest, daß in China, wo mehr als die Hälfte aller Frauen im gebärfähigen Alter IUPs benutzen, gleichzeitig aber die STD-Inzidenz niedrig ist, eine Eileiterentzündung extrem selten vorkommt. Die Wissenschaftler plädieren dafür, die IUPs über die gesamte Dauer ihrer Wirksamkeit liegenzulassen und sie nicht zur Bekämpfung möglicher Infektionen, wie es manche Ärzte tun, regelmäßig herauszunehmen. Durch diese Routineextraktion und die anschließende Reinsertion würden nur noch mehr Infektionen verursacht.

Untersucht wurde auch, inwieweit die Gabe von Antibiotika wie Doxycyclin zum Zeitpunkt der Insertion einer Infektion vorbeugen kann. Studien mit allerdings jeweils geringen Fallzahlen zeigten, daß sich dadurch die Infektionsgefahr um etwa 31 Prozent senken läßt.

Tritt jedoch aus welchen Gründen auch immer eine Infektion auf, während sich ein IUP im Uterus befindet, können dadurch ernsthafte Störungen entstehen, einschließlich einer Eileiter-Unfruchtbarkeit, Peritonitis (Infektion des gesamten Bauchraums) und Leberschädigung. Gelangen die Bakterien in den Blutkreislauf, kann dies tödlich enden.

Im Frühstadium lassen sich diese Infektionen wirksam mit Antibiotika behandeln. Ist die Infektion nicht schwer, kann das IUP versuchsweise für ein paar Tage belassen werden, um abzuwarten, ob die Infektion abklingt. Bei schweren Infektionen wird das IUP fast immer entfernt.

Bauchschmerzen, erhöhte Temperatur, Blutungen und Ausfluß könnten Zeichen für eine Infektion sein. Suchen Sie bei diesen Symptomen unverzüglich den Arzt auf.

Auch Scheidenentzündungen und Infektionen der Vagina und der Zervixschleimhaut kommen bei IUP-Anwenderinnen häufiger vor. Möglich ist, daß der Faden die Zervix irritiert und damit für diesen Infektionstyp anfälliger macht. Lassen sich diese Entzündungen auch recht einfach mit Antibiotika behandeln, könnte der für sie charakteristische stark riechende Ausfluß auch ein Zeichen für eine ernsthaftere Uterusinfektion sein. Deshalb ist bei auffällig riechendem Ausfluß in jedem Fall vom Arzt abzuklären, ob eine ernsthafte Erkrankung vorliegt.

Schwangerschaft

Kommt es zur Schwangerschaft, ist bei drei Vierteln der Frauen eine – unbemerkt gebliebene – Ausstoßung des IUPs dafür verantwortlich. Schwangerschaften können aber auch dann entstehen, wenn das IUP noch an Ort und Stelle ist.

IUP-Anwenderinnen haben eine doppelt so hohe Fehlgeburtrate wie Frauen, die kein IUP tragen, und auch eine Extrauterinschwangerschaft kommt häufiger bei IUP-Anwenderinnen vor als bei jenen, die die Pille, Diaphragmen, Kondome oder Spermizide verwenden.

Werden Sie schwanger, sollte Ihr Arzt sofort das IUP entfernen, wenn das Fadenende noch sichtbar ist. Nach Extraktion eines IUPs mit sichtbarem Faden beträgt die Spontanabortrate 30 Prozent.

Die Extraktion ist schwieriger, wenn der Faden nicht sichtbar ist. In diesem Fall sollte der Arzt das IUP nur unter Ultraschallkontrolle zu entfernen versuchen, um die Fruchtblase nicht zu verletzen.

Normalerweise sollte ein IUP nicht im schwangeren Uterus bleiben. Die Gefahr einer Fehlgeburt – und einer lebensbedrohlichen Infektion – steigt ab dem zweiten Trimenon um das Zwanzigfache.

Bei Schwangerschaften, die trotz IUP eintreten, ist in erhöhtem Maß an die Möglich-

Gefährliche Symptome in der Schwangerschaft

Setzen Sie sich sofort mit Ihrem Arzt in Verbindung, oder gehen Sie in die Klinik, wenn Sie eines der folgenden Symptome entwickeln:

Warnsignale für eine mögliche Fehlgeburt:

- Ihre letzte Periode kam spät, Ihre Blutung ist jetzt stark – möglicherweise mit Blutklümpchen oder Gewebefetzen –, und die Krämpfe sind stärker als sonst üblich.
- Ihre Periode ist verlängert und stark – fünf bis sieben Tage starker Regelfluß.
- Sie haben Bauchschmerzen und Fieber.

Warnsignale für eine mögliche Extrauterinschwangerschaft:

- Sie bekommen plötzlich intensive Schmerzen, anhaltende Schmerzen oder Krämpfe im Unterbauch, gewöhnlich einseitig.
- Ihre letzte Periode kam spät, jetzt haben Sie unregelmäßige Blutungen und Schmierblutungen mit Bauchschmerzen.
- Sie werden ohnmächtig oder fühlen sich schwindelig – mögliche Zeichen für innere Blutungen.

keit einer Extrauterinschwangerschaft zu denken, weil intrauterine Schwangerschaften ganz überwiegend verhindert werden. Schätzungen zufolge tritt jährlich bei jeder sechzigsten Frau, die ein Kupfer-IUP trägt, eine Extrauterinschwangerschaft auf.

Wichtig ist deshalb, daß Sie die Zeichen für eine mögliche Fehlgeburt oder Extrauterinschwangerschaft erkennen lernen (siehe Kasten »Gefährliche Symptome in der Schwangerschaft«, Seite 263).

Perforationen

Ein IUP kann die Uterus- oder Zervixwand durchbohren oder sich in die Uteruswand einlagern. Eine Perforation der Zervix kann zu jedem beliebigen Zeitpunkt geschehen, beim Uterus jedoch kommt es dazu gewöhnlich während des Einlegens. Die geschätzte Inzidenz von Uterusperforationen schwankt von einer auf 350 bis einer auf 2500 Insertionen. Die Häufigkeit von Zervixperforationen wird auf zwei pro 1000 Insertionen geschätzt.

Sie müssen gar nicht merken, daß Ihr IUP aus dem Uterus geglitten ist, da Blutungen oder Schmerzen damit nicht unbedingt einhergehen müssen. Neben einer Schwangerschaft ist oft lediglich das Verschwinden des Fadenendes das einzige Zeichen dafür, daß das IUP nicht mehr richtig sitzt. Mit einer Röntgenaufnahme oder Ultraschall lassen sich »verlorene« Intrauterinpessare nachweisen. Keinen Sinn hat Ultraschall allerdings in den Fällen, in denen sich im Abdomen fibröses Bindegewebe gebildet hat oder das IUP im Beckenraum frei herumwandert.

Ein wanderndes IUP kann, muß aber nicht Infektionen verursachen. Ein Vollkunststoff-IUP muß überhaupt keine Probleme verursachen, selbst wenn es an seinem neuen Platz bleibt. Kupfer-IUPs werden gewöhnlich von fibrösen Verwachsungen eingekapselt und verursachen nur selten ernsthafte Symptome. Sprechen Sie mit Ihrem Arzt über die Notwendigkeit einer Extraktion. Viele Experten empfehlen, ein sogenanntes disloziertes IUP im Bauchraum zu belassen. Eine Extraktion würde mittels Laparoskopie erfolgen, bei der eine Röhre mit optischem System durch einen etwa 2,5 cm langen Einschnitt in den Bauch geschoben wird.

Blutungen und Krämpfe

In der ersten Zeit nach dem Einlegen eines IUPs kommt es nicht selten zu Blutungen, Schmier- oder Zwischenblutungen sowie stärkeren Periodenblutungen. Diese Nebenwirkungen legen sich allerdings gewöhnlich nach kurzer Zeit wieder. In manchen Fällen kann eine verstärkte Blutung bei hierfür anfälligen Frauen zur Anämie führen. Aus diesem Grunde empfehlen viele Ärzte IUP-Anwenderinnen Eisenpräparate. Durch Gabe von Vitamin C können sich die Zwischenblutungen bessern.

Innerhalb von 24 Stunden nach Einlegen des IUPs können Krämpfe, Rücken- und Beckenschmerzen auftreten. Krämpfe und Beckenschmerzen können auch beim Geschlechtsverkehr oder Stillen, die beide Uteruskontraktionen verursachen, auftreten. Die Ovulation kann etwas schmerzhafter als gewohnt sein, es können auch Mittelblutungen auftreten.

Blutungen und Krämpfe sind häufige IUP-Nebenwirkungen, können gleichzeitig aber auch auf eine Eileiterentzündung hindeuten – wie soll man da zwischen beidem unterscheiden können? Als Faustregel mag gelten, daß der Arzt bei Schmerzen und Krämpfen, die länger als 12 bis 24 Stunden andauern und nicht auf Schmerzmittel wie Ibuprofen ansprechen, aufzusuchen ist.

Ausstoßung aus dem Uterus

Ein IUP kann durch Kontraktionen aus dem Uterus gestoßen werden – ein Vorgang, den viele Frauen nicht bemerken.

Während des ersten Anwendungsjahrs kommt es bei fünf bis 20 Prozent der IUP-Anwenderinnen zu einer Spontanexpulsion. Ähnlich den Infektionen passiert dies meist in den ersten Monaten nach dem Einlegen, wenn sich der Körper erst an den Fremdkörper gewöhnen muß. Bei Frauen mit kleinem Uterus (sieben Zentimeter oder weniger) und solchen, die noch nie schwanger waren, ist eine solche Spontanexpulsion häufiger. Je erfahrener der Arzt im Einlegen von IUPs ist, desto geringer ist die Wahrscheinlich einer Expulsion. Weitere Risikofaktoren sind eine Geburt in sehr jungen Jahren, abnormer Regelfluß und schmerzhafte Regelblutungen. Mögliche Warnsignale für eine Ausstoßung sind:

- Ungewöhnlicher Scheidenausfluß
- Blutungen oder Zwischenblutungen
- Krämpfe und Bauchschmerzen
- Länger als normal erscheinender oder verschwundener Faden
- Herausragen der IUP-Spitze aus der Zervix
- Für den Partner fühlbares IUP
- Symptome einer Schwangerschaft

Da die Spontanausstoßungen meist während der Menstruation auftreten, sollten Sie Binden und Tampons stets daraufhin untersuchen und auch stets einen Blick in die Toilette werfen. Nach einer Expulsion muß, bis das IUP ersetzt wird, auf eine andere Form der Empfängnisverhütung zurückgegriffen werden.

Nicht mehr fühlbare Fadenenden

Manchmal kann sich ein IUP-Faden in den Uterus zurückziehen, so daß Sie nicht mehr kontrollieren können, ob das IUP noch richtig plaziert ist. Mit Hilfe spezieller Instrumente kann der Arzt den Faden wiederfinden. Ist dies nicht möglich, muß das IUP entfernt und ersetzt werden.

Kupferreaktionen

Allergien gegen Kupfer kommen extrem selten vor. Die Kupfer-IUPs geben lediglich ein Dreißigstel der Kupfermenge ab, die sich ein Erwachsener täglich über die Ernährung zuführen sollte.

Bei einer Allergie kommt es nach Einlegen eines Kupfer-IUPs zu einer Art Hautausschlag.

Anwendungsweise

Das Einlegen des Intrauterinpessars sollte dem Gynäkologen vorbehalten bleiben.
Vor dem Einlegen muß eine komplette gynäkologische Anamnese erhoben werden. Auch auf eine eingehende gynäkologische Untersuchung kann nicht verzichtet werden. Wenn Anamnese und Untersuchung der Beckenorgane keinen Hinweis auf entzündliche Prozesse an Eileitern und Eierstöcken, auf Myome, Endometritis oder Ovarialtumore ergeben, wird ein zytologischer Zervixabstrich vorgenommen und die Lage des Uterus bestimmt.
Ungefähr eine Stunde vor Ihrem Termin können Sie prophylaktisch gegen die in den ersten 12 bis 24 Stunden nach dem Einlegen gewöhnlich auftretenden Schmerzen und Krämpfe Acetylsalicylsäure (z.B. ASS, Aspirin) oder Ibuprofen (z.B. Aktren, Ibu-Vivimed) einnehmen. Vielleicht lassen Sie sich auch zu dem Termin von jemandem begleiten, der Sie nach dem Eingriff gegebenenfalls nach Hause fahren kann.

Einlegen

Die Insertion selbst ist einfach und dauert nicht mehr als fünf Minuten. Manche Frauen empfinden dabei Schmerzen, andere nicht. Gegen die Schmerzen kann der Arzt Ihnen eine Parazervikalblockade geben, bei der das Lokalanästhetikum Lidocain um die Zervix injiziert wird. Seine Wirkung hält etwa zwei bis fünf Minuten an.
Nach der Beckenuntersuchung wird die Vagina zunächst desinfiziert. Danach wird sie mit einem Spekulum geöffnet und die Zervix desinfiziert. Mit einer sogenannten Kugelzange wird die Zervix an der vorderen Muttermundlippe fixiert, um die Gefahr einer Perforation zu senken. Danach wird mit einer Sonde die Länge des Zervixkanals

Die Insertionstechnik

Zur Insertion des IUPs, die meist in der ärztlichen Praxis stattfindet, wird zunächst ein spezielles Einführrohr durch die Zervix in das untere Ende des Uterus geschoben. Ohne die Lage des Kolbens zu verändern, wird das Einführrohr leicht zurückgezogen, wodurch sich die horizontalen Arme des Kupfer-T-Pessars öffnen. Jetzt wird der Kolben, dann das Einführrohr entfernt. Das Fädchen wird so gekürzt, daß es gerade aus dem äußeren Muttermund heraushängt.

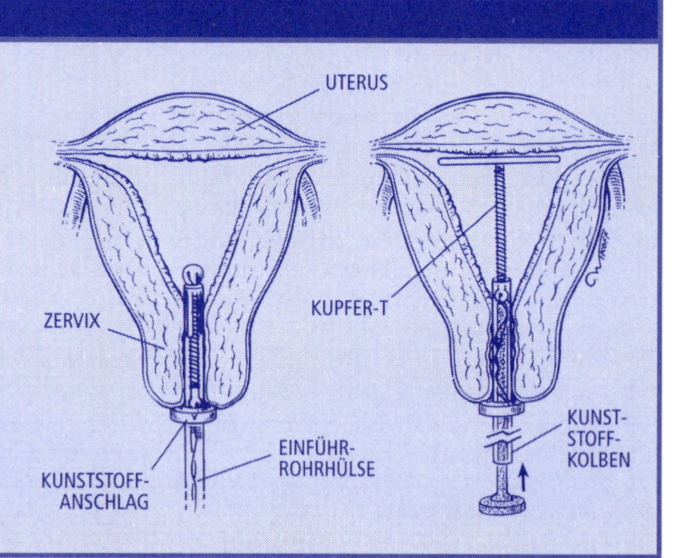

sowie der Uterus gemessen, um festzustellen, ob er groß genug ist, um ein IUP aufzunehmen (mindestens sieben Zentimeter) und wie tief das IUP eingeführt werden muß.

Zunächst wird dann ein Applikatorrohr in den Uterus eingeführt und das zusammengefaltete Pessar – beim Kupfer-T-Pessar, die Einführungstechnik der anderen Pessare unterscheidet sich davon leicht – mit dem Kolben des Applikators vorsichtig in den Uterus geschoben. Danach wird das Einführrohr zurückgezogen, damit sich das Pessar entfalten kann. Hierbei können aufgrund von Uteruskontraktionen Krämpfe auftreten.

Nach dem Einlegen sollten Sie einen oder zwei Finger in die Vagina einführen und nach dem Faden suchen. Diese Kontrolle sollten Sie jeden Monat nach Ihrer Periode wiederholen, um sicherzugehen, daß das IUP nicht ausgestoßen wurde. So läßt sich außerdem überprüfen, ob die harte Spitze des IUPs nicht aus der Zervix herausragt.

In den ersten Tagen nach dem Einsetzen kann es zu leichten Blutungen und Schmierblutungen kommen. Bei schweren und anhaltenden Blutungen sollten Sie den Arzt aufsuchen.

Die erste Periode nach dem Einsetzen fällt wahrscheinlich etwas stärker aus als normal und kann außerdem ein paar Tage Verspätung haben. Die Lage des IUPs sollte innerhalb von einer Woche nach dem Einlegen überprüft werden. Weitere Kontrolluntersuchungen erfolgen in Abständen von einem, drei und schließlich sechs Monaten.

Wenn Sie nicht gerade erst entbunden haben, können Sie bereits direkt nach dem IUP-Einlegen wieder Verkehr haben, da der kontrazeptive Schutz sofort gegeben ist. Zusätzliche Verhütungsmittel für den ersten Zyklus sind damit nicht nötig – es sei denn ein Kondom zur Reduzierung des Infektionsrisikos.

Unverträglichkeitsreaktionen nach dem Einlegen

Wenn die Nerven der Zervix stimuliert werden, kann es manchmal zu einem Blutdruckabfall und zu einer Verlangsamung der Herzfrequenz kommen. Dadurch kann ein Schwindel-, Übelkeits-, Ohnmachts- und Schwächegefühl entstehen. Obwohl

Wann ist der günstigste Insertionszeitpunkt?

Die ausklingende Menstruation gilt gemeinhin als günstigster Insertionszeitpunkt, da so zum einen eine Schwangerschaft sicher auszuschließen ist und zum anderen der Zervixkanal leicht geöffnet ist und das Einlegen damit erleichtert wird.

Wenn Sie nicht schwanger sind, kann ein IUP eingelegt werden ...

- zu jedem beliebigen Zeitpunkt während Ihres Menstruationszyklus, vorausgesetzt, Sie haben konsequent eine andere Empfängnisverhütungsmethode angewandt oder haben einen Schwangerschaftstest mit negativem Ergebnis.
- zu jedem beliebigem Zeitpunkt während Ihres Menstruationszyklus, wenn Sie seit Ihrer letzten Periode keinen Verkehr mehr hatten.
- innerhalb von ein bis fünf Tagen nach ungeschützt erfolgtem Verkehr, wenn Sie eine kontrazeptive Postkoitaleinlage wünschen.

Wenn Sie kurz zuvor noch schwanger waren, kann ein IUP eingelegt werden ...

- direkt nach oder innerhalb von drei Wochen nach einem unkomplizierten Abort im ersten Trimenon.
- innerhalb von zehn Minuten nach einer Entbindung (Spontanentbindung oder Kaiserschnittentbindung).
- sechs Wochen nach der Entbindung, wenn Sie stillen.
- sechs Wochen nach der Entbindung, wenn Ihre Periode noch nicht wieder aufgetreten ist, Sie nicht stillen und einen Schwangerschaftstest mit negativem Ergebnis haben.

solche Reaktionen meist mild ausfallen und lediglich 15 bis 30 Minuten dauern, kann es in Einzelfällen doch auch zu Konvulsionen und sogar zum vorübergehenden Herzstillstand kommen.

Extraktion des Intrauterinpessars

Für eine Entfernung des IUPs gibt es verschiedene Gründe. Vielleicht kommen Sie einfach nicht damit zurecht, oder Sie wollen schwanger werden. Sie bekommen eine Infektion oder dauerhafte und nicht tolerierbare Nebenwirkungen. Und natürlich, wenn die Liegedauer des Pessars abgelaufen ist – nach zwei bis fünf Jahren beim Kupferpessar – und es ersetzt werden muß. Die Extraktion ist gewöhnlich einfacher und weniger schmerzhaft als die Insertion. Nach entsprechender Vorbereitung wie Desinfektion der Vagina und Lagebestimmung des Uterus wird mit einer Extraktionszange das sichtbare Fadenende gefaßt und langsam herausgezogen. Im Zervixkanal falten sich, bei den T-Typen, die beweglichen Arme des Ts wieder zusammen.
Ist das Fadenende nicht fühlbar, sondern im Zervixkanal lokalisiert, kann der Arzt es mit einem Abstrichtupfer herauszumanipulieren versuchen. Gelingt dies nicht, kommt wieder die Uterussonde zum Einsatz. Sobald das IUP lokalisiert ist, wird es mit einer pinzettenähnlichen Zange herausgezogen. Schlägt auch das fehl, muß das Pessar unter Ultraschallkontrolle ausfindig gemacht und entfernt werden.

Die nächste IUP-Generation

Gegenwärtig wird an der Entwicklung von IUPs gearbeitet, die mit niedrigeren Expulsionsraten und weniger Blutungen einhergehen sollen. Ein vielversprechendes neues IUP ist das FlexiGard oder Cu-Fix. Dieses flexible Pessar besteht aus sechs Kupferhülsen, die an einen chirurgischen Nylonfaden geknüpft sind, der an einem Ende geknotet ist. Dieser Kupferstrang wird mit einer Spezialnadel in das Endometrium des Uterusgewölbes »harpuniert«. In den entsprechenden Studien hatten die meisten Ärzte jedoch Probleme mit der Insertion. Weitere Pessare befinden sich im Experimentierstadium.

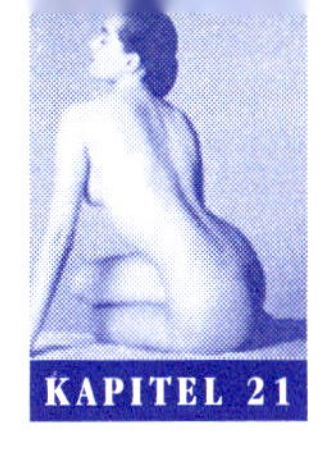

FRUCHTBARKEIT UND FAMILIENPLANUNG

Hormonale Kontrazeption – die Pille und Depotinjektionen

Empfängnisverhütung gab es schon lange, bevor es Bücher zu diesem Thema gab - sogar schon bevor es das Papier gab, um Bücher zu drucken. Die erste Verschreibung für ein Kontrazeptivum wurde um 1550 v. Chr. auf Papyrus ausgestellt. Allem Anschein nach ging es dabei um Krokodilmist, der nach Art der alten Ägypter von der Frau vor dem Geschlechtsverkehr als Kontrazeptivum in die Vagina eingeführt wurde. In Arabien dagegen bevorzugte man mit Honig vermengten Elefantenmist.

Und die Frauen Nordkanadas tranken zur Schwangerschaftsverhütung eine Portion getrocknete Biberhoden, der in Alkohol gemischt war.

Glücklicherweise sind die Frauen von heute auf solche drastischen Methoden nicht mehr angewiesen, sondern können auf die Produkte der pharmazeutischen Industrie zurückgreifen.

Hormonale Methoden der Empfängnisverhütung – die oralen Kontrazeptiva (die Pille), die gespritzte Kontrazeption mit Depotgestagenen (»Dreimonatsspritze«) sowie die in Deutschland noch nicht zugelassenen und unter die Haut eingepflanzten Gestagenimplantate – haben verschiedenes miteinander gemein. Sie haben alle eine hohe kontrazeptive Zuverlässigkeit und sind für die meisten Frauen unbedenklich in der Anwendung, außerdem reduzieren sie die Menstruationsschmerzen und -krämpfe und sind alle verschreibungspflichtig.

Leider bieten diese Methoden aber nur sehr wenig Schutz vor sexuell übertragbaren Erkrankungen und können alle mit Gesundheitsgefahren und Nebenwirkungen einhergehen.

Die Wirkungsweise der hormonalen Kontrazeption

Die Pille und Injektionen haben alle ein Ziel: das Fortpflanzungssystem von der Produktion einer reifen Eizelle abzuhalten. Hierzu tricksen sie das System aus, indem sie einen entscheidenden Schritt in dem eng ineinandergreifenden Hormonproduktionszyklus, der den Eisprung auslöst, überspringen. Und das funktioniert so:
Unter normalen Umständen produziert der ***Hypothalamus*** das ***GnRH*** (Gonadotropin-Releasing-Hormon). Dadurch wird die ***Hypophyse*** zum Ausstoß von ***FSH*** (Follikelstimulierungshormon) angeregt, das mit dem Blutstrom zu den Eierstöcken gelangt und das Follikelwachstum herbeiführt. Durch das Follikelwachstum werden ***Östrogene*** produziert, die nach etwa zehn Tagen eine so hohe Konzentration erreichen, daß sie einen massiven LH-Ausstoß (Luteinisierungshormon) durch die Hypophyse auslösen. Etwa 24 Stunden nach die-

Wie die hormonalen Kontrazeptionsmethoden das Fortpflanzungssystem austricksen

Die hormonalen Kontrazeptiva wirken, indem sie die Produktion der zwei Schlüsselhormone, die den Eisprung auslösen, hemmen. Als erstes wird die Freisetzung des Follikelstimulierungshormons (FSH) unterdrückt, der Substanz, die für die Reifung einer Eizelle verantwortlich ist. Die Konzentration des Luteinisierungshormons (LH), das zur Zyklusmitte normalerweise den Eisprung auslöst, wird ebenfalls niedrig gehalten. Die Produktion dieser beiden Hormone setzt normalerweise ein, wenn die Konzentration zweier weiterer Hormone niedrig ist: Progesteron und Östrogen, die beide in den Ovarien produziert werden. Die hormonalen Kontrazeptiva bringen so viel von diesen beiden Substanzen in den Körper, daß der FSH/LH-Produktionszyklus nicht anspringen kann. Konstante Progesteron- und Östrogenspiegel verursachen also auch konstante FSH- und LH-Spiegel und hemmen damit das Follikelwachstum und die Follikelreifung.

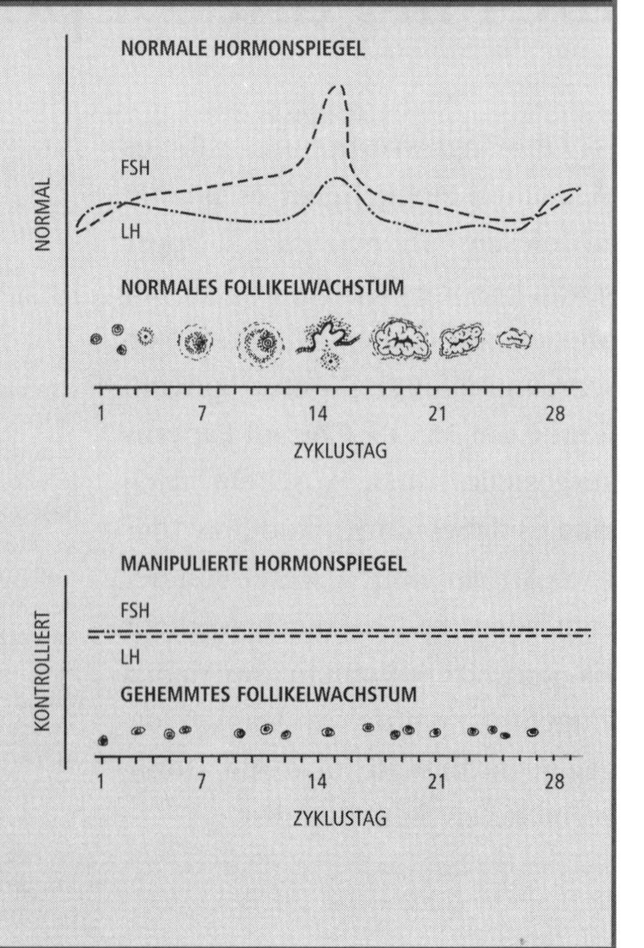

sem rapiden ***LH-Anstieg*** setzt der Eierstockfollikel eine reife Eizelle in den Eileiter frei, der Follikelrest wird zum ***Corpus luteum***. Dessen Zellen produzieren jetzt ***Progesteron*** und ***Östrogen***, die zusammen das Endometrium stimulieren, sich stark aufzubauen, um eine befruchtete Eizelle aufnehmen und ernähren zu können. Sobald sich das *Corpus luteum* zurückbildet und das Endometrium nicht mehr mit Hormonen versorgt wird, wird es mit dem Regelfluß ausgestoßen. Die niedrigen Östrogen- und Progesteronspiegel signalisieren dem Hypothalamus jetzt, den Prozeß von neuem zu beginnen.

Da die oralen Kontrazeptiva für einen täglich gleichbleibend hohen Östrogen- und/oder Gestagenspiegel (ein Progesteron) und die Depotinjektionen für täglich gleichbleibende Gestagenspiegel sorgen, wird der Hypothalamus nicht zur GnRH-Freisetzung stimuliert und damit die FSH- und LH-Produktion der Hypophyse gehemmt. Da das Follikelwachstum in den Eierstöcken durch FSH stimuliert und der Eisprung durch LH ausgelöst wird, bleibt das Ovar relativ untätig, wenn diese Hormone fehlen, und keine Eizelle erreicht ein zur Freigabe nötiges Reifestadium. Die hormonale Kontrazeption blockiert das Fortpflanzungssystem immer wieder in dieser späten Zyklusphase, indem es permanent die so überaus wichtige GnRH-Freisetzung verhindert.

Die Unterdrückung der Ovulation ist der Hauptwirkungsmechanismus, mit dem die oralen Kontrazeptiva und Depotinjektionen arbeiten. Gleichzeitig verringert sich aber sowohl bei den Depotinjektionen als auch bei den Implantaten – wie überhaupt, wenn nur Gestagene angewendet werden – die Menge des Zervixsekrets, es wird dick und viskös und ist damit für Spermien nur noch schwer zu durchdringen. Dieses scheint gleichzeitig auch einen Einfluß auf die Befruchtungsfähigkeit der Spermien selbst zu haben: Es beeinträchtigt die chemischen Veränderungen in den Samenzellen, die das Eindringen in die äußere Eihaut überhaupt erst ermöglichen – Mediziner nennen das Hemmung der Spermienkapazitierung.

Aber selbst wenn es zur Ovulation und Befruchtung kommen sollte, warten die hormonalen Methoden noch mit einem weiteren Schutzmechanismus auf: Sie verändern das Endometrium. Normalerweise stimuliert das Östrogen in der ersten Zyklusphase den Aufbau des Endometriums und erhält in der zweiten Zyklushälfte hierbei Schützenhilfe vom Progesteron, das einen letzten Endometriumwachstumsschub einläutet. Da beim Pillenzyklus die ganze Zeit über beide Hormone vorliegen und bei den reinen Gestagenpräparaten und den Depotinjektionen Gestagen kontinuierlich abgegeben wird, werden die normalen hormonellen Veränderungen überlagert, und die Uterusschleimhaut gelangt nur selten zu einem solchen Reifegrad, um eine befruchtete Eizelle ernähren zu können.

Die derzeit verfügbaren hormonalen Kontrazeptiva haben viele Vorteile, darunter auch einen Schutzmechanismus gegenüber verschiedenen Karzinomtypen. Da sie aber nicht von allen Frauen gleich gut vertragen werden, sind weitere kontrazeptive Methoden in der Entwicklung, darunter die subdermalen Gestagenimplantate in Form von Silikon-Plastikkapseln, Einmonatsspritzen und Gestagenvaginalringe. Letztere können wie ein Diaphragma wieder entfernt werden, geben jedoch im Gegensatz zu den Barrieremethoden kontinuierlich Gestagen ab.

Bevor Sie sich für eine Methode entscheiden, wägen Sie vorher in aller Ruhe Nutzen und Risiko aller derzeit verfügbaren Formen der hormonalen Empfängnisverhütung ab. Die hierzu nötige Basisinformation liefert Ihnen der nachfolgende Überblick.

Orale Kontrazeptiva

Die Antibabypille hatte sich bereits Ende der sechziger Jahre in vielen Ländern der

Welt etabliert und erlebte Mitte der siebziger Jahre weltweit den Höhepunkt ihrer Beliebtheit, seitdem stagniert ihre Verbreitung mit etwa 55 Millionen Anwenderinnen in aller Welt. Im Laufe der Jahre wurde ein gewaltiger Forschungsaufwand betrieben, um die Wirkung der Pille zu erforschen, doch gewisse Punkte, wie beispielsweise die Verbindung zwischen oralen Kontrazeptiva und der Entstehung von Brustkrebs konnten immer noch nicht zufriedenstellend geklärt werden.
Ihren Wissensstand zum Thema orale Kontrazeptiva können Sie mit Hilfe des nachstehenden kleinen Quiz abfragen:

Richtig oder falsch:
- Die Pille wirkt, indem sie die Eizelle zerstört, nachdem diese vom Eierstock freigegeben wurde?
- Wer die Pille über einen längeren Zeitraum einnimmt, hat danach geringere Chancen, schwanger zu werden, oder kann gar steril werden?
- Nach fünf Jahren sollte eine Pillenpause eingelegt werden?
- Frauen über 35 Jahren sollten auf die Pille verzichten?
- Die Einnahme der Pille kann zur Entstehung vieler Krebsformen, darunter Eierstock- und Endometriumkrebs, führen?

Wenn Sie all diese Aussagen als »falsch« beurteilt haben, dann wissen Sie mehr über die Pille als die meisten Ihrer Mitmenschen. Eine neuere US-amerikanische Meinungsumfrage bei 1000 Amerikanerinnen im Alter zwischen 18 und 44 Jahren zeigte, daß der Wissensstand über diese weitverbreitete Methode der Empfängnisverhütung erschreckend niedrig ist. So glaubte beispielsweise ein Drittel der Frauen, daß die Pille wirkt, indem sie die Eizelle abtötet, statt, wie es tatsächlich der Fall ist, die Ovulation zu unterdrücken.
Die jahrelange Einnahme von oralen Kontrazeptiva stellt, entgegen der Ansicht von 45 Prozent der Befragten, kein erhöhtes Risiko für Unfruchtbarkeit dar. Fachleute halten nach einer längeren Einnahmezeit eine Pillenpause für nicht erforderlich.
43 Prozent der Befragten glaubten ferner, daß Frauen über 35 auf die Pille verzichten sollten. Tatsächlich können gesunde Nichtraucherinnen die Pille bedenkenlos bis zur Menopause einnehmen.

Die Pille - pro und kontra

Um Ihnen die Entscheidung für oder gegen orale Kontrazeptiva zu erleichtern, lesen Sie kurz ihre Vor- und Nachteile:

Vorteile:
- Hochwirksam
- Unterbrechen nicht das Liebesspiel
- Für die meisten Frauen unbedenklich
- Schützen vor Eierstock- und Endometriumkrebs
- Lindern Menstruationskrämpfe und -schmerzen
- Vermindern Blutungsdauer und -intensität, wirken so Eisenmangelanämie entgegen
- Sind relativ schnell wieder abzusetzen
- Lassen sich leicht anwenden
- Sind gut erforscht

Nachteile:
- Schützen nicht vor sexuell übertragbaren Krankheiten
- Können teuer werden
- Können, wenn auch selten, gefährliche Komplikationen verursachen
- Können zu Stimmungsschwankungen führen
- Können Nebenwirkungen wie Kopfschmerzen, Gewichtszunahme und Durchbruchblutungen verursachen
- Müssen täglich eingenommen werden

Wichtiger noch ist, daß nur ganz wenige der befragten Frauen wußten, daß die Pille tatsächlich vor bestimmten Krankheiten, darunter vor einigen Karzinomtypen, schützen kann. So wußten weniger als 20 Prozent der Frauen, daß die Pille die Inzidenz von Eierstock- und Endometriumkrebs, Ovarialzysten und gutartigen Zysten in der Brust zu reduzieren vermag.
Da die Pille trotz aller positiven Effekte aber doch auch mit Risiken verbunden ist, ist sie nicht für alle Frauen geeignet. So raten die Ärzte im allgemeinen Frauen mit erhöhtem Herzinfarkt-, Schlaganfall- oder Thromboserisiko – vor allem den Raucherinnen unter ihnen – zu einer anderen Form der Empfängnisverhütung. Verschiedene andere Störungen wie Bluthochdruck, Diabetes oder Sichelzellerkrankung können ebenfalls eine Kontraindikation sein.
Die folgenden Informationen sollen Ihr Wissen über die Pille erweitern helfen.

Ihr Angebot an oralen Kontrazeptiva

Die Antibabypille gibt es in Packungen zu 21 »wirksamen«, d.h. hormonhaltigen Pillen oder zu 28 Pillen, von denen sieben hormonfreie Tabletten sind, die lediglich helfen sollen, die Einnahmegewohnheit während der an sich einnahmefreien Phase beizubehalten.
Man unterscheidet grundsätzlich zwischen »Einphasen-«, »Stufen-« und »2-Phasen-« bzw. »Sequenz-«Präparate. Bei den Einphasenprodukten wird eine über den gesamten Einnahmezeitraum gleich hoch dosierte Östrogen-Gestagen-Kombination verabreicht, wobei in Deutschland aus dieser Gruppe haupsächlich Präparate mit weniger als 50 Mikrogramm Östrogen, die sogenannte Mikropille, verwendet werden. Die »Stufenpräparate« enthalten ebenfalls eine Östrogen-Gestagen-Kombination, deren Mengenverhältnis in den verschiedenen Stufen jedoch unterschiedlich ist. Man unterscheidet 2- und 3-Stufenpräparate. Auch hier werden wieder die Präparate mit weniger als 50 Mikrogramm Östrogen zu den Mikropillen gezählt. Die letzte Gruppe, die 2-Phasen- oder Sequenzpräparate, enthalten in der ersten Phase ausschließlich ein Östrogen, in der zweiten Phase eine Gestagen-Östrogen-Kombination. Abzugrenzen von diesen Kombinationspräparaten sind die reinen Gestagenpräparate, die soge-

Sind Sie eine ideale Kandidatin für die Pille?

Sprechen Sie gemeinsam mit Ihrem Arzt die Vor- und Nachteile der Antibabypille durch. Gegen die Pille spricht im allgemeinen, wenn Sie:

- über 35 Jahre alt und starke Raucherin sind (mehr als 15 Zigaretten täglich)
- über 50 Jahre alt sind
- Migränekopfschmerzen von der Pille bekommen
- kurz vor einer größeren Operation stehen
- stillen
- in den letzten zwei Wochen entbunden haben

Eine weitere mögliche Kontraindikation ist eine Krankengeschichte mit:

- Blutgerinnungsstörungen (Thrombophlebitis oder Schlaganfall)
- Herzerkrankung
- Brustkrebs oder Krebserkrankung der Geschlechtsorgane
- Lebererkrankungen oder -krebs
- Nierenerkrankung
- Bluthochdruck
- Diabetes
- aktiver Gallenblasenerkrankung
- angeborener Hyperbilirubinämie (Gilbert-Krankheit)
- Erkrankungen, die die tägliche Pilleneinnahme schwierig machen (geistige Behinderung, psychiatrische Störung, Drogenabhängigkeit)

nannte Minipille. Da während der Stillzeit keine Östrogen-haltigen Produkte eingenommen werden sollen, wird die Minipille gerne in der Stillperiode bei Wunsch nach einem Empfängnisschutz sechs Wochen nach der Geburt gegeben. Damit diese Präparate sicher wirken, müssen sie immer unbedingt zur selben Stunde eingenommen werden.

Wie zuverlässig ist die Pille?

In Anbetracht des Wirkmechanismus der Pille fällt es schwer, sich vorzustellen, wie man trotz Pilleneinnahme schwanger werden kann. Und tatsächlich beträgt die Anwendungswirksamkeit der Pille, so sie denn korrekt eingenommen wird, über 99 Prozent. Und selbst unter Berücksichtigung von Anwendungsfehlern – beispielsweise Auslassen von Pillen – beträgt sie noch etwa 97 Prozent.
So positiv sich das im ersten Moment auch anhört, so ist doch auch die Pille kein absolut zuverlässiges Kontrazeptivum. Denn selbst wenn man von einer Anwendungswirksamkeit von 99,5 Prozent ausgeht, werden von den 55 Millionen Anwenderinnen 275 000 ungewollt schwanger, selbst wenn sie ihre Pille gewissenhaft jeden Tag einnehmen!

Nutzen und Risiken

Die OCs (orale Kontrazeptiva) gehören zu den weltweit am besten erforschten Medikamenten. Aus dem umfangreichen Datenmaterial geht hervor, daß sie zwar Nebenwirkungen haben, diese aber nur wenige Frauen betreffen. Darüber hinaus stammen die meisten Informationen bezüglich der Nebenwirkungen aus Studien mit Präparaten, die höher dosiert waren, als sie heute gewöhnlich eingesetzt werden. Außerdem wurden in den Anfangsjahren der Pille auch Frauen in die Studien aufgenommen, die zuvor nicht auf ihre Pillentauglichkeit hin geprüft worden waren. Heute rät man Frauen mit einer persönlichen oder Familiengeschichte mit Herzerkrankung oder anderen Kontraindikationen zu einer anderen Form der Empfängnisverhütung. Wenn Sie gesund sind, täglich weniger als 15 Zigaretten rauchen und in Ihrer Familie keine Herz- oder Krebserkrankungen oder sehr hohe Cholesterinspiegel vorliegen bzw. vorlagen, stellen die ernsthafteren potentiellen Nebenwirkungen der Pille für Sie wahrscheinlich keine Gefahr dar.
Die Pille kann sowohl »lästige« Nebenwirkungen als auch ernsthafte Gesundheitsstörungen verursachen. Zu der letzten Gruppe zählen ein erhöhtes Risiko für Zervix- und Leberkarzinome (und möglicherweise auch Brustkrebs – die Studienergebnisse sprechen hier noch eine unterschiedliche Sprache), Herz- und Blutgefäßerkrankungen (Thrombenbildung und hoher Cholesterinspiegel), Bluthochdruck, erhöhte Blutzuckerspiegel, Leber- und Gallenblasenstörungen, Zervixveränderungen (mit einem erhöhten Risiko für sexuell übertragbare Krankheiten), Augenerkrankungen und Fertilitätsstörungen nach Absetzen der Pille. Ob die Pille für Sie grundsätzlich geeignet ist oder nicht, kann Ihnen der Arzt sagen.

Krebs: Wer irgendwann einmal im Leben die Pille eingenommen hat, hat mit 55 Jahren ein niedrigeres Karzinomrisiko als Frauen, die noch nie die Pille genommen haben. Tatsächlich schützen die oralen Kontrazeptiva vor bestimmten Karzinomtypen. So sinkt das Risiko für die Entwicklung eines Endometriumkarzinoms um 50 Prozent, wenn die Pille mindestens ein Jahr lang eingenommen wird. Diese protektive Wirkung steigt mit zunehmender Einnahmedauer und hält nach dem Ende der Einnahme noch weitere fünf bis 15 Jahre an.
Auch das Erkrankungsrisiko beim Ovarialkarzinom, der gefährlichsten Form aller Krebserkrankungen im Fortpflanzungstrakt, liegt bei Frauen, die die Pille eingenommen haben, um 40 Prozent niedriger. Dieser pro-

tektive Effekt setzt bereits nach dreimonatiger Pilleneinnahme ein, erreicht seine volle Wirkung jedoch erst nach fünf- bis zehnjähriger Einnahmedauer – nach zehnjähriger Einnahmedauer sinkt das Erkrankungsrisiko um 80 Prozent. Diese protektive Wirkung hält nach Beendigung der Einnahme zehn bis 15 Jahre an.

Gehören die Endometrium- und Ovarialkarzinome auch nicht zu den häufigsten Krebsformen bei der Frau, konnten doch bereits 1980, das haben amerikanische Studien ergeben, bei schätzungsweise 2000 Frauen Endometriumkarzinome und bei 1700 Frauen Ovarialkarzinome durch die Einnahme der Pille vermieden werden.

Vor einem Zervixkarzinom können die OCs allerdings nicht schützen, vielmehr scheinen sie deren Entwicklung sogar zu begünstigen. Bereits nach einjähriger Einnahmedauer steigt das Erkrankungsrisiko, das sich nach zehn Jahren verdoppelt. Größte Risikofaktoren des Zervixkarzinoms sind allerdings nicht die OCs, sondern die Zahl der Sexualpartner der Frau und ihr Alter beim ersten Geschlechtsverkehr. Und auch Infektionen mit dem Humanpapillomavirus (HPV) und Rauchen erhöhen das Risiko der Frau, während der Einsatz von Barrierekontrazeptiva wie dem Diaphragma, Kondomen oder Spermiziden einen gewissen Schutz bietet. Da sich der Einfluß dieser Faktoren bei Frauen mit Zervixkarzinom, die gleichzeitig auch OC-Anwenderinnen waren, schwer bestimmen läßt, lassen auch die Forschungsergebnisse keine endgültige Interpretation zu. Eine Studie der Centers of Disease Control and Prevention (CDC) hatte zum Ergebnis, daß OC-Anwenderinnen im Vergleich zu Nichtanwenderinnen nicht häufiger am Zervixkarzinom erkrankten. Die insgesamt höhere Erkrankungsrate bei diesen Frauen war statt dessen auf ein sorgfältigeres Screening, einschließlich häufigerer Zervixabstriche, zurückzuführen.

Trotz zahlreicher wissenschaftlicher Untersuchungen, die keine Verbindung zwischen der Anwendung hormonaler Kontrazeptiva und der Entstehung von Brustkrebs nachweisen konnten, scheinen einige wenige Studien doch für ein erhöhtes Risiko unter OC-Anwenderinnen zu sprechen. Ob diese Studien tatsächlich Aussagekraft besitzen oder es sich dabei lediglich um Abweichungen handelt, ist noch nicht geklärt. Bis endgültige Schlüsse gezogen werden können, wird wahrscheinlich noch ein Jahrzehnt ins Land gehen. Viele Fachleute sind sich dahingehend einig, daß bei Frauen über 45 Jahren die OC-Anwendung nicht mit einem erhöhten Brustkrebsrisiko assoziiert ist, während manche jüngere Frauen dagegen tatsächlich stärker gefährdet sein können. Verschiedene Studien haben gezeigt, daß Frauen, die OCs in jungen Jahren anwenden, länger als vier Jahre anwenden, und/oder keine voll ausgetragene Schwangerschaft in jungen Jahren haben, ein leicht erhöhtes Brustkrebsrisiko haben. (Andere

Suchen Sie den Arzt auf, wenn …

Lesen Sie mögliche Warnsymptome für Pille-abhängige Komplikationen, die einen Arztbesuch erforderlich machen. Suchen Sie Ihren Arzt auf, wenn bei Ihnen Gelbsucht, Knötchen in der Brust oder eines der nachfolgenden Warnzeichen auftreten:

- Bauchschmerzen (stark)
- Brustschmerzen (stark), Husten, Atemnot
- Kopfschmerzen (stark), Schwindel, Schwäche oder Taubheitsgefühl
- Sehstörungen (Sehverlust oder Verschwommensehen), Sprachstörungen
- Starke Schmerzen in den Beinen (Wade oder Oberschenkel)

Quelle: Contraceptive Technology. Irvington Publishers Inc., New York, NY, 1994

Studien kommen allerdings zum gegenteiligen Ergebnis.)
Die OC-Anwendung ist mit der Entstehung einer seltenen Leberkrebserkrankung, dem Leberzellkarzinom, in Zusammenhang gebracht worden. Da insgesamt aber nur sehr wenige Menschen an diesem Karzinomtyp erkranken, fällt es schwer, hier eine ursächliche Beteiligung der OCs eindeutig nachzuweisen. Die breitest angelegte Studie zum Leberzellkarzinom konnte keine Verbindung zur Anwendung oraler Kontrazeptiva feststellen. Darüber hinaus haben sich auch die Mortalitätsraten bei Leberkrebs in den Staaten seit Einführung der OCs in den sechziger Jahren nicht verändert.
Ein erhöhtes Erkrankungsrisiko für Hautkrebs haben Verlaufsstudien, trotz anderslautender Vermutungen, bei Pillenanwenderinnen nicht nachweisen können. Des weiteren konnte auch keine Verbindung zwischen der Einnahme von oralen Kontrazeptiva und Nieren-, Kolon-, und Gallenblasenkarzinomen oder Hypophysentumoren nachgewiesen werden.

Kardiovaskuläre Erkrankungen: Kardiovaskuläre Komplikationen bzw. der Einfluß der Pille auf die Blutchemie gehören zu den sehr früh erkannten Risiken der hormonalen Kontrazeption. Dafür verantwortlich sind in den Kombinationspräparaten beide Hormone, jedes auf seine Art.
Die Gestagenkomponente kann den Lipidspiegel im Blut verändern. Die Gestagene wirken hierbei den Östrogenen entgegen. Östrogene erhöhen die Konzentration der günstig zu beurteilenden HDL (Lipide hoher Dichte) und senken die des schädlichen LDL (Lipide niedriger Dichte). Da hohe LDL-Spiegel und niedrige HDL-Spiegel zur Fettablagerung in den Arterieninnenwänden führen, kann Gestagen ein Risikofaktor für die Entstehung von Koronarerkrankungen sein.
Die Östrogenkomponente wurde dagegen mit einer anderen Störung in Verbindung gebracht: eine stark erhöhte Blutgerinnung, die zur Thrombose führen kann. Ein solches Blutgerinnsel kann in jedem Blutgefäß auftreten, besonders gefährlich wird es aber im Gehirn, im Herzen oder in der Lunge.
Eine Thrombenbildung kann ernsthafte und manchmal sogar tödliche Komplikationen zur Folge haben, die gewöhnlich mit den folgenden Risikofaktoren einhergehen:

- Familiär gehäuftes Vorkommen von Herzinfarkt oder Diabetes
- Frühere Herz- oder Gefäßerkrankung
- Rauchen
- Bluthochdruck
- Übergewicht
- Inaktivität (entweder durch zuwenig körperliche Betätigung oder durch krankheitsbedingte Immobilität)

Wenn einer oder mehrere dieser Risikofaktoren vorliegen, sollten Sie Ihren Arzt fragen, ob der Nutzen der Pille deren mögliche Risiken noch überwiegt.
Lesen Sie nun im folgenden, welche Symptome sich bei Auftreten eines Blutgerinnsels oder eines Gefäßverschlusses entwickeln können und welchen Fachbegriff der Arzt dafür verwendet. Suchen Sie bei Verdacht auf eine dieser Störungen sofort den Arzt auf.

- Kopfschmerzen, Bewußtseinstrübung, Sehstörungen, Schwäche oder Taubheitsgefühl – Hirninfarkt (Schlaganfall)
- Brustschmerzen, Atemnot, Schmerzen im linken Arm und in der Schulter, Schwäche – Herzinfarkt
- Schmerzen oder Schwellung in der Wade, Hitzegefühl oder Rotfärbung des Oberschenkels, Hitzegefühl oder Schmerzhaftigkeit im Unterschenkel, Schmerzen – Thrombophlebitis
- Brustschmerzen, Husten, Kurzatmigkeit – Lungenembolie
- Bauchschmerzen, Erbrechen, Schwäche – Mesenterialvenenthrombose

- Kopfschmerzen, Sehverlust – retinale Venenthrombose
- Krämpfe, Unterleibsschmerzen – Beckenvenenthrombose

Bluthochdruck: Der Pillen-assoziierte Bluthochdruck selbst, der immerhin bei etwa fünf Prozent der Frauen, die hochdosierte Präparate einnehmen, vorkommt, ist keine lebensbedrohliche Komplikation. Doch er kann Herzerkrankung und Schlaganfall zur Folge haben. Bei einem Blutdruck von über 140/90 mmHg sollte die Pille so lange abgesetzt werden, bis der Blutdruck unter Kontrolle ist. OC-Anwenderinnen sollten ihren Blutdruck grundsätzlich mindestens einmal im Jahr kontrollieren lassen, halbjährlich, wer ohnehin schon Probleme mit dem Blutdruck hat.

Erhöhte Blutzuckerspiegel: Östrogen und Gestagen können auch den Blutzuckerspiegel erhöhen. Die meisten Fachleute jedoch halten diese Veränderungen für so minimal, daß sie ohne klinische Bedeutung sind. Für Frauen mit Diabetes sieht das Ganze etwas komplizierter aus. So glauben manche Ärzte, Diabetikerinnen ohne andere Risikofaktoren könnten die Pille ruhig nehmen. Andere lehnen orale Kontrazeptiva für diese Frauen gundsätzlich ab, weil die Pille das Risiko für Herz- und Gefäßerkrankungen erhöht, das bei Diabetikerinnen ohnehin schon vergrößert ist.

Leber- und Gallenblasenerkrankungen: Orale Kontrazeptiva können eine Hepatitis mit deren bekanntestem Symptom, der Gelbsucht, verursachen. Allerdings kommt diese Komplikation mit einer Häufigkeit von einer von 10000 Pillenanwenderinnen relativ selten vor. Eine weitere mögliche Komplikation ist das selten vorkommende Leberzelladenom, von dem etwa drei bis vier von 100000 Pillenanwenderinnen betroffen sind. Leberkrebs ist eine weitere seltene Komplikation. Gallenblasenerkrankungen, die bei OC-Anwenderinnen wie Nichtanwenderinnen relativ häufig vorkommen, sind nicht lebensbedrohlich, bedürfen aber der operativen Behandlung.

Zervixveränderungen: Die Dicke und Stärke der Zervixschleimhaut verändert sich in Abhängigkeit von der zyklischen Hormonproduktion. Die oralen Kontrazeptiva können das Gewebe dünner und verletzlicher machen, so daß es für sexuell übertragbare Krankheiten (STDs) anfälliger wird. Die meisten Ärzte empfehlen Risikopatientinnen, vor allem wenn sie mehrere Sexualpartner haben und jünger als 25 Jahre sind, neben der Pille ein Kondom zu benutzen, um sexuell übertragbaren Krankheiten vorzubeugen.

Augenerkrankungen: Die älteren, höher dosierten OCs haben gelegentlich eine Entzündung des Sehnerven verursacht, der zu Verschwommen- oder Doppeltsehen, Schwellungen, Schmerzen oder sogar Sehverlust führte. Bei den heutigen, modernen OCs kommt dies praktisch nicht mehr vor. Jeder Sehverlust jedoch macht ein sofortiges Absetzen der Pille und einen Besuch beim Augenarzt oder Neurologen erforderlich. Die Pille ist ebenfalls sofort abzusetzen, wenn Sehstörungen mit Migräneanfällen einhergehen.

Rückkehr der Fertilität: Insgesamt ist die Fruchtbarkeit der Frau nach dem Absetzen der Pille nicht nennenswert beeinträchtigt. Doch bei etwa ein bis zwei Prozent kann es bis zu drei Monaten dauern, bis sich wieder normale Zyklen einpendeln. Selten kann die Hormonproduktion sogar monate-, ja jahrelang unterdrückt bleiben. Da diese Post-Pill-Amenorrhoe häufiger bei älteren Frauen zur Unfruchtbarkeit führt, sollten Frauen über 30 Jahren, die später auf jeden Fall ein Kind haben wollen, zu einer anderen zuverlässigen Verhütungsmethode wechseln.

Unerwünschte Nebenwirkungen

Bei manchen Frauen treten weniger gravierende, jedoch als »lästig« empfundene Nebenwirkungen während der Pilleneinnahme auf. Je nachdem wie unangenehm eine solche Nebenwirkung empfunden wird, kann sie sogar Anlaß geben, das Präparat zu wechseln oder auch die Pille dauerhaft abzusetzen.

Darüber hinaus können sich hinter einigen scheinbar harmlosen Nebenwirkungen behandlungsbedürftige Störungen verbergen. Lassen Sie deswegen Ihrem Arzt gegenüber keine Nebenwirkung unerwähnt. Zu den harmloseren potentiellen Nebenwirkungen der Pille zählen Akne, Durchbruch- oder Schmierblutungen, Spannungsgefühl in den Brüsten, Depressionen, Kopfschmerzen, Übelkeit und Gewichtszunahme.

Akne: Die Einnahme oraler Kontrazeptiva kann Akne bessern, verschlimmern oder überhaupt keinen Einfluß darauf haben. Bei manchen Frauen bessert der antiandrogenwirksame Gestagenanteil die Akne. Neben Androgenen, dem männlichen Geschlechtshormon, das Frauen in geringen Mengen ebenfalls produzieren, können auch Ernährung, Allergien, Hygiene oder familiäre Faktoren die Akne verschlimmern.

Wenn bei Ihnen bei Pilleneinnahme Akne auftritt, haben Sie verschiedene Möglichkeiten. So können Sie sich beispielsweise eine andere niedrig dosierte Pille, die geringere androgene Eigenschaften hat, verschreiben lassen. Fragen Sie Ihren Arzt nach diesen Präparaten, die die synthetischen Gestagene Norgestimat (z. B. Cilest, Pramino), Desogestrel (z. B. Lovelle, Marvelon Oviol) und Gestoden (z. B. Femovan, Minulet) enthalten.

Sie können aber auch die Einnahme von ärztlich verordneten Antibiotika in Betracht ziehen oder es einfach mit einer Ernährungsumstellung oder einem speziellen Hautklärer versuchen, um nur einige Möglichkeiten zu nennen.

Durchbruch- oder Schmierblutungen: Schwache Zwischenblutungen können darauf hindeuten, daß die Pille nicht stark genug ist, können aber auch ein Zeichen für eine Beckeninfektion, Endometriose oder Extrauterinschwangerschaft sein. Können diese ernsthafteren Möglichkeiten ausgeschlossen werden, wird der Arzt Ihnen entweder ein anderes Präparat (mit den neuen synthetischen Gestagenen) verschreiben oder Sie bitten, die Blutungen und Schmierblutungen noch einige Zyklen lang hinzunehmen – vor allem, wenn Sie erst mit der Einnahme begonnen haben. Durchbruch- und Schmierblutungen klingen im Verlauf der ersten vier Einnahmezyklen rasch ab.

Die meisten Ärzte empfehlen kein Absetzen der Pille nur aufgrund dieser Nebenwirkung. Haben Sie irgendwelche Zweifel, wenden Sie sich an Ihren behandelnden Arzt.

Spannungsgefühl in den Brüsten: Können bei schmerzhaften Brüsten Schwangerschaft sowie Brustkrebs ausgeschlossen werden, wird wahrscheinlich eine niedriger dosierte Pille verschrieben.

Manchmal hilft es schon, ein stärker stützendes BH-Modell zu tragen und in der Zeit mit den stärksten Beschwerden auf anstrengende sportliche Betätigung zu verzichten.

Depressionen: Eine direkte Verbindung zwischen depressiven Verstimmungen und der Pille läßt sich nur schwer nachweisen. Auch wenn sich eine Frau für die Pille zur Empfängnisverhütung entschieden hat, kann sie doch starke moralische oder medizinische Bedenken haben. Außerdem kann der Beginn der Pilleneinnahme zeitlich mit einer regeren sexuellen Aktivität, die die Pillenanwenderin in einen starken psychischen Konflikt stürzen kann, zusammenfallen. Dieser innere Aufruhr kann leicht wie eine Depression aussehen. Deswegen ist es ganz wichtig, nach möglichen

anderen Ursachen für Ihre depressiven Verstimmungen zu suchen und festzustellen, ob sie mit dem Einnahmebeginn der Pille anfingen oder schlimmer wurden.
Wenn eine andere Ursache auszuschließen ist, gibt es verschiedene Behandlungsmöglichkeiten. Meist ist die Gestagenkomponente in der Pille für die Depression verantwortlich – hier hilft oft ein Sequenzpräparat oder ein gering gestagen- und stärker östrogenbetontes Kombinationspräparat. Depressive Verstimmungen sprechen auch gut auf Vitamin B_6 an. In wirklich schweren Fällen kann ein Absetzen der Pille und eventuell die Überweisung zu einem Facharzt erforderlich sein.

Kopfschmerzen: Können orale Kontrazeptiva manchmal auch Kopfschmerzen auslösen oder sie verschlimmern, so können sie doch auch Warnzeichen für einen drohenden Schlaganfall oder Kreislauferkrankungen sein. Aufmerken sollten Sie bei Kopfschmerzen, die anders oder stärker sind als die, die Sie vor Beginn der Pilleneinnahme hatten.
Für die Pille-assoziierten Kopfschmerzen wird gemeinhin die Östrogenkomponente verantwortlich gemacht. Hilfreich ist hier der Wechsel auf ein niedriger dosiertes Präparat oder auf ein reines Gestagenpräparat. Treten die Kopfschmerzen normalerweise in der einnahmefreien Woche bzw. der »Plazebowoche« auf, leiden Sie an sogenannten Östrogenentzugskopfschmerzen. Feststellen läßt sich dies, indem Sie in der einnahmefreien Woche z. B. ein Östrogenpflaster tragen, das das Östrogen durch die Haut freisetzt.
Eine weitere Behandlungsmöglichkeit bei diesen Entzugskopfschmerzen besteht darin, es erst gar nicht zum Hormonentzug kommen zu lassen. Hierzu werden die Kopfschmerzen zeitlich nach hinten verschoben, indem man den Zeitraum der Pilleneinnahme einfach verlängert. So zeigte eine neuere Ein-Jahres-Studie mit 300 Frauen, daß die Frauen, die sich für eine längere Einnahmezeit – neun Wochen statt drei Wochen Pilleneinnahme, gefolgt von einem einwöchigen pillenfreien Intervall – entschieden, weniger Kopfschmerzen hatten. Diese Verlängerung der Einnahmezeit verursachte keine ernsthaften Nebenwirkungen und ging auch ohne Wirksamkeitseinbuße einher.
Kommt es einem auch unnatürlich vor, län-

Medikamente, die die Wirksamkeit der Pille beeinträchtigen

Verschiedene Medikamente, vor allem verschiedene Antiepileptika und Antibiotika, regen die Produktion von Enzymen an, die Östrogen und Gestagen schneller abbauen. Damit sinkt der hormonelle Wirkspiegel der Pille so weit, daß die schwangerschaftsverhütende Wirkung unsicher wird.

Wenn Sie eines dieser Mittel nur ein paar Wochen lang einnehmen müssen, empfiehlt Ihnen der Arzt wahrscheinlich, für diese Zeit eine weitere Verhütungsmethode wie Kondome oder Spermizide anzuwenden. Eine Langzeitbehandlung kann generell eine andere Form der hormonalen Kontrazeption erforderlich machen. Im folgenden finden Sie einige der Mittel, die die Wirksamkeit der oralen Kontrazeptiva beeinträchtigen können:

- Antibiotika: Rifampicin, Chloramphenicol, Cephalosporine, möglicherweise Metronidazol, Nitrofurantoin.
- Antiepileptika: Phenobarbital, Primidon, Carbamazepin, Phenytoin, Ethosuximid.
- Antimykotika: Griseofulvin.

Quelle: Outlook, Band 9, Nr. 1, April 1991. Program for Appropriate Technology in Health (PATH), Seattle, WA.

ger als die üblichen drei Wochen die Pille ohne Unterbrechung einzunehmen, so sei doch daran erinnert, daß der gesamte Pillenzyklus an sich schon unnatürlich ist.

Übelkeit: Übelkeit und Erbrechen – die auch auf eine Schwangerschaft, frühe Fehlgeburt oder nichtgynäkologische Störungen hinweisen können – werden der Östrogenkomponente der Pille zugeschrieben.
Normalerweise klingt die Übelkeit nach den ersten Einnahmezyklen ab oder tritt danach immer nur am ersten Tag des neuen Zyklus auf.
Abgesehen davon, daß man auf ein Präparat mit niedrigerem Östrogenanteil oder ein reines Gestagenpräparat ausweichen kann, hilft es oft, die Pille nach dem Essen oder vor dem Zubettgehen einzunehmen.
Ist die Übelkeit so stark, daß es innerhalb einer Stunde nach der Einnahme zum Erbrechen kommt, muß man aus einer Extrapackung eine weitere Pille einnehmen.

Gewichtszunahme: Viele Ärzte glauben nicht daran, daß die Pille tatsächlich eine wesentliche Gewichtszunahme verursachen kann. Wenn der Arzt dann doch ein anderes Präparat verschreibt, dann, weil Sie daran glauben.
Eine Gewichtszunahme bei Pilleneinnahme ist häufig auf eine östrogenbedingte Wassereinlagerung zurückzuführen. Sie kann aber auch auf zuwenig körperliche Aktivität oder einen vermehrten Appetit (durch die androgene Wirkung der Gestagene) zurückzuführen sein.
Ein Wechsel zu einem niedriger dosierten Präparat oder einem mit niedrigerem Gestagenanteil kann hier zwar hilfreich sein, die beste Lösung lautet aber oft einfach: mehr Sport und weniger Kalorien.

Postkoitalpille

Bei Schwangerschaftsverhütung denkt man gemeinhin an kontrazeptive Methoden, die nach dem oder während des Geschlechtsverkehrs ergriffen werden. Mit der »Pille danach«, »Morning-after-pill«, Postkoitalpille oder der postkoitalen Interzeption – alles Namen für ein und dieselbe Methode – ist dies jedoch auch noch nach ungeschütztem Verkehr, nach dem Verkehr mit einem defekten Kondom, einem verrutschten Diaphragma oder einer verschobenen Portiokappe oder auch nach einer Vergewaltigung möglich. Das Verfahren besteht darin, innerhalb von spätestens 72 Stunden nach dem Verkehr und dann noch mal im Abstand von zwölf Stunden Hormone in außerordentlich hoher Dosierung zu verabreichen.
Möglich sind verschiedene Verfahren, so der postkoitale Östrogenstoß oder die postkoitale Gabe von Norgestrel. Unter der Bezeichnung Tetragynon ist ein Äthinylöstradiol- und Levonorgestrel-haltiges Präparat ausschließlich für diese Indikation im Handel; es enthält vier Pillen. Dieses und auch alle anderen Verfahren der postkoitalen Interzeption sind nur für den Notfall konzipiert und dürfen nicht als Ersatz für sonstige kontrazeptive Maßnahmen herhalten.
Je nachdem, in welchem Abschnitt des Menstruationszyklus sie eingesetzt wird, wirkt die Postkoitalpille, indem sie entweder den Eisprung unterdrückt, die Befruchtung der Eizelle durch die Spermien unterbindet oder aber die Einnistung der bereits befruchteten Eizelle in die Uterusschleimhaut verhindert.
Bei einem Drittel der Frauen ist mit vorübergehenden Zyklusstörungen zu rechnen. Übelkeit und Erbrechen sind die häufigsten Nebenwirkungen, mit denen ebenfalls ein Drittel der Frauen zu kämpfen hat; sie verschwinden aber ein oder zwei Tage nach der Behandlung normalerweise wieder. Ist die Übelkeit so stark, daß Sie innerhalb einer Stunde nach Einnahme des Medikaments erbrechen müssen, muß die Tabletteneinnahme eventuell wiederholt werden. Gegebenenfalls kann auch ein Mittel gegen Erbrechen verschrieben werden.

Depotinjektionen

Für manche Frauen bieten sich die dreimonatlichen Depotinjektionen zur Empfängnisverhütung an. Vor- und Nachteile dieser Methode lesen Sie hier auf einen Blick:

Vorteile
- Höchst wirksam
- Für die meisten Frauen unbedenklich
- Lange wirksam
- Muß nur alle drei Monate erneuert werden
- Unterbricht nicht das Liebesspiel
- Keine Östrogen-assoziierte Nebenwirkungen
- Lindert Menstruationskrämpfe und -schmerzen
- Reduziert Eisenmangelanämie
- Senkt möglicherweise das Salpingitis- und Endometrioserisiko
- Senkt möglicherweise das Risiko für Endometriumkarzinome

Nachteile
- Bietet keinen Schutz vor sexuell übertragbaren Krankheiten (STDs)
- Bis zur Wiedererlangung der Fertilität kann es bis zu zwei Jahre dauern
- Während der dreimonatigen Wirksamkeitsdauer keine Möglichkeit, die Medikamentenwirkung zu beenden
- Kann unangenehme Nebenwirkungen, vor allem Blutungsstörungen und Gewichtszunahme, verursachen

Weitere Nebenwirkungen sind Kopfschmerzen, Schmerzhaftigkeit der Brust, Schwindel und Wassereinlagerung ins Gewebe.
Zwei oder drei Wochen nach Einnahme dieser Pillen sollte sich Ihre Periode einstellen. Bleibt Sie nach drei Wochen aus, empfiehlt sich ein Schwangerschaftstest. Und achten Sie auch auf Pille-Warnzeichen (siehe Kasten »Suchen Sie den Arzt auf, wenn...«, Seite 275).
Die berichtete Zuverlässigkeit dieser Behandlungsmethode hängt vom Zyklusabschnitt ab, in dem der ungeschützte Sex stattgefunden hat.

Depotinjektionen

Wenn die regelmäßige Einnahme oraler Kontrazeptiva nicht möglich oder nicht gewährleistet ist oder wenn orale Kontrazeptiva aus medizinischen Gründen nicht eingenommen werden sollten, bietet sich die Empfängnisverhütung mit Depotgestagenen an.
Mitte der sechziger Jahre, nur kurz nach der Entdeckung der Depotwirkung von intramuskulär appliziertem Medroxyprogesteronacetat (Depot-MPA, z.B. Depo-Clinovir), hatte sich die Eignung dieses Steroids zur Kontrazeption für eine Dauer von drei Monaten herausgestellt. Im Wissenschaftsjargon hat sich dafür die Kurzform »Dreimonatsspritze« eingebürgert. Noch in den sechziger Jahren ist als zweites Depotgestagen, das Norethisteronanenathat (NET-EN, z.B. Noristerat) hinzugekommen.

Vier Spritzen jährlich
Die Dreimonatsspritze mit Depot-MPA wird alle 90 Tage in den großen Gesäßmuskel injiziert. Bei der Dreimonatsspritze mit NET-EN werden die ersten drei Injektionen im Abstand von acht Wochen verabreicht, die weiteren dann gleichfalls alle zwölf Wochen.
Das Hormon wird vom Muskel, in den es injiziert wurde, langsam ins Blut freigesetzt und bietet sicheren Empfängnisschutz.
Vor der ersten Injektion wird wahrscheinlich erst ein Schwangerschaftstest vorgenommen, da eine Studie mit Depot-MPA

gezeigt hat, daß Anwenderinnen, die zum Zeitpunkt der Erstinjektion bereits schwanger waren oder während des dreimonatigen Anwendungszeitraums schwanger wurden, häufiger Kinder mit niedrigem Geburtsgewicht bekamen.

Wie wirksam sind die Depotgestagene?

Die kontrazeptive Zuverlässigkeit dieser Methode ist sehr hoch. So wird der Pearl-Index für Depot-MPA mit Werten zwischen 0,2 und 0,9, im Mittel meist unter 0,5 angegeben, für NET-EN mit der oben beschriebenen heute üblichen Standardgabe liegt er ebenfalls unter einem Prozent.

Nutzen und Risiken

Da es sich bei den Dreimonatsspritzen um reine Depotgestagene handelt, entfallen alle östrogen-assoziierten Nebenwirkungen. Ganz ohne Komplikationen geht es aber auch hier nicht ab, und dazu gehören: Blutungsstörungen, Krebsrisiko, Veränderungen der Knochendichte, Neugeborene mit niedrigem Geburtsgewicht, Eileiterschwangerschaften, Wechselwirkung mit anderen Medikamenten und Probleme mit der Rückkehr der Fertilität. Obwohl die Anwendung von Depotgestagenen in der Stillzeit für den Säugling unbedenklich ist, empfehlen viele Fachleuten, mit der Injektion bis sechs Wochen nach der Entbindung zu warten.

Blutungsstörungen: Nach der Injektion von Depotgestagenen können Blutungsstörungen auftreten. Da Vaginalblutungen auch Symptom einer ernsthafteren Erkrankung wie einer Infektion oder einer Krebserkrankung sein können, sollte bei starken oder anhaltenden Blutungen der Arzt konsultiert werden.

Krebs: Der Verdacht, das Depot-MPA könne Brustkrebs verursachen, basierte auf den Ergebnissen von Tierversuchen, die mit hohen Dosen Depot-MPA durchgeführt wurden und die später von der amerikanischen Arzneimittelbehörde diskreditiert wurden. Um den bitteren Nachgeschmack, der trotz allem blieb, restlos zu beseitigen, wurden in der Folge in zahlreichen Ländern Studien mit Tausenden von Depot-MPA-Anwenderinnen durchgeführt. Manche dieser Studien konnten kein erhöhtes Risiko für Brustkrebs nachweisen, andere stellten ein leicht erhöhtes Risiko für Frauen fest, die innerhalb der letzten vier Jahre Depot-MPA angewandt hatten und jünger als 35 Jahre waren. Im Juni 1993 berief die Weltgesundheitsorganisation eine Expertengruppe in Genf ein, überprüfte alles vorliegende Datenmaterial und gab nach Abschluß ihrer Bewertung kund, daß Depot-MPA das allgemeine Erkrankungsrisiko für Brustkrebs nicht erhöht. Weiterhin konnte sie auch keine Verbindung zwischen Depot-MPA und Zervixkarzinom, der zweithäufigsten Krebserkrankung bei Frauen, nachweisen, dafür aber eine gewisse schützende Wirkung beim Endometriumkarzinom.

Veränderungen der Knochendichte:

Diese dem Depot-MPA angelastete mögliche Komplikation beruht auf den Ergebnissen einer Studie mit 30 Neuseeländerinnen, die das Mittel mindestens fünf Jahre lang anwendeten. Die Aussagekraft dieser Studie wird jedoch von vielen Fachleuten angezweifelt, weil erstens die Teilnehmerinnenzahl zu gering war, zweitens die Knochendichte der Frauen vor Beginn der Studie nicht bestimmt wurde und drittens weitere Risikofaktoren wie beispielsweise Rauchen nicht berücksichtigt wurden.
Die medikamentöse Unterdrückung der natürlichen Östrogenproduktion könnte theoretisch zu einer Verringerung der Knochendichte führen. Studien mit Frauen, die aus medizinischen Gründen ein Gestagendepot injiziert bekamen, haben jedoch gezeigt, daß dies nicht der Fall ist.

Neugeborene mit niedrigem Geburtsgewicht: Frauen, die bei Injektion der ersten Dreimonatsspritze schwanger waren oder bei denen sich eine Durchbruchschwangerschaft einstellt, gebären häufiger Kinder mit niedrigem Geburtsgewicht. Ist die Mortalitätsrate von Kindern mit niedrigem Geburtsgewicht auch doppelt so hoch wie die von Kindern mit normalem Gewicht, fanden sich bei den Kindern, die vor der Geburt der Wirkung von Depotgestagenen ausgesetzt waren und noch in der Adoleszenz nachbeobachtet wurden, keine Zeichen einer Gesundheitsschädigung.

Eileiterschwangerschaft: Eileiterschwangerschaften kommen bei Depot-MPA-Anwenderinnen häufiger vor als bei Frauen, die mit Intrauterinpessar oder überhaupt nicht verhüten. Bei auffälligen Bauchschmerzen sollte deshalb der Arzt aufgesucht werden.

Arzneimittelwechselwirkung: Der Wirkstoff Aminoglutethimid (z. B. Orimethen) kann die Wirksamkeit der Depotgestagene beeinträchtigen. Das Mittel wird eingesetzt, um die Nebennierenfunktion bei Patienten mit Cushing-Syndrom zu unterdrücken und bei Nebennierenkarzinom.

Rückkehr der Fertilität: Nach der letzten Injektion dauert es durchschnittlich 16 Wochen, bis die Frau wieder fruchtbar ist, die Periode allerdings kann gelegentlich auch ein bis zwei Jahre nach Absetzen noch ausbleiben. In einer Studie trat bei mehr als 50 Prozent der Frauen, die schwanger werden wollten, ein Jahr nach Absetzen des Mittels eine Schwangerschaft ein, bei 90 Prozent nach Ablauf von zwei Jahren.

Stillen: Es gibt keine Hinweise darauf, daß die Anwendung von Depotgestagenen während der Stillzeit dem Säugling schadet. Dennoch raten die Hersteller, mit der Anwendung in den ersten sechs Wochen nach der Entbindung zu warten.

Unerwünschte Nebenwirkungen

Die Depotgestagene haben zum Teil dieselben Nebenwirkungen wie die Pille: Depressionen, Kopfschmerzen, Gewichtszunahme, Nervosität und Schwindel. Blutungsstörungen sind die am häufigsten vorkommenden Nebenwirkungen.

Im Verlauf der Anwendung kommt es immer seltener zu Schmier- und Durchbruchblutungen, letztlich bleibt die Periode sogar ganz aus. Nach Ablauf eines Behandlungsjahres haben 57 Prozent der Anwenderinnen keine Blutung mehr, nach zwei Jahren 68 Prozent.

Die vielleicht unangenehmste Nebenwirkung ist die Gewichtszunahme. Die durchschnittliche Gewichtszunahme der Frauen, die die Dreimonatsspritze anwenden, beträgt:

- nach 1 Jahr: 4,9 Pfund
- nach 2 Jahren: 7,3 Pfund
- nach 4 Jahren: 12,5 Pfund
- nach 6 Jahren: 15,0 Pfund

Diese Gewichtszunahme dürfte eher mit der generellen Appetitsteigerung durch die Gestagene zusammenhängen als mit einer Flüssigkeitsretention. Dieser Nebenwirkung läßt sich oft bereits mit einer Einschränkung der Fett- und Kalorienzufuhr sowie angemessener körperlicher Betätigung wirksam begegnen.

Mit all diesen Optionen ist die hormonale Kontrazeption zu einem sicheren Kontrollinstrument der Familienplanung geworden und verleiht dem Sex auch wieder mehr Spontaneität. Sie ist eine sehr sichere Form der Empfängnisverhütung und insgesamt nur mit wenigen Risiken behaftet. Wie bei jeder anderen Medikation ist es auch hier wichtig, auf Nebenwirkungen – die bei den meisten Frauen allerdings nur geringfügiger Art sind – zu achten und den Arzt darüber zu informieren.

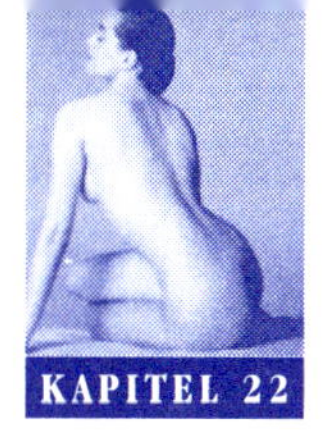

Natürliche Familienplanung und Sterilisation

Jede Methode der Empfängnisverhütung hat ihre Risiken, sind sie auch noch so klein. Für manche Frauen sind sie außerdem mit untolerierbaren Nebenwirkungen behaftet. Viele Frauen scheuen sich, fortwährend in die Abläufe ihres Körpers einzugreifen, und viele haben moralische oder religiöse Vorbehalte.

Dies alles sind Gründe, warum die natürlichen Methoden der Familienplanung und auch die Sterilisation - letztere bei Frauen mit abgeschlossener Familienplanung - auch heute noch bei vielen beliebt sind.

Natürliche Familienplanung

Die natürliche Familienplanung bzw. das »Fruchtbarkeitsbewußtsein« als Sammelbegriff für all diese Methoden hat in den letzten Jahren zunehmend an Beliebtheit gewonnen, weil sie dem immer stärker werdenden Wunsch der Frau nach eigener Körpererfahrung und Kennenlernen ihres natürlichen biologischen Rhythmus entspricht. Voraussetzung für diese Methoden ist, seine fruchtbaren Tage zu kennen – der Zyklusabschnitt mit der höchsten Konzeptionswahrscheinlichkeit. Während dieser fruchtbaren Zyklusphase ist entweder Enthaltsamkeit zu üben oder eine andere Form der Empfängnisverhütung, beispielsweise Barrierekontrazeptiva, anzuwenden. Diese natürlichen Methoden der Empfängnisverhütung werden nicht nur aus Unzufriedenheit mit den bisher geübten Verhütungsmethoden eingesetzt, sondern vielfach auch aus religiöser Überzeugung. Manche Wissenschaftler vertreten auch die Auffassung, daß die natürliche Familienplanung das Selbstwertgefühl der Frauen steigere, weil sich hierbei der Geschlechtsverkehr nach dem

Rhythmus des weiblichen Körpers richtet. Die natürliche Familienplanung ist aber nicht so sicher wie andere Methoden der Empfängnisverhütung. Kann ihre Wirksamkeit bei korrekter Anwendung theoretisch auch bis zu 98 Prozent betragen, liegt sie im Durchschnitt und unter Berücksichtigung von Anwendungsfehlern doch nur bei 30 bis 70 Prozent.

Schwierig anzuwenden ist die natürliche Familienplanung auch bei sehr unregelmäßigen Menstruationszyklen, und natürlich erfordert die tägliche Fruchtbarkeitskontrolle einiges an Disziplin.

Ein höherer Grad an kontrazeptiver Sicherheit läßt sich erreichen, wenn zwei oder mehr Methoden miteinander kombiniert eingesetzt werden oder wenn an den fruchtbaren Tagen eine andere Form der Verhütung praktiziert wird.

Gesundheitsgefahren sind mit der Anwendung der natürlichen Familienplanung nicht verbunden. Allerdings wurde mit ihr eine erhöhte Rate von Geburtsschäden und Fehlgeburten in Verbindung gebracht, da ungewollte Schwangerschaften hier häufiger gegen Ende der fruchtbaren Phase eintreten. Verschiebt man den Geschlechtsverkehr auf einen, wie man glaubt, nicht mehr fruchtbaren Zeitpunkt, kann es passieren, daß man eine »alte« Eizelle oder eine Eizelle mit »alten« Spermien befruchtet – Folge können Chromosomenschäden oder fetale Anomalien sein.

Wie die natürliche Familienplanung funktioniert

Im Durchschnitt dauert der Menstruationszyklus 28 Tage. Doch die Zykluslänge weist von Frau zu Frau und sogar von Zyklus zu Zyklus Schwankungen auf. Die Anzahl der Tage zwischen dem Eisprung und dem Beginn der Menstruation beträgt jedoch ziemlich gleichbleibend etwa 14 Tage. Zyklusverschiebungen ergeben sich also vornehmlich durch Veränderungen in der Zeit vor dem Eisprung.

Die größte Chance, schwanger zu werden, besteht, wenn die Spermien zum Zeitpunkt der Ovulation bereits im Fortpflanzungstrakt sind. Da die Spermien zwei bis vier Tage lang befruchtungsfähig sind und die Eizelle 12 bis 24 Stunden lang befruchtungsbereit ist, ist die Konzeptionswahrscheinlichkeit am größten, wenn während der vier Tage vor oder innerhalb des Tages nach der Ovulation Geschlechtsverkehr stattfindet.

Verschiedene körperliche Zeichen zeigen die fruchtbarste Zyklusphase zuverlässig an. Dazu gehören spezifische Veränderungen in Farbe, Menge und Konsistenz des Zervixschleims sowie Veränderungen der morgendlichen Aufwachtemperatur, der sogenannten Basaltemperatur. Mit Hilfe dieser Zeichen oder durch Errechnen des wahrscheinlichen Ovulationstermins auf der Grundlage der durchschnittlichen Zykluslänge läßt sich die fruchtbare Zyklusphase bestimmen.

Zervixschleimstruktur-Methode

Der aus der Vagina austretende Zervixschleim verändert sich im Zyklusverlauf. Durch Beobachtung dieser Veränderungen – Menge, Konsistenz und Farbe – läßt sich die Ovulation bestimmen. Der Schleim muß mehrmals am Tag überprüft werden. Das kann zum Beispiel vor dem Wasserlassen durch Abwischen des Schleims mit Toilettenpapier geschehen oder indem man ihn mit den Fingern vom Scheideneingang oder direkt vom Muttermund abnimmt.

Nach dieser sogenannten Billings-Methode – nach dem australischen Neurologen selben Namens – wird der Schleim, der zwischen Daumen und Zeigefinger gezogen wird, beurteilt: Ist er trocken, feucht, schlüpfrig oder naß? Sieht er transparent aus? Ist er spinnbar? Welche Konsistenz hat er?

In den ersten Tagen nach der Menstruation ist die Scheide gewöhnlich trocken – man spricht hier von den »trockenen« Tagen.

Zum Zeitpunkt der Ovulation wird sie langsam feuchter.
Dicklich, trüb, klebrig und weißlich oder gelblich aussehender Schleim deutet auf den Beginn der fruchtbaren Phase hin – in dieser Zeit könnte die Frau schwanger werden.
Mit Herannahen der Ovulation wird der Schleim immer reichlicher, glasig, dünn, schlüpfrig und dehnbar – wie Eiweiß. Die Scheide fühlt sich naß an. Dies alles sind Zeichen für die fruchtbarste Phase. Der Tag mit dem Höhepunkt der Schleimsymptome fällt normalerweise mit dem Tag der Ovulation zusammen. Wenn Sie nicht schwanger werden wollen, sollten Sie vom Beginn des Schleimsymptoms bis zum Abend des vierten Tages danach auf Geschlechtsver-

Im Einklang mit Ihrem natürlichen biologischen Rhythmus

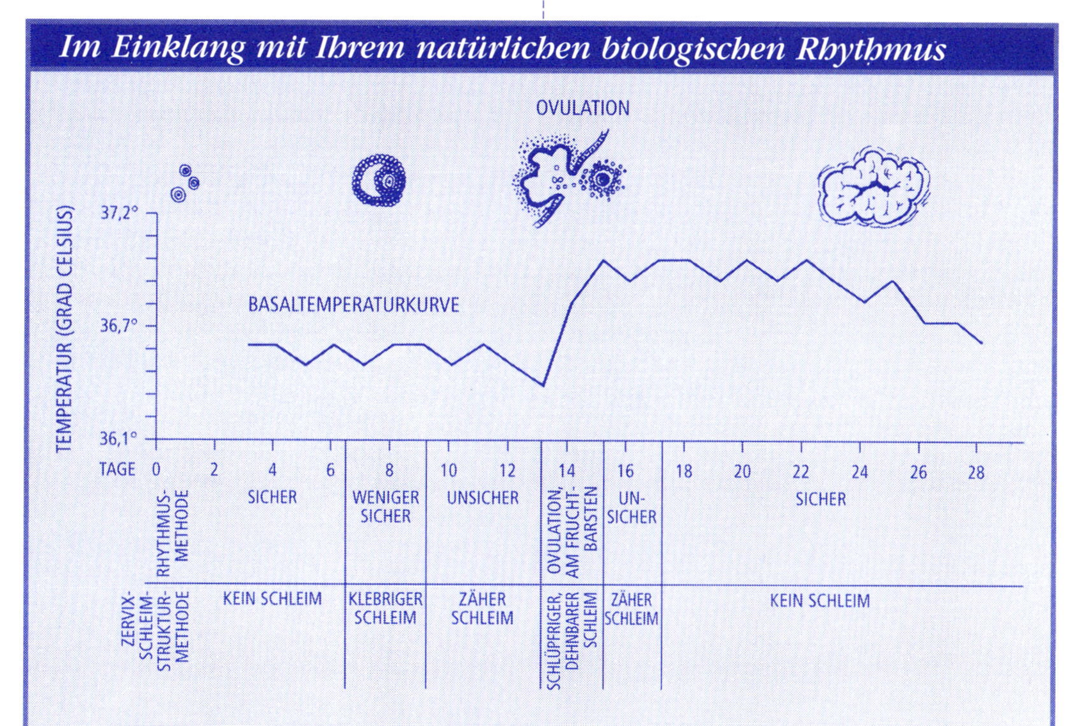

Können Sie den Tag, an dem Ihre Ovulation stattfindet, exakt bestimmen, läßt sich eine Empfängnis leicht verhüten. Die Eizelle bleibt maximal 24 Stunden lang befruchtungsbereit – wenn Sie also vier Tage vor der Ovulation (solange sind die Spermien maximal überlebensfähig) und einen Tag danach auf Geschlechtsverkehr verzichten, haben Sie einen zuverlässigen Empfängnisschutz.

Das Zauberwort ist jedoch »exakt«. Alle drei Methoden zur Bestimmung des Eisprungs haben ihre Mängel. Die Körpertemperatur beispielsweise sinkt kurz vor dem Eisprung ab, um danach anzusteigen. Allerdings können Einflußfaktoren wie Fieber, Streß oder eine Unterbrechung des normalen Schlafrhythmus die Körpertemperatur ansteigen lassen und damit fälschlich »Entwarnung« geben. Und ist zum Zeitpunkt der Ovulation auch die Zervixschleimproduktion am höchsten, so können doch auch hier Vaginalduschen, Gleitmittel, Spermizide usw. die Befunde verfälschen. Und die Kalendermethode schließlich funktioniert nur, wenn Ihr Zyklus wirklich absolut regelmäßig ist.

kehr verzichten. Danach beginnt der sicherste Zeitraum, in dem die Vagina wieder die Charakteristika der »trockenen« Tage annimmt.
Da etwa ein Drittel aller Frauen die typischen präovulatorischen Zervixschleimveränderungen nicht aufweist, sie aber Grundvoraussetzung sind, um diese Methode anzuwenden, sollte vom ersten Zyklustag an bis vier Tage nach der höchsten Schleimproduktion entweder auf Sex verzichtet oder eine andere Form der Empfängnisverhütung angewandt werden.
Bevor Sie die Zervixschleimstruktur-Methode zur Empfängnisverhütung anwenden, sollten Sie Ihr persönliches Schleimmuster mindestens drei Zyklen lang beobachten. Dokumentieren Sie Ihre Befunde auf Karo- oder Millimeterpapier, oder lassen Sie sich spezielle Vordrucke von Ihrem Arzt geben. Einflußfaktoren wie Scheideninfektionen, Spermizide, Vaginalduschen oder Gleitmittel, bestimmte Medikamente und sogar die ejakulierten Spermien und die während des Geschlechtsverkehrs angekurbelte Scheidensekretion können die Genauigkeit Ihrer Schleim-»Befunde« verfälschen.

Die Basaltemperaturmethode

Die Körpertemperatur der Frau sinkt oft 12 bis 24 Stunden vor der Ovulation ab, um dann ein paar Tage danach leicht erhöht zu sein. Anhand dieser Temperaturschwankungen läßt sich der Beginn der unfruchtbaren Zyklusphase nach dem Eisprung ermitteln. Die Temperatur kann mit einem normalen Thermometer oder auch mit einem Spezialthermometer gemessen und auf einem speziellen Kurvenblatt – beim Arzt, in Familienplanungseinrichtungen und in der Apotheke erhältlich – eingetragen werden.
Sie müssen hierzu jeden Morgen vor dem Aufstehen und nach einer Schlafenszeit von mindestens sechs Stunden Ihre Aufwachtemperatur messen. Wichtig ist, daß die Temperatur vor irgendwelchen Aktivitäten – sei es Kaffeetrinken, Rauchen o.ä. – und immer in derselben Region (oral, vaginal oder rektal) und annähernd zur selben Zeit gemessen wird.
Zeichnen Sie die Werte jeden Tag auf dem Kurvenblatt auf, und verbinden Sie die Punkte zu einer Kurve. Zum Zeitpunkt der Ovulation steigt die Temperatur um mindestens 0,2 Grad Celsius an. Folgen auf diesen Temperaturanstieg drei Tage mit gleichbleibend erhöhter Temperatur, dürfte kein befruchtungsfähiges Ei mehr vorhanden sein. In dieser postovulatorischen Phase, die bis zur nächsten Menstruation andauert, ist nicht mit einer Empfängnis zu rechnen.
Vor Anwendung dieser Temperaturmethode zur Empfängnisverhütung sollten Sie Ihre Temperaturkurve zumindest drei Menstruationszyklen lang beobachten. Da die Basaltemperatur erst nach der Ovulation ansteigt, ist die sicherste Form der Empfängnisverhütung, vom ersten Zyklustag an bis nach Ablauf der drei aufeinanderfolgenden Tage mit gleichbleibend erhöhter Temperatur auf Geschlechtsverkehr zu verzichten oder in diesem Zeitraum eine andere Methode anzuwenden.
Zu den Nachteilen dieser Methode zählt, daß die Temperatur aus vielerlei Gründen wie Krankheit, Streß oder einer Änderung der Schlafgewohnheiten erhöht sein kann. Den Ergebnissen einer Studie zufolge haben ein Fünftel aller Frauen kein regelmäßiges Basalkörpertemperaturmuster, und zwar auch dann nicht, wenn sie einen Eisprung haben. Äußere Einflußfaktoren wie Jet-lag, Ernährungsumstellungen, unregelmäßiges Schlafmuster und sogar Alpträume können die Genauigkeit der Basaltemperaturwerte beeinträchtigen.

Die Kalendermethode

Sie ist unter den Methoden der natürlichen Familienplanung die unzuverlässigste. Da die Ovulation im allgemeinen 14 Tage vor Beginn der Menstruation stattfand, werden bei dieser Methode die fruchtbaren und unfruchtbaren Zeiten mit Hilfe des Kalenders rechnerisch ermittelt. Während der fruchtbaren ovulatorischen Phase, die man im allgemeinen auf sieben Tage festlegt, sollte kein Geschlechtsverkehr stattfinden. Die Zuverlässigkeit der Kalendermethode hängt natürlich im wesentlichen von der Regelmäßigkeit des Zyklus ab. Die vielen Frauen, die keinen regelmäßigen Zyklus haben, sollten zu dieser Form der Empfängnisverhütung in jedem Fall noch eine andere Methode zusätzlich einsetzen.

Bevor Sie sich der Kalendermethode zur Empfängnisverhütung bedienen, sollten Sie zumindest acht Zyklen beobachtet haben. Notieren Sie die kürzesten und längsten Zyklen. Errechnen Sie dann die Länge Ihrer fruchtbaren Phase, indem Sie von der Gesamtlänge Ihres kürzesten Zyklus 18 Tage abziehen. Sie erhalten damit die ersten fruchtbaren oder unsicheren Tage. Ziehen Sie dann von der Gesamtlänge Ihres *längsten* Zyklus 11 Tage ab, und Sie erhalten damit die letzten fruchtbaren oder unsicheren Tage.

Der erste Tag Ihrer Periode ist der erste Tag Ihres Menstruationszyklus. Wenn Ihr Zyklus immer 28 Tage dauert, sollten Sie vom 10. Tag (28–18=10) bis zum 17. Tag (28–11=17) Ihres Zyklus auf Geschlechtsverkehr verzichten. Schwankt Ihr Zyklus dagegen zwischen 26 und 30 Tagen, ist vom 8. Tag (26–18=8) bis zum 19. Tag (30–11=19) Ihres Zyklus Enthaltsamkeit angesagt.

Wie sich die Versagerquote senken läßt

Das A und O jeder Methode der natürlichen Familienplanung ist Selbstdisziplin. Richtig und konsequent angewandt, kann sie eine äußerst effektive Form der Empfängnisverhütung sein. Eher leichtsinnige Menschen, die auch an wahrscheinlich fruchtbaren Tagen nicht auf Geschlechtsverkehr verzichten wollen, sollten eine andere Form der Familienplanung wählen.

Sorgfältige, tägliche Zyklusaufzeichnungen sind ebenfalls eine Grundvoraussetzung dieser Methoden. Eine gründliche Unterweisung in diesen Methoden und der Dokumentation sind ebenfalls wichtig, um die Fehlerquote zu drücken. Und schließlich läßt sich auch durch Kombination aller drei Methoden der Sicherheitsgrad erhöhen und der Zeitraum der fruchtbaren Phase exakter bestimmen.

Wichtig ist, vor Anwendung dieser Methoden erst einige Zyklen zu beobachten. Treten dann später plötzliche Zyklusschwankungen auf, gehen Sie kein Risiko ein. Gehen Sie vielmehr davon aus, daß Sie fruchtbar sind, und verzichten Sie auf Geschlechtsverkehr, oder setzen Sie eine zusätzliche kontrazeptive Methode ein. Bleibt die Regel einmal aus oder besteht aus einem anderen Grund Verdacht auf eine Schwangerschaft, sprechen Sie mit Ihrem Arzt darüber, und lassen Sie einen Schwangerschaftstest durchführen.

Sterilisation

Die freiwillige Sterilisation wird seit den dreißiger Jahren immer häufiger gewünscht. Die beliebteste From der Sterilisation, die abdominale Durchtrennung und/oder Unterbindung der Eileiter, ist mit ihrer Erfolgsquote von über 99 Prozent die sicherste Form der Empfängnisverhütung überhaupt. Den Ergebnissen verschiedener Studien zufolge ist die Tubensterilisation bemerkenswert ungefährlich. So soll die Sterblichkeitsrate nach einer solchen Operation in den USA nur vier auf 100000 betragen und damit niedriger sein als die vieler Langzeitkontrazeptiva oder sogar geringer als die einer Schwangerschaft. Eine Schwangerschaft kann nämlich bei Frauen mit beispielsweise Blutgerinnungsstörungen oder Herzerkrankung schwere, sogar lebensbedrohliche Komplikationen verursachen. Für diese Frauen und alle anderen, die aus medizinischen Gründen eine Schwangerschaft unbedingt vermeiden müssen, kann die freiwillige Sterilisation die kontrazeptive Methode der Wahl sein.

Bei einer Sterilisation oder operativen Kontrazeption, wie sie auch genannt wird, treten nur selten Narkosekomplikationen, innere Blutungen oder eine Verletzung der umliegenden Organe wie beispielsweise des Darms auf. Raucherinnen, Übergewichtige, Diabetikerinnen oder Frauen mit einer Eileiterentzündung oder einer vorhergegangenen Bauchoperation haben ein leicht erhöhtes Risiko. Vier von 10000 Operationen bleiben erfolglos bzw. die Eileiter werden wieder durchgängig, so daß es zur ungewollten Schwangerschaft – dann oft eine Eileiterschwangerschaft – kommen kann.

Insgesamt betrachtet ist die Sterilisation eine der sichersten, wirtschaftlichsten und zuverlässigsten Methoden der Empfängnisverhütung für Frauen mit abgeschlossener Familienplanung.

Die Sterilisation des Mannes, die Vasektomie, ist ebenfalls sicher, einfacher als die Sterilisation der Frau und beinahe genauso zuverlässig. Sie hat ein extrem niedriges Sterblichkeitsrisiko und ist mit keinen langfristigen Gesundheitsstörungen verbunden.

Da die Sterilisation eigentlich als *nicht* wieder *rückgängig* zu machende Methode gedacht ist, ist vorher sorgsam zu prüfen, ob nicht doch eine andere Methode der Kontrazeption in Frage kommt. Die Sterilisation kann *keine* Lösung für emotionale, sexuelle oder Eheprobleme sein und sollte nie durchgeführt werden, wenn z.B. eine neue dauerhafte Partnerschaft oder eine Besserung der finanziellen Lage bei Ihnen den Wunsch nach einem weiteren Kind wecken könnte.

Viele Frauen lassen sich aus praktischen Erwägungen direkt nach der Entbindung sterilisieren – dabei ist jedoch Vorsicht geboten. Die körperliche und psychische Belastung einer Schwangerschaft könnte Sie zu einer Entscheidung verleiten, die Sie später vielleicht bereuen könnten. In dem, wenn auch unwahrscheinlichen Fall, daß Ihr Neugeborenes medizinische Störungen entwickelt oder gar stirbt, könnte Ihre vorher getroffene Entscheidung Ihren Schmerz noch vergrößern. Aus diesen Gründen raten Ärzte oft dazu, nach der Entbindung erst

Sicherer geht's nicht mehr

Mit ihrer fast hundertprozentigen Erfolgsquote ist die abdominale Durchtrennung und/oder Unterbindung der Eileiter die sicherste Sterilisationsmethode. Doch Vorsicht: Sie läßt sich nicht mehr rückgängig machen.

Das Operationsziel – den Zugang von den Eierstöcken zum Uterus über die Eileiter unmöglich zu machen – läßt sich mit verschiedenen Methoden erreichen. Im vorliegenden Fall wurde ein Teil der Eileiter entfernt, und die beiden Tubenstümpfe wurden zugenäht.

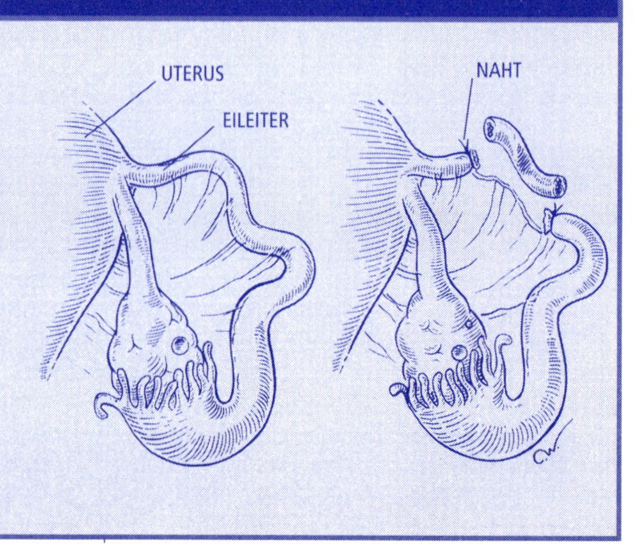

noch einige Monate mit dem Eingriff zu warten.
Obwohl die Einwilligung des Partners zur Sterilisation nicht erforderlich ist, sollte diese Entscheidung doch von beiden Partnern getragen werden, weil sie einen dauerhaften Effekt auf die Partnerschaft haben wird. Denken Sie auch daran, daß Sie das Recht haben, jederzeit vor der Operation Ihre Entscheidung rückgängig zu machen, selbst wenn Sie vorher Ihre schriftliche Einwilligung gegeben haben.

Wie die Sterilisation durchgeführt wird

Bei der Sterilisation der Frau werden die Eileiter unterbunden oder durchtrennt, so daß für befruchtungsfähige Eizelle und Spermien keine Begegnungsmöglichkeit mehr besteht. Dieses Ziel läßt sich durch verschiedene chirurgische Verfahren erreichen, die alle unter den Begriff der Eileiterdurchtrennung und/oder -unterbindung gefaßt werden. Welche Technik und Methode bei Ihnen durchgeführt wird, hängt im wesentlichen von Ihrer körperlichen Verfassung, dem zeitlichen Abstand zu Ihrer letzten Schwangerschaft und, in gewissem Maße, auch von der Erfahrung und dem Können Ihres Arztes ab.
Im folgenden sollen beispielhaft nur einige Möglichkeiten angesprochen werden.
Bei der sogenannten Minilaparotomie wird ein kleiner Einschnitt von drei bis fünf Zentimetern Länge im Unterbauch im Schambeinbereich vorgenommen, um direkten Zugang zu den Eileitern zu haben. Die Eileiter werden durch die Öffnung herausgezogen und mittels spezieller Kunststoffclips (Clip-Sterilisation), Kunststoffringen oder Bändern abgeschnürt oder chirurgisch durchtrennt. Wird dieses Verfahren direkt nach der Entbindung durchgeführt, wird der Einschnitt höher im Bereich des Bauchnabels vorgenommen, da die Eileiter durch die Schwangerschaft noch höher liegen.
Eine weitere, in westlichen Ländern häufig verbreitete Technik ist die laparoskopische Sterilisation. Dabei wird ein kleiner Einschnitt im Bereich der Nabelgrube vorgenommen und eventuell ein zweiter an der Schamhaargrenze. Zunächst wird Kohlendioxid oder Lachgas in den Bauchraum gebracht, um ihn auszudehnen. Sodann wird das Laparoskop – eine teleskopähnliche, mit Lichtquelle ausgestattete Röhre – eingeführt, um den Bauchraum einsehen zu können. Die Frau wird mit unten liegendem Kopf leicht zurückgelegt, so daß sich die Eingeweide besser von den Eileitern abheben.
Sobald die Eileiter sichtbar sind, führt der Chirurg ein Instrument entweder durch den Arbeitskanal des Laparoskops oder durch den zweiten Einstich ein und versiegelt die Eileiter mittels Elektrokoagulation oder bindet sie mittels Clips oder Bändern ab. Zum Schluß müssen noch die kleinen Einschnitte vernäht werden.
Bei einer dritten Technik wird der vaginale Zugangsweg gewählt. Dieses führt jedoch häufiger zu Schwangerschaften aufgrund technischen Versagens der Sterilisation und zu Infektionen.

Vor der Operation

Acht Stunden vor der Operation sollten Sie nichts trinken und nichts essen. Lassen Sie sich zum Krankenhaus begleiten, da Sie danach nicht selbst fahren sollten.
Horchen Sie vor der Operation noch einmal in sich hinein, ob Sie hundertprozentig dahinter stehen – jetzt können Sie noch zurück. Kommen Ihnen in letzter Minute Bedenken, oder tauchen plötzlich noch Fragen auf, sprechen Sie mit dem Arzt darüber, und verschieben Sie die Operation oder sagen Sie sie ab.
Das Verfahren an sich ist schnell und relativ schmerzlos. Meist wird es unter Lokalanästhesie vorgenommen. Zusätzlich dazu wird häufig noch ein Beruhigungsmittel und eventuell ein Mittel gegen Erbrechen

gegeben. Manchmal wird die Sterilisation auch in Allgemeinanästhesie oder Spinalanästhesie zur Betäubung des Unterkörpers durchgeführt.
Die meisten Tubensterilisationen – vor allem die unter Lokalanästhesie – werden ambulant durchgeführt. Dann dauert der ganze Vorgang nicht länger als eine Stunde, und die meisten Frauen können ihren normalen Verrichtungen nach zwei bis vier Tagen wieder nachgehen. Wird die Tubensterilisation direkt nach der Entbindung durchgeführt, hat dies keinen Einfluß auf die Länge des normalen Krankenhausaufenthalts.

Nach der Operation

Der Empfängnisschutz setzt bei der Sterilisation der Frau unmittelbar nach dem Eingriff ein.
Die Eileiterdurchtrennung oder -unterbindung löst nicht vorzeitig die Menopause aus und hat auch keinen Einfluß auf die Sexualfunktionen. Die Eierstöcke setzen auch weiterhin jeden Monat eine Eizelle frei, und auch die Menstruation nimmt weiter ihren Lauf. Da die Eileiter nun aber blockiert sind, löst sich die Eizelle auf und wird vom Körper absorbiert. Da Eierstöcke und Uterus intakt bleiben, werden auch ganz normal weiter weibliche Geschlechtshormone produziert.
Verschiedene, wenn auch nicht ganz schlüssige Untersuchungen deuten darauf hin, daß die Tubensterilisation mit stärkeren oder unregelmäßigeren Regelblutungen und Krämpfen einhergehen kann. Auf der anderen Seite hat eine neuere Studie mit 78 000 menopausalen Frauen festgestellt, daß die Tubensterilisation das Risiko für ein Ovarialkarzinom senkt. Die Wissenschaftler erklären das damit, daß durch Durchtrennung oder Unterbindung der Eileiter die Blutversorgung der Eierstöcke reduziert wird oder bislang unerkannte antikarzinogen wirkende hormonelle Veränderungen ausgelöst werden. In jedem Fall entwickelte sich bei den Studienteilnehmerinnen mit intakten Tuben dreimal so häufig ein Ovarialkarzinom wie bei den Frauen, die sterilisiert worden waren.
Nach einer Tubendurchtrennung oder -unterbindung sollten Sie sich mindestens 48 Stunden schonen und Ruhe gönnen. Damit der Einschnitt aber richtig heilen kann, sollte man eine weitere Woche lang nicht schwer heben. 48 Stunden nach dem Eingriff darf gebadet werden, wobei man mindestens eine Woche jeden Druck und jedes Reiben auf bzw. an der Einschnittstelle, die im übrigen danach sorgfältig abgetrocknet werden muß, vermeiden sollte. Eine Woche lang sollte auch auf Geschlechtsverkehr verzichtet werden.
Die ersten paar Tage kann die Einschnittstelle leicht schmerzen, hier schaffen aber oft schon rezeptfreie Schmerzmittel Abhilfe. Durch die Anästhesie und das insufflierte Gas können leichte Schmerzen in der Schulterregion auftreten.
Bei Fieber über 38 Grad, Ohnmachtsanfällen, anhaltenden oder gleichbleibenden Bauchschmerzen, Blutungen oder Eitersekretion aus der Einschnittstelle sollten Sie sofort den Arzt informieren.
Und natürlich ist der Arzt auch später sofort dann zu konsultieren, wenn Sie glauben, schwanger zu sein. Tritt dies bei einer sterilisierten Fau auch nur sehr selten ein, so ist die Gefahr einer Eileiterschwangerschaft in diesem Fall um das Zwanzigfache erhöht. Es handelt sich hierbei um einen potentiell lebensbedrohlichen Notfall, der der sofortigen medizinischen Intervention bedarf.

Schwangerschaftsabbruch

Ein Schwangerschaftsabbruch kann spontan stattfinden oder künstlich eingeleitet werden. Der medizinische Fachbegriff für einen Spontanabort lautet Fehlgeburt. Der Abbruch einer unerwünschten Schwangerschaft ist an dieser Stelle des Buches nicht ganz richtig plaziert, da sie keine Form der

Empfängnisverhütung darstellt, sondern eine bereits bestehende Schwangerschaft abbricht. 1993 wurden in Deutschland 111 236 Abbrüche vorgenommen, 1992 waren es 118 619.

Der Deutsche Bundestag verabschiedete im Juni 1995 ein Gesetz zur Neuregelung des Abtreibungsrechts. Es sieht eine Fristenregelung mit Beratungspflicht vor. Danach bleibt der Abbruch in den ersten zwölf Wochen der Schwangerschaft zwar gesetzeswidrig, aber straffrei, wenn sich die Schwangere vorher beraten läßt. Straffrei und rechtmäßig ist der Schwangerschaftsabbruch mit einer Indikation. Eine medizinische Indikation liegt vor, wenn die Schwangerschaft Leib oder Leben der Mutter gefährden würde. Ein voraussichtlich geschädigtes Kind, etwa durch Infektionskrankheiten wie Röteln, durch Vergiftungen, Einwirkung von Medikamenten oder Röntgenstrahlen oder durch Erbkrankheiten, wird nur dann als Indikation für einen Schwangerschaftsabbruch akzeptiert, wenn die Frau glaubhaft machen kann, daß dieses Kind eine schwerwiegende Beeinträchtigung ihres körperlichen oder seelischen Gesundheitszustandes bedeuten würde. Ein Abbruch mit einer solchen Indikation darf bis zur 22. Woche nach der Empfängnis durchgeführt werden. Der Schwangerschaftsabbruch nach einer Vergewaltigung bleibt innerhalb von zwölf Wochen ebenfalls rechtmäßig und straffrei. Die obligatorische Beratung der Schwangeren in den anerkannten Stellen dient dem Schutz des ungeborenen Lebens.

Mitte 1996 hat die Bayerische Landesregierung für ihr Land eine vom Bundesgesetz abweichende Regelung beschlossen. In Bayern müssen die Frauen nun ihre Gründe für den Wunsch nach einem Abbruch darlegen. Tun sie das nicht, ist der Arzt berechtigt, den für den Abbruch nötigen Beratungsschein zu verweigern. Da Ärzte nun zudem nicht mehr als ein Viertel ihres Einkommens aus Schwangerschaftsabbrüchen beziehen dürfen, wird es für die Frauen in Bayern sehr schwer werden, einen Arzt zu finden, der ihre Schwangerschaft beendet, zumal es in Bayern ohnehin nur sehr wenig Ärzte gibt, die Abbrüche vornehmen.

In den ersten zwölf Wochen nach der Empfängnis ist ein Schwangerschaftsabbruch am sichersten durchzuführen. Nach dieser Zeit steigt das Risiko für die Frau drastisch an. Ein Schwangerschaftsabbruch innerhalb der ersten neun Wochen hat ein Sterblichkeitsrisiko von eins zu 400 000. Nach der 16. Woche ist dieses Risiko bereits vierzigmal so hoch: eins zu 10 000.

Es gibt verschiedene Techniken, einen Schwangerschaftsabbruch durchzuführen: Während der ersten zwölf Wochen läßt sich der Embryo mit einer sogenannten Vakuumkürette absaugen, nachdem der Gebärmutterhals erweitert wurde. Da nicht immer sicher ist, daß alles Schwangerschaftsgewebe vollständig abgesaugt worden ist, wird häufig im Anschluß daran eine schonende Ausschabung durchgeführt.

Der Abbruch kann auch mit Prostaglandinen eingeleitet werden. Durch die Injektion von Prostaglandinen gelingt es auch nach der 12. bis 14. Woche relativ sicher, Wehen auszulösen und eine Spontanausstoßung zu erreichen.

Der Abbruch kann ferner durch das Medikament RU 486 eingeleitet werden. Das Mittel ist in Deutschland nicht zugelassen. Dieses auch als Abtreibungspille bekannte Medikament wird in Frankreich, Schweden und China bis zum 42. Tag, in Großbritannien bis zum 63. Tag nach Befruchtung der Eizelle eingesetzt und bewirkt innerhalb von 48 Stunden eine Fehlgeburt. In vielen Ländern, so auch in Deutschland, hat der Hersteller für das Medikament keine Zulassung beantragt, weil er sich vor dem Boykott seiner anderen Arzneimittel durch Abtreibungsgegner fürchtet. 1994 begannen in den USA auf Druck der Regierung die für die dortige Zulassung von RU 486 erforderlichen klinischen Tests.

Das Medikament wirkt, indem es das Schwangerschaftshormon Progesteron blokkiert, so daß sich die befruchtete Eizelle nicht in der Gebärmutter einnisten bzw. eine bereits bestehende frühe Schwangerschaft nicht aufrechterhalten werden kann. 48 Stunden nach der Gabe von RU 486 bekommt die Frau eine Prostaglandintablette, die Wehen auslöst und dafür sorgt, daß das Schwangerschaftsgewebe abgestoßen wird. Häufige Nebenwirkungen sind Bauchkrämpfe, Schwindel, Durchfall, Erbrechen und gelegentlich starke Blutungen. Am effektivsten ist RU 486, wenn es innerhalb von acht Wochen nach der letzten Menstruation gegeben wird.

Der Schwangerschaftsabbruch kann sowohl in der ärztlichen Praxis als auch im Krankenhaus durchgeführt werden.

Erweist sich zu einem späteren Zeitpunkt ein Abbruch als erforderlich, z. B. weil das Leben der Mutter in Gefahr ist, werden im Rahmen eines größeren chirurgischen Eingriffs Fetus und Plazenta, ähnlich wie bei einem Kaiserschnitt, entfernt.

Nach einem operativen Schwangerschaftsabbruch bekommen Rh-negative Frauen Anti-D-Immunglobuline gespritzt, um eine Blutgruppenunverträglichkeit bei einer späteren Schwangerschaft zu vermeiden. Weiterhin bekommen die Frauen oft Antibiotika, um Infektionen vorzubeugen, und Bluttransfusionen, wenn sie sehr viel Blut verloren haben.

Komplikationen können nach jedem Schwangerschaftsabbruch wie auch nach Fehlgeburten auftreten, nehmen aber mit fortschreitender Schwangerschaft zu. Zu den möglichen Komplikationen zählen Infektionen, Blutungen, Plazentareste, die im Uterus verbleiben, Perforation oder Riß der Uterus- oder Zervixwand oder allergische Reaktionen auf die Narkosemedikamente. Manche Verfahren, wie beispielsweise die in der Frühschwangerschaft eingesetzte Vakuumaspiration, können fehlschlagen, womit die Schwangerschaft bestehenbleibt. Verschiedene Studien weisen darauf hin, daß eine Eileiterentzündung, die das Risiko für eine Eileiterschwangerschaft oder Unfruchtbarkeit erhöht, eine Spätkomplikation eines Schwangerschaftsabbruchs sein kann.

Nach einem Schwangerschaftsabbruch können die meisten Frauen wieder ihren normalen Verrichtungen nachgehen. Sie sollten aber dennoch versuchen, in die erste Woche nach dem Eingriff keine festen Termine zu legen und sich in dieser Zeit noch zu schonen.

Leichte Blutungen und Krämpfe in den ersten zwei Wochen nach dem Eingriff sind normal, dürfen aber nicht stärker als bei der normalen Regelblutung sein. Um das Infektionsrisiko zu senken, sollte in der ersten Woche nach dem Eingriff auf Tampons, Vaginalduschen und Geschlechtsverkehr verzichtet werden. Des weiteren sollte die Körpertemperatur täglich kontrolliert und der Arzt bei einer Temperatur von über 37,8 Grad Celsius informiert werden. Die Periode sollte vier bis sechs Wochen nach dem Eingriff wieder normal einsetzen.

Achten Sie auf Warnsignale für eine Infektion oder andere Komplikationen. Dazu gehören Fieber, Schüttelfrost, Muskelschmerzen, ungewohnte Müdigkeit, Bauchschmerzen oder -krämpfe, Spannungsgefühl im Bauch, übelriechender Vaginalausfluß oder Blutungen, die stärker sind als Ihre Menstruationsblutung oder länger als drei oder vier Wochen anhalten.

Bei einem dieser Symptome müssen Sie unverzüglich Ihren Arzt informieren. Grundsätzlich sollte innerhalb weniger Wochen nach dem Eingriff eine Kontrolluntersuchung stattfinden.

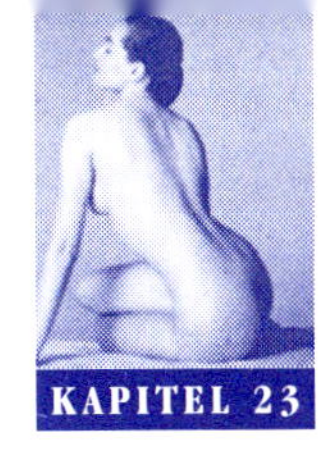

SCHWANGERSCHAFT UND GEBURT

Gesund durch die Schwangerschaft

Sie ist eine der aufregendsten Zeiten im Leben eines Paars: die Planung der Schwangerschaft, die Veränderungen während dieser Zeit, die Vorfreude auf das Kind und schließlich seine Geburt. Doch in dieser Zeit gehen der werdenden Mutter – und wohl auch dem werdenden Vater – viele Gedanken und Sorgen durch den Kopf. In diesem Kapitel lesen Sie, was Sie selbst im wesentlichen zu einer möglichst störungsfreien Schwangerschaft und auch dazu beitragen können, daß Ihr Kind gesund zur Welt kommt.

Vorbereitung auf die Schwangerschaft

In den ersten neun Monaten seines Lebens wächst das Kind in Ihrem Körper heran. Ihren Körper so gesund wie möglich zu halten und sorgsam mit ihm umzugehen, ist von entscheidender Bedeutung, wobei Ihr Einfluß natürlich nur begrenzt sein kann, wenn das Baby erst mal unterwegs ist. So ist es sehr sinnvoll, wenn Sie eine Schwangerschaft planen, Ihren Körper bereits vor der Empfängnis entsprechend vorzubereiten. Deshalb empfehlen viele Ärzte ihren Patientinnen mit Kinderwunsch, sich bereits *vor* der Empfängnis vom Arzt, am besten dem Gynäkologen oder Geburtshelfer, der sie auch während der Schwangerschaft betreuen wird, untersuchen zu lassen.

Bei einer solchen Voruntersuchung lassen sich potentielle Gesundheitsrisiken schon vor der Schwangerschaft erkennen, ihnen vorbeugen oder rechtzeitig behandeln. Darüber hinaus haben Sie so die Möglichkeit, durch Umstellung Ihrer Lebensgewohnheiten vor der Schwangerschaft möglichst gesund zu leben, Ihre Konzeptionschancen zu

erhöhen und mögliche Gesundheitsrisiken für das Kind auszuschalten.
Diese Voruntersuchung kommt in etwa der Erstuntersuchung und Erstberatung nach Feststellung der Schwangerschaft gleich. Im folgenden lesen Sie einige Punkte, die während einer solchen Untersuchung angesprochen werden, und Tests, die dann durchgeführt werden können. Um auf alle Fragen des Arztes vorbereitet zu sein, brauchen Sie vorher vielleicht noch einige Informationen von Ihrem Partner, besser noch wäre, er würde Sie begleiten.

Welche Punkte der Arzt ansprechen wird

Familienanamnese. Sie gibt Aufschluß über familiäre Belastungen wie genetische Erkrankungen sowie darüber, ob in der Familie schon einmal Mehrlingsschwangerschaften vorgekommen sind.
Liegt in Ihrer Familie oder der Ihres Partners eine genetische Erkrankung vor, werden möglicherweise Tests durchgeführt, um festzustellen, ob einer von Ihnen beiden die Gene für diese Krankheit trägt. So werden Störungen wie die Hämophilie, auch Bluterkrankheit genannt, durch Gendefekte verursacht, wobei das defekte Gen jeweils auf die nächste Generation weitervererbt wird. Bei negativer Familienanamnese besteht für diese Störungen fast keine Gefahr. Für einige dieser Störungen gibt es mittlerweile Tests, mit deren Hilfe sich vorhersagen läßt, ob die angehenden Eltern Träger des defekten Gens sind.

Ihre Menstruation. Der Arzt wird Sie nach Ihrem Zyklus und Ihrer Menstruation befragen, um etwaige Auffälligkeiten, die vor der Schwangerschaft behandelt werden sollten und die Ihre Konzeptionschancen beeinträchtigen könnten, aufzudecken. Ein Zykluskalender könnte hier recht hilfreich sein.

Exposition mit Giftstoffen. Sie sollte – ob am Arbeitsplatz oder im häuslichen Bereich – vor der Empfängnis und während der Schwangerschaft in jedem Fall vermieden werden. Die ionisierende Strahlung von Röntgenstrahlen kann, das ist erwiesen, den Fetus schädigen. Sind Sie beruflich Röntgenstrahlen ausgesetzt, sollten Sie Ihre Strahlenbelastung monatlich messen lassen, bevor Sie überhaupt schwanger zu werden versuchen. Eine Schwangere sollte, auf die gesamte Schwangerschaft berechnet, nicht mehr als 0,5 Einheiten absorbierter Strahlenmenge ausgesetzt sein oder 0,05 pro Monat. Auf eine Röntgenbestrahlung aus medizinischen Gründen sollte in dieser Zeit ganz verzichtet werden. Einer im April 1993 veröffentlichen Arbeit des American College of Obstetricians and Gynecologists zufolge ist die Strahlung von beispielsweise Computern, Farbfernsehern und Mikrowellenherden während der Schwangerschaft nicht gefährlich, da es sich dabei um nichtionisierende Strahlung handelt. Die Exposition mit, um nur einige Beispiele zu nennen, Schwermetallen, Lösungsmitteln oder – für die Heil- und Pflegeberufe – Krebstherapeutika stellt aber sehr wohl eine Gefahr für die Gesundheit dar.

Allgemeiner Gesundheitszustand. Ihr Arzt muß über alle ernsthaften oder chronischen Erkrankungen informiert sein. Diabetes, Bluthochdruck, Herzerkrankung, systemischer *Lupus erythematodes* sowie Epilepsie können Risikofaktor für eine Schwangerschaft sein. Diabetikerinnen beispielsweise müssen ihre Medikation umstellen, bevor sie schwanger werden.
Möglicherweise werden Sie und Ihr Partner auch nach sexuell übertragbaren Krankheiten in der Vergangenheit befragt. Diese nämlich können die Fruchtbarkeit beeinflussen, den Fetus schädigen oder den Schwangerschaftsverlauf beeinträchtigen. Eine durch eine sexuell übertragbare Infektion verursachte Eileiterentzündung beispielsweise kann die Fortpflanzungsorgane nachhaltig schädigen.

Medikamente. Da sogar freiverkäufliche Medikamente dem Ungeborenen schaden können, sollten Sie in jedem Fall mit dem Arzt Rücksprache halten, bevor Sie irgendein Medikament einnehmen. Manche Medikamente können die Konzeptionswahrscheinlichkeit herabsetzen, andere einen Fetus in den ersten Wochen schädigen, noch bevor die Schwangerschaft bekannt ist. Bestimmte Medikamente, die Sie regelmäßig einnehmen, müssen Sie absetzen, bevor Sie schwanger zu werden versuchen, bzw. die Medikation umstellen, was seine Zeit dauern kann.
Hochdosierte Vitamin- oder Mineralstoffpräparate können einen Fetus ebenfalls schädigen. Nur Ihr Arzt kann entscheiden, ob Sie mit der Einnahme aufhören müssen oder nicht.

Empfängnisverhütung. Wenn Sie mit einem Intrauterinpessar verhütet haben, können Ihre Empfängnischancen etwas geringer sein und Ihr Risiko für eine Fehlgeburt etwas höher. Nach Absetzen der Antibabypille kann es bis zur Wiederkehr der Fertilität einige Zeit dauern. Eine Empfängnis direkt nach Absetzen der Pille erhöht jedoch nicht das Risiko für eine Fehlgeburt oder Geburtsschäden.

Vorhergehende Schwangerschaften. Probleme, die während früherer Schwangerschaften aufgetreten sind, können sich auch auf spätere Schwangerschaften auswirken. Sprechen Sie mit Ihrem Arzt über alle eingetretenen Komplikationen wie Fehlgeburten, Schwangerschaftsabbrüche, Frühgeburten oder Mehrlingsschwangerschaften.

Untersuchungsverfahren und Tests
Eine Beckenuntersuchung und ein Zervixabstrich helfen, bereits vor der Schwangerschaft Störungen im Beckenbereich und im Geburtskanal zu erkennen. Diagnostiziert Ihr Arzt eine behandlungsbedürftige Krankheit, wird er weitere Untersuchungen durchführen.

Die ersten Wochen nach der Befruchtung

Nachdem die befruchtete Eizelle aus dem Eileiter freigesetzt wurde, sucht sie sich einen Platz in der üppigen Gebärmutterschleimhaut und nistet sich dort ein. Jetzt beginnt das Wachstum der Plazenta, die in den kommenden Monaten das heranwachsende Kind ernähren soll. Bereits in diesem Stadium können sich Nikotin, Alkohol, Drogen und viele Medikamente schädlich auf den kindlichen Organismus auswirken. Auf diese Substanzen sollten Sie bereits verzichten, wenn Sie eine Schwangerschaft planen.

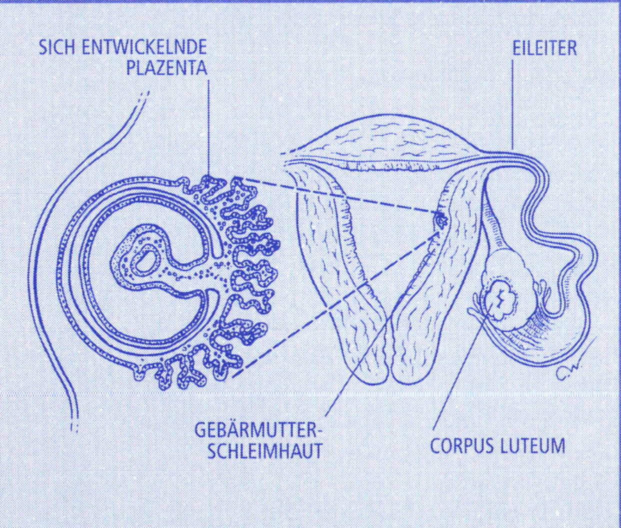

Ihr Gewicht. Das Ausgangskörpergewicht vor der Schwangerschaft zusammen mit der Gewichtszunahme während der Schwangerschaft sind von entscheidender Bedeutung für die Gesundheit Ihres Babys und werden sorgsam überwacht. Ganz wichtig wäre es, vor der Empfängnis ein optimales Gewicht zu erreichen.

Blut- und Urinuntersuchungen. Mittels Blutuntersuchungen wird festgestellt, ob eine Anämie vorliegt bzw. ob der Hämoglobingehalt des Bluts zu niedrig ist. In einem solchen Fall läßt sich mit einem Eisenpräparat oder einer entsprechenden Ernährungsumstellung Abhilfe schaffen. Mit einer weiteren Blutuntersuchung wird Ihr Rhesus-Faktor bestimmt. Sind Sie selbst Rh-negativ und Ihr Partner Rh-positiv, kann dies für Ihr Baby problematisch werden, vor allem wenn dies nicht Ihre erste Schwangerschaft ist. Kennt der Arzt den Rhesus-Faktor beider Partner, läßt sich etwaigen Problemen gewöhnlich durch Injektion des sogenannten Human-Immunglobulin »Anti-D« vorbeugen. Der Urin wird auf Zeichen einer Nierenerkrankung oder Diabetes hin untersucht.

Mögliche Infektionen. Sie werden auf Syphilis hin untersucht, da diese Erkrankung schwere Schäden beim Fetus verursachen kann. Möglichst nahe am Geburtstermin wird das Blut auf Antikörper gegen Hepatitis B untersucht. Haben Sie Antikörper gegen Hepatitis B im Blut, bekommt das Neugeborene Hepatitis-B-Immunglobulin gespritzt und eine Hepatitis-B-Impfung. Da das Aids-verursachende HI-Virus von der Mutter auf das Kind übertragen werden kann, kann bei Risikopatientinnen auch ein HIV-Test durchgeführt werden.

Impfungen. Der Arzt wird Sie fragen, ob Sie bereits einmal Röteln hatten. Während der ersten acht Schwangerschaftswochen kann eine Rötelninfektion schwere Geburtsschäden wie Taubheit, Blindheit, Herz-Fehlbildungen usw. sowie Fehlgeburten verursachen. Eine aktive Rötelnimpfung während der Schwangerschaft ist nicht möglich, da der Impfstoff eine abgeschwächte Form des Virus enthält. Sind Sie sich Ihrer Immunität nicht sicher, kann in einer Blutuntersuchung festgestellt werden, ob Sie gegen Röteln immun sind. Außerdem sollten Sie gegebenenfalls Ihren Tetanus-, Diphtherie- und Polioimpfschutz auffrischen lassen.

Fit in die Schwangerschaft

Die Schwangerschaft stellt eine große Belastung für den Körper dar. Eine ganze Reihe von Dingen können Sie bereits vor der Empfängnis tun, um die Schwangerschaft problemlos und gesund zu durchleben.

Ihr optimales Gewicht

Diese Tabelle stützt sich auf die Angaben der amerikanischen Lebensversicherungsgesellschaft Metropolitan Life Insurance – die Werte haben eine Toleranzbreite von zirka 1,5 kg für Kleidung und 2,5 cm hohe Absätze.

Größe (in cm)	Zartgliedrig (in kg)	Normalgliedrig (in kg)	Grobgliedrig (in kg)
147	46,25–50,00	49,50–55,00	53,50–59,50
150	46,75–51,25	50,25–55,75	54,50–60,75
152	47,25–52,25	51,25–57,25	55,25–62,25
155	48,00–53,50	52,25–58,50	56,75–63,50
157	49,00–55,00	53,50–59,75	58,00–64,7
160	50,25–56,25	55,00–61,25	59,50–66,75
162	51,75–57,50	56,25–62,50	60,75–68,50
165	53,00–59,00	57,00–64,00	62,00–70,25
167	54,50–60,50	59,00–65,25	63,50–72,25
170	55,75–61,75	60,25–66,75	64,75–74,00
172	57,25–63,00	61,75–68,00	66,25–75,75
175	58,50–64,50	63,00–69,50	67,50–77,00
178	59,75–65,75	64,50–71,75	69,00–78,50
180	61,25–67,25	65,75–72,00	70,25–79,7
182	62,50–68,50	67,25–73,75	71,75–81,25

Gewicht

Sind Sie unter- oder übergewichtig, versuchen Sie, noch vor der Empfängnis ein möglichst optimales Gewicht zu erreichen. Untergewichtige Mütter bekommen häufiger Neugeborene mit zu niedrigem Geburtsgewicht, oder sie erleiden eine Frühgeburt, selbst wenn sie während der Schwangerschaft normal an Gewicht zulegen. Frauen, die die Schwangerschaft mit Übergewicht beginnen, entwickeln häufiger Schwangerschaftsdiabetes. Ihre Kinder müssen öfter, wegen des erhöhten Körpergewichts des Neugeborenen, mittels Kaiserschnitt entbunden werden. Da ein Gewichtsverlust während der Schwangerschaft für keine Frau ratsam ist, heißt es, bereits vor der Empfängnis zu handeln!

Körperliche Betätigung

Wenn Sie sich bislang körperlich nicht regelmäßig betätigt haben, ist es jetzt an der Zeit. Wählen Sie ein Trainingsprogramm, das Sie auch während der Schwangerschaft durchhalten können. Ein Kind zu tragen und zu nähren, ist harte Arbeit, und eine fitte Frau fühlt sich während der Schwangerschaft in der Regel besser und ist weniger müde als eine Frau, die die größte Zeit ihres Lebens körperlich inaktiv war. Es sprechen einige Daten dafür, daß körperlich fitte Frauen eine Schwangerschaft und Entbindung besser durchstehen.

Besser ist es natürlich, mit dem Fitneßprogramm bereits ein Jahr vor der Schwangerschaft zu beginnen. Drei Monate vorher ist das Minimum, damit der Körper überhaupt die Möglichkeit hat, sich an die ungewohnte körperliche Aktivität zu gewöhnen, bevor er dann auch noch ein Kind tragen muß.

Wenn Sie vorher körperlich nichts getan haben, gehen Sie's langsam an. Im Laufe von drei bis vier Wochen sollten Sie fähig sein, 30 Minuten lang aerobische Fitneßübungen zu absolvieren. Haben Sie irgendein medizinisches Problem, dann sprechen Sie mit Ihrem Arzt, bevor Sie mit einem Trainingsprogramm beginnen. Dasselbe gilt, wenn Sie während des Sports auffällige Symptome entwickeln.

Gewichtsübungen, bei denen die Muskeln gegen Widerstand arbeiten, sind ebenfalls wichtig und sollten jeden zweiten Tag zwei- oder dreimal pro Woche absolviert werden. Wenn Sie Ihre Muskeln kräftigen, erholen Sie sich später schneller von den Wehen und der Entbindung. Da viele Schwangere mit Rückenschmerzen zu tun haben, können auch Übungen zur Kräftigung der Rückenmuskulatur hilfreich sein.

Alkohol, Tabak, Koffein und Drogen

Es ist erwiesen, daß alkoholische Getränke den Fetus schädigen. Da vor allem die ersten zwei Monate nach der Empfängnis von so entscheidender Bedeutung für die gesunde Entwicklung des Feten sind, sollten Sie in dieser Zeit und auch während der Zeit, da Sie schwanger zu werden versuchen, überhaupt keinen Alkohol trinken. Alkohol bleibt Alkohol: Bier und Wein sind für das Baby genauso schlecht wie Likör oder Schnaps. Verschiedene Studien deuten darauf hin, daß Frauen, die vor der Schwangerschaft getrunken haben, in der Regel kleinere Babys bekommen. Permanenter oder starker Alkoholkonsum während der Schwangerschaft kann beim Kind schwere Störungen verursachen, die sich u.a. in Form von Gehirn- und Herzerkrankungen, Störungen des Nervensystems, auffälligen Gesichtszügen und geistiger Behinderung äußern können.

Rauchen erhöht das Risiko einer Fehlgeburt in den ersten drei Schwangerschaftsmonaten. Bei rauchenden Müttern sind außerdem häufiger vorzeitige Wehen, ein vorzeitiger Blasensprung, Blutungen im ersten Trimenon, langsameres fetales Wachstum und untergewichtige Neugeborene zu beobachten. Aber auch die angehenden Väter sollten mit dem Rauchen aufhören. Studien haben gezeigt, daß Frauen, die während der Schwangerschaft »passiv rauchen«, ebenfalls häufiger Neugeborene mit niedrigem Geburtsgewicht bekommen. Am besten, Sie beginnen mit der Entwöhnung schon einige Zeit, bevor Sie schwanger zu werden versuchen. Nicht zuletzt auch, weil aus Studien hervorgeht, daß Rauchen die Fruchtbarkeit beeinträchtigen kann. Dem Ergebnis einer Studie zufolge, die mit rauchenden und nichtrauchenden Schwangeren durchgeführt wurde, blieb bei 10,7 Prozent der Raucherinnen im Vergleich zu 5,4 Prozent der Nichtraucherinnen innerhalb von fünf Jahren, nachdem sie nicht mehr verhüteten, eine Schwangerschaft aus. Rauchen kann auch die männliche Fertilität beeinträchtigen.

Koffein. Viele Gynäkologen und Geburtshelfer empfehlen schwangeren Frauen, täglich nicht mehr als eine Tasse Kaffee oder eine vergleichbare Menge Koffein in anderer Form zu trinken. Es deutet einiges darauf hin, daß bei Frauen, die täglich mehr als 400 mg Koffein – das entspricht vier Tassen Kaffee – konsumieren, das fetale Wachstum langsamer ist. Ein hoher Koffeinkonsum kann auch das Fehlgeburtsrisiko am Ende des ersten oder auch noch im zweiten Trimenon steigern.
Einige wenige Wissenschaftler glauben auch, daß ein hoher Koffeinkonsum die Fertilität beeinträchtigen könnte. So fand eine Studie heraus, daß Frauen mit einem Koffeinkonsum von mehr als 300 mg täglich – das entspricht drei Tassen Kaffee – eine, auf den Zyklus berechnet, um 27 Prozent niedrigere Empfängniswahrscheinlichkeit hatten als Frauen, die keinen Koffein konsumierten. Bei einem Koffeinkonsum von weniger als 300 mg täglich betrug dieser Prozentsatz zehn.

Drogen sind in jedem Fall gesundheitsschädigend – für Sie wie für das Kind. Stellen Sie deswegen unbedingt jeden Drogenkonsum noch vor der Empfängnis ein.

Folsäure
Frauen, die bereits einmal ein Kind mit Neuralrohrdefekt geboren haben, haben ein erhöhtes Risiko für die Folgeschwangerschaft. Beispiele für Neuralrohrdefekte sind die *Spina bifida*, bei der die Wirbelsäule nicht komplett geschlossen ist, und die Anenzephalie, bei der ein Teil des Gehirns und Schädels nicht richtig entwickelt sind.
Alle Frauen, die eine Schwangerschaft planen, und vor allem solche, die bereits ein Kind mit Neuralrohrdefekt geboren haben, sollten bereits einen Monat bevor sie mit der Verhütung aufhören und während der ersten drei Schwangerschaftsmonate täglich 0,4 mg Folsäure zu sich nehmen. Ihr Arzt kann Ihnen ein Präparat empfehlen, das entsprechend zusammengesetzt ist (z. B. Folsan).

Schwangerenbetreuung

Eine sorgfältige Überwachung der Schwangeren und des Schwangerschaftsverlaufs ist für eine gesunde Schwangerschaft und das Wohlergehen des Kindes sehr wichtig. Sie sollten so bald wie möglich den Arzt aufsuchen, wenn Sie meinen, daß Sie schwanger sind. Bleibt die Periode aus oder läßt sie bereits ein oder zwei Wochen auf sich warten, kann dies auf eine Schwangerschaft hindeuten. Weitere Hinweise sind Übelkeit und Erbrechen, Schwindel und Müdigkeit. Erste Sicherheit können Sie sich mit einem in der Apotheke erhältlichen Schwangerschaftstest verschaffen – lassen Sie das Ergebnis aber in jedem Fall vom Arzt bestätigen.
Im Rahmen der Schwangerenbetreuung kann der Arzt frühzeitig Zeichen für eine Störung erkennen. Die Erstuntersuchung ähnelt in vielen Punkten der oben behandelten Voruntersuchung. Wurde eine solche bei Ihnen durchgeführt, müssen nur noch einige Tests wiederholt und einige Zusatzuntersuchungen durchgeführt werden. Sind Sie zwischen 18 und 35 Jahre alt und

Wie sich die Gewichtszunahme verteilt

Bei der Mutter	
Uterus	0,9 Kilo
Brüste	0,45 Kilo
Blutvolumen	1,25 Kilo
Wasser	1,65 Kilo
Fett	3,35 Kilo
Zwischensumme	7,6 Kilo
Beim Fetus	
Fetus	3,4 Kilo
Plazenta	0,65 Kilo
Fruchtwasser	0,8 Kilo
Zwischensumme	4,85
Total	12,45 Kilo

Nach Hytten, FE, Leitch, I (Hrsg.): The Physiology of Human Pregnancy, 2. Aufl., Oxford, England, Blackwell Scientific Publications, 1971.

keine Risikofrau, sind weitere Kontrollen in vierwöchigen Abständen vorgesehen, in den letzten zwei Schwangerschaftsmonaten in zweiwöchigem Abstand. Der Geburtstermin wird vom ersten Tag Ihrer letzten Periode an berechnet.

Nach der Erstuntersuchung wird Ihnen der Arzt einen Mutterpaß ausstellen, in dem die Untersuchungen und ihre Ergebnisse vermerkt sind, die der Arzt entsprechend den Mutterschafts-Richtlinien während der Schwangerschaft durchführen muß bzw. soll.

Die sich an die Erstuntersuchung anschließenden Kontrolluntersuchungen sind kürzer. Bestimmt wird hier die fetale Herzaktion, die Größe des Feten, die Kindsbewegungen, Ihr Blutdruck, Ihr Gewicht und die Größenzunahme des Uterus (zur Kontrolle des fetalen Wachstums). Ihr Urin wird auf Eiweiß und Zucker oder auch auf Infektionen hin untersucht.

Weitere Tests, die während der Schwangerschaft durchgeführt werden können, sind Blutuntersuchungen, Glukosetoleranztests zum Nachweis von Schwangerschaftsdiabetes und Ultraschalluntersuchungen. Manche Frauen lassen mit einer Amniozentese oder Chorionzottenbiopsie überprüfen, ob es beim Kind Hinweise auf angeborene Fehlbildungen gibt. Mehr dazu lesen Sie weiter hinten im Kapitel. Eine Beckenuntersuchung ist Bestandteil der Erstuntersuchung und wird, sofern keine Komplikationen auftreten, normalerweise erst in der 36. Schwangerschaftswoche oder später wiederholt.

Ernährung in der Schwangerschaft

Was Sie in der Schwangerschaft essen und wieviel Sie zunehmen, hat großen Einfluß auf die Gesundheit Ihres Kindes. Selbst Frauen, die sonst sehr auf Ihr Gewicht achten, ist klar, daß Zunehmen in dieser Zeit ein absolutes Muß ist.

Wieviel zunehmen?

Wieviel Sie während der Schwangerschaft zunehmen sollten, hängt von Ihrem Gewicht vor der Schwangerschaft ab. Untergewichtige Frauen sollten zwischen 13 und 18 Kilogramm zunehmen, Normalgewichtige 11 bis 16 Kilogramm und Übergewichtige 7 bis 11 Kilogramm (bei starkem Übergewicht sogar noch weniger). Normalgewichtige Frauen sollten im ersten Trimenon ein bis zwei Kilo und dann wöchentlich 375 Gramm bis zu einem Pfund zunehmen. Untergewichtige Frauen sollten im zweiten und dritten Trimenon etwa 625 Gramm und Übergewichtige 250 bis 300 Gramm wöchentlich zunehmen.

Und keine Sorge, dieses zusätzliche Gewicht werden Sie nach der Entbindung schnell wieder los: Die meisten Frauen haben, wenn Sie nach der Entbindung das Krankenhaus verlassen, bereits etwa 75 Pro-

Richtige Ernährung in der Schwangerschaft

Nahrungsmittel	Tägliche Portion(en)
Dunkelgrünes und gelboranges Gemüse	1
Vitamin-C-haltiges Obst und Gemüse	2
Sonstiges Obst und Gemüse	1 (oder mehr)
Brot und Getreideprodukte	4 (oder mehr)
Milch und Milchprodukte	4
Eiweißreiche Nahrungsmittel (Geflügel, Fisch, Eier, Fleisch)	2
Bohnen, Nüsse	2

zent davon schon wieder verloren, und nach sechs Monaten haben sie meist wieder, bis auf im Durchschnitt $1^1/_4$ Kilo, ihr altes Gewicht. Das erklärt sich damit, daß bei den meisten Schwangeren lediglich etwa ein Viertel der Gewichtszunahme aus Fett besteht.

Essen und Trinken

Schwangere sollten 2500 Kalorien täglich konsumieren, 300 mehr als Nichtschwangere. Praktisch jede ausgewogene Mischkost mit einer ausreichend hohen Kalorienzufuhr deckt den Mineralstoffbedarf – eine Ausnahme macht hier Eisen. Die empfohlene tägliche Mineralstoff- und Vitaminzufuhr während der Schwangerschaft finden Sie im nebenstehenden Kasten. Achten Sie unbedingt auch darauf, genügend Jod zu sich zu nehmen. Verwenden Sie nach Möglichkeit jodiertes Speisesalz in der Küche.
Die Eiweißzufuhr in der Schwangerschaft liegt um etwa 27 Prozent über der normalerweise empfohlenen Menge und beträgt damit insgesamt 60 Gramm täglich. Fleisch, Fisch, Geflügel, Eier, Milch und andere Milchprodukte sind ausgezeichnete Eiweißquellen. Milch und Milchprodukte liefern darüber hinaus noch Kalzium.
Trinken Sie täglich mindestens zwei Liter Wasser oder sonstige Flüssigkeit. Kaffee und Tee sind nicht geeignet, da sie dem Körper sogar noch Flüssigkeit entziehen. Koffeinfreier Kaffee und Kräuter- oder Früchtetees sind erlaubt. Verzichten Sie auf Diätgetränke und Nahrungsmittel mit Süßstoffen. Aspartam beispielsweise könnte das Kind schädigen.

Vitamine und Mineralstoffe

Sie brauchen jetzt mehr Eisen, Jod, Kalzium, Folsäure und Zink. Bis auf Eisen lassen sich diese Substanzen bedarfsdeckend über die Ernährung zuführen. Verwenden Sie nur noch Jodsalz. Nehmen Sie Nahrungsergänzungsmittel nur nach Rücksprache mit Ihrem Arzt ein. Zuviel Vitamin A, B_6, C, D, E oder K oder zuviel Zink, Eisen oder Selen können in der Schwangerschaft schädigend wirken.
Frauen, deren Ernährung bestimmte Mängel aufweist oder die bereits einen erhöhten Bedarf an bestimmten Nährstoffen haben, kommen möglicherweise nicht um die Einnahme von Vitamin- und Mineralstoffpräparaten herum. Aber auch hier ist eine vorherige Absprache mit dem Arzt unerläßlich. Viele Ärzte empfehlen, im zweiten und dritten Trimenon ein Eisenpräparat einzunehmen. Nehmen Sie das nie mit Milch ein, da die Eisenresorption durch das in der Milch enthaltene Kalzium erschwert wird.

Was ist während der Schwangerschaft erlaubt?

Vielleicht haben Sie das Gefühl, Ihr Leben während Ihrer Schwangerschaft komplett umkrempeln zu müssen, und der Verzicht auf bestimmte Gewohnheiten fällt Ihnen schwer. Denken Sie dann einfach immer daran, daß alles, was Sie jetzt tun, wichtig für Ihre Gesundheit und die Ihres Kindes ist.

Körperliche Betätigung

Die meisten Frauen können ihre sportlichen Aktivitäten auch während der Schwangerschaft fortführen. Sie sollten aber ein aerobisches Trainingsprogramm nicht erst während der Schwangerschaft beginnen oder dann intensivieren. Die sichersten Übungen während der Schwangerschaft sind flottes Gehen bzw. Walking, Schwimmen und Radfahren. Moderates Tennis und Jogging sind ebenfalls erlaubt, sofern damit bereits vor der Schwangerschaft begonnen wurde. Haben Sie sich vor der Schwangerschaft nicht ausreichend bewegt, dann belassen Sie es während dieser Zeit beim flotten Gehen bzw. Walking. Sprechen Sie – zu Beginn und im weiteren Verlauf der Schwangerschaft – mit Ihrem Arzt über Ihr Trainingsprogramm.

Einem anstrengenden körperlichen Training in der Schwangerschaft fehlt jede Berechtigung, da sich auch mit einem leichten oder moderaten Training die Herz-Kreislauf-Fitneß aufrechterhalten läßt. Unter moderatem Training versteht man hier ein 30minütiges aerobisches Training, zwei- oder dreimal wöchentlich mit 50- oder 85prozentiger Auslastung der Maximalkapazität.

Da der Frau während der Schwangerschaft weniger Sauerstoff für die aerobischen Übungen zur Verfügung steht, halten jetzt selbst Frauen mit guter Kondition ihr altes Trainingsniveau meist nicht durch. Aerobische Übungen lassen die Körpertemperatur ansteigen, und eine hohe Körpertemperatur in der Frühschwangerschaft kann das Risiko für bestimmte Geburtsschäden erhöhen. Am besten läßt sich dies kontrollieren, indem Sie nach Ihrem üblichen Trainingsprogramm Ihre Körpertemperatur rektal messen. Da dies im Sportstudio beispielsweise kaum durchführbar ist, empfehlen viele Ärzte statt dessen, den Puls zu messen, der, so die Zielvorgabe, unter 140 liegen soll. *Verzichten Sie in der Schwangerschaft auf heiße Bäder und Saunagänge.*

Absolvieren Sie nach dem dritten Schwangerschaftsmonat keine Übungen mehr auf dem Rücken liegend, da das Ihre Herzfrequenz und den Blutdruck senken kann. Ihnen kann das Schwindel bescheren und beim Baby die Blutversorgung einschränken.

Selbst Frauen, die vor der Schwangerschaft körperlich nicht aktiv waren, können von einem leichten Gewichtstraining zur Kräftigung ihrer Rücken-, Bein- und sonstiger zum späteren Tragen des Kindes erforderlichen Muskulatur profitieren. Bauen Sie das Training aber nur langsam auf, um Verletzungen zu vermeiden. Und sprechen Sie auf jeden Fall vorher mit Ihrem Arzt darüber.

Eine Kräftigung der Beckenbodenmuskula-

Vitamine und Mineralstoffe in der Schwangerschaft

	Tageszufuhr
Kalzium	1.200 (mg)
Phosphor	1.200 (mg)
Magnesium	300 (mg)
Eisen	30 (mg)
Zink	15 (mg)
Vitamin A	80 (mg)
Vitamin D	10 (mg)
Vitamin E	10 (mg)
Vitamin C	70 (mg)
Thiamin	1,5 (mg)
Riboflavin	1,6 (mg)
Niacin	17 (mg)
Vitamin B_6	2,2 (mg)
Folsäure	400 (µg)
Vitamin B_{12}	2,2 (µg)

Quelle: Ernährung in der Schwangerschaft, American College of Obstetrics and Gynecologists Technical Bulletin, April 1993.

tur kann Uterus-unterstützend wirken, den Geburtsvorgang erleichtern und nach der Entbindung für eine rasche Wiederkehr des normalen Muskeltonus sorgen. Die Beckenbodenmuskulatur spüren Sie am besten, indem Sie beim Wasserlassen die Beine leicht spreizen und dann den Urinstrahl mehrmals anhalten und wieder loslassen. Diese Muskeln können Sie problemlos an jedem beliebigen Ort trainieren. Kontrahieren Sie sie fünf Sekunden lang, und lassen Sie sie dann wieder sanft los. Im Idealfall sollte dies 20- bis 30mal täglich erfolgen.
Vermeiden Sie alle Kontaktsportarten oder sonstigen Aktivitäten, bei denen die Gefahr besteht, daß Ihr Bauch gestoßen wird oder Sie darauf fallen. Beispiele hierfür sind Skiabfahrtslauf oder Reiten. Wenn bei vorausgegangenen Schwangerschaften Komplikationen aufgetreten sind, rät Ihnen der Arzt eventuell ganz vom Sport ab.

Berufstätigkeit
Gesunde Frauen mit einer unkomplizierten Schwangerschaft, deren Beruf sie keinem größeren Risiko aussetzt, als dies normale Alltagsverrichtungen auch tun, können bis zur Entbindung oder zum Beginn der Mutterschutzfrist weiterarbeiten und nach Ablauf der Mutterschutzfrist ihre Berufstätigkeit wieder aufnehmen. Für Arbeiten, die mit besonderen körperlichen Belastungen verbunden sind, hat der Gesetzgeber ein Beschäftigungsverbot erlassen. Die entsprechenden Angaben verzeichnet das Mutterschutzgesetz. Aktivitäten wie schwere Hausarbeit und Kinderbetreuung sind mit einer unter dem Durchschnitt liegenden Fehlgeburtsrate assoziiert.
Wichtig ist es, sich tagsüber immer wieder mal auszuruhen, wenn man müde wird. Frauen, die während früherer Schwangerschaften Komplikationen hatten, sollten sich so wenig wie möglich körperlich anstrengen. Und natürlich besteht auch Beschäftigungsverbot für die Arbeit mit Giftstoffen, die das Baby schädigen könnten.

Reisen
Bis etwa einen Monat vor dem errechneten Geburtstermin ist gegen Reisen nichts einzuwenden. Das Hauptrisiko stellt nicht die Reise an sich dar, sondern die Möglichkeit, daß sich Wehen oder Komplikationen einstellen. Wenn Sie in der Spätschwangerschaft oder für einen längeren Zeitraum verreisen müssen, kann Ihnen Ihr Arzt vielleicht einen Kollegen am Urlaubsort für den Notfall benennen. Bei Auslandsreisen sind je nach Urlaubsland die entsprechenden Vorsichtsmaßnahmen bei der Ernährung zu beachten.
Bei Autoreisen legen Sie den Beckengurt Ihres Sicherheitsgurts unter dem Bauch und quer über den Oberschenkeln an. Halten Sie zwischendurch möglichst alle anderthalb Stunden an, und vertreten Sie sich ein bißchen die Beine, um Schwellungen und Verspannungen vorzubeugen. Dasselbe gilt für Flug- und Zugreisen. Nehmen Sie keine Reisetabletten ohne vorherige Absprache mit Ihrem Arzt ein.

Geschlechtsverkehr
Verschiedene Ärzte raten, in den letzten vier Wochen vor der Entbindung auf Geschlechtsverkehr zu verzichten. Abgesehen von dieser möglichen Einschränkung ist gegen Geschlechtsverkehr in der Schwangerschaft nichts einzuwenden, es sei denn, Sie haben ein erhöhtes Risiko für Fehlgeburten oder vorzeitige Wehen. Frauen mit Vaginalblutungen in der Schwangerschaft haben ein erhöhtes Fehlgeburtsrisiko und sollten auf Geschlechtsverkehr verzichten.
Verschiedene Untersuchungsdaten deuten darauf hin, daß im ersten Trimenon jede vierte Frau weniger Lust auf Sex hat. Für manche Frauen trifft dies auch im letzten Trimenon zu.
Nach dem Geschlechtsverkehr können leichte Blutungen auftreten, was auf kleinere Verletzungen des Gebärmutterhalses, der während der Schwangerschaft stärker durchblutet ist, zurückzuführen sein kann.

In diesem Fall sollten Sie und Ihr Partner auf tiefe Stöße verzichten. Sprechen Sie mit Ihrem Arzt darüber, um eine andere Ursache auszuschließen.
Bauchkrämpfe nach dem Geschlechtsverkehr sind nichts Ungewöhnliches. Halten Sie aber über eine Stunde an und verschlimmern sich sogar noch, ist der Arzt zu verständigen: Möglich ist, daß die Wehen einsetzen. Bei manchen Frauen kommt es beim Sex zu Absonderungen aus den Brüsten – auch dies ist normal.

Vermeiden von Infektionen
Rohes Fleisch und Katzenstreu können einen Erreger enthalten, der Toxoplasmose verursacht – eine Erkrankung, die Fehlgeburten, Totgeburten oder Infektionen bei Mutter und Kind verursachen kann. Waschen Sie sich sofort nach dem Kontakt mit rohem Fleisch, z.B. bei der Zubereitung, die Hände, und achten Sie darauf, daß Fleisch gut durchgebraten ist. Vermeiden Sie außerdem den Kontakt mit Katzenstreu, und seien Sie vorsichtig im Umgang mit Katzen, vor allem mit Katzenkot.

Gifte
Am besten vermeiden Sie den Kontakt mit gefährlichen Substanzen wie scharfen Reinigungsmitteln, Farbdämpfen, Abbeizmitteln usw. Ebenfalls gefährlich, aber nicht immer auf den ersten Blick als solche erkennbar, sind Düngemittel, Unkraut- und Insektenvernichtungsmittel, Klebemittel, Entwicklerflüssigkeit, Lösungsmittel und chemische Haarfärbemittel. Sollte sich der Umgang mit diesen Produkten nicht umgehen lassen, tragen Sie zumindest Schutzhandschuhe, und sorgen Sie für zusätzliche Belüftung. Blei ist ein hochgiftiges Schwermetall. Am häufigsten gelangt es durch das Einatmen von Dämpfen aus Farben auf Bleibasis und durch bleihaltiges Wasser in den Körper. Den Bleigehalt Ihres Trinkwassers können Sie untersuchen lassen, oder Sie trinken einfach nur noch Mineral- oder Tafelwasser. Mit einem Bluttest läßt sich der Bleigehalt im Blut feststellen.

Sonstiges
Scheidenspülungen können zu für den Fetus tödlichen Komplikationen führen.

Wannenbäder sollten im letzter Schwangerschaftstrimenon vermieden werden, da Ihr Gleichgewichtsgefühl jetzt beeinträchtigt sein kann und Sie schneller ausrutschen und stürzen können.

Kleidung sollte möglichst bequem sein. Verzichten Sie auf Hüfthalter und Strumpfhosen mit einschnürendem Bauchteil, da sie die Blutversorgung beeinträchtigen können. Viele Frauen finden die speziellen Schwangerschafts-Strumpfhosen sehr angenehm und stützend, vor allem gegen Ende der Schwangerschaft. Gegen Schuhe mit Absatz ist so lange nichts einzuwenden, wie sie bequem sind und Sie sich darauf halten können. Viele Frauen kommen mit niedrigen oder flachen Absätzen aber besser zurecht. Wahrscheinlich brauchen Sie neue Büstenhalter, da die Oberweite während der Schwangerschaft reichlich zunehmen kann. Manche Frauen brauchen auch größere Schuhe, da die Füße in den letzten zwei Monaten anschwellen können.

Schlafen Sie nach dem dritten Monat auf der Seite statt auf dem Rücken. Das Gewicht des vergrößerten Uterus kann beim Liegen auf dem Rücken auf einige der größeren Blutgefäße drücken und die Blutversorgung beeinträchtigen.

Häufige Schwangerschaftsbeschwerden behandeln

Die meisten Frauen haben irgendwann in der Schwangerschaft mit der einen oder anderen der hier besprochenen Beschwerde zu tun. Sie sind im allgemeinen nicht ernsthafter Art – haben Sie jedoch irgendwelche

Wieso all diese Beschwerden

Das ist leicht erklärbar: Wenn der Fetus wächst, wird auf praktisch alle inneren Organe mehr Druck ausgeübt. Der von unten gegen den Magen gerichtete Druck kann Sodbrennen verursachen, der von oben auf die Blase ausgeübte Druck sorgt dafür, daß Sie häufiger zur Toilette müssen. Hämorrhoiden können sich durch den Druck des Uterus auf den Mastdarm entwickeln. Und durch das mit fortschreitender Schwangerschaft immer größer werdende »Übergewicht« nach vorn können Rückenschmerzen entstehen.

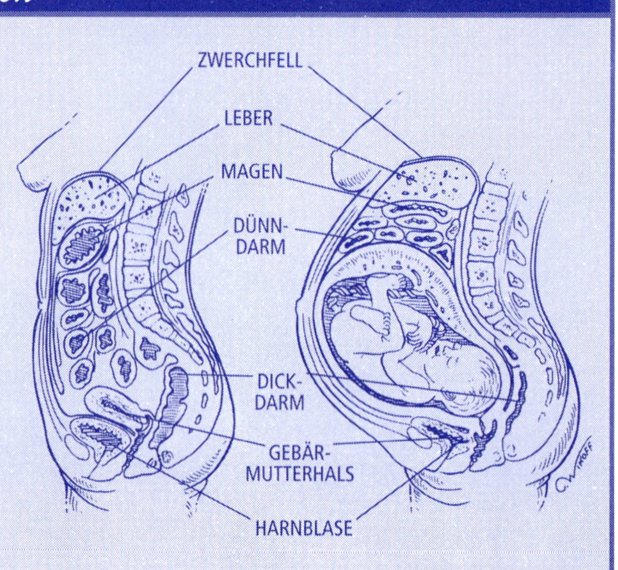

Fragen, oder scheinen Ihre Symptome aus dem üblichen Rahmen zu fallen, dann sprechen Sie mit Ihrem Arzt darüber.

Verdauung

Übelkeit und Erbrechen kommen in der Frühschwangerschaft sehr häufig vor. Essen Sie lieber mehrere kleine Mahlzeiten über den Tag verteilt als drei große, und trinken Sie viel Flüssigkeit. Verzichten Sie auf Nahrungsmittel, die Ihnen Übelkeit bereiten. Spricht man auch von der sogenannten morgendlichen Übelkeit, die außerdem normalerweise nach den ersten drei Monaten wieder abklingt, leiden viele Frauen doch während des ganzen Tages und manchmal sogar während der gesamten Schwangerschaft an Übelkeit und Erbrechen.

Verstopfung ist ebenfalls in der Schwangerschaft ein weit verbreitetes Problem. Wichtig ist eine ballaststoffreiche Ernährung – z.B. mit viel Vollkornprodukten, Obst und Rohkost. Mit der richtigen Ernährung, einer ausreichenden Flüssigkeitszufuhr und regelmäßiger körperlicher Bewegung, manchmal unterstützt durch milde Abführmittel wie Pflaumensaft, sollte sich Verstopfung eigentlich vorbeugen lassen – sofern Sie daran nicht bereits vor der Schwangerschaft gelitten haben.

Sodbrennen ist die dritte, ebenfalls häufig vorkommende Schwangerschaftsbeschwerde. Sie entsteht dadurch, daß der Uterus auf den Magen drückt, wodurch Magensäure in die Speiseröhre zurückfließen kann. Hier helfen oft schon häufigere, kleinere Mahlzeiten statt drei großer. Beugen Sie sich nicht vor, und legen Sie sich nicht flach hin. Antazida können die Beschwerden lindern.

Heißhunger ist nicht weiter schädlich, solange Sie in Maßen und gesunde Nahrungsmittel essen. In den wirklich seltenen Fällen, in denen Frauen auf so ungewöhnliche Dinge wie Wäschestärke, Lehm, Dreck oder Eiswürfel Gelüste haben, sollte der Arzt aufgesucht werden. Manchmal verbirgt sich dahinter ein Eisenmangel, so daß ein entsprechendes Medikament erforderlich ist.

Müdigkeit und Kopfschmerzen
Die meisten Frauen fühlen sich in der Frühschwangerschaft müde. Das legt sich meist wieder im vierten Monat und gilt als normal. Müdigkeit kann aber auch Zeichen einer Eisenmangelanämie sein, die sich leicht mit Hilfe einer Blutuntersuchung nachweisen läßt. Nehmen Sie Eisenpräparate nie auf eigene Faust ein. Zuviel Eisen kann gefährlich sein.

Kopfschmerzen kommen ebenfalls häufig in der Frühschwangerschaft vor und klingen normalerweise im vierten oder fünften Monat wieder ab. Paracetamol (z. B. Ben-u-ron) darf zur Linderung von Kopfschmerzen auch in der Schwangerschaft eingenommen werden. Kopfschmerzen in der weiter fortgeschrittenen Schwangerschaft können Zeichen einer ernsthaften Komplikation wie Bluthochdruck sein und sollten dem Arzt unverzüglich mitgeteilt werden.

Vaginal- und Harnwegssymptome
Vermehrter Ausfluß. Plötzlich auftretender, verstärkter, dicker und übelriechender Ausfluß kann durch eine Infektion verursacht sein – Hefepilzinfektionen kommen in der Schwangerschaft häufiger vor. Da Infektionen behandlungsbedürftig sind, ist in einem solchen Fall sofort der Arzt aufzusuchen, warten Sie nicht erst bis zum nächsten Kontrolltermin.

Häufiger Harndrang. Darunter haben viele Frauen in der Schwangerschaft zu leiden. Ursache ist der vergrößerte Uterus, der auf die Blase drückt, und der veränderte Hormonhaushalt. Manche Frauen verlieren beim Husten oder bei heftigen Bewegungen Urin. Helfen können hier die weiter vorn beschriebenen Beckenbodenübungen.

Harnwegsinfektionen kommen während der Schwangerschaft ebenfalls häufiger vor. Während der normalen Vorsorgeuntersuchungen wird gewöhnlich auch immer eine Urinprobe entnommen. Verspüren Sie zwischendurch ein Brennen beim Wasserlassen, informieren Sie unverzüglich Ihren Arzt, da unbehandelte Harnwegsinfektionen vorzeitige Wehen auslösen können. Zur Behandlung werden Ihnen auch während der Schwangerschaft unbedenkliche Antibiotika gegeben.

Sonstige körperliche Beschwerden
Anschwellen der Brüste. Damit müssen Sie in der Schwangerschaft rechnen. Empfinden Sie das als unangenehm, können Sie nur einen stark stützenden BH, notfalls 24 Stunden am Tag, tragen.

Hämorrhoiden entwickeln sich, wenn der Uterus auf die Venen des Mastdarms drückt. Bei manchen Frauen treten sie zum erstenmal während der Schwangerschaft auf, meist entwickeln sie sich aber bei den Frauen, die sonst auch schon Probleme damit hatten. Schmerzlindernde Cremes, warme Sitzbäder und Medikamente, die den Stuhl weicher machen, helfen hier. Halten Sie aber auch hier in jedem Fall erst mit Ihrem Arzt Rücksprache, bevor Sie irgendein rezeptfreies Medikament einnehmen.

Rückenschmerzen entwickeln sich bei vielen Frauen, vor allen bei denen mit schlechter Haltung, in der Spätschwangerschaft. Hilfreich ist hier Ruhe, das richtige Schuhwerk, Massage und vor allem auch Übungen zur Stärkung der Rückenmuskulatur.

Krampfadern entwickeln sich oft in den Beinen, in den äußeren Genitalien oder in der Bauchwand, vor allem bei entsprechender familiärer Disposition. Das Tragen von Stützstrumpfhosen und Hochlagern der

Beine kann Krampfadern vorbeugen helfen oder bereits bestehende lindern.

Flüssigkeitsretention kommt ebenfalls häufig in der Spätschwangerschaft vor und ist nur selten bedenklich. Da Schwellungen im Gesicht und an den Händen aber auch Zeichen für eine ernsthafte Komplikation, den sogenannten Schwangerschaftshochdruck, sein kann, müssen solche Symptome dem Arzt sofort mitgeteilt werden. Schwangerschafthochdruck muß unbedingt behandelt werden, um die Blutversorgung (und damit Versorgung mit Sauerstoff und Nährstoffen) des Feten zu gewährleisten und um der schwereren Form dieser Störung, einer Eklampsie (Auftreten von Krämpfen), die für Mutter und Kind tödlich sein können, vorzubeugen.

Krämpfe in den Beinen können durch Kalziummangel verursacht werden. Ursache hierfür kann, bei an sich ausreichender Kalziumzufuhr, sein, daß der Körper das Kalzium nur schlecht aufnehmen kann oder daß zuviel Phosphor vorliegt. Oft hilft es schon, weniger Milch zu trinken oder gegebenenfalls keine Kalziumphosphat-haltigen Präparate einzunehmen. Der Arzt kann Ihnen statt dessen Kalziumkarbonat oder Kalziumlaktat verschreiben. Eine Massage der Beine, Beugen der Füße und Hitzeanwendungen wirken schmerzlindernd. Vermeiden Sie es, morgens beim Beinestrecken die Zehen geradezumachen, da dies auch Krämpfe verursachen kann.

Schwere Komplikationen

In diesem Kapitel wurden die kleineren Schwangerschaftsbeschwerden behandelt. Hatten sie jedoch bereits bei früheren Schwangerschaften Probleme, sind Sie unter 18 oder über 35 Jahre alt, leiden Sie an einer speziellen Erkrankung, oder glauben Sie, aus anderen Gründen eine Risikofrau zu sein, sollten Sie vielleicht auch Kapitel 25, »Mögliche mütterliche und fetale Komplikationen«, ab Seite 317 lesen.

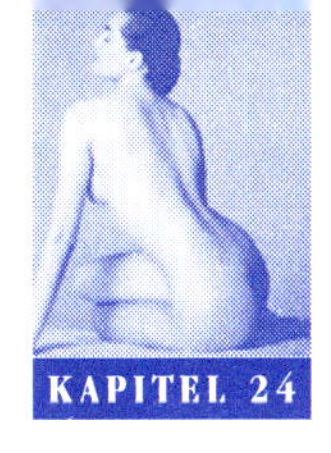

SCHWANGERSCHAFT UND GEBURT

Pränatale Diagnostik

Eine Schwangerschaft ist nicht nur eine unglaublich spannende Angelegenheit, sondern kann bisweilen auch etwas Beängstigendes an sich haben. Alle werdenden Eltern erhoffen sich ein gesundes Kind. Doch sobald man die Tatsache realisiert hat, daß neues Leben in einem heranwächst, fällt es schwer, sich keine Gedanken darüber zu machen, ob das Baby wohl gesund sein wird. Verschiedene Untersuchungsmethoden geben schon in der Frühschwangerschaft eine Antwort auf diese Frage.

Die Frauen heute denken viel über derartiges nach. Und die werdenden Mütter von heute sind um einiges besser informiert, als es noch ihre eigenen Mütter waren, und haben schon von vielen der mehr als 3000 genetischen Erkrankungen gehört, die Eltern an ihre Kinder weitergeben können. Glücklicherweise steht heute eine ganze Reihe von Diagnoseverfahren vor der Geburt zur Verfügung, die den werdenden Eltern helfen, etwas über den Gesundheitszustand ihres Babys in Erfahrung zu bringen. Und sollte sich bei einem dieser Tests eine gravierende Störung herausstellen, bekommen die Eltern die Gelegenheit, sich beraten zu lassen, ob sie die Schwangerschaft fortsetzen oder unterbrechen lassen wollen.

Neben den modernen High-Tech-Diagnoseverfahren, die heute jeder schwangeren Frau zur Verfügung stehen, gibt es natürlich auch noch viele Routineverfahren, mit denen bereits seit Jahrzehnten die fetale Entwicklung zuverlässig kontrolliert wird. Verschiedene Laboruntersuchungen werden bei jeder Vorsorgeuntersuchung routinemäßig durchgeführt, andere in periodischen Abständen im Schwangerschaftsverlauf.

Routinetests

Einige Untersuchungen während der Schwangerschaft sind gesetzlich vorgeschrieben: das Feststellen der Blutgruppe und des Rhesus-Faktors, die Überprüfung auf eine Blutgruppenunverträglichkeit, der Test auf Syphilis und die Bestimmung des Röteln-Antikörpertiters. Wenn sich eine Frau, die nicht gegen Röteln immun ist, in den ersten Schwangerschaftsmonaten mit Röteln infiziert, kann die Infektion auch auf den Embryo übergehen und bei ihm zu schweren Fehlbildungen führen.
Andere Tests haben die Krankenkassen in ihr Untersuchungsprogramm aufgenommen. So wird auf Chlamydien, andere Bakterien und Pilze geprüft.
Das Blut wird auf eine Anämie hin untersucht und das Scheidensekret kann auf sexuell übertragbare Krankheiten, wie Gonorrhoe, hin untersucht werden. Diese Geschlechtskrankheit kann während des Geburtsvorgangs beim Kind zu einer bedrohlichen Augeninfektion führen. Ein Aids-Test wird nur gemacht, wenn die Frau das wünscht.
Mit einem Zervixabstrich soll ein Zervixkarzinoms ausgeschlossen werden. Eine Urinuntersuchung auf Bakterien zeigt, ob eine Infektion vorliegt.
Die Ergebnisse dieser Untersuchungen werden in den »Mutterpaß« eingetragen, den jede Schwangere nach der ersten ärztlichen Untersuchung ausgestellt bekommt und in dem auch die weiteren Testergebnisse festgehalten werden, so daß der Gesundheitszustand der Frau während der gesamten Schwangerschaft dokumentiert wird.
Verschiedene Untersuchungen werden zur Verlaufskontrolle bei jedem weiteren Arzttermin wiederholt. Auch Ihr Blutdruck wird regelmäßig gemessen und der Urin untersucht. Zucker im Urin weist auf einen Schwangerschaftsdiabetes hin, Eiweiß auf die Gefahr einer Gestose.
Im vierten Schwangerschaftsmonat wird meist wieder das Blut auf seinen Eisengehalt untersucht. Im sechsten Schwangerschaftsmonat kann eine Zervixprobe zum Nachweis von Streptokokken der Gruppe B entnommen werden. Bei positivem Befund werden Sie wahrscheinlich, sobald die Wehen einsetzen, dagegen behandelt werden, um eine Infektion des Neugeborenen während der Geburt zu verhindern.
In der ersten Schwangerschaftshälfte und in der 28. Woche kann ein Glukosetoleranztest durchgeführt werden, um rechtzeitig auf einen Diabetes aufmerksam zu werden.
Hierzu wird Ihnen zunächst etwas Blut abgenommen und der Blutzuckerspiegel bestimmt. Danach bekommen Sie ein spezielles Getränk mit festgelegter Glukosekonzentration zu trinken. Im Anschluß daran wird Ihr Blut in verschiedenen Abständen immer wieder auf seinen Zuckergehalt geprügt – so wird festgestellt, wie schnell Ihr Organismus Zucker abbauen kann.
Welche Untersuchungen sonst noch durchgeführt werden, hängt von Ihrer persönlichen Anamnese, der des Vaters des Kindes und der Familienanamnese ab und natürlich vom Verlauf Ihrer Schwangerschaft.

Ultraschalluntersuchung

Mit der Ultraschalluntersuchung läßt sich die fetale Entwicklung kontrollieren, ohne dabei den Uterus zu verletzen oder die Schwangerschaft zu beeinträchtigen.
Mit diesem Verfahren läßt sich auch feststellen, wie weit die Schwangerschaft fortgeschritten ist. Dazu wird die Größe des Fetus in Beziehung zum angegebenen Zeitraum seit der Empfängnis gesetzt. Vor allem aber läßt sich mit Ultraschall das fetale Wachstum kontrollieren, wenn der Verdacht besteht, das Baby könne zu klein oder zu groß sein.
Ferner läßt sich mittels Ultraschall das Vorliegen einer Schwangerschaft bestätigen bzw. ausschließen, eine Mehrlingsschwangerschaft feststellen, Entwicklung, Zustand

und Lage der Plazenta überprüfen und die Menge des Fruchtwassers im Uterus bestimmen.
Außerdem lassen sich mittels Ultraschall Fehlbildungen des Kindes feststellen. Der Arzt kann auf dem Ultraschallbild die Organe und das zentrale Nervensystem des Fetus sowie seine Knochen genau betrachten. Eine Ultraschalluntersuchung wird auch angeordnet, wenn der Herzschlag des Kindes nicht zu hören ist, es sich nicht bewegt oder sich sein Bewegungsmuster verändert hat. Bei Blutungen – vor allem in der Früh- oder Spätschwangerschaft – kann so die Plazenta kontrolliert werden.
Kurz vor dem Geburtstermin kann mit Ultraschall die Lage des Kindes bestimmt werden. Etwaige Komplikationen, die bei der Entbindung auftauchen könnten, lassen sich vorher identifizieren. Bei einer drohenden Frühgeburt lassen sich mittels Ultraschall die Reife des Kindes bestimmen und seine Größe, wenn es übertragen zu sein scheint.
Auch Diagnoseverfahren wie die Amniozentese und Chorionzottenbiopsie sind dank Ultraschall um einiges sicherer geworden.
Ultraschall geht einfach und schnell. Der Arzt führt entweder eine Sonde in die Vagina ein, oder er fährt mit dem Schallkopf über die Bauchdecke. Dieser Schallkopf sendet nicht nur Impulse aus, sondern empfängt und registriert auch die reflektierten Schallwellen. Diese Echoimpulse werden in elektrische Impulse umgewandelt, verstärkt und auf einem Bildschirm dargestellt.

Amniozentese

Die Amniozentese ist so etwas wie die Urgroßmutter der modernen pränatalen Diagnoseverfahren. Seit mittlerweile etwa 30 Jahren steht sie den werdenden Eltern zur Verfügung und wird heute bei Frauen über 35 Jahren, bei denen die statistische Wahrscheinlichkeit zu steigen beginnt, daß ihr Kind fehlgebildet sein könnte, immer noch eingesetzt.
Empfohlen wird die Amniozentese routinemäßig, wenn einer der beiden Elternteile oder ein älteres Geschwister eine Chromosomenanomalie hat, wenn einer der beiden Elternteile Träger einer Erbkrankheit ist, wenn ein älteres Geschwister mit einem Neuralrohrdefekt wie der *Spina bifida* (einer nicht ganz geschlossenen Wirbelsäule) geboren wurde oder bei einer Familienanamnese mit einer Chromosomenanomalie wie dem Down-Syndrom, auch bekannt als Mongolismus oder Trisomie 21.
Eine Amniozentese wird auch empfohlen, wenn die werdende Mutter bereits einmal eine Fehlgeburt hatte oder wenn die Alpha-Fetoprotein-Konzentration im Blut der Mutter sehr hoch ist. Diese Substanz wird vom Fetus produziert, und eine zu hohe Konzentration kann auf eine ernsthafte Schwangerschaftsstörung hindeuten.
Während der Schwangerschaft schwimmt der Fetus in einer Flüssigkeit, dem sogenannten Fruchtwasser. Mit zunehmender Reife des Fetus treten Zellen von ihm in das Fruchtwasser über. Mit Hilfe der Amniozentese kann Fruchtwasser mitsamt den Zellen entnommen und auf ihre genetische Information untersucht werden. Das Vorliegen oder Fehlen bestimmter chemischer Substanzen in der Flüssigkeit gibt dem Arzt zusätzlich Aufschluß über den Gesundheitszustand des Fetus.
Eine Amniozentese wird normalerweise zwischen der 16. und 17. Schwangerschaftswoche durchgeführt, grundsätzlich eignet sich aber dafür jeder Zeitpunkt von der 14. bis zur 20. Schwangerschaftswoche. Vor der 12. Schwangerschaftswoche ist es unwahrscheinlich, daß der Körper bereits genügend Fruchtwasser für eine Probe produziert hat. Bei einem Untersuchungstermin nach der 19. oder 20. Woche ist die Schwangere bereits im fünften Monat, wenn das Untersuchungsergebnis vorliegt.

Amniozentese nur nach sorgfältiger Risikoabwägung

Besteht die Gefahr einer kongenitalen Schädigung des Fetus, wird meist eine Amniozentese zur Abklärung empfohlen. Hierzu braucht man Zellproben des Fetus, die aus dem Fruchtwasser entnommen werden. Die Entnahme des Fruchtwassers ist nicht ganz ungefährlich, da eine Nadel direkt in den Uterus gestochen werden muß. Die Stichverletzungsgefahr des Fetus oder gar Abortgefahr ist jedoch nur gering. Wird die Amniozentese in der 16. Woche durchgeführt, kommt es bei einem von zweihundert Verfahren zu einem ungewollten Schwangerschaftsabbruch.

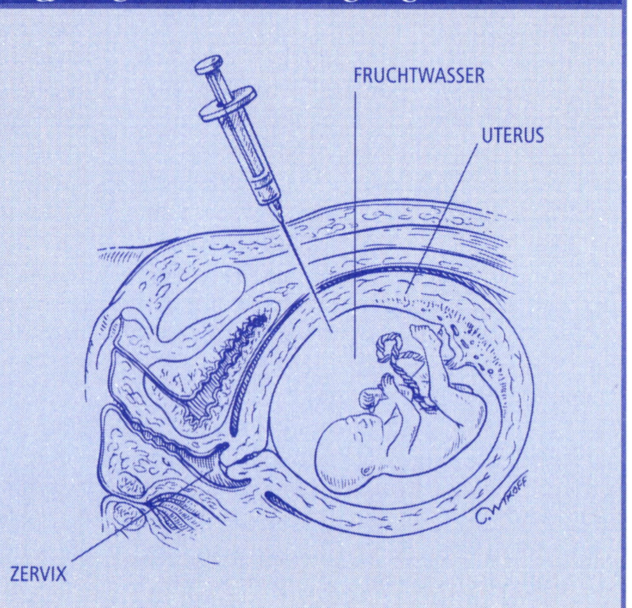

Dann ist es aber für einen möglichen Schwangerschaftsabbruch bereits sehr spät. Während der Amniozentese liegen Sie auf einem Untersuchungstisch, ein Ultraschallgerät wird an Sie angeschlossen. Zunächst werden die Lage des Fetus und der Plazenta mittels Ultraschall bestimmt. Danach wird Ihre Bauchdecke desinfiziert und durch die Bauchdecke hindurch eine lange Nadel in den Uterus gestochen. Sie empfinden dabei ein Brennen oder Stechen und ein Druckgefühl, wenn der Arzt die Nadel bewegt, um etwas Fruchtwasser abzusaugen. (Manche Ärzte geben ihren Patientinnen ein Lokalanästhetikum – manche nicht, weil das Injizieren des Lokalanästhetikums in etwa genauso unangenehm ist wie das Punktieren der Fruchtwasserhöhle.)

Die Ultraschallsicht hilft dem Arzt, die Lage der Plazenta zu bestimmen und die Punktionsnadel bei der Probeentnahme so zu führen, daß der Fetus nicht verletzt wird.

Bei der Amniozentese besteht die Gefahr, daß vorzeitige Wehen ausgelöst werden oder daß die Mutter eine Infektion bekommt. In seltenen Fällen kann eine leichte Vaginalblutung auftreten oder etwas Fruchtwasser abgehen. Die meisten Frauen jedoch haben – wenn überhaupt – nur leichte Krämpfe und können schon kurz nach dem Eingriff wieder ihren normalen Verrichtungen nachgehen.

Die genetische Analyse der Fruchtwasserprobe wird in einem Spezziallabor vorgenommen. Hierzu werden die Zellen mit Hilfe einer Zellkultur auf Veränderungen an den Chromosomen untersucht, die Träger der Erbinformation sind.

Die Befunde liegen normalerweise nach ein bis zwei Wochen vor. Sollte das Untersuchungsergebnis eine fetale Störung erkennen lassen, haben die Eltern noch Zeit für die schwierige Entscheidung, ob sie die Schwangerschaft fortführen oder sie abbrechen lassen wollen.

Geschlechtsspezifische Störungen wie Hämophilie (Bluterkrankheit) oder Muskeldystrophie lassen sich mit der Amniozentese nicht diagnostizieren. Allerdings wird bei der Analyse automatisch das Geschlecht des Kindes ermittelt. Handelt es sich um ein Mädchen, müssen sich die Eltern wegen der oben genannten Störungen keine Gedanken machen, da sie nur beim männlichen Geschlecht vorkommen. Ist es dagegen ein Junge und ist die Mutter Trägerin dieses Gens, ist die Wahrscheinlichkeit eins zu eins, daß das Kind davon betroffen ist.

Chorionzottenbiopsie

Die Chorionzotten bilden sich an der äußeren Haut der Keimblase bzw. des Chorions, aus ihnen entwickelt sich die Plazenta. Da sich das Chorion nur nach einer Befruchtung entwickelt, enthält es genauso wie die Chorionzotten die genetischen Bausteine des ungeborenen Kindes. Eine Gewebeprobe davon kann auf eine Vielzahl angeborener Störungen hin untersucht werden.

Vorteil der Chorionzottenbiopsie gegenüber der Amniozentese ist, daß sie bereits in der 7. bis 12. Schwangerschaftswoche vorgenommen werden kann. Da die Untersuchungsergebnisse im allgemeinen bereits nach zwei Wochen vorliegen, kann die Schwangerschaft nötigenfalls schon zu Beginn des zweiten Trimenons oder eventuell sogar bereits im ersten abgebrochen werden – zu dem Zeitpunkt also, da ein Abbruch am sichersten ist. Dank dieser frühen Diagnose kann das betroffene Paar seine Entscheidung zu einem Zeitpunkt treffen, da die Schwangerschaft nach außen hin noch nicht sichtbar und vielleicht noch nicht offiziell bekannt ist.

Die Biopsie wird normalerweise im Krankenhaus durchgeführt, indem von den winzigen, fingerförmigen Zotten etwas Gewebe abgeschnitten oder abgesaugt wird.

Genau wie bei der Amniozentese findet das ganze Verfahren unter Ultraschallkontrolle statt. Zunächst wird per Ultraschall die Lage von Fetus und Plazenta bestimmt, danach der Eintrittsbereich desinfiziert, um Infektionen vorzubeugen. Sodann wird ein Spezialkatheter bzw. Saugrohr entweder durch die Vagina oder durch einen kleinen Einschnitt in der Bauchdecke in die Zervix eingeführt. Wenn das Saugrohr dann – unter Ultraschallkontrolle – richtig plaziert ist, wird eine Gewebeprobe aus den Chorionzotten entnommen.

Bis die Befunde vorliegen, dauert es gewöhnlich ein bis zwei Tage, wenn keine Zellkultur erforderlich ist, andernfalls bis zu zwei Wochen.

Viele Frauen fühlen sich nach diesem Verfahren körperlich oder psychisch erschöpft. Möglich sind auch Blutungen, die aber nicht weiter besorgniserregend sind, sofern sie nicht länger als zwei Tage anhalten. Das Fehlgeburtsrisiko ist in etwa so hoch wie bei der Amniozentese. Viele Paare, bei denen diese Untersuchung vorgenommen wird, erachten den Nutzen einer frühen Diagnose fetaler Erbschäden jedoch als wichtiger als dieses geringe Fehlgeburtrisiko. (Verschiedentlich wird auch die Möglichkeit der fetalen Fehlbildung durch dieses Verfahren diskutiert.)

Alpha-Fetoprotein

Das Eiweiß Alpha-Fetoprotein (AFP) wird nur vom Fetus bzw. dem fetalen Dottersack produziert, die werdende Mutter kann diese Substanz nicht bilden. Bei diesem Test wird – normalerweise zwischen der 16. und 18. Schwangerschaftswoche – die Konzentration dieses Proteins im mütterlichen Blut bestimmt.

Eine zu hohe AFP-Konzentration im mütterlichen Blut könnte auf einen Neuralrohrdefekt wie die *Spina bifida* hinweisen, genauso gut aber auch auf eine Mehrlingsschwangerschaft oder darauf, daß die Schwangerschaft bereits weiter fortgeschritten ist als angenommen. Ein zu niedriger Wert könnte auf das Vorliegen des Down-Syndroms oder einer anderen Chromosomenveränderung hinweisen.

Zur Frühdiagnose: die Chorionzottenbiopsie

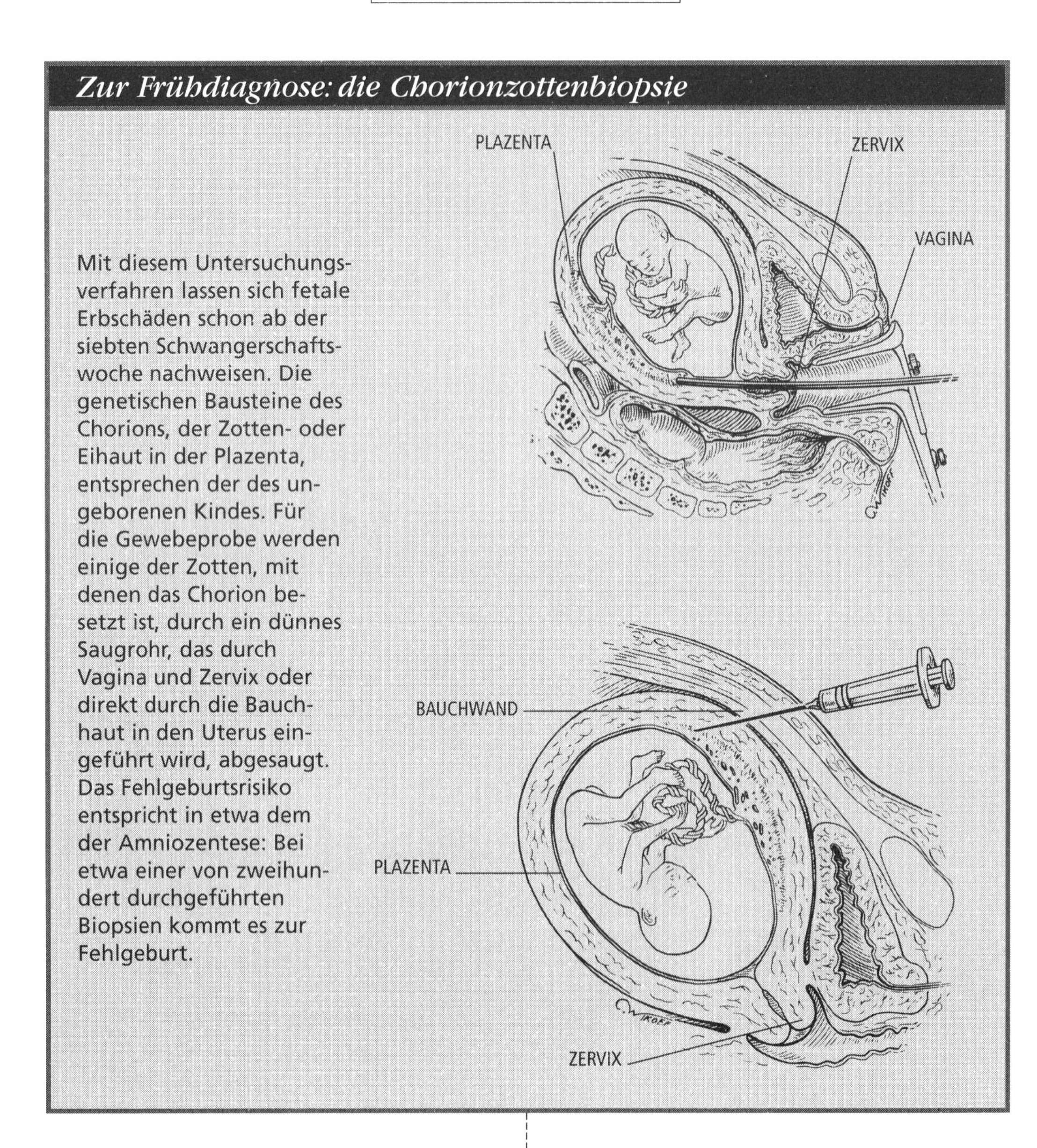

Mit diesem Untersuchungsverfahren lassen sich fetale Erbschäden schon ab der siebten Schwangerschaftswoche nachweisen. Die genetischen Bausteine des Chorions, der Zotten- oder Eihaut in der Plazenta, entsprechen der des ungeborenen Kindes. Für die Gewebeprobe werden einige der Zotten, mit denen das Chorion besetzt ist, durch ein dünnes Saugrohr, das durch Vagina und Zervix oder direkt durch die Bauchhaut in den Uterus eingeführt wird, abgesaugt. Das Fehlgeburtsrisiko entspricht in etwa dem der Amniozentese: Bei etwa einer von zweihundert durchgeführten Biopsien kommt es zur Fehlgeburt.

Doch handelt es sich bei diesem Verfahren lediglich um einen Suchtest und nicht um ein Diagnoseverfahren. Der AFP-Test kann fetale Störungen nicht erkennen, sondern lediglich darauf hinweisen, daß zur Abklärung weitere Untersuchungen erforderlich sind. Sollte ein zweiter AFP-Test beispielsweise ebenfalls einen zu niedrigen AFP-Spiegel ergeben, wird in der Regel eine Amniozentese empfohlen, um auf ein Down-Syndrom zu prüfen.

Der AFP-Test selbst ist völlig ungefährlich. Sollte der Test aber ein falsch positives Ergebnis haben – obwohl in Wirklichkeit also alles in Ordnung ist –, können Mutter und Kind damit unnötigerweise dem Risiko eines invasiven Verfahrens ausgesetzt werden. Deswegen sollte in jedem Fall vorher der Test noch einmal wiederholt oder noch eine zweite Meinung von einem Arzt, der Erfahrung mit pränatalen Untersuchungen hat, eingeholt werden.

In der Spätschwangerschaft läßt sich der Zustand des Fetus mit verschiedenen Methoden überprüfen. Um sicherzustellen, daß das Kind aktiv genug ist, müssen Sie vielleicht eine Stunde lang still liegen und die Zahl der Kindsbewegungen zählen. Ein allzu träges Baby kann ein Baby in Not sein. Bestehen Bedenken wegen der fetalen Herztätigkeit, können die Herztöne entweder über eine Phonokardiographie registriert oder die fetale Herzaktion über ein fetales Elektrokardiogramm bzw. eine sogenannte Kardiotokographie registriert werden. Bei letzterer werden die kindlichen Herzaktionen registriert und gleichzeitig die Wehentätigkeit aufgezeichnet. So erhält der Arzt die Information, ob überhaupt schon Wehen auftreten, und er sieht, wie sich die Wehentätigkeit auf die kindliche Herzaktion auswirkt. Damit erfährt er indirekt etwas über das Befinden des Feten.

Ist die fetale Herzaktion besorgniserregend, kann ein Wehenbelastungstest gemacht werden. Hierbei wird der Frau eine kleine Dosis des Wehenmittels Oxytocin gegeben, mit dem normalerweise die Wehen eingeleitet werden.

Mit Ultraschall wird dann kontrolliert, wie gut der Fetus auf die Wehen- und Geburtsbelastung reagieren würde. Hauptnachteil dieses Verfahrens ist, daß durch die Oxytocingabe die Wehen wirklich einsetzen können. Deswegen wird dieser Test auch nur in einem Krankenhaus mit Entbindungsstation durchgeführt.

Zur Zeit wird noch eine Reihe weiterer pränataler Untersuchungsverfahren geprüft, die sicherlich irgendwann auch in praxi eingesetzt werden können. Schließlich ist es auch noch nicht allzu lange her, daß der AFP-Suchtest und die Chorionzottenbiopsie erstmals eingeführt wurden. Je mehr dieser Verfahren zur pränatalen Diagnostik zur Verfügung stehen, desto größer dürfte die Chance sein, kranke Babys frühzeitig zu erkennen.

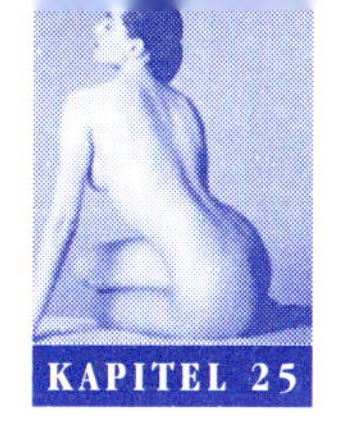

SCHWANGERSCHAFT UND GEBURT

Mögliche mütterliche und fetale Komplikationen

Jede Frau, die ein Baby erwartet, hofft auf neun gesunde und komplikationslose Monate, und der Großteil der Frauen erlebt das auch so. Bei etwa 10 bis 20 Prozent der Schwangerschaften treten jedoch eine oder mehrere Komplikationen auf. Eine gute medizinische Versorgung, die möglichst schon vor Beginn der Schwangerschaft gegeben sein sollte, ist eine wichtige Voraussetzung für einen optimalen Schwangerschaftsverlauf. Wenn der Arzt mögliche gefährliche Störungen erkennt, kann er die nötigen Maßnahmen zum Schutz von Mutter und Kind ergreifen.

Was aber versteht man unter einer »Komplikation«? Einfach ausgedrückt jeden Zustand, der eine Gefahr für die Gesundheit und Sicherheit von Mutter und Kind darstellen könnte. Als »Hochrisikoschwangere« eingestuft zu werden, soll die Frau selbst und den Arzt in erster Linie dafür sensibilisieren, aufmerksam auf Warnzeichen zu achten und kein zusätzliches Risiko einzugehen. Auch diese Frauen können eine völlig normale Schwangerschaft, Wehentätigkeit und Geburt sowie völlig gesunde Babys haben.

Warum ist die Prognose bei Risikoschwangerschaften heute um so vieles besser als früher? Zunächst einmal wissen die Ärzte heute, worauf sie achten müssen. Zweitens gibt es heute viele pränatale Untersuchungsverfahren, mit denen sich etwaige Komplikationen erkennen lassen (siehe Kapitel 24, »Pränatale Diagnostik«, ab Seite 309). Und drittens bleiben viele Komplikationen ohne nachteilige Folgen für den Fetus und verschwinden nach der Entbindung wieder, wenn sich die werdende Mutter an die Anordnungen ihres Arztes hält. Da Übergewicht zu Schwangerschaftsstörungen führen kann, empfehlen viele Ärzte den Frauen, noch vor der Empfängnis abzunehmen. Frauen, die möglicherweise die Gene einer Erbkrankheit tragen, können sich bereits vor Beginn einer Schwangerschaft genetisch beraten lassen.

Ihr Arzt kann auch das Gutachten eines Fachmanns einholen, der sich speziell mit den medizinischen Problemen in der Spätschwangerschaft und des Zeitraums direkt nach der Geburt beschäftigt. Und auch der Rat eines Kinderarztes, der speziell mit Neugeborenen arbeitet, kann bezüglich etwaiger Probleme, die direkt nach der Entbindung auftreten können, eingeholt werden. Frauen, die einen Schwangerschaftsdiabetes entwickeln, brauchen während der Schwangerschaft neben der gynäkologischen Betreuung auch eine durch einen kompetenten Diabetologen.

Wird Ihnen mitgeteilt, daß Sie eine »komplizierte« oder »Risiko-«Schwangerschaft haben, dann geraten Sie nicht in Panik. Schließlich muß selbst eine »unkomplizierte« Schwangerschaft nicht notwendigerweise problemfrei sein. Tatsächlich gehen die meisten sogenannten normalen Schwangerschaften mit körperlichen Beschwerden einher. Schließlich muß sich der Körper in vielerlei Hinsicht anpassen und verändern, um ein Kind zu beherbergen und zu ernähren.

Wenn Sie (und Ihr Partner) erstmals erfahren, daß eine »Komplikation« in Ihrer Schwangerschaft auftritt, werden Sie wohl erst einmal verängstigt und deprimiert sein. Dem begegnen Sie am besten, indem Sie sich möglichst viel Wissen über dieses spezielle Problem aneignen.

Bitten Sie Ihren Arzt um Informationsmaterial oder um eine Liste empfehlenswerter Literatur. Wenden Sie sich an Selbsthilfegruppen sowie professionelle Organisationen, die sich mit diesem Thema beschäftigen, wie sie am Ende dieses Buches aufgelistet sind. Fragen Sie in Ihrer Buchhandlung nach entsprechender Fachliteratur – um nur einige Möglichkeiten aufzuzählen.

Praktisches Denken ist ganz wichtig während der Schwangerschaft. Bei der Wahl Ihres Geburtshelfers müssen Sie daran denken, daß die Entfernung von Ihnen daheim bis zur ärztlichen Praxis und dem Krankenhaus im Notfall wichtig sein kann. Da ein enges Vertrauensverhältnis zwischen Ihnen und Ihrem Arzt entstehen muß, sollten Sie auf derselben Wellenlänge liegen. Empfiehlt er Ihnen für einige Tage oder gar Wochen oder Monate Bettruhe, steht Ihnen eine Haushaltshilfe zu – fragen Sie bei Ihrer Krankenkasse nach.

Versuchen Sie alles zu vermeiden, was eine Frühgeburt auslösen könnte. 60 bis 80 Prozent der perinatalen Todesfälle gehen zu Lasten von Frühgeburten, von den überlebenden zu früh geborenen Kindern tragen zirka sieben Prozent Spätschäden davon. Darum ist es auch so wichtig, das Kind möglichst volle 40 Wochen auszutragen. Die »magische Zahl« ist hier die 36: In der 36. Woche ist die Lungenreife des Fetus so weit entwickelt, daß er selbständig atmen kann. Babys, die vor der 33. bis 34. Woche geboren werden, müssen in der Regel zunächst mechanisch beatmet werden.

Symptome wie Blutungen sind wichtige Warnsignale für mögliche Komplikationen, die, werden diese Zeichen ernstgenommen, meist rechtzeitig behandelt werden können. In diesem Sinne versteht sich auch eine Risikoschwangerschaft eher als eine Schwangerschaft, die einen erhöhten Aufmerksamkeitsgrad und ein erhöhtes Körperbewußtsein erfordert.

Wenn Sie das Baby verlieren

Manche Umstände führen unweigerlich zu einem vorzeitigen Ende der Schwangerschaft. Hierzu zählen:

Ektopische oder Extrauterinschwangerschaft

Hierbei nistet sich die befruchtete Eizelle außerhalb des Uterus ein – meist im Eileiter.

Häufige Symptome sind Unterbauchschmerzen und Blutungen. Da eine Extrauteringravidität für die Schwangere zu einem lebensbedrohlichen Ereignis werden kann, muß das Schwangerschaftsgewebe unmittelbar nach der Diagnose operativ entfernt werden. Ein höheres Risiko für eine Extrauterinschwangerschaft haben Frauen, die bereits einmal eine Eileiterentzündung oder eine sexuell übertragbare Krankheit, eine ektopische Schwangerschaft oder eine Eileiteroperation hatten.

Fehlgeburt

Zirka fünf Prozent der in der 6. Woche festgestellten Schwangerschaften enden bis zur 12. Woche, weitere zehn bis zwölf Prozent bis zur 24. Woche. Zirka 30 Prozent der Konzeptionen bleiben unbekannt, die befruchtete Eizelle geht also sehr frühzeitig und unbemerkt ab.
Bei den meisten Fehlgeburten (85 Prozent) kann sich der Fetus aufgrund einer genetischen Störung in der Eizelle nicht normal entwickeln, und der Körper beendet die Schwangerschaft von selbst. Andere mögliche Ursachen sind angeborene Fehlbildungen, Infektionen und Kontakt mit Medikamenten oder Chemikalien. Nach drei aufeinanderfolgenden Fehlgeburten wird jede weitere Schwangerschaft als Risikoschwangerschaft eingestuft und sollte sorgfältig überwacht werden.
Risikofaktoren für eine Fehlgeburt sind frühes oder spätes Schwangerschaftsalter (unter 18 oder über 35 Jahre), Endometriose, vorzeitige Plazentaablösung (siehe unten), Uterusinfektionen durch beispielsweise sexuell übertragbare Krankheiten, Uterusmyome oder -vernarbungen, Unter- bzw. Fehlernährung, Strahlenbelastung oder Exposition eines der beiden Elternteile mit giftigen Chemikalien, Rauchen, hoher Alkoholkonsum, frühere Fehlgeburten und Hormonstörungen. Mehr dazu lesen Sie in Kapitel 27, »Drohende Fehlgeburt – was tun?« ab Seite 345.

Extreme Frühgeburt

Hierunter fallen im allgemeinen Geburten, die vor der 24. Schwangerschaftswoche stattfinden. Der heutigen hochtechnisierten neonatalen Intensivversorgung gelingt es zwar, immer kleinere und jüngere Babys zu retten, bei diesen Frühchen ist aber auch sie machtlos.

Blasenmole

Bei dieser seltenen Störung mit der Fachbezeichnung *Mola hydatidosa* gehen die befruchtete Eizelle und die Plazenta vorzeitig zugrunde und bilden sich zu einer Gewebemasse zurück, die operativ, medikamentös oder durch Absaugen entfernt werden muß. Risikofaktoren sind Alter der Mutter unter 20 oder über 40 Jahren, chromosomale Veränderungen, Hormonstörungen und möglicherweise Nährstoffmangel. Mögliche Warnsignale bei ansonsten scheinbar normal verlaufender Schwangerschaft können Übelkeit und Blutungen sein. Warnzeichen für den Arzt sind ein für die Dauer der Schwangerschaft zu großer Uterus, Bluthochdruck, Flüssigkeitsansammlung und zu hohe Eiweißkonzentration im Urin – alles Zeichen einer gefährlichen Schwangerschaftsstörung, der sogenannten Präeklampsie – und das Fehlen fetaler Herztöne. Eine Blasenmole wird normalerweise im zweiten, dritten oder vierten Monat mittels Ultraschall diagnostiziert.

Komplikationen Teil 1:

Gesundheitsprobleme der Mutter

Jede Frau, die bereits einmal eine problematische Schwangerschaft hatte – unabhängig davon, ob das Baby hinterher gesund war oder nicht –, gilt bei den nachfolgenden Schwangerschaften in jedem Fall als Risikofrau.
Außerdem kann die Frau eine Reihe von Erscheinungen aufweisen, die die Gesundheit des ungeborenen Kindes beeinträchtigen kann.

Ganz gewöhnliche Erkrankungen, Infektionen, Hormonstörungen und andere Gesundheitsfaktoren stellen für den Fetus spezielle Gesundheitsrisiken dar. Deswegen ist eine sorgfältige ärztliche Betreuung in der Schwangerschaft auch so wichtig.

Diabetes mellitus

Bei der Zuckerkrankheit kann der Körper aufgrund eines Insulinmangels Kohlenhydrate nicht zur Energiegewinnung heranziehen. Übersteigt der Zuckergehalt des Blutes einen bestimmten Schwellenwert, wird Zucker mit dem Harn ausgeschieden. Diabetes kann zahlreiche Störungen verursachen. Hat die Frau einen Diabetes, der nicht angemessen behandelt wird, hat das Kind ein erhöhtes Risiko für Geburtsschäden. Ein solches Kind kann ungewöhnlich groß und schwer werden (mehr als acht oder neun Pfund Geburtsgewicht). Die Fruchtwassermenge kann enorm groß werden (Hydramnion); es kann sich ein Schwangerschaftsbedingter Bluthochdruck entwickeln (Präeklampsie) oder das fetale Atemnotsyndrom. Es kann zu Fehl-, Früh- und Totgeburten kommen. Zirka ein bis zwei Prozent der schwangeren Frauen sind Diabetikerinnen, wenn sie schwanger werden, manche entwickeln den Diabetes erst während der Schwangerschaft, man spricht hier vom Schwangerschafts- oder Gestationsdiabetes. Bestandteil jeder Diabetesbehandlung ist eine der Krankheit angepaßte Ernährung, körperliche Betätigung und gegebenenfalls die Selbstinjektion von Insulin. Viele Frauen lernen, ihren Blutzuckerspiegel täglich mit Hilfe von Blutzuckertests selbst zu kontrollieren. Für diese Tests genügt ein kleiner Tropfen Blut. Bei Diabetikerinnen und Frauen mit Schwangerschaftsdiabetes wird häufig auch eine Kardiotokographie oder ein Alpha-Fetoprotein-Test (siehe Kapitel 24, »Pränatale Diagnostik«, ab Seite 309) durchgeführt, um den fetalen Gesundheitszustand zu beurteilen.

Wenn Sie Diabetikerin sind, müssen Sie vielleicht zur Stabilisierung Ihres Blutzuckerspiegels, vor allem wenn der Diabetes neu diagnostiziert wurde, kurzfristig stationär im Krankenhaus aufgenommen werden. Ob die Entbindung vaginal oder durch Kaiserschnitt erfolgen und die Geburt vor der 40. Schwangerschaftswoche künstlich eingeleitet werden soll, wird im Einzelfall in Abhängigkeit vom mütterlichen und fetalen Gesundheitszustand entschieden. Die Injektion von Insulin ist während der Schwangerschaft unbedenklich, orale Diabetesmedikamente wie Tolbutamid und Gli-

Häufige Ursachen für Beschwerden bei »unkomplizierter Schwangerschaft«

- Verdauungsstörungen wie Sodbrennen
- Schwindel
- Psychische Erregung
- Erhöhte Körpertemperatur
- Müdigkeit
- Blähungen, Verstopfung
- Allgemeine Gliederschmerzen
- Kopfschmerzen
- Hämorrhoiden
- Verstärktes oder vermindertes Lustgefühl
- Vermehrter Harndrang
- Übelkeit und Erbrechen
- Druck im Beckenbereich
- Schlafstörungen
- Schmerzende Brustwarzen und Brüste
- Verstopfte Nase
- Geschwollene Knöchel und Füße
- Geschwollenes und/oder blutendes Zahnfleisch
- Krampfadern
- Vor allem in der Spätschwangerschaft:
  Rückenschmerzen
  Krämpfe in den Beinen
  Kurzatmigkeit
  Gleichgewichtsstörungen

benclamid, die das Risiko einer fetalen Schädigung erhöhen, dürfen dagegen nicht eingenommen werden.

Bluthochdruck

Bluthochdruck in der Schwangerschaft ist eine Hauptursache für Fehlgeburten im mittleren und späten Schwangerschaftsabschnitt. Bleibt der mütterliche Bluthochdruck unbehandelt, kann dies fetale Entwicklungsstörungen, Frühgeburten und ein fetales Atemnotsyndrom während der Wehen zur Folge haben.
Etwa sieben Prozent aller schwangeren Frauen leiden an Bluthochdruck. Das Risiko, einen solchen während der Schwangerschaft zu entwickeln, ist während der ersten Schwangerschaft, vor allem bei Müttern unter 20 oder über 30 Jahren, bei Übergewicht oder einer Krankengeschichte mit Bluthochdruck am höchsten. Weitere Risikofaktoren sind Diabetes, Mehrlingsschwangerschaft (wie Zwillinge oder Drillinge) sowie ungewöhnlich große Fruchtwassermengen.
Einen frühen Hinweis auf Bluthochdruck geben alle Zeichen einer Flüssigkeitsretention wie ein aufgedunsenes Gesicht oder geschwollene Finger, Verschwommensehen oder starke Kopfschmerzen. Weitere Symptome sind Schmerzen im Oberbauch und eine Gewichtszunahme von mehr als zwei oder drei Pfund in der Woche während des letzten Schwangerschaftsmonats.
Bei allen Schwangeren wird während der regelmäßigen Kontrolluntersuchungen routinemäßig der Blutdruck gemessen. Bei Verdacht auf eine sich entwickelnde Störung können die Intervalle zwischen den Kontrollterminen kürzer gewählt oder zu Hause der Blutdruck von der Frau selbst regelmäßig kontrolliert werden. Zur medikamentösen Bluthochdruckbehandlung werden Substanzen wie Methyldopa (z. B. Dopegyt, Presinol) und Dihydralazin (z. B. Depressan, Nepresol) gegeben, auf Reserpin (z. B. in Briserin, in Modenol) und Propranolol (z. B. Dociton) dagegen sollte während der Schwangerschaft möglichst verzichtet werden. Bettruhe, vor allem Liegen auf der linken Seite, unterstützt die Blutversorgung von Nieren und Uterus. Darüber hinaus empfiehlt sich eine eiweißreiche und salzarme Ernährung, und es besteht absolutes Rauchverbot.
Hatten Sie bereits vor der Schwangerschaft Bluthochdruck, haben Sie ein erhöhtes Risiko für die Entwicklung der sogenannten Präeklampsie. Zu den Symptomen dieser ernsthaften Störung gehören neben dem Bluthochdruck auch Wasserretention und Eiweiß im Urin, was auf eine Nierenstörung hinweist. Mögliche Folgen können eine Frühgeburt, Neugeborene mit zu niedrigem Geburtsgewicht sowie schwächliche Neugeborene aufgrund einer Mangelernährung und Sauerstoffmangel sein. Der Arzt kann Ernährungsumstellungen und Bettruhe sowie Medikamente wie Magnesiumsulfat und Phenytoin zur Vermeidung von Krämpfen verschreiben. Wenn ein wahrscheinlich schon lebensfähiges Kind durch die Präeklampsie bedroht ist, wird die Geburt vorzeitig eingeleitet.
Unbehandelt ist die Präeklampsie eine lebensgefährliche Störung, die die Nieren, Leber, Augen und das Gehirn der Mutter schädigen und sogar zum Koma oder zu Krampfanfällen (Eklampsie) führen kann. Drei bis fünf Prozent aller Schwangeren mit Eklampsie sterben, in 20 Prozent der Fälle erleiden ihre Babys dasselbe Schicksal. Glücklicherweise entwickeln allerdings nur die wenigsten Frauen, die während ihrer Schwangerschaft angemessen ärztlich betreut werden, diese Störung.

Nierenerkrankung

Nierenerkrankungen – eine relativ seltene Schwangerschaftsstörung – können durch systemischen *Lupus erythematodes*, Diabetes oder eine unbehandelte Blaseninfektion verursacht werden. Die werdende Mutter kann als Folge Bluthochdruck und andere gefährliche Störungen entwickeln, das Baby kann zu früh zur Welt kommen. Fieber, Lendenschmerzen oder Blut im Urin – alles Leitsymptome einer akuten Niereninfektion – bedürfen sofortiger ärztlicher Behandlung.

Herzerkrankung

Die Gewichtszunahme und Wasserretention, die bis zu einem gewissen Grad in der Schwangerschaft häufig zu beobachten ist, erschweren dem Herzen die Arbeit. Eine schwangere Frau mit bereits bestehender Herzerkrankung sollte bei Auftreten von Schwindel, Unwohlsein oder Schmerzen ihren Arzt sofort informieren. Ganz besonders wichtig ist für diese Patientinnen eine ausreichende Eisen- und Folsäurezufuhr über die Ernährung und ein reduzierter Salzkonsum.
Die Betreuung und Behandlung dieser Risikoschwangeren muß von einem Kardiologen unterstützt werden.

Lupus

Systemischer *Lupus erythematodes* (SLE) bezeichnet eine Autoimmunerkrankung, bei der der Körper sein eigenes Bindegewebe angreift. Die Fehlgeburt- und Totgeburtrate liegt bei diesen Frauen weit über dem Durchschnitt. Diese Krankheit kann während der Schwangerschaft, aber auch nach der Entbindung auftreten. Die richtige Diagnose wird manchmal erst nach wiederholten Fehlgeburten gestellt.

Schilddrüsenerkrankung

Etwa eine von 200 Schwangeren leidet an Hyperthyreose, einer Schilddrüsenüberfunktion. Frauen mit Schilddrüsenunterfunktion (Hypothyreose) sind manchmal unfruchtbar. Stellt sich jedoch trotzdem eine Schwangerschaft ein, lassen sich mittels medikamentöser Behandlung Fehlgeburten und fetalen Störungen vorbeugen. Neugeborene von Frauen mit Schilddrüsenstörungen haben typischerweise ein niedriges Geburtsgewicht.

Phenylketonurie

Die Phenylketonurie (PKU) ist eine erbliche Störung, die unbehandelt geistige Retardierung und Krampfanfälle verursachen kann. Leidet die werdende Mutter an dieser Störung, besteht ein erhöhtes Risiko für Geburtsschäden, wie beispielsweise ein zu kleines Gehirn, geistige Retardierung und Herzfehler, und Fehlgeburten. Um die Gefahr für das sich entwickelnde Kind, das die Störung erben kann, so gering wie möglich zu halten, muß die Frau bereits vor der Empfängnis eine Phenylalanin-arme Ernährung einhalten. Unter anderem ist auch auf den Süßstoff Aspartam zu verzichten, der beim Abbau Phenylalanin freisetzt.

Epilepsie und andere Anfallskrankheiten

Die Schwangerschaft verändert den Stoffwechsel und den Hormonhaushalt einer Frau und damit auch die Reaktion ihres Körpers auf Arzneiwirkstoffe, so daß sich bei schwangeren Epileptikerinnen die Wahrscheinlichkeit von Krampfanfällen erhöht. Der Epilepsy Foundation of America zufolge haben Frauen, die Antiepileptika einnehmen, ein zwei- bis dreifach erhöhtes Risiko, ein Kind mit Geburtsschäden zu gebären. Wenn es der Arzt für ratsam hält, können Frauen, die bereits längere Zeit keine Krampfanfälle mehr hatten und schwanger werden wollen, die Medikation absetzen und abwarten, was passiert. Manchmal jedoch gibt es keine andere Wahl, als die Medikamente weiter einzunehmen. Erleidet die Frau während der Schwangerschaft Krampfanfälle, ist das für das Kind in jedem Fall gefährlicher als das Risiko, das eine Epilepsiemedikation bedeuten würde. In jedem Fall scheint eine genetische Beratung und pränatale Diagnostik angeraten. Eine engmaschige Kontrolle ist unerläßlich.

Alter

Das Lebensalter gilt als Risikofaktor, da viele Störungen gehäuft vor dem 20. und nach dem 35. Lebensjahr auftreten. So ist beispielsweise das Risiko, ein Baby mit Down-Syndrom zu bekommen, mit 40 Jahren neunmal höher als mit 30 – liegt aber auch hier noch unter einem Prozent. Mit 45 Jahren liegt das Risiko bereits bei drei Prozent. An Diabetes und Bluthochdruck leiden 1,3 Prozent der Schwangeren unter 35 Jahren im Vergleich zu sechs Prozent bei denen über 35 Jahren. Die Wehen dauern im allgemeinen bei Frauen über 35 Jahren länger, die Wahrscheinlichkeit von Mehrlingsschwangerschaften nimmt zu. Die Zahl der Erstgebärenden im Alter zwischen 30 und 39 hat sich in den letzten 15 Jahren verdoppelt, die der Erstgebärenden von über 40 Jahren hat gar um 50 Prozent zugenommen – damit gibt es immer mehr Frauen, die allein aufgrund ihres Alters als Risikoschwangere bezeichnet werden.

Wann der Arzt zu informieren ist

Wenn sich die typischen Schwangerschaftsbeschwerden zu starken und beunruhigenden Symptomen, wie sie unten aufgelistet sind, ausweiten, ist dies ein ernstzunehmendes Warnsignal für eine Schwangerschaftsstörung.

Verschwommensehen
- Schüttelfrost, Fieber von über 37,8 Grad Celsius
- Blutklümpchen oder Gewebefetzen im Scheidenausfluß
- Bauchkrämpfe oder -schmerzen
- Extreme Übelkeit und Erbrechen
- Ohnmacht
- Häufige und starke Kopfschmerzen
- Tröpfchenweiser oder starker Abgang einer klaren Flüssigkeit aus der Scheide
- Schmerzen in der Seite oder im Rücken
- Schmerzen oder Brennen beim Wasserlassen
- Schmierblutungen oder Blutungen
- Aufgedunsenes Gesicht oder Finger
- Ungewöhnlicher Durst

In der Spätschwangerschaft:
- Häufige regelmäßige Kontraktionen vor der 36. Woche
- Keine Kindsbewegungen über acht oder zehn Stunden lang

Virusinfektionen

Von Viren verursachte Infektionen stellen eine ernsthafte Gesundheitsbedrohung für den Fetus dar.

Röteln. Diese an sich harmlose Erkrankung kann in der Schwangerschaft beim sich entwickelnden Fetus ernsthafte Schäden verursachen. Treten die Röteln während der ersten acht bis zwölf Schwangerschaftswochen auf, liegt die Gefahr ernsthafter Geburtsschäden wie geistige Retardierung, Erblindung, Taubheit und Herz-Fehlbildungen bei 50 bis 80 Prozent. Möglich sind auch Fehl- oder Totgeburten. Beinahe ein Drittel der Babys, deren Mutter während der Schwangerschaft Röteln hatte, stirbt innerhalb der ersten vier Monate nach der Geburt. Oft wird ein Schwangerschaftsabbruch in Erwägung gezogen, wenn während der Schwangerschaft Röteln auftreten. Um dieses Risiko möglichst gering zu halten, gehört die Rötelnimpfung für alle Kinder zu den öffentlich empfohlenen Impfungen. Frauen, die schwanger werden wollen, sich aber nicht sicher sind, ob sie gegen Röteln immun sind, sollten ihren Röteln-Antikörpertiter bestimmen lassen und sich impfen lassen, wenn er zu niedrig ist.
Symptome einer Rötelnerkrankung sind Hautausschlag, leichtes Fieber, geschwollene Mandeln und erkältungsähnliche Symptome. Infiziert sich eine nichtimmune Frau während der Schwangerschaft mit Röteln und will sie die Schwangerschaft fortführen, kann eine Injektion von Röteln-Immunglobulin die Folgen der Virusinfektion abschwächen.

Windpocken
Windpocken in der Schwangerschaft können vorzeitige Wehen und Geburtsschäden zur Folge haben. Wenn Sie schwanger sind, noch keine Windpocken hatten und sich möglicherweise infiziert haben, sollten Sie Windpocken-Immunglobulin injiziert bekommen. Wenn Sie diese Viruserkrankung zum Zeitpunkt der Geburt haben, kann das für den Fetus tödliche Folgen haben. Dann kann der Arzt die Immunglobuline dem Fetus durch die Plazenta injizieren.

Sexuell übertragbare Krankheiten
Während und auch direkt vor der Schwangerschaft auftretende sexuell übertragbare Krankheiten (STD) müssen unmittelbar behandelt werden, um möglichen Schaden von dem ungeborenen Kind abzuwehren.

Syphilis. Bleibt die Syphilis unbehandelt, kann sie bis zu vier Jahre nach Infektion von der Mutter auf den Fetus übertragen werden. Infizierte Kinder können schwere Fehlbildungen und irreversible Gehirnschäden davontragen oder auch daran sterben. Glücklicherweise spricht Syphilis gut auf Penicillin und andere Antibiotika an.

Chlamydieninfektion. Scheideninfektionen, Schmerzen während des Geschlechtsverkehrs und ein allgemeines Erschöpfungsgefühl deuten auf eine Chlamydieninfektion hin. Liegt diese Infektion während der Schwangerschaft vor, steigt das Risiko für Frühgeburten, Fehlgeburten oder Totgeburten um ein Zehnfaches. Bei einer vaginalen Entbindung kann das Virus auf das Neugeborene übertragen werden und Jahre später eine Bindehautentzündung verursachen. Am sichersten wird eine Chlamydieninfektion während der Schwangerschaft mit Erythromycin behandelt.

Gonorrhoe. Gonorrhoe während der Schwangerschaft kann vorzeitige Wehen, fetale Wachstumsstörungen und zwei bis sieben Tage nach der Geburt eine Neugeborenen-Bindehautentzündung verursachen. Mit Penicillin oder anderen Antibiotika läßt sich diese Krankheit wirksam behandeln. Um einer gonorrhoischen Augeninfektion vorzubeugen, ist es gesetzlich vorgeschrieben, daß das Neugeborene einen Tropfen Silbernitratlösung eingeträufelt bekommt.

Infektion mit dem Cytomegalievirus (CMV). Die Symptome dieser Virusinfektion des Uterus sind Trägheit und allgemeines Erschöpfungsgefühl. Eine Infektion in der Frühschwangerschaft kann bei der Frau zu Blutungen und Lebererkrankungen führen und möglicherweise Anlaß zu einem Schwangerschaftsabbruch geben. Die Symptome der Virusinfektion können beim Kind erst später auftreten. Ein CMV-infiziertes Kind kann Gehörstörungen, Lernschwierigkeiten und in den ersten zwei Lebensjahren eine Infektanfälligkeit aufweisen.

Infektion mit Herpes genitalis. Hat die Mutter bei der Entbindung aktive, offene *Herpes-genitalis*-Läsionen im Vaginalbereich, kann sich das Kind bei der Geburt infizieren. Wird die Infektion rechtzeitig durch Labortests bestätigt, kann die Frau Aciclovir einnehmen, um das Risiko einer fetalen Infektion zu senken. Eine *Herpes-genitalis*-Infektion während der Schwangerschaft erhöht das Risiko für Fehl- und Frühgeburten. Infizierte Neugeborene können Wachstumsretardierungen aufweisen oder sogar sterben. Im allgemeinen empfehlen die Ärzte einen Kaiserschnitt, um die fetale Infektionsgefahr zu umgehen. Wer einmal eine Herpesinfektion hatte, wird sie sein Leben lang behalten – eine Heilung gibt es nicht. Die Erkrankung kann in regelmäßigen Abständen immer wieder auftreten. Wenn Sie bereits einmal *Herpes genitalis* hatten oder gehabt zu haben glauben, müssen Sie Ihren Arzt darüber informieren, damit er, vor allem gegen Ende der Schwangerschaft, einen entsprechenden Antikörpertest durchführt.

HIV-Infektion und Aids. Babys von HIV-positiven Frauen – von Frauen also, die mit dem sogenannten *human immunodeficiency virus*, das Aids verursacht, infiziert sind, haben ein Risiko von 25 bis 30 Prozent, sich während der Schwangerschaft ebenfalls zu infizieren. Mehrfacherkrankung und vorzeitiger Tod sind bei diesen Kindern sehr, sehr häufig, auch wenn das Mittel Zidovudin (Azidothymidin, AZT, z. B. Retrovir) Neugeborene vor der HIV-Infektion ihrer Mutter zu schützen scheint.

Nicht virale Infektionen

Bakterielle Infektionen sprechen besser auf eine Behandlung an als Virusinfektionen.

Harnwegsinfektionen. Zwei bis zehn Prozent der schwangeren Frauen entwickeln eine Harnwegsinfektion.
Die Wahrscheinlichkeit, eine Blaseninfektion (Zystitis) – die häufigste Form der Harnwegsinfektionen – zu entwickeln, nimmt während der Schwangerschaft zu. Ein besonders hohes Risiko haben Frauen mit vorausgegangenen Harnwegsinfektionen. Schwangerschaftsbedingte Veränderungen im Immunsystem können eine mögliche Ursache für dieses erhöhte Risiko sein. Außerdem kann der Uterus durch den immer mehr Platz fordernden Fetus gegen die Harnblase gedrückt werden, wodurch eine vollständige Entleerung verhindert wird und somit ideale Wachstumsbedingungen für Bakterien geschaffen werden (mehr dazu in Kapitel 10, »Kampf den Harnwegsinfektionen«, ab Seite 101).
Infektionen können von der Blase in die Nieren aufsteigen. Die für sich allein schon betrachtet schmerzhafte und gefährliche Niereninfektion kann in der Schwangerschaft eine Frühgeburt auslösen. Im allgemeinen werden Niereninfektionen in der Schwangerschaft mit Penicillin – gewöhnlich Ampicillin oder Amoxicillin – und Vertretern der Cephalosporine behandelt. Kann sich das Ungeborene auch nicht an der Harnwegsinfektion seiner Mutter anstecken, so scheint eine Anfälligkeit für diese Infektionen doch erblich zu sein.

Toxoplasmose. Kinder, die sich an dieser durch Parasiten verursachten Erkrankung bis zur 24. Schwangerschaftswoche infizieren, haben meist ein zu niedriges Geburtsgewicht und ein erhöhtes Risiko für Lebererkrankungen, Krämpfe, Erblindung, Gehirnfehlbildungen und geistige Retardierung. Da die Erreger der Toxoplasmose durch rohes oder ungenügend gegartes Fleisch sowie Katzenkot übertragen werden, sollten Schwangere den Umgang mit Katzen, vor allem Katzenstreu, meiden sowie nur wirklich gares Fleisch verzehren – Vorsicht ist auch bei der Zubereitung von Fleisch angeraten.

Hepatitis (Leberentzündung). Bei einer chronischen Hepatitis-B- oder -C-Infektion der Mutter besteht eine ernsthafte Gefährdung des Fetus. Zur Prävention einer Neugeborenenhepatitis wird dem Säugling direkt nach der Geburt Hepatitis-B-Immunglobulin gegeben.

Komplikationen Teil 2:

Schwangerschaftsinduzierte Störungen

Gestationsdiabetes

Etwa fünf Prozent der Schwangeren entwickeln ihren Diabetes erstmals in der Schwangerschaft. Dieser Gestationsdiabetes bringt für den Fetus dieselben Risiken mit sich wie eine bereits vor der Schwangerschaft bestehende Zuckerkrankheit. Der Gestationsdiabetes verschwindet zwar nach der Schwangerschaft normalerweise wieder, dafür kann aber das Risiko der Frau, im Alter oder während einer späteren Schwangerschaft erneut Diabetes zu entwickeln, ansteigen.

Risikofaktoren für Gestationsdiabetes sind eine Kranken- oder Familiengeschichte mit Diabetes, eine frühere Schwangerschaft mit Totgeburt, rezidivierende Scheiden- und Harnwegsinfektionen sowie Übergewicht oder ein Alter von über 25 Jahren. Bei Vorliegen eines oder mehrerer dieser Risikofaktoren wird ein oraler Glukosetoleranztest durchgeführt.

Unstillbares Erbrechen

Übelkeit und Erbrechen, vor allem während der ersten drei Schwangerschaftsmonate, sind wahrscheinlich die bekanntesten Schwangerschaftszeichen. In manchen Fällen ist das Erbrechen so stark ausgeprägt, daß dadurch Schwäche, Dehydratation und schließlich sogar Nieren- und Leberschäden entstehen. Streß und Angst verschlimmern die Situation noch. In schweren Fällen ist eine vorübergehende stationäre Aufnahme erforderlich, damit die Schwangere intravenös ernährt werden kann.
Wieviel Erbrechen gilt nicht mehr als normal? Wenn Sie sich mehr als drei- oder viermal täglich übergeben müssen, keine feste Nahrung bei sich behalten können, abnehmen, ohnmächtig werden, Fieber bekommen oder seltener wasserlassen als üblich, müssen Sie den Arzt informieren. Da der Zahnschmelz vom Erbrechen angegriffen werden kann, ist es ganz besonders wichtig, Zähne und Zahnfleisch immer gründlich zu reinigen und gegebenenfalls den Zahnarzt aufzusuchen.

Blutungen

Obwohl bei etwa 25 bis 50 Prozent aller Schwangeren, vor allem in der Frühschwangerschaft, Schmierblutungen auftreten, müssen alle Blutungen während der Schwangerschaft ernstgenommen werden. Häufig wird erst einmal strenge Bettruhe – bis zu 48 Stunden nach Blutungsstopp – verordnet. Sehr starke Blutungen (Hämorrhagien) machen eine Notaufnahme im Krankenhaus erforderlich. Im zweiten und dritten Trimenon werden Blutungen im allgemeinen durch die Plazenta verursacht (siehe Folgeseiten). Rufen Sie Ihren Arzt bei Auftreten von Vaginalblutungen sofort an. Beschreiben Sie ihm Farbe und Umfang der Blutung, alle damit einhergehenden Symptome, Art der Schmerzen (falls vorhanden) und was Sie gerade getan haben, als die Blutung einsetzte.

Zuviel oder zuwenig Fruchtwasser

Liegt zuviel Fruchtwasser vor, spricht man vom Hydramnion – eine Störung, die sich plötzlich oder schrittweise entwickeln kann. Durch die zusätzliche Flüssigkeit wird die normale Brustatmung behindert, wodurch Kurzatmigkeit verursacht wird. Vorzeitige Wehen und Frühgeburt können ebenfalls Folge davon sein. Der Arzt kann versuchen, mit Hilfe der Amniozentese Fruchtwasser abzusaugen. Ein stationärer Krankenhausaufenthalt kann erforderlich sein.
Eine Oligo- oder Ahydramnie liegt vor, wenn zuwenig Fruchtwasser vorhanden ist. Diese genauso ernsthafte Störung kann zur Nabelschnurumschlingung und anderen Komplikationen führen, die eine vorzeitige Einleitung der Geburt erforderlich machen können.

Intrauterine Wachstumsretardierung

Wenn ein Baby weniger als 46 Zentimeter groß ist und weniger als fünf Pfund wiegt, spricht man von einer intrauterinen Wachstumsretardierung oder einem *small for date baby*. Diese Kinder sind schwächer als normal große und brauchen intensivere medizinische Betreuung. Bei Gefahr einer fetalen Wachstumsverzögerung kann der Arzt Bettruhe verordnen, um die fetale Sauerstoff- und Nährstoffversorgung zu verbessern.

Vorzeitiger Blasensprung

Verschiedene Schwangerschaftszustände können dazu führen, daß die Fruchtblase zu früh platzt – ein Umstand, der häufig eine rasche Krankenhausaufnahme erforderlich macht (mehr dazu in Kapitel 26, »Was während der Wehen und Entbindung auf Sie zukommt«, ab Seite 331).

Rh-Unverträglichkeit

Wenn Vater und Kind Rhesus-positiv sind, der Mutter dagegen dieses spezielle Blutgruppenmerkmal fehlt, kann das Kind eine Rhesus-Krankheit entwickeln. (15 Prozent der europäischen Bevölkerung sind Rh-negativ, 85 Prozent Rh-positiv.) Probleme entstehen normalerweise erst bei der zweiten Schwangerschaft oder später, wenn bei der vorhergehenden Schwangerschaft – gewöhnlich während der Geburt – Rh-positives Blut des Feten auf die Rh-negative Mutter übergetreten ist. Das Rh-negative-Blutgruppensystem reagiert auf diese Zellen wie auf Fremdkörper und bildet Antikörper dagegen. Bei der nächsten Schwangerschaft gehen diese Antikörper auf den fetalen Organismus über, zerstören rote Blutkörperchen und verursachen so fetale Anämie und Herzinsuffizienz oder lassen den Fetus in der Gebärmutter absterben.

Wird bei einer Fruchtwasseruntersuchung eine zu hohe Konzentration von Bilirubin nachgewiesen, kann die Geburt künstlich eingeleitet werden. Hohe Bilirubinkonzentrationen weisen darauf hin, daß mütterliche Rh-Antikörper fetale Zellen zerstört haben und eine Rh-Unverträglichkeit vorliegt. Um die Bildung von Rh-Antikörpern bzw. bei späteren Schwangerschaften eine Rh-Unverträglichkeit zu verhindern, wird der Rh-negativen Wöchnerin innerhalb von 72 Stunden nach Geburt eines Rh-positiven Kindes (oder nach Fehlgeburt, Schwangerschaftsabbruch oder Amniozentese) Anti-D-Immunglobulin injiziert. Das Mittel kann bei einer Rh-negativen Frau auch schon während der Schwangerschaft in der 28. bis 30. Woche injiziert werden, um eine Sensibilisierung bis zur Geburt zu verhindern. Außerdem läßt sich mit dem routinemäßig

Placenta praevia

Wenn die Plazenta am Ende der Schwangerschaft den Zugang zum Geburtskanal blockiert, ist ein Kaiserschnitt normalerweise unumgänglich. Eine in der Frühschwangerschaft (während der ersten zwanzig Wochen) entdeckte Placenta praevia korrigiert sich meist von selbst. Verordnet wird bei dieser Störung häufig Bettruhe.

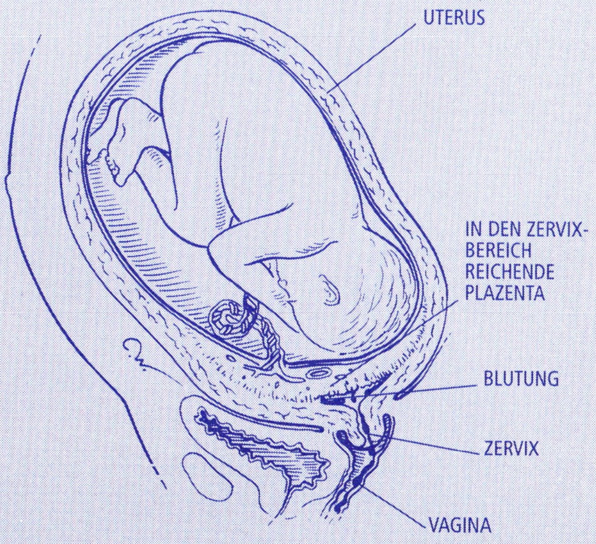

UTERUS
IN DEN ZERVIX-BEREICH REICHENDE PLAZENTA
BLUTUNG
ZERVIX
VAGINA

durchgeführten Antikörper-Suchtest im Rahmen der Schwangeren-Erstuntersuchung eine Sensibilisierung nachweisen.

Placenta praevia

Bei 0,5 Prozent der Schwangerschaften sitzt die Plazenta nicht wie normal im oberen und mittleren Teil des Uterus, sondern tiefer und reicht in den Geburtsweg hinein. Da die Uteruswände im unteren Drittel dünner sind, ist die Blutversorgung hier schlechter. Ein typisches Symptom dieser Störung sind Schmierblutungen im letzten Trimenon, gewöhnlich nach der 30. Woche. Da bei der *Placenta praevia* Teile der Plazentafläche die Innenwand des unteren Uterusabschnitts bedecken, wird eine vaginale Entbindung sehr schwierig. Da der Fetus eine ausreichende Blutversorgung braucht, wird oft Bettruhe verordnet, um starke Blutungen zu vermeiden. Auf Geschlechtsverkehr sollte verzichtet werden. Wird die Störung während der ersten 20 Schwangerschaftswochen entdeckt, zieht sich die Plazenta in 90 Prozent der Fälle wieder zurück. Die Mehrzahl der Frauen, die diese Störung entwickelt, entbindet völlig gesunde Kinder mit nur minimalen Komplikationen.

Entsprechend dem Ausmaß der Fehllagerung unterscheidet man folgende Schweregrade: *Placenta praevia totalis, partialis* oder *marginalis*. Risikofaktoren sind eine *Placenta praevia* bei früheren Schwangerschaften, Kaiserschnitt, Uterusvernarbung, fünf oder mehr Schwangerschaften und Alter der Mutter von über 35 Jahren. Mögliche Ursachen können ungewöhnliche Lokalisation des Fetus, Mehrlingsschwangerschaft oder vorhergehender operativer Eingriff am Uterus, erhöhtes Alter der Mutter oder angeborene Fehlbildungen sein.

Starke Blutungen, die zu Anämie und einem geringeren Blutvolumen führen können, sind Warnsignale für eine *Placenta praevia*. Ein weiteres Symptom ist ein bräun-

Wenn sich die Plazenta ablöst

Wenn sich die Plazenta ganz oder teilweise von der Uteruswand ablöst, spricht man im Fachjargon von einer »Plazentalösung«, die unweigerlich mit Blutungen einhergeht. Bei nur kleineren Blutungen wird oft nur strenge Bettruhe angeordnet, in der Hoffnung, der Riß möge heilen. Starke Blutungen jedoch können für Mutter wie Kind lebensbedrohlich sein und machen eine unverzügliche Geburtseinleitung, meist per Kaiserschnitt, erforderlich.

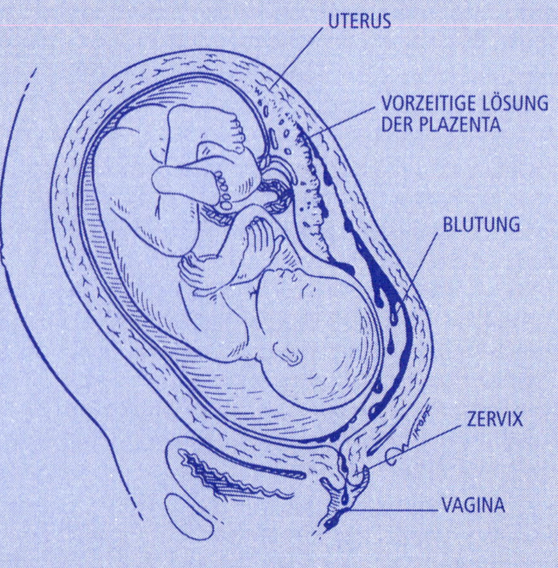

lichroter Scheidenausfluß ohne Schmerzen oder Bauchkrämpfe. Aber selbst wenn die *Placenta praevia* symptomlos verläuft, ist sie per Ultraschall – z.B. im Rahmen der Vorsorgeuntersuchungen – nachweisbar.
In der Nachgeburtsperiode können die Kontraktionen des Uterus zu schwach sein, um die Blutgefäße im Bereich der Plazentaablösungsfläche zu verschließen. Um massiven Blutungen und einem möglichen Schock vorzubeugen, können Infusionen und die Gabe von die Uteruskontraktion unterstützenden Medikamenten erforderlich sein. Aber selbst wenn keine starken Blutungen einsetzen, können oral oder intravenös Antibiotika verabreicht werden, um eine Uterusinfektion nach Ausstoßung einer *Placenta praevia* zu vermeiden.

Vorzeitige Plazentalösung

Bei diesem Notfall löst sich die Plazenta schon vor der Geburt ganz oder teilweise vom Uterus ab. In etwa der Hälfte der Fälle passiert dies nach der 36. Woche. Dann kann sofort ein Kaiserschnitt durchgeführt werden. Symptome dieser Störung sind Vaginalblutungen nach der 20. Woche, Übelkeit und Erbrechen sowie starke Bauchschmerzen. Eine Plazentalösung tritt häufiger bei Frauen mit mehreren vorausgegangenen Schwangerschaften auf, vor allem bei jenen mit Bluthochdruck und Präeklampsie.

Mehrlingsschwangerschaft

Zwillinge, Drillinge usw. werden als Schwangerschafts»komplikation« betrachtet, weil mehrere Feten einen höheren Nährstoffbedarf als ein einzelner Fetus haben und für den mütterlichen Organismus eine zusätzliche Belastung darstellen. Schlafen, Essen und körperliches Wohlbefinden werden um einiges schneller zum Problem als bei der Schwangerschaft mit nur einem Kind. Das Risiko für Bluthochdruck, Hydramnion und starke Blutungen nach der Entbindung ist ebenfalls höher. Etwa die Hälfte aller Mehrlingsschwangerschaften endet vor dem eigentlichen Termin.
Den Frauen wird oft, manchmal über lange Zeiten der Schwangerschaft, Bettruhe oder eine drastische Einschränkung ihrer Aktivitäten und Belastungen verordnet. Drillings- und Vierlingsschwangerschaften werden gewöhnlich mit einem Kaiserschnitt beendet. Präeklampsie kommt bei Zwillingsschwangerschaften drei- bis fünfmal so häufig vor wie bei Schwangerschaften mit einem Kind. Frauen mit einer Mehrlingsschwangerschaft können beispielsweise mit der Internationalen Drillings- & Mehrlings-Initiative, dem ABC-Club e.V., Kontakt aufnehmen.
Adresse:
Strohweg 55, 64297 Darmstadt
Tel.: 06151/55430.

Terminüberschreitung

Etwa zehn Prozent der Schwangerschaften werden übertragen, d.h sie überschreiten den errechneten Geburtstermin. Von einer Übertragung spricht man, wenn dieser Termin um 14 Tage und mehr überschritten wird, vor allem wenn die Gesundheit von Mutter und Kind dabei gefährdet zu sein scheinen. Nach der 40. Schwangerschaftswoche nimmt die Sauerstoff- und Nährstoffversorgung des Fetus allmählich ab. Außerdem nimmt die Wahrscheinlichkeit einer vaginalen Entbindung ab, je größer das Kind wird. Bei einer Übertragung steigt während der Geburt das Risiko eines fetalen Atemnotsyndroms, vor allem wenn die Mutter Erstgebärende und 35 Jahre oder älter ist.
Viele Ärzte empfehlen, die Geburt künstlich einzuleiten, wenn der Termin mehr als zwei Wochen überzogen ist, andere warten ab. Ultraschallkontrollen und elektronische Überwachung des fetalen Gesundheitszustands helfen zu entscheiden, ob die Geburt eingeleitet werden muß. Diese laufenden Kontrollen erfolgen in zweiwöchigem Abstand.

Diagnosetests und Verfahren

Bei einer komplizierten Schwangerschaft wird häufig eine Reihe der in Kapitel 24, »Pränatale Diagnostik«, vorgestellten Tests und Verfahren durchgeführt. In der 34. oder 39. Woche wird oft bei Frauen mit Bluthochdruck, Rh-Unverträglichkeit und Diabetes eine Amniozentese durchgeführt, um die fetale Geburtsreife zu beurteilen.
Und auch biophysikalische Tests (zur Beurteilung der fetalen Herzfrequenz und -aktion) sowie Ultraschalluntersuchungen werden bei Risikoschwangerschaften häufig eingesetzt. Diabetikerinnen werden angewiesen, wie sie ihren Blutglukosespiegel selbst kontrollieren können.

Medikation während der Schwangerschaft

Da aus ethischen Gründen mit Schwangeren keine klinischen Versuche durchgeführt werden dürfen, sind Fehlbildungen durch neue Medikamente oder neue Wirkstoffe nie ganz auszuschließen. Nicht zuletzt in Erinnerung an den Conterganskandal Anfang der sechziger Jahre wird aber mit dem Einsatz von Medikamenten recht zurückhaltend umgegangen. Grundsätzlich gilt in der Schwangerschaft: Nehmen Sie nie Medikamente ohne vorherige Rücksprache mit Ihrem Arzt bzw. Gynäkologen ein!

Antibiotika

Verschiedene Infektionen, wie beispielsweise die sexuell übertragbaren Krankheiten, sind so ernsthafter Natur, daß sie trotz aller möglicher Risiken auch in der Schwangerschaft medikamentös behandelt werden müssen. Nehmen Sie aber nichts ohne ärztliche Erlaubnis und Überwachung ein.

Wehenhemmer

Diese Tokolytika genannten Mittel werden entweder oral oder intravenös verabreicht, um vorzeitige Wehen – gewöhnlich um die 20. Woche oder später – hinauszuzögern. Ziel der Behandlung ist es, die Schwangerschaft so lange zu erhalten, bis die Lungen des Kindes reif genug sind, um eigenständig arbeiten zu können.
Tokolytika wie Fenoterol (z. B. Partusisten), Ritodrin (z. B. Pre-par) und Hexoprenalin (z. B. Tokolysan) haben zwar einen unterschiedlichen Wirkmechanismus, können aber Wehen stoppen. Sie alle haben Nebenwirkungen wie Herzklopfen, Übelkeit und Verstopfung der Nase.

Wehenmittel

Wenn die Wehen zwar rechtzeitig eingesetzt haben, dann aber aussetzen, können wehenanregende Mittel, die rhythmische Uteruskontraktionen bewirken, injiziert werden. Das klassische Mittel ist Oxytocin. Manchmal werden auch Prostaglandine gegeben, um den Muttermund zur Geburtsvorbereitung weicher und nachgiebiger zu machen.

Psychologischer Rückhalt

Trotz Komplikationen enden die meisten »Risiko«schwangerschaften doch mit der Geburt eines gesunden Kindes.
Leider berichten die Medien oft über neue, vielversprechende Behandlungsverfahren, bevor diese überhaupt die Testphase hinter sich haben. Die Berichte sind in der Regel kurz und prägnant und hören sich schlüssig an. Bis – wenn überhaupt – diese Verfahren allerdings in der Praxis Anwendung finden, bedarf es häufig noch weiterer Untersuchungen. Aber dennoch – sollten Sie über eine für Ihre Schwangerschaft relevante Behandlung oder auch Störung lesen oder hören, zögern Sie bei Fragen nicht, mit Ihrem Arzt darüber zu sprechen. Konsultieren Sie ihn oft, rufen Sie ihn an, wenn Sie Fragen haben, und befolgen Sie seinen Rat, auch wenn's noch so schwerfällt. Denken Sie nur immer daran, der beste Weg, Ihr Baby zu schützen, ist, gut auf sich selbst achtzugeben.

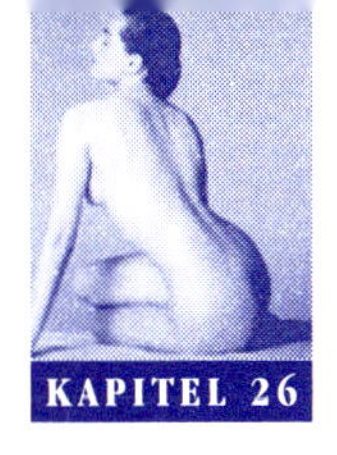

SCHWANGERSCHAFT UND GEBURT

Was während der Wehen und Entbindung auf Sie zukommt

Eine Geburt ist eines der einschneidendsten und denkwürdigsten Erlebnisse im Leben eines Paares. Jede Geburt ist für sich ein höchst intimes und einzigartiges Freudenfest. Gehen die Wehen und die Geburt auch nicht ohne Schmerzen und ein gewisses Maß an Angst ab, so vollbringt die Frau dieses schwere Stück Arbeit des Gebärens doch meist ohne größere Probleme, wenn sie nur zuversichtlich bleibt, möglichst gut informiert ist und die nötige Unterstützung durch ihren Partner und die Hebamme bzw. den Geburtshelfer erfährt.

Da aber jederzeit auch das Unvorhergesehene eintreten kann, ist es möglich, daß Wehen und Geburt Ihrer Kontrolle entgleiten. Das einzig Wichtige ist in einem solchen Fall, daß Sie ein Gefühl der emotionalen Kontrolle behalten und alle sich jetzt neu ergebenden Fragen zum weiteren Vorgehen sowie Ihre Ängste und Hoffnungen offen mit Ihrem Partner, Ihrem Geburtshelfer oder Ihrer Geburtshelferin besprechen.

Ob Sie nun vaginal oder per Kaiserschnitt entbinden, eine Vollnarkose, Periduralanästhesie oder ähnliches erhalten oder ohne Medikamente entbinden, ob Sie sich für eine Hausgeburt, eine ambulante oder eine Klinikentbindung entscheiden – Dreh- und Angelpunkt jeder Entscheidung sind Ihr Wohl und das Ihres Kindes.

Gegen Ende der Schwangerschaft werden Sie ungeduldig auf die Ankunft Ihres Kindes als den krönenden Abschluß einer neunmonatigen sorgfältigen Planungs- und Vorbereitungsphase warten. Ist es Ihr erstes Kind, werden Sie beim Gedanken an die Entbindung sicherlich eine Mischung aus Aufregung und Nervosität empfinden. Und

schließlich lösen die mit der Größe des Kindes ebenfalls wachsenden Anforderungen an Ihren Körper auch eine zunehmende Ruhelosigkeit und Reizbarkeit bei Ihnen aus.
Dieser Aufruhr an Emotionen ist völlig normal und natürlich. Mit Herannahen des errechneten Geburtstermins werden Sie genau wissen wollen, wann Sie mit dem Einsetzen der Wehen und der Geburt rechnen können. Doch so genau man auch weiß, wie die Wehen funktionieren, so wenig weiß man, wann und warum genau sie einsetzen. Und so kann kein Arzt der Welt Ihnen sagen, wann Ihre Wehen einsetzen und wie lange sie dauern werden. Der errechnete Geburtstermin stellt nur eine rechnerische bzw. statistische Größe dar, an die sich nur etwa fünf Prozent der normal ausgetragenen Kinder auch tatsächlich halten. Die anderen kommen einige Tage oder sogar Wochen vor oder nach diesem Termin zur Welt.
In den letzten zwei oder drei Wochen vor der Geburt können Sie Veränderungen in Ihrem Körper feststellen, die als Zeichen kurz bevorstehender Wehentätigkeit bzw. als Vor- oder Senkwehen bezeichnet werden: Das Baby verlagert sich dadurch in den Beckeneingang. Sie haben plötzlich das Gefühl, wieder leichter atmen zu können, auf der anderen Seite verspüren Sie jetzt stärkeren Harndrang. Deutlich spürbar sind diese Senkwehen bei der ersten Schwangerschaft, bei Folgeschwangerschaften treten sie häufig erst einige Stunden vor den echten Wehen auf.
Die unregelmäßigen Uteruskontraktionen, die Sie vielleicht immer mal wieder während der gesamten Schwangerschaft, vor allem aber während des letzten Trimenons, verspürt haben, können jetzt an Häufigkeit und Intensität zunehmen. Es kann zu einem plötzlichen Energieausbruch kommen, der häufig auch als »Nesttrieb« bezeichnet wird. Löst sich der Schleimpfropf, der den Gebärmutterhals während der Schwangerschaft dicht verschlossen hat, geht rosafarbener Schleim aus der Vagina ab, es »zeichnet«.
Bei diesem Geburtsanzeichen sollten Sie letzte Vorbereitungen treffen – wenn Sie bereits Kinder haben, muß für ihre Betreuung gesorgt werden, Sie sollten Ihren Mann benachrichtigen, eventuell Ihren Arzt und die Klinik anrufen usw. Packen Sie jetzt Ihren Klinikkoffer, und praktizieren Sie die Atemübungen, so wie Sie sie in Ihrem Geburtsvorbereitungskurs gelernt haben.
Häufig folgt auf dieses »Zeichnen« etwas Weiteres, das auf die bevorstehende Geburt hinweist. Durch das Tiefertreten des kindlichen Kopfes platzt die Fruchtblase, man spricht vom »Blasensprung«. Hierbei geht das geruchlose, klare Fruchtwasser entweder tröpfchen- oder schwallweise ab. Jetzt tut Eile Not. Die Schwangere sollte sich unverzüglich in die Klinik fahren lassen. Oft setzen die Wehen danach spontan innerhalb von 12 bis 24 Stunden ein; bei vielen Frauen platzt die Blase aber erst am Ende der Eröffnungsperiode, wenn die Wehen also schon in vollem Gang sind.
Sobald bei Ihnen das Fruchtwasser abgeht, dürfen Sie nicht mehr baden oder duschen oder gar Geschlechtsverkehr haben – die Infektionsgefahr ist jetzt groß. Achten Sie auf eine mögliche Verfärbung der Flüssigkeit – von gelblich über gelbbraun bis grünlich. Eine Verfärbung spricht dafür, daß Mekonium bzw. Kindspech abgegangen ist, ein Produkt aus dem kindlichen Darm, das auf eine Gefährdung des Feten durch Sauerstoffmangel hinweisen kann.

Wenn die Wehen einsetzen

Der Uterus ist ein starker Muskel, der sich während der Wehen rhythmisch anspannt und entspannt, wodurch sich der Gebärmutterhals dehnt, der Muttermund öffnet und das Kind im Geburtskanal immer weiter nach unten gedrückt wird. Zwar empfindet jede Frau die Wehen anders, zu Beginn jedoch werden sie von fast allen Frauen übereinstimmend als den Menstruationsschmerzen vergleichbare, krampfartige Schmerzen im Kreuz oder Beckenbereich beschrieben. Wenn diese Krämpfe eine Stunde oder länger regelmäßig kommen, jedesmal mindestens 30 Sekunden dauern und langsam an Intensität zunehmen, dann haben die Wehen begonnen.

Ihr Arzt hat Ihnen vielleicht vorher Instruktionen erteilt, wann Sie zum Krankenhaus fahren sollen bzw., wenn er gleichzeitig auch Ihr Geburtshelfer sein wird, wann Sie ihn informieren sollen. Wenn das Ihre erste Schwangerschaft ist, dann bleiben Sie am besten noch eine Weile daheim – dort, fern ab des Krankenhausalltags, können Sie am besten entspannen. Machen Sie einen kleinen Spaziergang oder ein Nickerchen, duschen Sie ausgiebig, trinken Sie etwas, lesen Sie ein Buch, oder machen Sie etwas, was Sie unterhält und ablenkt. Die meisten Ärzte empfehlen Erstgebärenden abzuwarten, bis die Wehen alle fünf Minuten kommen, bevor sie ins Krankenhaus gehen. Mehrfachgebärende sollten früher in die Klinik fahren, da ihre Wehen meist schneller vorangehen.

Wehen – vom Anfang bis zum Ende

Wenn die ersten Wehen einsetzen, liegt der kindliche Kopf an der Innenseite des noch geschlossenen Gebärmutterhalses (A). Während der frühen und aktiven Phasen des ersten Wehenstadiums, der Eröffnungsphase, beginnt sich die Zervix langsam zu dehnen (dilatieren), der Muttermund ist letztlich zirka acht Zentimeter weit geöffnet (B). In der darauffolgenden Übergangsphase (C) weitet sich die Zervix nochmals zwei Zentimeter, der Kopf des Kindes tritt tiefer in den Beckeneingang.

Während des zweiten Wehenstadiums (D und E), der Austreibungsperiode, tritt der kindliche Kopf und kurz darauf der restliche Körper aus dem Geburtskanal aus. Im dritten Stadium, der Nachgeburtsperiode, werden mit den Nachgeburtswehen die Plazenta und Eihäute ausgestoßen. Der ganze Vorgang dauert bei Erstgebärenden durchschnittlich zwölf Stunden, bei Mehrgebärenden weniger.

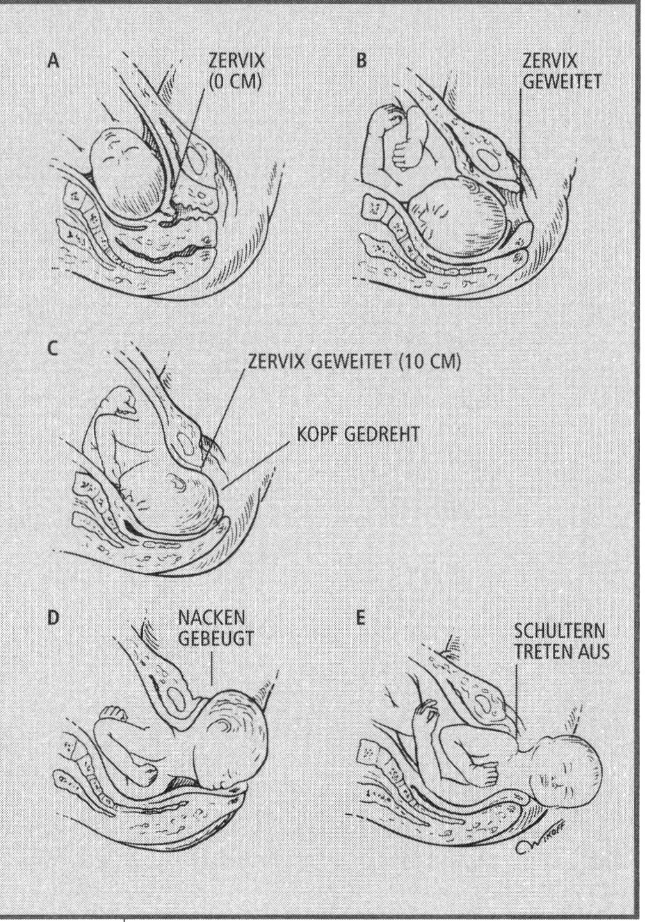

Warnzeichen, die die sofortige Benachrichtigung Ihres Arztes bzw. die Einweisung in eine geburtshilfliche Abteilung erforderlich machen, sind Vaginalblutungen – nicht zu verwechseln mit dem rosafarbenem »Zeichnen« –, ungewöhnlich langes Ausbleiben der Kindsbewegungen oder anhaltend starke Schmerzen anstatt der regelmäßig kommenden und wieder gehenden Kontraktionen. Diese Zeichen können auf eine möglicherweise ernsthafte Komplikation wie *Placenta praevia*, bei der die Plazenta den Geburtsweg blockiert, oder eine Plazentalösung, bei der sich die Plazenta vorzeitig vom Uterus ablöst und damit die Sauerstoffversorgung des Kindes unterbricht, hinweisen. Bei Verdacht auf eine dieser Komplikationen ist es nötig, Ihr Befinden sowie das des Kindes während der gesamten Wehentätigkeit zu überwachen.

Nach der Krankenhausaufnahme steht eine Reihe von Aufnahmeuntersuchungen an. Unter anderem werden Ihre Vitalzeichen kontrolliert und aufgezeichnet und vor allem die Herztöne und -frequenz des Kindes – beide geben Aufschluß darüber, wie gut das Kind auf den Geburtsstreß reagiert. Bei Verdacht oder Vorliegen von Komplikationen wie *Placenta praevia* oder bei Infektionsgefahr werden über eine vaginale Untersuchung die Lage des Kindes, Ihre Beckenmaße sowie Zervixlänge und -weite kontrolliert. Es wird eine Blutprobe entnommen und eine Urinprobe auf Eiweiß hin untersucht. In vielen Kliniken wird der Kreißenden auch ein Einlauf gemacht.

Um die kindliche Herzfrequenz und deren Veränderungen während der Wehen und damit das kindliche Befinden zu kontrollieren, kann während der Geburt eine Kardiotokographie (CTG, Herzton-Wehenschreiber) sowie eine kontinuierliche Elektrokardiographie vorgenommen werden. Hierzu werden Sensoren mit einem Gürtel am Bauch der Schwangeren befestigt. Nach dem Blasensprung kann eine »interne« Elektrokardiographie vorgenommen werden, indem durch die Vagina sogenannte »Skalp-Elektroden« am kindlichen Kopf angebracht werden. Wenn die Wehen zu schwach zu sein scheinen, läßt sich ihre Stärke mittels intrauteriner Wehendruckmessung genau bestimmen.

Vergleichende Studien haben ergeben, daß die Überwachung des fetalen Befindens während der Wehen mit dem althergebrachten Stethoskop der elektronischen Überwachung bei bislang unauffälligen Schwangerschaften in nichts nachsteht. Wenn die Herzfrequenz Ihres Babys unauffällig ist und Ihre Wehen beständig fortschreiten, ist eine CTG-Dauerüberwachung meist überflüssig. Zur fetalen Überwachung reicht es, die Schwangere in regelmäßigen Abständen ans CTG anzuschließen – wenn nicht gar das Stethoskop statt dessen eingesetzt wird. In der Zwischenzeit kann die Frau umhergehen, eine möglichst angenehme Position einnehmen, sich an den Partner lehnen, kurz, alles tun, was ihr die Wehen erleichtert.

Die oben angesprochene CTG-Dauerüberwachung ist nur bei Zeichen eines fetalen Atemnotsyndroms, wie etwa grünlich verfärbtem Fruchtwasser, Vaginalblutungen, einem Abfall des mütterlichen Blutdrucks oder wenn sich der Muttermund trotz regelmäßiger Wehen nicht stärker weitet, erforderlich.

Die Wehenstadien

Die Wehentätigkeit wird in drei Hauptstadien unterteilt. Das erste Stadium beginnt mit Einsetzen der Wehen und endet, wenn der Muttermund etwa zehn Zentimeter weit offen ist. Das zweite Stadium reicht von der vollständigen Eröffnung des Muttermundes bis zur Geburt des Kindes. Dann setzt das dritte Stadium ein, das mit dem Ausstoßen der Plazenta und Eihäute, der sogenannten Nachgeburt, endet. Bei Erstgebärenden dauert die Wehentätigkeit im allgemeinen am längsten: bei 50 Prozent von ihnen län-

Wo soll das Kind geboren werden?

Heute haben die Frauen, was das Wo und Wie ihrer Entbindung angeht, so viele Wahlmöglichkeiten wie noch nie zuvor. Viele Frauen entscheiden sich noch immer für das Krankenhaus als einem Ort, der ihnen, für den Fall, daß Komplikationen bei Mutter oder Kind auftreten, die Sicherheit modernster Medizintechnik bietet. Vergewissern Sie sich vor Anmeldung in einer bestimmten Klinik jedoch, daß Ihre individuellen Wünsche – was die Gestaltung der einzelnen Geburtsphasen, die Rolle Ihres Partners bei der Geburt oder die Möglichkeit von Rooming-in angeht – berücksichtigt werden.

Für Frauen, die sich eine Hausgeburt wünschen, aber ein besseres Gefühl haben, wenn der Arzt und technische Apparatur sofort verfügbar sind, stellt die ambulante Geburt eine gute Alternative dar. Sie wird mittlerweile von manchen Krankenhäusern, aber auch von privaten Entbindungsheimen bzw. Geburtshäusern oder auch Frauenärzten/Frauenärztinnen in ihren Praxen angeboten. Bereits einige Stunden nach der Geburt können die Eltern mit ihrem Neugeborenen nach Hause zurückkehren. Die Nachbetreuung übernimmt eine freie Hebamme, im Idealfall jene, die auch die Geburt geleitet hat – manchmal ist es auch möglich, seine eigene Hebamme »mitzubringen«.

Für gesunde, jüngere Frauen, die eine komplikationslose Geburt erwarten können, eignet sich auch die Hausgeburt. Eine gute Geburtsvorbereitung sowie eine Hebamme, zu der man vollstes Vertrauen hat, sind hier besonders wichtig. Auch sollten Sie sich für den Fall, daß Komplikationen eintreten sollten, vergewissern, daß eine Entbindungs- und Kinderklinik in der Nähe sind.

Egal, für welche dieser Optionen Sie sich entscheiden, es gilt: Frauen, die während der Wehen und Geburt eine kompetente und mitfühlende Betreuung erfahren, bewahren während der Entbindung meist die Ruhe und Selbstkontrolle und sind am zufriedensten.

ger als zwölf Stunden, bei 20 Prozent sogar länger als 24 Stunden. Bei Mehrgebärenden ist die Dauer der Wehentätigkeit gewöhnlich kürzer: Bei 75 Prozent der Frauen dauert die Geburt nicht länger als 12 Stunden, und lediglich zwei Prozent der Frauen haben Wehen von mehr als 24 Stunden.
Das erste und längste Wehenstadium wird in drei unterschiedliche Wehenphasen unterteilt: die frühe oder latente Eröffnungsphase, die aktive oder Mitte der Eröffnungsphase und die Übergangsphase. Während der frühen Eröffnungsphase liegen große Intervalle zwischen den einzelnen Kontraktionen – vielleicht zehn Minuten oder mehr –, die oft wie ein Zusammenziehen oder Ziehen im Rücken oder in den Lenden empfunden werden. Sie können in ihrer Häufigkeit und Intensität sehr unterschiedlich ausfallen. Zu diesem Zeitpunkt fühlen Sie sich aufgeregt, suchen Gesellschaft und das Gespräch, oder Sie sind ein bißchen nervös. Die meisten Frauen bleiben während dieser Phase, in der sich der Muttermund auf bis zu vier Zentimeter öffnet, daheim und gehen erst, wenn die aktiven Wehen einsetzen, in die Klinik.

Die aktive Phase

Wenn Sie die aktive Eröffnungsphase erreichen, konzentrieren Sie sich völlig auf Ihre Wehen. Die Wehen kommen jetzt im Abstand von drei bis fünf Minuten, dauern etwa 45 bis 60 Sekunden und konzentrieren sich mehr auf Ihren Bauch. Sie werden jetzt auch stärker und rhythmischer, rollen

wie Wellen heran und ebben auch wieder genauso ab.
Um auch weiterhin auf Ihre Wehen konzentriert zu bleiben, kann zusätzliche Unterstützung durch Ihren Partner oder die Hebamme nötig sein. In der Phase, in der sich der Muttermund auf acht Zentimeter eröffnet, gewinnen außerdem Atem- und Entspannungsübungen immer mehr an Bedeutung.
In dieser aktiven Eröffnungsphase kann es sein, daß Sie nach Erleichterung der Schmerzen und der Anspannung durch die Wehen verlangen. Obgleich hier Medikamente auf den ersten Blick schnelle Hilfe versprechen, darf man doch nie die Sicherheit des Babys aus den Augen verlieren. Viele Medikamente sind plazentagängig und wirken sich damit auch auf das Baby aus, indem sie den Herzschlag und die Atmung des Kindes während der Wehen und auch noch nach der Geburt verlangsamen. Deshalb empfehlen viele Ärzte durchzuhalten, sich statt dessen immer nur auf die jeweils nächste Wehe zu konzentrieren und den Partner voll in die Geburtsarbeit mit einzubeziehen.
Wenn die Schmerzen jedoch so stark sind, daß sie das Vorangehen der Wehentätigkeit behindern, können entspannend wirkende Medikamente dafür sorgen, daß die Kontraktionen weiterhin kräftig und beständig bleiben. Es werden im wesentlichen zwei Arten der medikamentösen Geburtserleichterung eingesetzt: Analgetika und Anästhetika.
Analgetika können einen Großteil der Schmerzen nehmen und die Wehen damit um einiges erträglicher machen. Als Mittel der Wahl gilt Pethidin (z.B. Dolantin), das intramuskulär injiziert wird. Mögliche Nebenwirkungen sind Übelkeit, Erbrechen und ein abnorm schneller Herzschlag. Hohe Dosen jedoch können die Wehentätigkeit beeinträchtigen und den Einsatz von Wehenmitteln erforderlich machen.
Lokal- und Leitungsanästhesie schalten die Schmerzen komplett aus. Zu den zur Geburtserleichterung häufigst gewählten Methoden zählen:

Parazervikalblockade. Hierbei wird, gewöhnlich während des ersten Wehenstadiums, ein Mittel beiderseits des Muttermunds ins Gewebe gespritzt, um den Wehen- und Dehnungsschmerz zu lindern, ohne dabei später Ihre Mitarbeit beim Drücken und Pressen zu beeinträchtigen. Diese Art der Anästhesie wird heute nur noch selten gewählt.

Pudendusblockade. Das Anästhetikum wird während des zweiten Wehenstadiums durch die Scheidenwand in die Gegend des Sitzbeinhöckers, der zwischen Vagina und After liegt, gespritzt. Das Mittel beeinträchtigt die Mitarbeit beim Pressen nicht und ermöglicht im allgemeinen auch eine schmerzfreie Durchführung des Dammschnitts.

Spinalanästhesie. Hierbei wird ein Lokalanästhetikum in den Wirbelsäulenkanal injiziert und so der Unterleib und Dammbereich betäubt. Diese Anästhesieform wird selten während der Wehen eingesetzt, kann aber eine Narkosealternative bei Zangengeburt oder Kaiserschnittentbindung sein. Durch diese Nervenblockade besteht bei der Gebärenden kein Drang mehr mitzupressen. Mögliche Nebenwirkungen sind Blutdruckabfall und, in seltenen Fällen, starke Kopfschmerzen bei Abklingen der Narkosewirkung.

Peridural- und Kaudalanästhesie
Hierbei wird der Gebärenden ein Anästhetikum kontinuierlich über einen Katheter, der zwischen die Wirbelkörper in der Wirbelsäule eingeführt worden ist, zugeführt. Wie die Spinalanästhesie bewirkt auch sie eine komplette Schmerzausschaltung im Dammbereich. Mit der Kathetertechnik läßt sich die Dosierung problemlos ändern bzw.

das Mittel absetzen. Die meisten Ärzte betrachten die Periduralanästhesie als optimale Methode zur Schmerzlinderung bei unkomplizierten Wehen oder geplanten und unkomplizierten Schnittentbindungen, da die Frau dabei bei vollem Bewußtsein bleiben kann. Bis das Anästhetikum jedoch seine volle Wirkung entwickelt, dauert es immerhin doch 20 Minuten. Kehrseite dieser Form der Anästhesie ist, daß die Wehentätigkeit dadurch beeinträchtigt werden kann und so der Einsatz von Oxytocin erforderlich wird. Außerdem scheinen unter dieser Narkose häufiger Zangengeburten durchgeführt werden zu müssen.

Atemtechniken erleichtern die Geburt

Ziel während der aktiven Wehenphase ist es, möglichst entspannt zu bleiben, damit sich der Muttermund weiter öffnen kann und das Baby optimal mit Sauerstoff versorgt wird. Die nachfolgend beschriebenen Atemtechniken können Ihnen, allein oder in Kombination angewandt, während der Wehen Erleichterung bringen. Wenn Sie diese Techniken bereits während der Schwangerschaft lernen, können Sie ihren Ablauf während der Wehen nach Ihren persönlichen Bedürfnissen abwandeln.

- **Tiefe, reinigende Atmung.** Atmen Sie zu Beginn und am Ende jeder Wehe lang und tief durch.
- **Langsame Brustatmung.** Atmen Sie während der frühen, leichteren Wehen des ersten Wehenstadiums acht- bis zehnmal pro Minute langsam und konzentriert.
- **Schnelle Brustatmung.** Setzen Sie im weiteren Verlauf des ersten Wehenstadiums, wenn die Wehen immer häufiger und intensiver werden, dieselbe Atemtechnik wie in der frühen Wehenphase ein, verdoppeln Sie nur die Geschwindigkeit dieser noch konzentrierteren Brustatmung.
- **Flache Brustatmung.** Arbeiten Sie mit dieser flachen Hechelatmung auf dem Höhepunkt der stärksten Wehen.

Übergangsphase

Während der Übergangsphase öffnet sich der Muttermund die letzten zwei Zentimeter. Dies ist die schwierigste Wehenphase mit den stärksten, längsten und häufigsten Kontraktionen. Glücklicherweise ist diese Phase jedoch relativ kurz und dauert manchmal nur zwei oder drei Kontraktionen lang. Selbst bei Erstgebärenden dauert sie selten länger als eine Stunde.

Während der Übergangsphase kommen die Wehen alle zwei bis drei Minuten und dauern jeweils 60 bis 90 Sekunden an. Es liegen also nur kurze Verschnaufpausen zwischen jeder Wehenwelle, deren Intensität oft erschreckend und überwältigend ist. Haben Ihnen bislang die Gegenwart Ihres Partners und Körperkontakt noch gutgetan, fühlen Sie sich jetzt vielleicht plötzlich gereizt, wütend und verzweifelt; Berührungen sind Ihnen jetzt unangenehm. Schüttelfrost, Übelkeit und das Gefühl, Stuhlgang haben zu müssen, können jetzt auftreten. Diese körperlichen Empfindungen spiegeln das Herabdrängen des Kindes im Geburtskanal wider und können mit Beginn des zweiten Wehenstadiums noch intensiver werden.

Fühlen Sie sich durch die Kräfte, die in Ihrem Körper toben, jetzt auch noch so erschlagen, ist die Übergangsphase doch nicht der richtige Moment für den Einsatz von Analgetika. Die beste Methode, die Übergangsphase durchzustehen, ist, mit Ihren Wehen zu arbeiten, statt dagegen anzukämpfen. Heizkissen, Positionswechsel, Atemübungen, Musik, Meditation und Visualisierungstechniken wirken allesamt schmerzlindernd. Viele Frauen, die bereits ein Lokalanästhetikum erhalten haben, lassen jetzt, da sich der Muttermund voll weitet, die Medikation wieder absetzen, damit sie die Kontraktionen wieder spüren und effektiver mitpressen können.

Häufige Komplikationen während der Wehen

Die durchschnittliche Kaiserschnittrate beträgt in der Bundesrepublik heute 12 bis 18 Prozent. Viele Faktoren haben zu dieser relativ hohen Rate geführt: Häufig wird nach einer Schnittentbindung bei der zweiten Geburt automatisch ein Kaiserschnitt gemacht; man wählt dieses Verfahren bei Beckenend- bzw. Steißlage des Kindes; wenn sich beim Kind auch nur leichtes Mißbefinden andeutet, wenn sich eine Wehenschwäche zeigt. Ist die Schnittentbindung heute auch sicherer als noch während der sechziger Jahre und hat sie bei wirklichen Risiko- und Notsituationen auch unbedingt ihre Berechtigung, so bedeutet sie doch immer noch eine Operation für die Frau.

Aufgrund der Erfahrungen in den letzten zwei Jahrzehnten halten die meisten Experten heute einen chirurgischen Eingriff als Reaktion auf eine während der Geburt eintretende Komplikation nicht mehr in jedem Fall für die beste Lösung für Mutter und Kind. Zum besseren Verständnis sollen nachfolgend die häufigsten Komplikationen, die während der Wehen auftreten und einen Kaiserschnitt erforderlich machen können, kurz erläutert werden.

Vorzeitiger Blasensprung

Bei den meisten Frauen setzen die Wehen spontan ein, wenn die Fruchtblase nach voller Schwangerschaftsdauer platzt. Wenn die Wehen dann noch mehr als 12 bis 14 Stunden auf sich warten lassen, spricht man von einem »vorzeitigen Blasensprung«. Immer mehr Ärzte leiten nach einem solchen vorzeitigen Blasensprung bei ansonsten termingerechter Geburt die Wehen künstlich ein. Manche warten noch eine Zeitlang zu. Eine großangelegte Studie kam zu dem Ergebnis, daß die Einleitung der Wehen mittels Prostaglandin-Vaginalzäpfchen eine – vor allem bei Erstgebärenden – akzeptable Vorgehensweise beim vorzeitigen Blasensprung ist. In dieser Studie war die Kaiserschnittrate bei den mit Prostaglandin behandelten Frauen nur halb so hoch wie bei jenen, die Oxytocin erhielten oder bei denen auf das spontane Einsetzen der Wehen gewartet wurde.

Wehenschwäche

Nach Einsetzen der Wehentätigkeit sollte sich der Muttermund stündlich um 1,2 bis 1,5 cm weiten. Manchmal will sich der Muttermund in der aktiven Wehenphase trotz regelmäßiger Kontraktionen einfach nicht weiten, man spricht hier von einer sekundären Wehenschwäche oder einem Nichtvorankommen der Geburt. In einem solchen Fall ist eine Beckenuntersuchung, die Kontrolle der Vitalzeichen der Frau und die kurzfristige Fetalüberwachung angezeigt. Sind alle Befunde normal, gibt es zwei Möglichkeiten: abzuwarten oder die Wehen einzuleiten.

Um die Wehen wieder in Gang zu bringen, gibt es verschiedene Möglichkeiten. Ist die Fruchtblase noch nicht geplatzt, kann die Blase manuell gesprengt werden (Amniotomie). Da ein Blasensprung unweigerlich die Geburt einleitet, kann ein solches Vorgehen während der latenten Wehenphase, in der immerhin die Möglichkeit besteht, daß es sich bei den Wehen in Wirklichkeit noch um Senkwehen gehandelt hat, riskant sein. Verschiedene Studien haben dagegen gezeigt, daß eine während der aktiven Wehenphase durchgeführte Blasensprengung die Dauer der Wehentätigkeit tatsächlich um bis zu zwei Stunden verkürzen kann. Außerdem steigt bei diesem Vorgehen die Rate an vaginalen Entbindungen, und es besteht kein zusätzliches Verletzungsrisiko für Mutter oder Kind.

Über das Vorgehen bei einer Übertragung,

die immerhin zehn Prozent aller Schwangerschaften ausmacht, sind sich die Experten nicht einig. Hauptziel ist es, eine Gefährdung des Fetus durch Sauerstoffmangel oder ein Eindringen von Mekonium in die Lungen zu vermeiden. Manche Ärzte sprechen sich für eine künstliche Weheneinleitung jenseits der 41. oder 42. Woche aus, andere empfehlen dagegen lediglich eine Fetalüberwachung, bis die Wehen spontan einsetzen.

In einer breit angelegten Studie mit übertragenen, aber ansonsten unkomplizierten Schwangerschaften, hatte die künstliche Weheneinleitung eine niedrigere Kaiserschnittrate zu Folge – bei den Kindern kam ein fetales Atemnotsyndrom weniger häufig vor.

Über die 42. Woche hinaus aber lassen nur wenige Ärzte eine Schwangerschaft bestehen. Dann werden die Wehen oft mit Hilfe von Prostaglandinen oder mit Oxytocininfusionen eingeleitet.

Beckenanomalie

Bestimmte Besonderheiten in der weiblichen Beckenanatomie können ebenfalls zu Komplikationen bei der Geburt führen. Während der natürlichen Geburt muß sich das Baby, unterstützt durch die Uteruskontraktionen und das Pressen, durch das Becken abwärts bewegen. Normalerweise ist das weibliche Becken breit genug und so geformt, daß ein Kind passieren kann. Es gibt keinen Grund, warum Sie allein aufgrund Ihrer Beckenmaße eine vaginale Entbindung nicht versuchen sollten – es sei denn, Sie hätten in der Vergangenheit einen Beckenbruch oder eine Knochen- oder neuromuskuläre Krankheit gehabt.

Manchmal kann jedoch der kindliche Kopf für den Geburtskanal zu groß sein. Dann entwickelt sich meist im zweiten Wehenstadium eine Wehenschwäche, nachdem die Wehen auch im ersten Stadium oft schon unregelmäßig waren. Hier ist ein Kaiserschnitt notwendig.

Risiken der Beckenend- bzw. Steißlage

Wenn das Baby mit dem Kopf nach unten im Geburtskanal liegt – in 95 Prozent der Fälle –, braucht es auf dem engen Weg nach draußen so wenig Platz wie möglich und hat die besten Voraussetzungen, unbeschadet dort anzukommen. Liegt das Baby dagegen mit dem Po oder den Füßen Richtung Ausgang, nimmt das Risiko, daß es mit dem Kopf in dem engen Durchgang steckenbleibt, drastisch zu. Die Zahl der Todesfälle liegt bei Steißgeburten viermal höher als normal – Ursache ist meist eine Nervenschädigung oder Sauerstoffmangel. Bei Erstgebärenden wird bei dieser Lageanomalie meist, aber nicht immer, eine Schnittentbindung gemacht.

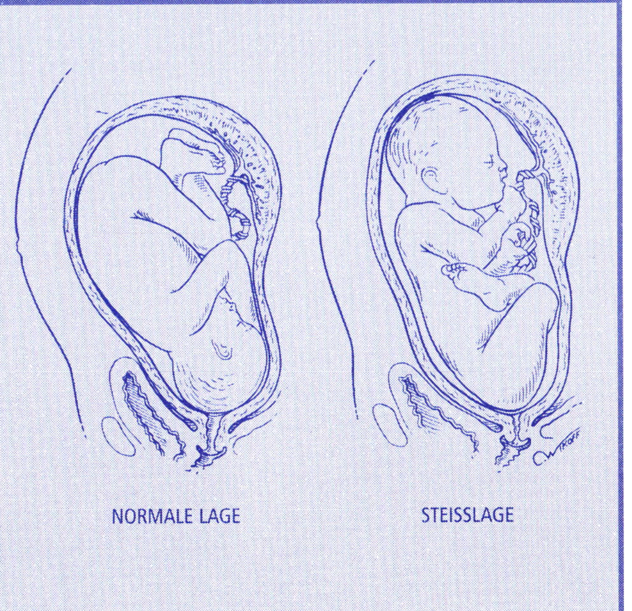

Lage- und Haltungsbesonderheiten

Bei mehr als 95 Prozent aller termingerechten Geburten steht das Kind mit dem Kopf nach unten im Geburtskanal. Dabei ist das Kinn normalerweise eng gegen die Brust gedrückt – man spricht hier von der Hinterhauptslage. Selten liegt eine sogenannte Gesichts-, Stirn- oder Vorderhauptstellung vor. Diese Geburtslagen können einen Kaiserschnitt erforderlich machen, weil der kindliche Kopf so einen wesentlich größeren Durchtrittsraum benötigt.

Liegt das Kind mit den Füßen oder dem Po nach unten, spricht man von der Beckenend- oder Steißlage. Vor 1960, als eine Schnittentbindung noch mit wesentlich mehr Gefahren für Mutter und Kind verbunden war als heute, wurden diese Kinder trotz einer erhöhten Verletzungs- und Lebensgefahr fast immer vaginal entbunden. Trotz der heute sicheren Schnittechniken versuchen viele Ärzte doch, das Kind direkt vor den Wehen zu wenden. Die hier am häufigsten angewandte Technik ist die äußere Wendung. Diese Wendemanöver sind zwar oft erfolgreich, doch jedes dritte Baby dreht sich danach wieder in die Beckenendlage zurück. Außerdem besteht hierbei die Gefahr von Nabelschnurkomplikationen wie einer Nabelschnurumschlingung. Dennoch besteht heute das Bestreben, unter optimalen Rahmenbedingungen und fetaler Dauerüberwachung Kinder aus der Beckenendlage vaginal zu entbinden.

Bei etwa 0,5 bis einem Prozent aller termingerechten Geburten befindet sich das Kind bei Geburtsbeginn in Quer- bzw. Schräglage. Bleiben alle Wendeversuche erfolglos, so ist hier im allgemeinen eine Schnittentbindung unumgänglich.

Vorangegangene Schnittentbindung

Immer öfter werden Frauen dazu ermutigt, bei der auf einen Kaiserschnitt folgenden Geburt eine vaginale Entbindung zu versuchen. Ob das möglich sein wird, hängt im wesentlichen von der Indikation der ersten Schnittentbindung ab und auch von der damaligen Schnittechnik, Ihrer Beckengröße, ob eine Mehrlingsschwangerschaft oder eine Beckenendlage und bestimmte mütterliche Komplikationen wie Diabetes oder Bluthochdruck vorliegen. Doch auch trotz leicht erhöhtem Risiko schließt keiner dieser Faktoren für sich allein eine vaginale Entbindung nach Kaiserschnitt zwangsläufig aus.

Die Angst vor einer Uterusruptur, der Zerreißung der Uteruswand, war der häufigste Grund für die überholte medizinische Regel »Einmal Kaiserschnitt, immer Kaiserschnitt«. Wenn die Gebärmutternarbe reißt, kann das den Tod des Kindes und eine schwere Verletzung der Mutter zur Folge haben. Diese Gefahr bei späteren Vaginalentbindungen ist beträchtlich geringer geworden, seit der Uterus im unteren Segment mittels Querschnitt eröffnet wird. Außerdem müssen viele der Faktoren, die beim erstenmal zur Schnittentbindung geführt haben – Beckenendlage, fetales Atemnotsyndrom, Wehenschwäche – bei der zweiten Geburt nicht auch vorliegen. Den Risiken einer vaginalen Geburt nach Kaiserschnitt steht als Vorteil eine niedrigere Komplikationsrate und kürzere Genesungszeit gegenüber.

1988 veröffentlichte das American College of Obstetricians and Gynecologists Richtlinien, nach denen bei den meisten Bedingungen nach vorausgegangenem Kaiserschnitt einer vaginalen Geburt der Vorzug gegeben werden soll. Diese Empfehlung gilt vor allem für Frauen, deren Uterus mit einem Querschnitt geöffnet wurde. Dagegen sollten Frauen mit zwei oder mehreren vorausgegangenen derartigen Schnittentbindungen nicht mehr vaginal entbinden; gleiches gilt generell für Frauen, deren Uterus durch einen Längsschnitt eröffnet wurde. Aber auch wenn eine vaginale Geburt nach Kaiserschnitt versucht wird, haben in jedem Fall ein Operationsteam und die nötige Ausrüstung für einen Notkaiserschnitt bereitzustehen.

Geburtsverlauf in Zentimetern

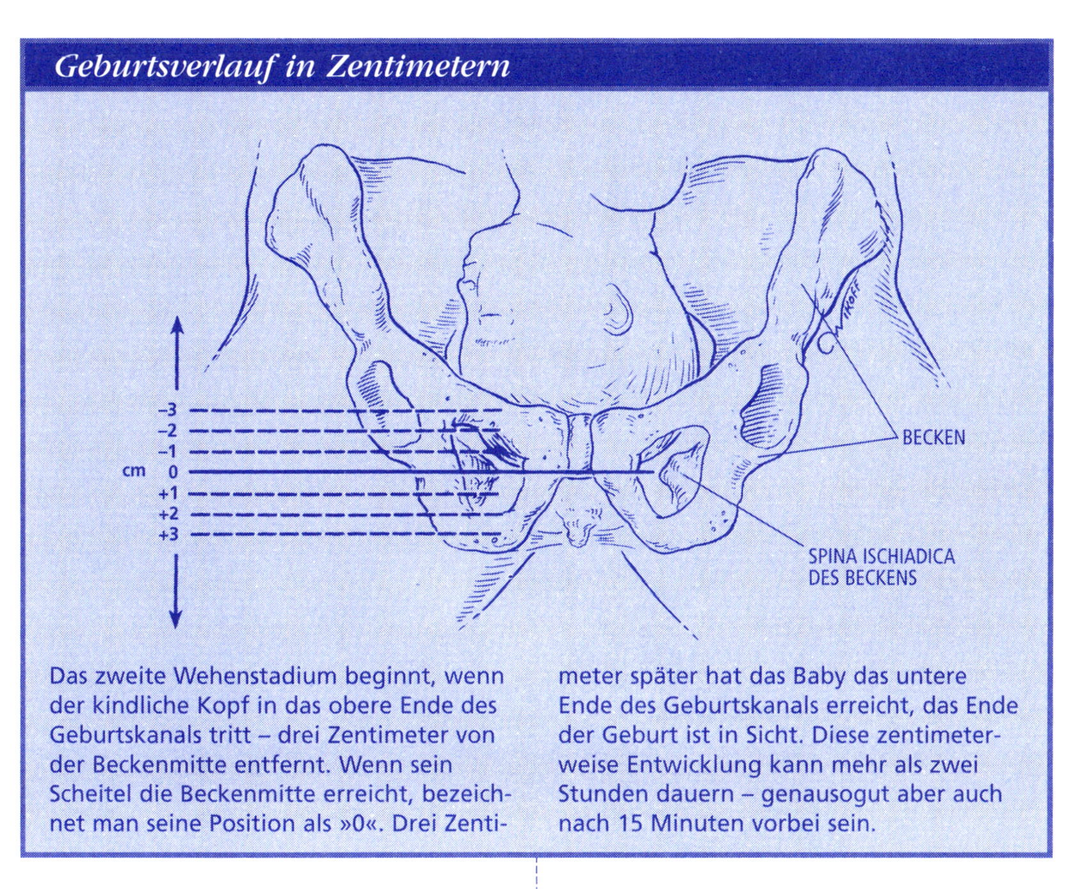

Das zweite Wehenstadium beginnt, wenn der kindliche Kopf in das obere Ende des Geburtskanals tritt – drei Zentimeter von der Beckenmitte entfernt. Wenn sein Scheitel die Beckenmitte erreicht, bezeichnet man seine Position als »0«. Drei Zentimeter später hat das Baby das untere Ende des Geburtskanals erreicht, das Ende der Geburt ist in Sicht. Diese zentimeterweise Entwicklung kann mehr als zwei Stunden dauern – genausogut aber auch nach 15 Minuten vorbei sein.

Vaginale Geburt

Wenn der Kopf des Kindes mit seiner breitesten Stelle in den Geburtskanal getreten ist, beginnt das zweite Wehenstadium. In dieser Phase können sich die Wehen verlangsamen und nur noch alle vier bis fünf Minuten kommen, sie können auch weniger intensiv werden. Mit jeder heranrollenen Wehenwelle werden Sie zum Mitpressen aufgefordert – das Tiefertreten des Kindes wird regelmäßig kontrolliert.
Während des gesamten zweiten Wehenstadiums, das 15 Minuten bis zu zwei Stunden dauern kann, schiebt sich das Kind kraft Ihrer Uteruskontraktionen und Ihrem bewußten Mitpressen immer weiter durch den Geburtskanal. Das kann sehr ermüdend sein, vor allem wenn die Wehentätigkeit lang und heftig war. Die meisten Frauen empfinden jedoch dieses zweite Stadium, in dem sie aktiv mithelfen können, als körperlich und psychisch befriedigender. Die Wehen lassen sich oft besser aushalten und die Aufregung, jeden Moment sein Kind im Arm halten zu können, macht die Müdigkeit wieder wett.
Ihr Partner kann Sie jetzt von hinten beim Pressen stützen. Wurde bei einer früheren Geburt bei Ihnen ein Kaiserschnitt durchgeführt, scheuen Sie sich nicht, kräftig zu pressen. Wenn die Narbe die Belastung durch die neunmonatige Schwangerschaft und die Wehen ausgehalten hat, dann sicher auch das.
Mit Voranschreiten dieses auch Austreibungsperiode genannten Stadiums dehnt sich der Dammbereich zwischen Vagina

und Rektum immer stärker. Häufig wird jetzt ein Dammschnitt vorgenommen, um eine Überdehnung oder ein Einreißen des Damms beim Durchschneiden des kindlichen Kopfs zu verhindern. Obwohl der Dammschnitt nicht mehr routinemäßig gemacht wird, ist er doch immer noch einer der häufigsten geburtshilflichen Eingriffe.

Wenn sich das Kind dem knöchernen Anteil des Beckens nähert, paßt sich sein noch verformbares Köpfchen leicht den Formen des Geburtskanals an. Sobald sein Kopf unter Ihrem Schambein sitzt, steht die Geburt unmittelbar bevor.

Sobald der vorangehende Teil des Kopfes sichtbar wird oder »einschneidet«, wird er von der Hebamme oder dem Geburtshelfer gebremst und sanft nach vorn gedrückt. Nur selten ist eine Zangen- oder Saugglockengeburt erforderlich, um den kindlichen Kopf durch den Geburtskanal zu schleusen.

In dieser Phase werden Sie aufgefordert zu hecheln – Sie dürfen nicht mehr mitpressen, damit der Austritt des Kopfes schonender und besser steuerbar wird. Vielleicht wollen Sie das Herausgleiten des Kindes im Spiegel beobachten. Wenn der Kopf durchgetreten ist, wird kontrolliert, ob die Nabelschnur nicht um den Hals des Kindes liegt. Sodann werden Mund und Nasenlöcher des Kindes sofort von Schleim befreit. Mit der nächsten Kontraktion tritt der Körper des Kindes aus, die Nabelschnur wird abgebunden und durchtrennt. Nachdem das Allgemeinbefinden des Neugeborenen kontrolliert worden ist – mit Hilfe des Apgar-Scores –, wird es normalerweise der Mutter überlassen.

Innerhalb weniger Minuten nach der Geburt wird durch das wehenartige Zusammenziehen der Gebärmutter, die Nachgeburtswehen, die Plazenta von der Gebärmutterwand abgelöst. Die Ausstoßung läßt normalerweise nicht lange auf sich warten.

Der Dammschnitt

Bei Austritt des kindlichen Kopfs besteht die Gefahr, daß das Gewebe zwischen Vagina und Anus bis zum Zerreißen überdehnt wird. Um ein solches unkontrolliertes Einreißen zu vermeiden, wird die Scheide häufig durch einen Schnitt, den Dammschnitt, in Richtung After vergrößert. Wenn Sie strikt gegen die – in manchen Krankenhäusern immer noch übliche – routinemäßige Durchführung eines Dammschnitts sind, dann sollten Sie das rechtzeitig mitteilen.

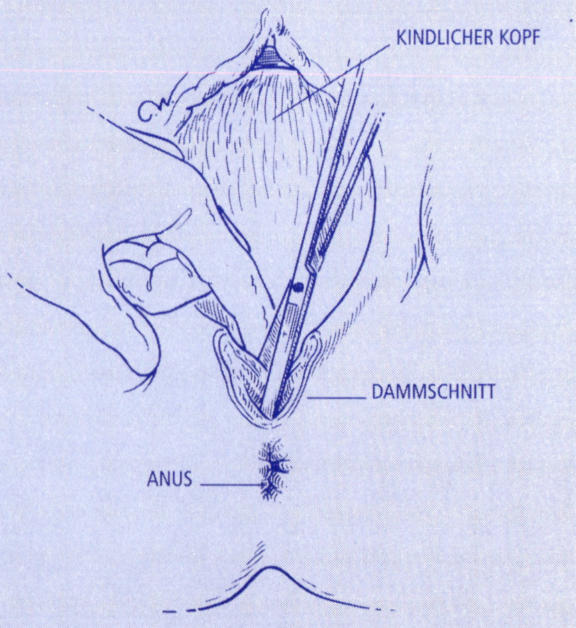

Eventuell wird das Wehenmittel Oxytocin zur Unterstützung gegeben, während der Uterus von außen massiert wird, um die Blutung zu reduzieren. Alte Kaiserschnittnarben werden jetzt sorgfältig auf etwaige Verletzungen hin untersucht.
Die Plazenta wird auf ihre Vollständigkeit hin untersucht, Gebärmuttermund und Vagina auf etwaige Einrisse und Prellungen. Wurde ein Dammschnitt vorgenommen, wird dieser jetzt vernäht. Diese Nachgeburtsphase wird von den frischgebackenen Eltern vor Freude über ihr Baby oft gar nicht bewußt wahrgenommen.

Kaiserschnitt

Trotz aller an ihm geübter Kritik ist und bleibt der Kaiserschnitt eine der wichtigsten – und oft lebensrettenden – geburtshilflichen Operationen. Empfohlen wird er meist, wenn eine Fortsetzung der Wehentätigkeit für Mutter und Kind als gefährlich angesehen wird; die Geburt stattfinden muß, sich die Wehen aber nicht einleiten lassen; die Größe, Lage oder Haltung des Kindes eine vaginale Entbindung unmöglich machen und wenn ein medizinischer Notfall eintritt.
Eine mögliche Indikation für einen Kaiserschnitt ist eine den Geburtsweg versperrende *Placenta praevia*, ein früherer Kaiserschnitt mit Längsschnitt oder Uterusanomalien oder vorausgegangene Uterusoperationen. Gefährden Schwangerschaftskomplikationen wie *Diabetes mellitus* oder Bluthochdruck das kindliche Wohlbefinden, muß die Geburt eventuell vorzeitig mittels Kaiserschnitt durchgeführt werden, wenn eine künstliche Weheneinleitung erfolglos bleibt. Und schließlich ist der Kaiserschnitt auch eine sichere Alternative, wenn anatomische Besonderheiten des Uterus oder Geburtskanals eine vaginale Entbindung unmöglich machen.
Ein mütterlicher oder fetaler Notfall macht ebenfalls eine unverzügliche Entbindung erforderlich. Hierzu zählen die vorzeitige Plazentalösung von der Uteruswand, Blutungen bei *Placenta praevia*, Nabelschnurvorfall oder eine aktive Scheideninfektion wie *Herpes genitalis*. Etwa ein Fünftel aller Schnittentbindungen sind Notoperationen.
Obwohl ein früherer Kaiserschnitt bei der nächsten Geburt eine neuerliche Schnittentbindung nicht mehr zwangsläufig erforderlich macht, wird sie bei 40 Prozent aller Frauen, die danach eine vaginale Entbindung versuchen, schließlich doch wieder nötig. In einem solchen Fall sollten Sie stolz auf Ihren Versuch und Ihre Leistung sein und nicht etwa das Gefühl haben, versagt zu haben.
Schnittentbindungen werden nach der Art und Lokalisation des durchgeführten Schnitts unterteilt. Die häufigste Schnittechnik ist der Querschnitt, der am Oberrand der Schamhaare angesetzt und auch »Kerr«-Schnitt genannt wird. Der früher klassische Längsschnitt, der im oberen Uterussegment gemacht wird, sollte nur noch Ausnahmefällen vorbehalten bleiben.
Steht grundsätzlich auch eine Reihe verschiedener Narkosetechniken zur Verfügung, wird der Kaiserschnitt doch heute meist unter Periduralanästhesie durchgeführt. Bei einem besonders schwierigen oder Notkaiserschnitt, wenn keine Zeit mehr bleibt, daß die Periduralanästhesie ihre Wirkung entfaltet, kann auch eine Vollnarkose vorgenommen werden. Geht eine Vollnarkose auch für die Mutter mit einem leicht erhöhten Risiko für beispielsweise Herz- oder Atemstillstand oder der Aspiration einher, ist sie für das Kind im allgemeinen doch völlig ungefährlich, da die Geburt meist stattfindet, bevor das Anästhetikum die Plazenta passiert hat.
Vor dem Eingriff wird der Operationsbereich desinfiziert und der Schambereich rasiert. Zur Ableitung des Urins wird ein Katheter gelegt, und über Infusionen wird Flüssigkeit zugeführt.
Sodann werden Bauchdecke und Uterus in

rascher Folge durchschnitten, die Fruchtblase geöffnet, um den Kopf des Babys vorsichtig herauszuheben. Die Mutter selbst fühlt im Bauchbereich meist nur ein leichtes Ziehen und Zerren. Jetzt wird Schleim aus Nase und Mund des Kindes abgesaugt und der Körper sanft geborgen. Der gesamte Vorgang kann weniger als fünf Minuten dauern.

Nachdem das Befinden des Neugeborenen kontrolliert worden ist, dürfen Sie oder Ihr Partner es halten, während der Arzt die Plazenta manuell entfernt, den Uterus untersucht und den Schnitt zu vernähen beginnt. Der Uterus wird von außen sanft massiert, um den Abgang etwaiger Blutgerinnsel zu unterstützen. In der »Nachgeburtsperiode« wird die Mutter auf Zeichen für eine Blutung oder Infektion sorgfältig überwacht.

Mögliche Komplikationen beim Kaiserschnitt sind Fieber, Wundinfektion, Blutungen, Aspiration fester oder flüssiger Stoffe in die Atemwege während der Vollnarkose, Harnwegsinfektionen, Entzündung der Gebärmutterschleimhaut und Bildung von Blutgerinnseln. Zu Komplikationen kommt es bei etwa 25 Prozent aller Schnittentbindungen, bei einer von 1000 Schnittentbindungen stirbt die Mutter. Etwa 25 Prozent dieser Todesfälle sind narkosebedingt.

Die meisten Frauen werden angehalten, spätestens am Tag nach dem Kaiserschnitt, wenn der Blasenkatheter nicht mehr nötig ist, aufzustehen und umherzugehen, um einer Thrombose vorzubeugen. Am Tag danach können Sie auch weiche Kost zu sich nehmen, nach zehn Tagen können Sie das Krankenhaus wieder verlassen. Während der Rekonvaleszenz müssen Sie vielleicht ein stuhlerweichendes Mittel und leichte Schmerzmittel einnehmen. Etwa zwei bis drei Wochen nach der Krankenhausentlassung findet meist die erste Kontrolluntersuchung beim Gynäkologen statt.

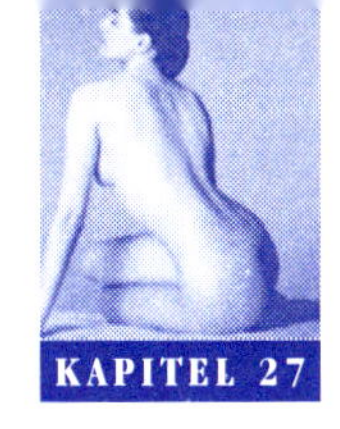

Drohende Fehlgeburt – was tun?

Eine Fehlgeburt kann eine extreme Belastung für ein Paar darstellen, dessen Vorfreude auf das Baby sich plötzlich in Trauer und Enttäuschung verwandelt. Auf die Faktoren, die eine Fehlgeburt auslösen, haben die meisten Paare jedoch keinen Einfluß. Und auch Ärzte können dagegen wenig ausrichten. Sehr oft beendet der Körper eine Schwangerschaft selbst mit einer Fehlgeburt, wenn das Kind nicht lebensfähig ist.

Körperliche Betätigung, ein harmloser Sturz oder Geschlechtsverkehr – all dies und ähnliches provoziert normalerweise keine Fehlgeburt. Der Fetus liegt von den mütterlichen Knochen und Muskeln wohlbehütet und geschützt in der mit Fruchtwasser gefüllten Fruchtblase.

Zirka 30 Prozent aller Schwangerschaften enden vorzeitig, die Hälfte davon, bevor die Frau überhaupt bemerkt, daß sie schwanger ist. Glücklicherweise können die meisten Frauen mit vorangegangener, sogar wiederholter Fehlgeburt wieder schwanger werden und ein gesundes Baby bekommen. Wenn Sie eine Fehlgeburt hatten und wieder schwanger werden wollen, dann ist eine enge Zusammenarbeit mit Ihrem Gynäkologen wichtig, um die Gründe für die Fehlgeburt in Erfahrung zu bringen und weitere Schwangerschaften zu planen. Für diese Frauen ist eine engmaschige Schwangerenbetreuung besonders wichtig.

Der medizinische Fachbegriff, den Sie vielleicht auch Ihren Gynäkologen verwenden hören, lautet »Spontanabort« – »Abort« bezeichnet jede Form von vorzeitigem Schwangerschaftsende. Eine Fehlgeburt oder ein Spontanabort bezeichnet das Ende einer Schwangerschaft vor Beginn der 28. Woche, wenn der Fetus außerhalb des Uterus noch nicht lebensfähig ist.

Alarmzeichen

Jede Blutung aus der Vagina läßt während der Schwangerschaft die Möglichkeit einer Fehlgeburt offen. Setzen Sie sich bei ungewöhnlichen Vaginalblutungen sofort mit Ihrem Arzt in Verbindung, auch wenn Sie von einer Schwangerschaft – noch – nichts wissen. Blutungen oder Schmierblutungen können der erste Hinweis auf eine gefährdete Schwangerschaft sein. Blutungen oder Schmierblutungen müssen aber nicht zwangsläufig mit einer drohenden Fehlgeburt in Verbindung stehen. Bei 20 bis 25 Prozent aller Frauen treten in der Frühschwangerschaft Schmierblutungen oder Blutungen auf, und etwa die Hälfte dieser Schwangerschaften entwickelt sich normal weiter.
Die mit einer drohenden Fehlgeburt einhergehenden Blutungen sind normalerweise nur leicht, können braun oder hellrot aussehen und wiederholt über mehrere Tage hin auftreten. Wenn die Blutungen anhalten oder gar stärker werden, ist die Gefahr, das Baby wirklich zu verlieren, groß. Gewöhnlich treten kurz nach Beginn der Blutungen leichte Schmerzen wie Bauchkrämpfe oder Kreuzschmerzen auf. Bei manchen Frauen sind starke Bauchschmerzen und Schwindel zu verzeichnen.
Läßt eine nach einer solchen Blutung durchgeführte Ultraschalluntersuchung (Sonographie) erkennen, daß der Fetus am Leben ist, wird meist Bettruhe verordnet. Auf Geschlechtsverkehr sollte jetzt verzichtet werden. In der Folge wird weiter überwacht, ob die Blutungen und Krämpfe unverändert leicht bleiben, sich der Zervixkanal nicht erweitert, so daß der Fetus im Uterus bleibt, auf dem Ultraschall weiterhin fetale Herzbewegungen zu erkennen sind und ob der Fetus wächst. Bei drohender Fehlgeburt im ersten Schwangerschaftsdrittel kann die Schwangerschaft in 90 Prozent der Fälle weiter fortgesetzt werden, wenn der Fetus laut Ultraschallbefund noch am Leben ist.
Selten läuft während der Frühschwangerschaft plötzlich Flüssigkeit aus der Vagina, ohne daß damit Blutungen oder Schmerzen einhergehen. In einem solchen Fall ist sofort der Arzt zu informieren. Jetzt ist meist strenge Bettruhe angesagt. Kommt es nach einigen Tagen weder zu weiterem Flüssigkeitsaustritt noch zu Blutungen, Krämpfen oder Fieber, darf die Frau Ihren Alltagsverrichtungen meist wieder nachgehen. Geschlechtsverkehr oder eine andere Form der vaginalen Penetration ist zu vermeiden. Treten doch Blutungen, Schmerzen oder Fieber auf, ist eine Fehlgeburt wahrscheinlich nicht zu vermeiden.

Fehlgeburtsarten

Je nachdem, wie weit die Schwangerschaft fortgeschritten war und wieviel von dem Schwangerschaftsgewebe aus dem Körper ausgestoßen wurde, unterscheidet man verschiedene Arten von Fehlgeburten. Um eine Infektion zu vermeiden, muß alles Schwangerschaftsgewebe komplett aus dem Uterus ausgestoßen bzw. ausgeräumt worden sein.

Vollständige bzw. unvollständige Fehlgeburt

Werden die Blutungen und Schmerzen vom Blasensprung (Platzen der Fruchtblase) und einer Eröffnung des Zervixkanals begleitet, gilt der Abgang des Fetus aus der Gebärmutter als unvermeidbar. Wenn danach Gewebeanteile ausgestoßen werden, die Schmerzen verschwinden und eine gewisse Beruhigung eintritt, gilt der Abort als abgelaufen. Wurden Frucht, Eihüllen und Mutterkuchen vollständig ausgestoßen, spricht man von einer vollständigen Fehlgeburt.

Manchmal wird das Schwangerschaftsgewebe nicht komplett ausgestoßen. Man spricht hier von einer unvollständigen Fehlgeburt. Nur ganz selten werden weder Fetus, Plazenta noch andere Bestandteile des Schwangerschafsgewebes ausgestoßen, obwohl der Fetus abgestorben ist. Dies wird als verhaltene Fehlgeburt bezeichnet. An diese Möglichkeit ist beispielsweise zu denken, wenn nach bereits festgestellter Schwangerschaft die Brüste wieder kleiner werden oder die Frau ein paar Pfund abnimmt.
Bei einer unvollständigen oder verhaltenen Fehlgeburt in der Frühschwangerschaft werden die Reste des Schwangerschaftsgewebes entweder abgesaugt oder mittels Ausschabung entfernt. Kommt es in der Spätschwangerschaft zu einer verhaltenen Fehlgeburt, muß die Ausstoßung des Fetus möglicherweise mittels Weheneinleitung herbeigeführt werden.

Selbstmaßnahmen zur Reduzierung des Fehlgeburtsrisikos

Die meisten Fehlgeburten werden durch chromosomale (genetische) Veränderungen und andere nicht in unserer Gewalt liegende Faktoren verursacht. Doch es gibt einige Maßnahmen, mit denen Sie selbst die Gefahr senken können, Ihr Kind zu verlieren.

Kein Rauchen. Rauchen erhöht das Risiko, ein genetisch gesundes Kind zu verlieren. So zeigte eine Studie, daß Schwangere, die mehr als 14 Zigaretten am Tag rauchten, unabhängig von ihrem Lebensalter und ihrem Alkoholkonsum ein doppelt so hohes Fehlgeburtsrisiko haben wie nichtrauchende Schwangere. Das Fehlgeburtsrisiko nimmt mit der Zahl der gerauchten Zigaretten zu. Da auch Passivrauchen dem ungeborenen Kind schadet, wäre ein generell rauchfreier Haushalt wünschenswert.

Kein Alkohol und wenig Koffein. Der Konsum eines alkoholischen Getränks zweimal pro Woche verdoppelt bereits, so das Ergebnis einer Studie, das Risiko, ein normales Kind zu verlieren; täglicher Alkoholkonsum vervierfacht es. Und auch ein hoher Koffeinkonsum – mehr als vier Tassen Kaffee (oder die vergleichbare Menge eines anderen koffeinhaltigen Getränks) – führt zu einem leichten Anstieg des Fehlgeburtsrisikos. Das Risiko scheint mit der konsumierten Koffeinmenge zuzunehmen. Die Ärzte empfehlen, den Koffeinkonsum generell auf eine Tasse Kaffee täglich einzuschränken.

Vorsicht mit Bestrahlung und Umweltgiften. Die Exposition mit großen Strahlendosen oder toxischen Substanzen erhöht das Fehlgeburtsrisiko. Welche Gefahren mit den verschiedenen Strahlendosen verbunden sind, lesen Sie in Kapitel 23, »Gesund durch die Schwangerschaft«, ab Seite 295. Arsen, Blei, Formaldehyd, Benzol und Ethylenoxid können eine Fehlgeburt verursachen. Ein Kontakt mit diesen Substanzen, beispielsweise am Arbeitsplatz, ist deshalb während der Schwangerschaft und am besten auch während der Zeit, da Sie schwanger zu werden versuchen, zu vermeiden.

Den Bauch keiner Verletzungsgefahr aussetzen. Verzichten Sie während der Schwangerschaft auf Sportarten wie beispielsweise Skifahren, bei denen Sie schwer stürzen können. Verletzungen durch das Lenkrad oder den Sicherheitsgurt im Auto, vor allem während des zweiten Trimenons, können manchmal eine Fehlgeburt verursachen.

Keine Medikamente ohne ärztliche Rücksprache. Bestimmte verschreibungspflichtige und auch rezeptfreie Medikamente sind mit fetalen Fehlbildungen und Fehlgeburt assoziiert. Halten Sie mit Ihrem Arzt Rücksprache, bevor Sie in der Schwangerschaft oder in der Zeit, da Sie schwanger zu werden versuchen, irgendein Medikament einnehmen. Manche Medikamente können den Fetus schädigen und eine Fehlgeburt verursachen, bevor Sie überhaupt merken, daß Sie schwanger sind.

Ursachen für eine Fehlgeburt

Im allgemeinen kommen Fehlgeburten häufiger bei Frauen über 35 Jahren und bei Mehrlingsschwangerschaften vor. Bei einer Mehrlingsschwangerschaft kann bzw. können nach dem Absterben eines Kindes einer oder mehrere der anderen Feten überleben. Der tote Fetus verläßt den mütterlichen Körper, wenn das oder die überlebenden Kinder geboren sind.
Zu einem sogenannten habituellen Abort – drei oder mehr Fehlgeburten nacheinander – kommt es bei einer von 200 Frauen. In vielen – vielleicht sogar in den meisten – Fällen sind auch diese Fehlgeburten »zufällig« und gehen auf keine spezielle Störung bei einem der beiden Partner zurück. Oft läßt sich keine Ursache feststellen.

Chromosomenstörungen

Chromosomenstörungen beim Fetus sind bei weitem die häufigste Ursache für eine Fehlgeburt: mehr als 50 Prozent der innerhalb der ersten 13 Schwangerschaftswochen eintretenden Fehlgeburten sind darauf zurückzuführen. In etwa 95 Prozent der Fälle, in denen befruchtete Eizellen mit fehlgebildeten Organanlagen oder Embryonen mit genetischen Störungen vorliegen, wird die Schwangerschaft bereits in der Frühschwangerschaft spontan durch eine Fehlgeburt beendet – normalerweise, bevor die Frau überhaupt etwas von ihrer Schwangerschaft merkt. Die meisten Chromosomenstörungen sind zufälliger Art, ohne daß die Eltern ebenfalls auffällige Befunde hätten, und wiederholen sich nur selten wieder.
Es gibt jedoch auch Fälle, in denen diese Chromosomenstörungen auf die Gene der Eltern zurückgehen. Häufiger kommt dies bei wiederholten Fehlgeburten vor oder wenn einer der Elternteile Verwandte oder ein Kind mit angeborenen Defekten hat. Mit Gentests und der Untersuchung der Fehlgeburt läßt sich die Ursache vielleicht feststellen.

Krankheiten

Im dritten Trimenon kommen Fehlgeburten nur selten vor und gehen häufig auf mütterliche Faktoren wie eine Erkrankung zurück.
Frauen mit schlecht eingestelltem Diabetes haben ein hohes Fehlgeburtsrisiko. Ein gut eingestellter und kontrollierter Diabetes – ob bereits vor der Schwangerschaft manifest oder Schwangerschaftsdiabetes – stellt dagegen kein höheres Risiko dar. Die im Rahmen der Schwangerenbetreuung durchgeführten routinemäßigen Blut- und Urinuntersuchungen sollen unter anderem diese Störung frühzeitig erkennen helfen.
Weitere mütterliche Störungen und Erkrankungen, die mit einem erhöhten Fehlgeburtsrisiko assoziiert sind, sind systemischer *Lupus erythematodes* (SLE), Bluthochdruck und bestimmte Infektionen wie Röteln, *Herpes genitalis* und Chlamydieninfektion. Und auch eine ausgeprägte Unterfunktion der Schilddrüse kann das Risiko erhöhen.
Bei Störungen wie dem bereits angesprochenen Diabetes können eine sorgfältige Behandlung und Kontrolle der Störung die Chancen für einen erfolgreichen Ausgang der Schwangerschaft erhöhen. Eine spezielle Schwangerschaftsüberwachung kann hier erforderlich sein.

Hormonstörungen

Manche Frauen produzieren nicht genug Progesteron – das Hormon, das die Gebärmutterschleimhaut auf die Ernährung der befruchteten Eizelle vorbereitet. Ist diese Ernährung aufgrund eines Progesteronmangels nicht gewährleistet, kommt es zur Fehlgeburt. Diese Störung läßt sich mittels Progesteronergänzungen – per Injektion oder Vaginal- oder Rektalzäpfchen verabreicht – beheben. Ob Ihre natürliche Progesteronproduktion hoch genug ist, läßt sich mit Hilfe eines Bluttests oder einer Gewebeprobe aus der Gebärmutterschleimhaut feststellen. Auch *Diabetes mellitus* oder Schilddrüsenerkrankungen können Hormonstörungen verursachen.

Uterus- oder Zervixanomalien

Jede anatomische Uterus- oder Zervixauffälligkeit, ob erworben oder angeboren, kann zu einer Fehlgeburt führen. Das können Uterusmyome sein oder aber auch eine Zervixinsuffizienz, bei der sich der Muttermund zu früh in der Schwangerschaft ohne alarmierende Wehenzeichen öffnet und den Fetus aus dem Uterus entläßt.

Diese physischen Störungen stellen die Ursache für 15 Prozent aller habituellen Aborte dar. Zur Diagnose einer solchen Störung wird eine Flüssigkeit in die Uterushöhle injiziert, um sodann eine Röntgenaufnahme von Uterus und Eileitern zu machen. Eine andere Diagnosetechnik besteht darin, das Uterusinnere durch ein langes, dünnes Instrument, ein sogenanntes Hysteroskop, das durch Vagina und Zervix eingeführt wird, zu untersuchen. Ebenfalls möglich ist, durch einen kleinen Einschnitt im Unterbauch ein Laparoskop einzuführen, durch das die Beckenorgane untersucht werden können. Viele Uterusanomalien lassen sich operativ korrigieren. Bevor ein solcher Eingriff vorgenommen wird, müssen erst noch andere mögliche Fehlgeburtsursachen ausgeschlossen werden. Nach einem operativen Eingriff verlaufen 70 bis 90 Prozent der Schwangerschaften erfolgreich.

Die relativ selten vorkommende Zervixinsuffizienz fällt meist erst in der Schwangerschaft, gewöhnlich nach der 15. Woche, auf. Die Zervixinsuffizienz begünstigt Spätaborte und Frühgeburten. Dieser Gefahr läßt sich begegnen, indem nach dem ersten Trimenon, jedoch bevor sich der Muttermund zu stark erweitert hat, eine Gebärmutterstütznaht, eine sogenannte Cerclage, gelegt wird. Mit dieser Umschlingung wird der Gebärmutterhals künstlich verschlossen. Nicht in Frage kommt dieses Verfahren für Frauen mit Blutungen, Uteruskontraktionen oder Blasensprung.

Immunstörung

Ein sich entwickelndes Kind besteht zur Hälfte aus genetischem Material von seiten des Vaters. Manche Frauen erleiden wiederholt Fehlgeburten, weil ihr Körper das Kind als Fremdkörper ansieht und mit der Bildung von Antikörpern dagegen reagiert. Normalerweise arbeiten viele verschiedene Elemente des Immunsystems zusammen, um zu verhindern, daß der mütterliche Körper das Baby wieder ausstößt. Bleibt diese Koordination aus, kommt es zur Fehlgeburt. Die Behandlung im Bereich dieser Immunstörungen steckt noch im Versuchsstadium und sollte erst angewandt werden, wenn andere Ursachen ausgeschlossen sind. In verschiedenen Forschungszentren hat man versucht, die Mutter mit den weißen Blutzellen des Kindsvaters zu »immunisieren« – bislang aber ohne Erfolg.

Bestimmte Autoimmunerkrankungen können ebenfalls das Fehlgeburtsrisiko erhöhen. Ein besonders hohes Risiko haben Frauen, deren Blut bestimmte Antikörpertypen enthält. Diese Frauen können, abgesehen von dem Problem, eine intakte Schwangerschaft zu bewahren, ansonsten völlig symptomlos sein. Mit Hilfe eines Bluttests lassen sich diese Antikörper jedoch nachweisen. Liegen sie tatsächlich vor, läßt sich durch die Gabe von Heparin, Prednison und Acetylsalicylsäure während der Schwangerschaft einer Fehlgeburt vorbeugen. Etwa 70 bis 75 Prozent der Frauen mit *Lupus-erythematodes*-assoziierten Antikörpern, die mit diesen Medikamenten behandelt werden, können ihre Schwangerschaft austragen. Bei Vorliegen dieser Blutanomalien ist in jedem Fall aber eine engmaschige Schwangerenbetreuung erforderlich. Nicht zuletzt auch deswegen, weil die Feten dieser Frauen Wachstumsverzögerungen aufweisen und Komplikationen entwickeln können.

Nach einer Fehlgeburt

Fehlgeburten aufgrund natürlicher, zufälliger Faktoren sind so häufig, daß sie erst als medizinische Störung angesehen werden, wenn sie dreimal hintereinander vorkommen. Dann spricht man von einer »habituellen Fehlgeburt«, die ein komplettes Diagnoseprogramm einleitet.
Die Ursachenklärung beginnt wahrscheinlich mit einer detaillierten Befragung bzw. Anamneseerhebung. Welche Tests durchgeführt werden, hängt im wesentlichen von Ihrer eigenen Anamnese und der des Kindsvaters sowie von der Zahl der Fehlgeburten ab. Sie werden auf Infektionen jeder Art, darunter vielleicht auch sexuell übertragbare Krankheiten, hin untersucht. Mit Hilfe von Blutuntersuchungen wird nach Hormon- oder Immunstörungen gesucht. Auch Tests zum Nachweis von Chromosomenstörungen und genetischen Erkrankungen werden durchgeführt. Von der Gebärmutterschleimhaut wird eine kleine Gewebeprobe entnommen, und vielleicht werden auch Röntgenaufnahmen des Uterus und der Eileiter gemacht, um nach Verlegungen, Myomen oder Vernarbungen zu suchen.
Ein möglichst umfassendes Wissen um die Ursachen der vorausgehenden Fehlgeburten erhöht die Chance, das nächstemal eine normale Schwangerschaft zu haben. Warten Sie deswegen mit einer Folgeschwangerschaft, bis die Ursachen wirklich geklärt sind. Mit ziemlicher Wahrscheinlichkeit können Sie eine Schwangerschaft austragen. Die Erfolgschance beträgt, auch nach drei erlittenen Fehlgeburten – sofern nicht Autoimmunerkrankung, Chromosomenstörungen oder Zervixinsuffizienz die Fehlgeburtsursache waren – 70 bis 85 Prozent.

Über den Verlust hinwegkommen

Lassen Sie Ihre Trauer und Ihren Schmerz um den Verlust Ihres Babys – die bei vielen Paaren zu dem Zeitpunkt, da das Kind eigentlich hätte geboren werden sollen, noch einmal ganz akut werden – zu. Vielleicht schließen Sie sich einer der am Ende des Buchs angegebenen Selbsthilfegruppen an. Und bitte, keine Selbstvorwürfe! Versuchen Sie statt dessen, die Ursachen herauszufinden, um beim nächstenmal für wirklich optimale Rahmenbedingungen zu sorgen.
Manche Paare versuchen so schnell wie möglich wieder eine Schwangerschaft. Ist dies medizinisch gesehen auch durchaus möglich, erscheint es in psychologischer Hinsicht wenig ratsam. Wie dem auch sei, Geschlechtsverkehr ist bereits zwei bis vier Wochen nach der Fehlgeburt wieder möglich. Und der weibliche Körper ist nach ein oder zwei normalen Menstruationszyklen wieder für eine Schwangerschaft bereit. Ein Eisprung kann bereits zwei Wochen nach der Fehlgeburt wieder eintreten.
Doch lassen Sie sich genügend Zeit, den Verlust zu verarbeiten und über Ihre Trauer hinwegzukommen, bevor Sie eine neue Schwangerschaft planen. Wie bei allen großen Lebensereignissen ist es wichtig, sich Zeit für die notwendige Trauerarbeit zu lassen. Und denken Sie immer daran, daß die meisten Paare nach einer Fehlgeburt durchaus noch ein normales Baby haben können.

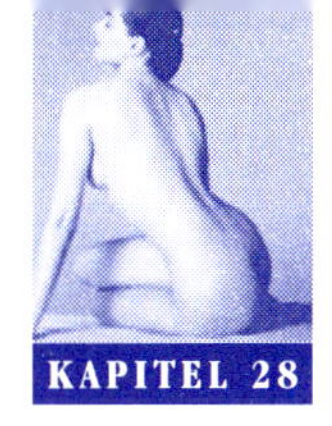

WECHSELJAHRE

Den Wechsel verstehen lernen

Wurde der Übergang zu den reiferen Jahren, dem mittleren Lebensabschnitt, Anfang dieses Jahrhunderts noch um die 40 angesetzt, betrachten die Ärzte heute eher 55 als den Wendepunkt. Die vierzig- und fünfzigjährigen Frauen von heute haben noch einen vitalen und aktiven Lebensabschnitt vor sich - vor allem, wenn sie sich selbstverantwortlich bemühen, körperlich und geistig fit zu bleiben. Dieses Ziel anzustreben ist lohnenswert - schließlich liegen durchschnittlich noch fast dreißig Jahre vor ihnen.

Was sich während des Wechsels verändert

Die ersten Zeichen körperlicher Veränderung – im Menstruationszyklus, der Haut und der Figur – stellen die meisten Frauen bereits Ende 30 fest. Die Menopause, das Versiegen der Regelblutung, ist sicherlich das sichtbarste Zeichen für das fortgeschrittene Alter der Frau. Die hormonellen Veränderungen, die mit dem Ende der fruchtbaren Jahre einhergehen, betreffen den gesamten Körper, angefangen bei der Haut bis hin zu Knochen und Herz.

Der medizinischen Definition zufolge bezeichnet die Menopause die letzte reguläre Regelblutung. Die körperlichen Veränderungen, die letztlich in der Menopause gipfeln, können sich bis zu einem Jahrzehnt hinziehen. Bei den meisten Frauen findet die Menopause mit etwa 45 oder 50 Jahren statt. Im Alter von 52 haben 80 Prozent der Frauen keine Menstruation mehr. Einfluß auf das Menopausenalter scheint weder der Zeitpunkt der ersten Regelblutung zu haben noch Körpergröße und -gewicht der Frau, Kinderlosigkeit bzw. Zahl der Geburten oder die Einnahme oraler Kontrazeptiva. Lediglich Rauchen, darüber herrscht Einigkeit, führt zu einer früheren, präzise ein bis zwei Jahre vorgezogenen Menopause im Vergleich zu Nichtraucherinnen.

Menopause – nicht länger ein Tabuthema

Bis vor kurzem galt die Menopause als »Tabuthema«, über das noch nicht einmal zwischen Mutter und Tochter oder engen Freundinnen offen gesprochen wurde. Heute, da die einstige »Babyboom«-Generation, die sich durch große Offenheit und eigenverantwortliches Gesundheitsverhalten auszeichnet, in die mittleren Jahre kommt, scheint die Menopause häufiger ein Thema, und das auch für die Medien, geworden zu sein. Einer neueren Umfrage zufolge wird das Thema Menopause heute auch in der Berufswelt offener zwischen Mann und Frau diskutiert.
Die meisten der heutigen Frauen haben nach der Menopause nochmals 25 bis 30 Jahre – ein Drittel ihres Lebens – vor sich. Indem Sie die körperlichen Veränderungen während dieses Lebensabschnitts verstehen lernen, wird Ihnen die Übergangsphase leichterfallen und, was genau so wichtig ist, werden Sie Ihre eigene Gesundheit in diesen Jahren besser vorbereitet in die Hand nehmen können.

Menopause – eine Mangelerkrankung?

In Medizinerkreisen wird diskutiert, ob die Menopause als ein natürlicher Prozeß oder als eine Gesundheitsbedrohung anzusehen ist. Manche Ärzte erachten die Menopause als ein Hormonmangelsyndrom, das mit einer ovariellen Dysfunktion, also einer Funktionsstörung der Eierstöcke, einhergeht und der Diagnose und Therapie bedarf. Sie untermauern ihre Behauptung damit, daß menopausale Frauen ein erhöhtes Risiko für bestimmte Gesundheitsstörungen haben. So entwickeln beispielsweise von 2000 postmenopausalen Frauen 20 eine Herzerkrankung, elf starken Knochenschwund (Osteoporose), sechs Brustkrebs und drei ein Endometriumkarzinom. Da sich das Erkrankungsrisiko für verschiedene dieser Störungen mit Hilfe der Hormonbehandlung senken läßt, sind manche Ärzte der Überzeugung, sie solle nach der Menopause routinemäßig bei allen Frauen, die keine medizinischen Gegenanzeigen haben, eingesetzt werden.
Andere Vertreter dieses Berufsstandes sind gegen diese Einstufung der Menopause als Krankheit und glauben, daß sie nur eine negative Kulturvorstellung des Alters als einer Zeit des Verfalls, die man zu fürchten hat, statt eines natürlichen Entwicklungsstadiums im Leben einer Frau, fortsetzt. Dennoch erkennen auch sie an, daß nach der Menopause das Risiko für bestimmte Erkrankungen steigt, empfehlen hier aber verschiedene vorbeugende Maßnahmen.

Vorzeitige und künstliche Menopause

Bestimmte Umstände führen dazu, daß die Menopause früher als üblich eintritt: bei etwa einem Prozent der Frauen vor dem 40. Lebensjahr. Man spricht hier von der Frühmenopause, dem vorzeitigen Klimakterium oder vorzeitigen Erlöschen der Ovarialfunktion. Die Ursachen hierfür sind weitestgehend ungeklärt. Bei manchen Frauen werden die Eierstöcke durch starke Infektionen oder Tumore so stark geschädigt, daß die Menopause frühzeitig einsetzt. Andere mögliche Ursachen sind Strahlenexposition, Behandlung mit Chemotherapeutika und operative Eingriffe, durch die die Blutversorgung der Eierstöcke beeinträchtigt wird.
Werden die Eierstöcke einer Frau operativ entfernt oder durch Strahlentherapie funktionsunfähig gemacht, spricht man von künstlichen Wechseljahren bzw. künstlich eingeleiteter Menopause. Da es hierbei zu einem abrupten und praktisch vollständigen Östrogenentzug im Körper kommt, können die Wechseljahrssymptome besonders stark

ausgeprägt sein. Der therapeutischen Eierstockentfernung bedient man sich manchmal zur Prävention von Eierstockkrebs, vor allem bei einer Familienanamnese mit dieser Erkrankung. Bei prämenopausalen Frauen ist der Einsatz dieses Verfahrens sehr umstritten, bei postmenopausalen dagegen weniger. Früher war es noch üblich, bei einer Gebärmutterentfernung die Eierstöcke gleich mitzuentfernen. Heute dagegen werden die Eierstöcke der Frau wann immer möglich belassen.

Der Menstruationszyklus

Wie der Menstruationszyklus abläuft, ist wichtig zum Verständnis dessen, was während der Wechseljahre im weiblichen Körper vor sich geht. Lesen Sie hierzu das Kapitel 17, »Wie der Fortpflanzungsapparat funktioniert«, ab Seite 227. Im Kasten unten finden Sie die Zusammenhänge zwischen Hormonen und Uterusschleimhaut.

Mit welchen Veränderungen zu rechnen ist

Manche Frauen menstruieren bis zur eigentlichen Menopause wie üblich weiter, die Periode hört dann plötzlich einfach auf. Bei den meisten Frauen läuft die Übergangsphase jedoch nicht so geregelt ab. Sie können grundsätzlich mit einer Fülle von Veränderungen rechnen. Mit dem »Was und Warum« beschäftigt sich der folgende Abschnitt. Im Anschluß daran lesen Sie mehr über die einzelnen Symptome und die Behandlung der störendsten.

Was in der Menopause mit den Hormonen geschieht

Die Menopause beginnt, wenn die Eierstöcke ihre Funktion einstellen und die Menstruation endgültig ausbleibt. Doch wie auf der Grafik zu sehen ist, geht es hier um mehr. Während des regulären Menstruationszyklus bewirken die Follikel als Träger der Eizellen zunächst einen sprunghaften Anstieg der Östrogenproduktion, danach einen zweiten Anstieg von Östrogen und Progesteron. Bleibt der Eisprung aus, setzt praktisch auch die gesamte Produktion dieser Hormone aus.

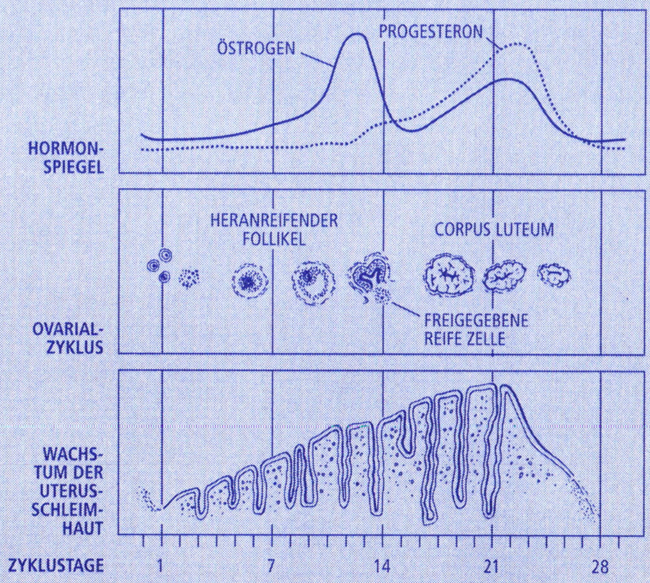

Da Östrogen viele Funktionen im weiblichen Körper hat – darunter auch die Bewahrung der Knochenmasse, Stimulierung des Brustgewebes und Ernährung der Vaginalhaut –, hat eine Verringerung der Östrogenmenge viele Folgen, die unter dem Begriff des »Wechsels« zusammengefaßt werden.

Hormonelle Veränderungen
Der weibliche Körper kommt mit zwei Millionen Eianlagen zur Welt, die sich im Laufe der fruchtbaren Jahre allmählich verbrauchen. Wenn die Eivorräte praktisch erschöpft sind – ob aufgrund des natürlichen Alterungsprozesses oder weil die Eierstöcke chirurgisch entfernt wurden –, nähert sich die Zeit der Fruchtbarkeit ihrem Ende. Tatsächlich beginnt sich der Fortpflanzungszyklus bereits Jahre vor der Menopause zu verändern – man bezeichnet diese Phase als die Prämenopause, die die meisten Frauen allerdings gar nicht bemerken.
Während dieser Zeit, die meist mit Anfang 40 einsetzt, beginnt die Eierstockreaktion auf die Stimulation der vom Gehirn produzierten Hormone nicht mehr synchron abzulaufen, und schließlich reagieren die alternden Eierstöcke überhaupt nicht mehr. Sie beginnen, weniger Progesteron zu produzieren, womit der Eisprung und die darauffolgende Bildung des Gelbkörpers ausbleiben. Findet kein Eisprung statt, fallen die Östrogenspiegel, die Menstruation bleibt aus.
Da die ovulatorischen Zyklen während der Prämenopause immer unregelmäßiger werden, gerät der empfindliche hormonelle Rhythmus aus dem Takt – Folge sind allmonatlich auftretende Zyklusunregelmäßigkeiten. Darüber hinaus beginnen jetzt zwei Hormone, die sogenannten Androgene, eine größere Rolle zu spielen. Diese männlichen Geschlechtshormone werden in kleinen Mengen auch vom weiblichen Körper produziert. Wenn die Konzentration der weiblichen Geschlechtshormone sinkt, nimmt der Einfluß dieser männlichen Geschlechtshormone zu.
Die plötzlichen Hormonschwankungen in dieser Übergangsphase können eine Reihe körperlicher Veränderungen verursachen, die zu ertragen vielleicht leichterfällt, wenn die Frau weiß, was zu dieser Zeit in ihrem Körper vorgeht.

Veränderungen des Menstruationszyklus
Zyklische Veränderungen stellen sich bei der überwiegenden Mehrzahl der Frauen ein, deren Periode nicht einfach unvermittelt ohne vorherige Anzeichen ausbleibt. Die Prämenopause kann durch eine immer mal wieder ausbleibende Regel, stärkere oder leichtere Blutungen als gewohnt oder verkürzte bzw. verlängerte Zyklen gekennzeichnet sein. Verschiedene Zyklen laufen ohne Eisprung ab, man spricht hier von anovulatorischen Zyklen.
Die Zyklusunregelmäßigkeiten entstehen dadurch, daß die hormonelle Reaktion der Eierstöcke nicht mehr zyklusgerecht abläuft. Die körperlichen Veränderungen, die den Menstruationszyklus begleiten, können ebenfalls immer willkürlicher und unregelmäßiger werden. Symptome wie Spannungsgefühl in der Brust, Flüssigkeitsretention und Kopfschmerzen können ebenfalls zu nicht mehr voraussagbaren Zeiten auftreten.

Die Fruchtbarkeit nimmt mit etwa 40 Jahren deutlich ab, vollständig erlischt sie jedoch erst mit Eintritt der Menopause. Um ungewollten Schwangerschaften vorzubeugen, raten die Ärzte gemeinhin noch bis zum Ablauf eines vollen Jahres nach der letzten Menstruationsblutung zur Empfängnisverhütung.

Muskeltonus und Elastizität
Haut und Schleimhäute in verschiedenen Teilen des Körpers werden aufgrund der sinkenden Östrogenspiegel und des natürlichen Alterungsprozesses trockener. Wer früher über zu fettige Haut klagte, dessen Haut ist jetzt vielleicht trocken und juckt und braucht eine Extraportion Feuchtigkeitscreme.
Das Unterhautfettgewebe, das die Haut geschmeidig und jung aussehen läßt, beginnt aufgrund der fehlenden Elastizität und Feuchtigkeit zu schrumpfen. Die äußere

Die Menopause im Überblick

Dieses hier abgebildete Sammelsurium an Störungen wirkt auf den ersten Blick demoralisierend – doch glücklicherweise treten sie nur bei wenigen Frauen so geballt auf. »Hitzewallungen« ist darunter die am häufigsten genannte Beschwerde. Doch diese wenn auch lästige Begleiterscheinung verschwindet normalerweise nach einiger Zeit wieder, wohingegen andere Symptome eher eine Langzeitgefährdung darstellen. Achten Sie vor allem auf Kreuzschmerzen, die auf eine beginnende Osteoporose hinweisen können. Denken Sie auch daran, daß Sie durch die Menopause den herzwirksamen Schutzeffekt des Östrogens verlieren und daß Herz-Kreislauf-Erkrankungen Frauen nach der Menopause deutlich bedrohen (mehr dazu in Kapitel 12, »Herzerkrankungen – eine tödliche Gefahr«, ab Seite 137).

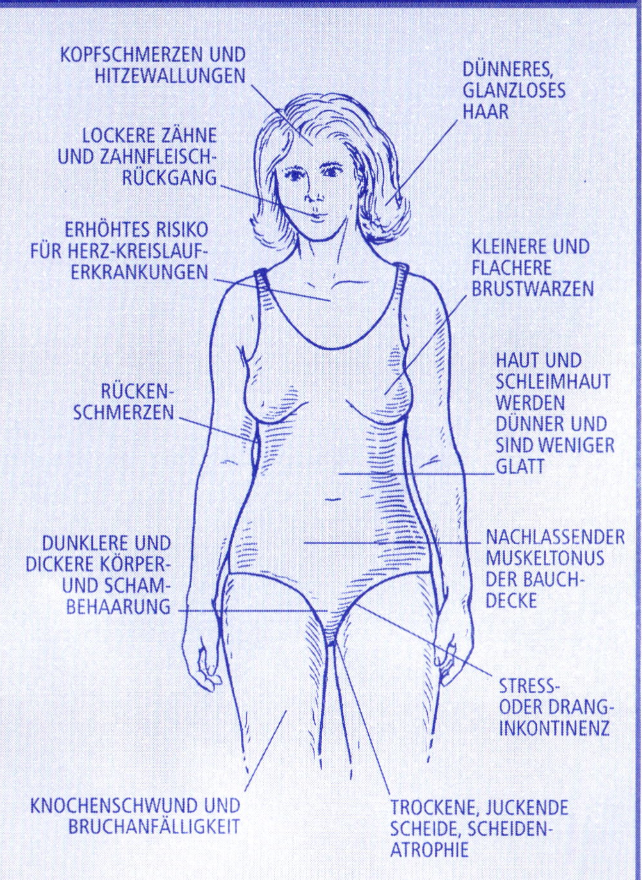

Hautschicht wird lockerer als die tiefer gelegenen Schichten, es entstehen Falten und Runzeln. Die Haut kann jetzt auch rauher werden.

In den reifen Jahren ist es ganz besonders wichtig, die Haut vor der Sonne zu schützen. Alternde Haut produziert weniger Melanin, das Pigment, durch das die Haut bräunt, statt zu verbrennen. Damit nimmt der natürliche Schutz vor den schädlichen UV-Strahlen ab.

Dünnere Haut zeigt auch deutlich die schädlichen Folgen früherer Sonnenexposition. Ein vernünftiges Maß an Sonnenlicht und der Einsatz von Sonnenschirm und Sonnencreme ist ein sicherer Weg, die Hautalterung zu bremsen.

Vaginale Veränderungen sind für manche Frauen das erste Zeichen für die herannahende Menopause, während andere hier erst fünf bis zehn Jahre nach der Menopause Veränderungen verzeichnen. Wenn die Östrogenspiegel sinken, verlieren Vulva und Vagina an Elastizität. Die Scheidenhaut wird dadurch trockener, juckt und beginnt zu schrumpfen. Man bezeichnet diesen Prozeß, bei der der Scheideneingang enger und kürzer wird, als Scheidenatrophie. Auch die Scheidenhaut wird dünner und trockener und dadurch auch verletzungsanfälliger. Das Ganze wird häufig noch durch eine verminderte Sekretion an Zervixschleim verstärkt. Folge all dieser Veränderungen können Scheideninfektionen und Schmerzen beim Geschlechtsverkehr sein.

Veränderungen der Brüste entstehen, wenn die Östrogenstimulation des Brustgewebes abnimmt und damit das Drüsengewebe zu schrumpfen beginnt. Durch den Elastizitätsverlust werden die Brüste schlaffer, die Brustwarzen kleiner und flacher und schwerer erregbar.

Der Muskeltonus der Bauchdecke läßt mit zunehmendem Alter im allgemeinen nach, der Bauch wölbt sich vor. Regelmäßige Kräftigungsübungen für die Bauchmuskulatur können den Muskeltonus bewahren helfen.
Ein plötzlich stark vergrößerter Bauchumfang kann ein Warnzeichen für das Vorliegen von Ovarialtumoren sein. Vorsichtshalber sollte in diesem Fall ein Gynäkologe konsultiert werden.

Haare, Knochen und Zähne
Die Haare am gesamten Körper können sich während der Menopause in qualitativer wie quantitativer Hinsicht verändern. Bei manchen Frauen kann der zunehmende Einfluß der männlichen Geschlechtshormone, der Androgene, dazu führen, daß die Körper-, Scham- und Gesichtsbehaarung dunkler, dicker und drahtiger wird. Da aber nicht alle Formen von Hirsutismus – so bezeichnet man diesen männlichen Behaarungstyp – durch die Menopause bedingt sein müssen, sollte der Arzt die Diagnose abklären.
Auch die weichere Kopfbehaarung beginnt um die 40 herum, ihre Qualität zu verändern. Das Haupthaar wird häufig glanzloser, weil die einzelnen Haarschafte ebenfalls durch die hormonellen Veränderungen dünner und trockener werden. Die täglich ausgehenden Haare werden langsamer und durch trockenere und glanzlosere Haare ersetzt. Bei vielen Frauen wird nach der Menopause auch die Scham- und Achselbehaarung dünner. Bei anhaltendem Haarausfall sollte der Dermatologe konsultiert werden.
Diesen Haarveränderungen können Sie entgegenwirken, indem Sie Ihr Haar mit möglichst wenig Hilfsmitteln und -produkten stylen. Und auch eine gesunde Ernährung vermag das altersbedingte Dünnerwerden der Haare hinauszuzögern.

Die Knochenstärke ist zwar in jedem Alter von entscheidender Bedeutung, ganz besonders aber während und nach der Menopause. Wenn die Östrogen- und Progesteronspiegel drastisch abfallen, beginnen die Knochen an Masse zu verlieren und werden damit zerbrechlicher. Die in den reiferen Jahren häufig auftretenden Rückenschmerzen können auf einen durch den niedrigen Östrogenspiegel bedingten beginnenden Knochenschwund hindeuten. Die Schmerzen beginnen normalerweise im Kreuz. Starker Knochenschwund wird als Osteoporose bezeichnet. Eine Frau kann mit 80 Jahren bis zu 40 Prozent ihrer Knochenmasse verloren haben. Osteoporotische Knochen, vor allem am Oberschenkelhals, an Wirbelsäule und Handgelenk, sind bruchanfällig.

Zähne und Mund sind ebenfalls betroffen. In den mittleren Jahren auftretende Erkrankungen im Mundraum wie zurückgehendes Zahnfleisch oder sich lockernde Zähne gehen oft auf die Reduktion der Östrogenbildung und Knochenschwund zurück. Die Gingivektomie, ein Verfahren, bei dem das Zahnfleisch zur Beseitigung von Zahnfleischtaschen chirurgisch abgetragen wird, wird häufig bei Frauen mittleren Alters, vor allem bei osteoporosegefährdeten, eingesetzt. Eine sorgfältige Zahn- und Mundhygiene, dazu gehören tägliches Putzen der Zähne und Reinigen mit Zahnseide sowie regelmäßige Kontrolluntersuchungen, helfen, diesen Zahn- und Zahnfleischerkrankungen vorzubeugen.

Die »klassischen« Wechseljahrsbeschwerden

Hitzewallungen oder Nachtschweiß sind die häufigsten Wechseljahrsbeschwerden. Manche Frauen empfinden ein einfaches Wärmegefühl überall im Körper. Manche verspüren akute Hitzewallungen, die oft mit einem Kopfschmerzen vergleichbaren Druckgefühl im Kopf beginnen und dann in einem Hitzegefühl oder Brennen im Gesicht, Nacken und Brust mit unmittelbar darauf folgenden Schweißausbrüchen gipfeln. Bei den meisten Frauen sind diese Hitzewallungen nur leicht ausgeprägt und verschwinden nach ein oder zwei Jahren wieder. Sie können ein- bis zweimal wöchentlich, genausogut aber auch alle ein oder zwei Stunden auftreten.
Die genaue physiologische Ursache für diese plötzlichen Temperaturschwankungen ist nicht bekannt. Das Hitzegefühl muß durch eine hormonell bedingte Gleichgewichtsstörung im Wärmeregulationszentrum des Körpers herbeigeführt werden, durch die die Körperkerntemperatur abfällt. Das versucht der Körper auszugleichen, indem er seine Hitzezentren aktiviert (was Sie dagegen tun können, lesen Sie im nächsten Kapitel).

Ein schlechtes Kurzzeitgedächtnis gilt zwar bisweilen als Problem von Frauen in den mittleren Jahren, richtig dokumentiert wurde dieses Phänomen jedoch bislang nicht, und eine Verbindung zwischen Gedächtnisausfällen und den hormonellen Veränderungen während der Menopause konnte nicht festgestellt werden. Vergeßlichkeit kann auch eine Folge von Streß oder Schlafmangel sein. Erfahrungsberichten zufolge sollen die in der Prämenopause verzeichneten Gedächtnisstörungen im allgemeinen nach der Menopause wieder verschwinden. Bleiben sie weiterhin bestehen, sollten Sie Ihren Arzt konsultieren.

Psychische Störungen bilden bei vielen Frauen einen beachtlichen Teil der Wechseljahrsbeschwerden. Neueren Studien zufolge ist in diesem Lebensabschnitt jedoch kein Anstieg ernsthafter psychiatrischer Störungen zu verzeichnen.
Geringere psychische Beschwerden können eine natürliche Reaktion auf die Veränderungen sein, die die Frau in diesem Lebensabschnitt erfährt.
Von den verschiedenen Faktoren, die sich stark auf die psychische Verfassung der Frau auswirken können, seien nur zwei körperliche Wechseljahrsbeschwerden exemplarisch herausgegriffen: Hitzewallungen können nachts wach halten und zu chronischem Schlafmangel führen, was sich wiederum auf die geistige, psychische und auch körperliche Verfassung auswirken kann. Veränderungen der Scheide, die Schmerzen beim Geschlechtsverkehr zur Folge haben, können sich negativ auf das Sexualleben bzw. Lustempfinden und die psychische Gesundheit auswirken.

Gewichtszunahme kommt zwar in den Wechseljahren häufig vor, konnte bislang aber nicht in direkten Zusammenhang mit hormonellen Veränderungen gebracht werden. Es kommt zu einer natürlichen Neuverteilung von Fettgewebe am Bauch und an den Hüften, die zum Teil durch Veränderungen im Hormonstoffwechsel bedingt sein kann. Meist ist eine Gewichtszunahme jedoch eher auf einen verminderten Muskeltonus, zuwenig körperliche Betätigung, einen größeren Appetit und damit erhöhte Kalorienzufuhr zurückzuführen als auf den Alterungsprozeß. Mehr körperliche Betätigung und eine nährstoffreiche, ausgewogene Ernährung können hier gewichtsreduzierend wirken.

Menopause – Mythos und Realität

Mythos: Menopausale Frauen sind unglücklich und deprimiert.
Realität: Die meisten Frauen kommen sehr gut mit den körperlichen Herausforderungen der Menopause zurecht. Die psychischen Beschwerden, die manche Frauen verzeichnen, gehen oft auf Schlafstörungen und -mangel – ausgelöst durch die Hitzewallungen – zurück.

Mythos: In den Wechseljahren leiden alle Frauen an Hitzewallungen.
Realität: Die überwiegende Mehrzahl der Frauen hat in den Wechseljahren lediglich leichte oder gar keine Symptome. Treten Hitzewallungen auf, so sind sie meist nur leicht ausgeprägt und verschwinden nach einigen Monaten wieder. Nur selten bleiben sie länger als zwei oder drei Jahre bestehen.

Mythos: Die Menopause bedeutet das Aus für das Sexualleben.
Realität: Die Libido bzw. sexuelles Verlangen nehmen im Alter zwar ab, dennoch haben viele Frauen noch bis ins hohe Alter ein ausgefülltes und befriedigendes Sexualleben. Manche Frauen empfinden den Sex nach der Menopause sogar als entspannter und lustvoller, weil sie keine Angst mehr vor einer unerwünschten Schwangerschaft zu haben brauchen.

Herzgesundheit

Vor der Menopause sterben nur wenige Frauen an einer Herzerkrankung, da das Östrogen sie davor schützt – zum Teil, indem es die Cholesterinspiegel kontrollieren hilft. Aus bislang nicht völlig geklärten Gründen gibt es eine Beziehung zwischen den Hormonspiegeln und der Entwicklung Plaque-ähnlicher Substanzen in den Blutgefäßen, die zu Verschlüssen und zur Herzerkrankung führen können.

Das kardiovaskuläre Erkrankungsrisiko der Frau steigt nach der Menopause drastisch an. Dasselbe gilt auch für junge Frauen, die künstlich in die Menopause kommen. Das Risiko für einen Herzinfarkt ist um so größer, je früher die Eierstöcke ihre Funktion einstellen. Obwohl die Angst vor Brustkrebs viel größer ist, ist in Wirklichkeit nach der Menopause die Gefahr von tödlichen Herz-Kreislauf-Erkrankungen größer.

Damit ist die Menopause selbst genauso ein Risikofaktor für Herz-Kreislauf-Erkrankungen wie Bluthochdruck, Rauchen, eine entsprechende Familienanamnese, schlechte Ernährung, hohe Cholesterinspiegel, Diabetes und Fettleibigkeit. Die Hormonbehandlung kann die kardiovaskuläre Gesundheit erhalten helfen.

Genauso wichtig ist es aber, die von Ihnen beeinflußbaren Risikofaktoren möglichst auszuschalten. Eine gesunde Ernährung, regelmäßige körperliche Betätigung, Gewichtskontrolle und Nichtrauchen sind entscheidende Maßnahmen, um sich in der Lebensmitte und in den darauffolgenden Jahren ein gesundes Herz-Kreislauf-System zu bewahren.

Blasenkontrolle

Frauen in der Prä- und Postmenopause können eine leichte Streßinkontinenz entwickeln, bei der es bei plötzlicher Muskelanstrengung wie Niesen, Husten oder Lachen zu einem unbeabsichtigten Harnabgang kommt.

Bei manchen Frauen kommt es auch zur Dranginkontinenz, dem Gefühl also, häufiger wasserlassen zu müssen, obwohl die Blase tatsächlich leer ist. Diese Probleme mit dem Harnhalten entstehen, wenn sich der zelluläre Zustand und die Muskelkontrolle von Harnröhre, Harnblase und Vagina durch die abfallenden Östrogenspiegel verschlechtern.

Eine starke Inkontinenz ist selten und steht normalerweise in keinem Zusammenhang mit der Menopause. Wenn die Inkontinenz das normale, mit der Menopause assoziierte Maß übersteigt, sollten Sie den Arzt aufsuchen (lesen Sie im nächsten Kapitel Übungen, die Inkontinenz behandeln und verhindern helfen).

Wiederholte Harnwegsinfektionen kommen ebenfalls häufig in den Wechseljahren vor, da sich die durch den Östrogenmangel trockener, brüchiger und dünner gewordene Haut entsprechend schnell entzünden kann.

Gesundheits-Check-up

Die meisten Frauen haben nach der Menopause noch ein langes, vitales, nützliches und freudvolles Leben vor sich. Um auch in diesem Lebensabschnitt gesund zu bleiben, bedarf es mehr denn je der Gesundheitsvorsorge. Wenn Sie die ersten Wechseljahrsveränderungen an sich wahrzunehmen beginnen, sollten Sie einen umfassenden Gesundheits-Check-up vornehmen lassen. Ein Arzt, zu dem Sie ein gutes Verhältnis haben, der Ihre Krankengeschichte und Ihre Persönlichkeit kennt, ist die beste Anlaufstelle.

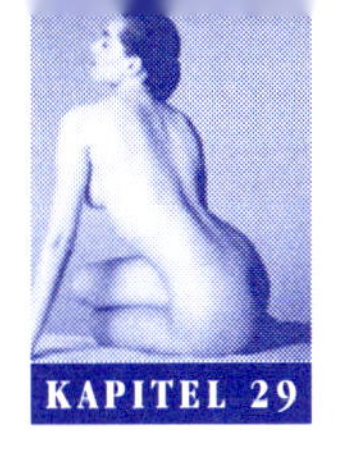

WECHSELJAHRE

Fünf häufige Beschwerden und Hilfsmöglichkeiten

Die hormonellen Veränderungen in den Wechseljahren können das Leben einer Frau stark beeinflussen und es aus dem Gleichgewicht bringen – vor allen Dingen dann, wenn die Veränderungen als Symbol für das »Lebensende« und nicht als Ausdruck für einen »Lebenswechsel« betrachtet werden. Noch vor drei oder vier Generationen symbolisierte die Menopause tatsächlich so etwas wie das Ende des Lebens. Um 1900 herum bekam die Frau mit durchschnittlich 46 Jahren die Menopause, die durchschnittliche Lebenserwartung betrug 51 Jahre.

Heute dagegen wartet auf die meisten Frauen nach der Menopause noch etwa ein weiteres Lebensdrittel. So kann und sollte die Menopause den Beginn eines neuen und vielversprechenden Lebensabschnitts kennzeichnen, der unbelastet früherer Verpflichtungen und offen für neue Karrieremöglichkeiten, Weiterbildung und neue Herausforderungen ist.

Viele Wechseljahrsstörungen können als vorübergehende Beschwerden angesehen werden, mit denen die meisten Frauen ganz gut zurechtkommen. Ein genaues Verständnis dessen, was während dieser Zeit im Körper passiert und wie andere Frauen mit den Veränderungen zurechtkommen, erleichtert den Wechsel. Dasselbe gilt für einen verständnisvollen Arzt, der Ihnen auf Ihre speziellen Probleme, Ihre Krankengeschichte und Ihre Lebensweise zugeschnittene Hilfsmöglichkeiten vorstellt.

Es gibt keine »typischen« Wechseljahre, jede Frau empfindet diesen Übergang etwas anders. Die letzte Periode tritt normalerweise zwar zwischen 45 und 55 Jahren ein, bis dahin aber findet ein sich schrittweise entwickelnder Prozeß statt, der dem Körper

die Anpassung an die hormonellen Veränderungen erleichtert. Die unangenehmen Begleitsymptome der Wechseljahre, seien es nun Zyklusunregelmäßigkeiten, Hitzewallungen, Schlafstörungen, vaginale Beschwerden oder psychische Störungen, sind bei jeder Frau unterschiedlich stark ausgeprägt.
Manche Frauen merken fast gar nichts von den Wechseljahren, 60 Prozent der prämenopausalen Frauen verzeichnen jedoch aufgrund der sich einstellenden biochemischen Veränderungen verschiedene Symptome. Oft klingen die Symptome im Laufe der Wechseljahre wieder ab. Es gibt aber auch Frauen, bei denen die Symptome so plötzlich oder so intensiv auftreten, daß sie sich deswegen in ärztliche Behandlung begeben müssen.
Dieses Kapitel beschäftigt sich mit den häufigsten Wechseljahrsbeschwerden und ihren nichtmedikamentösen Hilfsmöglichkeiten. Im Kapitel zur Hormonbehandlung lesen Sie, welche medikamentöse Formen der Behandlung es gibt.

Zyklusunregelmäßigkeiten

Zyklusveränderungen sind gewöhnlich das erste Zeichen für das Herannahen der Menopause. Während der Prämenopause, die bei manchen Frauen fünf bis zehn Jahre dauern kann, wird der Menstruationszyklus meist unregelmäßiger. Bei manchen Frauen stellen sich bereits Ende 30 erste Veränderungen dieser Art ein.
Da die Eierstockfunktion ganz allmählich nachläßt, bleibt die Menstruation bei nur 10 bis 15 Prozent der Frauen unvorbereitet und abrupt aus. Da zu diesem Zeitpunkt auch eine Schwangerschaft nicht auszuschließen ist, ist zur Absicherung einer der üblichen Schwangerschaftsurintests und zusätzlich ein Bluttest erforderlich.
Bei den meisten Frauen aber stellen sich die Veränderungen schrittweise ein, wobei der Regelfluß in Menge und Dauer ganz allmählich abnimmt, bis er schließlich ganz versiegt. Diese Übergangsphase dauert typischerweise etwa vier Jahre. Während dieser Zeit sind die Zyklen unregelmäßig: Die Periode kommt zu früh oder zu spät, bleibt zwischendurch mal ganz aus, der Regelfluß wird stärker oder leichter als früher. Dieses Nichtvoraussagbare ist meist das, was an den Zyklusunregelmäßigkeiten am meisten stört.
Bleibt die Menstruation länger als sechs Monate bis zu einem Jahr aus, ist die Menopause wahrscheinlich schon eingetreten. Kommt es zur Vaginalblutung, nachdem Ihre Periode bereits über einen längeren Zeitraum ausgeblieben ist, sollten Sie den Arzt aufsuchen, da dies auf eine Erkrankung hinweisen könnte.
Aber auch häufigere und schwerere Blutungen sind während der Wechseljahre möglich. Ursache hierfür ist eine anhaltende Östrogenstimulation der Uterusschleimhaut, während die diesem Wachstum normalerweise entgegenwirkende Progesteronproduktion abnimmt. Außerdem können Rauchen und übermäßiger Alkholkonsum für schwere, unregelmäßige Blutungen anfälliger machen.
Ein ausbleibender Eisprung kann ebenfalls zyklusverkürzend wirken, so daß die Perioden jeweils so kurz aufeinanderfolgen, daß Sie den gesamten Monat über bluten. Eine sieben bis zehn Tage anhaltende Regelblutung und auch Zwischenblutungen sind nichts Ungewöhnliches. Informieren Sie Ihren Arzt/Ihre Ärztin über jede Zyklusveränderung, damit er sicherstellt, daß diese wirklich auf hormonelle Veränderungen zurückzuführen ist und nicht auf Uterusmyome, -polypen und -karzinome oder Gebärmutterhalskrebs.

Kontrolle ist wichtig

Können Erkrankungen als Ursache für die Zyklusunregelmäßigkeiten ausgeschlossen werden, geht es nun darum, die Beeinträchtigung der Lebensqualität dadurch so gering wie möglich zu halten.

Eine Methode ist, eine Art Zykluskalender zu führen, der es Ihnen erlaubt, wieder ein Muster in einem System zu erkennen, das völlig aus dem Ruder geraten zu sein scheint. Für den Arzt ist diese Dokumentation ebenfalls eine große Hilfe.

Notieren Sie Anfang und Ende Ihres Zyklus, Art des Regelflusses sowie Begleitsymptome wie Krämpfe, schmerzende Brüste, Aufgetriebensein usw. Tragen Sie auch alle auftretenden Zwischenblutungen ein.

Aber auch Frauen, die einen solchen Zykluskalender führen, können von ihren Tagen überrascht werden. Eine kleine Hilfe kann hier schon sein, zu Hause und auch in der Handtasche immer eine Binde oder einen Tampon für den Notfall dabeizuhaben.

Wenn starke Blutungen zum Dauerproblem werden, sprechen Sie mit Ihrem Arzt darüber. Es gibt verschiedene Möglichkeiten, medikamentös Abhilfe zu schaffen: niedrig dosierte orale Kontrazeptiva zur Zyklusregulierung und Blutungsreduktion, Progesterontherapie zur Regulierung des Endometriumwachstums und andere Hormonbehandlungen.

Körpertemperatur: Hitzewallungen

Die häufigste Wechseljahrsbeschwerde ist eine Störung der Temperaturregulation, die sich in Form von plötzlich auftretenden Hitzewallungen oder Schweißausbrüchen äußert. Wie störend diese Beschwerden auch empfunden werden – sie stellen weder eine Gesundheitsgefährdung dar, noch sind sie ein Krankheitszeichen.

Ihre erste Hitzewallung kann Sie überraschend wie der Blitz treffen. Sie kann mit einem Druckgefühl im Kopf – ähnlich Kopfschmerzen – oder wie ein plötzliches und intensives Wärmegefühl beginnen. Der Hitze»blitz« nimmt dann an Intensität zu, bis Ihnen die heiße Aufwallung und Röte in Gesicht, Nacken und Brust schießen. Sie verspüren plötzlich den unwiderstehlichen Drang, sich Pullover, Jacke oder Nachtwäsche vom Leib zu reißen, und versuchen, sich Kühlung zu verschaffen, indem Sie sich Luft zufächeln, sich aufdecken oder die Fenster aufreißen. Unmittelbar auf die Hitzewallung kann ein vor allem den Oberkörper betreffender Schweißausbruch folgen, wodurch die Hauttemperatur sinkt. Zu den selteneren Symptomen, die die Hitzewallungen begleiten können, zählen Herzjagen, Schwächegefühl, Müdigkeit, Ohnmacht und Schwindel.

Die Hitzewallungen fallen in Häufigkeit, Intensität und Dauer unterschiedlich aus. Sie dauern im Schnitt vier Minuten, können aber auch nur kurz aufflackern oder bis zu zehn Minuten andauern. Die Häufigkeit variiert von alle ein bis zwei Stunden bis hin zu alle ein bis zwei Wochen.

Hitzewallungen erleben in den Wechseljahren 75 Prozent aller Frauen. Doch lediglich 10 bis 15 Prozent empfinden sie als wirklich starke Beeinträchtigung. Bei acht von zehn Frauen dauern die Hitzewallungen länger als ein Jahr an, bei lediglich 25 Prozent länger als fünf Jahre. Die Hitzewallungen können bereits mit 42 Jahren auftreten. Bei schwereren Frauen treten sie, möglicherweise wegen des im Fettgewebe produzierten Östrogens, normalerweise seltener auf.

Manche Frauen kommen mit den Hitzewallungen gut zurecht und fühlen sich dadurch nicht wesentlich behindert. Andere empfinden sie als unerträgliche Lebensbeeinträchtigung. Wer regelmäßig Hitzewallungen hat, kann dadurch nachts mehrmals oder sogar stündlich aufwachen. Manche Frauen wachen nachts schweißüberströmt auf und müssen die Wäsche wechseln.

Schlafmangel wirkt sich auf jede einzelne unterschiedlich aus. Eine starke Schlafstörung kann Gedächtnisstörungen oder Konzentrationsschwäche verursachen. Manche Frauen bekommen Angstzustände oder leiden an Müdigkeit und Muskelschmerzen. Auch Weinerlichkeit sowie geistige und körperliche Erschöpfung können Folgen davon sein.

Was bei Hitzewallungen hilft
Bei den meisten Frauen klingen die Hitzewallungen inklusive Begleitsymptomen innerhalb von vier bis sechs Jahren nach ihrer letzten Periode ab. Aus Studien geht hervor, daß Frauen, die Sport treiben, weniger unter dieser Wechseljahrsbeschwerde zu leiden haben. Raucherinnen dagegen sind stärker davon betroffen, wahrscheinlich wegen der Wirkung, die das Rauchen auf die Hormonproduktion der Eierstöcke hat.
Lassen sich die Hitzewallungen auch ohne den Einsatz von Medikamenten nicht beseitigen, lernen doch viele Frauen mit dieser Beschwerde zu leben. So tragen sie beispielsweise keine Rollkragenpullover mehr oder ziehen anstelle von Woll- jetzt Baumwollsachen an. Hilfreich ist auch, sich nach dem Zwiebelprinzip mehrere Kleidungsschichten übereinanderzuziehen, die nötigenfalls Stück um Stück ausgezogen werden können.
Verlegenheit und Angst wegen des Eindrucks, den Dritte von einem haben könnten, sind ebenfalls häufig anzutreffen. Bitten Sie einfach eine Freundin oder Ihren Partner, Ihnen genau zu beschreiben, wie Sie aussehen, wenn diese Hitzewallungen akut auftreten. Manchmal fällt selbst den aufmerksamsten Beobachtern nichts auf, auch wenn das Gefühl subjektiv noch so stark ausgeprägt ist. In einem solchen Fall ignorieren Sie das Gefühl am besten, wenn Sie bei Geschäftsbesprechungen oder anderen öffentlichen Auftritten davon heimgesucht werden.
Wenn Sie auf der anderen Seite tatsächlich so stark transpirieren, daß es nicht zu übersehen ist, sollten Sie im voraus planen, wie Sie reagieren wollen, wenn eine Hitzewallung Sie ungelegen trifft. Vielleicht entschuldigen Sie sich und suchen die Toilette auf, oder Sie halten einen kleinen Witz oder eine Erklärung parat, um die Situation zu überspielen. Mit dem nötigen Selbstvertrauen, mit Selbstsicherheit, Geduld und ein wenig Humor läßt sich diese lästige Wechseljahrsbeschwerde besser ertragen.
Hitzewallungen veranlassen mehr Frauen als jede andere klimakterische Beschwerde, den Arzt aufzusuchen. Mit einer Östrogentherapie lassen sie sich schnell und effektiv ausschalten – und damit auch die ebenso quälenden Begleiterscheinungen wie Schlafmangel. Ein wieder ungestörter Schlaf bessert wiederum meßbar die Gedächtnisleistung sowie die Symptome Angstzustände und Reizbarkeit.

Stimmungsschwankungen

Die Häufigkeit schwerer psychiatrischer Erkrankungen nimmt in oder nach den Wechseljahren nicht zu.
Verschiedene psychische Symptome treten allerdings in den Wechseljahren schon gehäuft auf. Sie treten meist in der Prämenopause in Erscheinung, um ein oder zwei Jahre nach der Menopause wieder zu verschwinden. Nur sehr selten stehen diese Symptome in Zusammenhang mit den hormonellen Veränderungen. Müdigkeit, Nervosität, Kopfschmerzen, Schlaflosigkeit, depressive Verstimmungen, Reizbarkeit, Gelenk- und Muskelschmerzen, Schwindel und Herzjagen sind hier die dem Arzt am häufigsten genannten Beschwerden.
Verschiedene psychische Störungen können mit dem durch die Hitzewallungen verursachten Schlafmangel einhergehen. Ein durch eine unbehandelte Scheidenatrophie verändertes Sexualverhalten kann für manche Frauen ebenfalls eine psychische Belastung darstellen. Andere Veränderungen in diesem Lebensabschnitt, wenn die Kinder beispielsweise aus dem Haus gehen, berufliche Enttäuschungen oder Angst vor dem Alter, können ebenfalls das Gefühlsleben der Frau in Aufruhr bringen.
Kann eine Östrogentherapie die psychi-

schen Beschwerden selbst zwar nicht direkt beheben, so kann sie doch die Befindlichkeit der Frau insgesamt bessern, indem sie Hitzewallungen, Schlaflosigkeit und Scheidenatrophie wirksam lindert.

Was bei psychischen Veränderungen hilft

Wenn Sie sich mit den körperlichen und psychischen Veränderungen, mit denen Sie während der Wechseljahre rechnen müssen, im Vorfeld bereits auseinandersetzen, schaffen Sie gute Voraussetzungen, diese Zeit relativ gelassen durchzustehen. Viele Frauen haben die Erfahrung gemacht, daß allein die Erkenntnis, daß sie schlecht gelaunt und gereizt sind, ihnen und ihren Nächsten hilft, sich auf diese vorübergehend schwierige Situation einzustellen. Es hilft auch, die lediglich aufgrund dieser Verstimmung aufgebauschten Banalitäten von den echten Ärgernissen und Frustrationsauslösern unterscheiden zu lernen. Manche Frauen nehmen so etwas wie eine »Auszeit«, wenn sie sich nicht auf der Höhe fühlen, und verschieben Diskussionen und anderes Wichtige auf einen späteren Zeitpunkt. Trost und Unterstützung bringt es auch, sich mit Geschlechtsgenossinnen in der gleichen Situation über die psychischen und körperlichen Wechseljahrssymptome zu unterhalten. Dasselbe gilt für die Lektüre von Büchern und Artikeln zu diesem Thema.

Scheidenbeschwerden

Da das Östrogen im Fortpflanzungstrakt der Frau eine so wichtige Rolle spielt, bleibt es nicht aus, daß eine Reduktion dieses Hormons, wie sie in den Wechseljahren auftritt, deutliche Veränderungen aller Fortpflanzungsorgane zur Folge hat. Manche Frauen beginnen bereits in der Prämenopause, Scheidenbeschwerden zu entwickeln, bei den meisten treten sie allerdings erst nach fünf bis zehn Jahren auf.

Mit zunehmendem Alter geht die Gleitfähigkeit der Scheide als Reaktion auf sexuelle Stimulation zurück. Durch die abfallenden Östrogenspiegel wird die Scheidenhaut dünner, trockener und verliert an Elastizität – mit der Zeit beginnt die Scheide zu schrumpfen. Ein brennendes und juckendes Gefühl kann auf eine trockene Scheide hindeuten, was noch durch eine verminderte Zervixschleimproduktion verstärkt werden kann. All diese Faktoren können Schmerzen oder Blutungen beim Geschlechtsverkehr, die sogenannte Dyspareunie, verursachen.

Darüber hinaus machen diese Veränderungen die Scheide auch empfindlicher und verletzungsanfälliger, wodurch das Risiko für bakterielle Infektionen zunimmt.

All diese Schwierigkeiten können – aufgrund von Schmerzen, Verlegenheit und Fehlinformation – zu einem starken Rückgang des sexuellen Verlangens, der Lust, führen. Für Paare, die sich auf die neue Situation einstellen, indem sie langsamere und sanftere Sexualtechniken sowie Gleitmittel einsetzen, muß das kein Problem sein. Tatsächlich kann gerade ein aktives Sexualleben für eine gesunde und gut durchfeuchtete Scheide sorgen.

Was bei Scheidenveränderungen hilft

Das beste Mittel gegen eine trockene Scheide ist ein sexuell aktives Leben. Regelmäßiger Sex verbessert die Durchblutung der Scheide, stimuliert die Schleimhaut und trainiert die umliegenden Muskeln. Eine Studie mit postmenopausalen Frauen kam zu dem Ergebnis, daß Frauen, die dreimal oder öfter im Monat einen Orgasmus hatten, weniger an Scheidenatrophie litten als jene, die weniger als zehnmal im Jahr Geschlechtsverkehr hatten.

Der Einsatz rezeptfreier Scheidencremes bzw. Gleitmittel kann bei schmerzhaftem Geschlechtsverkehr helfen.

Es bieten sich hier die marktgängigen Gleitcremes oder auch Vitamin-E-Öl aus der Apotheke an. Auf Babyöle oder Vaseline

dagegen ist zu verzichten, da sie schlecht zu entfernen sind und eine Brutstätte für Bakterien bilden und damit Infektionen den Weg bereiten.
Ebenfalls effektiv behandeln läßt sich eine trockene Scheide mit der Hormonbehandlung. Eine lokal angewandte Östrogencreme hilft, die östrogenbedingten Veränderungen der Scheide auszugleichen.
Eine trockene Scheide muß das Sexualleben einer Frau nicht beeinträchtigen. Die sexuelle Erregbarkeit erreicht bei Frauen Ende 30 ihren Höhepunkt und bleibt bis in das 7. Lebensjahrzehnt auf einem hohen Niveau. Manche Frauen stellen nach der Menopause sogar ein verstärktes Lustempfinden an sich fest. Sie empfinden Sex jetzt, ohne Angst vor Schwangerschaft und ohne die durch Menstruation und Empfängnisverhütung aufgezwungenen Unterbrechungen, um einiges lustvoller.

Inkontinenz vorbeugen

Niedrige Östrogenspiegel können auch zu einer Schwächung des Muskeltonus sowie der Blasen- und Harnröhrenkontrolle führen. Die Folge: Wird die Blase belastet – ob durch Niesen, Husten oder Lachen –, kommt es zu einem vorübergehenden Kontrollverlust der Beckenbodenschließmuskeln und damit zum unwillentlichen Abgang einer kleinen Menge Harn. Diese Streßinkontinenz genannte Störung kommt bei Mehrfachgebärenden häufiger vor.
Bei manchen Frauen kann sich auch eine sogenannte Dranginkontinenz entwickeln. Sie äußert sich in dem plötzlich überwältigenden Gefühl, sofort die Toilette aufsuchen zu müssen, selbst wenn die Blase so gut wie leer ist.

Kegelübungen

Leichte Streßinkontinenz ist eine vorübergehende und kontrollierbare Störung. Die Kegelübungen – nach dem Arzt, der sie entwickelt hat, benannt – helfen den Beckenboden bzw. den *Pubococcygeus*-Muskel zu kräftigen. Diese Übungen können überall und völlig unbemerkt absolviert werden.
Lokalisieren Sie Ihre Beckenmuskeln, indem Sie die Scheidenöffnung zusammenziehen, so als wollten Sie den Harnfluß unterbrechen. Halten Sie die Anspannung, und zählen Sie langsam bis drei. Entspannen Sie, und wiederholen Sie die Übung danach wieder. Fällt Ihnen die Übung am Anfang vielleicht noch schwer, werden Sie mit der Zeit merken, daß die Muskeln immer kräftiger werden. Eine andere Technik besteht darin, die Muskeln in rascher Folge abwechselnd anzuspannen und schnell wieder zu entspannen. Absolvieren Sie diese Übung fünf- bis zehnmal täglich jeweils mit zehn Wiederholungen.
Wenn Sie diese Übungen fest in Ihren Alltag einbauen, ist Ihr Inkontinenzproblem damit vielleicht schon gelöst. Bei Dranginkontinenz hilft es auch, den Gang zur Toilette so lange wie möglich hinauszuzögern, um eine Reflexreaktion zu unterdrücken. Drang- und milde Streßinkontinenz lassen sich häufig auch durch eine Hormonbehandlung beheben.

Sonstige Wechseljahrssymptome

Mehr als fünfzig Symptome sollen insgesamt auf das Konto der klimakterischen Hormonveränderungen gehen. Da aber eine eindeutige Verbindung zwischen diesen Symptomen und dem abfallenden Östrogenspiegel bislang nicht nachgewiesen werden konnte, sind andere Ursachen nicht auszuschließen. Zu den Symptomen, die ganz klar nicht durch die hormonellen Veränderungen der Wechseljahre bedingt sind, zählen Schwäche, Müdigkeit, Appetitlosigkeit, Übelkeit, Erbrechen, Blähungen, Verstopfung und Durchfall.
Unerklärliche Symptome werden oft Angstzuständen oder anderen emotionalen Störungen zugeschrieben, dies bedarf aller-

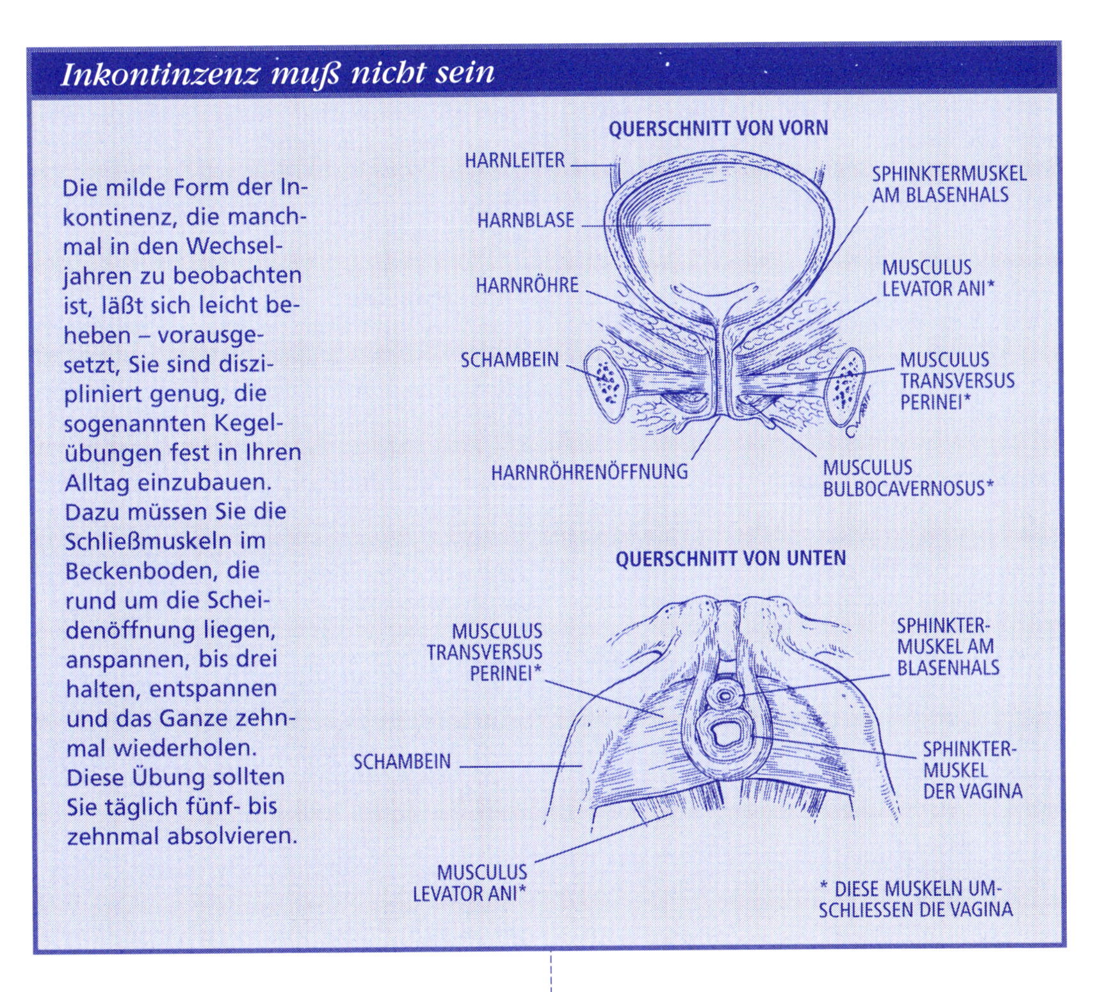

Inkontinzenz muß nicht sein

Die milde Form der Inkontinenz, die manchmal in den Wechseljahren zu beobachten ist, läßt sich leicht beheben – vorausgesetzt, Sie sind diszipliniert genug, die sogenannten Kegelübungen fest in Ihren Alltag einzubauen. Dazu müssen Sie die Schließmuskeln im Beckenboden, die rund um die Scheidenöffnung liegen, anspannen, bis drei halten, entspannen und das Ganze zehnmal wiederholen. Diese Übung sollten Sie täglich fünf- bis zehnmal absolvieren.

dings noch weiterer Abklärung. Im folgenden werden nun die aktuellen Erklärungsmodelle für Beschwerden, die ebenfalls häufig in den Wechseljahren auftreten, kurz dargestellt.

Gewichtszunahme

Zwar nehmen viele Frauen während der Wechseljahre zu, das steht jedoch in keinem direkten Zusammenhang mit den hormonellen Veränderungen. Ursache scheint vielmehr eine Kombination aus mehreren Faktoren zu sein: verminderte körperliche Aktivität, abnehmender Muskeltonus, eventuell erhöhte Kalorienzufuhr und andere Alterserscheinungen. Mehr körperliche Betätigung und eine nährstoffreiche, ausgewogene Ernährung können die Gewichtszunahme in Grenzen halten.

Brustbeschwerden

Wenn Ihre Brüste den gesamten Zyklus über schmerzen, kann dies an den hormonellen Veränderungen liegen – ähnliches ist häufig während der Schwangerschaft zu beobachten. Frauen, die früher zyklusabhängig an Spannungsgefühlen in den Brüsten gelitten haben, stellen nach der Menopause häufig mit Erleichterung fest, daß dieses Symptom nicht mehr auftritt. Ebenso verschwinden auch all die anderen Beschwerden des prämenstruellen Syndroms.

Hautjucken

Bei manchen Frauen stellt sich ein Hautkribbeln und -jucken ein, das als Ameisenlaufen bezeichnet wird und sich anfühlt, als liefen winzige Insekten über den Körper. Den Ergebnissen einer Studie zufolge tritt das Ameisenlaufen am häufigsten 12 bis 24 Monate nach der letzten Menstruation auf. Ist der genaue Wirkmechanismus auch unbekannt, wird dieses Phänomen, das letztlich von allein wieder verschwindet, doch mit den Wechseljahren in Zusammenhang gebracht.

Gedächtnisstörungen

Scheint es auch keinen direkten Zusammenhang zwischen nachlassendem Gedächtnis und Wechseljahren zu geben, so wurde diese Störung doch mit dem durch den Nachtschweiß verursachten Schlafmangel in Verbindung gebracht. Manche Studien deuten darauf hin, daß in der Prämenopause auftretende Gedächtnisstörungen nach der Menopause wieder verschwinden. Bleiben sie bestehen, sollten Sie den Arzt aufsuchen.

Sehstörungen

Dem Ergebnis einer Studie mit Frauen in den Wechseljahren zufolge, nimmt auch die Sehfähigkeit, wie beispielsweise die Fähigkeit, nachts im Dunkeln Straßenschilder lesen zu können, in dieser Lebensphase ab. Diese Veränderung ist jedoch noch nicht systematisch untersucht worden und kann in keinen Zusammenhang mit den hormonellen Veränderungen der Wechseljahre gebracht werden.

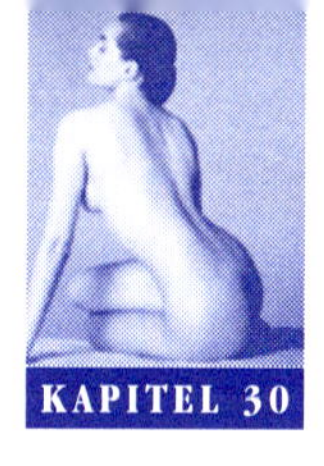

WECHSELJAHRE

Wie sich eine Osteoporose aufhalten läßt

Die meisten Menschen halten ihre Knochen für ein statisches, unveränderliches Fundament – einen starken und soliden Stützapparat für ihre Knochen und inneren Organe. In Wirklichkeit setzt sich unser Skelett aus lebenden, wachsenden Zellen zusammen, die einem ständigen Auf- und Abbau unterworfen sind. Ob unsere Knochen bis ins hohe Alter stark und gesund bleiben, hängt von dem dynamischen Gleichgewicht der zur Verfügung stehenden Mineralien (wie Kalzium) und der die Mineralienaufnahme kontrollierenden Hormone ab.

Osteoporose, die Knochenkrankheit, die den Körper vieler älterer Frauen klein, eingefallen und schwach macht, ist nicht unvermeidbar. Man kann durchaus alt werden, ohne merklich an Größe einzubüßen, mit sicherem Gang, starken Knochen und weiterhin einiger körperlicher Kraft.

Der Osteoporose, diesem Knochenräuber und »stiller Bedrohung«, läßt sich oft durch Ernährungsumstellungen und körperliche Betätigung zu einem Zeitpunkt, da der Knochenaufbau noch überwiegt, also bis etwa zum 35. Lebensjahr, wirkungsvoll vorbeugen, oder sie läßt sich damit zumindest in Grenzen halten. Und selbst jene, die bereits an Knochenschwund leiden, können noch Maßnahmen ergreifen, um eine echte körperliche Behinderung abzuwehren.

Eine ganze Reihe von Maßnahmen können Sie noch während oder nach den Wechseljahren zur Vorbeugung des Knochenverlusts, der in den ersten fünf bis sechs Jahren nach dem Wechsel besonders stark ist, ergreifen. In diesem Kapitel werden Maßnahmen vorgestellt, wie Sie Ihre Knochen kräftigen und gleichzeitig zu einem verbesserten Wohlbefinden und einem besse-

Ein brüchiger Knochen von innen betrachtet

Wenn sich der ein Leben lang andauernde Knochenumbauprozeß im Alter ändert, tritt mehr Kalzium aus dem Knochen aus, als die Knochenaufbauzellen wieder einlagern können. Folge ist eine zunehmend porösere Knochenstruktur. Mit Fortschreiten dieses Prozesses und immer weiter abnehmender Knochendichte nimmt die Gefahr von Hüftgelenk-, Wirbelkörper- oder Handgelenkbrüchen zu.

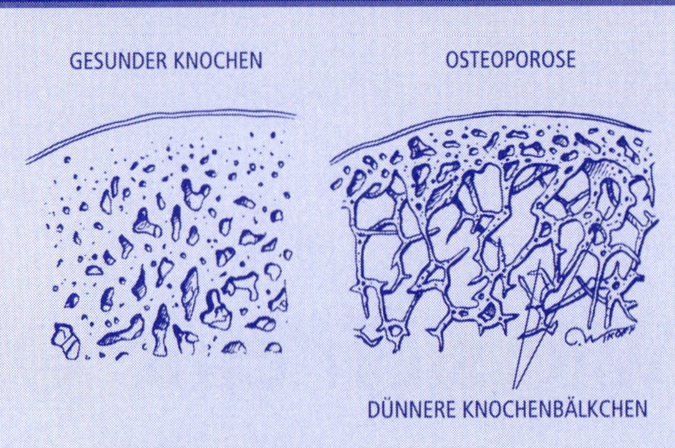

ren gesundheitlichen Allgemeinbefinden im Alter beitragen können.

Unser Knochengerüst

Knochenzellen, die 99 Prozent des Körperkalziums speichern, befinden sich in einem kontinuierlichen Auf- und Abbauprozeß, dem sogenannten Knochenumbau. Die Zellen, die mit Nerven und Blutgefäßen verknüpft sind, nehmen Kalziummoleküle aus dem Blutstrom auf und setzen gleichzeitig Kalzium wieder in den Kreislauf frei. Das zurückbehaltene Kalzium wird in den Knochen eingelagert und macht das Skelett kräftig.
Mit zunehmendem Alter beginnt beim Knochenumbau der Abbau zu überwiegen, die Zellen geben mehr Kalzium ab, als sie aufnehmen. Damit gehört ein gewisses Maß an Knochenabbau zum natürlichen Alterungsprozeß. Nach der Menopause jedoch nimmt der Knochenabbau bei den meisten Frauen durch die geringere Östrogenkonzentration zu und macht sie osteoporoseanfälliger.
Bei der Osteoporose werden die Knochen immer poröser und damit zerbrechlicher. Wenn Sie sich einen osteoporotischen Knochen wie eine Honigwabe oder einen Schweizer Käse vorstellen, verstehen Sie vielleicht eher, wie schon eine leichte Verletzung Brüche verursachen kann – typischerweise Hüftgelenk-, Wirbelkörper- und Handgelenkbrüche.
Da sich der Abbau von Knochenmasse gewöhnlich ohne Schmerzen oder Symptome vollzieht, kann sich der osteoporotische Prozeß jahrelang unbemerkt entwickeln, bis es zum Bruch kommt. Bei jungen Menschen heilt ein Knochenbruch normalerweise innerhalb von ein oder zwei Monaten – im Alter jedoch dauert dieser Heilungsprozeß länger, manche Brüche heilen sogar gar nicht mehr vollständig.
Hüftgelenk- oder Oberschenkelhalsbrüche führen bei vielen Frauen zu einer dauerhaften Behinderung. Innerhalb von sechs Monaten nach dem Hüftgelenkbruch sterben 15 bis 20 Prozent der Patientinnen an dem Bruch oder seinen Komplikationen. Jede dritte Frau über 50 erleidet Wirbelkörperbrüche, in deren Folge sich die Körpergröße vermindert und einen sogenannten Witwenbuckel entstehen lassen kann.

Hormone und Knochenstärke

Unser Körper sorgt mit Hilfe einer Vielzahl von Hormonen, einschließlich Östrogen, für ein ausgeglichenes Verhältnis zwischen den

gegenläufigen Prozessen des Knochenauf- und -abbaus. Östrogen hat beim Knochenstoffwechsel eine doppelte Funktion: Es unterstützt die Kalziumaufnahme vom Blut in die Knochen und hemmt den Kalziumabbau aus den Knochen. Die Knochenmasse erreicht um das 35. Lebensjahr herum seinen höchsten Wert. Danach dann, und ganz speziell nach der Menopause, wenn der Östrogenspiegel im Blut sinkt, überwiegt der Knochenabbau den Knochenaufbau.
Ein normal hoher Östrogenspiegel sorgt mit für eine ausgeglichene Kalziumbilanz im Blut, die wiederum für die Funktion der Muskeln und des Nervensystems wichtig ist. Wenn der Östrogenspiegel sinkt, kann der Kalziumblutspiegel stark abfallen, wodurch die Produktion eines anderen Hormons, des Parathormons, stimuliert wird. Dieses von der Nebenschilddrüse produzierte Hormon bewirkt, daß Kalzium aus den Knochen gelöst wird, um – auf Kosten der Knochengesundheit – das Kalziumdefizit im Blut auszugleichen.
Nach der Menopause verstärkt sich der Knochenabbau generell – wie sehr, ist allerdings individuell sehr unterschiedlich, da die Hormonspiegel bei postmenopausalen Frauen eine große Schwankungsbreite aufweisen. Eine Frau kann jährlich eineinhalb bis sechs Prozent ihrer Knochenmasse verlieren. Bei Frauen mit operativ oder medikamentös künstlich eingeleiteter Menopause, bei denen der Östrogenspiegel abrupt abfällt, kann dieser Prozentsatz noch höher liegen. Mit 80 kann eine Frau ohne weiteres 40 Prozent ihrer früheren Knochenmasse verloren haben. Einmal verlorengegangene Knochenmasse kann nicht mehr durch Gewebe vergleichbarer Stärke ersetzt werden.

Sind Sie gefährdet?

Das Risiko, eine Osteoporose zu entwickeln, hängt von einer Vielzahl von Faktoren ab, darunter Geschlecht, Rasse, Hauttyp, Gewicht und Familienanamnese. Wer den mittleren Lebensabschnitt mit bereits leichten und dünnen Knochen beginnt, hat ein geringeres Sicherheitspolster an Knochenmasse, die noch ohne Gefahr reduziert werden kann, und ist damit anfälliger für diese Knochenkrankheit.

Nicht zu beeinflussende Risikofaktoren

Geschlecht. Frauen haben allgemein leichtere, dünnere Knochen als Männer. Mit etwa 35 Jahren haben Männer zirka 30 Prozent mehr Knochenmasse als Frauen. Außerdem bauen sie im Alter vergleichsweise langsamer Knochenmasse ab. Frauen haben allein durch die während der Wechseljahre sinkende Östrogenproduktion ein erhöhtes Osteoporoserisiko.

Hauttyp. Je heller der Hauttyp, desto größer das Osteoporoserisiko. Frauen mit sehr hellem Teint, Sommersprossen und blonden oder rötlichen Haaren haben ein insgesamt erhöhtes Risiko.

Körperbau. Grazile, feingliedrige Frauen sind stärker bruchgefährdet. Aber auch vom Muskeltonus hängt es ab, wie widerstandsfähig sich der Knochen bei Verletzungen zeigt.

Eintritt der Menopause. Eine frühe Menopause – ob natürlich oder künstlich – erhöht das Osteoporoserisiko, da dadurch bereits zu einem sehr frühen Zeitpunkt ein niedriger Östrogenspiegel im Körper vorliegt. Bei vielen Frauen (69 Prozent in einer Studie), deren Menopause durch Entfernung der Eierstöcke künstlich eingeleitet wurde und deren Östrogenproduktion so abrupt gestoppt wurde, stellen sich innerhalb von zwei Jahren nach der Operation Zeichen einer Osteoporose ein, sofern keine Hormonbehandlung eingeleitet wurde. Deshalb ist man auch bei einer Entfernung des Uterus immer bemüht, die Eierstöcke zu belassen, wenn es medizinisch vertretbar ist.

Erbliche Veranlagung. Frauen, deren Mutter, Großmutter oder Schwester eine Osteoporose oder deren Symptome aufweisen (»Witwenbuckel« oder Mehrfachbrüche), haben ebenfalls ein erhöhtes Osteoporoserisiko. Der Konstitutionstyp kann genauso wie eine mögliche genetische Prädisposition von Generation zu Generation weitergegeben werden.

Beeinflußbare Risikofaktoren

Körperliche Betätigung. Da Knochen, die nicht belastet werden, an Masse verlieren, leisten Bewegungsmangel oder gar Inaktivität dem Knochenschwund Vorschub. Auf der anderen Seite stimuliert die mechanische Belastung der Knochen bei körperlicher Betätigung das Knochenwachstum und wirkt knochenkräftigend.

Körpergewicht. Schwere Frauen haben ein geringeres Osteoporoserisiko, da im Fettgewebe – auch nach der Menopause – Östrogen produziert wird.

Kinderlosigkeit. Kinderlose Frauen haben ein erhöhtes Knochenschwundrisiko, weil sie nie den deutlich erhöhten Östrogenspiegel hatten, der mit einer Schwangerschaft verbunden ist und vor einer Osteoporose in späteren Jahren schützt.

Kalziumzufuhr. Kalzium spielt eine entscheidende Rolle beim Knochenaufbau. Wer sich sein Leben lang zuwenig Kalzium zugeführt hat, also weniger als die empfohlene Mindestzufuhr von 800 mg täglich – während oder nach den Wechseljahren lautet die Empfehlung sogar täglich auf mindestens 1200 oder besser noch 1500 mg –, der geht wahrscheinlich bereits mit zuwenig Knochenmasse in die Wechseljahre. Aus Untersuchungen geht hervor, daß Frauen im Durchschnitt täglich nur etwa 600 mg

Der Knochenumbau

Tief im Innern der Knochen ist eine wahre Knochenbau-Mannschaft bei der Arbeit: alte Knochenmasse abbauen, neue aufbauen. Da Östrogen den Knochenabbau hemmt, kann der sich in den Wechseljahren verringernde Östrogenspiegel schnell eine abnehmende Knochendichte zur Folge haben. Eine während des gesamten Lebens ausreichende Kalziumzufuhr kann dem entgegenwirken. Nach der Menopause kann eine Hormonbehandlung die Aufnahme von Kalzium durch die Knochen unterstützen und damit bei 75 Prozent der gefährdeten Frauen einer Osteoporose vorbeugen.

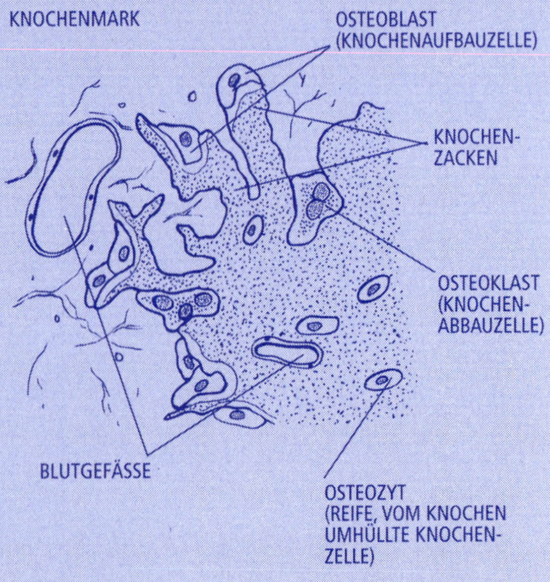

KNOCHENMARK
OSTEOBLAST (KNOCHENAUFBAUZELLE)
KNOCHEN-ZACKEN
OSTEOKLAST (KNOCHEN-ABBAUZELLE)
BLUTGEFÄSSE
OSTEOZYT (REIFE, VOM KNOCHEN UMHÜLLTE KNOCHEN-ZELLE)

Bei jeder dritten Frau bricht unerkannt ein Knochen

Anhaltende Kreuzschmerzen oder ein plötzlicher örtlich begrenzter Schmerz im Rücken können ein Warnsignal für Kompressionsbrüche in den Wirbelkörpern der Wirbelsäule sein. Bei vielen Frauen verursachen diese Brüche nur wenig Schmerzen und bleiben jahrelang unentdeckt. Bei manchen ist der einzige Hinweis darauf eine deutliche Einbuße an Körpergröße, die bis zu 20 cm betragen kann.

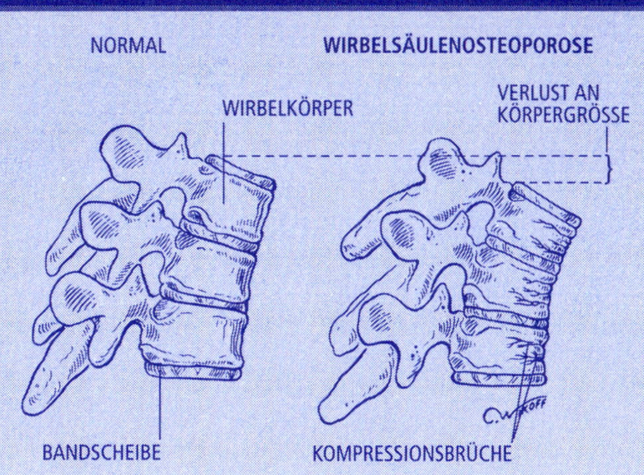

Kalzium zu sich nehmen, alte Frauen über 60 Jahre, die Kalzium eigentlich besonders nötig hätten, sogar noch weniger.

Rauchen. Bei Raucherinnen tritt die Menopause bis zu eineinhalb Jahre früher ein als bei Nichtraucherinnen. Damit kommt es bei ihnen auch früher zu einer Östrogenreduktion, die den Knochenabbau beschleunigt. Darüber hinaus beeinträchtigt Rauchen auch die Kalziumaufnahme. Raucherinnen haben öfter Wirbelkörperbrüche als Nichtraucherinnen.

Alkohol. Mehr als zwei alkoholische Getränke am Tag beeinträchtigen nicht nur die Kalziumresorption direkt, sondern auch die Vitamin-D-Synthese, die den Kalziumeinbau in die Knochen unterstützt.

Medizinische Faktoren

Laktoseintoleranz. Diese Störung wird durch den Mangel an einem Enzym, der sogenannten Laktase, verursacht, die für die Aufspaltung von Milchzucker in verdauliche Bruchstücke nötig ist. Wer einen Laktasemangel hat, kann keine Milch – unser bester Kalziumlieferant – verdauen. Milchprodukte wie Käse verträgt er jedoch.

Medikamente. Eine Reihe von Medikamenten, darunter die häufig verschriebenen Kortikosteroide wie Kortison und Prednison, Schilddrüsenpräparate sowie Antikonvulsiva wie Phenobarbital oder Phenytoin zur Behandlung von Krampfanfällen beeinträchtigen die Fähigkeit des Körpers, Kalzium aus der Nahrung oder aus Arzneimitteln aufzunehmen.

Erkrankungen. Frauen, die an Anorexie, Zöliakie (eine Unverträglichkeit von Getreideeiweiß), Diabetes, chronischem Durchfall, Nieren- oder Lebererkrankung leiden, haben ein erhöhtes Osteoporoserisiko.

Warnsignale für eine Osteoporose

Der Verlust an Knochenmasse geht schleichend und symptomlos vonstatten. Für manche Frauen ist ein Bruch das erste sicht- und fühlbare Zeichen für eine Osteoporose. Ein Knochenbruch aus bereits geringem Anlaß, beispielsweise nach einem relativ harmlosen Sturz, legt den Verdacht nahe, daß eine Osteoporose vorliegt. Mit Hilfe einer Röntgenaufnahme läßt sich schnell feststellen, inwieweit der schlechte Zustand des Knochens den Bruch begünstigt hat. Glücklicherweise gibt es aber für viele Frauen eine Reihe anderer, weniger dramatischer Alarmsignale, auf die es zu achten gilt.

Rückenschmerzen

Ein Frühsymptom der Osteoporose ist ein dauerhafter Schmerz im unteren Wirbelsäulenbereich. Im Ruhezustand oder bei der Erledigung alltäglicher Aufgaben können plötzlich Muskelkrämpfe oder Rückenschmerzen auftreten. Dieser plötzliche Schmerz wird häufig durch den spontanen Zusammenbruch kleiner Wirbelsäulenabschnitte verursacht. Anders als die Rückenschmerzen aus anderer Ursache tritt dieser Schmerz örtlich begrenzt auf und breitet sich nur selten aus. In diesen Fällen ist es wichtig, sich in orthopädische Behandlung zu begeben. Bei Osteoporose-Patientinnen setzen oft etwa neuneinhalb Jahre nach der letzten Menstruation oder dreizehn Jahre nach der künstlichen Menopause stärkere Rückenschmerzen ein.

Verlust an Körpergröße

Wirbelsäulen-Osteoporose wird meist erst diagnostiziert, wenn bereits Wirbelkörper bzw. Rückenwirbel gebrochen sind. Diese Brüche entstehen gewöhnlich an den Schwachstellen der Wirbelsäule – an den Krümmungsstellen. Oft bleiben diese Kompressionsbrüche von der Frau selbst unbemerkt, da sie nicht in jedem Fall lang anhaltende oder starke Schmerzen verursachen. Und doch gibt es ein unübersehbares Warnzeichen: ein Verlust an Körpergröße. Diese Abnahme an Körpergröße, die 6 bis 20 cm betragen kann, resultiert aus einem Zusammensinken der Wirbelkörper. Regelmäßiges Messen der Körpergröße ist eine gute Kontrolle zur Überwachung der Wirbelsäulen-Osteoporose.

Der Witwenbuckel

Hand in Hand mit dem durch die Kompressionsbrüche bedingten Größenverlust geht eine Verkrümmung der Wirbelsäule. Ergebnis kann der sogenannte »Witwenbuckel« sein, bei dem die nach hinten ge-

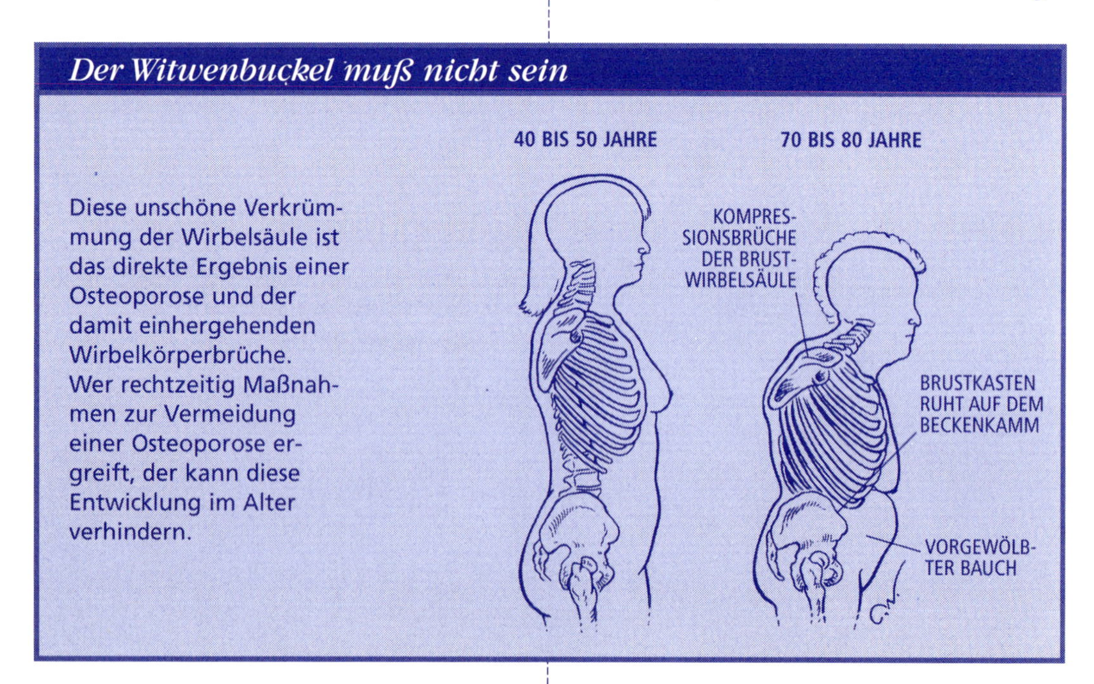

richtete Krümmung der Brustwirbelsäule stärker wird und der Brustkorb praktisch auf dem Beckengürtel aufliegt. Neben der dadurch behinderten Verdauung wirkt sich dieser Zustand natürlich auch auf Aussehen und Selbstwertgefühl aus. Der Witwenbuckel ist nicht Bestandteil des natürlichen Alterungsprozesses und auch nicht das Ergebnis einer schlechten Haltung, sondern ein eindeutiger Hinweis auf das Vorliegen einer Osteoporose.

Zahnausfall

Zahnausfall und Dünnerwerden der die Zähne haltenden Knochen in den reiferen Jahren deuten ebenfalls auf eine Osteoporose hin. Dieser Knochenschwund im Bereich des Zahnhalteapparats kommt ebenfalls häufig bei osteoporotischen Frauen vor, läßt sich allerdings relativ früh durch Röntgenaufnahmen nachweisen. Zur Vorbeugung dieser Erkrankung sollten Frauen in den Wechseljahren besondere Sorgfalt bei der Zahnhygiene walten lassen. Dazu gehören regelmäßige Kontrolltermine beim Zahnarzt sowie tägliches Zähneputzen und Reinigen der Zähne mit Zahnseide und gegebenenfalls einer Munddusche.

Osteoporose erkennen

Knochendichtemessung

Wenn Sie osteoporosegefährdet sind oder bereits erste Warnzeichen an sich festgestellt haben, fragen Sie Ihren Arzt nach einer Knochendichtemessung. Mit einer Röntgenaufnahme läßt sich eine Osteoporose erst nachweisen, wenn bereits mehr als 30 Prozent an Knochenmasse verlorengegangen sind, die Krankheit also bereits weit fortgeschritten ist. Glücklicherweise steht uns heute aber eine Reihe von High-Tech-Diagnoseverfahren zur Verfügung, mit denen sich die Osteoporose bereits in einem frühen Stadium erkennen läßt.
Sämtliche Verfahren zur Knochendichtemessung sind schmerzlos und haben eine niedrige Strahlenbelastung. Wichtig ist in jedem Fall die regelmäßige Kontrolle.
Mit der Dualen Photonen-Absorptiometrie (DPA) – ein Verfahren mit relativ hoher Meßgenauigkeit – kann der gesamte Körper gemessen werden. Das Verfahren dauert etwa 20 bis 40 Minuten, die Strahlenbelastung beträgt etwa fünf Millirem (eine Röntgenaufnahme des Mundraums 300 Millirem). Da dieses Gerät relativ teuer ist, steht es in der Bundesrepublik noch nicht an vielen Orten. Die Untersuchung mit der Single Photonen-Absorptiometrie (SPA) dauert nur 15 Minuten, und da das Gerät relativ preiswert ist, steht es auch schon in vielen Arztpraxen. Nachteil: Es kann damit lediglich die Knochendichte am Arm bzw. Handgelenk und in der Fersenregion gemessen werden, ohne daß sich diese Ergebnisse auf die Rückenwirbel oder das Hüftgelenk übertragen ließen. Außerdem sind die Meßergebnisse weniger genau.
Das letzte Verfahren ist die quantitative Computertomographie (CT), ein mittlerweile übliches Röntgenverfahren, mit dem die getrennte Messung an verschiedenen Stellen des Körpers möglich ist. Die neueren, allerdings sehr teuren CT-Geräte, die sogenannten »Low-Dose-CTs«, haben eine hohe Meßgenauigkeit – ihr Meßfehler liegt unter 0,3 Prozent – und eine geringe Strahlenbelastung, so daß sich damit gefahrlos Früherkennungsuntersuchungen durchführen lassen.

Osteoporose vorbeugen

Machen sich die Folgen der Osteoporose auch oft erst im Alter bemerkbar, legen Sie das Risiko dafür bereits mit etwa 35 Jahren bzw. mit der zu diesem Zeitpunkt erreichten maximalen Knochenmasse fest. Deshalb ist es ganz wichtig, daß junge Frauen die Risikofaktoren kennen und alle Schritte, die dazu geeignet sind, Knochenabbau zu bremsen und Knochenaufbau zu fördern, unternehmen. Aber auch noch spät in den

Kalziumreiche Nahrungsmittel: eine kleine Auswahl

Nahrungsmittel (100 g)	Kalorien	Kalzium (mg)
Käse		
Camembert 30% Fett i.T.	231	600
Hüttenkäse	124	85
Kochkäse	141	125
Milch		
fettarme Trinkmilch 1,5% Fett	49	118
Magermilch 0,3% Fett	35	120
Vollmilch 3,5% Fett	66	120
Magermilchjoghurt 0,3% Fett	39	143
Fische & Schalentiere		
Austern	71	80
Garnelen	96	92
Hering	222	34
Karpfen	125	29
Ölsardinen	235	330
Obst		
Orange	54	42
Datteln, getrocknet	305	65
Mandarine	48	33
Gemüse		
Bohnen, grün	33	50
Brokkoli	33	105
Endivie	17	50
Staudensellerie	21	80

Fünfzigern oder Sechzigern können Frauen etwas gegen Osteoporose unternehmen.

Kalzium
Kalzium, der Hauptbestandteil des Knochens, spielt eine Schlüsselrolle bei der Erhaltung der Knochenstärke. Wer aber Diät hält, fastet oder generell wenig ißt, deckt wahrscheinlich seinen täglichen Kalziumbedarf nicht. Darüber hinaus wird die Kalziumresorption aus der Nahrung durch einen überhöhten Konsum an beispielsweise Natrium, Zucker, Alkohol und Koffein herabgesetzt. Und eine bestimmte Menge Kalzium wird natürlich täglich ausgeschieden. Da der Körper Kalzium braucht, um seine Funktionen aufrechtzuerhalten, versucht er all diese Kalziumdefizite auszugleichen, indem er bei zu geringer Nahrungszufuhr den Knochen Kalzium entzieht.
In den Wechseljahren kompliziert sich das Ganze noch. Da Östrogen die Kalziumresorption steigert, muß jetzt, bei niedrigem Östrogenspiegel, zusätzlich Kalzium zugeführt werden. *Der Körper nimmt zwar auch Kalzium ohne Östrogen auf – aber weniger.*

Der Kalziumbedarf schwankt individuell je nach spezieller Bedarfslage, grundsätzlich aber gilt: Zum Aufbau von Knochenmasse braucht man Kalzium. Aus Untersuchungen geht hervor, daß Frauen in den Wechseljahren ihren Kalziumbedarf noch nicht einmal zur Hälfte decken. Um die 20 herum mag eine Kalziumzufuhr von 800 mg täglich ausreichend sein, in den Wechseljahren jedoch sollte die Menge auf mindestens 1200, besser noch 1500 mg erhöht werden, sofern keine Hormonbehandlung eingeleitet wird. Da der Körper aber nur immer etwa 600 mg Kalzium auf einmal resorbieren kann, sollten kalziumreiche Nahrungsmittel auf mehrere Mahlzeiten verteilt werden.

Idealerweise sollte das zugeführte Kalzium aus der Nahrung stammen. Ihren Kalziumbedarf decken Sie, indem Sie kalziumreiche Nahrungsmittel wie Milchprodukte, grünes Blattgemüse, Brokkoli, Rhabarber, Lachs oder Sardinen fest in Ihren Speiseplan einbauen. Fettarme Milch ist genauso gesund für Ihre Knochen wie fettreiche Vollmilch.

Frauen mit Laktoseintoleranz können ein Laktasepräparat einnehmen – in Reformhäusern, Drogerien und Apotheken erhältlich – und damit auch Milchprodukte verdauen. Oder sie steigen auf den leichter verdaulichen und ebenfalls kalziumreichen Joghurt um. Die meisten Menschen mit Laktoseintoleranz vertragen keine Milch, Milchprodukte aber sehr wohl.

Unterziehen Sie Ihre Ernährung einer kritischen Analyse: Decken Sie jeden Tag Ihren Kalziumbedarf?

Kalziumpräparate sind dann zu empfehlen, wenn Sie und Ihr Arzt zu dem Schluß kommen, daß Ihr Kalziumbedarf über die Ernährung nicht gedeckt wird. Die Dosierungsempfehlung entspricht der des Nahrungskalziums: 1000 bis 1500 mg täglich in der Prämenopause, 1500 mg für postmenopausale Frauen, bei denen keine Hormonbehandlung durchgeführt wird. Aber übertreiben Sie es nicht. Ein Zuviel an Kalzium kann gesundheitsschädigend sein und beispielsweise die Entstehung von Nierensteinen verursachen. Die wichtigste Frage bei den Kalziumpräparaten richtet sich nach der Resorbierbarkeit. Damit der Körper sie aufnehmen kann, müssen sie im Magen schnell aufgelöst werden. Bei den in Deutschland vornehmlich verordneten Kalziumbrausetabletten ist das gegeben (z. B. Calcium Sandoz Brausetabletten).

Calciumcitrat wird von vielen Ärzten gerne eingesetzt, weil es vor allem von älteren Frauen, die wenig Magensäure produzieren, leicht aufgenommen werden kann und weil es nicht zwischen den Mahlzeiten eingenommen werden muß. Die höchste Aufnahmerate wird erreicht, wenn das Kalzium auf zwei Dosen täglich verteilt wird, am besten zum Frühstück und Abendessen. Manche Frauen müssen gleichzeitig mit dem Kalzium noch Vitamin D einnehmen (s. u.).

Manche Mittel gegen zuviel Magensäure enthalten Kalziumverbindungen. Die Mittel sind jedoch nicht geeignet, um die Kalziumversorgung sicherzustellen. Nehmen Sie ein solches Magenmittel nicht öfter als fünf- bis sechsmal pro Woche ein, besteht keine Gesundheitsgefährdung. Wenn Sie jedoch große Mengen einnehmen, können diese Mittel Verstopfung verursachen, zur Entstehung von Nierensteinen beitragen oder zu Harnwegserkrankungen führen. Darüber hinaus können sie andere Störungen verschlimmern, darunter Kolitis, Magen- oder Darmbluten, Herzrhythmusstörungen und Nierenerkrankungen.

Vitamine und Mineralstoffe

Vitamin D ist für eine ausreichende Kalziumversorgung des Körpers wichtig, weil es nicht nur die Resorption von Kalzium im Körper unterstützt, sondern auch seine Einlagerung in die Knochen fördert. Wer mit der Nahrung nicht ausreichend Vitamin D aufnimmt und sich zudem wenig im Sonnenlicht aufhält – der größte Teil dieses Vitamins entsteht durch den Einfluß von UV-Strahlung in der Haut –, bei dem besteht die Gefahr eines Vitamin-D-Mangels.

Die empfohlene Vitamin-D-Tagesdosis beträgt 400 internationale Einheiten (IE). Bei der Einnahme von Vitamin-D-Präparaten ist darauf zu achten, daß eine Tageszufuhr von

über 1000 IE nicht überschritten wird, da diese die Kalziumaufnahme beeinträchtigen kann. Da Vitamin D im Körper gespeichert wird, können große Mengen darüber hinaus auch toxisch wirken.
Die meisten Frauen müssen sich nicht mehr als 400 IE Vitamin D täglich mit einem Arzneimittel zuführen – und das auch nur im Winter in sonnenarmen Regionen. Bei Frauen über 65 Jahre lauten die Empfehlungen im allgemeinen auf maximal 800 IE täglich. Vitamin D ist in Eigelb, bestimmten Fischen, Leber und Butter enthalten.

Magnesium ist ebenfalls ein wichtiges Mineral für gesunde Zähne und Knochen, da es die Kalzium- und Vitamin-D-Verwertung des Körpers unterstützt. Die Ärzte sind sich einig, daß die tägliche Magnesiumzufuhr mindestens halb so hoch sein sollte wie die tägliche Kalziumzufuhr – also beispielsweise 600 mg Magnesium bei 1200 mg Kalzium. Wer sich ausgewogen ernährt, läuft jedoch so gut wie keine Gefahr, einen Magnesiummangel zu erleiden.

Phosphor ist ein für den Kalziumstoffwechsel wichtiger Mineralstoff, die Phosphorzufuhr sollte mengenmäßig in etwa der Kalziumzufuhr entsprechen. Die meisten Deutschen nehmen aber aufgrund ihres zu hohen Konsums an rotem Fleisch, Weißbrot, Schmelzkäse und Limonade zuviel Phosphor zu sich. Zuviel Phosphor bewirkt aber, genauso wie zuviel Vitamin D, eine vermehrte Kalziumfreisetzung aus dem Skelett und eine erhöhte Kalziumausscheidung mit dem Urin. Kontrollieren Sie Ihren Phosphorkonsum, indem Sie Ihren Konsum an Nahrungsmitteln einschränken, die der Packungsaufschrift zufolge Natriumphosphat, Kaliumphosphat, Phosphorsäure, Pyrophosphat und Polyphosphat enthalten.

Körperliche Betätigung und Haltung

Körperliche Belastung sorgt für kräftige Knochen. Bewegungsmangel läßt entsprechend die Knochen an Masse verlieren. Regelmäßige körperliche Betätigung kann damit das Risiko für altersbedingte Knochenbrüche deutlich senken. Die Knochendichte von Frauen, die regelmäßig trainieren, liegt um zehn Prozent über der von körperlich inaktiven Frauen. Aus Untersuchungen geht weiterhin hervor, daß bereits ein wöchentlich dreistündiges Training mit Gewichtsbelastung den Knochenschwund um 75 Prozent reduzieren kann. Darüber hinaus verbessert körperliche Betätigung Muskeltonus und Muskelmasse und damit eben auch das Schutzpolster und den Stützapparat für die Knochen.
Eine positive Belastung Ihrer Knochen erreichen Sie mit Übungen mit Gewichtsbelastung, bei denen die Muskeln gegen die Schwerkraft arbeiten müssen. Zu diesen Übungen gehören Joggen, Aerobic, Tanzen und Tennis. Auch Walken bzw. flottes Gehen ist ausgezeichnet zur Kräftigung von Rücken-, Bein- und Bauchmuskulatur geeignet. Werden die Knochen durch Schwimmen und Radfahren auch weniger belastet, so helfen sie doch, den Muskeltonus zu verbessern.
Genauso wie sich körperliche Betätigung auf die Knochenstärke auswirkt, beeinflußt auch Ihre Haltung im Sitzen und Stehen die Art, wie sich Ihre Knochen formen. Stehen Sie mit hängenden Schultern krumm da, werden sich Ihre Knochen auf Dauer dieser Krümmung anpassen. Sitzen oder stehen Sie dagegen meist gerade und aufrecht, werden auch Ihre Knochen gerade wachsen.

Hormonbehandlung

Eine langfristige Hormonbehandlung nach der Menopause verbessert die Kalziumresorption und kann bei 75 bis 80 Prozent der Frauen, das haben Untersuchungen erwiesen, Osteoporose vorbeugen. Besonders effektiv ist sie bei Frauen, deren Menopause mit Medikamenten oder durch eine Operation herbeigeführt wurde. Die Hormon-

therapie wird normalerweise über acht bis zehn oder noch mehr Jahre nach der Menopause fortgeführt – zu einem Zeitpunkt also, da die Knochenabbaurate bei den Frauen zunimmt. Damit die Hormontherapie ihre volle Wirksamkeit entfalten kann, müssen die Zufuhrempfehlungen für Kalzium, Vitamin D und Magnesium eingehalten werden.
Über die beste Dosierung und die Dauer der Hormontherapie herrscht innerhalb der Ärzteschaft noch Uneinigkeit. Mehr Informationen zu dieser Therapie lesen Sie im nächsten Kapitel.

Mit Osteoporose leben

Wurde eine Osteoporose diagnostiziert, besteht die Behandlung gewöhnlich in ausreichender Bewegung, der Gabe von Vitamin D, einer ausreichenden Kalziumzufuhr und eventuell einer Östrogentherapie. Andere Möglichkeiten sind die Gabe von Kalzitonin, Natriumfluorid oder von Biphosphonaten.
Bei bereits bestehender Osteoporose empfiehlt der Arzt häufig spezielle Kräftigungsübungen für die Knochen. Körperliche Betätigung kann eine Osteoporose zwar nicht heilen, wohl aber hilft sie, die noch bestehende Knochenmasse zu bewahren, Rücken und Hüfte zu kräftigen und die Beweglichkeit sowie einen sicheren Gang zu erhalten. Innerhalb von nur sechs Monaten läßt sich mit einem regelmäßigen Trainingsprogramm, dem sogenannten Osteoporoseturnen, das Bruchrisiko senken. Das beste Programm ist ein solches, das Sie regelmäßig durchhalten können.
Neben dem speziellen Therapieplan empfehlen sich eventuell auch Anpassungen in der Lebensführung, um die Verletzungsgefahr zu senken. Beherzigen Sie die folgenden Empfehlungen:

- Tragen Sie robuste Schuhe mit flachen Absätzen und weichen Sohlen, keine Slipper oder Sandalen.
- Fragen Sie Ihren Arzt, ob Medikamente, die Sie einnehmen, Schwindel, Benommenheit oder Gleichgewichtsstörungen verursachen können. Falls ja, ob es etwas zur Abschwächung der Nebenwirkungen gibt.
- Lassen Sie in der Wohnung so wenig wie möglich herumliegen.
- Achten Sie auf die Trittsicherheit von Teppichen, verzichten Sie auf kleine Brücken, die hin- und herrutschen.
- Entfernen Sie alle Stolperfallen wie lose Drähte und Elektrokabel.
- Achten Sie darauf, daß alle Treppen mit Handlauf versehen sind und Trittflächen der Sicherheit genügen.
- Sorgen Sie für gut beleuchtete Flur-, Treppen- und Eingangsbereiche.
- Lassen Sie im Bade- und Schlafzimmer ein Nachtlicht an.
- Achten Sie darauf, daß Duschkabine oder Wanne mit einem Handgriff und einer rutschsicheren Matte versehen sind.
- Sichern Sie in der Küche den Trittbereich in Spülen- und Herdnähe mit rutschsicheren Gummimatten ab.
- Arbeiten Sie nicht mit Bodenpflegemitteln wie Wachsen. Vorsicht vor nassen Böden, wischen Sie Verschüttetes sofort auf.
- Legen Sie beim Autofahren den Sicherheitsgurt vorschriftsgemäß an.

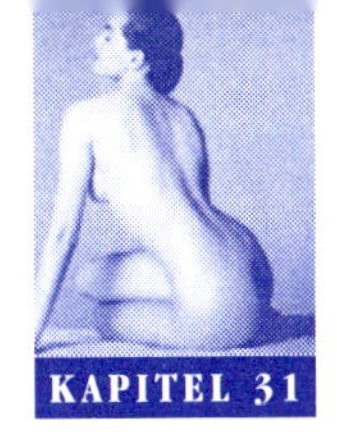

WECHSELJAHRE

Hormonbehandlung – Pro und Kontra

Hormonbehandlung oder nicht? – das ist die Frage, und nicht eine der leichtesten, mit denen sich viele Frauen in den Wechseljahren auseinandersetzen müssen. Noch nicht einmal die Ärzteschaft ist sich in diesem Punkt einig. Manche Experten auf diesem Gebiet empfehlen eine Hormontherapie grundsätzlich für alle menopausalen Frauen, die keine spezielle Gegenanzeige aufweisen; andere sind bei den meisten Frauen grundsätzlich dagegen. Viele Ärzte empfehlen eine Hormontherapie mit aller Vorsicht für manche, doch nicht für alle Frauen.

Ob eine Hormontherapie für Sie geeignet ist, läßt sich nicht einfach mit Ja oder Nein beantworten. In die Entscheidung sollte ein Reihe von Faktoren mit einfließen, darunter auch die folgenden:

- der Schweregrad der unmittelbar durch die geringe Östrogenmenge verursachten körperlichen Symptome
- Ihr persönliches Osteoporose- und Herzerkrankungsrisiko
- Ihr persönliches Risiko für Brustkrebs und Krebserkrankungen des Fortpflanzungsapparats

Die widersprüchlichen Aussagen bezüglich der Risiko-Nutzen-Abwägung der Hormonbehandlung haben viele Frauen unsicher gemacht. Aus einer Umfrage geht hervor, daß sich ein Drittel der Frauen, denen Hormone verschrieben wurden, nicht an die ärztliche Anweisung hielt. Doch statt nach der Vogel-Strauß-Technik den Kopf in den Sand zu stecken, sollte jede Frau alles über die Vor- und Nachteile dieser Therapie wissen. So ist es denn auch Ziel dieses Kapitels, Sie mit allen Informationen zu versor-

Für wen ist eine Hormontherapie geeignet

Punkte, die für eine Hormontherapie sprechen:
- Erloschene Eierstockfunktion
- Operative Entfernung beider Eierstöcke
- Auftreten von Symptomen einer vorzeitigen Menopause vor dem 45. Lebensjahr
- Extreme Wechseljahrsbeschwerden
- Erhöhtes Osteoporoserisiko
- Erhöhtes kardiovaskuläres Erkrankungsrisiko

Punkte, die gegen eine Hormontherapie sprechen:
- Schwangerschaft
- Persönliche oder Familienanamnese mit Gebärmutter- oder Eierstockkrebs (vielleicht auch Brustkrebs)
- Große Uterusmyome oder gutartige Uterustumore
- Venenthrombose oder Blutgerinnungsstörungen
- Gallenblasen- oder Lebererkrankung

gen, die Sie für eine Ihren persönlichen Bedürfnissen Rechnung tragende Entscheidung pro oder kontra Hormontherapie brauchen.

Die große Kontroverse

In den fünfziger und sechziger Jahren verschrieben die Ärzte mit großem Enthusiasmus Östrogene zur Linderung von Wechseljahrssymptomen. Östrogene wurden von vielen Ärzten und auch von den Medien als eine Art »Jungbrunnen« vermarktet, der dem Alterungsprozeß entgegenwirkt und die Frauen sich attraktiver fühlen läßt.
Mitte der siebziger Jahre kam langsam die Schattenseite der Östrogentherapie ans Licht: Der Einsatz von Östrogenen wurde mit einem vier- bis zehnfach erhöhten Risiko für ein Endometriumkarzinom (Krebserkrankung der Gebärmutterschleimhaut) in Zusammenhang gebracht. Unter den Östrogenanwenderinnen machte sich zunehmend Panik breit. Die Ärzte reagierten, indem sie die Östrogendosis halbierten. Außerdem erkannten sie, daß sich das Gebärmutterkrebsrisiko durch den kombinierten Einsatz von Östrogen und Gestagen, eine synthetische Form des weiblichen Geschlechtshormons Progesteron, senken oder sogar ausschalten läßt.
Heute sind niedrigere Östrogendosen sowie eine Östrogen-Gestagen-Kombinationstherapie Standard. Der Streit um die Hormonbehandlung besteht dennoch weiter. Manche Wissenschaftler betrachten die körperlichen Veränderungen, die in der Lebensmitte der Frau eintreten, als den Beginn einer »Hormonmangelkrankheit«. Unter Hinweis auf die vielen körperlichen Erscheinungen, die mit dem im Alter verringerten Östrogenspiegel zusammenhängen, empfehlen sie den Frauen, möglichst für den Rest des Lebens Geschlechtshormone als Medikamente einzunehmen. Damit wird die Hormontherapie nicht nur als kurzfristige Behandlung von Wechseljahrssymptomen wie Hitzewallungen oder Scheidenatrophie befürwortet, sondern als Langzeitprophylaxe gegen Herzerkrankung und Osteoporose.
So empfahl 1991 ein Sonderausschuß der US-amerikanischen Arzneimittelbehörde, die Hormontherapie praktisch allen postmenopausalen Frauen, mit Ausnahme derer, für die sie eine klare Gefahr darstellt.
Die Gegner der Hormonbehandlung kritisieren die Einstufung der Menopause als behandlungsbedürftige Krankheit statt als natürlichen Lebensprozeß. Sie stellen in Frage, ob eine Hormontherapie – vor allem die Gestagen-Östrogen-Kombinationstherapie – tatsächlich als Langzeitprophylaxe verschrieben werden sollte, solange noch nicht genügend klinische Langzeitversuche

deren Sicherheit, Unbedenklichkeit und Wirksamkeit sicher belegen. Außerdem lehnen verschiedene Ärzte die Routineverschreibung von Hormonen für gesunde Frauen aufgrund der bekannten Risiken ab.
Außerdem befürchten verschiedene Frauengesundheitsgruppen, daß die Vermarktung der Langzeit-Hormontherapie durch Pharmafirmen, die im Bereich der Hormonforschung eine finanzielle Vormachtstellung innehaben, der öffentlichen Diskussion dieses Themas nicht gerade zuträglich war. Doch von den aktuell laufenden Studien, die später in diesem Kapitel noch näher behandelt werden sollen, dürfen endgültig klare Aussagen über die Vor- und Nachteile der Hormontherapie zu erwarten sein.
Ist auch der Einsatz der Hormontherapie insgesamt auf dem Vormarsch, nehmen die postmenopausalen Frauen in der Mehrzahl noch keine Hormone. Hormonelle Veränderungen sind natürlicher Bestandteil des mittleren Lebensabschnitts, und viele Frauen durchleben die Wechseljahre ohne große Beschwerden. Für jene Frauen jedoch, die an wirklich starken und unangenehmen Wechseljahrsbeschwerden leiden, kann die Hormonbehandlung von Nutzen sein.

Die Grundlagen

Hauptaufgabe des Östrogens ist es, die Funktion der Fortpflanzungsorgane zu steuern, auch wenn Wissenschaftler Östrogenrezeptoren – die als Nachweis für eine Östrogensensitivität gelten – im Gehirn, in Leber, Haut, Knochen, Fett sowie in den Muskeln und Blutgefäßen gefunden haben. Nach der Menopause sinken die Östrogenspiegel drastisch ab.
Bei der Östrogentherapie wird der Östrogenspiegel der Frau mit Medikamenten künstlich angehoben, so daß sie ein Niveau erreichen wie vor der Menopause. Bei der Hormonbehandlung werden Östrogen und Gestagen, eine synthetische Progesteronform, kombiniert eingesetzt. Das Gestagen wird zusätzlich gegeben, um den Nutzen der Östrogentherapie zu erhalten, ohne das Krebsrisiko zu erhöhen. Frauen, deren Uterus entfernt wurde, bekommen meist nur Östrogen, kein zusätzliches Gestagen.

Anwendungsformen
Hormontabletten bzw. -dragees werden am häufigsten verschrieben. Ihr Vorteil ist, daß das geschluckte Östrogen durch die Leber verarbeitet wird (dem Produktionsort von Cholesterin) und damit die Konzentration an HDL, des »guten« Cholesterins also, schneller erhöht wird als bei anderen Anwendungsformen. Dafür allerdings kann das Östrogen, wenn es in der Leber verarbeitet wird, auch verändert werden und, wenn sich die Dosis als zu hoch erweist, unerwünschte Nebenwirkungen zur Folge haben.

Intramuskuläre Injektionen sind ein Weg, die Leber zu umgehen. Bei dieser auch als »parenteral« bezeichneten Verabreichungsform wird das Hormon direkt in den Muskel injiziert. Nachteil dieser Methode ist, daß damit keine gleichbleibend hohe Hormonspiegel erreicht werden. Anfänglich hohe Spiegel fallen mit der Zeit langsam ab. Da die Injektionen spätestens jeden Monat erneuert werden müssen, sind damit häufige – und damit kosten- und zeitaufwendige – Arztbesuche und regelmäßige Kontrolltermine zur Bestimmung der Hormonkonzentration erforderlich.

Das Östrogenpflaster, das normalerweise auf dem Gesäß oder Oberarm aufgeklebt wird, setzt den Wirkstoff über die Haut langsam frei und wird nicht schon beim ersten Durchgang durch den Körper in der Leber verstoffwechselt. Die Membranpflaster wirken mehrere Tage lang. Das Gestagen muß zusätzlich als Tablette eingenommen werden, und zwar zyklisch oder kontinuierlich. Allerdings scheint diese Art der

Östrogengabe nicht denselben günstigen Einfluß auf die HDL-Konzentration zu haben wie die orale Applikation.

Creme- bzw. Gelpräparate, die Östrogen und Gestagen enthalten, können direkt auf die Haut aufgetragen werden – gewöhnlich auf Bauch, Arme oder Oberschenkel. Auch bei dieser Methode wird wiederum die Verstoffwechslung über die Leber und damit die Gefahr von Nebenwirkungen bei einer zu hohen Dosierung umgangen. Die Darreichung über Creme- bzw. Gelpräparate erlaubt eine schonende und ausgeglichene Therapie, da täglich eine bestimmte Menge verabreicht wird. Nachteil: Es kann unbeabsichtigt die falsche Menge aufgetragen werden. Da bei dieser Darreichungsform die Östrogenspiegel höher als bei der oralen Standardtherapie sein können, sollten sie regelmäßig kontrolliert werden.

Vaginalcremes, -tabletten, -zäpfchen, -ovula, die Östrogen enthalten, können dann von Nutzen sein, wenn die Wechseljahrsbeschwerden vor allem die Vagina betreffen, so beispielsweise bei einer trockenen Scheide, Scheidenjucken oder schmerzhaftem Geschlechtsverkehr. Die Östrogene werden durch die Scheidenhaut aufgenommen und gelangen in den Blutkreislauf.

Therapieschemata

Kombinationstherapie. Die Hormonbehandlung muß, da nicht nur die Östrogenmenge aufgefüllt, sondern auch eine »normale« Blutungsrhythmik erreicht werden soll, biphasisch, d.h. mit Östrogen-Gestagen-Sequenzen erfolgen. Grundlage der Behandlung ist eine Östrogengabe vom 5. bis 25. Zyklustag. Während der letzten 12 bis 14 Tage nimmt die Frau zusätzlich ein Gestagen-Präparat ein. Am 28. Tag ist bei 80 bis 90 Prozent der Frauen mit einer Menstruation zu rechnen. Derartige Hormonsequenzen werden in fixer Kombination in Monatspackungen angeboten. Nebenwirkungen dieses Therapieschemas können Spannungsgefühle in den Brüsten, Aufgedunsensein, Flüssigkeitsretention und Depressionen sein.
Neben dieser traditionellen biphasischen Therapie ist es auch möglich, das Gestagen täglich in geringer Menge einzunehmen. Damit bessern sich meist die Gestagen-induzierten Nebenwirkungen wie Blutungen. Aber selbst bei einer solchen kontinuierlichen Gestagengabe treten doch immer noch bei 40 bis 60 Prozent der Patientinnen während der ersten sechs Behandlungsmonate Blutungen auf. Da bislang noch keine medikamentöse Therapieform entwickelt wurde, die ganz ohne Blutungen abgeht, heißt es hier einfach abzuwarten. Da viele Frauen mit dieser Unregelmäßigkeit jedoch nicht klarkommen, entscheiden sie sich doch wieder für das biphasische Therapieschema, bei dem die Blutungen exakt voraussagbar jeden Monat eintreten.

Östrogen-Monotherapie. Für Frauen, deren Gebärmutter operativ entfernt wurde, eignet sich auch eine reine Östrogentherapie ohne zusätzliche Gestagengabe. Eine reine Östrogentherapie kann auch bei Frauen, bei denen die Gestagene starke, nicht tolerierbare Nebenwirkungen verursachen, angezeigt sein. Dann erscheint wegen des erhöhten Risikos für Gebärmutterkrebs eine jährliche Endometriumbiopsie angeraten.

Nutzen der Hormontherapie

Trotz aller Unstimmigkeiten wird die Hormontherapie heute immer noch wegen ihres klinischen Nutzens – Schutz vor Osteoporose, Alzheimer und Herzerkrankung sowie Linderung klimakterischer Beschwerden – häufig verschrieben.

Schutz vor Osteoporose

Knochenschwund, der als natürlicher Prozeß mit etwa 35 Jahren einsetzt, nimmt nach der Menopause rapide zu. Die Präven-

tion einer Osteoporose, des progessiven Verlusts an Knochenmasse also, ist einer der Hauptgründe für eine Langzeit-Hormon- bzw. -Östrogentherapie (siehe Kapitel 30). Die Wirksamkeit der Hormontherapie in der Osteoporoseprophylaxe gilt als gesichert. Zahlreiche Studien mit postmenopausalen Frauen, bei denen mindestens zehn Jahre lang eine Form der Hormontherapie – Östrogen-Monotherapie oder Östrogen-Gestagen-Kombinationstherapie – durchgeführt wurde, zeigten, daß diese Frauen einen signifikant geringeren Knochenschwund aufwiesen als nicht therapierte. Für Frauen mit hohem Osteoporoserisiko ist die Hormontherapie ganz klar von Nutzen.
Eine Hormon- bzw. Östrogentherapie hat aber auch bei bereits manifester Osteoporose noch ihren Sinn und Nutzen. So läßt sich doch nur mit Östrogenen der degenerative Osteoporoseprozeß aufhalten oder sogar partiell rückbilden. Die Behandlung kann praktisch jederzeit nach der Menopause einsetzen. Auf Dauer kann allerdings nur eine Hormon-Langzeittherapie vor verstärktem Knochenabbau schützen. Sobald die Therapie abgesetzt wird, setzt auch der postmenopausale Knochenschwund wieder ein. Da Osteoporose-induzierte Brüche bei 75- bis 80jährigen Frauen häufiger vorkommen, sollte eine Hormontherapie zur Osteoporoseprophylaxe auch bis dahin fortgesetzt werden.

Schutz vor Herzerkrankungen

Der Wirkmechanismus, wie Östrogen das Herz schützt, ist nicht genau bekannt, eine wichtige Rolle spielt aber seine Fähigkeit, den Fett- und Cholesterinstoffwechsel zu verbessern. Die protektive Wirkung des Östrogens rührt von seiner Fähigkeit her, die Konzentration des »guten« (HDL) Cholesterins zu steigern, während es gleichzeitig die Konzentration des »schlechten« (LDL) Cholesterins senkt. Aus diesem Grund haben Frauen bis kurz nach der Menopause auch ein niedrigeres Herzerkrankungsrisiko als gleichaltrige Männer. Wenn sich das Risiko beider Geschlechter danach zwar angleicht, so läßt sich die höhere Lebenserwartung doch bei 40 Prozent der Frauen auf diesen in jüngeren Jahren bestehenden Schutz vor Herzerkrankung zurückführen.
Mit den sinkenden Östrogenspiegeln in den Wechseljahren verdoppelt sich das Herzerkrankungsrisiko für Frauen, wenn die HDL-Spiegel sinken und die LDL-Spiegel steigen. Leiden vor der Menopause auch nur sehr wenige Frauen an Herz-Kreislauf-Erkrankungen, so zählen sie bei den über fünfzigjährigen Frauen doch zu den Haupttodesursachen (siehe Kapitel 12, »Herzerkrankungen – eine tödliche Gefahr«, ab Seite 137).
Seit einigen Jahren sprechen sich immer mehr Ärzte für eine Hormon-Langzeittherapie zur Prävention von Herzerkrankungen aus, vor allem bei Frauen mit einem erhöhten Risiko. Die derzeit noch laufende Nurses' Health Study, die unter Leitung der Harvard University steht, hat 48470 postmenopausale Frauen ohne vorausgegangene Herzerkrankung langzeitbeobachtet und kam zu dem Ergebnis, daß die Herzinfarktinzidenz bei den Frauen unter Östrogentherapie 50 Prozent unter der der nicht mit Östrogenen therapierten Frauen lag und auch die Todesrate im Bereich der Herz-Kreislauf-Erkrankungen um 50 Prozent niedriger war. So beeindruckend diese Ergebnisse auch sein mögen, so können hier doch auch andere Faktoren eine Rolle spielen. So sind Frauen, die sich für eine Östrogentherapie entscheiden, meist insgesamt gesünder, ernähren sich gesünder und machen mehr von den Angeboten der Gesundheitsversorgung und -vorsorge Gebrauch und haben damit von vornherein ein niedrigeres Herzerkrankungsrisiko. Die niedrigere Sterberate erklärt sich in gewissem Maß auch damit.
Obwohl die überwiegende Mehrzahl der

Studien mittlerweile gezeigt hat, daß eine Östrogentherapie das Herzerkrankungsrisiko der Frau nach der Menopause signifikant senken kann, ist doch immer noch nicht bekannt, wie sich die zusätzliche Einnahme von Gestagen im Rahmen der Hormontherapie auf das Herzerkrankungsrisiko auswirkt. Kurzzeitstudien deuten darauf hin, daß das Gestagen die schützende Östrogenwirkung auf das Herz abschwächt – nicht jedoch aufhebt –, indem es die Konzentration des »schlechten« Cholesterins, des LDL, steigert. Da die Gestagenwirkung jedoch von der Dosierung und der Dauer der Hormontherapie abhängt, bedarf es hier noch Langzeitstudien.

Der therapeutische Nutzen der Hormon-Langzeittherapie als Präventionsmaßnahme gegen Herzerkrankung und Osteoporose ist erwiesen. Ein Trugschluß jedoch wäre es anzunehmen, die Hormontherapie sei ein Freibrief für ein gewollt risikoreiches Verhalten, z.B. für starkes Rauchen, übermäßiges Trinken, schlechte Ernährung oder Bewegungsmangel, die alle Risikofaktoren für die Entstehung von Herzerkrankungen und Osteoporose sind. Tatsächlich geht der in den letzten dreißig Jahren in den Staaten verzeichnete Rückgang der Sterblichkeit durch Herzerkrankungen zu 60 bis 70 Prozent direkt auf den Einsatz von Präventionsmaßnahmen wie Raucherentwöhnung, Blutdruck- und Cholesterinsenkung zurück.

Linderung von Wechseljahrssymptomen

Eine vorübergehende Hormonbehandlung kann viele der unangenehmen Wechseljahrsbeschwerden lindern, wenn nicht sogar beheben. Manche Frauen erfahren bereits mit einer ein- bis zweijährigen Hormontherapie Linderung, ohne daß die Wechseljahrssymptome nach Absetzen der Therapie wieder auftreten. Bei den Frauen, bei denen die Symptome danach wieder auftreten, kann eine Langzeitbehandlung erforderlich sein.

Hitzewallungen. Etwa 75 Prozent der Frauen leiden in den Wechseljahren unter Hitzewallungen. Bei den meisten Frauen treten sie direkt nach der Menopause auf und dauern ein bis zwei Jahre an, bei 25 bis 50 Prozent halten sie jedoch mehr als fünf Jahre an. Ist der physiologische Mechanismus der Hitzewallungen auch nicht bekannt, so ist eine Verbindung mit den niedrigeren Östrogenspiegeln nach der Menopause doch klar erwiesen. Bei den meisten Frauen hilft eine Hormontherapie.

Alternativ kann auch eine medikamentöse Therapie mit niedrigdosierten Clonidinpräparaten (z.B. Catapresan), die allerdings weniger effektiv als eine Hormonbehandlung ist, eingeleitet werden. Vorteil dieser Behandlung ist, daß sie nicht die gesamte Körperchemie beeinflußt.

Scheidenatrophie. Da niedrige Östrogenspiegel eine verminderte Hautelastizität zur Folge haben, stellen sich bei vielen Frauen in der Postmenopause atrophische Scheidenveränderungen ein: Die Scheidenwandmuskulatur büßt an Muskelspannung und -stärke ein. Zur Behandlung des Symptoms der trockenen Scheide, die Brennen, Jucken und schmerzhaften Geschlechtsverkehr zur Folge haben kann, eignet sich in der Postmenopause ebenfalls die Hormonbehandlung. Und auch den durch Austrocknung der Scheide bedingten chronischen Harnwegsinfektionen läßt sich durch eine Hormontherapie effektiv vorbeugen.

Bei manchen Frauen stellt sich schon innerhalb eines Monats eine signifikante Besserung ein. Genausogut kann es aber auch sechs bis zwölf Monate dauern, bis sich erste Erfolge zeigen. Die Östrogene müssen meist weiter eingenommen werden, da die Symptome nach Absetzen der Therapie gewöhnlich wieder auftreten.

Nichthormonelle, wasserlösliche und rezeptfreie Gleitmittel können eine wirksame Alternative zur Hormontherapie der Scheidenbeschwerden sein.

Harninkontinenz. Der postmenopausal verminderte Beckentonus, der bei manchen Frauen eine Dranginkontinenz verursacht, kann zwar ebenfalls durch eine Hormontherapie gebessert werden, mit den in Kapitel 27 beschriebenen Kegelübungen läßt sich der Muskeltonus jedoch effektiver wiederherstellen. Die meisten Ärzte geben diesen Übungen bei der Behandlung der Inkontinenz den Vorzug vor einer reinen Hormontherapie.

Psychische Beschwerden. Insgesamt nehmen psychische Störungen in den Wechseljahren nicht zu. Wenn Wechseljahrsbeschwerden wie Hitzewallungen wirklich zu einer starken Beeinträchtigung führen, kann es auch zu Begleiterscheinungen wie Müdigkeit, Nervosität, Reizbarkeit und Depressionen kommen. Psychische Beschwerden jedoch, die über eine normale Traurigkeit hinausgehen, wie sie schwerwiegende Lebensereignisse wie den Tod eines geliebten Menschen begleitet, werden besser psychotherapeutisch behandelt als mit Hormonen.

Sonstige Symptome. Eine Hormontherapie kann auch die Kurzzeitgedächtnisleistung verbessern und den allgemeinen körperlichen Abbau bremsen. Auch das Hautkollagen wird dadurch verbessert, damit sieht die Haut glatter und dicker aus, die Brüste werden fester und der Muskeltonus besser.

Hauptrisiken der Hormontherapie

Die Hauptgefahr der Hormonbehandlung liegt bekanntermaßen in dem erhöhten Risiko für bestimmte Krebserkrankungen. Manche Frauen haben mehr Angst vor Krebs als vor Wechseljahrsbeschwerden, Osteoporose oder sogar Herzerkrankung, obwohl die Herz-Kreislauf-Erkrankungen in dieser Altersgruppe häufiger Todesursache sind. Eine sorgfältige Nutzen-Risiko-Abwägung, in die auch persönliche Gesundheitsdaten einfließen, und das anschließende Gespräch mit Ihrem Arzt, helfen hier, eine sachgerechte Entscheidung zu treffen.

Gebärmutterkrebs

Eine Östrogen-Monotherapie ohne zusätzliche Gabe von Gestagenen erhöht das Risiko einer postmenopausalen Frau für Gebärmutterkrebs von durchschnittlich 1:1000 auf 1:100. Das Risiko nimmt mit Dauer der Therapie und Höhe der Östrogendosis zu. So weisen Frauen, die acht Jahre lang nur Östrogene eingenommen haben, ein um das Achtfache erhöhte Gebärmutterkrebsrisiko auf, nach zehn Jahren steigt es um das Zehnfache usw.

Die Fähigkeit des Östrogens zur Stimulation von Zellwachstum, die in den fruchtbaren Jahren zum zyklusabhängigen Aufbau der Gebärmutterschleimhaut so wichtig ist, erklärt auch seine Beteiligung an der Entstehung des Gebärmutterkrebs. Je mehr Zellen nämlich in einem einzelnen Organ gebildet werden, desto größer ist auch die Wahrscheinlichkeit, daß einige dieser neuen Zellen entarten und zu Krebszellen werden. Gebärmutterkrebs bzw. ein Endometriumkarzinom ist zwar das Hauptrisiko der Östrogentherapie, durch die zusätzliche Gabe von Gestagenen jedoch, die das Wachstum der Gebärmutterschleimhaut hemmen, wird dieses Risiko drastisch gesenkt. Die richtige Gestagendosis ist aber von entscheidender Bedeutung, da Gestagen dem kardiovaskulären Nutzen des Östrogens entgegenwirkt. Darüber hinaus sind es immer wieder die gestagenabhängigen Nebenwirkungen, die Frauen zum Therapieabbruch veranlassen. Lediglich für Frauen, deren Gebärmutter entfernt wurde, ist eine reine Östrogen-Monotherapie geeignet. Bei Frauen, deren Gebärmutter noch vorhanden ist, ist eine jährliche Untersuchung der Gebärmutterschleimhaut unumgänglich. Aber auch bei einer Östrogen-Gestagen-Behandlung ist auf Gebärmutterkrebs hin zu untersuchen, wenn ungewöhnliche Blutungen auftreten.

Brustkrebs

Es gibt ausreichend Hinweise für die *Möglichkeit* eines leicht erhöhten Brustkrebsrisikos durch Langzeit-Östrogenbehandlung in der Postmenopause. Diese Zunahme von Brustkrebs setzt, das geht aus den meisten Studien hervor, nach zehn- bis fünfzehnjähriger Östrogenanwendung ein. Abgesehen von der Therapiedauer ist die Krankheitsentstehung vor allem auch von der Östrogendosis abhängig. Auch die Östrogenform spielt hier eine Rolle.

Wegen dieser möglichen Verbindung zwischen Brustkrebs und Östrogenbehandlung begrenzen viele Ärzte die Therapie auf maximal fünf Jahre. Lassen sich mit diesem Therapieschema zwar auch die kurzfristigen Wechseljahrsbeschwerden erfolgreich bekämpfen, so erreicht der Knochenschwund nach Absetzen der Therapie doch wieder die postmenopausale Abbaurate, wie sie vor der Östrogenbehandlung zu verzeichnen war. Für Frauen mit erhöhtem Osteoporoserisiko kommt deshalb eventuell eine Langzeittherapie in Betracht.

Über den Einfluß einer Östrogen-Gestagen-Kombinationstherapie auf die Brustkrebsentstehung lassen sich noch keine klaren Aussagen machen.

Ist die Verbindung zwischen der Hormonbehandlung und Brustkrebs auch umstritten, sollten doch einige Vorsichtsmaßnahmen ergriffen werden. So ist vor Einleitung einer Hormon- oder Östrogentherapie in jedem Fall eine gründliche körperliche Untersuchung sowie eine Mammographie zum Ausschluß von Tumoren vorzunehmen. Unter der Hormontherapie sollten Sie Ihre Brüste regelmäßig selbst abtasten und einmal im Jahr eine Kontrolluntersuchung und Mammographie vornehmen lassen (siehe Kapitel 37, »Ihre beste Versicherung gegen Brustkrebs«, ab Seite 443).

Da es Hinweise darauf gibt, daß das Mammakarzinom ein hormonsensibler Tumor ist, ist Frauen, die bereits Brustkrebs hatten, von einer Hormontherapie abzuraten. Inwieweit eine Familienanamnese mit Brustkrebs ebenfalls eine Kontraindikation darstellt, ist zwar noch nicht ganz geklärt, Vorsicht erscheint jedoch vorerst angeraten. Wer stark an Hitzewallungen, einer trockenen Scheide oder anderen Wechseljahrssymptomen leidet und gleichzeitig eine Familienanamnese mit Brustkrebs hat, sollte deshalb zusammen mit dem Arzt eine gründliche Nutzen-Risiko-Abwägung vornehmen.

Gallenblasenerkrankungen

Eine Hormon- bzw. Östrogentherapie kann, genauso wie die Einnahme oraler Kontrazeptiva, das Risiko für die Entwicklung von Gallensteinen verdoppeln. Ein hohes Risiko für Gallensteinkoliken schließt eine orale Hormontherapie aus, da dadurch die Bildung von Cholesterinkristallen im Gallengang, die das Wachstum von Gallensteinen unterstützen, gefördert wird. In diesen Fällen sind Hormonpflaster oder Vaginalcremes vorzuziehen.

Nebenwirkungen der Hormontherapie

Obwohl die meisten Frauen gut auf eine Hormonbehandlung ansprechen, kann doch die eine oder andere der nachfolgenden Nebenwirkungen auftreten.

Uterusblutungen

Uterusblutungen sind der häufigste Grund für einen Therapieabbruch. Diese menstruationsähnliche Blutung wird Entzugsblutung genannt, weil sie immer dann auftritt, wenn die Gestagengabe ausgesetzt wird. Geht die Blutung auch bei zwei Dritteln der Frauen, die Gestagene einnehmen, innerhalb eines Jahres zurück oder bleibt sie sogar ganz aus, kommt es bei einigen Frauen doch während der gesamten Therapiedauer zu

diesen regelmäßigen Blutungen. Durchbruchsblutungen bzw. Zwischenblutungen können ebenfalls auftreten. Ob bei einer Frau Blutungen auftreten oder nicht, hängt vom Therapieschema, der Hormondosis und -form sowie der individuellen Reaktion ab.
Wenn Sie diese Nebenwirkung als unerträglich empfinden, sprechen Sie mit Ihrem Arzt über mögliche Behandlungsalternativen.

Brustspannen
Eine Hormonbehandlung kann zu Spannungsgefühlen und Schmerzen in der Brust führen, vor allem in der Gestagenphase. Das kann zwar unangenehm sein, fällt aber selten so stark aus, daß das Präparat gewechselt oder die Therapie sogar abgebrochen werden muß. Bei wirklich starken und anhaltenden Schmerzen muß die Hormontherapie vorübergehend abgesetzt und niedriger dosiert wieder begonnen werden.

Sonstige Nebenwirkungen
Nach Einleitung der Hormontherapie bedarf es oft erst einer zwei- bis dreimonatigen Eingewöhnungsphase. Ebenfalls berichtete Nebenwirkungen sind Übelkeit, Krämpfe, Kopfschmerzen, Flüssigkeitsretention, Scheidenausfluß, Depressionen, Reizbarkeit, Gewichtszunahme und Aufgedunsensein.
Östrogen kann ebenfalls unerwünschte Begleiterscheinungen bei manchen Patientinnen mit Krampfanfall-auslösenden Erkrankungen und Migränekopfschmerzen haben. In seltenen Fällen kann es auch die Leberfunktion beeinträchtigen, den Blutdruck steigern oder das Wachstum gutartiger Uterusmyome stimulieren. Da die Höhe der Dosis, ab der Nebenwirkungen auftreten, und auch die, ab der therapeutische Wirksamkeit eintritt, individuell schwanken, ist es wichtig, daß Sie Ihren Arzt über alle auftretenden Symptome unterrichten, damit gegebenenfalls Anpassungen in der Dosis, der gewählten Methode oder des Therapieschemas vorgenommen werden.

Die richtige Entscheidung treffen

Die Entscheidung für oder gegen die Hormontherapie hängt von Ihnen ab. In diesen schwierigen Entscheidungsprozeß fließen viele zum Teil gegensätzliche Faktoren ein, die eine gründliche Nutzen-Risiko-Abwägung erforderlich machen.
Sich heute für die Einnahme von Medikamenten bzw. Hormonen entscheiden zu müssen, um in 20 Jahren die Entwicklung einer Krankheit zu verhindern, hat für manch eine Frau schon etwas Irreales an sich. Die meisten Frauen machen ihre Entscheidung da an Näherliegenderem fest. So mag sich die eine Frau beispielsweise, in deren Familie es bereits Brustkrebs gegeben hat, so lange gegen eine Hormontherapie sperren, bis sie ihre starken Wechseljahrsbeschwerden nicht mehr aushalten kann. Nachdem sie dann eine Östrogen-Gestagen-Therapie begonnen hat, legt sie dann womöglich all ihre Vorbehalte beiseite, weil ihre Hitzewallungen, Schlafstörungen und Stimmungsschwankungen dadurch wirksam beseitigt wurden. Sie hat zwar Angst vor Krebs, läßt sich aber von ihrem Arzt überzeugen, daß sich die Gefahr mittels monatlicher Brustselbstuntersuchungen, jährlicher Kontrolluntersuchungen beim Arzt und Mammographien kontrollieren läßt. Eine andere Frau dagegen ist aufgrund der Ungewißheit der Herzerkrankungs- und Krebsstatistiken grundsätzlich gegen jede Form der Hormontherapie. Obwohl das Risiko für Herzerkrankung größer ist als das für Brustkrebs, haben viele Frauen vor Brustkrebs wegen seiner körperlichen und seelischen Folgen mehr Angst. So mögen sie argumentieren, daß es noch andere Präventionsmaßnahmen gegen Herzerkrankung, keine bekannte aber gegen Brustkrebs gibt, und sich deshalb statt für eine Hormontherapie für eine fettarme Ernährung und regelmäßige körperliche Betätigung entscheiden.

Jede Frau, die in die Wechseljahre kommt, sollte sich einer gründlichen körperlichen Untersuchung unterziehen und dann mit ihrem Arzt über ihren allgemeinen Gesundheitszustand, ihre Familienanamnese sowie körperliche und psychische Beschwerden sprechen. Durch sorgfältige Ausarbeitung ihrer Risikofaktoren – zusammen mit ihrem Arzt – läßt sich feststellen, ob der Nutzen der Hormonbehandlung ihre persönlichen Risiken überwiegt.

Die Zukunft der Hormontherapie

Die Hoffnung der Ärzte richtet sich auf die Ergebnisse der ersten großangelegten klinischen Studie mit der Hormonbehandlung. In dieser Drei-Jahres-Studie, die unter der Leitung der National Institutes of Health (NIH) steht und kurz PEPI genannt wird (für Postmenopausal Estrogen/Progestin Interventions = postmenopausale Östrogen-Gestagen-Interventionen), werden 875 Frauen, die nach dem Zufallsprinzip in fünf Gruppen mit einem jeweils anderen Behandlungsplan – Östrogen allein, Östrogen und Gestagen in drei verschiedenen Dosierungen und reine Plazebogabe – eingeteilt wurden, langzeitbeobachtet. In den Studien wird die Wirkung der Hormone auf den Cholesterinspiegel, den Blutdruck und die Knochendichte sowie auf die Brust- und Gebärmutterkrebsinzidenz untersucht. Außerdem wird versucht, den Einfluß der Hormone auf solch persönliche Faktoren wie sexuelle Befriedigung, Stimmung und Lebenseinstellung allgemein zu bestimmen. Ein weiteres Projekt der NIH ist die Women's Health Initiative, ein über 14 Jahre laufender klinischer Versuch, der bei 25 000 postmenopausalen Frauen, die entweder unter Östrogen-Monotherapie oder Östrogen-Gestagen-Kombinationstherapie stehen, unter anderem die Inzidenz von Herzerkrankung, Osteoporose sowie Brust- und Gebärmutterkrebs untersucht. Diese beiden Studien sollten eigentlich Antwort auf die vielen heute noch unbeantworteten Fragen geben.

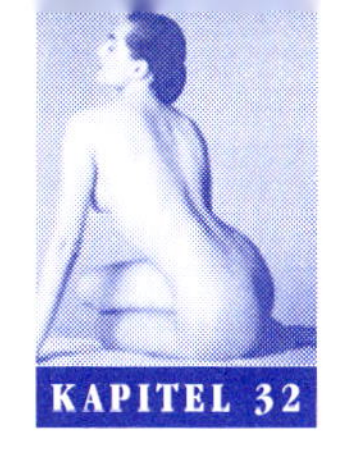

PSYCHISCHE GESUNDHEIT

Dem Streß keine Chance geben

Streß ist das Schlagwort der neunziger Jahre – um nur wenige menschliche Zustände wird so viel Aufhebens gemacht. »Ich arbeite am besten unter Streß« ist ein beliebter Ausspruch vieler beruflich erfolgreicher Frauen. Für andere hingegen scheint »Streß« der Beleg dafür zu sein, daß sie aktiv sind. Für eine alleinerziehende Mutter aber, die verzweifelt versucht, Beruf und zwei kleine Kinder unter einen Hut zu bekommen, kann sich Alltagsstreß zu einem schier unlösbaren Problem auswachsen.

Was genau ist aber unter dieser als Streß bezeichneten globalen Herausforderung zu verstehen? Grob ausgedrückt handelt es sich dabei um jedes Ereignis, das uns dazu zwingt, uns an eine Reihe neuer Gegebenheiten anzupassen. Aus praktischen Gründen splittet man das Ganze in einzelne Situationen, sogenannte Stressoren, auf.

Es gibt eine ganze Bandbreite von Stressoren, angefangen beim Alltagsverdruß, über Belastungen im privaten wie im beruflichen Bereich, bis hin zu Notfallsituationen, Unfällen, Krankheit und Verletzung. Ganz wichtig ist, daran zu denken, daß nicht nur unangenehme, sondern auch angenehme Situationen Streß auslösen können. Ohne Streß fehlten unserem Dasein die ständigen Hochs und Tiefs, die dem Leben erst die Würze geben. Zuwenig Streß mündet in Langeweile, zuviel in Krankheit.

Eine Notfallsituation setzt eine ganze Reihe von Veränderungen in Bewegung, eine Anpassungsreaktion, die auch »Kampf- oder Fluchtreaktion« genannt wird. Als Reaktion auf komplexe Reize, die vom Gehirn ausgehen, setzen die Nebennieren Adrenalin und andere Hormone frei. Die unmittelbare

Folge: Die Herzfrequenz nimmt zu, der Blutdruck steigt, die Pupillen stellen sich weit, und der ganze Mensch wird in einen Zustand erhöhter Alarmbereitschaft versetzt. Diese Streßreaktion wird in drei Stadien unterteilt: Alarm, Widerstand und Erschöpfung. Während der Alarmphase, wenn Sie den Stressor zum erstenmal wahrnehmen, fangen Sie vielleicht an zu schwitzen und bekommen Hitzewallungen. Die Muskeln im Bauchraum und in den Gliedern werden angespannt. In Not- bzw. Ausnahmesituationen entwickelt sich bei manchen Menschen plötzlich ein Gefühl außerordentlicher Stärke, das sie zu unglaublichen, normalerweise undenkbaren Leistungen befähigt.

In der Widerstandsphase werden andere Hormone freigesetzt, um den Körper wieder auf ein normales Level zurückzubringen. Wenn Sie sich dann von der Streßsituation erholen, fühlen Sie sich wahrscheinlich erschöpft.

Mit der Streßreaktion schützt sich der Körper ganz natürlich und wirksam vor Gefahr. Ununterbrochener, unablässiger Streß jedoch hält den Körper in einem permanenten Alarmzustand mit ernsthaften Folgen für die Gesundheit.

Wieviel Streß ist zuviel?

Darauf gibt es keine allgemeingültige Antwort. Was bei der einen Frau bereits Probleme verursacht, kann die andere Frau noch völlig unberührt lassen. Richard Rahe, einer der führenden Streßforscher hat eine Punkteskala zur Beurteilung der Schwierigkeit des einzelnen, sich an bestimmte belastende Lebensereignisse anzupassen, entwickelt. Er ordnete diesen Streßsituationen sogenannte »Lebensveränderungseinheiten« (LCUs für ***l**ife **c**hange **u**nits*) zu und vergab Punkte von 25 für eine Veränderung der politischen Einstellung oder leichtere Erkrankungen bis 105 für den Tod eines Ehepartners oder Kindes. Je höher die LCUs

Häufige Stressoren und ihr LCU-Streßwert

Unter wieviel Streß stehen Sie genau? Jede Veränderung bedeutet Streß, und je einschneidender die Veränderung, desto größer ihre Auswirkung. Bestimmen Sie mit Hilfe dieser Bewertungsskala, wie streßgefährdet Sie sind. Bemerkenswert ist, daß eine plötzliche Serie kleinerer Lebensereignisse ohne weiteres genauso viel Streß wie ein schwerer Verlust oder echtes Unglück verursachen kann.

Streßsituation	LCU
Ein Kind verläßt das Haus	28
Einschneidende Veränderung der Eßgewohnheiten	29
Urlaub	29
Beförderung	31
Einschneidende Veränderung der Schlafgewohnheiten	31
Neue Beziehung	32
Haushaltsauflösung	35
Probleme mit Kollegen	35
Neue Anstellung	38
Einschneidende Veränderungen der Lebensbedingungen	39
Größere Anschaffung	39
Probleme mit dem Vorgesetzten	39
Größere zahnmedizinische Behandlung	40
Verletzung oder Erkrankung mit einwöchigem oder noch längerem Krankenhausaufenthalt oder Bettruhe	42
Aussöhnung mit dem Ehepartner	42
Unfall	44
Heirat	50
Einschneidende Veränderung des Gesundheitszustands oder Verhaltens eines Familienmitglieds	52
Fehlgeburt oder Abtreibung	53
Trennung vom Ehepartner	56
Beruflicher Abstieg	57
Zwangsvollstreckung	57
Einkommensrückgang	60
Schwangerschaft	60
Scheidung	62
Tod von Bruder oder Schwester	64
Entlassung	64
Tod eines Elternteils	66
Tod des Ehepartners oder Kindes	105

innerhalb eines bestimmten Zeitraums sind, desto wichtiger ist die richtige Streßbewältigung (siehe Tabelle).
Denken Sie aber immer daran, daß die LCU für eine Streßsituation von Frau zu Frau schwankt. Manche Menschen können größere Stressoren problemlos bewältigen, während sie den täglichen Alltagsscherereien ziemlich hilflos gegenüberstehen. Was dem einen als unüberwindbare Schwierigkeit erscheint, empfindet der andere eher als lästige Lappalie.

Streß kann krank machen

Die Veränderungen, die im Körper während der Reaktion auf die verschiedenen Stressoren vor sich gehen, können Symptome verursachen, die buchstäblich krank machen. Dauerstreß bzw. häufig wiederkehrende Stressoren können Krankheitssymptome oder eine Verschlimmerung bereits manifester Symptome verursachen.
Streß kann die körpereigene Immunabwehr schwächen und damit krankheitsanfälliger machen. Klinische Studien zeigen eine Verbindung zwischen Streß und der Infektabwehr: So ist beispielsweise belegt, daß unter Streß stehende Menschen schneller eine Erkältung bekommen. Allerdings sind die körperlichen Reaktionen auf Streß von Mensch zu Mensch sehr unterschiedlich. Warum die eine Frau von Streß Magenschmerzen bekommt, die andere dagegen Kopfschmerzen, das wissen noch nicht einmal die Experten auf diesem Gebiet. Viele Ärzte und Wissenschaftler glauben heute, daß Umweltfaktoren zusammen mit der genetischen Veranlagung eines Menschen und seinen ihm eigenen Bewältigungsmechanismen seine persönliche Streßreaktion bestimmen.
Deshalb ist es wichtig, die Art und Weise, in der Ihr Körper auf Streß reagiert, zu verstehen. Wenn Sie häufig an einem der nachfolgenden Symptome leiden, kann Streß die Ursache dafür sein.

- Herz-Kreislauf-Störungen
- Verdauungsstörungen
- Schlafstörungen
- Menstruationsstörungen
- Migräne und Kopfschmerzen
- Nacken- und Rückenschmerzen
- Hautprobleme – Nesselfieber, Akne oder andere Hautausschläge

Herz-Kreislauf-Störungen

Einer neueren Studie zufolge ist Streß, vor allem bei postmenopausalen Frauen, an der Entstehung von Herzerkrankungen beteiligt. Ältere Frauen, die belastenden psychologischen Tests unterzogen wurden, wiesen einen höheren Blutdruck und eine höhere Herzfrequenz auf als Männer oder jüngere Frauen. Alle drei Untersuchungsgruppen wurden bei ihren Alltagsverrichtungen überwacht, mit dem Ergebnis, daß die postmenopausalen Frauen auf Streß dreimal so häufig mit Episoden abnormer Herzfunktion reagierten. Dieses Untersuchungsergebnis ist vor allem für Frauen in den mittleren Jahren oder ältere Frauen, bei denen bereits arteriosklerotische Veränderungen vorliegen, wichtig.

- *Selbsthilfemaßnahmen:* Setzen Sie Streßbewältigungstechniken ein, und halten Sie sich an die am Ende des Kapitels vorgestellten Ernährungsempfehlungen. Fragen Sie Ihren Arzt, ob eine Hormonbehandlung für Sie in Frage kommt, da der nach der Menopause geringere Östrogenspiegel das Herz anfälliger für Streßkrankheiten macht.

Verdauungsstörungen

Die durch Streß ausgelösten chemischen Reaktionen wirken sich direkt auf den Verdauungstrakt aus, und Frauen suchen unter anderem auch wegen Magen-Darm-Beschwerden öfter den Arzt auf als Männer. Es gibt eine Reihe von Verdauungsbeschwerden, die in direktem Zusammenhang mit Streß stehen.

Nichtulzeröse Dyspepsie ist ein Sammelbegriff für Magenbeschwerden, die sich keiner direkten Ursache zuordnen lassen, und eine bei Frauen häufig vorkommende Verdauungsstörung. Etwas, bei dem es sich im eigentlichen Sinn nicht um eine Krankheit handelt, ist schwer zu diagnostizieren, weil es sich weder mit Blutuntersuchungen noch mittels körperlicher Untersuchung oder Röntgenstrahlen nachweisen läßt. Bleiben die gastrointestinalen Untersuchungen befundlos, wird oft die Verlegenheitsdiagnose gastrointestinale Störung gestellt.

- *Selbsthilfemaßnahmen:* Widerstehen Sie in Streßzeiten dem Impuls, Ihre Eßgewohnheiten zu ändern. Achten Sie auf eine ausgewogene Ernährung. Gehen Sie zum Arzt, wenn die Symptome bestehenbleiben oder schlimmer werden.

Reizdarmsyndrom oder »irritables Kolon« kommt häufig bei Frauen im mittleren Lebensalter vor. Zu den Symptomen gehören leichte bis schwere Krämpfe, Blähungen sowie durch Verstopfung oder Durchfall gekennzeichnete Episoden.

- *Selbsthilfemaßnahmen:* Wenn Sie an chronischen Magen-Darm-Beschwerden leiden, suchen Sie Ihren Hausarzt oder einen Gastroenterologen auf. Um Störungen wie eine Laktoseintoleranz, Parasitenbefall, allergische Reaktionen, *Colitis ulcerosa* oder Morbus Crohn ausschließen zu können, kann eine Reihe verschiedener Untersuchungen durchgeführt werden. Manchmal werden Spasmolytika oder niedrig dosierte Antidepressiva verschrieben. Eine ballaststoffreiche Ernährung kann die Verstopfung zumindest lindern.

Magengeschwüre lassen sich mit Hilfe der Endoskopie und Kontrastmittel-Röntgenuntersuchung nachweisen. Jahrelang glaubten die Ärzte, Streß verursache Magengeschwüre und verschlimmere sie. Mittlerweile jedoch wurde herausgefunden, daß die meisten Geschwüre primär durch ein Bakterium verursacht werden.

- *Selbsthilfemaßnahmen:* Ihr Arzt kann Ihnen sogenannte Antazida oder einen H2-Rezeptorenblocker wie Ranitidin (z. B. Sostril, Zantic) oder Cimetidin (z. B. Tagamet) verschreiben, um die Salzsäureproduktion des Magens einzudämmen. Wahrscheinlich wird Ihnen auch geraten, Ihren Konsum an Koffein, Alkohol, Sprudelgetränken sowie an schweren, fritierten oder fetten Nahrungsmitteln einzuschränken. Ist an der Entstehung des Magengeschwürs das Bakterium *Helicobacter pylori* beteiligt, ist eine kombinierte Behandlung aus H2-Rezeptorenblockern, Antibiotika und einem Wismutpräparat am erfolgreichsten.

Schlafstörungen

Die Unfähigkeit, problemlos ein- oder durchzuschlafen, ist eines der häufigsten Zeichen für Streß und vielleicht auch eines der am schwersten zu vermeidenden. Diese Störung ist um so schlimmer, als der gestreßte Mensch noch mehr als ohnehin auf einen erholsamen Schlaf zum Sammeln neuer Energien angewiesen ist.

- *Selbsthilfemaßnahmen:* Hält die Schlaflosigkeit mehrere Tage an, halten Sie sich an die folgenden Empfehlungen:

- Essen Sie früh – fettarm und kohlenhydratreich – zu Abend.
- Gehen Sie mit Ihrem Arzt zusammen Ihre Medikation durch. Manche rezeptfreie Erkältungs- und Schlankheitsmittel können Schlaf- und Ruhelosigkeit verursachen.
- Trinken Sie ein Glas warme Milch.
- Achten Sie auf regelmäßige Schlafgewohnheiten und -zeiten.

- Nehmen Sie einige Stunden vor dem Zubettgehen ein warmes, entspannendes Bad.
- Setzen Sie die später beschriebenen Entspannungsübungen ein.
- Treiben Sie am Nachmittag Sport.
- Sorgen Sie für einen geruhsamen und friedlichen Ausklang des Tages. Sparen Sie sich Konfliktthemen mit Familienmitgliedern für die Tagesstunden auf.
- Nehmen Sie sich ein oder zwei Stunden vor dem Zubettgehen Zeit zum Abschalten, um »auf niedrigere Touren« zu kommen.

Unterlassen Sie folgendes:

- Alkohol als Schlafmittel einsetzen. Sie stören damit Ihr Schlafmuster.
- Lesen, arbeiten oder Fernsehen im Bett. Wenn Sie nicht schlafen können, stehen Sie auf, und verlassen Sie den Raum.
- Schwere Mahlzeiten kurz vor dem Zubettgehen.
- Sich bereits über ein oder zwei schlaflose Nächte aufregen – das macht das Ganze nur noch schlimmer.

Müdigkeit

Müdigkeit ist oft ständiger Begleiter vieler berufstätiger Frauen und Mütter. Ursache können chronischer Dauerstreß, Schlafmangel und eine Vielzahl von Erkrankungen sein.

Wenn Sie sich permanent müde fühlen, versuchen Sie festzustellen, ob Sie wirklich genügend Schlaf bekommen. Durch Schlaf erholt sich der Körper, durch Streß oder andere Faktoren verursachte Schäden werden in der Zeit repariert. Wer ein stressiges

Kampf- oder Fluchtreaktion

Im Angesicht einer Gefahr reagiert der Körper mit einer komplexen chemischen Kettenreaktion. Der vom Gehirn in den Alarmzustand versetzte Hypothalamus produziert ein Hormon, das letztlich die beiden Nebennieren zur Ausschüttung des Streßhormons Adrenalin stimuliert. Das Ergebnis – ein schnellerer Puls, höherer Blutdruck, erhöhte Wachsamkeit – ist die bekannte »Kampf- oder Fluchtreaktion«, die wir Streß nennen.

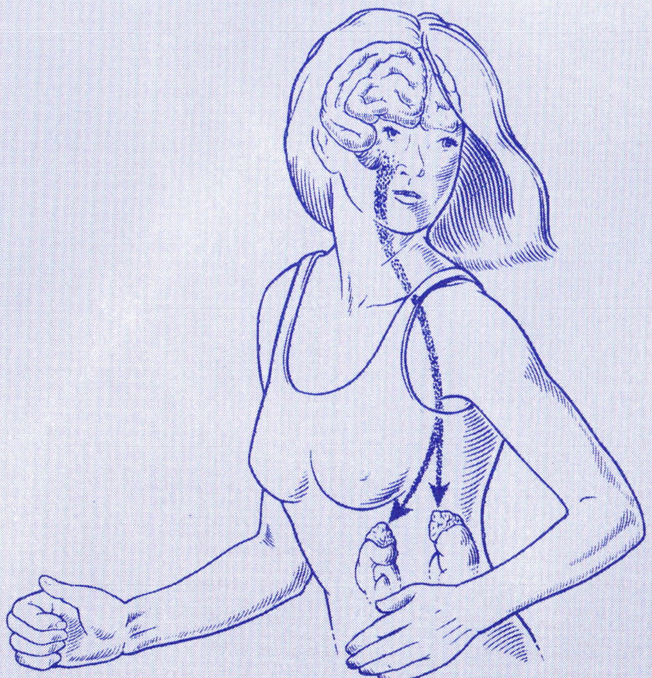

Leben führt, braucht mehr Schlaf als andere, da sein Körper mehr Schlaferholzeit braucht. Wer unter Schlafmangel leidet, weist eine verminderte Aufnahme- und Leistungsfähigkeit auf, Dauermüdigkeit kann in Depressionen und Krankheit münden.

Bekommen Sie genug Schlaf? Beantworten Sie die folgenden Fragen mit »Ja«, ist das ein Zeichen für Schlafmangel.

- Brauchen Sie einen Wecker zum Aufwachen?
- Müssen Sie die Schlummertaste immer wieder drücken?
- Schlafen Sie sofort ein? (Frauen, die genügend Schlaf bekommen, brauchen etwa 15 Minuten zum Einschlafen; Frauen mit Schlafmangel schlafen innerhalb von fünf Minuten ein.)
- Passiert es Ihnen schon mal, daß Sie tagsüber einschlafen?

Die Urlaubszeit ist ideal, um festzustellen, wieviel Schlaf Sie brauchen. Notieren Sie nach drei oder vier Tagen, wie lange Sie schlafen. Das ist – ob es sich nun um vier, acht oder zehn Stunden handelt – die Schlafmenge, die Ihr Körper auf Dauer braucht.

- *Selbsthilfemaßnahmen:* Stellen Sie fest, wieviel Schlaf Sie brauchen, und versuchen Sie, ihn auch regelmäßig zu bekommen. Wenn Sie Einschlaf- oder Durchschlafprobleme haben, befolgen Sie die bei Schlaflosigkeit gegebenen Empfehlungen. Versuchen Sie, zwischendurch kurze Nickerchen einzulegen. Ernähren Sie sich ausgewogen mit viel frischem Obst und Gemüse, und planen Sie jede Woche mindestens drei flotte 20- bis 30minütige Spaziergänge ein.

Menstruation, Unfruchtbarkeit und Schwangerschaft

Bei Dauerstreß können die Östrogen- und Progesteronspiegel abfallen. Dies kann manchmal zu einer verminderten Libido und Menstruationsstörungen führen.
Leistungssportlerinnen haben oft Menstruationsstörungen, während extrem harter Trainingsphasen kann die Menstruation sogar ganz ausbleiben – dasselbe gilt bei den beiden extremen Eßstörungen Anorexie und Bulimie. Auch sprechen einige Hinweise dafür, daß Frauen, die stark unter Streß leiden, mehr Probleme mit PMS haben.
Kann sich Streß auf die Fruchtbarkeit einer Frau auswirken? Wenn Frauen Probleme damit haben, schwanger zu werden, kann dies Streß verursachen – vor allem bei den Frauen, die sich der künstlichen Befruchtung unterziehen. Diese Frauen tröstet es kaum, wenn wohlwollende und gutmeinende Mitmenschen raten, »einfach zu entspannen und der Natur ihren Lauf zu lassen«.
Während der Schwangerschaft kann Streß für Mutter und Kind gefährlich werden. Eine an der Universität von Texas durchgeführte Studie zeigte, daß bestimmte unter Streß freigesetzte chemische Substanzen (Adrenalin und Noradrenalin) zu Uterus- und Zervixveränderungen führen können, die die Sauerstoff- und Blutversorgung des Fetus beeinträchtigen. Frauen, die während der Schwangerschaft starkem Streß ausgesetzt waren, hatten durchschnittlich öfter eine Frühgeburt oder ein Baby mit niedrigem Geburtsgewicht.

- *Selbsthilfemaßnahmen:* In Maßen betriebene, regelmäßige körperliche Betätigung (idealerweise 20- bis 30minütiges flottes Gehen dreimal pro Woche) lindert nachgewiesenermaßen Menstruationsbeschwerden und PMS-Symptome, einschließlich Krämpfen und Aufgedunsensein. Auch verschiedene Vitamine, so etwa Vitamin E, können Expertenmeinung zufolge PMS-Symptome lindern. Schränken Sie Ihren Salz-, Zucker-, Alkohol-, Koffein- und Fettkonsum auf ein Minimum ein. Bleiben die Symptome weiterhin bestehen, suchen Sie Ihren Arzt auf. Halten Sie während der Schwangerschaft gewissenhaft alle Untersuchungstermine ein, und befolgen Sie den Rat Ihres Gynäkologen bezüglich Ruhe, körperlicher Betätigung und Ernährung. Informieren Sie Ihren Arzt, wenn Sie unter außergewöhnlichem Streß stehen.

Migräne und andere Kopfschmerzen

Migräne und andere Kopfschmerztypen sind oft durch streßabhängige Faktoren bedingt. Streßreaktionen, die Kopfschmerzen auslösen können, sind Muskelverspannung, Durchblutungsstörungen, Zähneknirschen und sogar verstopfte Nebenhöhlen.

Selbsthilfemaßnahmen: Leichte bis mittelschwere Kopfschmerzen sprechen normalerweise gut auf rezeptfreie Schmerzmittel an. Verzichten Sie aber auf Acetylsalicylsäure-haltige Medikamente, wenn Sie einen empfindlichen Magen haben. Ihr Zahnarzt kann Ihnen eine Aufbißschiene, eine sogenannte »Knirscherschiene« anfertigen lassen, die nächtliches Zähneknirschen verhindert. Echte Migräne – Schmerzen, die Übelkeit verursachen und einen stundenlang zum Liegen zwingen – bedürfen einer umfassenderen Behandlung. Ihr Arzt kann Ihnen spezielle Migränemedikamente verschreiben oder Sie zu einer Spezialbehandlung an eine Schmerzklinik weiterverweisen (mehr dazu lesen Sie in Kapitel 14, »Kampf den Kopfschmerzen«, ab Seite 169).

Rücken- und Nackenschmerzen

Entstehen durch Streß Muskelverspannungen, können schmerzhafte Krämpfe in Nacken und Rücken die Folge sein. Etwa 80 Prozent aller Menschen leiden irgendwann einmal im Leben an Nacken- oder Rückenschmerzen. Ihre Haltung, Ihre Sitzmöbel, Ihre Arbeit und auch Ihr Muskeltonus – sie alle können Ihre Anfälligkeit für Rücken- und Nackenschmerzen beeinflussen.

Selbsthilfemaßnahmen: Einfache, vorübergehende Rücken- und Nackenschmerzen lassen sich normalerweise mit heißen Duschen, Massagen, Hitzeanwendungen und rezeptfreien Schmerzmitteln erfolgreich lindern. Als Präventivmaßnahmen bieten sich an: Bauen Sie in Ihren Alltag Dehnübungen fest ein, und achten Sie auf anatomisch geformte Sitzmöbel. Lernen Sie, schwere Gegenstände richtig zu heben und zu tragen – Achtung, stets die Knie, nicht den Rücken beugen! Lassen Sie sich im Zweifelsfall lieber beim Tragen helfen. Bei anhaltenden, starken oder wirklich behindernden Rückenschmerzen ist es an der Zeit, den Arzt aufzusuchen. Er verschreibt Ihnen vielleicht Muskelrelaxanzien oder andere Medikamente oder überweist Sie an einen Spezialisten.

Hautprobleme

Streß kann ein breites Spektrum an verschiedenen Hautkrankheiten verursachen oder verschlimmern, darunter Akne, Nesselsucht bzw. Urtikaria, *Lichen ruber planus*, Neurodermitis und Psoriasis. Da eine Vielzahl anderer Faktoren ebenfalls Einfluß auf die Haut haben kann, sollten Sie bei länger anhaltendem, unangenehmem Hautausschlag oder -entzündungen in jedem Fall einen Dermatologen aufsuchen.

Streßbewältigung

Um etwas gegen Ihre Streßstörungen tun zu können, müssen Sie zunächst einmal Ihre persönliche Streßreaktion kennen- und verstehen lernen. Jeder Mensch hat eine individuelle Streßschwelle. Was den einen schier zum Wahnsinn treibt, prallt an dem anderen einfach ab oder findet sogar Anklang. Sogar das Fehlen von Streß kann als

Streß empfunden werden. Viele Frauen in den mittleren Jahren haben starke Probleme, mit dem »Leeren-Nest«-Syndrom fertig zu werden, das dann auftaucht, wenn die Kinder flügge werden und das Haus verlassen.
Streß kann für eine friedvolle, gesunde Lebensweise wenn schon nicht so etwas wie ein Killer auf leisen Sohlen, so doch zumindest eine stille Kampfansage sein. Dabei darf man jedoch nicht vergessen, daß Streß auch seine guten Seiten hat. Er kann ein effektives Warnsystem zum Schutz vor ernsthaften Gefahren sein. Extreme Streßsituationen können dem Leben sogar neue Dimensionen und Anregung geben. Ganz wichtig ist, daran zu denken, daß die freudigsten Ereignisse im Leben – die Geburt eines Kindes, Hochzeit, ein neuer Job oder eine Beförderung – allesamt Streß verursachen, die uns psychisch belasten, wenn auch in positivem Sinn.
Zur Streßbewältigung ist es wichtig, zunächst einmal die eigenen Grenzen kennenzulernen. Stellen Sie die Stressoren fest, die Ihnen zu schaffen machen. Wenn Sie es innerhalb einer relativ kurzen Zeitspanne mit einer Reihe größerer Streßsituationen zu tun haben, gehen Sie besonders pfleglich mit sich um. Versuchen Sie, Kontrolle über die Situation zu erlangen, indem Sie sich selbst fragen: »Wie kann ich das verändern?« Nehmen Sie sich Zeit zum Ausruhen und Entspannen. Achten Sie jetzt besonders auf eine gesunde Ernährung und regelmäßige körperliche Betätigung. Wählen Sie die Bewältigungsstrategien aus, die Ihnen am besten liegen.

Ernährung

Das A und O ist eine ausgewogene Ernährung. Muß die Verbindung zwischen psychischem Streß und dem Vitaminbedarf auch noch wissenschaftlich belegt werden, sprechen sich die Ernährungswissenschaftler doch jetzt schon für eine Ernährung aus, die reich an Vitamin C, E und B ist.
Unabhängig davon, ob Sie nun Vitaminpräparate einnehmen oder nicht, sollten Sie folgende Empfehlungen für eine gesunde Antistreßernährung beherzigen:

Essen Sie ...

... Rohkost – Obst und Gemüse
... komplexe Kohlenhydrate (6 bis 11 Portionen täglich)
... mehr Fisch und Geflügel
... jeden Tag ein ausreichendes Frühstück
... fettarme Nahrungsmittel

Gehen Sie sparsam um mit ...

... Raffinadezucker
... Salz
... alkholischen und koffeinhaltigen Getränken
... fetten und fettgebackenen Nahrungsmitteln

Bewältigungsstrategien

Am besten gehen Sie mit starkem oder chronischem Streß um, indem Sie pfleglich mit sich selbst umgehen. Machen Sie sich klar, daß Sie gerade eine schwierige Zeit durchmachen, und tun Sie sich selbst Gutes. Wählen Sie aus der untenstehenden Liste einige »Bonbons« aus – oder fügen Sie eigene hinzu:

Machen Sie ...

... einen Spaziergang
... Urlaub
... Pause
... ein Nickerchen
... einen Kurs (ohne Bezug zu Ihrem Job)

Nehmen Sie sich Zeit zum/für ...

... Spielen
... Gärtnern
... Einkaufen (ein Schaufensterbummel tut's auch schon)
... Lesen
... Lachen

... Schreien
... Sex
... sich einen Kinofilm, ein Theaterstück, ein Fernsehspiel oder einen Sonnenuntergang anzuschauen
... körperliche Betätigung

Biofeedback

Mit dem Biofeedbackverfahren lernt man sehr schnell, moderaten bis schweren Streß zu bewältigen. Es handelt sich dabei um einen schmerzlosen Vorgang, der mittels Elektronik Informationen über die unwillkürliche Reaktion des Körpers auf Stressoren aufnimmt und verarbeitet. Es erfolgt dann eine Rückmeldung an Sie, so daß Sie jetzt die zuvor im verborgenen abgelaufenen Reaktionen bewußt steuern lernen.
Als sehr hilfreich hat sich dieses Verfahren bei Migräne, Muskelverspannungen und -spasmen, Zähneknirschen und den streßabhängigen Auswirkungen auf das Kreislaufsystem erwiesen.

Entspannungsübungen

Wenn Sie sich plötzlich in einer besonders stressigen Situation wiederfinden, versuchen Sie einmal diese speziellen Atemübungen.

1. Setzen Sie sich bequem auf einen Stuhl oder auf den Boden. Blenden Sie, wenn möglich, das Licht ab.
2. Atmen Sie tief durch die Nase ein. Füllen Sie Ihre Lungen ganz mit Luft. Stellen Sie sich vor, die Luft dringe oben durch den Scheitel in Sie ein und ströme bis in die tiefste Lungenspitze.
3. Atmen Sie langsam durch die Nase aus. Stellen Sie sich vor, die Luft steige langsam in Ihrem Körper auf, um durch den Scheitel auszuströmen.
4. Wiederholen Sie, bis Sie innerlich ruhig geworden sind.

Meditation

Meditation ist eine Form, sich zu entspannen und den Geist frei von allen Außenreizen zu machen. Diese Technik wird seit Jahrhunderten angewandt und heute häufig zur Entspannung bei Streß empfohlen. Unter den vielen verschiedenen Meditationstechniken sollten Sie die sogenannte Benson-Technik oder Benson-Entspannungsreaktion einmal versuchen.

Bevor Sie beginnen:

- Versuchen Sie die Meditation fest in Ihren Alltag einzubauen. Reservieren Sie möglichst jeden Tag 10 bis 20 Minuten dafür. Die Zeit vor dem Frühstück bietet sich hierfür besonders an.

Während Sie meditieren:

- Sitzen Sie ruhig und bequem.
- Sorgen Sie dafür, daß Sie durch nichts gestört oder abgelenkt werden.
- Setzen Sie vorher eine bestimmte Zeit fest, und versuchen Sie auch, sich daran zu halten.
- Wählen Sie ein Wort oder einen kurzen Satz aus, der fest in Ihrem Glaubenssystem verwurzelt ist, auf das bzw. den Sie sich konzentrieren wollen. Für eine nicht besonders religiöse Person könnten das so neutrale Worte wie *Frieden* oder *Liebe* sein. Für andere bieten sich beispielsweise die Eröffnungsworte ihrer Lieblingspredigt an.
- Schließen Sie die Augen.
- Entspannen Sie Ihre Muskeln.
- Atmen Sie langsam und natürlich, wobei Sie das selbstgewählte Wort bzw. den Satz beim Ausatmen im Geiste vor sich hinsagen.
- Nehmen Sie eine passive Haltung an. Machen Sie sich keine Gedanken darüber, wie gut Sie das machen. Drängen sich Ihnen andere Gedanken auf, sagen Sie einfach »Nun gut« und kehren wieder zu Ihren Wiederholungen zurück.
- Führen Sie das Ganze 10 bis 20 Minuten fort. Sie dürfen die Augen ruhig öffnen, um auf die Uhr zu schauen –

benutzen Sie aber keinen Wecker. Wenn die Zeit um ist: Bleiben Sie noch eine Minute ruhig sitzen, zunächst mit geschlossenen Augen, später mit offenen.
- Versuchen Sie ein oder zwei solcher Sitzungen in Ihren Tagesablauf einzubauen.

Vielleicht versuchen Sie auch noch andere Streßbewältigungstechniken und -therapien, darunter Visualisierungstechniken, Yoga, Tanz- und Maltherapie sowie Massage.

Hören Sie auf sich selbst

Viele Menschen, die unter Streß stehen, machen das Ganze noch schlimmer, indem sie sich Dinge sagen wie »Das schaff' ich nie« oder »Typisch, so was passiert immer nur mir«. Denken Sie in aller Ruhe darüber nach, was Sie wirklich denken. Sind Ihre Reaktionen selbstschädigend, oder verursachen sie nur noch zusätzlichen Streß, dann bemühen Sie sich, sie zu ändern. Sagen Sie sich selbst: »Ich habe schon ganz andere Sachen durchgestanden, und auch das hier werde ich schaffen«. Schon allein diese andere Geisteshaltung hilft vielen Menschen, besser damit klarzukommen.

Wenn alles nichts hilft

Niemand sagt, daß Sie mit Ihrem Streß allein fertig werden müssen. Wenn ein größeres Problem wie eine chronische Krankheit Ursache für Ihren Streß ist, schließen Sie sich einer Selbsthilfegruppe an, oder besuchen Sie einen Workshop. Und wenn Sie unter der Last zahlreicher Stressoren zusammenzubrechen drohen, dann hindert Sie nichts daran, einen guten Arzt oder Therapeuten aufzusuchen.

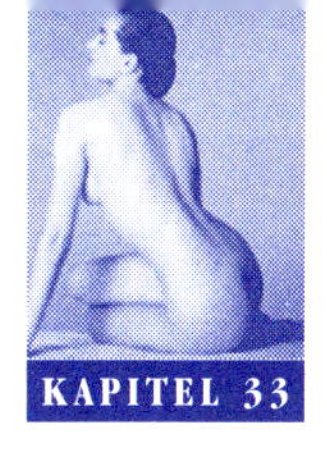

PSYCHISCHE GESUNDHEIT

Angst, Depressionen und chronisches Müdigkeitssyndrom

Sind Angst, Depressionen und das chronische Müdigkeitssyndrom auch keine reinen Frauenkrankheiten, so sind Frauen davon doch stärker betroffen als Männer. Immerhin begeben sich doppelt so viele Frauen wie Männer wegen dieser Störungen in ärztliche Behandlung. Aus verschiedenen Studien geht hervor, daß Frauen an verschiedenen Formen dieser Störungen tatsächlich stärker leiden als Männer, bei anderen Erkrankungen im selben Maß davon betroffen sind, aber häufiger den Arzt deswegen aufsuchen.

Grundsätzlich aber kann man sagen, daß diese Störungen relativ weit verbreitet sind. Die Zahlen sprechen für sich: Etwa 14 Prozent der Bundesbürger haben irgendwann einmal im Leben an Angstzuständen gelitten, fast jeder sechste Patient, der seinen Hausarzt aufsucht, leidet an depressiven Verstimmungen, gut zwei Drittel aller Depressiven haben zusätzlich auch Angst, und vom chronischen Müdigkeitssyndrom waren Mitte der neunziger Jahre 1,2 bis 1,6 Millionen Bundesbürger betroffen.

Aber empfinden wir nicht alle so?

Stellen Sie sich vor, Sie stehen mitten in den Hochzeitsvorbereitungen, fühlen sich ruhelos und können nicht richtig schlafen. Oder Sie sind nach dem Tod eines guten Freundes einige Wochen lang tieftraurig. Oder es ist ein Montag nach einem anstrengenden Wochenende, und Sie fühlen sich müder als gewöhnlich.

Kommt Ihnen das bekannt vor? All dies sind normale Gefühle und Reaktionen auf

Lebensereignisse. Im Leben eines jeden von uns gibt es Phasen, in denen er sich ängstlich, deprimiert oder müde fühlt. Diese Phasen bzw. Gefühle verschwinden gewöhnlich wieder von allein. Arbeitsplatzwechsel, Heirat oder Scheidung, finanzielle Probleme, ein Baby, Krankheit eines geliebten Menschen oder selbst nur ein Streit mit einem Freund oder Kollegen – all dies sind gute Gründe für einige dieser Empfindungen.
Sogar positive Ereignisse können solche Reaktionen auslösen.
Und doch, wenn Ihre Ängste, depressiven Verstimmungen oder Müdigkeit so stark sind, daß sie Ihr Alltagsleben beeinträchtigen, mehr als nur ein paar Wochen anhalten, wenn diese Gefühle in keinem Verhältnis zu dem ursächlichen Ereignis zu stehen scheinen oder wenn es gar keine ersichtliche Ursache dafür gibt, dann ist es Zeit, den Arzt aufzusuchen. Angst und Depressionen sind behandelbare psychische Erkrankungen, und lähmende Müdigkeit kann Leitsymptom verschiedener Erkrankungen, darunter des chronischen Müdigkeitssyndroms, sein.

Zu welchem Arzt?

Als erstes sollten Sie Ihren Hausarzt – ob Internist, Allgemeinmediziner oder praktischen Arzt – aufsuchen. Er kann viele zugrundeliegende Erkrankungen oder Medikamente, die für Ihren Zustand allein oder mitverantwortlich sein könnten, ausfindig machen. Gewöhnlich wird zunächst die Krankengeschichte erhoben, und es werden Blut- und Urinuntersuchungen vorgenommen. Danach werden Sie vielleicht zu einem Facharzt zur weiteren Behandlung überwiesen. Starke Angst und Depression sind echte Erkrankungen – und nicht Zeichen einer »Schwäche« –, deren Behandlung in die Hände eines Psychiaters, Psychotherapeuten oder Psychologen gehört. Das chronische Müdigkeitssyndrom ist ebenfalls eine echte Krankheit und kann von Ihrem Hausarzt, aber besser noch einem Arzt mit Erfahrung auf diesem Gebiet, behandelt werden. In manchen Fällen wird auch ein Neurologe zu Rate gezogen.

Angst

Angst ist ein Gefühl nervöser Spannung und erhöhter Wachsamkeit. Das Herz jagt, und Sie haben »Flugzeuge« im Bauch. Atemnot und Zittrigkeit machen sich breit. Und wahrscheinlich haben Sie das Gefühl einer unmittelbar bevorstehenden Gefahr.
Mit all diesen Reaktionen bereitet sich Ihr Körper auf die Bewältigung von Streß vor. Alle Sinne sind geschärft und in äußerster Alarmbereitschaft. Diese Reaktionen sind ein Rest der primitiven »Kampf- oder Flucht«-Reaktion, die unsere Urväter in die Lage versetzte, sich schnell auf gefährliche Situationen einzustellen.
Grundsätzlich reagiert jeder von uns mit dieser Form von Angstreaktion auf eine Ausnahmesituation wie Feuer oder einen anderen Notfall. Aber wir erleben diese Gefühle auch im Alltagsverlauf. Zeitdruck, Verkehrsstau, ein neuer Job oder das Warten auf die Examensergebnisse – all dies kann Angstgefühle verursachen, und diese Gefühle sind völlig normal und gesund.
Angst hört aber genau dann auf, positiv zu sein, wenn sie quälend oder länger andauernd ist oder wenn sie in ihrer Intensität in keinem Verhältnis zur Ursache steht, also unangemessen ist. Wenn Angst Sie in Ihrem täglichen Leben beeinträchtigt, dann hat sie Krankheitswert und wird als Angstsyndrom bezeichnet.

Ursachen des Angstsyndroms

Die Ursachen des Angstsyndroms sind nicht geklärt. Erforscht wird derzeit eine Reihe von Faktoren, darunter chemische Gleichgewichtsstörungen, Enzymmangelzustände, Hormone, die Rolle psychischer Traumata sowie die Wechselwirkung zwischen Emotionen und den chemischen Reaktionen des Gehirns.

Angstsyndrome diagnostizieren

Es gibt keinen speziellen Diagnosetest zum Nachweis von Angst. Vielmehr wird der Arzt nach Ausschluß anderer medizinischer Ursachen Ihre Symptome mit den Definitionen der verschiedenen Angststörungen, wie sie in der International Classification of Diseases (ICD) festgelegt sind, vergleichen. Die Angstsyndrome werden üblicherweise in sich zum Teil überschneidende Kategorien unterteilt: generalisiertes Angstsyndrom, Phobien, Paniksyndrom, Zwangssyndrom und die posttraumatische Belastungsreaktion.

Beim generalisierten Angstsyndrom fühlen Sie sich typischerweise ständig nervös, schreckhaft und übertrieben beunruhigt. Mögliche weitere Symptome sind Kurzatmigkeit, Herzjagen, Schwindel oder Übelkeit. Definitionsgemäß müssen beim generalisierten Angstsyndrom die Symptome seit mindestens sechs Monaten vorliegen und sich auf mindestens zwei Lebensumstände beziehen (z.B. Gesundheit und finanzielle Situation). Diese Störung kann sowohl psychische als auch körperliche Beschwerden verursachen, angefangen bei Nervosität und Gereiztheit bis hin zu Magenbeschwerden, sexuellen Problemen und Schlaflosigkeit.

Bei Phobien handelt es sich um unwillkürliche und auf die Situation bezogen unangemessen starke Ängste. Sie rufen ein Gefühl der Gefährdung und ein starkes Vermeidungsverhalten hervor.

Bei den einfachen Phobien wird die Angst durch Objekte oder Situationen, z. B. Angst vor Höhe, Tieren, Fliegen oder Dunkelheit, ausgelöst, die in Wirklichkeit nicht oder nur wenig bedrohlich sind.

Extreme Angst davor, durch andere negativ beurteilt zu werden oder sich in der Öffentlichkeit zu blamieren, ist Zeichen einer Sozialphobie. Menschen mit dieser Störung haben oft Angst, in der Öffentlichkeit zu reden, zu essen oder zu schreiben oder öffentliche Toiletten zu benutzen.

Die Agoraphobie ist ein ganzer Komplex von Ängsten – Angst vor dem Alleinsein, vor dem Aufenthalt an öffentlichen Orten, wo eine Flucht schwer möglich ist oder keine Hilfe erreichbar wäre. Sie geht oft mit Panikattacken einher. Die Agoraphobie kann das Leben der betroffenen Person so stark beeinträchtigen, daß sie das Haus nicht mehr verlassen kann.

Paniksyndrom. Eine Panikattacke ist eine Periode intensiver Angst und intensiven Unbehagens, in der man sich einer unmittelbaren, tödlichen Gefahr ausgesetzt fühlt. Diese Attacken wurden als lebensbedrohliches Gefühl oder Todesangst in tatsächlich nicht bedrohlichen Situationen beschrieben. Während einer Panikattacke können Atembeklemmung, Schwindel, Herzklopfen, ein Gefühl der Unwirklichkeit, Hitzewallungen oder Schüttelfrost auftreten. Manche Menschen haben das Gefühl des völligen Kontrollverlusts, oder sie meinen, sterben zu müssen. Definitionsgemäß liegt ein Paniksyndrom dann vor, wenn vier oder mehr Panikattacken pro Monat auftreten oder auf eine bzw. mehrere Attacken ein mindestens vier Wochen anhaltender Zeitraum mit andauernder Angst vor einer erneuten Attacke folgen.

Zwangssyndrome. Unangenehme, aufgezwungene und willentlich nicht kontrollierbare und stets wiederkehrende Gedanken, Impulse oder Vorstellungen sowie Handlungen bezeichnet man als Zwangsphänomene. Durch die sich stets wiederholenden, ritualisierten Verhaltensmuster fühlt sich der Kranke ein bißchen sicherer und hat weniger Angst. Ein typisches Beispiel ist hier das zwanghafte Händewaschen. Andere müssen immer wieder überprüfen, ob der Herd aus oder die Tür auch wirklich abgeschlossen ist.

Die posttraumatische Belastungsreaktion ist eine Reaktion auf außergewöhnlich schwere körperlich oder psychisch traumatisierende Ereignisse. Das können akute lebensbedrohliche Vorkommnisse wie Straßen- oder Flugzeugunfälle, Erdbeben, Kriegsereignisse, Geiselnahme, aber auch Todeserfahrung bei Wiederbelebung nach Herzstillstand oder anaphylaktischem Schock sein. Die Betroffenen leiden häufig an Schlaflosigkeit oder stets wiederkehrenden Alpträumen.

Angstsyndrome behandeln

Normale Alltagsängste sprechen normalerweise gut auf so einfache Selbsthilfemaßnahmen wie regelmäßiges aerobisches Training, Zeitmanagement oder Entspannungstraining an. Bei starker Angst jedoch ist professionelle Hilfe nötig. Glücklicherweise jedoch lassen sich die Angstsyndrome unter den psychischen Erkrankungen mit am besten therapieren.

Die Behandlung stützt sich normalerweise auf zwei Säulen: die medikamentöse Therapie und Psychotherapie. Die Medikamente sollen kurzfristig Linderung verschaffen, während eine langfristige Besserung gewöhnlich nur durch Verhaltensänderungen und Änderungen der Lebensweise zu erreichen ist.

Psychotherapie ist eine effektive Behandlung bei Angstsyndromen. Bestandteil der Verhaltenstherapie ist es, sich schrittweise dem angstauslösenden Gegenstand bzw. der angstauslösenden Situation auszusetzen. Bei der kognitiven Therapie lernt der Patient, unrealistische oder negative Denkmuster, die zur Angstentstehung beitragen können, zu kontrollieren.

Die medikamentöse Therapie hilft, die Symptome der verschiedenen Angstsyndrome zu behandeln und zu kontrollieren. Benzodiazepine wie Diazepam (z.B. Valium), Lorazepam (z.B. Tavor) und Alprazolam (z.B. Tafil) werden häufig zur Behandlung des generalisierten Angstsyndroms verschrieben.

Panikattacken werden mit den sogenannten trizyklischen Antidepressiva und auch bestimmten Benzodiazepinen wie Alprazolam behandelt.

Bei den Zwangssyndromen wird häufig Clomipramin (z.B. Anafranil) verschrieben, zur Kontrolle der körperlichen Symptome bei den Phobien wie starkes Lampenfieber oder Examensangst manchmal Betablocker wie Propranolol (z.B. Dociton).

Ausblick

Angstpatienten haben eine gute Prognose. Mit der richtigen Behandlung können die meisten Menschen mit Angststörungen ein normales, erfülltes Leben führen.

Depression?

Auch depressive Verstimmungen hat jeder Mensch irgendwann einmal im Leben. Und genau wie die Angst ist auch die Depression eine in bestimmten Situationen angebrachte Reaktion. Schätzungsweise 15 Prozent aller Menschen mit starker Depression begehen Selbstmord, ein noch höherer Anteil begeht einen Selbstmordversuch. Depression ist die häufigste psychische Störung bei Frauen, etwa ein Viertel aller Frauen leidet zu irgendeinem Zeitpunkt im Leben an einer Depression.

Da der Begriff Depression gern fälschlich für einen Zustand der melancholischen Niedergeschlagenheit verwendet wird, wird auch häufig irrtümlich angenommen, es handle sich bei der Depression nur um eine stärker ausgeprägte Form der Traurigkeit, um eine Störung, die mit der Zeit wieder verschwindet. Eine echte Depression ist jedoch mehr als die üblichen Gefühle von Trauer, Enttäuschung oder des Ausgebranntseins, die ganz normale Reaktionen auf Enttäuschungen oder einen Verlust sind. Im Unterschied dazu ist eine Depression eine echte Krankheit wie, im Bereich der körperlichen Erkrankungen, eine Blinddarmentzündung oder Diabetes. Und genau wie eine solche körperliche Krankheit läßt sich auch eine Depression nicht über den Verstand regeln, nicht einfach so abschütteln, und sie bessert sich auch nicht, wenn die äußeren Umstände günstiger werden. Und, was noch wichtiger ist, sie ist nicht Zeichen einer Charakterschwäche oder mangelnder Willensstärke. Und ganz sicher bedeutet eine Depression nicht gleich ein gescheitertes Leben: Ludwig van Beethoven, Winston Churchill, Charles Dickens, Abraham Lincoln und Virginia Woolf – sie alle litten an Depressionen.

Ursachen der Depression

Es gibt viele Theorien über die Ursache einer Depression. Einer neueren Untersuchung zufolge sollen manche Menschen eine biologische Neigung dazu haben, auf übermäßigen Streß mit Depressionen zu reagieren. Ebenfalls diskutiert wird ein Ungleichgewicht zwischen bestimmten chemischen Botenstoffen im Gehirn; eine besondere Bedeutung kommt hier dem Serotonin zu. Andere Theorien gehen davon aus, daß Depressionen das Ergebnis von nach innen gerichtetem Ärger sind, eines tiefverwurzelten Gefühls der Hilflosigkeit oder negativer Denkmuster.

Depressionen können auch durch körperliche Krankheit (wie Schilddrüsen- oder Nebennierenerkrankung, Infektionen und multiple Sklerose), Drogen- oder Alkoholmißbrauch sowie Medikamente verursacht sein. Zu diesen Medikamenten gehören Antihypertensiva, Herz- und Schmerzmittel, Mittel gegen Magen- und Darmerkrankungen sowie Parkinson-Mittel. Aber auch Antiepileptika, Schlafmittel, orale Kontrazeptiva, Antibiotika und Chemotherapeutika zur Krebsbehandlung können Ursache sein.

Die chemischen Botenstoffe des Gehirns – wichtige Akteure bei der Depressionsentstehung

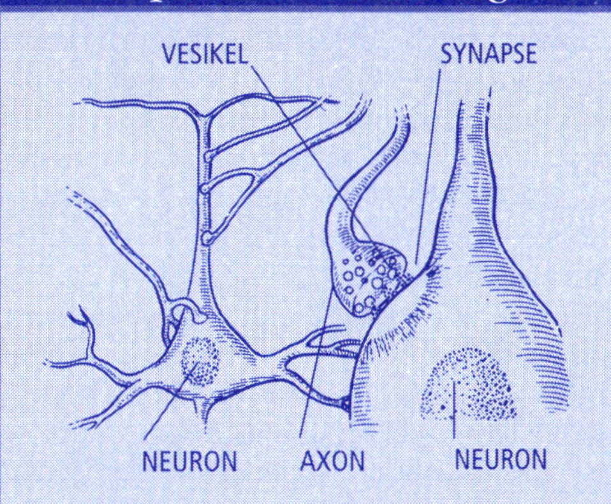

Um Impulse untereinander weiterzuleiten, setzen Nervenzellen im Gehirn eine Reihe chemischer Substanzen frei, die Rezeptoren der Nachbarzelle kurz stimulieren und danach sofort schnell wieder verschwinden. Diese chemischen Substanzen, sogenannte Neurotransmitter, werden im Zellinnern produziert und in winzigen Bläschen (Vesikeln) am Ende der Tentakel-ähnlichen Fortsätze (Axone) der Nervenzelle gespeichert. Sie werden dann durch einen winzigen Spalt, die sogenannte Synapse, eine Art Umschaltstelle für die Erregungsübertragung, zu der Empfängerzelle weitergeleitet.

Um die eine Neurotransmitterübertragung zu beenden und die nächste vorzubereiten, wird die chemische Substanz entweder von der Empfängerzelle zerstört oder in einem sogenannten »Wiederaufnahme«prozeß von der Sendezelle wieder aufgenommen. Bei Depressiven scheint im Gehirn ungewöhnlich wenig Serotonin vorzuliegen, ein Neurotransmitter, der eine herausragende Rolle im Gehirn spielt. Zahlreiche Antidepressiva wirken, indem sie die Zerstörung bzw. die Wiederaufnahme von Serotonin verhindern. Man spricht hier auch von den sogenannten Serotonin-Wiederaufnahmehemmern.

Eine Depression diagnostizieren

Eine Depression läßt sich nicht immer leicht diagnostizieren, und viele Frauen müssen mit so diffusen Beschwerden wie Müdigkeit, Schlafstörungen, Reizbarkeit, Konzentrationsschwäche oder Magen- und Darmstörungen erst von Arzt zu Arzt gehen, bis endlich jemand feststellt, daß sie an einer schweren Depression leiden (von den Ärzten oft als »larvierte Depression« bezeichnet, weil sie sich hinter der Maske körperlicher Symptome verbirgt).

Aufschluß über die Erkrankung geben meist eine gründliche Untersuchung mit anschließendem Gespräch beim Psychiater, Psychologen, Psychotherapeuten oder Neurologen. Im folgenden sollen drei der wichtigsten Depressionsformen behandelt werden.

Die typische Depression zeichnet sich durch einen ganzen Komplex spezifischer Symptome auf körperlicher, psychischer und geistiger Ebene aus. Zu den Kriterien dieser Form von Depression zählen:

- Fast den ganzen Tag über und fast täglich deprimierte Stimmung
- Interesselosigkeit und Freudlosigkeit auf fast allen Gebieten
- Beträchtlicher Gewichtsverlust oder -zunahme
- Schlafstörungen
- Ständige innere Unruhe oder verlangsamte Bewegung und Reaktionsfähigkeit
- Müdigkeit, Energielosigkeit
- Schuld- und Minderwertigkeitsgefühle sowie Hoffnungslosigkeit
- Konzentrationsschwäche und Denkstörungen
- Entscheidungsunfähigkeit
- Wiederholte Selbstmordgedanken

Wenn Sie mindestens fünf dieser Symptome haben und diese Ihr Alltagsleben beeinträchtigen, liegt eine typische Depression vor. Wenn weniger als fünf dieser Symptome vorliegen oder die Symptome nur leicht ausgeprägt sind und keine Beeinträchtigung des Alltagslebens darstellen, spricht man von einer milden Depression.

Bipolare Depression, ein besonderer Verlaufstyp der manisch-depressiven Erkrankung, verursacht nicht nur die »Stimmungstiefs« der major Depression, sondern auch einen Stimmungsumschwung hin zu einem wild euphorischen Zustand.

Diagnosekriterien für die manische Phase der bipolaren Depression sind unter anderem:

- Geringerer Schlafbedarf
- Großes Bedürfnis zu reden
- Ablenkbarkeit
- Ideenflucht
- Zunahme an zielgerichteten Aktivitäten – im sozialen, beruflichen, schulischen oder sexuellen Bereich – oder innere Unruhe und Agitiertheit
- Übersteigertes Selbstwertgefühl
- Übersteigerte Vergnügungssucht mit Aktivitäten, die oft negative Konsequenzen haben, so etwa Kaufrausch, unüberlegte Geldausgaben, Alkohol- oder sexuelle Exzesse usw.

Liegen diese Symptome in so leichter Ausprägung vor, daß das Alltagsleben dadurch nicht beeinträchtigt wird, spricht man von einer Hypomanie.

Postpartale Depression. Viele junge Mütter leiden nach der Entbindung zu einem gewissen Grad am *baby blues*, den sogenannten Heultagen. Dieser Zustand gibt sich meist nach einigen Tagen wieder von allein. Bei manchen jungen Müttern jedoch wachsen sich diese Heultage zu einer ernsthaften Wochenbettdepression aus, die unbehandelt über ein Jahr dauern kann. Mögliche Hinweise auf eine postpartale Depres-

sion können eine übertriebene Besorgnis um die Pflege und Gesundheit des Babys sein oder Zweifel daran, ob man eine gute Mutter sein kann. Erstgebärende erleben eher die harmlosen »Heultage«, als daß sie an einer ernsthaften postpartalen Depression litten.
Die postpartale Depression kann durch zahlreiche körperliche, psychische und soziale Faktoren, die mit dem Mutterwerden einhergehen, verursacht werden. Zwei wichtige Faktoren sind die sich nach der Entbindung einstellenden hormonellen Veränderungen sowie der unvermeidlich eintretende Schlafmangel. Die eigenen Erwartungen, die familiäre Situation und die Persönlichkeit sowie die körperliche Verfassung des Neugeborenen selbst spielen ebenfalls eine wesentliche Rolle.

Verwandte Störungen

Depression und prämenstruelles Syndrom (PMS). Ist das PMS auch keine depressive Störung, so kann es doch verschiedene Symptome davon aufweisen (siehe Kapitel 3, »PMS und was es damit auf sich hat«, ab Seite 35). Es handelt sich dabei um stets wiederkehrende Stimmungsschwankungen, die durch die zyklischen Hormonveränderungen verursacht werden. Die Verbindung zwischen PMS und Depression wird derzeit wissenschaftlich erforscht.

Saisonalbedingte Depression (***s****easonal* ***a****ffective* ***d****isorder* = SAD) ist eine an die Jahreszeiten gebundene, regelmäßig wiederauftretende Depression, die vorwiegend bei Frauen auftritt. Zu ihrer Entstehung trägt ein Mangel an Sonnenlicht bei, entsprechend tritt sie auch in der Regel von Oktober bis Frühjahr auf. Die meisten Menschen mit SAD fühlen sich deprimiert, wenn die Tage immer kürzer werden, ihre Stimmung bessert sich mit dem Längerwerden der Tage im Frühling. Ob und welche Verbindung zwischen SAD und den zyklischen Hormonveränderungen besteht, wird derzeit wissenschaftlich untersucht.

Depressionen behandeln

Die typische und die bipolare Depression sprechen gewöhnlich gut auf eine Kombination aus medikamentöser und Psychotherapie an. Die psychologische Behandlung hilft den Patienten, negative Denkmuster zu erkennen und zu verstehen und eine positivere Einstellung zu gewinnen.
Die Behandlung der postpartalen Depression umfaßt das psychotherapeutische Gespräch, kognitive und medikamentöse Therapie. Viele Ärzte empfehlen den jungen Müttern auch, sich Selbsthilfegruppen anzuschließen. Manche Frauen sprechen gut auf Entspannungstechniken an. Etwa zwei Drittel der Frauen mit postpartaler Depression genesen innerhalb eines Jahres.
Die Jahreszeiten-Depression (SAD) wird sowohl mit Antidepressiva als auch mit Lichttherapie behandelt.

Medikamente zur Behandlung der Depression brauchen mehrere Wochen, bis ihre Wirkung eintritt. Wegen der potentiell ernsten Nebenwirkungen bedürfen sie einer engmaschigen Kontrolle.
Es gibt vier Hauptgruppen von Antidepressiva. Die Medikamente aus der einen Gruppe können bei einer bestimmten Person hochwirksam sein, während das aus einer anderen Gruppe so gut wie keine Wirkung aufweist. Da sich nicht vorhersagen läßt, welche Antidepressiva-Gruppe bei welchem Patienten wirksam ist, müssen häufig erst verschiedene Medikamente ausprobiert werden, bis das richtige gefunden ist.
Zu der neuesten Klasse von Antidepressiva, den sogenannten Serotonin-selektiven Wiederaufnahme-Hemmern (SSRI), zählen Fluvoxamin (z. B. Fevarin) und Fluoxetin (z. B. Fluctin).
Eine weitere große Antidepressiva-Klasse sind die trizyklischen Antidepressiva, deren Wirkung auf einer erhöhten Verfügbarkeit

eines chemischen Botenstoffs des Gehirns, des sogenannten Noradrenalin, beruhen soll. In diese Gruppe fallen unter anderen Amitriptylin (z. B. Saroten, Laroxyl), Imipramin (z. B. Tofranil), Nortriptylin (z. B. Nortrilen), Desipramin (z. B. Pertofran) und Clomipramin (z. B. Anafranil).
Die dritte Gruppe, die sogenannten MAO-Hemmer, wird oft eingesetzt, wenn die anderen Antidepressiva wirkungslos geblieben sind. Zu dieser Gruppe gehört beispielsweise Tranylcypromin (z. B. Parnate). Da es bei der Einnahme von MAO-Hemmern zu gefährlichen Wechselwirkungen mit zahlreichen Nahrungsmitteln kommen kann, ist hier Vorsicht angeraten.
In die vierte Gruppe schließlich fallen Maprotilin (z. B. Ludiomil) und Mianserin (z. B. Tolvin) und als chemisch neuartige Antidepressiva Trazodon (z. B. Thombran) und Viloxazin (z. B. Vivalan).
Ganz aus der Reihe fällt Lithium (z. B. Quilonum), das bei der bipolaren Depression zur Behandlung der manischen Phase verschrieben wird.
Bei der kleinen Patientengruppe, die weder auf Psychotherapie noch auf eine medikamentöse Behandlung anspricht, kann die Elektroschocktherapie hilfreich sein. Die neuen Methoden der auch Elektrokonvulsion genannten Behandlung sind schmerzlos und relativ ungefährlich. Häufigste Nebenwirkung ist eine begrenzte, vorübergehende Gedächtnisstörung.

Ausblick

Die typische Depression dauert gewöhnlich sechs Monate bis zwei Jahre, die durchschnittliche Dauer beträgt neun Monate. Depressionen treten im Verlauf des Lebens häufig mehrmals auf.
Die bipolare Depression dauert meist ein Leben lang und bedarf einer engmaschigen Verlaufskontrolle. Wer, wie die meisten Leute, mit seiner Krankheit effektiv umzugehen lernt, kann ein durchaus normales Leben führen.

Chronisches Müdigkeitssyndrom

Eine schwächende und das Alltagsleben stark beeinträchtigende Müdigkeit ist das Kennzeichen des chronischen Müdigkeitssyndroms (CFS von ***c**hronic **f**atigue **s**yndrome*). Doch ein Gefühl der Abgeschlagenheit für sich allein ist noch kein sicheres Zeichen für diese Krankheit. CFS-Patienten haben eine Kombination von mehreren Symptomen, darunter Halsentzündungen, geschwollene Mandeln, leichtes Fieber, Muskelschmerzen und Verwirrtheit. Diese Symptome kommen und gehen, schwanken in ihrer Intensität – von mild bis arbeitsunfähig machend – und dauern monate- oder jahrelang. Körperliche Betätigung verschlimmert sie oft.
CFS wird von den Betroffenen oft wie eine schwere Grippe empfunden, die, statt sich zu bessern, chronisch wird und mit starker, lang anhaltender Müdigkeit einhergeht.
Genau verstanden wird das CFS heute immer noch nicht, seine Entstehungsursachen und Behandlung werden noch erforscht, und erst im August 1994 erkannte das Bundesgesundheitsministerium das CFS als Krankheit an. Wie unklar diese Krankheit auch in medizinischen Fachkreisen noch ist, zeigt sich auch in dem Begriffswirrwarr: zuweilen wird es als chronisches Immun-Dysfunktionssyndrom (CIDS), chronische Epstein-Barr-Viruserkrankung oder myalgische Encephalomyelitis bezeichnet.
Und immer noch gibt es Ärzte, die die Existenz dieses Syndroms abstreiten oder glauben, daß CFS-Patienten in Wirklichkeit an einer Depression leiden oder einfach simulieren.
Bei all dieser Unsicherheit weiß auch niemand, wie viele Menschen tatsächlich am CFS leiden, Mitte der neunziger Jahre sollen 1,2 bis 1,6 Millionen Bundesbürger vom CFS betroffen gewesen sein, weltweit 1,5 Prozent der Bevölkerung. Ansteckend ist das CFS nicht.

Ursachen des CFS

Gegenwärtig geht man davon aus, daß das CFS wahrscheinlich mehrere Ursachen hat, die Forschung geht dabei in zwei Richtungen: eine Schwächung des Immunsystems oder virale Ursachen. Den Verfechtern der viralen Entstehungstheorie zufolge ist noch nicht geklärt, ob es verschiedene Viren gibt, die alle dasselbe Syndrom verursachen, oder ob die Krankheit durch eine Kombination mehrerer zusammenarbeitender Viren verursacht wird. Verschiedene Untersuchungen weisen darauf hin, daß CFS-Patienten auf Viren allgemein heftig reagieren. Verschiedene Viren, wie das Epstein-Barr-Virus und das *Herpes-simplex*-Virus HSV 6, wurden zwar als mögliche Krankheitserreger angesprochen, einen überzeugenden Beweis für diesen Entstehungsmechanismus gibt es jedoch noch nicht.

Neuere Untersuchungen zur Untermauerung der zweiten Theorie, derzufolge das CFS auf eine Schwächung des Immunsystems zurückgeht, kamen zu dem Ergebnis, daß Zytokine, Substanzen, die normalerweise an der Immunabwehr mitwirken und Infektionen abwehren, an der CFS-Entstehung beteiligt sein könnten.

Ebenfalls erforscht wird derzeit, welche Verbindung zwischen CFS und Allergien sowie CFS und einer Entzündung des zentralen Nervensystems besteht.

CFS diagnostizieren

Da es keinen zuverlässigen Labortest zum Nachweis von CFS gibt, läßt sich eine Diagnose nur über Ausschluß aller anderen möglichen Erkrankungen stellen – nicht eine der leichtesten Aufgaben. So hat das CFS beispielsweise einige Symptome mit den körperlichen Erkrankungen *Lupus erythematodes*, multiple Sklerose und Lyme-Borreliose sowie der Depression gemein. Diese Störungen müssen demnach zunächst ausgeschlossen werden, bevor die Diagnose CFS ernsthaft in Betracht kommt.

Das CFS wird durch eine Vielzahl an Faktoren definiert, darunter zwei Hauptkriterien, zehn Nebenkriterien und drei körperliche Hinweiszeichen. Für die Diagnose des CFS müssen die beiden Hauptkriterien, sechs oder mehr der zehn Nebenkriterien und mindestens zwei der drei körperlichen Hinweiszeichen oder, bei Fehlen der körperlichen Hinweiszeichen, acht oder mehr der Nebenkriterien erfüllt sein.

Die zwei Hauptkriterien:

- Anhaltende Müdigkeit, verbunden mit einer Reduzierung der üblichen Aktivitäten um 50 Prozent für die Dauer von mindestens sechs Monaten, die sich auch durch Bettruhe nicht bessert.
- Andere medizinische Ursachen oder psychische Erkrankungen als Ursache für die Müdigkeit fallen aus.

Die zehn Nebenkriterien:

- Mäßiges Fieber oder Schüttelfrost
- Halsentzündungen
- Schmerzen in den Lymphknoten
- Allgemeine Muskelschwäche
- Allgemeine Muskelschmerzen
- Anhaltende Müdigkeit nach körperlicher Aktivität
- Kopfschmerzen im ganzen Kopf
- Hin und her wandernde Gelenkschmerzen ohne Rötung oder Schwellung
- Vergeßlichkeit, erhöhte Reizbarkeit, Verwirrtheit oder Denk- und Konzentrationsschwäche
- Schlafstörungen

Die drei körperlichen Hinweiszeichen:

- Erhöhte Temperatur
- Trockener, entzündeter Hals
- Geschwollene oder schmerzempfindliche Lymphknoten am Hals und unter den Achseln

CFS behandeln

Ein Heilmittel gegen CFS gibt es nicht. Die derzeit gebräuchlichen Behandlungsansätze helfen nur, die Symptome zu lindern. Die meisten Ärzte empfehlen eine allgemeine Verbesserung des Gesundheitszustands und der körperlichen Verfassung. Wichtig ist eine ausgewogene Ernährung, ausreichende Ruhe- und Erholungsphasen und soviel körperliche Betätigung, wie es die körperliche Verfassung zuläßt – am besten Walking bzw. flottes Gehen.

Wichtig ist ferner, sich Grenzen setzen zu lernen und sich selbst zu bremsen, da die Symptome durch Streß meist verschlimmert werden. Bei vielen Patienten sind Umstellungen in der Lebensführung erforderlich. Für viele Menschen mit CFS ist während ihrer Krankheit eine Vollzeitbeschäftigung nicht möglich.

Schmerzbewältigungsstrategien können bei starken Muskel- und Kopfschmerzen helfen, während sich die Schlafstörungen in einem speziellen Schlaflabor behandeln lassen. Entspannungsübungen bauen Streß ab, und auch verschiedene alternative Therapieverfahren haben schon vielen Patienten geholfen. Auch psychotherapeutische Beratung und Selbsthilfegruppen können hilfreich sein.

Die medikamentöse Behandlung des CFS hat zu unterschiedlichen Ergebnissen geführt. Zahlreiche Mittel sollen sich bei der CFS-Behandlung als wirksam erwiesen haben, darunter Virustatika, Antidepressiva und immunstärkende Medikamente. Doch ein klarer therapeutischer Nutzen wurde bislang für keines der CFS-Medikamente nachgewiesen.

Manche Ärzte setzen zur Linderung der allgemeinen Symptome Schmerzmittel, nichtsteroidale Entzündungshemmer, Gammaglobulininjektionen sowie Vitamin-B_{12} und Magnesium ein.

Selbsthilfegruppen. Über die neuesten Informationen zu dieser Erkrankung verfügen meist Patientenorganisationen und Selbsthilfegruppen. Vielen Menschen helfen diese Zusammenschlüsse dabei, mit den Auswirkungen ihrer Erkrankung auf ihr Leben besser fertig zu werden. Mehr Informationen dazu im Adreßregister am Ende des Buches.

Ausblick

Oft ist die Anfangsphase der Erkrankung die schlimmste Zeit, die Rückfälle werden mit der Zeit immer seltener und milder.

Ganz typisch ist, daß die Symptome kommen und gehen. Im allgemeinen bessert sich die Krankheit im Laufe der Zeit, eine komplette Heilung tritt allerdings nicht ein. Die meisten CFS-Patienten stellen ihre Lebensweise deutlich um, und sie lernen, neue Grenzen zu akzeptieren. Bei manchen Patienten kommt es innerhalb weniger Wochen oder Monate zur Spontanheilung.

Über Todesfälle im Zusammenhang mit CFS wurde noch nicht berichtet.

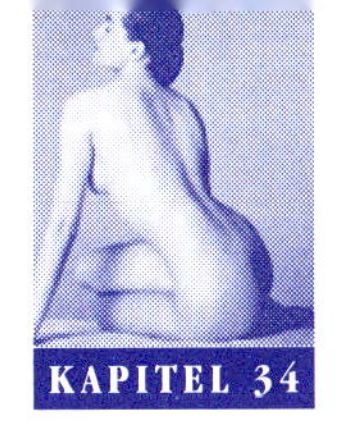

PSYCHISCHE GESUNDHEIT

Mager-, Eß-/Brech- und Fettsucht

Ihre Bilder sind überall zu sehen: ausgezehrt aussehende Models, die über den Laufsteg stolzieren, magere Yuppies, die in Trend-Restaurants tafeln, und gertenschlanke Filmsternchen, die bis zum Morgengrauen in den In-Clubs Partys feiern. Bei diesem von den Medien vermarkteten Frauenbild und Schlankheitsideal ist es kein Wunder, daß viele Frauen von ihrem Gewicht geradezu besessen sind. Die Sucht, dünn zu sein, hat mittlerweile auch die Männer ergriffen: Zunehmend mehr junge Männer werden magersüchtig.

Wann aber ist dünn zu dünn? Und wann nimmt Diäthalten die Ausmaße einer lebensbedrohlichen Eßstörung an?

Von der Anorexie bzw. Magersucht sind vorwiegend junge Mädchen in der Pubertät betroffen, seltener kommt sie bei jungen Frauen zwischen 20 und 30 Jahren vor; an Bulimie bzw. Eß/Brechsucht leiden meist Frauen zwischen dem 20. und 25. Lebensjahr. Auf der anderen Seite steht extremes Übergewicht (Fettsucht oder Adipositas), das als Störung zwar nur selten tödlich endet, dafür aber das Risiko für potentiell lebensbedrohliche Erkrankungen erhöht, angefangen bei Brustkrebs bis hin zur Herzerkrankung.

Bei allen drei Krankheiten handelt es sich um Eßstörungen. Anorektikerinnen wollen um jeden Preis dünn sein, indem sie sich schonungslos über unterschiedlich lange Zeiträume buchstäblich aushungern. Bulimiekranke leiden an wiederholten Freßanfällen, denen Gegenregulationsversuche durch selbst herbeigeführtes Erbrechen, Laxanzienmißbrauch und ähnliche Maßnahmen folgen. Stark übergewichtige, d.h. fettsüchtige oder adipöse Frauen – deren

Gewicht damit definitionsgemäß mindestens 20 Prozent über dem Normalgewicht liegt – leiden oft an einer zwanghaften Eßsucht.
An dieser Stelle sei mit aller Deutlichkeit darauf hingewiesen, daß es sich bei diesen Störungen nicht um reine Abweichungen des normalen Eßverhaltens handelt, wie wir sie alle immer wieder einmal durchleben. Eine Diät zu machen, ist nicht gleich automatisch ein Zeichen für eine Anorexie, genausowenig wie ein gelegentlicher Heißhungeranfall, bei dem man eine Packung Kekse auf einmal verschlingt, heißt, daß man an Bulimie leidet. Mit fünf oder zehn Pfund Übergewicht mag man sich vielleicht »fett« fühlen, fettsüchtig ist man medizinisch gesehen deshalb aber noch lange nicht.

Anorexia nervosa

Das Wort Anorexia leitet sich aus dem Griechischen her und bedeutet »ohne Appetit sein«, was den Kern dieser Eßstörung nicht trifft. Anorektikerinnen, 95 Prozent der Kranken sind Frauen, haben durchaus normalen Appetit, sind aber aus unnatürlicher Angst vor dem Dicksein und wegen einer gestörten Körperwahrnehmung davon überzeugt, übergewichtig zu sein, und verweigern deshalb die Nahrungsaufnahme. Meist liegt ihr Gewicht aber bei Krankheitsausbruch innerhalb akzeptabler Grenzen – oder sogar bereits darunter. Die Magersucht gilt als psychische Erkrankung, da es keine bekannte körperliche Ursache für den mit dieser Störung verbundenen extremen Gewichtsverlust gibt.

Hinweise auf Magersucht:

Eine Magersucht kann vorliegen, wenn

- Sie mehr als 25 Prozent des Ausgangsgewichts abgenommen haben.
- Sie keine körperliche oder psychische Erkrankung hatten, die für den Gewichtsverlust verantwortlich sein könnte.
- Sie sich entgegen den Tatsachen selbst für zu dick halten.
- Sie Angst haben, zu dick zu sein und die Kontrolle über Ihr Eßverhalten zu verlieren.
- Sie sich weigern, genug zu essen, um Ihr Körpergewicht halten oder wiedererlangen zu können.
- Ihre Menstruation mindestens drei Monate hintereinander ausgeblieben ist.
- Sie das Gefühl haben, daß sich Ihre gesamte Energie auf Ihre Gewichtskontrolle konzentriert.
- Sie glauben, nur durch Hungern vermeiden zu können, zu dick zu werden.

Weitere Zeichen für eine – zum Teil bereits fortgeschrittene – Magersucht sind eine feine Körperbehaarung, die sogenannte Lanugobehaarung, sowie Kälteempfindlichkeit und Verstopfung. Auch depressive Verstimmungen oder Angstgefühle sind möglich.
Das auffälligste Symptom der Anorexie ist der Gewichtsverlust. Manche Anorektikerinnen schränken nur ihren Konsum an bestimmten »dickmachenden« Nahrungsmitteln wie Fett und Süßigkeiten ein, während andere von allem weniger essen. Manchmal verlieren auch Anorektikerinnen die Kontrolle über sich und bekommen einen Freßanfall. Genau wie Bulimikerinnen reagieren sie darauf mit Laxanzienmißbrauch oder selbst herbeigeführtem Erbrechen, damit die Nahrung nicht in den Körper gelangt.
Viele Anorektikerinnen treiben zwanghaft Sport mit einem bei weitem über dem Normalen liegenden Trainingsprogramm.
Die Magersüchtige organisiert ihr gesamtes Leben rund um das Thema Nahrungsaufnahme. Einladungen, die auch ein Essen einschließen, werden ausgeschlagen – wer dagegen einfach nur auf Diät ist, der sagt meist zu und versucht, nicht so viel zu essen.

Wer hat ein erhöhtes Risiko?

Magersucht entwickelt sich meist während der Pubertät bis Anfang 20. So populär dieses Thema auch geworden ist, kommt die Störung dennoch relativ selten vor. So liegt die Anorexierate bei weiblichen Teenagern, der Gruppe mit dem höchsten Risiko also, nach neueren Schätzungen bei zwei Prozent. Ist die Störung auch gehäuft in der Mittel- und Oberschicht zu beobachten, so kommt sie doch grundsätzlich in allen Sozialschichten vor.

Bestimmte Persönlichkeitszüge sind mit einem erhöhten Risiko für Magersucht verbunden. Anorektische Mädchen werden oft als »Vorzeigekinder« oder Perfektionistinnen beschrieben. Viele haben überbehütende Eltern, für die selbst Fitneß und Aussehen einen extrem hohen Stellenwert einnehmen. Vor die unmögliche Aufgabe gestellt, immer und in allem perfekt zu sein, entdecken diese Mädchen, daß sie zumindest einen Teilaspekt ihres Lebens beherrschen können, indem sie nämlich ihre Nahrungsaufnahme und ihr Gewicht kontrollieren.

Anorexie kommt familiär gehäuft vor. In zahlreichen Fällen jedoch läßt sich keine familiäre Verbindung nachweisen.

Krankheitsentstehung

Anorexie und andere Eßstörungen sind ungesunde Reaktionen auf Streß, schmerzliche Gefühle und andere Probleme. Ist die genaue Ursache auch unbekannt, so scheint die Störung doch durch ein Zusammenspiel psychischer, biologischer, familiärer und kultureller Faktoren bedingt zu sein.

Teenager und junge Twens machen eine bewegte Zeit durch mit einem wilden und stetigen Auf und Ab von Stimmungen und Gefühlen. Die bislang pflichtbewußte Tochter fängt plötzlich an zu rebellieren und schreit nach Unabhängigkeit – manchmal auf selbstzerstörerische Art und Weise.

Manche Wissenschaftler sehen in der Anorexie einen Machtkampf zwischen einem willensstarken Mädchen und ihren dominanten Eltern. Indem es hungert und die Nahrung verweigert, zeigt es unbewußt, daß es die Kontrolle über seinen eigenen Körper hat und die Eltern machtlos sind.

Da bei ausgeprägter Anorexie normalerweise die Menstruation nach einiger Zeit ausbleibt und die Brüste flacher werden, sehen andere Experten wiederum in der Anorexie den Versuch, Kind zu bleiben und die Erwachsenenrolle und den Erwachsenenkörper mit den damit verbundenen sexuellen Beziehungen und Verantwortungen abzulehnen.

Auch Streß kann bei dieser Eßstörung eine wichtige Rolle spielen. Eine bevorstehende Prüfung, ein Umzug, die Einschreibung an der Uni oder der erste Job, eine Schwangerschaft und der Beginn oder das Ende einer Beziehung können manchmal eine Phase mit reduzierter Nahrungsaufnahme einleiten, die dann in Anorexie übergeht.

Die Gleichsetzung von Dünnsein mit Schönheit, sozialem Erfolg und sogar Begehrtheit trägt zur Entstehung dieser Störung bei. Durch das vorgegaukelte Schlankheits- und Schönheitsideal ist der Druck, schlank zu sein, enorm.

Für manche Heranwachsende wird die normale körperliche Veränderung zum Problem. Mit zunehmender körperlicher Reife stellen manche Mädchen fest, daß sie nicht mehr wie gewohnt ungebremst essen können, ohne zuzunehmen. Manche essen gezielt weniger, andere verlieren die Kontrolle und rutschen ab in die Magersucht. Gegen Diäthalten mit Vernunft und Verstand ist nichts einzuwenden, sobald aber aus wenig Kalorien keine Kalorien werden, ist es Zeit, den Krankheitswert der Störung zu erkennen.

Folgen der Anorexie

Ironischerweise entwickeln die meisten Anorektikerinnen ein starkes Interesse an Nahrungsmitteln und sind schier versessen auf Rezepte und Kochbücher. Viele Stunden verbringen sie mit der Vorbereitung

von Mahlzeiten, dem Einkaufen von Nahrungsmitteln und dem Zubereiten von Mahlzeiten für andere – sie selbst aber essen so gut wie nichts. Je dünner sie werden, desto stärker wird dieses eßzentrierte Verhalten.
Exzessives Fasten führt zu einer Abnahme von Muskel- und Fettgewebe. Der Körper beginnt wie ein Skelett auszusehen, die Knochen stehen hervor, die Beine sehen aus wie Streichhölzer, die Brüste sind nicht mehr zu sehen. Die Gesichtsmuskulatur spannt sich, da kein Unterhautfettgewebe mehr da ist.
Anorexie kann Jahre andauern und schwere Gesundheitsstörungen verursachen. Weitere körperliche Folgen neben dem Gewichtsverlust und dem Ausbleiben der Menstruation können sein:

- Blutarmut
- Verstopfung, Verdauungsbeschwerden und aufgetriebener Bauch
- Dehydratation, Muskelkrämpfe und -tremor
- Zahn- und Zahnfleischerkrankungen
- Flaumige Behaarung im Gesicht, am Rücken oder an den Armen
- Trockene Haut
- Glanzloses und brüchiges Haar
- Extrem niedriger Blutdruck
- Eiskalte Hände und Füße
- Herzrhythmusstörungen

Unbehandelt kann die Anorexie tödlich enden. Manche Magersüchtige hungern sich buchstäblich zu Tode oder sterben an den Folgen der Unterernährung. Andere begehen Selbstmord.

Wie Ärzte eine Magersucht feststellen

Ärzte richten sich bei ihrer Diagnose nach den Leitsymptomen der *Anorexia nervosa*: ob die Patientin das Gefühl hat, zu dick zu sein und abnehmen zu müssen; ein Gewichtsverlust von mindestens 25 Prozent und das Ausbleiben der Menstruation bei mindestens drei aufeinanderfolgenden Zyklen. Andere für den Gewichtsverlust verantwortliche Ursachen müssen ausgeschlossen werden.
Einen Labortest zum Nachweis einer Anorexie gibt es zwar nicht, wohl aber lassen sich die damit verbundenen körperlichen Veränderungen beispielsweise im Blutbild über eine Blutuntersuchung feststellen.

Die Behandlung

Selbsthilfe funktioniert bei Anorexie nur selten, da sich die Patientinnen nicht für krank halten. Die meisten glauben, sich richtig zu verhalten, und sind davon überzeugt, daß ihr Eßverhalten und ihre Einstellung zu ihrem Körper und Gewicht absolut normal sind. Sie empfinden beim Hungern Befriedigung, es macht sie geradezu glücklich, und nur selten suchen sie von sich aus ärztliche Hilfe – zumindest nicht wegen der Magersucht. Sie gehen vielleicht zum Arzt, weil ihre Periode ausgeblieben ist oder wegen anderer körperlicher Symptome, die sie beunruhigen. Manchmal bringen auch besorgte Eltern ihre Tochter zum Arzt, weil sie durch deren extremen Gewichtsverlust alarmiert sind und entsprechende Befürchtungen hegen.
Wenn Sie glauben, Sie selbst oder ein Familienmitglied könne magersüchtig sein, dann bitten Sie Ihren Arzt um seine Beurteilung und gegebenenfalls um eine Überweisung an einen Fachmann. Bei bereits lebensbedrohlichem Zustand ist eine sofortige intensivmedizinische Betreuung erforderlich.
Anorektikerinnen ist mit der bloßen Aufforderung »mehr zu essen« nicht gedient. Der erste Schritt besteht in der Wiederherstellung eines normalen oder fast normalen Körpergewichts. In extremen Fällen, in denen die Frau so viel an Gewicht verloren hat, daß Lebensgefahr besteht, ist oberstes Therapieziel, eine weitere Gewichtsabnahme zu verhindern. Sobald sich das Körpergewicht stabilisiert hat, muß die Patientin

wieder ein normales Eßverhalten erlernen und alle drastischen Maßnahmen zur Gewichtsregulierung aufgeben. Das läßt sich nur durch eine psychotherapeutische Behandlung der der Störung mit zugrundeliegenden Probleme der Betroffenen und ihrer Familie erreichen.

Manche stationär untergebrachten Magersüchtige versuchen, sich den Therapiemaßnahmen zu entziehen, indem sie ihr Gewicht weiterhin durch beispielsweise Wegschütten des Essens in die Toilette, selbstherbeigeführtes Erbrechen oder Laxanzienmißbrauch kontrollieren. Sie finden auch Mittel und Wege, ihr Gewicht während der regelmäßigen Kontrolluntersuchungen höher erscheinen zu lassen. Erfahrene Ärzte und Schwestern wissen allerdings mit diesen Täuschungsmanövern umzugehen.

Da sie die Angst ihrer anorektischen Patientinnen, zu dick zu werden, verstehen, vereinbaren sie zusammen mit der Patientin eine Grenze, bis zu der das Körpergewicht angehoben werden soll. Es ist dieses das Gewicht, bei dem die gesunden Körperfunktionen wie Menstruation und Temperaturregulation noch aufrechterhalten werden.

Wenn diese gefährlichen Maßnahmen zur Gewichtsreduktion, wie selbst herbeigeführtes Erbrechen und Laxanzienmißbrauch, aufgegeben werden, können körperliche Veränderungen eintreten. Der Körper lagert wieder mehr Wasser ein und nimmt dadurch an Gewicht zu. Es können immer wieder Krämpfe, Völlegefühl im Bauch und Verstopfung auftreten. Wichtig ist, bei diesen Symptomen nicht in Panik zu verfallen und zu seinen alten, krankmachenden Gewohnheiten zurückzukehren. Auf dem Weg zur Gesundheit muß der Körper diese Veränderungen zwangsläufig durchlaufen.

Bei extrem starkem Gewichtsverlust kann die Behandlung auch eine Zwangsernährung mit hochkalorischer Sondenkost erforderlich machen. Viele Anorektikerinnen empfinden diese Maßnahme jedoch als unerwünschten Eingriff und Versuch, ihr Gewicht und Verhalten von außen zu beeinflussen – eine Heilung wird dadurch oft erschwert.

Die Psychotherapie ist ein ganz wichtiger Behandlungsbaustein. Die individuelle Psychotherapie hilft der Patientin, ihre Probleme auf gesunde Art zu bewältigen, während bei der Familientherapie auch mit den ihr nahen Personen erarbeitet wird, welche Verhaltens- und Beziehungsmuster zur Entstehung der Krankheit mit beigetragen haben und wie sie geändert werden können. Vielen Patientinnen hilft auch eine Gruppentherapie oder die Unterstützung durch Selbsthilfegruppen. Auch eine ernährungstherapeutische Beratung kann von praktischem Nutzen sein.

Bisweilen werden auch Medikamente wie Tranquilizer, Antidepressiva und Lithiumpräparate verschrieben, der therapeutische Nutzen ist jedoch umstritten. Eine Kombination aus individueller und Familientherapie ist normalerweise das beste Therapieschema.

Ist eine Heilung möglich?

Etwa 50 bis 70 Prozent der behandelten Anorektikerinnen erreichen wieder ihr normales oder fast normales Gewicht – bis dahin dauert es aber mindestens sechs Monate. Etwa 15 bis 20 Prozent haben immer mal wieder einen Rückfall. Ein erhöhtes Risiko für Therapieversagen haben Frauen, die den Gewichtsanstieg durch Erbrechen und Laxanzienmißbrauch bekämpfen. Bei ihnen kann es während der Therapie zwischendurch immer wieder zu Freßattacken kommen. Diese Patientinnen sollten über einen längeren Zeitraum therapeutisch begleitet werden. 15 bis 20 Prozent der Anorektikerinnen müssen mehrere Jahre lang behandelt werden.

Unbehandelt oder erfolglos behandelt hat die Anorexie keine erfreuliche Prognose. Schätzungsweise 10 bis 20 Prozent der Anorektikerinnen sterben an den Folgen ihrer

Krankheit. Todesursache können das Hungern bzw. die Unterernährung selbst sein sowie Selbstmord oder Herzerkrankungen – bedingt durch die Störungen im Mineralstoffwechsel, die auf das exzessive Erbrechen zurückgehen. Manche Frauen sterben an Infektionen und anderen Erkrankungen, denen das geschwächte Immunsystem nichts entgegenzusetzen hat.
Eine Behandlung bessert die Überlebenschancen deutlich. Bei den Patientinnen, die sich in Behandlung begeben, beträgt die Mortalitätsrate lediglich fünf Prozent.

Bulimia nervosa

Die *Bulimia nervosa* oder Bulimie, auch unter der Bezeichnung Eß/Brechsucht bekannt, zeichnet sich durch einen unkontrollierbaren anfallartigen Zwang aus, große Mengen Nahrungsmittel innerhalb kurzer Zeit zu sich zu nehmen. Auf diesen Freßanfall folgen Maßnahmen zur Gewichtsregulation wie selbst herbeigeführtes Erbrechen oder der Mißbrauch von Abführmitteln, Einläufen oder Diuretika. Zwischen den Freßanfällen halten die meisten Betroffenen strikt Diät.
Vor 15 bis 20 Jahren noch hielten die Ärzte Anorexie und Bulimie für zwei Aspekte ein und derselben Störung. Und tatsächlich sind beiden Störungen auch einige Charakterzüge gemein. Von beiden sind in erster Linie Frauen betroffen – vor allem Teenager und junge Erwachsene –, und beide gehen mit Freßanfällen einher. Doch während magersüchtige Patientinnen von dem zwanghaften Drang besessen sind, dünner und dünner zu werden, halten die Bulimiepatientinnen gewöhnlich ein normales Körpergewicht.

Das Krankheitsprofil der Bulimie

Alle Bulimiekranke leiden an einem unbezwingbaren Drang, anfallartig Nahrungsmittel zu verschlingen. Während eines solchen Freßanfalls wählen die Betroffenen meist Nahrungsmittel wie Eiscreme, Schokoriegel, Puddings und Kekse, die einen hohen Fett- und Zuckergehalt haben, leicht zu schlucken und danach wieder leicht zu erbrechen sind. Das nachfolgend willentlich herbeigeführte Erbrechen findet gewöhnlich im verborgenen statt. Eine Freßattacke dauert durchschnittlich zwei Stunden und hört normalerweise erst auf, wenn die Betroffene Magenschmerzen bekommt, sich schläfrig fühlt oder unterbrochen wird. Auf eine Freßattacke folgen in der Regel Maßnahmen zur Gewichtsregulation. Entweder führt die Kranke Erbrechen herbei, oder sie nimmt Abführmittel, Entwässerungsmittel oder Appetitzügler ein. Manche halten danach strikt Diät oder treiben zwanghaft Sport, um den »Schaden« wiedergutzumachen – bis der Zyklus wieder von vorn beginnt.
Frauen mit dieser Eßstörung leiden oft an depressiven Verstimmungen sowie Schuld- und Schamgefühlen. Ihnen ist klar, daß ihr Verhalten nicht normal ist und sie unkontrolliert handeln.
Das Ablaufschema der Freßanfälle variiert. Bei manchen kommt es einige Tag lang mehrmals täglich zu Episoden solcher Freßanfälle, dann lange Zeit überhaupt nicht mehr. Bei anderen ist der Ablauf mit beispielsweise drei solcher Eß/Brechanfälle pro Woche vorhersagbar und regelmäßig. Andere wiederum reagieren mit Freßanfällen lediglich auf bestimmte Streßsituationen. Dieses Eßfehlverhalten kann Jahre andauern, wenngleich auch viele Betroffene oft zwischen den Episoden normal essen. Bei einigen wenigen gibt es überhaupt keine Phasen normalen Eßverhaltens mehr. Auch die Menge der während eines Freßanfalls verschlungenen Nahrungsmittel variiert beträchtlich, in jedem Fall aber liegt die Kalorienaufnahme über der sonst normalen Tageszufuhr.

Wer hat ein erhöhtes Risiko?

In erster Linie sind junge Frauen aus der

Mittel- und Oberschicht für diese Eßstörung anfällig. Meist beginnt die Störung im Alter zwischen 15 und 24 Jahren. Das Erkrankungsrisiko für junge Frauen liegt Schätzungen zufolge zwischen 1:10 und 1:20.
Aus Studien geht hervor, daß Bulimikerinnen häufig fettleibige Eltern oder Geschwister haben, was ihre zwanghafte Angst vor dem Dickwerden erklärt. In Untersuchungen wurde ebenfalls festgestellt, daß die nächsten Verwandten von Bulimikerinnen überdurchschnittlich häufig an Depression leiden.
Manche der Betroffenen entwickeln dieses abnorme Eßverhalten aus beruflichen Gründen. Tänzerinnen, Schauspielerinnen, Models und Leistungssportlerinnen, deren Karriere von einem niedrigen Körpergewicht abhängt, bleiben oft schlank, indem sie nach gelegentlichen Freßanfällen die oben erwähnten Maßnahmen zur Gewichtsregulation einsetzen.

Krankheitsentstehung

Bislang konnte noch keine Verbindung zwischen der Bulimie und biologischen Faktoren wie chemischen Gleichgewichtsstörungen im Gehirn eindeutig nachgewiesen werden. Einer Theorie zufolge gehen vom Gehirn, nachdem man eine ungewöhnlich große Menge an Nahrungsmitteln verzehrt hat, Impulse aus, die die Lust am Weiteressen nehmen. Hat man aber längere Zeit gefastet oder zwischen einzelnen Freßepisoden streng Diät gehalten, befindet man sich in einem Nahrungsmittel-Mangelzustand. Setzt in diesem Zustand eine neue Freßattacke ein, bleibt dieser Impuls vom Gehirn aus: Man ißt ungebremst weiter, weit mehr als sonst üblich.
Manche Wissenschaftler halten es für möglich, daß körperlicher, psychischer oder vor allem sexueller Mißbrauch in der Kindheit in späteren Jahren Bulimie verursachen kann. Diese Theorie ist allerdings noch umstritten, die Rolle des Kindesmißbrauchs bei der Entstehung der Bulimie ist nicht geklärt.
Auch sozialer Druck spielt eine Rolle. Das gängige Schönheitsideal, dünn gleich schön, mag die Grundlage dafür bilden, daß viele junge Frauen solche Angst vor dem Dickwerden haben, daß sie in das Eß/Brechverhalten der Bulimie abrutschen. Meist wird die erste Freß-Brech-Episode durch eine Streßsituation wie schulische Probleme, einen Todesfall in der Familie, berufliche Veränderungen, Scheidung oder Schwangerschaft ausgelöst.

Folgen der Bulimie

Anders als Magersüchtige wissen die meisten Bulimikerinnen sehr wohl, daß ihr Verhalten anomal ist und daß ihre Freßattacken nicht als normales Überessen zu werten sind. Sie wissen auch, daß ihre Freß/Brechepisoden manchmal durch Angstzustände oder depressive Verstimmungen ausgelöst werden. Und doch sind sie gewöhnlich nicht in der Lage, diesen Freß/Brech-Kreislauf ohne professionelle Hilfe zu durchbrechen. Bulimikerinnen fühlen sich von Nahrungsmitteln magisch angezogen. Sie lesen Artikel über Nahrungsmittel, kaufen Kochbücher und sprechen allzugern über Nahrungsmittel und Kochen.
Oft werden die Freß/Brech-Anfälle regelrecht vorgeplant, Nahrungsmittel werden gehortet, besonderer Festschmaus eingekauft und raffinierte Gerichte gekocht.
Sie setzen alles daran, ihre Krankheit nach außen zu verbergen. Sie gehen in verschiedene Geschäfte, damit das Ausmaß ihrer Einkäufe nicht auffällt. Ihre dennoch überquellenden Einkaufswagen erklären sie beispielsweise an der Kasse mit der Größe ihrer Familie oder Partyvorbereitungen.
Während der Freßanfälle schlingen sie Nahrungsmittel in Windeseile in sich hinein. Nur wenn sie sicher sein können, nicht gestört und entdeckt zu werden, erlauben sie es sich vielleicht, im normalen Tempo zu essen. Am Ende einer Freßattacke haben sie drei- bis dreißigmal so viel wie sonst den ganzen Tag über gegessen.

Vielleicht gibt es einen speziellen Ort, an den sie sich für ihre Freßattacken zurückziehen, beispielsweise die Toilette. Sie haben auch Wege gefunden, unauffällig zu erbrechen. Durch all diese Vertuschungsmanöver ist es vielen Betroffenen möglich, ihre Krankheit jahrelang verborgen zu halten. Dieses selbstzerstörerische Verhalten hinterläßt schließlich auch seine Spuren am Körper. Die körperlichen Folgen der Bulimie sind:

- Geplatzte Äderchen im Gesicht und Säcke unter den Augen
- Dehydratation, Ohnmachtsanfälle, Muskelzittern und Sehstörungen
- Verdauungsstörungen, Bauchkrämpfe und -schmerzen, Aufgetriebensein, Blähungen und Verstopfung
- Innere Blutungen und Infektionen
- Laxanzienmißbrauch und -abhängigkeit sowie Darmschädigung
- Leber- und Nierenschäden
- Zahnschäden durch das wiederholte Erbrechen
- Depressive Verstimmung mit Selbstmordneigung
- Chronische Schwellung der Speicheldrüsen am Hals unter dem Kiefer
- Störung des Flüssigkeits- und Mineralstoffhaushalts und damit verbunden eventuell ein zu schneller Herzschlag oder Herzrhythmusstörungen oder sogar Herzinfarkt
- Starke Gewichtsschwankungen
- Speiseröhrenentzündung

Obwohl die Mortalitätsrate bei der Bulimie weit unter der der Anorexie liegt, kommen doch immer wieder Todesfälle vor.

Wie Ärzte eine Bulimie feststellen

Bei Verdacht auf Bulimie sucht der Arzt nach folgenden Zeichen und Symptomen:

- Stets wiederkehrende Episoden von Freß/Brechanfällen
- Das Gefühl des Kontrollverlusts während der Freßattacken
- Regelmäßig eingesetzte Maßnahmen zur Gewichtsregulation wie selbst herbeigeführtes Erbrechen, Laxanzienmißbrauch, striktes Diäthalten oder Fasten oder exzessives Sporttreiben
- Im Durchschnitt mindestens zwei Freßepisoden pro Woche über einen Zeitraum von mindestens drei Monaten
- Permanentes Sorgen um die Figur und das Gewicht

Die Behandlung

Bulimikerinnen entwickeln glücklicherweise nicht die lebensbedrohlichen Komplikationen, wie sie bei der Anorexie auftreten können. Standardbehandlung ist meist eine ambulant durchgeführte Psychotherapie. Bei Selbstmordgedanken oder ernsthafter Depression kann eine vorübergehende stationäre Aufnahme zur gründlichen Untersuchung und Festsetzung des Behandlungsplans nötig sein. Eine kurzfristige stationäre Therapie kann auch dann nötig werden, wenn durch die Bulimie behandlungsbedürftige körperliche Komplikationen eingetreten sind.
Anders als die Magersüchtigen, die ihre Krankheit leugnen und eine Behandlung verweigern, suchen manche Bulimiekranke sehr wohl Hilfe und sind auch gewillt, ihr krankhaftes Verhalten abzulegen. Wenn Sie eine Therapie beginnen, müssen Sie sich klarmachen, daß in der Umstellungsphase mit einigen Nebenwirkungen zu rechnen ist. So kann es beispielsweise zur vorübergehenden Gewichtszunahme kommen, wenn der Wasserhaushalt des Körpers wieder ausgeglichen wird, und auch Symptome wie Verstopfung, Völlegefühl und Bauchkrämpfe können einige Zeit bestehenbleiben.
Behandlungsziel ist es, das Eßverhalten unter Beibehaltung des normalen Körpergewichts zu ändern. Der Therapeut hilft Ihnen dabei, unbewußte Beweggründe für die

zwanghafte Freßsucht aufzudecken, dafür andere Lösungsstrategien zu entwickeln und Ihre Einstellung zu Nahrungsmitteln und Ihrem Gewicht zu ändern. Es werden Kontrollen gegen das Eßfehlverhalten ausgearbeitet, darunter beispielsweise das Führen eines »Eß-Tagebuchs«, Kalorienzählen und häufige Gewichtskontrolle.
Die zur Behandlung der Anorexie bisweilen eingesetzten Antidepressiva oder sonstigen Medikamente scheinen den Freß/Brech-Kreislauf einer typischen Bulimikerin nicht durchbrechen zu können. Außerdem haben Untersuchungen gezeigt, daß viele Bulimikerinnen bei einer medikamentösen Therapie nach anfänglicher Besserung schnell wieder zu ihrem früheren selbstschädigenden Verhalten zurückkehren. Da diese Medikamente außerdem unerwünschte Nebenwirkungen verursachen können, bleiben sie normalerweise den Frauen vorbehalten, deren Bulimie von einer schweren Depression begleitet ist.
Manchen Frauen bringen weder die medikamentöse Behandlung noch die individuelle Psychotherapie die erhofften Erfolge. Dann wird häufig zur Gruppen- oder Familientherapie geraten. Eine weitere Möglichkeit ist eine offene Therapie in der Klinik.

Ist eine Heilung möglich?

Ist die Bulimie auch nicht so gefährlich wie die Anorexie, ist sie doch schwieriger zu behandeln, die Heilungsrate ist niedriger. Einer Schätzung zufolge sprechen etwa 40 Prozent der Bulimikerinnen gut auf eine Behandlung an, während bei weiteren 40 Prozent der Therapieerfolg nur mäßig ist und 20 Prozent überhaupt keine Besserung zeigen. Rückfälle sind häufig und können durch eine einfache Streßsituation wie schulische Prüfungen, berufliche Veränderungen, Krankheit, Heirat oder Scheidung ausgelöst werden.
Die Chancen, wieder ein normales Leben zu führen, sind größer, wenn sich eine gute Beziehung zwischen Therapeut und Patientin aufbauen läßt. Wer sich während der Behandlung gut aufgehoben fühlt, der kehrt auch bei einem Rückfall wieder zurück. Berufe, die mit Essenzubereitung oder Servieren zu tun haben, schließen sich für Bulimikerinnen aus, da hier die Rückfallgefahr ausgesprochen hoch ist.

Fettsucht

Hat Übergewicht auch nicht denselben Krankheitswert wie Anorexie oder Bulimie, so stellt es dennoch ein größeres Gesundheitsproblem dar und macht fast jedem zweiten Bundesbürger zu schaffen. Wenn Sie Probleme damit haben, Ihr Gewicht zu halten, stehen Sie damit bei weitem nicht allein da. Etwa 25 Prozent der Bundesbürger werden mit über 20 Prozent Übergewicht sogar als »fettleibig« eingestuft.

Die offizielle Definition

Medizinisch gesprochen ist Fettsucht bzw. Adipositas nicht einfach ein anderes Wort für »fett«. Von Fettleibigkeit spricht man vielmehr, wenn das Körpergewicht 20 Prozent über dem Normalgewicht liegt.
Bedenklich ist die Fettsucht nicht zuletzt deswegen, weil sie ein Risikofaktor für eine Vielzahl von Erkrankungen wie Diabetes, Bluthochdruck und Herz-Kreislauf-Erkrankungen ist.

Wer hat ein erhöhtes Risiko?

Fettleibigkeit kommt familiär gehäuft vor, wenngleich eine Erklärung für diese offensichtlich genetische Komponente noch nicht vorliegt. Da man sich seine Eltern nicht aussuchen kann, hat man damit auch keinen Einfluß auf seine erbliche Prädisposition.
Eine weitere Verbindung besteht zwischen der Entwicklung dieser Störung und dem sozialen Hintergrund. Übergewicht kommt häufiger in der Arbeiterschicht als in den betuchteren Schichten vor – vielleicht u.a. deswegen, weil sich finanziell schlechter Gestellte doch die letztlich kostspieligere

gesunde Ernährung und ein regelmäßiges Trainingsprogramm nicht leisten können. Darüber hinaus gilt Fettleibigkeit oder sogar nur leichtes Übergewicht in gutsituierten Kreisen als eher verpönt, während man in der Arbeiterschicht Gewichtsproblemen toleranter gegenübersteht.
Auch Geschlecht und Alter haben Einfluß auf das Körpergewicht. Etwa doppelt so viele Frauen wie Männer sind fettsüchtig, und bei Männern wie Frauen nimmt das Gewicht oft mit dem Alter zu.

Ursache

Wer glaubt, die Ursache sei einfach »zuviel Nahrung«, der liegt damit nicht völlig falsch. Es gibt jedoch eine Reihe von Faktoren, von denen abhängt, was zuviel ist. Zuwenig Bewegung senkt den Kalorienbedarf und macht damit aus vielem von dem, was Sie essen, überschüssige Kalorien. Dasselbe gilt für einen langsamen Stoffwechsel, der wenig Kalorien verbrennt. Auch psychische Faktoren können eine Rolle spielen. Wenn Essen in Streßzeiten zum Seelentröster wird, Sie eine sogenannte Streßesserin sind, dann besteht die große Gefahr des Überessens.

Folgen der Fettsucht

Neben den medizinischen Konsequenzen und Komplikationen der Fettsucht kann sie auch eine Zahl anderer Probleme, darunter psychische Störungen, zur Folge haben. Herabsetzende, spitze Bemerkungen, offene Kritik und sogar Beleidigungen – sie alle schlagen Wunden. Jahre der Diskriminierung können das Selbstwertgefühl so stark schädigen, daß die gezielte Bekämpfung des Übergewichts nur Hand in Hand mit einer Psychotherapie gehen kann.

Wie Ärzte Fettsucht feststellen

Normalerweise reicht schon die »Blickdiagnose«, die danach durch objektive Verfahren bestätigt wird.
Am häufigsten wird hier mit Körpergröße/Gewichtstabellen gearbeitet und die Abweichung vom Normalgewicht festgestellt. Eine weitere Methode ist der Hautfaltentest, bei dem die Hautfalten an verschiedenen Körperstellen mit sogenannten Hautschieblehren gemessen werden.
Zur Eingangsuntersuchung gehört auch eine Familienanamnese, bei der nach Fettleibigkeit in Ihrer Familie gefragt wird. Außerdem werden Sie nach Ihren Eßgewohnheiten, Ihrer körperlichen Betätigung, Zigaretten- und Alkoholkonsum, Ihrer Arbeit und Ihren Erfahrungen mit Gewichtszu- oder -abnahme in der Vergangenheit befragt. Während der körperlichen Untersuchung wird nach Zeichen für eine andere, dem Übergewicht möglicherweise zugrundeliegende Störung gesucht, eine Schilddrüsen- oder Nebennierenunterfunktion beispielsweise. Diese und andere körperliche Ursachen sind allerdings nur in einem Prozent für die Entstehung der Adipositas verantwortlich.

Die Behandlung

Um abzuspecken, müssen Sie rigoros Diät halten, das Ganze am besten unterstützt durch regelmäßige körperliche Betätigung. Die rezeptfreien und verschreibungspflichtigen Medikamente, die zur Gewichtsreduktion auf dem Markt sind, helfen zwar, vorübergehend Pfunde zu verlieren, wenig effektiv sind sie aber dabei, diesen Gewichtsverlust auch über Jahre zu halten.
Die beste Diät besteht in nahrhaften Nahrungsmitteln, die auf kleinere als sonst gewohnte Portionen verteilt werden. Bevor Sie mit einer kohlenhydratarmen Diät, mit Eiweißdrinks oder ähnlichen Modediäten anfangen, halten Sie auf jeden Fall mit Ihrem Arzt Rücksprache. Manche davon können regelrecht gefährlich sein. In der Vergangenheit haben Flüssigdiäten beispielsweise Todesfälle und Krankenhauseinweisungen verursacht.
Abnehmen kann ein hartes Stück Arbeit sein, vor allem wenn bereits das Stadium der Fettsucht erreicht ist. Hilfe und Unter-

stützung finden Sie bei Organisationen wie den Weight Watchers oder der Selbsthilfegruppe bei Eßsucht, Übergewicht und Süßigkeitensucht. Diese Gruppen können Ihnen zum einen Tips zum Abnehmen geben, zum anderen das Gefühl der Isoliertheit nehmen (mehr Informationen finden Sie im Adreßanhang am Ende des Buches).

Die ärztliche Behandlung umfaßt eine Verminderung der Kalorienzufuhr über beispielsweise überwachte Hungerkuren – ab 50 Prozent über Normalgewicht stationär – sowie psychotherapeutische Maßnahmen mit verhaltenstherapeutisch orientierten Konzepten, um eine Rückkehr zu seinen alten Verhaltensmustern zu verhindern.

Ein operativer Eingriff ist den Fällen mit extremer Fettsucht und starker Gesundheitsgefährdung vorbehalten. Die beiden gebräuchlichsten Verfahren sind die Liposuktion und der Magenbypass. Bei der Liposuktion wird Unterhautfettgewebe abgesaugt. Beim Magenbypass, der erst bei Übergewicht von mehr als 100 Prozent durchgeführt wird, wird die Nahrungszufuhr unter anderem durch Anlage eines kleinen Magenreservoirs eingeschränkt.

Die Erfolgsaussichten maximieren

Unglücklicherweise sind die Langzeiterfolge relativ schlecht. Schätzungsweise lediglich 20 Prozent der Patienten verlieren 20 Pfund und halten diese Gewichtsabnahme länger als zwei Jahre. Mehr nimmt nur ein kleiner Teil der Patienten ab.

Die besten Resultate erzielen Sie am ehesten durch ein mehrgleisiges Vorgehen: durch den Einsatz einer Vielzahl unterschiedlicher Strategien und durch die Schwerpunktlegung auf eine langfristige Gewichtsabnahme und nicht so sehr auf einen anfänglichen rapiden Gewichtsverlust.

Ein umfassendes Behandlungsprogramm, das sich in erster Linie auf eine verminderte Kalorienzufuhr stützt, zudem auf verhaltenstherapeutische Programme, die sich auf eine Veränderung der Eßvorgänge konzentrieren, auf regelmäßige körperliche Betätigung und sozialen Rückhalt, hat die größten Erfolgsaussichten. Darüber hinaus garantiert es eine enge, stützend-ermutigende Beziehung zum Therapeuten/zur Therapeutin oder zum Arzt/zur Ärztin. Das Wichtigste aber ist Ihre Motivation – ohne die funktioniert gar nichts.

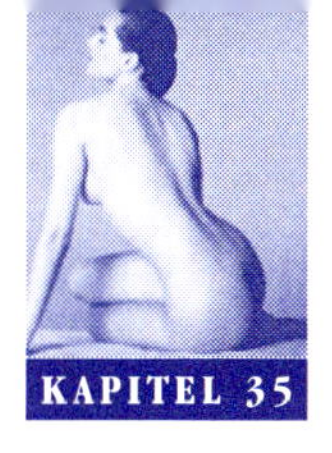

PSYCHISCHE GESUNDHEIT

Vergewaltigung – und dann?

Das Wort Vergewaltigung ruft Bilder von Frauen hervor, die von einem fremden Mann mit Waffengewalt unterwegs oder zu Hause bedroht und bedrängt werden oder die entführt und mit vorgehaltenem Messer zu demütigenden sexuellen Handlungen gezwungen werden. An diesem Bild orientiert sich auch das Verhalten von Frauen: Sie meiden dunkle Straßen, gehen bei Nacht möglichst nicht allein aus und wechseln die Straßenseite, wenn ihnen jemand entgegenkommt.

Die Realität sieht jedoch anders aus: In vielen Fällen kennt die Frau ihren Vergewaltiger – häufig ein Familienangehöriger oder eine Bekanntschaft. Jede siebte Ehefrau gibt an, von ihrem Ehemann vergewaltigt worden zu sein, wie eine Untersuchung des Kriminologischen Forschungsinstituts Niedersachsen feststellt. Viele Vergewaltigungen finden an dem Treffpunkt von Opfer und Täter statt – oft das Zuhause von einem der beiden – und nicht irgendwo im Parkhaus oder in einer dunklen Gasse.

1995 wurden in Deutschland 6175 Vergewaltigungen angezeigt, doch Schätzungen zufolge sind das nur zehn bis zwanzig Prozent der wirklich begangenen Taten.

Wer selbst Vergewaltigungsopfer ist, weiß, daß die Schmerzen und das Leiden mit der Vergewaltigung – selbst nach langer Zeit – nicht aufhören. Was danach wartet, sind medizinische Komplikationen und psychische Dauerschäden. Als erstes aber stellt sich den Frauen oft die schwierige Frage, ob sie Familie und Freunden von der Vergewaltigung erzählen und ob sie die Straftat der Polizei melden sollen – gerade dieses ist eine einschneidende Entscheidung.

Schweigen oder nicht?

Und gibt es noch so viele wissenschaftliche Beweise dafür, daß es sich bei einer Vergewaltigung um eine Gewalttat handelt, gibt es doch immer wieder Menschen – darunter leider auch solche, die über die Straftat vor Gericht befinden müssen, und oft auch die Täter selbst –, die glauben, das Opfer habe an der Tat mit Schuld. Sie glauben, die Frau habe, ob durch ihre Kleidung oder ihr Verhalten, die Tat sicherlich provoziert und das bekommen, was sie wollte. Das ist natürlich Unsinn. Aus einer Untersuchung geht hervor, daß über 50 Prozent der vergewaltigten Frauen sich nur deswegen nicht zu wehren versuchten, weil sie Angst hatten, deswegen noch stärker verletzt oder getötet zu werden – und nicht etwa, weil sie damit dem Geschlechtsverkehr zustimmten oder gar Gefallen daran fanden.

Eine Vergewaltigung ist kein sexueller Akt. Es ist ein Akt der Gewalt und der Aggression, bei dem eine Person über eine andere absolute Kontrolle und Beherrschung auszuüben versucht. Frauen, die flirten, schreien damit nicht nach Vergewaltigung. Vergewaltigungsopfer sind keine »bösen Mädchen«.

Wenn bei einer Vergewaltigung keine Gegenwehr erfolgt, heißt das nicht, daß die Frau den Täter ermutigt oder Gefallen an dem Vorgang findet. Selbst ein spontaner Orgasmus ist kein Zeichen der Einwilligung, sondern lediglich eine biologische Reaktion.

Nach einer Vergewaltigung braucht die Frau die Unterstützung von Familie und Freunden. Aber auch wenn diese es noch so gut meinen, sind sie in dieser Situation oft keine große Hilfe. Die Ihnen Nahestehendsten können über die reine Tatsache, daß so etwas passieren konnte, völlig außer sich geraten. Ihre Wut kann sich dann sogar gegen Sie als Opfer richten. Es können sogar Äußerungen fallen wie: »Du hast bekommen, was du verdient hast.« Oder Sie werden bezüglich Ihrer Rolle an dem Geschehen der Lügen bezichtigt – das alles ist möglich.

Eine Vergewaltigung ist ein sogenanntes Offizialdelikt, das bedeutet, daß die Strafverfolgungsbehörden den Vorfall verfolgen müssen, wenn sie davon Kenntnis erlangt haben. Eine Frau, die eine Vergewaltigung von der Polizei aufnehmen läßt oder die sich im Krankenhaus oder amtsärztlich untersuchen läßt, muß wissen, daß sie damit ein juristisches Verfahren in Gang setzt, in dem sie als Zeugin auftreten muß – nicht als Klägerin.

Die Vernehmung bei der Polizei und das anschließende Protokoll können für die Frau sehr unangenehm sein – dieses allemal, wenn es sich bei dem Täter um eine bekannte Person handelt. Allerdings gibt es mittlerweile eine Reihe von Polizeibeamten, die für derartige Vernehmungen speziell geschult sind, und Sie können auch darauf bestehen, von einer Frau vernommen zu werden.

Erste Priorität

Ärztliche Behandlung

Gehen Sie nach der Vergewaltigung in jedem Fall sofort zu einer Ärztin oder einem Arzt Ihres Vertrauens. Niedergelassenen Ärzten ist erlaubt, über den Grund Ihrer Untersuchung Stillschweigen zu bewahren. Wenn Sie sich an eine »offizielle« Stelle wenden, z. B. eine Notaufnahme im Krankenhaus, sind die Ärzte als »Personen im Amt« verpflichtet, Anzeige zu erstatten. Damit haben Sie keine Wahl mehr, ob Sie die Tat anzeigen wollen oder nicht.

Wenn Sie nicht sicher wissen, an wen Sie sich wenden sollen, können Sie zuerst auch die Frauen vom »Notruf für vergewaltigte Frauen«, kurz »Notruf«, kontaktieren. Ihre Telefonnummer steht im örtlichen Telefonbuch. Wenn die Notruf-Nummer nicht besetzt ist, helfen Ihnen auch die Frauen im Frauenhaus weiter (Telefonnummer im Telefonbuch).

Es können auf den ersten Blick und nach außen hin nicht erkennbare Verletzungen entstanden sein, die der sofortigen Behandlung bedürfen. Nach gründlicher körperlicher Untersuchung wird auf sexuell übertragbare Krankheiten und Schwangerschaft hin untersucht, und es werden die nötigen Maßnahmen zur Beweis- und Spurensicherung vorgenommen, für den Fall, daß Sie die Vergewaltigung später anzeigen wollen. Der Nachweis von Sperma in der Scheide läßt sich beispielsweise nur innerhalb von 36 Stunden sicher erbringen.
Unterlassen Sie es auf jeden Fall, vor der ärztlichen Untersuchung zu duschen, baden, sich umzuziehen oder sonstwie zu säubern. Nehmen Sie sich Kleidung zum Wechseln mit. Vielleicht nehmen Sie eine gute Freundin, ein Familienmitglied oder einen Sozialarbeiter mit.

Zuerst werden Routinefragen gestellt nach Ihrer Krankengeschichte, Allergien und Art der Empfängnisverhütung. Sie werden auch gefragt, ob Sie Schmerzen haben, wann Sie das letzte Mal vor der Vergewaltigung Geschlechtsverkehr und wann das letzte Mal Ihre Periode hatten. Mit dieser letzten Frage wird die Möglichkeit einer ungewollten Schwangerschaft festzustellen versucht.
Auch zur Vergewaltigung selbst werden Fragen gestellt: ob der Täter ein Präservativ benutzt hat, ob er geblutet hat, eine Ejakulation hatte und ob Sie ihn gekratzt haben. Erzählen Sie alles, woran Sie sich erinnern. Wenn Sie sich an die Einzelheiten nicht genau erinnern, dann sagen Sie das auch.
Eventuell werden auch Aufnahmen von Ihren Verletzungen gemacht. (Manchmal dauert es Tage, bis Blutergüsse oder andere Verletzungen sichtbar werden. Bitten Sie einen Freund bzw. eine Freundin, davon Aufnahmen zu machen.)

Die Untersuchung

Als nächstes wird der Arzt Ihre Vagina untersuchen und alle etwaigen Verletzungen behandeln. Er wird nach Sperma oder anderen Zeichen des erzwungenen Geschlechtsverkehrs suchen und Sekretproben entnehmen.
Ihre Schambehaarung kann auf fremdes Körpergewebe oder -flüssigkeit hin untersucht werden. Eventuell wird Ihr Blut auf Alkohol oder Drogen hin untersucht und eine Urinprobe genommen, um eine vor der Vergewaltigung vorliegende Schwangerschaft auszuschließen.

Was nach einer Vergewaltigung zu tun und was zu unterlassen ist

Zu tun ...
- Begeben Sie sich möglichst schnell in die Behandlung einer Ärztin oder eines Arztes, denen Sie vertrauen.
- Nehmen Sie Kleidung zum Wechseln mit.
- Lassen Sie sich auf sexuell übertragbare Krankheiten untersuchen.
- Lassen Sie sich alle Verletzungen und den psychischen Schock als Folge der Vergewaltigung attestieren.
- Fragen Sie nach postkoitaler Schwangerschaftsverhütung.
- Denken Sie daran, daß alles, was Sie dem Arzt und dem medizinischen Personal im Krankenhaus oder gegenüber einem Amtsarzt sagen, vor Gericht verwendet werden kann.

Zu unterlassen ...
- Duschen, baden, waschen
- Vaginalduschen oder
- Kleidung vor der Untersuchung wechseln.

Die Gefahr sexuell übertragbarer Krankheiten

Sie werden auch auf das Vorliegen sexuell übertragbarer Erkrankungen (STD) einschließlich Gonorrhoe, *Herpes genitalis,*

Syphilis und Aids hin untersucht. Wenn der Täter eine STD hatte, besteht die Gefahr, daß er Sie über sein Sperma oder Blut infiziert hat. Die Ergebnisse der ersten STD-Untersuchung liegen nach zirka drei bis fünf Tagen vor. 90 Tage später steht eine Folgeuntersuchung an.

Zu den Symptomen von sexuell übertragbaren Krankheiten siehe Kapitel 11, »Sexuell übertragbare Krankheiten«, ab Seite 113.

Ein HIV-Test ist erst vier bis zwölf Wochen nach der Vergewaltigung sinnvoll – so lange dauert es, bis sich die Antikörper gebildet haben, die der Test nachweist. Dieser Test sollte nach einiger Zeit noch einmal wiederholt werden. Mehr dazu lesen Sie in Kapitel 13, »Aids – die tödliche Krankheit«, ab Seite 157.

Wenn die Gefahr besteht, daß Sie sich mit HIV oder mit einer anderen STD infiziert haben, dann sollten Sie auf Sex verzichten, bis Sie Gewißheit haben.

Wenn Sie doch Sex haben, dann zum Schutz Ihres Partners auf keinen Fall ohne Präservativ.

Eine ungewollte Schwangerschaft vermeiden

Wenn zum Zeitpunkt der Vergewaltigung kein Empfängnisschutz bestand, besteht die Gefahr einer ungewollten Schwangerschaft. Um das zu verhindern, kann Ihnen der Arzt zur postkoitalen Schwangerschaftsverhütung die »Pille danach« geben oder ein Intrauterinpessar einlegen, um die Einnistung einer befruchteten Eizelle im Uterus zu verhindern.

Die psychischen Folgen

Die meisten, wenn nicht alle Frauen leiden nach der Vergewaltigung an psychischen Beschwerden. Diese Störungen können sich erst Monate oder Jahre später zeigen und das Leben extrem beeinträchtigen.

Etwa die Hälfte aller vergewaltigten Frauen leidet Monate oder sogar Jahre lang an den psychischen Folgen der Tat. Für ärztliche oder psychotherapeutische Hilfe ist es nie zu spät. Tatsächlich leiden viele Frauen, die in ihrer Kindheit Opfer von Vergewaltigung oder einer anderen Form des sexuellen Mißbrauchs geworden sind, noch im Erwachsenenalter an den psychischen Folgen. Vergewaltigungsopfer haben ein höheres Risiko als andere Frauen, eine Medikamentenabhängigkeit sowie schwere Depression und andere psychische Störungen zu entwickeln. Die Häufigkeit schwerer psychischer Störungen liegt bei Vergewaltigungsopfern um ein Zwei- bis Vierfaches höher als bei Frauen, denen dieses Erlebnis erspart blieb.

Zwei der häufigsten Reaktionen auf das psychische Trauma sind Depressionen und die sogenannte posttraumatische Belastungsreaktion. Wie sich die Vergewaltigung auf die einzelne Frau auswirkt, hängt zum Teil von ihrem Persönlichkeitstyp ab, vom Ausmaß der Gewaltanwendung, wieviel Zeit seither verstrichen ist und ob früher bereits einmal psychische Störungen vorlagen.

Erste Reaktionen

Direkt nach der Vergewaltigung fühlen Sie sich wahrscheinlich durcheinander und außer sich vor Angst. Einige Stunden später schwenken diese Gefühle in Depression, Erschöpfung und innere Unruhe um. Etwa zwei Wochen später beginnen Sie sich psychisch langsam besser zu fühlen. Doch Vorsicht: Drei Wochen später können sich die Symptome wieder verschlimmern.

Noch bis zu 18 Monate danach können sich schwere Angstzustände, depressive Phasen, Probleme mit dem Selbstwertgefühl, zunehmende Isolierung oder Entfremdung von anderen sowie sexuelle Dysfunktionen einstellen. Diese Störungen bleiben gewöhnlich mindestens sechs Jahre bestehen. Frauen, die als Kind vergewaltigt worden sind, schalten die Erinnerung daran häufig aus – Jahre später kann sie plötzlich mit aller Gewalt wieder präsent sein.

Es ist ganz wichtig, mit einem Therapeuten, der Erfahrung in der Arbeit mit Vergewaltigungsopfern hat, über Ihre Vergewaltigung sowie Ihre Reaktionen darauf zu sprechen. Er wird Ihnen helfen zu verstehen, daß Sie tatsächlich ein Opfer sind und Sie keine Schuld an der Tat trifft. Lassen Sie all Ihren Gefühlen – Angst, Wut, Verzweiflung und sogar Schuld – freien Lauf, und sprechen Sie darüber, wie Sie sich während der Vergewaltigung gefühlt haben. So lernen Sie, mit Ihren Gefühlen umzugehen und damit weiterzuleben.

Posttraumatische Belastungsreaktion

Diese erstmals bei Kriegsheimkehrern beobachtete Störung ist auch unter der Bezeichnung Kriegsneurose bekannt. Diese Angststörung ist eine häufig vorkommende Reaktion von Menschen auf außergewöhnliche schwere traumatisierende Ereignisse wie eine Vergewaltigung, einen Raubüberfall oder eine Geiselnahme und kann verschiedene Formen annehmen:

Die frühe Form dieser Störung bleibt meist unerkannt. Vergewaltigungsopfer entwickeln häufig ein generalisiertes *Angstsyndrom*. Angst vor dem Alleinsein oder davor, nach Einbruch der Dunkelheit auszugehen, können Alltagsverrichtungen behindern. Vergewaltigte Frauen können Angst vor Männern haben und Probleme, eine intime oder überhaupt vertrauensvolle Beziehung zu jemandem aufzubauen.

Wenn diese Symptome bestehenbleiben, entwickelt sich die Vollform der posttraumatischen Belastungsreaktion. Unbehandelt können sich die Angstzustände zu einer schweren Depression weiterentwickeln.

Zwei der häufigsten Zeichen der posttraumatischen Belastungsreaktion sind Schlaflosigkeit und schwere Alpträume. Die Opfer erleben das traumatische Erlebnis immer wieder aufs neue. Diese Rückblenden und Alpträume können so ausgeprägt sein, daß die Betroffene das Gefühl hat, die Tat tasächlich noch einmal zu erleben. Der Gedanke, den Täter zufällig wiederzusehen und was dann passieren könnte, kann zur Obsession werden.

Die posttraumatische Belastungsreaktion kann auch von *Panikattacken* begleitet sein. Sie treten normalerweise als Reaktion auf einen speziellen Reiz auf. Die Angst kann Hyperventilation auslösen und die Überzeugung, sterben zu müssen. Entspannungsübungen und andere Bewältigungstechniken wie Tiefenatmung können helfen, die Panikattacken zu kontrollieren.

Depression

Depressionen können sich auch als Reaktion auf ein äußeres Ereignis wie eine Vergewaltigung entwickeln.

Angst, daß einem nicht geglaubt wird, Beziehungsprobleme und Selbstbeschuldigungen, all dies sind bei vergewaltigten Frauen häufige Ursachen für eine tiefe Depression. Es besteht eine tiefe Hoffnunglosigkeit, Hilflosigkeit und ein Gefühl der Unwürdigkeit. Der Akt der Vergewaltigung als solcher ist entwürdigend.

Eine klinische Depression beeinträchtigt das Leben der Betroffenen oft so stark, daß sie noch nicht einmal mehr aufstehen oder sich selbst ernähren können, geschweige denn wie gewohnt zur Arbeit oder in die Schule gehen und am normalen Familienleben teilnehmen. Sie kann zu selbstzerstörerischem Verhalten, Arzneimittelmißbrauch und sogar zum Selbstmord führen. Hier hilft nur kompetente ärztliche Behandlung.

Sexuelle Dysfunktion

Vergewaltigte Frauen haben nach der Tat oft Sexualstörungen. Die Reaktionen reichen von ungehemmter Promiskuität bis hin zu einem völligen Libidoverlust und einer kompletten Erregungsunfähigkeit. Selbst der Gedanke an Sex kann schon Unbehagen verursachen. Bei den meisten Frauen aber kehrt innerhalb einiger Monate nach der Vergewaltigung das Bedürfnis nach Sexualität wieder zurück.

Die Behandlung psychischer Störungen

Manche Menschen glauben, man müsse »verrückt« oder ein »Schwächling« sein, wenn man eine Psychotherapie braucht oder wünscht. Geben Sie nichts auf diese Vorurteile – manche psychische Störungen und Probleme sind so ernst, daß Sie sie allein nicht bewältigen können. Fragen Sie Ihren Arzt nach einem geeigneten Therapeuten, schauen Sie in den Gelben Seiten nach, machen Sie vom »Krisentelefon« Gebrauch, oder fragen Sie die NAKOS, die zentrale Selbsthilfeorganisation in Berlin oder den Weißen Ring in Mainz nach Adressen.

Wie alle Menschen haben auch Ärzte und Therapeuten ihre eigene Vorstellung zum Thema Vergewaltigung, Täter und Opfer. Suchen Sie nach einem in diesem Bereich erfahrenen Therapeuten, und fragen Sie im Vorfeld bereits nach seiner Einstellung zu Vergewaltigungsopfern und -tätern. Fragen Sie auch ruhig nach den Kosten der Behandlung, wann die Zahlungen fällig sind und ob die Kasse die Kosten erstattet.

Wirksam in der Behandlung der psychischen Folgen einer Vergewaltigung sind sowohl die Psychotherapie als auch die medikamentöse Behandlung. Am häufigsten werden Antidepressiva verschrieben. Sie beeinflussen die Gehirnchemie. Bis die Wirkung der Antidepressiva einsetzt, dauert es seine Zeit, und es kann Wochen dauern, bis Sie eine Besserung verspüren. Angstsyndrome wie die posttraumatische Belastungsreaktion oder Panikattacken sprechen auf eine Behandlung mit Tranquilizern, Psychotherapie oder einer Kombination daraus an.

Die Wirkung der eingesetzten Medikamente wird sorgfältig vom Arzt kontrolliert, da sich auch unangenehme oder gar gefährliche Nebenwirkungen einstellen können. Sprechen Sie über die Ihnen verschriebenen Medikamente und Ihre Reaktion darauf mit Ihrem Arzt, lassen Sie ihn alle Fragen und Bedenken dazu wissen.

Ansprechpartner für eine Psychotherapie – soll sie von der Kasse erstattet werden – sind Psychologen und Ärzte (Psychiater oder Ärzte mit Zusatzbezeichnung Psychotherapie). Möglich ist eine Einzel-, Gruppen- oder Familientherapie. (In manchen Frauenhäusern gibt es Gruppen für Vergewaltigungs- oder Inzestopfer.) Ängste und Phobien lassen sich oft effektiv mit einer Verhaltenstherapie behandeln.

Während der Therapie können Sie über alles, was Ihnen geschehen ist, sprechen und Ihren Gefühlen freien Lauf lassen. Sie erlernen auch Bewältigungsstrategien wie Entspannungstechniken oder Techniken zur Kontrolle Ihrer Wut.

Es gibt hier keine Standardtherapie. Der einen Frau hilft es, über das Thema zu lesen, der anderen helfen Selbsthilfeprogramme oder Betätigung im karitativen Bereich. Andere brauchen die Begegnung und Auseinandersetzung mit dem Täter. Therapeutischen Nutzen hat manchmal auch das Niederschreiben des Tathergangs und Ihrer Gefühle dabei. Wenn Sie gegen den Täter vorgehen wollen, dann hilft oft ein Tagebuch, um darin festzuhalten, was Sie vor der Polizei und vor Gericht aussagen wollen.

Lassen sich Ihre psychischen Störungen wirklich durch eine Therapie heilen? Nun, eine Garantie dafür gibt es nicht. Auf jeden Fall aber gibt sie Ihnen das Gefühl, nicht allein dazustehen, von jemandem verstanden zu werden, der weiß, was in Ihnen vorgeht und wie Sie damit umgehen können. Mit ziemlicher Sicherheit fühlen Sie sich nach einigen Sitzungen zumindest bereits besser, und schließlich, das stellen viele Vergewaltigungsopfer immer wieder fest, heilt auch die Zeit. Geben Sie der Therapie eine Chance.

Polizei und Gericht

Der Rechtsapparat zeigt den Opfern von Sexualdelikten manchmal ein unsympathi-

sches und häßliches Gesicht, vor allem wenn es sich bei dem Täter um den eigenen Ehemann oder Geliebten handelt.
Viele Anwälte von Vergewaltigungsopfern sind der Überzeugung, daß jeder, der Opfer einer Vergewaltigung, sexueller Nötigung oder sexuellen Mißbrauchs wird, den Vorfall anzeigen sollte. Sie haben aber wahrscheinlich schon von Frauen gehört, die nach Befolgung dieses Ratschlags das Gefühl hatten, nochmals, dieses Mal vom Rechtssystem, vergewaltigt zu werden. Andere Frauen wollen ihr Leben einfach »normal« weiterführen und das Geschehen vergessen, was sie ihrer Meinung nach nicht können, wenn sie ihre Geschichte vor Polizei, Anwälten, Staatsanwälten und Richtern wieder und immer wieder erzählen müssen. Um die für Sie richtige Entscheidung zu finden, sollten Sie sich mit den Frauen vom Notruf beraten und vielleicht auch eine Rechtsanwältin zu Rate ziehen, die in solchen Verfahren erfahren ist.

... und danach?

Mag der Weg, der vor Ihnen liegt, auch noch so hart und beschwerlich sein, so können Sie sich doch wieder von dem Ihnen Zugefügten erholen. Natürlich wird es danach nie wieder so sein wie vorher, doch mit Sicherheit wird Ihr Leben wieder seinen normalen Gang nehmen. Gönnen Sie sich aber erst ein paar Tage Ruhe, um über alles nachzudenken, bevor Sie wieder zu Ihren Alltagsverrichtungen zurückkehren. Lassen Sie nicht zu, daß all Ihre Gedanken nur noch um die Vergewaltigung kreisen und für nichts anderes mehr Platz lassen. Denken Sie immer daran, daß Sie keine Schuld trifft und daß Wut und Trauer in dieser Situation ganz normale Gefühle sind. Denken Sie auch daran, daß ein starker Rückhalt durch Familie, Freunde und einen geschulten Therapeuten oder eine Therapeutin ein wichtiger Baustein auf dem Weg zur Genesung ist.

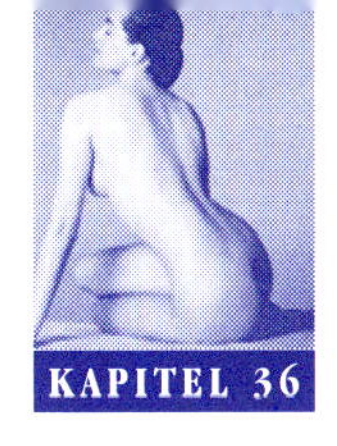

KREBSERKRANKUNGEN

Brustkrebs – bei Früherkennung gute Heilungschancen

Brustkrebs ist die Krankheit, vor der Frauen die größte Angst haben – obwohl das Herzerkrankungsrisiko bei Frauen größer ist als das Risiko, an Brustkrebs zu erkranken. Außerdem gibt es eine Reihe anderer Krebserkrankungen, die genauso belastend und darüber hinaus noch schwerer zu heilen sind. Und doch ist es immer wieder Brustkrebs, von dem gesprochen wird. Schließlich greift diese Krankheit eines der Organe an, das als *das* »Weiblichkeitssymbol« schlechthin gilt.

Das liegt vielleicht daran, daß praktisch jede eine Frau kennt, die einmal Brustkrebs hatte. Oder weil er viele Frauen in der Blüte ihres Lebens trifft. Was auch immer die Gründe sein mögen, die nackten Daten sprechen für sich:

- In der Bundesrepublik ist jährlich mit etwa 15000 Neuerkrankungen zu rechnen.
- Ungefähr 23 Prozent aller Krebserkrankungen der Frau entwickeln sich an der Brustdrüse.
- Von allen Todesfällen bei der Frau betreffen in der Bundesrepublik 13 Prozent das Mammakarzinom.
- Im fünften Jahrzehnt werden die meisten Mammakarzinome entdeckt. Immer häufiger entwickeln jedoch auch Frauen unter 40 Jahren Brustkrebs; ihr Anteil beträgt etwa 35 bis 40 Prozent.

Nun zu den guten Nachrichten: Brustkrebs hat – wird er früh diagnostiziert – eine gute Heilungschance. Unglücklicherweise haben manche Frauen eine solche Panik vor die-

ser Krankheit, daß sie auch dann nicht zum Arzt gehen, wenn sie Knötchen in der Brust gefunden haben.
Wie wichtig es ist, regelmäßig seine Brüste selbst abzutasten, die Krebs-Früherkennungsuntersuchungen wahrzunehmen und in den Wechseljahren, den Jahren mit dem höchsten Erkrankungsrisiko, alle ein bis zwei Jahre eine Mammographie vornehmen zu lassen, kann gar nicht oft genug betont werden.

Wer hat ein erhöhtes Risiko?

Niemand weiß, warum Brustkrebs in verschiedenen Familien gehäuft vorkommt und in anderen nicht. Aber aus welchen Gründen auch immer – die Familiengeschichte scheint tatsächlich eine wichtige Rolle zu spielen. Frauen, deren Mutter oder Schwester – oder beide – Brustkrebs hatte(n), haben ein 10- bis 15fach höheres Erkrankungsrisiko als Frauen, in deren Familie es keine Fälle von Brustkrebs gibt. Brustkrebs bei entfernteren Verwandten wie einer Kusine gilt dagegen nicht als Risikofaktor.
Mit zunehmendem Alter erhöht sich das Brustkrebsrisiko. Vor dem 20. Lebensjahr kommt Brustkrebs nur selten vor. Danach nimmt das Erkrankungsrisiko sukzessive zu, stabilisiert sich kurz nach der Menopause, um dann mit 65 Jahren erneut anzusteigen. Viele Ärzte halten vor allem die Altersstufe zwischen 40 und 44 und dann noch einmal nach dem 60. Lebensjahr für einen wichtigen Risikofaktor.
Je länger eine Frau fruchtbar bleibt, desto höher ist ihr Risiko, an Brustkrebs zu erkranken. Frauen, die ihre erste Menstruation früh (vor dem 13. Lebensjahr) und die Menopause spät bekommen haben (nach dem 56. Lebensjahr) bzw. die ihre Regelblutung insgesamt mehr als 30 Jahre lang hatten, gehören zur Risikogruppe. Manche Ärzte und Wissenschaftler glauben, daß die Faktoren, die letztlich die Entwicklung eines Mammakarzinoms auslösen, mit Eintritt der Pubertät zu wirken beginnen. Dieser Prozeß hält dann bis Anfang des fünften Lebensjahrzehnts an.
Eine Schwangerschaft scheint diesen Prozeß unter bestimmten Umständen zu unterbrechen. Je früher die Erstschwangerschaft, desto geringer ist das Erkrankungsrisiko. So sinkt das auf die gesamte Lebenszeit berechnete Brustkrebsrisiko einer Frau um 70 Prozent, wenn sie vor ihrem 18. Lebensjahr ein Baby bekommt. Dieser positive Nutzeffekt läßt jedoch im zweiten Lebensjahrzehnt allmählich nach, um mit zirka 30 Jahren völlig aufgehoben zu sein.
Frauen, die bei der Geburt ihres ersten Babys über 35 Jahre alt sind, haben ein doppelt so hohes Risiko für Brustkrebs wie Frauen, die zwischen 20 und 30 ihr erstes Kind bekommen. Eine späte Schwangerschaft im Alter von über 30 Jahren ist mit einem höheren Erkrankungsrisiko verbunden als Kinderlosigkeit.
Sprechen auch verschiedene Berichte dafür, daß Frauen mit nur einem oder zwei Kindern ein etwas höheres Erkrankungsrisiko haben, so sinkt das Risiko mit einer großen Kinderzahl doch nicht. Und auch ein Schwangerschaftsabbruch scheint keinen nennenswerten Einfluß zu haben. Ob Stillen, wie immer zu hören ist, tatsächlich einen natürlichen Schutz vor Brustkrebs bietet, wird derzeit immer noch wissenschaftlich diskutiert.
Ähnlich wie frühe Mutterschaft scheint auch die Entfernung der Eierstöcke vor Brustkrebs zu schützen. Wenn die Eierstöcke der Frau entfernt werden, wenn sie erst Mitte bis Ende 30 ist, dann kann dies ihr Brustkrebsrisiko um bis zu 75 Prozent senken. Dieser Effekt nimmt jedoch bis zum 40. Lebensjahr beständig ab, um danach völlig verlorenzugehen.
Alle anderen möglichen Risikofaktoren lassen sich schwerer festmachen. So scheint Brustkrebs beispielsweise häufiger bei übergewichtigen Frauen, Städterinnen oder

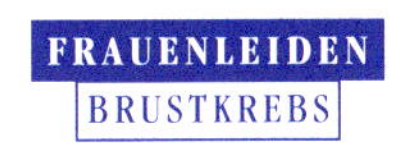

Frauen, die bereits einmal eine Krebserkrankung der (anderen) Brust, der Eierstöcke oder der Gebärmutterschleimhaut hatten, vorzukommen. Frauen höherer Einkommensschichten scheinen ebenfalls ein höheres Erkrankungsrisiko zu haben, vielleicht weil sie sich nahrhaftes, fettes Essen, das zu einer Erhöhung des Östrogenspiegels führt, leisten können. Dieses weibliche Geschlechtshormon soll das Wachstum des Mammakarzinoms unterstützen.

Da die Brust ausgesprochen empfindlich auf Bestrahlung reagiert, kann eine Strahlenexposition, vor allem wenn sie vor dem 30. Lebensjahr stattfand, das Brustkrebsrisiko erhöhen.

Am sichersten ist, bei Vorliegen bereits eines Risikofaktors, alle drei bis sechs Monate beim Frauenarzt die Brüste untersuchen zu lassen, so daß ein Tumorwachstum rechtzeitig erkannt werden kann.

Die Rolle des Östrogens

Jahrzehntelang haben Wissenschaftler die Rolle, die dem natürlichen weiblichen Geschlechtshormon Östrogen – und den oralen Kontrazeptiva, die Östrogene enthalten, – bei der Brustkrebsentwicklung zukommt, untersucht – ohne jedoch eine klare Antwort zu finden.

Bislang gibt es keine Hinweise darauf, daß die oralen Kontrazeptiva Brustkrebs verursachen (wenngleich Östrogen unter Laborbedingungen Tumorwachstum verursacht hat). Eine vom amerikanischen Centers for Disease Control and Prevention durchgeführte Studie fand heraus, daß selbst Frauen mit hohem Brustkrebsrisiko, die über einen langen Zeitraum orale Kontrazeptiva eingenommen hatten, kein höheres Erkrankungsrisiko hatten. Verschiedene Studien kamen sogar zu dem Ergebnis, daß orale Kontrazeptiva als Kombinationspräparate, die neben Östrogen noch ein weiteres Hormon enthalten, sogar einen gewissen Schutz vor Brustkrebs bieten.

Wenn die Pille tatsächlich das Wachstum eines Mammakarzinoms fördern würde, dann hätte, so brachte es einmal ein Kliniker auf den Punkt, die Erkrankungshäufigkeit bei Brustkrebs in den letzten Jahrzehnten rapide ansteigen müssen. Diese Aussage stimmt allerdings nur mit einigen Vorbehalten. So raten die Ärzte Frauen über 35 Jahren, die nicht zuletzt wegen eines erhöhten Schlaganfallrisikos möglichst keine oralen Kontrazeptiva einnehmen sollten, immer noch zur Vorsicht. Außerdem glaubt man, daß Östrogen bei genetisch prädisponierten Frauen die Entwicklung eines bereits bestehenden Mammakarzinoms vorantreiben könnte. Es wurde nachgewiesen, daß Östrogen das Wachstum eines bestehenden Mammakarzinoms bei einem beträchtlichen Anteil von Frauen, vor allem solchen, die nach Einnahme von Östrogentabletten gutartige Brusttumoren entwikkeln, stimuliert.

Warnsignale bei Brustkrebs

Bei fast 80 Prozent aller Frauen mit Brustkrebs ist die Entdeckung eines Knotens oder einer Verdickung in der Brust das erste Warnsignal. Glücklicherweise sind drei von vier knotigen Brustveränderungen letztlich nicht bösartig. Informieren Sie sofort Ihren Arzt, wenn Sie einen verdächtigen Knoten finden.

Die meisten Frauen entdecken die Knoten in der Brust selbst – entweder zufällig oder bei der monatlichen Selbstuntersuchung. Da eine Früherkennung von entscheidender Bedeutung für die Heilungsaussichten ist, ist die richtige Technik bei der Selbstuntersuchung wichtig. Im nächsten Kapitel, »Ihre beste Versicherung gegen Brustkrebs«, erhalten Sie die nötigen Anleitungen. Sobald Sie wissen, wie sich Ihre Brust »normal« anfühlt, werden Sie schnell kleine Veränderungen feststellen können.

Fast die Hälfte aller Knoten bzw. Verhärtungen findet sich an der Oberseite der

Brust in Nähe der Achselhöhe. Aus unerklärlichem Grund entwickeln sich in der linken Brust etwas häufiger Knoten als in der rechten Brust. Grundsätzlich können aber überall in der Brust Knötchen und Verhärtungen entstehen, und bei 20 Prozent der Frauen wird ein Mammakarzinom diagnostiziert, ohne daß überhaupt Knoten vorliegen.
Wenn Sie einen Knoten ertasten, kann die Brust schmerzhaft sein, muß aber nicht. Möglich ist auch ein »ziehendes Gefühl«. Gutartige Zysten sind meist frei beweglich. Ist der Knoten unbeweglich, bilden sich Grübchen in der Haut oder zieht diese sich an verschiedenen Stellen ein, besteht Verdacht auf bösartiges Wachstum.
Absonderungen aus der Brustwarze sind ein zweites häufiges Warnsignal für Brustkrebs. Die Absonderung kann klar, blutig oder verfärbt sein. Auch bei nicht stillenden Frauen können Absonderungen aus der Brust etwas Normales sein, doch bei ihnen tritt die Absonderung meist aus verschiedenen Öffnungen beider Brüste aus.
Eine spontane Absonderung, ohne daß die Brüste in irgendeiner Form manipuliert wurden, ist bedenklich. Kommt es nur an einer Brust zur Absonderung, kann dies auf einen Tumor hindeuten. Zwar können die Brüste während der Schwangerschaft immer wieder mal etwas Blutiges absondern, doch genausogut kann dieses ein Warnsignal für Brustkrebs sein. Je älter die Frau, desto größer ist die Wahrscheinlichkeit, daß die Brustabsonderung auf eine bösartige Geschwulst zurückzuführen ist. Ist außerdem noch ein Knoten zu tasten, ist die Gefahr natürlich noch größer.
Andere Zeichen für Brustkrebs sind Veränderungen in der Größe oder Form der Brust oder Hautschwellungen. Das Brustgewebe kann sich dicker anfühlen, auch wenn kein Knoten vorliegt. Es können Schmerzen in der Brust oder eine Hautrötung zu beobachten sein. Die Brustwarze kann schmerzen oder eingezogen sein. Läsionen an der Brust oder Brustwarze, die sich nach ärztlicher Behandlung nicht zurückbilden, sind dem Arzt zu zeigen.
Je weiter ein Mammakarzinom fortschreitet, desto unmißverständlicher werden die Zeichen und Symptome, darunter Hautgeschwüre und ausgedehnte geschwollene und gerötete Bereiche auf der Brust und Schwellungen des Arms. Die Brustwarze kann völlig in die Brust eingezogen sein, möglich ist auch eine seitliche Hauteinziehung und Brustdeformierung.

Ein Knoten, und nun?

Wurde ein Knoten oder sonst etwas Auffälliges gefunden, steht als nächstes eine gründliche ärztliche Untersuchung mit Mammographie an.

Mammographie

Die Mammographie ist eine röntgenologische Untersuchung der Brust. Mit ihrer Hilfe lassen sich nicht nur bereits bekannte Knoten untersuchen, sondern auch noch nicht tastbare Knötchen identifizieren. Es kann bis zu sieben Jahre dauern, bis ein Knoten tastbar ist, und manche tief im Brustgewebe oder unter der Achselhöhle sitzende Tumore lassen sich nur mittels Mammographie nachweisen. Ohne dieses Verfahren könnten diese Tumore erst in einem gefährlichen Spätstadium diagnostiziert werden. Mehr Informationen über die Mammographie und ihre Bedeutung im Rahmen der Krebsfrüherkennung lesen Sie im nächsten Kapitel.
Nachdem ein Knoten mittels Mammographie oder anderer Verfahren diagnostiziert worden ist, können anhand der festgestellten körperlichen Zeichen bereits erste Aussagen über die Bösartigkeit des Tumors gemacht werden. Letzte Sicherheit über die Art des Knotens gibt aber nur eine Biopsie.

Biopsie

Jeder Knoten gilt erst einmal als krebsver-

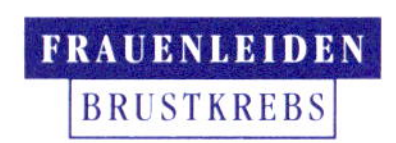

dächtig – obwohl sich vier von fünf als gutartig herausstellen – und gibt Anlaß zu einer Biopsie. Ihr Arzt wird Ihnen auch bei entzündeten oder verkrusteten Brustwarzen, schuppigen Läsionen an der Brustwarze, die nicht heilen wollen, oder bei Absonderungen aus der Brust eine Biopsie ans Herz legen.

Wenn Sie noch nicht in den Wechseljahren sind und keinerlei Zeichen oder Symptome einer Krebserkrankung vorliegen, wartet der Arzt eventuell noch einen kompletten Monatszyklus ab, bevor er invasivere Diagnosemaßnahmen einleitet. In dieser Zeit wird er überprüfen, ob sich die Knoten zurückbilden oder irgendwie auf die zyklusbedingten Hormonveränderungen reagieren. Hat der Arzt den starken Verdacht, es könne sich bei der Geschwulst um eine relativ harmlose Zyste handeln, dann könnte er eventuell direkt in der Praxis eine Nadelbiopsie vornehmen.

Dieses auch als Feinnadelbiopsie bezeichnete Verfahren geht schnell, ist relativ schmerzarm und verschafft schnell Klarheit, ob es sich bei dem Knoten um eine einfache Zyste oder einen Tumor handelt. Nach Desinfektion des Hautareals wird unter Lokalanästhesie eine dünne Hohlnadel in den Knoten gestochen und Flüssigkeit abgesaugt.

Eine Zyste ist eine sackartige Geschwulst mit flüssigem Inhalt, ein Knoten hat mehr Substanz. Handelt es sich um eine Zyste, läßt sich die Nadel problemlos einführen. Ist dagegen Widerstand spürbar, handelt es sich bei dem Knoten wahrscheinlich um eine potentiell bösartige Geschwulst fester Konsistenz.

Liegt tatsächlich eine Zyste vor, fällt die Aussackung in sich zusammen, sobald die Flüssigkeit abgesaugt ist, der Knoten verschwindet plötzlich. In diesem Fall wird zur Befundabsicherung noch eine Mammographie vorgenommen sowie zwei bis drei Wochen später eine Kontrolluntersuchung.

Feinnadelbiopsie

Mit diesem relativ harmlosen, ambulanten Verfahren läßt sich schnell nachweisen, ob es sich bei dem Knoten in der Brust um eine gutartige Zyste handelt oder um etwas Schlimmeres. Hierzu wird eine dünne Hohlnadel in den Knoten gestochen und der flüssige Inhalt abgesaugt. Ist die Flüssigkeit grünlich oder strohfarben, liegt eine harmlose Zyste vor. Enthält sie dagegen Blut, sind zur Abklärung weitere Untersuchungen nötig: Eine Flüssigkeitsprobe wird auf einen Objektträger ausgestrichen und zur Untersuchung auf ungewöhnliches Zellwachstum ins Labor gegeben.

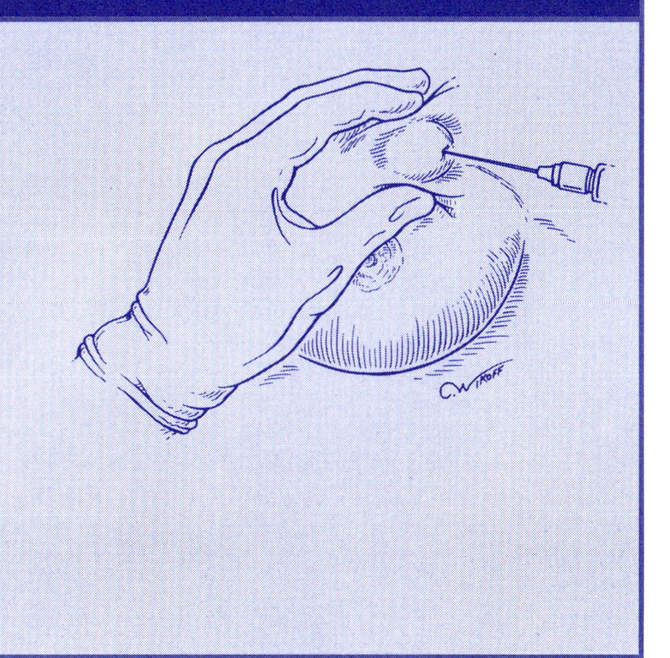

Bildet sich der Knoten in der Zwischenzeit nicht neu, besteht im allgemeinen kein Anlaß mehr zur Sorge. Eine Kontrollbiopsie ist dagegen nötig, wenn sich keine Flüssigkeit absaugen läßt, die Flüssigkeit blutig ist, die Geschwulst sich nach Absaugen der Flüssigkeit nicht vollständig zurückbildet, die »Zyste« sich nach zwei »erfolgreichen« Absaugungen wieder neu bildet oder die Mammographie auffällige Befunde zeigt.

Ein weiteres Verfahren ist die stereotaktische Brustbiopsie, bei der mit einer dickeren Nadel unter computertomographischer Kontrolle eine Gewebeprobe entnommen wird. Dieses Verfahren wird unter Lokalanästhesie durchgeführt und eignet sich für größere Tumoren. Es hat aber den Nachteil falsch-negativer Befunde: Selbst wenn die Probe keine Krebszellen enthält, kann die Geschwulst bösartig sein.

Lassen die Ergebnisse der Nadelbiopsie noch Zweifel offen, wird eine chirurgische Biopsie angeordnet. Wirklich absichern läßt sich die Diagnose nämlich nur durch eine mikroskopische Untersuchung. Ist der Knoten nur klein und aller Voraussicht nach gutartig, wird meist eine Biopsie vorgenommen, bei der die gesamte Geschwulst entfernt wird. Bei größeren Knoten kann statt dessen nur eine kleine Gewebeprobe entnommen werden.

Die Biopsie wird oft ambulant durchgeführt. Früher blieb die Frau so lange im OP, bis die Gewebeprobe fertig untersucht war. Lautete die Diagnose Krebs, wurde ihr die Brust sofort entfernt. Klinische Studien haben aber gezeigt, daß überhaupt keine Notwendigkeit besteht, Biopsie und Brustentfernung in einem Schritt durchzuführen. Bei dem heute immer häufiger eingesetzten Zwei-Stufen-Verfahren erfolgt die Biopsie zunächst ambulant und die Operation, sollte sie sich als notwendig erweisen, ein oder zwei Wochen später stationär im Krankenhaus.

Die kurze Verzögerung zwischen Biopsie und Operation verschlechtert nicht die Überlebenschancen der Frau, sondern gibt ihr vielmehr Gelegenheit, über die vorgeschlagene Behandlung und mögliche Brustrekonstruktion mit ihrem Arzt zu sprechen. Der Chirurg wiederum hat dadurch Zeit, eine Röntgenaufnahme der Brust, Blutuntersuchungen und sonstige Labortests anzuordnen, mit deren Hilfe sich feststellen läßt, ob sich bereits in den Knochen, in Leber, Lunge oder Gehirn Tochtergeschwülste, sogenannte Metastasen, gebildet haben. Außerdem werden mit diesen Ergebnissen die nach der Operation stattfindenden Kontrolluntersuchungen verglichen.

Ultraschalldiagnostik

Bei der Ultraschalluntersuchung entstehen Bilder, indem von einem Schallkopf ausgesandte Ultraschallimpulse von der Geschwulst reflektiert, in elektrische Impulse verwandelt und an den Schallempfänger zurückgesandt werden. Das Ultraschallverfahren dauert länger als eine Nadelbiopsie, die Ergebnisse sind in aller Regel nicht so zuverlässig. Nützlich ist es jedoch zur Lokalisierung von Geschwülsten bei jüngeren Frauen, deren Brustgewebe dicht und mit der Mammographie schlecht zu beurteilen ist. Ultraschall ist außerdem geeignet für die Beurteilung tief in der Brust liegender Geschwülste, die sich weder tasten noch mit einer Biopsienadel erreichen lassen.

Bestimmung der Karzinomausdehnung

Nach der Diagnose kann sich der Arzt auf die Klassifikation des Karzinoms, d. h. die Bestimmung seiner Ausdehnung konzentrieren. Zu dieser Klassifikation, die auch kurz »Staging« genannt wird, gehört auch die Zuordnung des Karzinoms in die Stadien I (Frühstadium) bis Stadium IV (fortgeschrittenes Stadium). Die genaue Beschreibung der einzelnen Stadien finden Sie im Kasten auf Seite 437. Eine Standardoperation oder -behandlung gibt es beim Brustkrebs nicht. Vieles hängt davon ab, ob das Karzinom auf die Brust begrenzt ist, sich bereits in die Lymphknoten der Achsel ausgebreitet oder sogar schon andere Körperregionen erfaßt hat. Leider läßt sich nicht immer ohne weiteres feststellen, ob ein Karzinom bereits Metastasen gebildet hat.

Behandlungsmöglichkeiten

Schnelle Behandlung tut Not. Wenn die Krankheit früh erkannt und ausreichend behandelt wird, sind die Überlebens- und Heilungschancen gut.
Hat der Arzt den Karzinomtyp, Größe und Sitz des Primärtumors und das Ausmaß der Erkrankung bestimmt, folgt die Auswahl des Behandlungsprogramms.
Ziel der Behandlung ist es, wenn die Krebserkrankung auf die Brust begrenzt ist, eine Ausbreitung der Krankheit zu unterbinden und zu verhindern, daß die Krankheit erneut auftritt. Hat der Krebs bereits Zellen in die Lymphknoten abgesiedelt, werden Operationsart und Nachbehandlung entsprechend umfassend angelegt. Wenn sich bereits Metastasen gebildet haben, sich die Krankheit also auf andere Körperorgane ausgebreitet hat, wird ein sogenannter palliativer Therapieplan ausgearbeitet, der sich auf die Linderung der Symptome konzentriert.
Die operative Entfernung des Karzinoms mir anschließender Bestrahlung und meist noch einer Chemotherapie hat bei Karzinomen der Stadien I und II gute Heilungschancen. Die operative Behandlung kann auch bei verschiedenen Tumoren der Stadien III erfolgversprechend sein, sofern noch nicht andere Körperregionen befallen sind. Bei einem Mammakarzinom im Stadium IV wird eine palliative Behandlung eingeleitet.

Operative Therapie

Es gibt viele verschiedene Formen der operativen Therapie beim Mammakarzinom, angefangen bei der Entfernung nur des Knotens bis hin zur Entfernung der gesamten Brust. Um den Ausbreitungsgrad der Krankheit zu ermitteln, werden fast immer die Lymphknoten in der Achsel ganz oder teilweise entfernt.
Die Lymphknoten sind Bestandteil des Lymphsystems, das aus dem Körpergewebe Endprodukte des Stoffwechsels filtert und

Die vier Stadien des Mammakarzinoms

Die Zuordnung der Brusttumore in Stadien und die Bestimmung ihrer Ausdehnung helfen bei der Auswahl des Behandlungstyps mit den größten Heilungschancen. Ein Mammakarzinom wird nach folgenden Kriterien klassifiziert:

Stadium	Ausdehnung
I	Der Tumor ist nicht größer als 2 cm, keine Ausdehnung des Primärtumors außerhalb des Brustgewebes.
II	Der Tumor hat einen Durchmesser von 2 bis 5 cm und/oder hat sich auf die Lymphknoten in der Achselhöhle ausgebreitet.
III	Der Tumor hat einen Durchmesser von mehr als 5 cm und hat sich auf umfangreichere Teile der Achsellymphknoten ausgedehnt, und/oder es sind weitere brustnahe Körpergewebe befallen.
IV	Der Tumor hat sich auf weitere Körperorgane ausgebreitet, meist auf Knochen, Leber, Lunge oder Gehirn.

Flüssigkeiten, die die Infektabwehr des Körpers unterstützen, transportiert. Dieser Flüssigkeitstransport durch das Lymphsystem ist sehr effektiv: Dringen Karzinomzellen ein, können sie so in den gesamten Körper gelangen. Deswegen wird zumindest eine Probe aus den Lymphknoten in Brustnähe genommen, um zu überprüfen, ob sich der Tumor bereits bis hierher ausgedehnt hat. Vom Ausmaß des Lymphknotenbefalls hängt mit ab, in welchem Umfang nach der Operation noch Strahlen- oder Chemotherapie nötig ist.
Von der Größe und der Ausdehnung des Karzinoms hängt es ab, wieviel Brustgewebe bei der Operation entfernt wird. Früherkennung und Frühbehandlung ermöglichen es der Frau also, trotz der Operation ein noch weitgehend unversehrtes Körperbild zu behalten. Folgende Operationsverfahren sind möglich:

Brusterhaltende Operation

Bei 60 bis 70 Prozent aller Frauen wird das Karzinom in einem Stadium entdeckt, in dem es so operiert werden kann, daß die Brust erhalten bleibt. Als Voraussetzungen für eine brusterhaltende Operation werden angegeben: Es muß sich um einen einzelnen Tumor handeln, der in den Randbereichen des Brustgewebes sitzt und nicht größer ist als etwa drei Zentimeter. Außerdem sollte zu erwarten sein, daß die Brust nach der Operation einigermaßen unversehrt erscheint.
Dieses unter allen Operationstechniken schonendste Verfahren konzentriert sich auf die Entfernung des Tumors selbst, und zwar wird dabei so geschnitten, daß sichergestellt ist, daß um das Tumorgewebe herum noch ein bis zwei Zentimeter gesundes Gewebe mitentfernt werden. Meist werden über einen zweiten Zugang auch die Lymphknoten ausgeräumt. Auf die Operation folgt immer eine Nachbestrahlung der Brust, häufig auch eine Chemotherapie.
Diese Operation hat auch einige Nachteile. So kann das zurückbleibende Narbengewebe Nachuntersuchungen schwierig machen. Wurden die Lymphknoten entfernt, ist die Ausbildung von Armödemen möglich.

Brustentfernung (Mastektomie)

Als erste operative Behandlungsart von Brustkrebs wurde 1889 die sogenannte Rotter-Halsted-Operation entwickelt. Dabei wurden die gesamte Brust, beide Brustmuskeln und sämtliche Achsellymphknoten entfernt. Die Beobachtungen in den Folgejahren zeigten jedoch, daß nicht mehr Frauen starben, wenn man die Brustmuskeln nicht entfernte. Daraufhin entstand die modifizierte radikale Mastektomie – eine Operationsmethode, bei der die Brust mitsamt den Achsellymphknoten und der Hülle des Brustmuskels entfernt wird. Etwa 30 bis 40 Prozent aller Frauen müssen heute auf diese Weise operiert werden.
Diese gegenüber der brusterhaltenden Operation eingreifendere Methode wird unter anderem dann gewählt, wenn das Karzinom in dem Gewebe unter der Brustwarze sitzt; wenn es wahrscheinlich ist, daß in der Brust mehrere kleine Karzinomherde sitzen; wenn das Karzinom nicht »im Gesunden« herausgeschnitten werden kann; wenn sich bereits in mehreren Lymphknoten viele Tumorzellen abgesiedelt haben. Auf diese Weise muß auch dann operiert werden, wenn in derselben Brust erneut ein Karzinom wächst, in der ein erster Tumor brusterhaltend entfernt worden ist.

Nach der Operation – die Brustrekonstruktion

Den Ärzten von heute ist klar, daß es bei der Behandlung von Brustkrebs um mehr geht, als nur den Tumor restlos zu entfernen. Die psychische Belastung, eine Brust verloren zu haben, ist groß. Die Ärzte haben gelernt, die Frauen zu fragen, ob sie eine Brustrekonstruktion in Erwägung ziehen, und die Frauen lernen immer mehr,

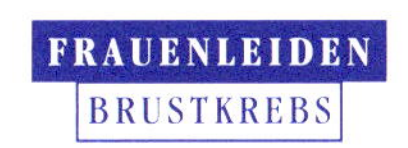

Die modifizierte radikale Mastektomie

Obwohl man bemüht ist, so viele Frauen wie möglich brusterhaltend zu operieren, läßt sich die Entfernung der Brust doch nicht bei allen Frauen vermeiden. In jedem Fall wird aber versucht, die Brustmuskeln zu erhalten und die Operationsmethode so anzulegen, daß hinterher eine Rekonstruktion der entfernten Brust möglich wird.

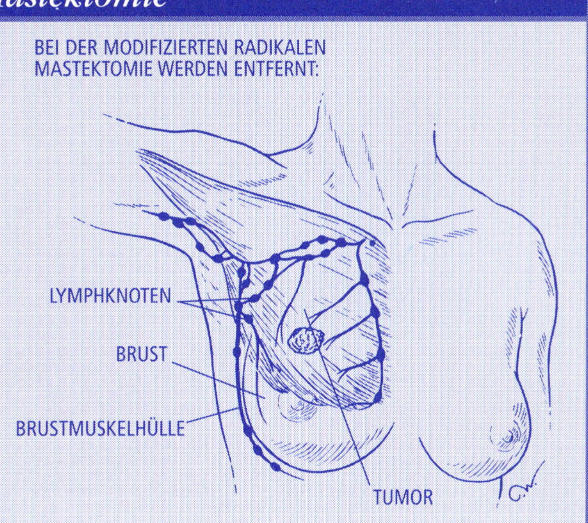

offen über ihre Bedürfnisse und Gefühle zu sprechen.
Über die Möglichkeit einer Brustrekonstruktion sollte bereits vor der Operation gesprochen werden, da dieses die Art der OP-Technik beeinflussen kann. Der Chirurg kann die Operation so anzulegen versuchen, daß beim Wiederaufbau der Brust ein möglichst gutes kosmetisches Ergebnis erzielt wird.
Wann die Brustrekonstruktion erfolgt, müssen Patientin und Arzt gemeinsam beraten. Bei einer ganzen Reihe von Bedingungen ist es möglich, schon bei der Operation, bei der das Karzinom entfernt wird, das Brustimplantat einzusetzen. Allerdings raten viele Ärzte von einer solchen Sofortrekonstruktion ab. Wenn in der operierten Brust erneut ein Karzinom wächst, dann zeigt sich das meist im ersten Jahr nach der Erstoperation. In einer dann schon wiederaufgebauten Brust lassen sich solche Lokalrezidive jedoch schlecht in ganz frühem Stadium auffinden. Aus diesem Grund raten viele Ärzte den Frauen, das Brustimplantat erst nach Ablauf des ersten Jahres einlegen zu lassen.

Die Einlage einer aus Kochsalzlösung oder Silikon bestehenden Prothese in eine in die Brust präparierte Tasche nimmt weniger Zeit in Anspruch als die Transplantation von Bauchgewebe. Nötigenfalls kann auch eine neue Brustwarze und ein neuer Warzenhof transplantiert werden. Dies geschieht erst nach vollständiger Heilung im Rahmen eines zweiten Eingriffs, bei dem Gewebe vom Oberschenkel oder der Vagina transplantiert wird.
Anders als bei der Brustvergößerung, die aus ästhetischen Gründen durchgeführt wird, haben Silikonimplantate nach einer Brustkrebsoperation eine akzeptable Indikation. Erfolgt die Wiederaufbauplastik erst nach vorangehender Strahlen- oder Chemotherapie, kann der Chirurg direkt im Anschluß an die Brustentfernung – während derselben OP – eine kleine Interimsprothese einsetzen. Diese vorübergehende Prothese hilft, die Haut zu dehnen, und macht damit die Notwendigkeit umfangreicher Hauttransplantationen bei Einsetzen der endgültigen Prothese überflüssig. Vielen Frauen gibt die Wiederaufbauplastik das Gefühl, wieder heil und attraktiv zu sein.

Strahlentherapie

Bei der radiologischen Behandlung wird die Tumorregion mit Röntgenstrahlen mit dem Ziel behandelt, alle Krebszellen abzutöten und ein Tumorrezidiv sowie eine mögliche Ausbreitung zu verhindern.
Bei Frauen, die brusterhaltend operiert worden sind, wird anschließend immer mit Strahlen behandelt. Die Bestrahlung wird außerdem eingesetzt, um einen besonders großen Tumor vor seiner operativen Entfernung zu verkleinern oder um das Wachstum inoperabler Tumoren zu bremsen.
Bei manchen Frauen stellt sich nach der Strahlentherapie eine Hautreaktion ähnlich dem Sonnenbrand ein, die Haut juckt und pellt sich. Nach Therapieende jedoch nimmt die Haut gewöhnlich schnell wieder ihr normales Aussehen an. Eine Strahlentherapie kann auch zu einer vorübergehenden Abnahme der weißen Blutkörperchen, die für die Krankheitsabwehr zuständig sind, und damit einem erhöhten Infektionsrisiko führen.

Nachbehandlung

Es gilt heute als gesichert, daß eine medikamentöse Therapie – zusätzlich zu Operation und Bestrahlung – sowohl die Anzahl der Frauen erhöht, die ihre Brustkrebserkrankung überleben, als auch bei den anderen Frauen die Zeit verlängert, die es dauert, bis ihr Krebs erneut auftritt.
Zu dieser medikamentösen Nachbehandlung gehören die Chemotherapie und/oder eine Behandlung mit Hormonen oder Substanzen, die im Hormonsystem wirken.

Chemotherapie

Die Chemotherapie im Rahmen der Brustkrebsbehandlung besteht aus der Kombination mehrerer Medikamente, um eventuell noch zurückgebliebene Krebszellen abzutöten. Im allgemeinen werden diese Mittel infundiert. Manchmal folgt anschließend noch eine Behandlung mit Tabletten.

Brusterhaltende Operation

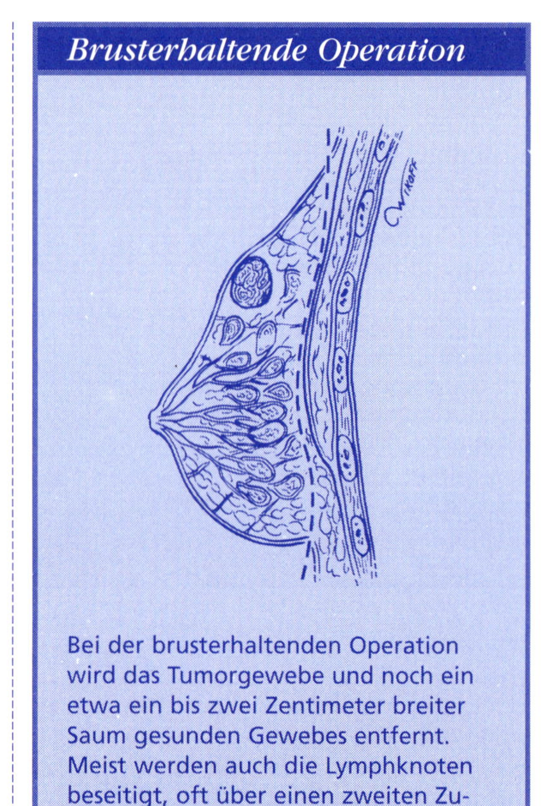

Bei der brusterhaltenden Operation wird das Tumorgewebe und noch ein etwa ein bis zwei Zentimeter breiter Saum gesunden Gewebes entfernt. Meist werden auch die Lymphknoten beseitigt, oft über einen zweiten Zugang. Eine Brustrekonstruktion ist danach häufig überflüssig.
In jedem Fall muß die Brust nach einer solchen Operation bestrahlt werden.

Chemotherapie wird eingesetzt, wenn sich der Tumor ausgebreitet hat, und sei es nur auf einen einzigen Lymphknoten.
Die Strahlentherapie behandelt gezielt eine spezielle Körperpartie. Die Chemotherapie dagegen arbeitet systemisch, d.h., die Medikamente entfalten ihre Wirkung im gesamten Körper, so daß Krebszellen überall im Körper angegriffen werden können.
Das Problem bei dieser Therapie ist, daß die Medikamente viele Zelltypen angreifen. Dadurch können sie starke Nebenwirkungen haben wie Übelkeit, Erbrechen, Müdigkeit und Haarausfall. Da sie auch gesunde Zellen schädigen, ist der Körper während

dieser Therapie anfälliger für Infektionen und andere Krankheiten.
Doch trotz aller Nachteile hat die Chemotherapie ihren therapeutischen Nutzen. Hat sich der Krebs schon ausgebreitet, schrumpft durch die Chemotherapie das Tumorwachstum im allgemeinen auf 60 Prozent. Etwa 20 Prozent der Frauen, die eine Chemotherapie bekamen, zeigen nach Abschluß der Behandlung kein Zeichen mehr für Tumorwachstum.
Und noch etwas Positives: Manche der neueren Medikamente verursachen weniger und weniger starke Nebenwirkungen. Die vorherige Gabe bestimmter Medikamente kann ebenfalls zumindest die Nebenwirkungen Übelkeit und Erbrechen lindern. Eine regelmäßige Kontrolle des weißen Blutbildes hilft dem Arzt zu erkennen, wann das Immunsystem so stark geschädigt ist, daß die Therapie abgebrochen werden muß.

Endokrine bzw. hormonale Therapie

Die Möglichkeit eines Rezidivs lastet schwer auf jeder Frau, die einmal Brustkrebs hatte. Glücklicherweise gibt es heute einige vielversprechende neue Behandlungsansätze. Die endokrine Therapie etwa hat sich hier als sehr wirksam erwiesen.
Aus Untersuchungen geht hervor, daß verschiedene Karzinomtypen das weibliche Geschlechtshormon Östrogen (manchmal auch Progesteron) brauchen, um wachsen zu können. Die derzeit laufenden Untersuchungen zum Hormonrezeptornachweis haben einen hohen Stellenwert für die Erkennung jener Tumorformen, die mit hoher Wahrscheinlichkeit auf eine endokrine Therapie ansprechen. Besitzt ein Tumor diese Rezeptoren, bedeutet das, daß er auf Östrogen anspricht und bei künstlich herbeigeführtem Mangel an diesem Hormon nicht mehr so gut oder so schnell wächst.
Und auf genau diesem Prinzip basiert die endokrine Krebstherapie: Sie blockiert die natürliche Östrogenproduktion der Frau oder schaltet sie ganz aus. Die antiöstrogene Therapie kann bei Frauen unter 40 Jahren die Entfernung der Eierstöcke umfassen. Hierdurch wird die natürliche Östrogenproduktion effektiv unterbunden und bei jüngeren Frauen eine hohe Remissionsrate erreicht.
Aber auch das Antiöstrogen Tamoxifen hat sich, vor allem bei älteren postmenopausalen Frauen, als höchst wirksam erwiesen. Tamoxifen wirkt, indem es sich an die Östrogenrezeptoren anbindet und die krebsfördernde Wirkung des Östrogens blockiert.

Schwangerschaft und Brustkrebs

Ist auch die Anzahl der Brustkrebsneuerkrankungen während der Schwangerschaft niedrig (1 von 3000), so sind die Auswirkungen für Mutter und Kind doch ernsthaft. Die Gesamtüberlebensrate von 50 Prozent bei Brustkrebs sinkt auf 15 bis 20 Prozent, wenn die Frau schwanger ist. Und bessert sich die in der Schwangerschaft insgesamt schlechte Prognose auch mit einem Anstieg auf eine Überlebensrate von 70 bis 80 Prozent beträchtlich, wenn der Tumor früh erkannt wird, so sind diese Fälle doch selten. Zum Zeitpunkt der Diagnose hat der Tumor meist bereits ein Stadium mit wesentlich schlechterer Prognose erreicht.
Einer Theorie zufolge verschleiern die natürlichen Schwangerschaftsveränderungen der Brust Tumore vom Stadium I. Ebenfalls möglich ist, daß die gesteigerte hormonelle Aktivität während der Schwangerschaft den natürlichen Krankheitsverlauf beschleunigt. Ein weiteres Erklärungsmodell geht davon aus, daß die Durchblutung der Brüste während der Schwangerschaft eine Ausbreitung der Krankheit fördert.
Obgleich die Theorie, derzufolge eine Schwangerschaft das Tumorwachstum in der Brust beschleunigt, noch nicht gesichert ist, und es keinen Nachweis dafür gibt, daß ein therapeutischer Schwangerschafts-

abbruch die Überlebenschancen der Patientin verbessert, sprechen viele Ärzte der Schwangerschaft eine Rolle bei der Krankheitsentstehung bzw. -entwicklung zu.
Die Behandlung von Brustkrebs in der Schwangerschaft ist problematisch. Viele Chemotherapeutika schädigen den Fetus, eine Strahlentherapie verbietet sich aus demselben Grund. Die Entscheidung über das therapeutische Vorgehen kann nur nach sorgfältiger Abwägung aller maßgeblicher Variablen wie Dauer der Schwangerschaft, Ausmaß der Krebserkrankung, die wahrscheinliche Prognose und die Wünsche der werdenden Mutter getroffen werden.
Frauen, die während der Schwangerschaft Brustkrebs bekommen, sollten nicht stillen. Möglicherweise enthalten beide Brüste Krebszellen, und die verstärkte Blutversorgung der Brust beim Stillen könnte das Tumorwachstum beschleunigen.
Obwohl eine Schwangerschaft vor dem 18. Lebensjahr das Brustkrebsrisiko einer Frau deutlich verringert, gibt es keinen Hinweis darauf, daß eine Schwangerschaft bzw. Geburt die Frau vor einem Rezidiv schützt. Auf der anderen Seite spricht jedoch nichts dafür, warum eine Frau, die vor der Empfängnis gegen Krebs behandelt wurde, die Schwangerschaft abbrechen sollte, sofern kein Zeichen für ein Tumorrezidiv vorliegt.
Da Brustkrebs normalerweise bei Frauen über 35 Jahren auftritt, sind werdende Mütter seltener davon betroffen. Hatten Sie jedoch Brustkrebs und planen eine Schwangerschaft, sprechen Sie mit Ihrem Hausarzt/Ihrer Hausärztin oder einem in der Krebsbehandlung erfahrenen Arzt/Ärztin, bevor Sie eine endgültige Entscheidung treffen.

Nachsorge

Die Nachsorge ist beim Mammakarzinom entscheidend, vor allem während der ersten fünf Jahre nach der Erstdiagnose. 60 Prozent der Brustkrebsrezidive treten in den ersten drei Jahren auf, weitere 20 Prozent im vierten und fünften Jahr. Die restlichen Rezidivfälle liegen im Zeitraum zwischen fünf und 20 Jahren nach der Erstdiagnose.
Nach abgeschlossener Brustkrebsbehandlung wird der Arzt Ihnen regelmäßige Kontrolltermine zur Untersuchung von Brüsten und Operationsnarben, Unterarmen und Hals geben. Von Zeit zu Zeit wird eine vollständige körperliche Untersuchung sowie eine Mammographie vorgenommen. Etwa alle drei Monate werden mehrere Blut- und Urinuntersuchungen durchgeführt, um zu überprüfen, ob sich in anderen Körperregionen Krebs gebildet hat. Da Brustkrebs häufig auf Lungen, Knochen und Leber übergeht, können regelmäßig Röntgenaufnahmen der Lunge, eine Knochenszintigraphie sowie eine Ultraschalluntersuchung der Leber angeordnet werden.
Die körperlichen Wunden nach einer Brustkrebsbehandlung heilen innerhalb weniger Wochen, die psychischen brauchen mehr Zeit. Vielen Frauen hilft es, sich mit anderen Krebspatientinnen zu treffen, die ihre Ängste und ihre Wut, die als Reaktion auf die Diagnose Krebs entstehen können, verstehen. Sie bewältigen ihre Krankheit, indem sie im Hier und Heute leben lernen, ohne ständig über ihre ungewisse Zukunft nachzugrübeln. Und sie gewinnen Hoffnung und Zuversicht aus der wachsenden Zahl von Frauen, die diese Krankheit erfolgreich bekämpft und überlebt haben.

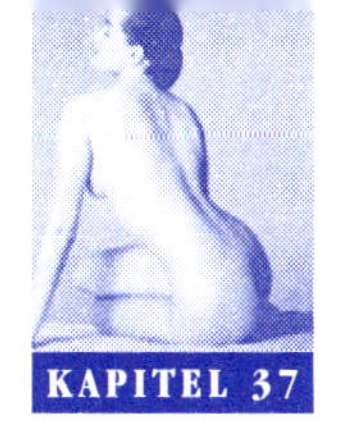

KREBSERKRANKUNGEN

Ihre beste Versicherung gegen Brustkrebs

Eine erfolgreiche Behandlung ist bei Brustkrebs dann am wahrscheinlichsten, wenn die Krankheit früh erkannt wird. Werden maligne Tumore bereits in einem frühen Stadium erkannt und behandelt, stehen die Chancen mindestens neun zu zehn, daß zumindest die Fünfjahresüberlebensgrenze erreicht wird. Die wichtigste Früherkennungsuntersuchung können Sie selbst vornehmen, indem Sie durch regelmäßige Selbstuntersuchungen die Beschaffenheit Ihrer Brust kennenlernen.

Trifft Brustkrebs auch vorrangig reifere Frauen – zwei Drittel aller Kranken sind über 40 Jahre alt –, erkranken doch grundsätzlich Frauen aller Altersstufen an dieser gefährlichen Krankheit. Aus diesem Grund wird allen Frauen geraten, sich an die Richtlinien zur Früherkennung zu halten, die auch die Krankenkassen akzeptieren. Sie helfen, Brustkrebs zu einem Zeitpunkt zu entdecken, da noch keine irreparablen Schäden entstanden sind.

- Untersuchen Sie jeden Monat Ihre Brüste.
- Lassen Sie ab dem 20. Lebensjahr Ihre Brüste regelmäßig mindestens einmal im Jahr von Ihrem Gynäkologen untersuchen.
- Um das 40. Lebensjahr herum sollte eine Basismammographie durchgeführt werden. Wenn darin nichts Auffälliges zu sehen ist, genügen die regelmäßigen Tastuntersuchungen durch Sie selbst und ein- bis zweimal jährlich durch den Arzt. Ab dem 50. Lebensjahr sollten Sie Ihre Brust alle zwei Jahre röntgen lassen.

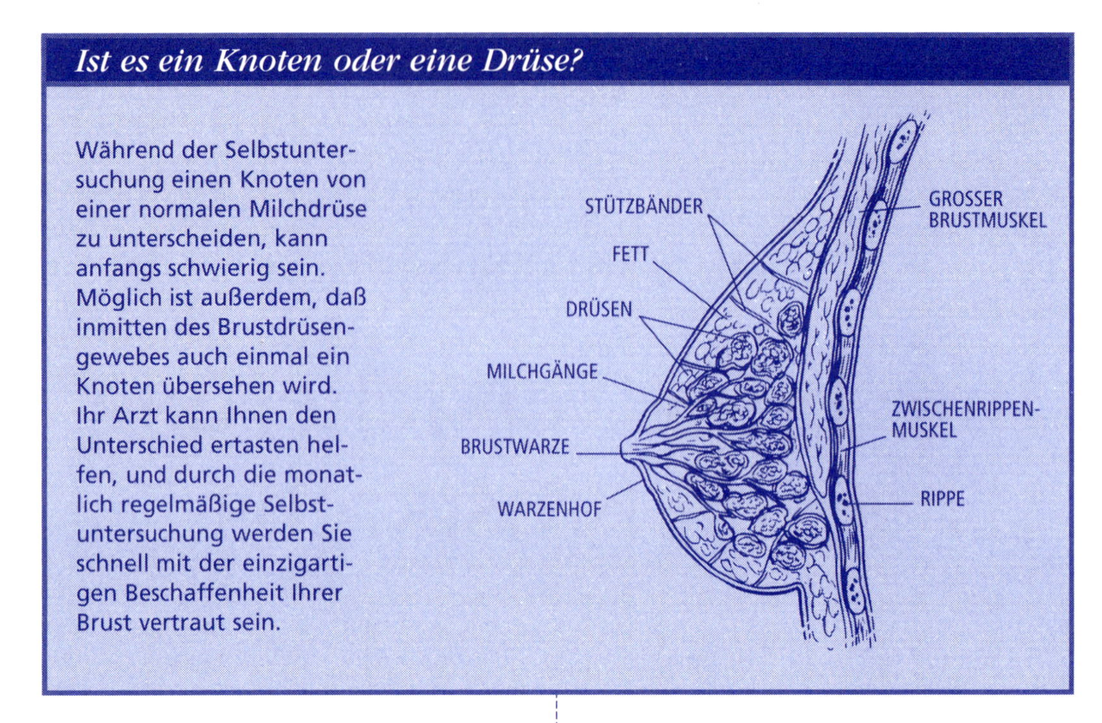

Bedenklich ist, wenn Frauen, denen der Arzt empfohlen hat, in regelmäßigen Abständen Mammographien durchführen zu lassen, weil er sie zu den »Risikofrauen« rechnet, dieses unterlassen.
Manche Frauen sind der Ansicht, sie brauchten solche Untersuchungen nicht, weil es in ihrer Familie noch nie einen Fall von Brustkrebs gegeben hat. Oder sie halten regelmäßige Kontrollen für überflüssig, wenn der Befund der Basismammographie normal war.
Weitere Gründe sind Angst vor der Strahlenbelastung oder Schmerzen während der Untersuchung.
Wenn das bei Ihnen der Fall ist, sollten Sie unbedingt ein klärendes Gespräch mit dem Arzt oder der Ärztin suchen. Obwohl sich mit der Mammographie eine Strahlenbelastung verbindet, kann es doch Gründe geben, dieses Risiko geringer einzuschätzen als das Risiko, einen eventuellen Brustkrebs erst sehr spät, möglicherweise zu spät, zu entdecken.

Die Selbstuntersuchung der Brust

Jede Frau sollte regelmäßig einmal im Monat ihre Brust untersuchen. Da die Brüste direkt vor der Menstruation empfindlicher, geschwollener und knotiger sein können, bietet sich als günstigster Untersuchungszeitpunkt der fünfte bis siebte Zyklustag an. Wenn Sie die Antibabypille oder andere Hormonpräparate einnehmen, sollten Sie Ihre Brüste vor Beginn einer neuen Monatspackung untersuchen.
Führen Sie die Selbstuntersuchung auch während der Schwangerschaft fort, auch wenn sich die Brüste jetzt knotiger und geschwollener anfühlen als sonst üblich – Brustkrebs kann in seltenen Fällen auch während der Schwangerschaft auftreten. Wurde bei Ihnen die Gebärmutter entfernt, oder haben Sie die Menopause schon hinter sich, dann setzen Sie die Brustuntersuchung für den ersten Tag jedes neuen Kalendermonats an.

Gutartige Gewebeveränderungen der Brust kommen bei vielen Frauen vor, und mit Hilfe der Selbstuntersuchung der Brust lernen Sie, zwischen »normalem« und »verdächtigem« Gewebe zu unterscheiden. Tatsächlich empfehlen viele Fachleute den Frauen, anfangs sogar einen Monat lang täglich ihre Brüste zu untersuchen, um so die »Geographie« ihrer Brüste kennenzulernen. Wenn Sie nicht wissen, wie Sie anfangen sollen, bitten Sie Ihren Arzt um Zusatzinformationen, die den Aufbau der Brust und die Gewebebeschaffenheit beschreiben.

Betrachten – die visuelle Inspektion

Die Selbstuntersuchung der Brust ist nicht schwer zu erlernen und nimmt jeden Monat nur ein paar Minuten Zeit in Anspruch. Stellen Sie sich zu Beginn zu Hause in einem gut beleuchteten Raum bequem vor einen großen Spiegel. Am Anfang suchen Sie nur mit den Augen nach Auffälligkeiten, beispielsweise einer Absonderung aus den Brustwarzen, Apfelsinenhaut, Eindellungen, Einziehungen und Abschilfern der Haut. Verschränken Sie danach die Hände hinter dem Nacken, und drücken Sie die Arme nach hinten, während Sie Ihre Brüste aufmerksam im Spiegel betrachten. Legen Sie die Hände schließlich fest auf die Hüften, und neigen Sie sich leicht zum Spiegel hin, indem Sie Schultern und Ellbogen vorziehen.
Achten Sie während dieser Inspektion auf folgende Charakteristika:

Größe und Symmetrie: Die Größe der weiblichen Brust variiert stark in Abhängigkeit vom Alter, von genetischen Faktoren, Geburtenzahl, Stillen, Gewichtsveränderungen und der Einnahme der Antibabypille oder anderer Hormone. In jedem Fall aber sollten die Brüste weitestgehend symmetrisch sein und die Brustwarzen leicht nach außen zeigen. Wirklich bemerkenswerte Abweichungen von dieser Norm sollte der Arzt untersuchen.

Beschaffenheit und Form: Die meisten Brüste sind fest und gerundet, sie können aber nach Schwangerschaft, Stillen oder Menopause weicher werden.

Hautfarbe: Die Hautfarbe Ihrer Brüste hängt von Ihrer individuellen Pigmentierung ab. Die Brüste können etwas heller als andere Hautareale sein, die dem Sonnenlicht gewöhnlich auch nicht ausgesetzt sind, die Färbung sollte allerdings durchgehend einheitlich sein. Auffallende Verfärbungen können auf eine Störung hinweisen. Eine Rötung deutet auf eine Entzündung oder Infektion hin, so beispielsweise auf eine Mastitis, eine beim Stillen häufiger vorkommende Entzündung der Brustdrüsen. Eine Blautönung kann durch eine vermehrte Blutzufuhr in diesem Bereich verursacht sein. Da auch dies auf eine Störung hindeuten kann, sollten Sie Ihren Arzt auch darüber informieren.

Oberflächenansicht: Die Haut der Brust sieht normalerweise glatt aus, kann sich aber durch Schwangerschaft, Stillen oder eine plötzliche Gewichtszunahme so stark dehnen, daß rötliche, im Laufe der Zeit wieder verblassende Streifen, sogenannte Schwangerschaftsstreifen oder Striae, entstehen. Liegen diese Streifen an beiden Brüsten vor, besteht kein Grund zur Besorgnis. Entwickelt sich aber eine Apfelsinenhaut, eine Verdickung der Haut mit großen Poren, oder entstehen Eindellungen an einer Brust, dann kann dies auf einen Tumor hindeuten.

Leberflecken, Geschwülste und Geschwüre: Achten Sie auf alle auffälligen Gewebeneubildungen und Muttermale auf der Haut sowie Veränderungen bereits bestehender.

Brustwarzen und Warzenhof: Untersuchen Sie Brustwarzen und Warzenhöfe (die pigmentierte Haut um die Brustwarze herum) auf Größe, Symmetrie, Färbung, Läsionen oder Absonderungen hin. Beide Brustwarzen und Warzenhöfe sollten in etwa dieselbe Größe haben. Durch Schwangerschaft und Stillen werden diese Brustpartien größer und auffälliger.

Die Pigmentierung von Brustwarzen und Brusthof variiert in der Tönung, sollte aber an beiden Brüsten einheitlich sein. Jede auffallende Farbe – Röte oder Blautönung – kann durch eine Infektion oder eine erhöhte Blutzufuhr in diesem Bereich bedingt sein und sollte vom Arzt untersucht werden.

Die meisten Brustwarzen zeigen nach außen, allerdings gibt es auch Hohl- oder Schlupfwarzen oder nach innen zeigende Brustwarzen. Zeigt eine Brustwarze normalerweise nach außen und zieht sich dann plötzlich entweder ohne Dazutun oder beim Bewegen der Arme ein, kann ein Tumor in dem Bereich vorliegen. Achten Sie auf entzündliche Hautausschläge sowie Gewebeneu- oder Geschwürbildungen an den Brustwarzen.

Plötzlich auftretende Absonderungen aus der Brustwarze sind ein weiteres Warnzeichen – es gibt aber auch Frauen, die ganz normal eine kleine Menge klarer, gelblicher oder milchiger Absonderung aus ihren Brustwarzen drücken können, vor allem gegen Ende der Schwangerschaft oder während der Stillzeit. Rosafarbene, blutige oder übelriechende Absonderungen sind in jedem Fall dem Arzt mitzuteilen.

Betasten – die manuelle Untersuchung

Der zweite Teil dieser Selbstuntersuchung läßt sich unter der Dusche leichter absolvieren. Sie können Ihre Finger einfach über die eingeseifte Haut gleiten lassen und sich so besser auf die Beschaffenheit Ihrer Brü-

Drei Dinge, auf die bei der manuellen Untersuchung zu achten ist

Nimmt auch die gründliche Untersuchung des Brustgewebes bei der Selbstuntersuchung der Brust den größten Raum ein, gibt es doch noch zwei weitere ebenso wichtige Untersuchungselemente. Harte oder geschwollene Achsellymphknoten im Brustbereich können der erste Hinweis auf ein Mammakarzinom sein. Dasselbe gilt für eine rosafarbene Absonderung aus der Brustwarze.

Arbeiten Sie immer kreisförmig im Uhrzeigersinn von außen nach innen und mit unterschiedlichem Druck, so daß nicht nur das oberflächliche Gewebe, sondern auch tiefer gelegene Gewebeschichten untersucht werden.

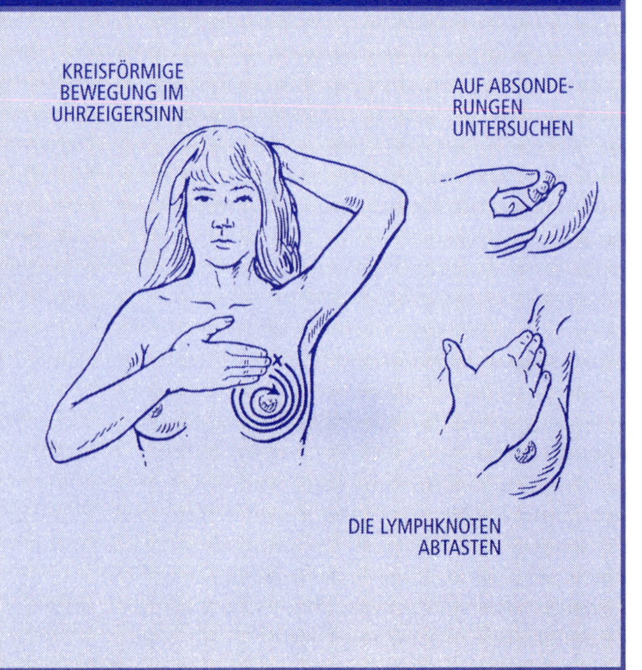

ste konzentrieren. Heben Sie den linken Arm, und beginnen Sie mit den empfindsamen Fingerbeeren der ersten drei Finger Ihrer rechten Hand, Ihre linke Brust zu untersuchen. Arbeiten Sie mit kleinen, kreisförmigen Bewegungen. Beginnen Sie im äußersten Brustbereich, und arbeiten Sie sich langsam im Uhrzeigersinn in immer enger werdenden Kreisen bis zur Brustwarze und zum Warzenhof vor. Arbeiten Sie mit unterschiedlichem Druck, und achten Sie auf Veränderungen in der Hautbeschaffenheit, unter der Hautoberfläche und in Rippennähe. Drücken Sie zum Schluß die Brustwarze, und warten Sie, ob eine Absonderung austritt. Wiederholen Sie den Vorgang an der rechten Brust.

Als nächstes steht die Untersuchung der Lymphknoten an. Erste Anzeichen auf Brustkrebs sind oft verhärtete, vergrößerte oder nicht frei bewegliche Lymphknoten. Heben Sie den linken Arm, und untersuchen Sie wieder mit den Beeren der ersten drei Finger den Bereich in und um die Achselhöhlen herum auf auffallende Knoten oder Geschwülste unter der Haut. Wiederholen Sie dieses am anderen Arm.

Nach dem Abtrocknen wiederholen Sie die Untersuchung flach auf dem Rücken liegend. Legen Sie ein Kissen oder ein zusammengefaltetes Handtuch unter Ihre linke Schulter, und heben Sie dann den linken Arm über den Kopf. Haben Sie große Brüste, dann rollen Sie sich etwas von der linken Seite weg, damit Sie das Brustgewebe besser untersuchen können. Tasten Sie die linke Brust kreisförmig in der bereits beschriebenen Technik ab. Untersuchen Sie die Brustwarze, und tasten Sie die Lymphknoten ab. Wiederholen Sie rechts.

Auch Frauen mit Brustimplantaten sollten Ihre Brüste jeden Monat selbst untersuchen und ein- bis zweimal im Jahr vom Arzt abtasten lassen. Wenn Sie folgende Auffälligkeiten beobachten, informieren Sie Ihren Arzt: Veränderungen in der Gewebebeschaffenheit, Größe, Form, Farbe oder im Aussehen der Brust, Absonderung aus oder Mißempfindungen um die Brustwarze herum, Brennen oder Schmerzen im Brustbereich, Steifigkeit in Brust, Schulter oder Oberarm oder Knoten in der Brust oder Achselhöhle.

Was ein Knoten auch sein kann

Entdecken Sie bei Ihrer Brustuntersuchung etwas Auffälliges – keine Panik: Vier von fünf Knoten, die während einer Selbstuntersuchung gefunden werden, stellen sich als gutartig heraus.

Sehr häufig finden Sie eine Verdickung in den Brüsten. Sie ist oft Ergebnis einer sogenannten ***fibrozystischen Mastopathie***, die durch lokal begrenzte feste oder mit Flüssigkeit gefüllte Knoten gekennzeichnet ist, die sich im Zeitraum vor der Menstruation bilden und anschwellen. Diese Erscheinung ist gutartig und entwickelt sich schätzungweise bei bis zu 50 Prozent aller Frauen im Alter zwischen 35 und 50 Jahren. Stellen diese fibrozystischen Knoten auch keine Gesundheitsgefährdung dar, so sind sie doch nur schwer von Mammakarzinomen abzugrenzen und bedürfen unbedingt der ärztlichen Beurteilung.

Weitere, in anderen Formen und Größen vorkommende gutartige Knoten:

Zysten sind glatte, mit Flüssigkeit gefüllte sackartige Geschwülste – sie können weich oder fest sein. Sie sind während der prämenstruellen Phase oft berührungsempfindlich. Zysten kommen typischerweise in beiden Brüsten vor und treten meist bei Frauen zwischen 35 und 50 Jahren auf.

Fibroadenome bestehen aus Binde- und Drüsengewebe. Sie fühlen sich fest, rund und gummiartig an und sind meist frei beweglich und berührungsunempfindlich. Diese Art Knoten tritt meist bei Frauen unter 30 Jahren auf. Obwohl sie gutartig sind, werden sie doch meist entfernt, da sie sich nicht von selbst wieder zurückbilden und

Gutartige Knoten

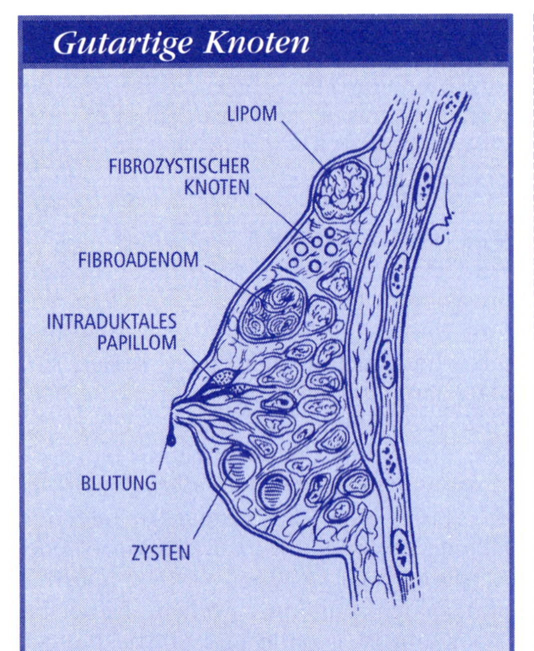

Finden Sie einen Knoten in Ihrer Brust, stehen die Chancen gut, daß er gutartig ist. Bei vier von fünf Knoten handelt es sich um die hier abgebildeten gutartigen Gewebeneubildungen:

- Fibrozystische Knoten, die zyklusabhängig anschwellen und sich nach der Menopause ganz zurückbilden
- Zysten, die gewöhnlich in beiden Brüsten vorkommen und sich meist zwischen dem 35. und 50. Lebensjahr entwickeln
- Fibroadenome, die fest, rund und gummiartig sind und häufiger bei jüngeren Frauen vorkommen
- Lipome, schmerzlose und münzgroße Knoten, die sich langsam und in erster Linie bei älteren Frauen entwickeln
- Intraduktale Papillome, kleine Knötchen, die unterhalb des Brustwarzenrandes lokalisiert sind und charakteristischerweise zwischen dem 40. und 50. Lebensjahr auftreten

Auch diese gutartigen Knoten müssen dem Arzt vorgestellt werden, damit sie differentialdiagnostisch von einem Mammakarzinom abgegrenzt werden.

weiterwachsen können – vor allem während Schwangerschaft und Stillzeit.

Lipome sind einzelne, schmerzlose Knoten, die meist bei älteren Frauen auftreten. Diese in ihrer Größe stark unterschiedlichen Geschwülste bestehen aus Fettgewebe. Sie wachsen nur langsam, sind weich und frei beweglich. Häufig wird zur Diagnosesicherung eine Biopsie oder die komplette Entfernung der Geschwulst angeordnet.

Intraduktale Papillome sind kleine, warzenähnliche Geschwülste in den Milchgängen in der Nähe der Brustwarze. Diese Knötchen kommen gewöhnlich im fünften Lebensjahrzehnt vor, entwickeln sich am Rand der Brustwarze und können dort Blutungen verursachen.
Sind diese Störungen auch nicht weiter besorgniserregend, fällt doch oft die diagnostische Abgrenzung vom Mammakarzinom schwer. Wichtig ist, daß Sie Ihrem Arzt alle Veränderungen an Ihren Brüsten mitteilen, und mögen Sie Ihnen noch so unbedeutend erscheinen. Wenn Sie noch nicht in den Wechseljahren sind, rät der Arzt gewöhnlich, den Knoten noch ein oder zwei Zyklen lang daraufhin zu beobachten, ob er auf die normalen hormonellen Schwankungen anspricht. Wenn Sie die Menopause bereits hinter sich haben, wird meist sofort versucht, die Störung diagnostisch abzuklären, da ältere Frauen ein erhöhtes Brustkrebsrisiko haben. Eine siebzigjährige Frau hat ein doppelt so hohes Erkrankungsrisiko wie eine fünfzigjährige.
Die monatliche Selbstuntersuchung der Brust ist eine der wichtigsten Waffen im Kampf gegen den Brustkrebs und hilft Veränderungen aufzudecken, die zwischen den regelmäßigen jährlichen Früherkennungsuntersuchungen auftreten. Ein Ersatz für die klinischen Untersuchungen und regelmäßigen Mammographien kann sie aber nicht sein.

Bei der jährlichen Früherkennungsuntersuchung können Sie sich von Ihrem Arzt erklären lassen, wie bei der Selbstuntersuchung der Brust vorzugehen ist. Lassen Sie sich die Technik einmal zeigen, und probieren Sie es dann selbst aus, so daß der Arzt sehen kann, ob Sie sie korrekt ausführen.

Mammographie

Im Rahmen der Brustkrebs-Früherkennung ist die Mammographie die effektivste Untersuchungsmethode. Mit der Mammographie lassen sich Knoten entdecken, die zu klein sind, um ertastet zu werden.

Bei der Mammographie handelt es sich um eine Röntgenuntersuchung, die die inneren Strukturen der Brust ohne Injektion von Kontrastmitteln sichtbar macht. Mit den bei der Brustkrebs-Früherkennungsuntersuchung durchgeführten Mammographien lassen sich bei ansonsten symptomlosen Frauen unerkannte Erkrankungen nachweisen. Mammographien helfen außerdem, einen Knoten oder andere während der ärztlichen oder eigenen Untersuchung der Brust festgestellte Veränderungen zu identifizieren. Insgesamt hat die Mammographie in Verbindung mit der Brustselbstuntersuchung eine Treffsicherheit von mehr als 90 Prozent. Aber dennoch werden immer wieder Tumore – selbst solche, die groß genug sind, um ertastet zu werden – vor allem im dichten Brustgewebe jüngerer Frauen bei der Mammographie übersehen.

Bei Frauen mit einem erhöhten Brustkrebsrisiko können zusätzlich zu den Mammographien im Rahmen der Brustkrebs-Früherkennungsuntersuchung weitere Mammographien sinnvoll sein. Etwa jede fünfte Frau hat aufgrund ihrer Familiengeschichte (eine Mutter, Schwester oder Tante mit Brustkrebs) ein erhöhtes Risiko. Weitere Faktoren, die mit einem erhöhten Brustkrebsrisiko verbunden sind, sind Kinderlosigkeit oder Erstschwangerschaft nach dem 30. Lebensjahr, früher Menstruationsbeginn oder späte Menopause. Darüber hinaus deuten verschiedene Studien darauf hin, daß Frauen über 40 Jahre, deren Mammographie besonders auffällige Milchgänge oder dichtes Brustgewebe zeigt, ebenfalls ein erhöhtes Brustkrebsrisiko haben.

Die Strahlenbelastung durch die Mammographie ist gering. Dem heutigen Wissensstand zufolge überwiegt der Nutzen einer frühzeitigen Brustkrebserkennung und -behandlung alle hypothetischen Risiken einer radiologischen Strahlenbelastung – das gilt vor allem bei Frauen über 50 Jahren. Der diagnostische Nutzen anderer bildgebender Diagnoseverfahren wie der Kernspinresonanztomographie bzw. MR-Tomographie (MRT) im Bereich der Mammadiagnostik wird noch erforscht.

Was Sie bei der Untersuchung erwartet

Vor der Mammographie gibt es keine speziellen Nahrungseinschränkungen oder -vorschriften, an die Sie sich halten müssen. Möglich ist allerdings, daß der Arzt Sie anweist, schon einen Tag vor der Untersuchung weder ein Deodorant zu benutzen noch Hautpuder oder Hautlotionen auf Brüste oder Achselhöhlen aufzutragen. Am Untersuchungstag ziehen Sie sich am besten etwas Zweiteiliges an, da Sie den Oberkörper entblößen müssen. Beim Gedanken daran, sich von der Taille aufwärts entkleiden und Ihre Brüste für verschiedene Röntgenaufnahmen manipulieren zu lassen, fühlen Sie sich vielleicht nervös, ängstlich, oder es ist Ihnen schlichtweg peinlich. Scheuen Sie sich nicht, vor der Untersuchung Ihre Ängste und Bedenken dem Arzt mitzuteilen. Lassen Sie sich vorher erklären, was genau auf Sie zukommt.

Bei der Mammographie werden beide Brüste zwischen zwei Kunststoffplatten zusammengepreßt, damit die innere Struktur der Brust röntgenologisch dargestellt werden kann. Die Mammographie gesunder Frauen – bei der jeweils zwei Aufnahmen von jeder

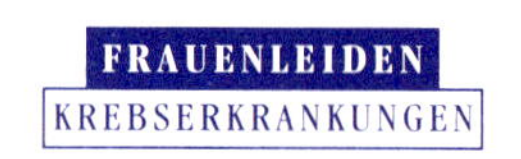

Brust gemacht werden, eine von oben und eine seitlich – dauert im allgemeinen nicht länger als 10 bis 15 Minuten.
Ist die Mammographie auch relativ schmerzlos, ist sie doch vielen Frauen unangenehm, weil die Brust bei diesem Verfahren zusammengedrückt wird. Dieser Druck muß sein, um gute Detailaufnahmen von der inneren Bruststruktur zu bekommen, er dauert auch nur ein paar Sekunden an. Kann die Mammographie auch grundsätzlich in jedem Zyklusabschnitt effektiv durchgeführt werden, verschieben viele Frauen die Untersuchung doch auf die ersten zwei Zykluswochen, wenn ihre Brüste weniger geschwollen und schmerzempfindlich sind.
Wichtig ist, daß der Arzt oder Radiologe die Befunde mit Ihnen bespricht. Möglicherweise sind zur Befundsicherung noch weitere sogenannte Zielaufnahmen oder eine Biopsie nötig.
Auch Frauen mit Brustimplantaten sollten sich regelmäßigen Mammographien unterziehen. Nach einer Brustvergrößerung ist der Tumornachweis schwieriger, vor allem bei Frauen, bei denen sich um die Implantate herum Narbengewebe gebildet hat, deren Implantate vor Muskelgewebe liegen oder die nur wenig Brustgewebe haben – was nach einer Brustimplantation häufig der Fall ist. Diese Frauen sollten sich einen Radiologen mit besonderer Erfahrung im Bereich der Brustimplantate suchen. Die Mammographie selbst sollte in diesen Fällen in einer Spezialtechnik ausgeführt werden, da die Implantate – ob mit Kochsalzlösung oder Silikon gefüllt – die Röntgenstrahlen abschwächen können.
Ganz wichtig ist es, dem Arzt oder Röntgenassistenten mitzuteilen, daß Sie ein Brustimplantat haben, damit er während der Untersuchung darauf speziell achten kann. So werden von jeder vergrößerten Brust vier bis sechs Röntgenaufnahmen mit niedriger Strahlendosis gemacht, wobei das Implantat so zur Seite geschoben wird, daß das Brustgewebe möglichst gut aufgenommen wird. Diese Technik ist zeitintensiver als die übliche Mammographie.
Verschiedene Meinungen gehen dahin, daß bei Frauen mit Brustimplantaten häufiger Mammographien vorgenommen werden sollten, um Risse oder Undichtigkeiten im Implantat nachzuweisen. Gegen diese Meinung spricht die Tatsache, daß die erhöhte Strahlenbelastung ein größeres Krebsrisiko darstellt. Außerdem kann die Kompression der Brüste während der Mammographie selbst Risse im Implantat verursachen, vor allem bei den mit Kochsalzlösung gefüllten Prothesen. Haben Sie Brustimplantate, fragen Sie Ihren Arzt, ob häufigere Mammographien ratsam sind. Er hilft Ihnen zu entscheiden, ob der Nutzen die möglichen Risiken überwiegt.

Ein auffälliger Befund – und dann?

Wird während einer Untersuchung ein Knoten gefunden, werden zusätzliche Untersuchungen angeordnet. Vergessen Sie jetzt nicht, daß lediglich 20 Prozent der per Biopsie untersuchten Knoten bösartig sind. Und selbst bösartige Tumore, also Karzinome, sprechen, wenn sie frühzeitig erkannt werden, sehr gut auf eine Behandlung an. Ein frühzeitig erkannter Tumor kann meist brusterhaltend operiert werden.
Als erster Schritt steht wahrscheinlich eine Mammographie zur näheren Beurteilung der Geschwulst an. Erhärtet der Befund den Verdacht auf ein Mammakarzinom, kann eines oder mehrere der nachfolgenden zusätzlichen Verfahren der Mammadiagnostik durchgeführt werden:

Bei der Ultraschalldiagnostik werden Hochfrequenz-Schallwellen in die Brust gesandt. Die reflektierten Echoimpulse werden in elektrische Impulse verwandelt, verstärkt und auf einem Monitor dargestellt und ergeben so ein Bild von der inneren Struktur der Brust. Mit dem Ultraschallverfahren läßt sich exakt zwischen festen und mit Flüssigkeit gefüllten Knoten unterscheiden. Es kann allerdings keine kleinen Kalziumablagerungen, die auf ein Karzinom hinweisen können, und auch keine kleinen Tumoren erkennen. Wird während der Schwangerschaft ein verdächtiger Knoten gefunden, ist das Ultraschallverfahren zum Wohle des ungeborenen Kindes einer Mammographie vorzuziehen.

Die Thermographie bestimmt das Temperaturmuster der Haut. Umschriebene Areale, sogenannte »hot spots«, können auf einen abweichenden Befund hinweisen. Ist die Thermographie auch risikolos, wird sie doch als weniger zuverlässig eingeschätzt als die Mammographie. Als Zusatzverfahren zur Mammographie wird sie manchmal eingesetzt.

Bei der Diaphanoskopie oder Transillumination wird die Brust mit einer Lichtquelle durchleuchtet. Dieses Verfahren kann zwischen einer festen Geschwulst und einer mit Flüssigkeit gefüllten Zyste unterscheiden. So kleine Tumoren aber, wie sie mit der Mammographie nachzuweisen sind, bleiben bei ihr unerkannt.

Die Feinnadelbiopsie gibt zu erkennen, ob ein Knoten aus festem Gewebe besteht oder mit Flüssigkeit gefüllt ist. Handelt es sich bei dem Knoten um eine Zyste, wird die Flüssigkeit abgesaugt und zum Nachweis von Krebszellen im Labor untersucht. Dieses Verfahren wird gewöhnlich ambulant und mit örtlicher Betäubung durchgeführt. Eine Weiterbehandlung ist nur selten nötig.

Bei der stereotaktischen Brustbiopsie, auch Mammotest genannt, wird aus einem festen Knoten eine Probe aus dem Gewebeinnersten genommen. Unter computertomographischer Kontrolle führt der Arzt die Nadel in das verdächtige Brustareal und entnimmt eine Probe zur mikroskopischen Untersuchung. Das Verfahren wird unter örtlicher Betäubung durchgeführt, hinterläßt keine Narben und gilt als höchst zuverlässig. Immer mehr Ärzte bedienen sich dieser Technik zur Diagnosesicherung und um einen Behandlungsplan aufzustellen.

Die chirurgische Biopsie ist die immer noch am häufigsten eingesetzte Methode zur Diagnosesicherung bei Verdacht auf Krebs. Nach chirurgischer Entfernung des Knotens wird das Gewebe mikroskopisch untersucht. Dieses Verfahren wird gewöhnlich ambulant unter Lokalanästhesie oder Vollnarkose vorgenommen, die Patientin kann noch am selben Tag nach Hause gehen.

Wenn eines dieser Untersuchungsverfahren bei Ihnen durchgeführt werden soll und Sie Zweifel an der Notwendigkeit haben, dann sprechen Sie offen mit Ihrem Arzt darüber, und holen Sie gegebenenfalls eine zweite Meinung ein, vielleicht sogar von einem Onkologen oder einem onkologischen Zentrum. Das deutsche Krebsforschungszentrum hat unter der Telefonnummer 06221/410121 einen Krebsinformationsdienst, kurz KID genannt, eingerichtet. Kostenlos und anonym erhalten hier die Anruferinnen aktuelle Auskünfte zu allen Fragen, die sich im Zusammenhang mit einer Krebserkrankung ergeben können.
Vergessen Sie nie, daß die Selbstuntersuchung der Brust und Mammographien Ihr Leben retten können – der Aufwand lohnt sich also wirklich!

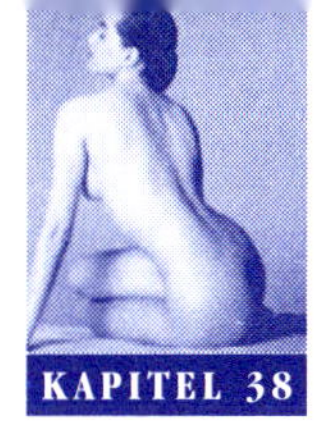

KREBSERKRANKUNGEN

Gebärmutterhalskrebs – ein vermeidbares Schicksal

Gehören Sie zu den Frauen, die regelmäßig zur Kontroll- oder Krebs-Früherkennungsuntersuchung zum Gynäkologen gehen, dann dürfen Sie erleichtert aufatmen. Gebärmutterhalskrebs bzw. das Zervixkarzinom ist, wenn es in seinen Frühstadien erkannt und rechtzeitig behandelt wird, fast immer heilbar. Seit den vierziger Jahren, d. h. seit Einführung der Zellabstrichuntersuchung, ist die Sterberate beim Zervixkarzinom um beinahe 75 Prozent gesunken. Damit gehört diese Krebsart zu den am ehesten zu heilenden Krebserkrankungen überhaupt.

Und doch ist der Kampf gegen den Gebärmutterhalskrebs bei weitem nicht gewonnen. 1993 betrug Angaben des Robert Koch Instituts zufolge die geschätzte Zahl der jährlich an Gebärmutterhalskrebs Erkrankten in der Bundesrepublik Deutschland 7000. Ein nicht unerheblicher Prozentsatz davon stirbt immer noch an dieser Krankheit, weil zu spät diagnostiziert wurde, um noch effektiv behandeln zu können. Viele dieser Todesfälle hätten durch regelmäßige Früherkennungsuntersuchungen und eine frühzeitige Behandlung verhindert werden können.

Gebärmutterhalskrebs ist bei Frauen nicht so häufig wie andere Krebserkrankungen. So erkrankten 1993 beispielsweise 42 600 Frauen an Brustkrebs, 11 000 am Endometriumkarzinom und 7900 an einer Krebserkrankung der Eierstöcke, dem Ovarialkarzinom.

Frühwarnzeichen,

die einzelnen Krankheitsstufen

Der knapp drei Zentimeter lange Gebärmutterhals stellt das schmale Endstück der Gebärmutter, das in den oberen Teil der

Die drei Stadien atypischen Zellwachstums

In zirka 50 Prozent bildet sich die erste Stufe atypischen Zellwachstums, die zervikale intraepitheliale Neoplasie, von selbst zurück. Diese abnormen Zellen können sich aber auch zu einem echten Karzinom weiterentwickeln – dann ist eine sofortige Behandlung lebenswichtig. Wird der Krebs entfernt, solange er noch nicht invasiv ist, d.h. solange er auf die Zervixoberfläche begrenzt ist, ist in der überwiegenden Mehrzahl der Fälle eine vollständige Heilung möglich. Kann sich der Krebs dagegen weiterentwickeln und wird invasiv, d.h. dringt in tiefere Gewebeschichten vor, dann nimmt die Chance, ihn noch stoppen zu können, rapide ab.

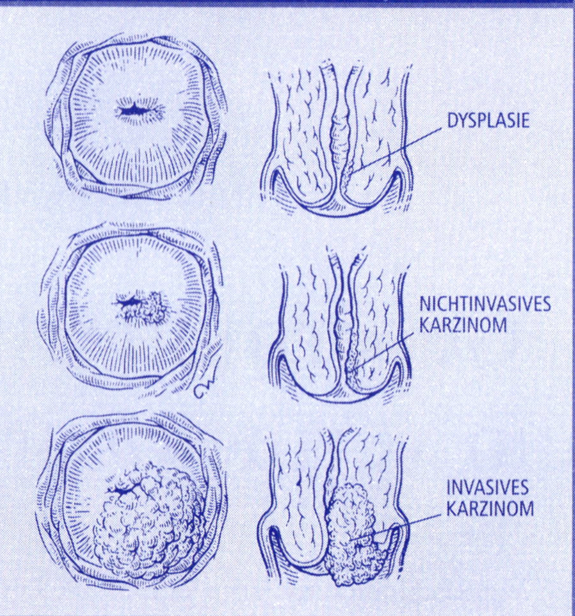

Vagina übergeht, dar. Die mit Schleimhaut – ähnlich der Mundschleimhaut – ausgekleidete Zervix besteht aus Bindegewebe und ist mit einem Nervennetz durchzogen, das durch Aussendung elektrischer Signale an das Gehirn und Rückenmark auf Druck reagiert. Am Ende einer Schwangerschaft wird die Zervix einige Wochen vor der Geburt bzw. Wehenbeginn, wenn der Druck durch die Gebärmutter immer größer wird, dünner und beginnt sich zu weiten, um dem Kind den Weg durch den Geburtskanal zu erleichtern.

Gebärmutterhalskrebs entwickelt sich normalerweise über einen langen Zeitraum. Am Anfang steht eine Fehlentwicklung bislang gesunder Zervixzellen. Die Krankheit entwickelt sich dann stufenweise weiter, wie im folgenden beschrieben.

Zervikale intraepitheliale Neoplasie (CIN). Bei dieser auch zervikale Plattenepitheldysplasie genannten Krankheitsstufe handelt es sich noch um eine Krebsvorstufe – um die ersten Zellveränderungen, die sich bei manchen Frauen zu einem Karzinom weiterentwickeln können. Da sich aber nicht vorhersagen läßt, welche CIN sich zu einem Karzinom weiterentwickelt, ist eine frühe Erkennung und Behandlung so wichtig.

Eine zervikale Plattenepitheldysplasie kommt recht häufig und bei immer jüngeren Frauen vor – mit zirka 17 Jahren bis Anfang 20.

Nichtinvasives Karzinom. Eine sehr frühe Zervixkarzinomform ist das sogenannte *Carcinoma in situ* oder auch nichtinvasives oder Oberflächenkarzinom. Dieses abnorme Zellwachstum betrifft lediglich die oberste Schicht der Zervixzellen und dringt nicht in tiefere Gewebeschichten der Zervix oder anderer Organe des Fortpflanzungsapparats vor. Unbehandelt entwickelt sich ein solches *Carcinoma in situ* gewöhnlich zu einem invasiven Zervixkarzinom weiter. Diese Krebsvorstufe tritt meist bei Frauen im Alter zwischen 30 und 40 Jahren auf.

Invasives Zervixkarzinom. In diesem Stadium ist der Krebs tief in die Zervix und möglicherweise auch in benachbartes Gewebe und Nachbarorgane eingedrungen. Das invasive Zervixkarzinom ist fast immer heilbar, wenn es früh diagnostiziert und sofort behandelt wird. Hat sich die Erkrankung jedoch schon außerhalb des Fortpflanzungsapparats ausgebreitet, läßt es sich nur in fünf Prozent der Fälle wirksam behandeln. Das invasive Zervixkarzinom kommt am häufigsten bei Frauen im Alter zwischen 40 und 60 Jahren vor.

Wer hat ein erhöhtes Risiko?

Grundsätzlich können alle Frauen eine zervikale Plattenepitheldysplasie und ein Zervixkarzinom entwickeln. Die genaue Ursache ist nicht bekannt, es wurden allerdings verschiedene Faktoren ausgemacht, die das Risiko, an einer zervikalen Plattenepitheldysplasie und einem Zervixkarzinom zu erkranken, erhöhen können. Zu diesen Faktoren zählen:

Rauchen. Im Gebärmutterhalsgewebe von Raucherinnen wurden chemische Substanzen, die in Zigaretten und Zigarettenrauch enthalten sind, gefunden. Diese chemischen Substanzen können die Zervixzellen schädigen und deren Infektabwehr schwächen sowie für die Entwicklung abnormen Zellwachstums anfälliger machen.

Früher Sexualverkehr. Frauen, die bereits in jungen Jahren regelmäßigen Sexualverkehr haben, scheinen für die Entwicklung eines Zervixkarzinoms anfälliger zu sein. Das läßt sich zum Teil damit erklären, daß die sich noch entwickelnden Zellen im Gebärmutterhals junger Frauen empfindlicher sind als die reifen Zervixzellen älterer Frauen und durch die beim regelmäßigen Geschlechtsverkehr entstehenden leichten Abschürfungen eher verletzt werden können. Teenager, die rauchen und regelmäßigen Geschlechtsverkehr haben, haben damit ein doppelt hohes Risiko.

Sexuell übertragbare Krankheiten (STDs). Eine zervikale Plattenepitheldysplasie kann sich nach Infektion mit einer sexuell übertragbaren Krankheit entwikkeln. Das *Herpes-simplex*-Virus vom Typ II, ein häufiger Erreger, stand vor einiger Zeit noch im Verdacht, eine Ursache für die zervikale intraepitheliale Neoplasie zu sein. Dann aber fanden die Wissenschaftler heraus, daß dieses Virus gar nicht in der Lage ist, normale Zellen in abnorme Zellen zu verwandeln. Ist die Verbindung zwischen STDs und dem Zervixkarzinom auch nicht eindeutig geklärt, gelten diese Krankheiten doch grundsätzlich als Risikofaktoren. Die Verbindung zwischen HIV (dem Aids-Erreger) und Zervixkarzinom ist sogar so deutlich, daß HIV-Infizierten heute geraten wird, alle sechs Monate eine Zervixabstrichuntersuchung vornehmen zu lassen.
Frauen mit häufig wechselnden Sexualpartnern haben ein erhöhtes Risiko für sexuell übertragbare Krankheiten. Teenager sind besonders gefährdet, vor allem für die Infektion mit dem Humanpapillomavirus (HPV) und Herpes. Aber auch eine monogam lebende Frau kann sich an einer sexuell übertragbaren Krankheit anstecken, wenn nämlich ihr Partner häufig die Partnerinnen wechselt.

Humanpapillomavirus (HPV). Es sind 60 verschiedene Typen sexuell übertragbarer Viren bekannt, doch nur einige von ihnen können kanzeröses Zellwachstum verursachen. Die Form des HPV, die Feigwarzen verursacht, soll auch für zelluläre Veränderungen, die letztlich zu Gebärmutterhalskrebs führen, verantwortlich sein. Bei bis zu 90 Prozent aller Zervixkarzinome läßt sich eine Verbindung zu einer HPV-Infektion nachweisen. Auf der anderen Seite entwickeln viele Frauen, die einmal eine HPV-Infektion hatten, nie eine zervikale Plattenepitheldysplasie oder ein Zervixkarzinom. Die durch das HPV verursachten Symptome lassen sich behandeln, das Virus selbst aber bleibt, einmal erworben, für immer im Körper. Die Symptome treten oft nach einer Behandlung immer wieder auf. Wird eine HPV-Infektion diagnostiziert, ohne daß eine zervikale Plattenepitheldysplasie vorliegt, ist keine aggressive Behandlung erforderlich.

Alter. Das Risiko für ein Zervixkarzinom steigt mit zunehmendem Alter. Wird die Erstdiagnose bei älteren Frauen gestellt, ist das Zervixkarzinom meist bereits im fortgeschrittenen Stadium. Und ausgerechnet in der Altersstufe der über Fünfundsechzigjährigen lassen nur noch wenige Frauen regelmäßig einen Pap-Test durchführen. Vielleicht sind auch Sie der irrigen Meinung, nach der Menopause nicht mehr regelmäßig zur Kontrolluntersuchung zum Gynäkologen zu müssen. Dann seien Sie hiermit eines Besseren belehrt.

Einkommen. Bei Frauen niedriger Einkommensschichten wird häufiger ein Zervixkarzinom entdeckt als bei Frauen höherer Einkommensgruppen. Eine mögliche Erklärung hierfür ist, daß sie einfach seltener von den Früherkennungsuntersuchungen Gebrauch machen.

Symptome der CIN und des Zervixkarzinoms

Die zervikale Plattenepitheldysplasie und die Frühstadien des Zervixkarzinoms haben keine sichtbaren Symptome. Ein abweichender Befund beim Pap-Test ist oft der erste Hinweis darauf, daß etwas nicht in Ordnung ist. Das Vorliegen einer CIN oder eines Zervixkarzinoms selbst läßt sich mit dem Test jedoch nicht nachweisen, sondern lediglich, daß einige Zervixzellen atypisch sind.
Das häufigste Symptom bei weiter fortgeschrittenem Zervixkarzinom sind Blutungsstörungen. Zwei Drittel aller Frauen mit fortgeschrittenem Zervixkarzinom klagen über Zwischenblutungen, wobei sich die Blutungsstärke vom normalen Regelfluß unterscheidet, oder über Blutungen nach dem Geschlechtsverkehr. Schließlich kommt es zu Dauerblutungen. Bei manchen Frauen breitet sich das Zervixkarzinom jedoch bereits dramatisch auf andere Körperbereiche aus, bevor es überhaupt zu Blutungen kommt.
Schmerzen in Beckenbereich, Beinen und Rücken sowie Beschwerden beim Wasserlassen (durch den Druck des Tumors verursacht) oder Blut im Urin können ebenfalls Spätsymptome eines Zervixkarzinoms sein.

Ungewöhnliches Zellwachstum erkennen und behandeln

Da die Heilungschancen bei der CIN und beim Zervixkarzinom weitestgehend von der Früherkennung abhängen, sind hier regelmäßige Krebsfrüherkennungsuntersuchungen von entscheidender Bedeutung. Der wichtigste Test ist hier die Zellabstrichuntersuchung, der sogenannte Papanicolaou-Abstrich oder Pap-Test. Zeigt der Pap-Test ein abweichendes Zellbild, wird mit einer Reihe weiterführender Untersuchungen die Ursache hierfür abgeklärt. Im folgenden lesen Sie nun, welche Verfahren zum Nachweis und zur Beurteilung ungewöhnlicher Zervixzellen zur Verfügung stehen.

Der Pap-Test

Bei diesem recht einfachen Verfahren werden mit einem Watteträger einige Zellen von der Schleimhaut am Übergang von Zervix und Vagina abgetupft. In diesem Bereich setzen normalerweise die Zellveränderungen ein, die letztlich zu einem Zervixkarzinom führen können.
Die Zellen werden auf eine Glasscheibe aufgetragen und zum Labor zur zytologischen Untersuchung gesandt. In dem Laborbericht werden Typ und Schweregrad

aller registrierten Zellveränderungen beschrieben. Mögliche Befunde des Pap-Tests sind ein normales Zellbild, eine leichte (CIN I), mittelschwere (CIN II) oder schwere Dysplasie (CIN III), ein *Carcinoma in situ* oder ein invasives Karzinom.

Was der Pap-Befund bedeuten kann

Wenn Sie von Ihrem Arzt erfahren, daß Ihr Pap-Abstrich einen beunruhigenden Befund zum Ergebnis hatte, dann bitten Sie ihn um detaillierte Angaben. Damit können Sie sich dann meist auch die nachfolgenden Diagnoseverfahren erklären.

Sind die Zellveränderungen durch eine Infektion bedingt, sind meist andere Diagnoseverfahren nötig, als wenn ein Krebs vermutet wird. Und Infektionen sind tatsächlich die häufigste Ursache für einen schlechten Pap-Befund. Hefepilz- sowie Virusinfektionen, wie eine Herpes- oder HPV-Infektion (Feigwarzen), können zu einer Entzündung der Zervixzellen führen. Zur Behandlung von bakteriellen Infektionen werden gewöhnlich Antibiotika eingesetzt; Hefepilzinfektionen werden mit einem Pilzmittel behandelt. Um zu überprüfen, ob die Behandlung erfolgreich verlaufen ist, wird der Pap-Test häufig ein bis zwei Monate später nochmals wiederholt.

Etwa 20 Prozent der Pap-Tests ergeben einen falsch-positiven Befund – bezeichnen also den zytologischen Abstrich fälschlich als verdächtig. Ein zweiter Pap-Test hilft hier, die verdächtigen Befunde zu bestätigen. Der zweite Abstrich darf aber nicht zu schnell nach dem ersten wiederholt werden, da die Zervixzellen Zeit zur Erneuerung brauchen.

Was nach einem negativen Pap-Test-Befund ansteht

Liegt dem abweichenden Abstrichbefund keine Infektion zugrunde, werden meist weitere Diagnoseverfahren zum Nachweis eines Zervixkarzinoms angeordnet. Dazu zählen ***Kolposkopie, endozervikale Kürettage, Schlingenexzision mit Elektrokauterisation*** oder ***Konisation***. Bestandteil jedes dieser Diagnoseverfahren ist

Die Zervix: kräftig und doch so empfindlich und verletzlich

Dieser schmale Kanal zwischen Gebärmutter und Vagina muß kräftig genug sein, um während der Schwangerschaft das sich entwickelnde Kind zu halten, aber auch elastisch genug, um ihm zum gegebenen Zeitpunkt Durchgang zu gewähren. Mit empfindlicher Schleimhaut ausgekleidet, ist er anfällig für eine Infektion mit dem Humanpapillomavirus (HPV), einer sexuell übertragbaren Krankheit, die mit der Entwicklung eines Zervixkarzinoms in Zusammenhang steht. Hatten Sie bereits einmal eine HPV-Infektion oder andere sexuell übertragbare Krankheiten, sollten Sie regelmäßig Zervixabstrichuntersuchungen durchführen lassen.

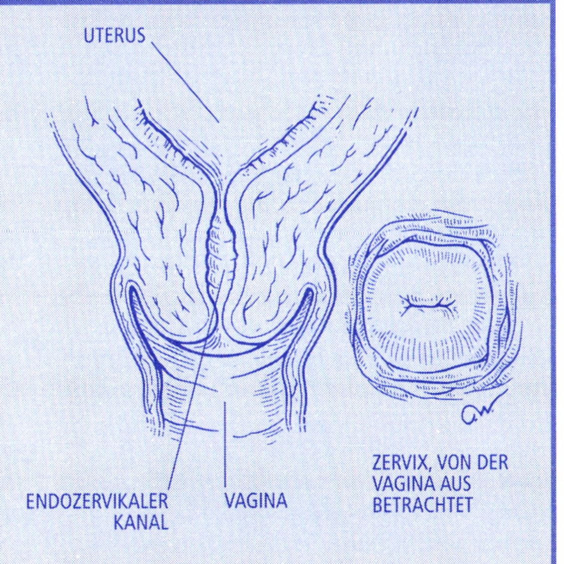

eine Biopsie des Zervixgewebes (Entnahme einer Gewebeprobe zur mikroskopischen Untersuchung). Auch eine Beckenuntersuchung gehört dazu, um in der Beckenregion Auffallendes feststellen zu können.

Kolposkopie. Bei diesem Verfahren wird ein mit starker Lichtquelle und Lupenvergrößerung ausgestattetes Kolposkop in die Vagina eingeführt und die Zervixoberfläche, die mit dreiprozentiger Essigsäure betupft wurde, um atypische Zellareale weiß oder gelb zu färben, untersucht. Kleine Bereiche dieses Areals können zur Biopsie mit einem speziellen Stanzinstrument entfernt werden. Eine Kolposkopie dauert etwa 15 Minuten und kann ambulant in der ärztlichen Praxis durchgeführt werden. Kann das Verfahren auch unangenehm sein, so ist es doch nicht wirklich schmerzhaft. Wird die Gewebeprobe aus dem Gebärmutterhals entnommen, so kann dies ein unangenehmes Gefühl, vergleichbar mit Menstruationskrämpfen, verursachen.

Endozervikale Kürettage. Bei dieser häufig im Rahmen einer Kolposkopie durchgeführten Kürettage werden Zellen aus dem inneren Anteil der Zervix geschabt. Selbst wenn nämlich die äußere Zervix kolposkopisch unauffällig erscheint, so kann die innere Zervix, die nicht eingesehen werden kann, doch Besonderheiten aufweisen. Das Adenokarzinom beispielsweise wächst im oberen Zervixanteil und ist ohne endozervikale Kürettage nur schwer nachweisbar. Es kommt bei jüngeren Frauen häufig vor und breitet sich schnell aus. Mit der Kombination Kolposkopie und endozervikale Kürettage lassen sich die meisten Zervixkarzinome mit großer Treffsicherheit nachweisen.

Schlingenexzision mit Elektrokauterisation und Konisation. Diese beiden umfangreicheren Methoden zum Nachweis ungewöhnlichen Zellwachstums lassen sich zur Behandlung der CIN und des invasiven Zervixkarzinoms im Frühstadium einsetzen. Bei der Schlingenexzision mit Elektrokauterisation wird zunächst verdächtiges Zervixgewebe mit einer scharfen Drahtschlinge entfernt und die Stelle sodann mit Elektrokauterisation ausgebrannt, um alle verbliebenen atypischen Zellen zu zerstören. Bei der Konisation wird mit dem Skalpell oder dem Laser ein kegelförmiges Gewebestück aus der Zervix zur Biopsie entfernt. Dieses Verfahren wird unter Vollnarkose und gewöhnlich ambulant im Krankenhaus durchgeführt. Die meisten Ärzte empfehlen eine Konisation nur, wenn andere Diagnoseverfahren bereits den Verdacht auf ein Karzinom erhärtet haben. Die Konisation hilft dann zu bestimmen, wieviel Gewebe bereits erkrankt ist. Da dabei ein Teil der Zervix entfernt wird, empfiehlt sie sich nur bei Verdacht auf ein invasives Zervixkarzinom und wenn eine umfassende Diagnose wirklich notwendig ist und wenn die Biopsien der anderen Verfahren bereits stark abweichendes Zellwachstum nachgewiesen haben.

Eine CIN behandeln

Bekommen Sie keine Panik, wenn Sie hören, daß Ihr Zervixabstrich positiv war. Denken Sie daran, daß sich die meisten atypischen Zellveränderungen, wenn sie rechtzeitig erkannt werden, erfolgreich behandeln lassen. Die Behandlungsmöglichkeiten hängen davon ab, wieviel des Zervixgewebes erkrankt ist.

Eine Möglichkeit bei der leichten Dysplasie (CIN I) ist einfach, abzuwarten und weiter zu beobachten. Bei 40 Prozent der Frauen bildet sich die leichte Dysplasie von allein wieder zurück. Zur Kontrolle werden einzig und allein regelmäßige Zervixabstrichuntersuchungen angesetzt – die aber sind ganz wichtig.

Die mittelschwere und schwere Dysplasie *(Carcinoma in situ)* bedarf einer aggressiveren Behandlung, bei der die atypischen Zellen entweder zerstört oder entfernt werden. Zu den Behandlungsmöglichkeiten zählen in diesem Fall ***Hysterektomie*** (chirurgische Entfernung der Gebärmutter samt Gebärmutterhals), ***Kryochirurgie*** (Vereisung des erkrankten Gewebes mit Kohlendioxid oder Stickstoff), ***Elektrokauterisation*** (Ausbrennen der atypischen Zellen mit einem Elektrostab), ***Laserchirurgie*** (Zerstörung der Zellen mit einem Laserstrahl), ***Exzision*** (Ausschneidung) und ***Konisation***.

Hysterektomie – Entfernung der Gebärmutter

Diese Operation wird manchmal zur Behandlung einer CIN III (präinvasives Karzinom) empfohlen. Stehen aber noch andere Behandlungsoptionen zur Verfügung, ist die Hysterektomie sicherlich nicht das Verfahren der Wahl, vor allem nicht bei noch bestehendem Kinderwunsch.

Langzeitfolgen. Die Hysterektomie hat beträchtliche Auswirkungen. Wird die Gebärmutter entfernt, gibt es auch keine Menstruation mehr. Bleiben die Eierstöcke intakt, produzieren sie weiterhin bis zur natürlichen Menopause Hormone. Werden sie aber mitentfernt, stellen sich plötzlich die typischen Wechseljahrssymptome wie Hitzewallungen, trockene Scheide und nächtliche Schweißausbrüche ein. Eine Hormonbehandlung kann diesen Symptomen vorbeugen oder sie zumindest reduzieren. Obwohl die Sexualfunktion – bis auf die Folgen der trockenen Vagina – nicht weiter beeinträchtigt sein sollte, beschreiben manche Frauen nach einer Hysterektomie Veränderungen im Sexualempfinden. In manchen Fällen kommt es zu einer leichten Verkürzung der Vagina.
Für viele Frauen hat die Hysterektomie auch eine starke psychische Komponente: Unabhängig davon, ob eine Frau sich noch Kinder wünscht oder nicht, fühlen viele durch die Entfernung der Gebärmutter ihre Identität als Frau in Frage gestellt. Auch dieser Aspekt muß in die Überlegungen, ob diese Operation durchgeführt werden soll, mit einfließen.
Die Rekonvaleszenz nach einer Hysterektomie beträgt vier bis sechs Wochen. Der Krankenhausaufenthalt dauert bis zu einer Woche.

Elektrokauterisation, Kryo- und Laserchirurgie

Bei diesen Behandlungsverfahren werden die Zellen auf der Zervixoberfläche zerstört, damit dort wieder gesunde, neue Zellen wachsen können. Die Verfahren werden meist ambulant in der ärztlichen Praxis und ohne Narkose durchgeführt.
Die Elektrokauterisation verursacht während und nach dem Eingriff mehr Schmerzen als die neueren Verfahren und führt auch zu mehr Narbenbildung auf der Zervix. Aus diesen Gründen wird sie heute auch seltener angewandt. In der Behandlung der CIN I und II ist sie aber weiterhin effektiv.
Kryo- und Laserchirurgie verursachen beide krampfähnliche Schmerzen während des Eingriffs und noch einige Wochen lang danach Scheidenausfluß. Nach der Laserbehandlung kann es auch zu Blutungen kommen. Nach beiden Verfahren ist bei manchen Frauen eine Nachbehandlung nötig, um sicherzustellen, daß alles kranke Gewebe zerstört worden ist.

Vor- und Nachteile. Vor allem der bei der Kryochirurgie behandelte Bereich läßt sich nur schwer kontrollieren, so daß – je nach Größe der eingesetzten Sonde – entweder zuviel oder zuwenig Gewebe zerstört wird. Die Chance, daß das erkrankte Gewebe schon beim erstenmal vollständig zerstört wird, ist bei der Laserchirurgie etwas größer. Weitere Vorteile der Laserchirurgie sind ihre Zielgenauigkeit – mit ihr läßt sich wirklich nur erkranktes Gewebe zerstören –

und ihre Reichweite – mit ihr läßt sich auch atypisches Zellwachstum in weiten Innenbereichen der Zervix, die der Kryochirurgie und der Elektrokauterisation nicht mehr zugänglich wären, behandeln.

Nachsorge. Nach der Elektrokauterisation, Kryo- und Laserchirurgie darf einige Wochen lang nichts in die Vagina eingeführt werden – damit sind Tampons, Vaginalduschen und Geschlechtsverkehr verboten. Nach vier Monaten sollte mit Hilfe eines weiteren Pap-Abstrichs und einer Kolposkopie überprüft werden, ob die Behandlung erfolgreich war. Da es aber nach diesen Behandlungen einige Zeit dauern kann, bis sich die Zellen regeneriert und repariert haben, sollte der Pap-Test in sechsmonatigen Intervallen so lange wiederholt werden, bis Ihr Arzt mit den Ergebnissen zufrieden ist.

Exzision

Hierbei handelt es sich sowohl um eine Behandlungsmethode (bei der geschädigtes Gewebe entfernt wird) als auch um ein Diagnoseverfahren. Bei der Exzision kann eine Gewebeprobe entnommen und anschließend untersucht werden. Auch die Ränder des erkrankten Gewebeareals können daraufhin untersucht werden, ob auch wirklich alle atypischen Zellen entfernt wurden. Diese Art der Beurteilung ist mit Methoden wie der Kauterisation und Laserchirurgie, die eine komplette Zerstörung des Gewebes zur Folge haben, um einiges schwieriger.

Und wenn es ein Zervixkarzinom ist?

Bestätigt die Biopsie, daß es sich bei den atypischen Zellen entweder um ein präinvasives (CIN II oder *Carcinoma in situ*) oder ein invasives Karzinom handelt, werden unverzüglich Ausmaß und Lokalisation der Erkrankung bestimmt.

Bei Verdacht auf ein bereits fortgeschrittenes Krankheitsstadium müssen häufig größere Gewebeteile für eine exakte Biopsie, die Aufschluß über das weitere therapeutische Vorgehen gibt, entnommen werden. Die Dilatation und Kürettage, Verfahren, bei denen die Zervix zunächst geweitet wird und sodann die Seiten des Zervixkanals und Uterus mit einem kleinen löffelartigen Instrument ausgeschabt werden, kommen ebenfalls als Diagnoseverfahren in Frage.

Mit Hilfe anderer Tests wird festzustellen versucht, ob sich die Krankheit bereits von der Zervix auf andere Körperbereiche ausgebreitet hat. Diese Bestimmung der Ausdehnung eines malignen Tumors und seine Zuordnung zu den Karzinomstadien bezeichnet man als Staging, das eine – unter Narkose durchgeführte – umfassende Beckenuntersuchung, Blut- und Urinuntersuchungen sowie eine Röntgenaufnahme der Brust umfaßt. Computertomographie (CT), Ultraschall und Kernspinresonanztomographie der Knochen, Leber und Milz sind weitere Diagnoseverfahren zur Bestimmung der Krankheitsausdehnung.

Gebärmutterhalskrebs behandeln

Ein präinvasives Karzinom (*Carcinoma in situ*) läßt sich mit denselben Verfahren behandeln, wie sie für die zervikale Plattenepitheldysplasie beschrieben wurden. Allerdings werden in diesem Fall Konisation und Hysterektomie häufiger empfohlen, um eine Krankheitsausbreitung zu verhindern. Unbehandelt entwickelt sich ein *Carcinoma in situ* gewöhnlich zu einem invasiven Karzinom. Unbehandelt dringt das invasive Zervixkarzinom in andere Beckenorgane ein, befällt dann die Lymphknoten in der Leiste, um sich schließlich in Lunge, Leber und Knochen auszubreiten – in diesem Fall spricht man von Fernmetastasen.

Operative Therapie und Strahlentherapie sind bei der Behandlung des invasiven Zervixkarzinoms gleich wirksam. Die Chemotherapie wird häufiger zur Behandlung von Rezidiven eingesetzt.

Operative Therapie

Die operative Therapie wird dann gewählt, wenn das Karzinom regional auf die Zervix begrenzt ist. Zur Verfügung stehen die totale Hysterektomie (Entfernung von Zervix und Uterus), radikale Hysterektomie (Entfernung von Zervix, Uterus, oberer Vagina und der regionären Lymphknoten), operative Entfernung des Tumors oder, wenn noch Kinderwunsch besteht, die reine Konisation. Die Wahl des Verfahrens hängt vom Alter der Frau, ihrer allgemeinen gesundheitlichen Verfassung sowie der Tumorgröße ab.

Strahlentherapie

Die Strahlentherapie, die die Fähigkeit der Zellen zu wachsen und sich zu teilen zerstört, läßt sich allein oder in Kombination mit der operativen Therapie zur Behandlung großer Tumoren und Karzinome, die sich bereits über die Zervix hinaus ausgebreitet haben, einsetzen. Es werden zwei verschiedene Formen der Strahlentherapie eingesetzt: die lokale Kontaktbestrahlung, bei der ein z.B. mit Radium gefülltes Röhrchen intrazvervikal und intrauterin gelegt und fest tamponiert wird, und die perkutane Hochvoltbestrahlung, bei der das erkrankte Gewebe mit hohen Strahlendosen direkt behandelt wird.

Die lokale Kontaktbestrahlung zerstört weniger von dem um das Karzinom gelegenen gesunden Gewebe und verursacht auch weniger Nebenwirkungen als die externe perkutane Hochvoltbestrahlung. Die radioaktiven Implantate werden durch die Vagina in Zervix und Uterus eingeführt. Diese lokale Kontaktbestrahlung ist nicht immer

Staging – Bestimmung der Karzinomausdehnung

Die Entscheidung über das weitere therapeutische Vorgehen beim invasiven Karzinom hängt davon ab, wieviel Gewebe bereits vom Krebs befallen ist. Mit Hilfe eines Klassifikationssystems, des sogenannten Stagings, wird beschrieben, wie weit sich ein maligner Tumor bereits ausgebreitet hat. Beim Zervixkarzinom unterscheidet man folgende fünf Stadien:

Stadium	Ausbreitung	Überlebensrate
Stadium 0	Carcinoma in situ	100%ige 5-Jahres-Überlebensrate
Stadium I	Auf die Zervix lokal begrenztes Karzinom	85%ige 5-Jahres-Überlebensrate
Stadium II	Das Karzinom dehnt sich auf das obere Drittel der Vagina oder auf Uterus-umliegendes Gewebe, nicht aber die Beckenwand, aus	50- bis 60%ige 5-Jahres-Überlebensrate
Stadium III	Das untere Drittel der Vagina und/oder die Beckenseitenwand und möglicherweise auch die Nieren sind bereits befallen	30%ige 5-Jahres-Überlebensrate
Stadium IV	Der Krebs hat sich über den Fortpflanzungstrakt hinaus ausgebreitet, Blase oder Rektum und weiter entfernt liegende Organe (meist Lunge oder Leber), die Knochen oder andere Körpersysteme sind befallen	5%ige 5-Jahres-Überlebensrate

möglich, wenn die Geweberegion bereits durch Krankheit oder frühere Operationen stark verändert ist.
Die perkutane Hochvoltbestrahlung kann ambulant vorgenommen werden, die lokale Kontaktbestrahlung macht gewöhnlich einen kurzen Krankenhausaufenthalt erforderlich, die Implantate werden nach zwei bis drei Tagen wieder entfernt.

Nebenwirkungen. Die Nebenwirkungen der Strahlentherapie sind unangenehm und können eine starke psychische Belastung darstellen. Durch die Bestrahlung wird auch gesundes Gewebe zerstört, der Körper reagiert negativ auf diese aggressive Behandlung. Die beim Zervixkarzinom eingesetzte Strahlentherapie zerstört auch die Eierstöcke. Zu den möglichen Nebenwirkungen zählen Durchfall, Übelkeit, Erbrechen, Blasenreizungen und Schmerzen beim Wasserlassen, Gewichtsabnahme und Appetitlosigkeit, Müdigkeit, Empfindungslosigkeit im Vaginalbereich (wenn die Vagina mit im Strahlenbereich liegt) und Hautreaktionen. Die in direktem Zusammenhang mit der Bestrahlung stehenden Nebenwirkungen verschwinden gewöhnlich wieder nach der Behandlung.
Da die Eierstöcke mitzerstört werden, führt die Strahlentherapie zu den typischen Wechseljahrsbeschwerden wie Hitzewallungen, trockene Scheide und nächtliche Schweißausbrüche.

Nachsorge. Nach der Behandlung des Zervixkarzinoms werden im ersten Jahr alle zwei Monate Zervixabstrichuntersuchungen zur Kontrolle anberaumt. Im zweiten Jahr betragen die Intervalle zwischen den Kontrolluntersuchungen vier Monate, im dritten und vierten Jahr sechs Monate, im fünften Jahr steht nur noch eine Kontrolluntersuchung an. Die Pap-Abstrichuntersuchungen können nach einer Strahlentherapie zu unterschiedlichen und ungenauen Ergebnissen führen, da durch die Bestrahlung Veränderungen in der Zellstruktur verursacht werden. In diesen Fällen ist eine Biopsie aussagekräftiger. Drei Monate nachdem die behandlungsbedingte Gewebeschädigung geheilt ist, sollte eine Biopsie nur noch normale Zellen aufweisen.

Heilungsaussichten
Nicht alle Zervixkarzinome sprechen gut auf eine Strahlentherapie an. Außerdem kehrt die Krankheit bei etwa einem Drittel aller Frauen, die wegen eines bereits fortgeschrittenen Zervixkarzinoms behandelt worden waren, gewöhnlich innerhalb von zwei Monaten nach der Therapie wieder. Krebsrezidive nach einer Strahlentherapie finden sich meist in der Zervix, dem Uterus, der oberen Vagina und der Beckenwand. Die nach einer Hysterektomie auftretenden Rezidive finden sich gewöhnlich im oberen Abschnitt der Vagina.
Zu den Symptomen, die auf ein Krankheitsrezidiv hindeuten können, zählen Gewichtsverlust, unerklärliche Schwellungen in beiden Beinen, blutiger Scheidenausfluß, Schmerzen im Oberschenkel oder Gesäß. Kommt es zu einem Karzinomrezidiv in der Beckenregion, ist die Prognose im allgemeinen günstig. Ungünstiger fällt die Prognose dagegen aus, wenn sich der Krebs bereits über die Beckenregion hinaus ausgebreitet hat.

Gute Gründe, optimistisch zu sein

Es gibt jedoch keinen Grund, pessimistisch in die Zukunft zu schauen. Wird die Diagnose frühzeitig gestellt und effektiv behandelt, ist aller Voraussicht nach mit einer kompletten Heilung zu rechnen.
Das Schlüsselwort aber ist »frühzeitig«. Um diese Voraussetzung erfüllen zu können, sind regelmäßige Zervixabstrichuntersuchungen sowie andere Schritte zur Früherkennung einer CIN und eines Zervixkarzinoms notwendig.

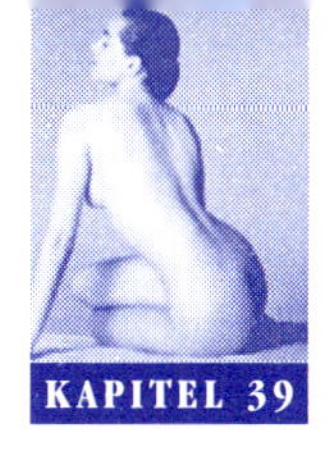

KREBSERKRANKUNGEN

Der Pap-Abstrich und was Sie dazu wissen müssen

Haben Sie mal in Ihren Terminkalender gesehen, ist es nicht wieder Zeit für Ihren Zervixabstrich? Und da stellt sich doch auch gleich die Frage: Warum ist er so oft nötig? Und was sagt er überhaupt aus?

Tatsächlich ist dieser Test eine der wichtigsten Entwicklungen im Bereich der Frauengesundheit. Es ist ein Suchtest zur Erkennung des Zervixkarzinoms. Seit seiner Einführung ist die Sterberate beim Zervixkarzinom drastisch gesunken. Damit wird der Pap-Abstrich zu einer Art von »Versicherung« gegen einen frühzeitigen Krebstod.

Eine Studie in British Columbia zeigte, daß im Jahr 1958 von 100000 Frauen 13 bis 14 jährlich aufgrund eines Zervixkarzinoms starben. 1966 ging diese Zahl auf elf bis zwölf Tote zurück, und 1974 waren es nur noch fünf bis sechs, womit ein insgesamt fünfzigprozentiger Rückgang erreicht war.

Neben seiner Fähigkeit, Krebs- und Krebsvorstufen zu erkennen, kann der Pap-Test Scheideninfektionen wie eine Hefepilzinfektion, Trichomoniasis oder Virusinfektionen nachweisen. Läßt der Pap-Test eine Entzündung erkennen, werden meist weitere Untersuchungen zum Nachweis von Infektionen der Gebärmutter, der Eileiter oder der Scheide, die manchmal völlig symptomlos verlaufen, angeordnet. In seltenen Fällen weist der Pap-Test auch Zellen nach, die ursprünglich aus dem Uterus stammen, was auf ein exzessives Endometriumwachstum hinweisen könnte.

Wann zum Pap-Test?

Wie oft ein Pap-Test nötig ist, darüber streiten sich die Geister. Die deutschen Krankenkassen empfehlen in ihrem Untersuchungsprogramm zur Früherkennung von Krebserkrankungen allen sexuell aktiven Frauen ab 20, jährlich einen Pap-Test machen zu lassen; denjenigen, die Hormone einnehmen, wird die Untersuchung zweimal jährlich angeraten. Wurde die Gebärmutter entfernt, kann die Zervixabstrichuntersuchung an der Scheidenwand vorgenommen werden.

Gründe für eine alljährliche Kontrolluntersuchung

Sie haben ein erhöhtes Risiko für ein Zervixkarzinom und sollten regelmäßig einmal im Jahr einen Pap-Test durchführen lassen, wenn Sie

- eine HPV-Infektion haben (Infektion mit dem Humanpapillomavirus, die Genitalwarzen verursacht und oft nur durch einen Pap-Test nachgewiesen wird, da viele Virusträgerinnen keine Feigwarzen haben)
- rauchen
- bereits früh sexuell aktiv wurden
- häufig wechselnde Sexualpartner hatten/haben
- die Antibabypille eingenommen haben
- eine Immunschwäche haben (beispielsweise durch eine HIV-Infektion oder Aids)
- mit Arzneimitteln, die das Immunsystem schwächen, behandelt werden
- eine Strahlentherapie hinter sich haben
- eine Mutter haben, die, während sie mit Ihnen schwanger war, Diethylstilbestrol eingenommen hat (dieses Mittel wurde früher bei Gefahr einer Fehlgeburt gegeben. Später fand man heraus, daß es das Risiko des Kindes, später einmal ein Zervix- oder Vaginalkarzinom zu entwickeln, erhöht)
- Sie einen Sexualpartner mit »hohem Risiko« haben (der beispielsweise Genitalwarzen hat)

Wie die Abstrichuntersuchung durchgeführt wird

Beim Pap-Test werden winzige Gewebeproben an ganz bestimmten Stellen aus der Zervixauskleidung entnommen.

Der Gebärmutterhals stellt den untersten Teil der Gebärmutter dar. Dieser zirka drei Zentimeter lange Kanal ragt in seinem unteren Ende zapfenförmig in die Scheide hinein. Von innen ist dieser Kanal mit schleimproduzierendem Drüsengewebe ausgekleidet. Dieses Drüsengewebe bezeichnet man auch als »Zylinderepithelgewebe«. Das Ende der Zervix ist mit flachem, glattem Gewebe, das der Scheidenauskleidung ähnelt, ausgekleidet und geht übergangslos in die Vagina über. Dieses Gewebe bezeichnet man als »Plattenepithelgewebe«. Die Trennung zwischen beiden Gewebearten wird an der sogenannten Epithelgrenze gezogen, dem Gebiet, in dem sich am häufigsten Krebs und Krebsvorstufen entwickeln, und damit dem Gebiet, dem beim Pap-Test die größte Bedeutung zukommt. (Es wird aber auch eine Gewebeprobe weiter innen im Zervixkanal entnommen.)

Die Epithelgrenze ist nichts Statisches, sondern unterliegt während der Pubertät und den fruchtbaren Jahren permanent Veränderungen, wenn das Plattenepithelgewebe das Drüsen- bzw. Zylinderepithelgewebe, das aus dem Zervikalkanal herauswächst, langsam überdeckt. Diesen Vorgang bezeichnet man als Plattenepithelmetaplasie. Die Epithelgrenze ist normalerweise an der Öffnung des Zervikalkanals oder, während der geschlechtsreifen Jahre der Frau, am äußeren Teil der Zervix, der »Portio«, lokalisiert, tritt aber nach der Menopause häufig in den Zervixkanal zurück. In diesen Fällen ist ein genauer Pap-Test schwierig, weshalb bei postmenopausalen Frauen ein Pap-Test häufiger als »technisch unbrauchbare Probe« oder »nicht zufriedenstellend« bezeichnet wird.

Bei Frauen, deren Mutter, während sie mit

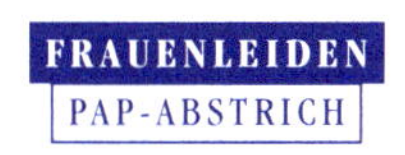

Die krebsgefährdete Zone - wo Vagina und Zervix sich treffen

Die Demarkationslinie, an der die schleimproduzierende Auskleidung des Zervikalkanals (nach der Form seiner äußeren Zellschicht »Zylinder«epithelgewebe genannt) mit der die Vagina auskleidenden Oberfläche (die aus Plattenepithelzellen besteht) zusammentrifft, wird Platten-Zylinderepithelgrenze oder schlicht Epithelgrenze genannt. In dieser verschieblichen Zone grundverschiedener Zellen kommt es am häufigsten zu ungewöhnlichem Zellwachstum. Damit ist auch die Abstrichentnahme aus diesem wichtigen Bereich beim Pap-Test mit von entscheidender Bedeutung.

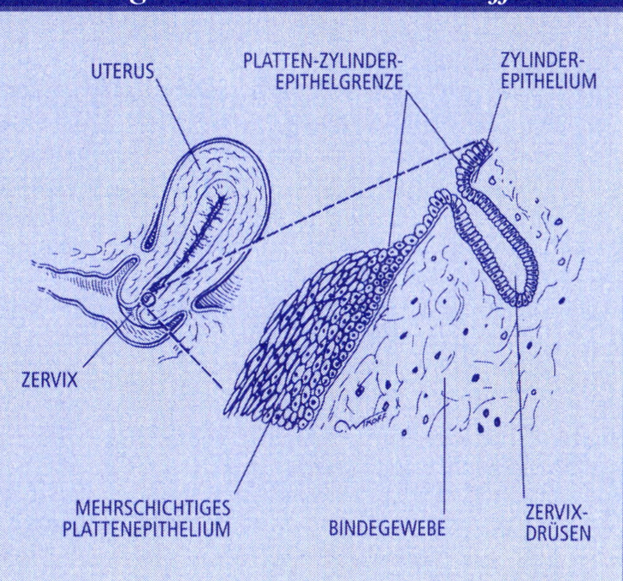

ihnen schwanger war, Diethylstilbestrol eingenommen hat, ist der Bereich mit Drüsen- bzw. Zylinderepithelgewebe auf der Außenseite der Zervix sehr ausgedehnt, reicht oft sogar bis in die Vagina hinein. Manche Experten halten dies für den möglichen Grund, warum diese Frauen ein erhöhtes Zervixkarzinomrisiko haben.

Um einen aussagekräftigen Pap-Test zu erhalten, bedarf es mehr, als nur das richtige Gewebe zu entnehmen. Die richtigen, durch die Frau zu schaffenden Voraussetzungen und die Instrumentarien des Arztes sind genauso wichtig, und schließlich müssen auch die Befunde richtig interpretiert werden.

Vorbereitung

24 bis 48 Stunden vor einem Pap-Test dürfen Sie weder eine Vaginaldusche vornehmen, irgendwelche Medikamente oder Cremes in die Vagina einführen noch Geschlechtsverkehr haben. Vaginalduschen nämlich können Zellen wegspülen, und Vaginalcremes und die beim Geschlechtsverkehr entstehenden Flüssigkeiten können von der Zervix abgestoßene Zellen schwerer auffindbar machen und auch verändern. Da auch Blut die Beurteilung der Zervixzellen erschweren oder unmöglich machen kann, sollten Sie Ihren Untersuchungstermin möglichst auf einen Zeitpunkt nach Ihrer Periode verlegen.

Instrumente

Zur Abstrichentnahme werden seit vielen Jahren schon ein hölzerner Spatel und ein einem Q-Tip ähnlicher Watteträger eingesetzt. Neuerdings werden auch Instrumente wie der Zyto- oder Zervixpinsel sowie Kunststoffspatel verwendet, weil sich damit mehr Zellen entnehmen lassen. Hauptnachteil dieser Instrumente mit pinsel- bzw. bürstenähnlicher Oberfläche ist, daß sie stärker abschleifend wirken und häufiger Blutungen verursachen. Deshalb werden sie gewöhnlich auch nicht bei Schwangeren eingesetzt.

Die Abstrichentnahme

1) Zunächst wird ein Spekulum in die Vagina eingeführt. Übermäßiges Zervixsekret wird abgetupft.

2) Der erste Abstrich wird von der Außenseite der Zervix entnommen, wobei der Watteträger oder der Spatel mit einer leicht wischenden Bewegung kreisförmig über die gesamte Portiooberfläche geführt wird. Das gewonnene Material wird gleichmäßig und möglichst dünn auf einen Objektträger ausgestrichen. Der Objektträger wird dann in ein Gefäß mit 96prozentigem Alkohol eingetaucht oder mit einem Fixierspray behandelt. Dadurch bleiben die Zellen in ihrem ursprünglichen Zustand und trocknen nicht ein.

3) Der nächste Abstrich wird aus dem Zervikalkanal entnommen, indem ein zweiter Watteträger mit leicht drehender Bewegung in den Zervikalkanal eingeführt wird. Das entnommene Material wird ebenfalls wieder auf einen Objektträger ausgestrichen und fixiert.

Hat Ihre Mutter während der Schwangerschaft mit Ihnen Diethylstilbestrol eingenommen, wird vielleicht ein dritter Abstrich aus dem obersten Zweidrittel der Vagina genommen, um nach einem Vaginalkarzinom zu suchen.

Die Befundauswertung

Die Objektträger werden zur Auswertung in ein Labor geschickt. Zunächst werden die Abstrichpräparate nach der von Papanicolaou angegebenen Methode gefärbt, um ein klares Zellbild zu erhalten. Das Zellbild wird sodann von einem Zytologen untersucht. Seine Aufgabe ist es, auf dem Objektträger unter den normalen Zellen ungewöhnlich aussehende herauszufiltern.

Wie ein Zervixabstrich entnommen wird

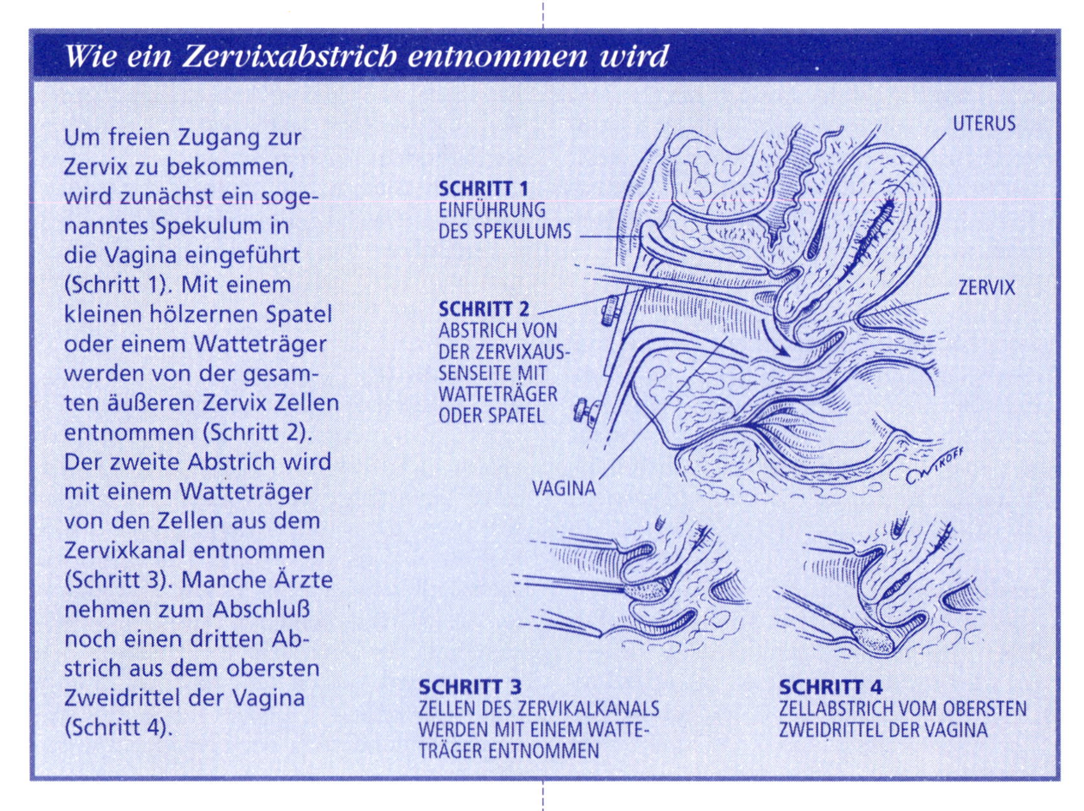

Um freien Zugang zur Zervix zu bekommen, wird zunächst ein sogenanntes Spekulum in die Vagina eingeführt (Schritt 1). Mit einem kleinen hölzernen Spatel oder einem Watteträger werden von der gesamten äußeren Zervix Zellen entnommen (Schritt 2). Der zweite Abstrich wird mit einem Watteträger von den Zellen aus dem Zervixkanal entnommen (Schritt 3). Manche Ärzte nehmen zum Abschluß noch einen dritten Abstrich aus dem obersten Zweidrittel der Vagina (Schritt 4).

Wie zuverlässig sind die Ergebnisse?

Die Treffsicherheit des Pap-Tests beträgt 80 bis 90 Prozent. Damit besteht das Risiko von eins zu fünf, daß das Testergebnis falsch ist. Am häufigsten kommen falsch-negative Ergebnisse vor. Das bedeutet, daß eine in der Zervix tatsächlich bestehende Zellanomalie nicht erkannt wird. Ebenfalls, wenn auch seltener möglich, sind falsch-positive Ergebnisse, die auf eine Zellanomalie hinweisen, obwohl eine solche in Wirklichkeit nicht vorliegt. Die Fehlerquote scheint hoch zu sein, es gibt aber eine ganze Reihe möglicher Fehlerquellen.

Wo der Fehler liegen kann

Bei der Frau. Durch Vaginalduschen können abnorme Zellen aus der Zervix herausgespült werden. Durch die Anwendung von Vaginalcremes oder -medikamenten und Geschlechtsverkehr vor einem Pap-Test können Substanzen in die Zervix gelangen, die das abnorme Zellbild verschleiern. Dasselbe gilt während der Menstruation für den Regelfluß.

Beim Abstrichpräparat. Es ist immer wieder mal möglich, daß beim Abstrich mit ungewöhnlichen Zellen besiedelte Bereiche übergangen werden. Das kann selbst dem erfahrensten Arzt passieren. Diese Art Fehler ist nie völlig auszuschließen und wird als intrinsischer Fehler bezeichnet. Trocknet das Abstrichpräparat vor der Fixierung bereits ein (das kann innerhalb von Sekunden passieren, da die Schicht sehr dünn ist) oder wird es nicht richtig fixiert, ist der Zellabstrich damit auch unbrauchbar.

Bei der Auswertung. Werden Zervixzellen abgestoßen, beginnen sie – was ganz normal ist – zu degenerieren. Dies kann bei der Laboruntersuchung zu Fehlinterpretationen mit dem Ergebnis falsch-positiver Ergebnisse führen. Auch hier spricht man wieder von einem intrinsischen Fehler. Und natürlich entstehen auch immer wieder Fehler, wenn der Zytologe schlecht ausgebildet ist, nicht sorgfältig genug vorgeht oder sich nicht genug Zeit für die Untersuchung nimmt. Deswegen ist das Stichwort »Qualitätskontrolle« in zytologischen Laboratorien ein immer wieder heiß diskutiertes Thema.

Welche Konsequenz aus der relativ hohen Fehlerquote zu ziehen ist

Die 10- bis 20prozentige Fehlerquote hat zu zwei wichtigen Empfehlungen geführt: Erstens, wenn Sie ein erhöhtes Zervixkarzinomrisiko haben, sollten Sie einmal im Jahr einen Pap-Test durchführen lassen. Die Wahrscheinlichkeit falsch-negativer Testergebnisse zwei Jahre hintereinander ist gering. Zweitens, wenn der Zervixabstrich bei Ihnen einen positiven Befund erbracht hat, sollte er wiederholt sowie weitere Untersuchungen durchgeführt werden – ein einzelner abnormer Befund ist noch keine Diagnose.

Die zytologische Auswertung und was sie aussagt

1991 wurde ein neues System zur Beurteilung und Beschreibung der Pap-Testergebnisse eingeführt. Dieses Bethesda genannte System erläutert die Ergebnisse stärker, als dies zuvor getan wurde. Zunächst einmal wird die Angemessenheit des Abstrichpräparats beschrieben und auch, ob Zeichen einer Infektion gefunden wurden. Fanden sich bei den Plattenepithelzellen am Ende der Zervix Anomalien, so werden diese beschrieben und (wenn möglich) einer Infektion, Entzündung oder präkanzerösen Veränderungen zugeordnet. Manchmal läßt sich die Anomalie nicht klassifizieren, in diesen Fällen werden die Zellen einfach als atypisch und als von unbestimmter Signifikanz beschrieben.

Zellen, die sich krebsartig verändern, werden entweder als geringgradige oder hoch-

gradige »Plattenepithelzelläsionen« beschrieben. Zu den geringgradigen Plattenepithelzelläsionen zählen leicht präkanzerös veränderte Zellen und Zellen, die Zeichen einer Infektion, wie beispielsweise einer HPV-Infektion, aufweisen. Sie werden in einer Gruppe zusammengefaßt, da sie nicht immer genau voneinander zu unterscheiden und die Therapie- und Nachsorgeempfehlungen für sie im allgemeinen ähnlich sind. Zu den hochgradigen Plattenepithelzelläsionen zählen mittelschwer und schwer präkanzeröse Zellen und das Stadium, in dem die gesamte Zervixauskleidung durch gleichmäßige atypische Zellen ersetzt ist *(Carcinoma in situ)*. Therapie und Nachsorge sind für all diese Läsionen gleich.
Beschrieben werden auch alle in den Zylinderepithelzellen beobachteten Anomalien. Bei diesen Zellen sind schon die als atypisch beschriebenen Zellveränderungen besorgniserregend, da eine Krebserkrankung des Drüsengewebes, so glaubt man, ihren Ausgang tief im Drüseninnern nimmt, es hier länger dauert, bis Krebszellen abschilfern und sie daher erst relativ spät erkannt wird. Deshalb machen abnorme Zylinderepithelzellen stets weitergehende Untersuchungen erforderlich. Manchmal wird Drüsenzellgewebe aus dem Uterus gefunden, ein solcher Befund kann, muß aber keine weitergehenden Untersuchungen nach sich ziehen – entscheidend hierfür ist die Zyklusphase, in der Sie sich gerade befinden, ob Sie die Menopause bereits hinter sich haben und ob die Zellen als atypisch beschrieben werden oder nicht.

Was die einzelnen Befunde aussagen

Sind die Ergebnisse Ihres Pap-Tests auffällig, sprechen Sie mit Ihrem Arzt darüber. Denken Sie daran, daß der Abstrichbefund noch lange keine Diagnose ist, sondern lediglich anzeigt, welche Maßnahmen als nächstes zu ergreifen sind.

Nicht zufriedenstellender und unbrauchbarer Zellabstrich

Wird der Zellabstrich als unbrauchbar oder nicht zufriedenstellend bezeichnet, bedeutet dies, daß auf dem Objektträger nicht genügend Zellen oder keine Drüsengewebezellen zur Beurteilung gefunden wurden. In manchen Fällen wird der Zellabstrich wiederholt, vor allem wenn der letzte Test einen abnormen Befund hatte oder Risikofaktoren für die Entwicklung abnormen Zellwachstums vorliegen. In anderen Fällen wird eine Wiederholung des Tests als nicht unbedingt erforderlich eingeschätzt – das gilt vor allem für postmenopausale Frauen und Frauen, bei denen die Epithelgrenze weit oben im Zervixkanal lokalisiert ist.

Infektionen

Der Pap-Test kann eine Trichomoniasis (eine sexuell übertragbare Scheideninfektion), eine Candidainfektion (Hefepilzinfektion) oder große Bakterienmengen, gewöhnlich Gardnerella (die häufigste Bakterienbesiedlung in der Vagina), nachweisen. Diese Infektionen können ohne Symptome verlaufen. Zu den weiterführenden Untersuchungen zählen hier die Entnahme und anschließende mikroskopische Untersuchung von Scheidensekret.
In ganz seltenen Fällen nur kann der Pap-Test auch mit dem Herpesvirus infizierte Zellen nachweisen. Da die Zervixabstrichuntersuchung aber kein zuverlässiger Test zum Herpesnachweis ist, darf ein solcher Befund nie als endgültige Diagnose betrachtet werden. Statt dessen sollte vielmehr eine Kultur zum Herpesnachweis angelegt werden.

Reaktive oder reparaturbedingte Veränderungen

Diese Veränderungen sind manchmal im Anschluß an eine Infektion oder einen Eingriff im Zervixbereich, wie einer Biopsie, zu beobachten. Ebenfalls können sie im Zervixzellabstrich von postmenopausalen Frauen

Wieso »Pap«-Test?

Pap ist die Kurzbezeichnung für den Namen des Arztes, Papanicolaou, der diese Zervixabstrichuntersuchung entwickelt hat und 1941 erstmals veröffentlichte. Nach Jahren der Forschung und wissenschaftlichen Überprüfung fand der Test in den fünfziger Jahren allgemeine Anwendung.

zu finden sein, da die geringe Östrogenmenge dazu führen kann, daß die Scheiden- und Zervixauskleidung sehr dünn wird und sich entzündet (atrophische Vaginitis). Außerdem weist die Zervix von Frauen, die ein Intrauterinpessar (IUP) zur Verhütung benutzen, oft durch die leichte Reizung durch den IUP-Faden reaktive Veränderungen auf. Eine ähnliche zu reaktiven Veränderungen führende Reizung kann der häufige Gebrauch eines Diaphragmas oder einer Portiokappe verursachen. Und auch Frauen, deren Beckenbereich mit Strahlentherapie behandelt wurde, können solche reaktive Veränderungen aufweisen. Ist die Ursache einer reaktiven Veränderung bekannt, wird im allgemeinen von weiterführenden Untersuchungen oder Behandlungen abgesehen. Bei unbekannter Ursache kann eine Wiederholung der Untersuchung nahegelegt werden.

Plattenepithelzellanomalien

Atypische Plattenepithelzellen unbestimmter Signifikanz bedeuten, daß abnorm aussehende Zellen gefunden wurden, wobei die genaue Ursache dieser Anomalie unbekannt ist. Ist eine solche Unterscheidung möglich, sollte angegeben werden, ob die Ursache eher entzündlicher oder präkanzeröser Art ist. Zur Abklärung wird meist eine Testwiederholung empfohlen.

Geringgradige Plattenepithelzelläsion bedeutet, daß Zellen gefunden wurden, die in einen Zustand unkontrollierten Wachstums übergehen. Wird dieses Zellwachstum als geringgradig beschrieben, wird die Anomalie als mild eingestuft. In etwa 50 Prozent dieser Fälle bilden sich diese Zellanomalien spontan wieder zurück. In 25 Prozent der Fälle jedoch bleibt diese Anomalie bestehen, und in den restlichen 25 Prozent entwickelt sie sich zu einer höhergradigen Anomalie und damit zu einem Karzinom weiter. Dann ist immer eine weitere Befundabsicherung nötig.

Hochgradige Plattenepithelzelläsion bedeutet, daß Zellen gefunden wurden, die eine mittelschwere bis schwere Anomalie aufweisen und sich in einen Zustand unkontrollierten Wachstums entwickeln. Die Wahrscheinlichkeit, daß die Zellen sich zu einem Karzinom weiterentwickeln, beträgt 50 bis 75 Prozent. Nach einem solchen Befund wird stets eine Biopsie angeraten, um zu überprüfen, ob diese Zellen tatsächlich Krebszellen sind.

Karzinom. Liegen bereits Krebszellen vor, wird eine Biopsie zur Absicherung des Pap-Befunds vorgenommen.

Drüsenzellanomalien

Endometriumzellen werden von der Uterusschleimhaut abgestoßen und sind manchmal im Zervixabstrich zu finden. Es gibt zwei Situationen beim Pap-Test, bei denen der Nachweis von Endometriumzellen auf schnelles oder unkontrolliertes Wachstum in der Gebärmutterschleimhaut hindeuten kann: Zum einen, wenn bei wiederholten Pap-Tests *immer wieder* Endometriumzellen gefunden werden, obwohl Sie nicht Ihre Menstruation haben, zum anderen, immer wenn diese Zellen im Zervixabstrich einer postmenopausalen Frau nachgewiesen werden. In beiden Fällen sollte eine Biopsie der Gebärmutterschleimhaut zur Befundsicherung durchgeführt werden. Weiterführende Untersuchungen sind außerdem immer dann nötig – auch vor der Menopause –, wenn die Endometriumzellen als abweichend beschrieben werden.

Atypische Zylinderzellepithelzellen unbestimmter Signifikanz bedeuten, daß ohne ersichtlichen Grund abnorm aussehende Zylinderepithelzellen vorliegen. Ein solcher Befund bei den Zylinderepithelzellen ist besorgniserregender als bei den Plattenepithelzellen, da ein sich im Drüsengewebe entwickelndes Karzinom lange Zeit unentdeckt bleiben kann. Außerdem können die Zellen weit oben aus dem Zervixkanal stammen, aus einem Bereich, der normalerweise mit dem Watteträger nicht mehr erreicht wird. Ist eine solche Unterscheidung möglich, sollte angegeben werden, ob die Ursache eher entzündlicher oder präkanzeröser Art ist. Unabhängig davon bedarf ein solcher Befund aber immer weiterer Abklärung durch eine Kolposkopie (bei der die Zervix mit Lupenvergrößerung betrachtet wird) und eine endozervikale Kürettage (bei der eine umfangreiche Zellprobe aus dem Zervixkanal ausgeschabt wird).

Karzinom des Drüsenzellgewebes. Werden Krebszellen im Drüsengewebe gefunden, bedarf dies weiterer diagnostischer Abklärung.

Die nächsten Schritte

Hat Ihr Pap-Test einen positiven, d.h. abweichenden Befund erbracht, wird meist eine Reihe weiterer Diagnoseverfahren angestrebt, die in Kapitel 38, »Gebärmutterhalskrebs – ein vermeidbares Schicksal«, ab Seite 453, ausführlicher behandelt wurden.

Kolposkopie

Die Kolposkopie wird normalerweise immer als erstes im Anschluß an einen positiven Zervixabstrichbefund durchgeführt. Es handelt sich hierbei um die Musterung der Zervix mit Lupenvergrößerung.
Bei der Kolposkopie sucht der Arzt nach Gewebebereichen mit schnellem Zellwachstum, abnormen Blutgefäßmustern oder Anomalien in der Oberflächenkontur. Bei Vorliegen einer dieser Anomalien wird eine Biopsie entnommen (eine kleine Gewebeprobe) und zur Analyse und definitiven Diagnose in die Pathologie gegeben. Eine über die Biopsie gewonnene Diagnose gilt, im Gegensatz zum Pap-Test, als hundertprozentig sicher.
Eine Zervixbiopsie ist normalerweise schmerzlos, es treten danach lediglich leichte Krämpfe auf. Bereitet Ihnen die Manipulation an der Zervix dennoch Schmerzen, bitten Sie um eine örtliche Betäubung (ähnlich der bei zahnmedizinischen Eingriffen). Oft wird auch während einer Kolposkopie eine endozervikale Kürettage vorgenommen, bei der größere Mengen Drüsenzellgewebes mit einem scharfen Instrument aus dem Endozervikalkanal geschabt werden. Nach der Biopsie wird die Zervix häufig mit Medikamenten behandelt, um Blutungen zu stillen oder ihnen vorzubeugen. Folge kann ein dunkler Kaffeesatz-ähnlicher Scheidenausfluß sein, der bis zu eine Woche lang anhalten kann. Die Benutzung von Tampons oder Vaginalduschen oder Geschlechtsverkehr sind erst nach einigen Tagen wieder erlaubt, wenn die Biopsiestelle verheilt ist und keine Infektionsgefahr mehr besteht.
Zeigt die Kolposkopie nicht die gesamte Platten-Zylinderzellepithelgrenze, oder zeigt sie einen abnormen Bereich, der sich bis hoch oben in den Zervikalkanal ausdehnt, wird häufig eine Konisation der Zervix vorgenommen. Bei diesem kleineren operativen Eingriff wird rings um den Zervikalkanal ein kegelförmiges Gewebestück, einschließlich der Epithelgrenze, chirurgisch entfernt. Dieser Eingriff wird gewöhnlich ambulant im OP unter Vollnarkose durchgeführt. Das entfernte Gewebestück wird

danach histologisch auf präkanzeröses Wachstum hin untersucht. Liegt ein solches vor, ist es durch die Konisation selbst bereits oft ausreichend behandelt worden.

Endometriumbiopsie
Wurden mit dem Pap-Test Endometriumzellen bei einer postmenopausalen Frau oder bei einer prämenopausalen nicht menstruierenden Frau bereits zum wiederholten Mal nachgewiesen, wird häufig eine Biopsie der Gebärmutterschleimhaut angeraten. Der Nachweis dieser Zellen im Zervixabstrich kann nämlich, auch wenn sie völlig normal aussehen, auf ein abnorm schnelles Endometriumwachstum und eine Entwicklung zu unkontrolliertem Wachstum hinweisen. Diese Entwicklung bezeichnet man als Endometriumhyperplasie, die als präkanzeröses Stadium gilt und deshalb rechtzeitig, d.h. bevor sie sich zu Krebs weiterentwickeln kann, erkannt und behandelt werden muß.

Und wenn eine Dysplasie diagnostiziert wird?

Wird präkanzeröses oder unkontrolliertes Zellwachstum (Dysplasie) diagnostiziert, wird der Arzt das weitere therapeutische Vorgehen mit Ihnen besprechen. Bei der leichten Dysplasie reicht es meist schon, weiter zu beobachten: über wiederholte Pap-Tests, Kolposkopien und Biopsien in drei- bis sechsmonatigen Abständen. Mit der Zeit bildet sich eine leichte Dysplasie entweder zurück, oder sie entwickelt sich zu einer mittelschweren/schweren Dysplasie weiter. Diese Dysplasieformen sind in jedem Fall behandlungsbedürftig, aber auch im Fall der leichten Dysplasie kann die Entscheidung zugunsten einer sofortigen Behandlung fallen. Zu den Behandlungsmöglichkeiten zählen die Verkochung mit Laserstrahlen, die Ausschneidung mit der Elektroschlinge, Vereisung oder Konisation. Die Heilungsrate dieser Verfahren beträgt bei richtiger Durchführung 90 Prozent. Die Fehlerquote oder Rezidivrate von zehn Prozent gilt als unvermeidbar. Aus diesem Grund ist eine engmaschige Nachsorge unerläßlich. Hierzu sollte die Zervix die ersten ein bis zwei Jahre nach der Behandlung alle drei bis sechs Monate mittels Kolposkopie, Pap-Test oder beiden Diagnoseverfahren kontrolliert werden.

Weitere Gründe, die für den Pap-Test sprechen

Der Pap-Test ist zwar auch kein perfektes Diagnoseverfahren, aber immerhin einer der wenigen Tests, mit denen sich präkanzeröse Stadien in der Zervix überhaupt erkennen lassen und damit Gebärmutterhalskrebs frühzeitig erkennen läßt. Die Untersuchung ist einfach, relativ kostengünstig und kann während der normalen Kontrolluntersuchung beim Gynäkologen durchgeführt werden.
Denken Sie immer daran: Hat der Pap-Test auch eine nicht unbedeutende Fehlerquote, so wäre es falsch, ganz darauf zu verzichten. Denn vorbeugen ist besser als heilen!

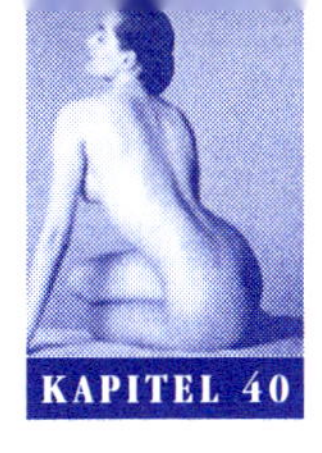

KREBSERKRANKUNGEN

Eierstockkrebs – den Fakten ins Auge schauen

Eierstockkrebs gehört zu den tödlichsten Krebserkrankungen der Frau. In dem Stadium, in dem er meist erkannt wird, betragen die Heilungschancen nur noch eins zu zehn. Glücklicherweise kommt diese Karzinomart aber nur selten vor. Das Risiko, ein Ovarialkarzinom zu entwickeln, beträgt ein Prozent – im Vergleich zu einer Brustkrebsrate von eins zu neun. Weil der Eierstockkrebs ohne Beschwerden zu bereiten so lange im Körperinneren heranwächst, kann er unbemerkt Metastasen bilden.

Und selbst wenn Sie zu der Altersgruppe mit erhöhtem Risiko zählen – Frauen zwischen 50 und 70 Jahren –, beträgt Ihr Risiko doch nur eins zu 70. 1994 starben in Deutschland an bösartigen Neubildungen der Eierstöcke und Eileiter 6328 Frauen.

Wie alle anderen Krebserkrankungen ist auch das Ovarialkarzinom am gefährlichsten, wenn es erst spät entdeckt wird. So betragen im weitest fortgeschrittenen Erkrankungsstadium die Heilungsaussichten nur noch fünf Prozent. Auf der anderen Seite ist die Prognose ganz günstig, wenn die Krankheit früh erkannt wird, die Heilungschancen liegen dann bei zwei zu eins. Das Schwierige aber ist die Diagnose.

Die Symptome

Einer der Gründe, warum Eierstockkrebs so oft tödlich verläuft, liegt darin, daß er im Frühstadium kaum je Symptome macht. Erschwerend kommt hinzu, daß auch keine Möglichkeit der regelmäßigen Selbstuntersuchung wie bei den Brüsten besteht. Verursacht die Erkrankung doch Symptome, werden sie häufig falsch eingeschätzt, mit

Zeichen einer anderen Störung verwechselt oder einfach übergangen.
Zu den häufigsten Symptomen zählen diffuse Bauchbeschwerden, aufgetriebener Bauch und Blutungsstörungen. Viele Frauen jedoch leiden an dieser Art unspezifischer Symptome bereits ihr Leben lang und halten es deshalb nicht für nötig, ihrem Arzt davon Mitteilung zu machen. Zu dem Zeitpunkt, da Sie dann doch so beunruhigt sind, daß Sie zum Arzt gehen oder da Ihr Arzt einen Ovarialtumor im Laufe einer normalen Untersuchung ertastet, hat sich die Krankheit meist schon so weit ausgebreitet, daß sie nicht mehr aufzuhalten ist.
Glücklicherweise ist die überwiegende Mehrzahl der bei prämenopausalen Frauen entdeckten Eierstockgeschwülste gutartig und bildet sich irgendwann spontan zurück. Bei Frauen über 50 Jahren werden solche Gewebeneubildungen als potentiell ernsthafter angesehen – da die Eierstöcke während der Menopause schrumpfen und ein Ovarialkarzinom im Alter zwischen 50 und 70 Jahren gehäuft vorkommt. Aber auch die bei postmenopausalen Frauen gefundenen Geschwülste sind oft gutartige Zysten.

Wer hat ein erhöhtes Risiko?

Die genaue Ursache für das Wachstum der Krebszellen im Eierstock ist nicht bekannt. Die Entwicklung eines Ovarialkarzinoms soll aber durch eine Reihe von Faktoren – manche kontrollierbar, andere nicht – beeinflußt sein. Eine weitere Theorie glaubt an eine Verbindung zwischen der Zahl der erfolgten Ovulationen im Leben einer Frau und ihrem Risiko für ein Ovarialkarzinom: Je öfter sie ovuliert hat, desto höher ihr Risiko.
Verschiedene Wissenschaftler haben festgestellt, daß während 99,9 Prozent der gesamten Menschheitsgeschichte die Frauen weniger häufig ovuliert haben als heute, da sie häufiger schwanger waren und längere und/oder häufigere Stillperioden hatten. Schätzungen zufolge hatten unsere weiblichen Urahnen wahrscheinlich insgesamt in ihrem Leben nur 50 Menstruationszyklen im Vergleich zu mehr als 400 der Frau heute – in den Industrieländern.
Diese Theorie hilft zumindest schon einmal zu erklären, warum die folgenden Faktoren das Risiko für die Entwicklung von Eierstockkrebs erhöhen sollen:

- Ovulation über einen Zeitraum von mehr als 40 Jahren
- Kinderlosigkeit oder Erstschwangerschaft nach dem 30. Lebensjahr
- Späte Menopause

Sie könnte auch erklären, warum orale Kontrazeptiva, Schwangerschaft und Stillen vor Eierstockkrebs zu schützen scheinen: In allen drei Fällen wird der Eisprung unterdrückt bzw. bleibt er in dieser Zeit aus. Tatsächlich hat eine Studie gezeigt, daß der Einsatz oraler Kontrazeptiva, und sei es nur für einige Monate, das Risiko für ein Ovarialkarzinom beträchtlich senken kann, wobei diese Schutzwirkung einige Jahre anhält.
Weitere Risikofaktoren, die in keinem Zusammenhang mit der Ovulation stehen, sind:

- Vorkommen von Gebärmutter- oder Eierstockkrebs in der Familie (vor allem bei Mutter oder Schwester)
- Frühere Erkrankung an Brustkrebs oder einer gutartigen Brusterkrankung
- Frühere Erkrankung an Dickdarm- oder Mastdarmkrebs oder Darmpolypen

Auch eine Mumpsinfektion vor der ersten Menstruation und eine Ernährung, die reich an tierischen Fetten ist, scheint eine Rolle bei der Krankheitsentstehung zu spielen. Verschiedene Wissenschaftler glauben, daß die Anwendung von Körperpuder in der Vaginal- und Analregion das Risiko für

Eierstockkrebs erhöhen kann, da der Puder in den Fortpflanzungstrakt gelangen und an den Eierstöcken Reizungen verursachen kann.

Wie die Krankheit diagnostiziert wird

Ertastet Ihr Arzt eine Geschwulst, die auf eine Eierstockvergrößerung hinweisen könnte, ordnet er gewöhnlich eine Ultraschalluntersuchung (Sonographie) der Beckenregion an. Diese schmerzlose Untersuchung, die gewöhnlich ambulant in der gynäkologischen Praxis durchgeführt wird, gibt über die Reflexion von Schallwellen ein Bild der inneren Fortpflanzungsorgane. Bei kleinen Tumoren oder nur einseitiger Eierstockbeteiligung bestehen sehr gute Chancen, daß die Geschwulst gutartig (kein Krebs) ist. Kommen Sie auch hier nicht um eine Behandlung herum (siehe Kapitel 9, »Alles Wichtige zum Thema Ovarialzysten«, ab Seite 89), so wissen Sie doch wenigstens, daß es kein Krebs ist.

Mit Hilfe einer Blutuntersuchung, der CA-125-Markerbestimmung, lassen sich, vor allem bei der postmenopausalen Frau, wertvolle Diagnoseinformationen erlangen. Mit diesem Test läßt sich eine Substanz nachweisen, die mit einem Ovarialkarzinom assoziiert sein kann. Eine erhöhte Konzentration dieser Substanz in Verbindung mit einem Ultraschallbild, das eine deutliche Tumormasse erkennen läßt, kann Anlaß zu weitergehenden Untersuchungen zur Befundabsicherung geben. Aber auch bei diesem Test sind falsch-positive Ergebnisse möglich.

Weisen Ultraschall und Markerbestimmung auf das Vorliegen eines Karzinoms hin, wird meist eine Laparotomie (operative Eröffnung der Bauchhöhle) zur Diagnosesicherung angeordnet.

Die einzelnen Stadien des Ovarialkarzinoms

Bestätigt sich der Verdacht auf Bösartigkeit eines Ovarialtumors, teilt der Arzt das Karzinom einem von vier Stadien zu. Sta-

Eierstockkrebs – eine heimtückische Krankheit

Da sich Eierstockkrebs oft ohne auffallende Symptome entwickelt, könnte das einzige Warnzeichen ein vergrößerter Eierstock sein, der während der jährlichen Kontrolluntersuchung beim Gynäkologen auffällt. Findet sich bei der Untersuchung des Beckens eine Geschwulst, wird dieser Befund meist mit einer Ultraschallaufnahme der inneren Organe und einer Blutuntersuchung, einer Markerbestimmung zum Nachweis tumorassoziierter Substanzen, gesichert. Deuten beide Untersuchungen auf das Vorliegen eines Karzinoms hin, kann ein operativer Eingriff nötig sein.

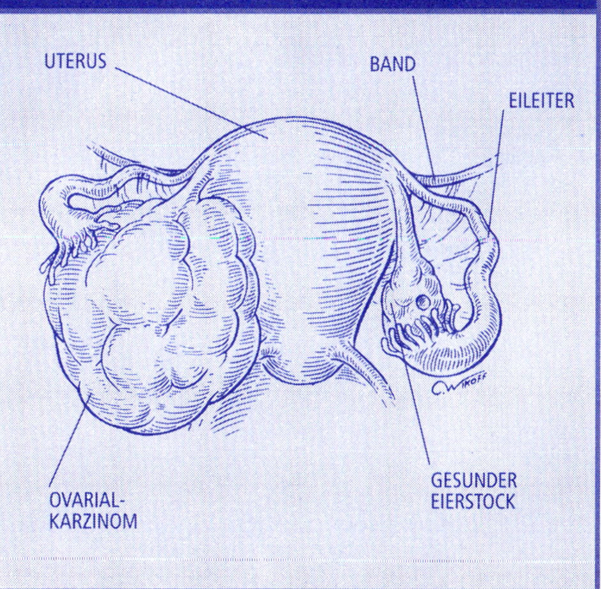

dium I ist das früheste Stadium, in dem das Tumorwachstum allein auf die Eierstöcke begrenzt ist. Etwa zwei Drittel aller Stadium-I-Patientinnen können auf eine Heilung hoffen. Im Stadium II findet sich das Tumorwachstum in einem oder beiden Eierstöcken und hat sich auf andere Beckenbereiche ausgedehnt. Sobald sich der Krebs auszubreiten beginnt, sinken auch die Überlebensraten. Etwa 50 Prozent der Patientinnen mit einem solchen diagnostizierten Stadium-II-Ovarialkarzinom erreichen die Fünfjahresüberlebensgrenze. Die Mehrzahl der Erkrankungen wird erst in Stadium III diagnostiziert, bei dem bereits Metastasen in den Lymphknoten und/oder anderen Bereichen des Bauchraums vorliegen. Die Heilungsrate bei den Patientinnen mit einem diagnostizierten Stadium-III-Karzinom beträgt nur noch 13 Prozent. Die am weitesten fortgeschrittene Form, Stadium IV, hat nur noch eine minimale Überlebensrate – nur noch fünf Prozent der Patientinnen erreichen die Fünfjahresüberlebensgrenze. Die allgemeine Fünfjahresüberlebensrate aller Patientinnen mit Eierstockkrebs, unabhängig vom Stadium, beträgt etwa 30 Prozent.

Arten von Ovarialtumoren

Nach ihrer pathologisch-anatomischen Herkunft unterteilt man die Ovarialtumore in drei verschiedene Gruppen: Etwa 85 Prozent stammen aus Epithelgewebe, dem Gewebetyp, der die meisten Innen- und Außenflächen des Körpers und seiner Organe bedeckt; etwa zehn Prozent stammen aus Stromagewebe, das bindegewebige Stützgewebe eines Organs, und die restlichen fünf Prozent schließlich aus Keimzellen (die Eizellen und ihre Vorstadien).
Tumore, die sich aus diesen Gewebetypen heraus entwickeln, können gutartig, an der Grenze zwischen gut- und bösartig oder durchweg bösartig sein. Die bösartigen unterscheiden sich wiederum nach ihrem Schweregrad: Manche breiten sich schnell aus, andere lassen sich leichter kontrollieren.

Behandlungsmöglichkeiten

Lautet die Diagnose Ovarialkarzinom, richtet sich die Behandlung nach dem Grad der Bösartigkeit und dem Krankheitsstadium, anders ausgedrückt nach dem Tumortyp und dem Ausbreitungsgrad.

Operative Therapie

Eine Operation ist beim Ovarialkarzinom fast immer die Therapie der Wahl, da das Tumorgewebe entfernt werden muß. Ist der Tumor strikt auf den Eierstock begrenzt und hat sich noch nicht auf die Lymphknoten oder andere Bauchregionen ausgebreitet, wird bei Frauen im geschlechtsreifen Alter versucht, ihre Gebärfähigkeit zu erhalten. Da sich ein Ovarialkarzinom jedoch schnell ausbreiten kann, ist das nicht immer möglich.
Oberstes Therapieziel ist es, alles zu tun, um den Krebs auszumerzen und das Leben der Patientin zu verlängern. Selbst wenn ein Ovarialkarzinom im Frühstadium auf einen einzelnen Eierstock begrenzt ist, kann es, wenn der Arzt Angst hat, der Krebs könne sich schnell ausbreiten, dennoch nötig werden, den anderen Eierstock und die Gebärmutter mitzuentfernen.
Die Operation der Wahl beim Ovarialkarzinom ist die Laparotomie. Es handelt sich hierbei um einen größeren Eingriff, da hierbei der Bauch vom Bauchnabel bis zum Schambereich vertikal aufgeschnitten wird, um Zugang zum Krebsgewebe im Bauch- und Beckenbereich zu bekommen. Die Laparotomie ist nicht mit der Laparoskopie zu verwechseln. Bei letztgenanntem Eingriff wird lediglich ein minimaler Einschnitt neben dem Bauchnabel vorgenommen (mehr dazu lesen Sie in Kapitel 9, ab Seite 89).
Da die Operation beim Ovarialkarzinom gewöhnlich recht umfangreich ist, ist meist auch eine Vollnarkose nötig.

Die Operation hat sowohl diagnostischen als auch therapeutischen Charakter. Es wird dabei zum einen untersucht, wie weit sich der Krebs ausgedehnt hat, zum anderen gleichzeitig alles Tumorgewebe entfernt. Das ist sehr wichtig, da sich der Tumor, den Ihr Arzt auf dem Eierstock getastet oder auf dem Ultraschallbild gesehen hat, schon vom Eierstock in andere Körperbereiche wie Gebärmutter, Eileiter, Darm und Lymphknoten ausgedehnt haben kann.
In den ersten Tagen nach der Operation müssen Sie mit einigen Schmerzen rechnen, gegen die Ihnen aber ein Schmerzmittel gegeben wird. Wahrscheinlich werden Sie auch die ersten Tage intravenös ernährt, bis Ihr Verdauungssystem wieder so weit hergestellt ist, daß es feste Nahrung verarbeiten kann. Wurde ein Teil des Verdauungssystems mitentfernt, werden Sie wahrscheinlich über einen längeren Zeitraum intravenös ernährt.
Wie bei jeder Operation sind auch hier die ersten Tage danach die kritischsten. Sie werden sorgfältig auf Infektionen, Thrombenbildung und innere Blutungen hin untersucht – Komplikationen, die sich meist früh in der postoperativen Phase einstellen. Treten keine Komplikationen auf, beträgt der Krankenhausaufenthalt etwa eine Woche, die Rekonvaleszenz daheim nochmals einige Wochen. Treten zu Hause Fieber, anhaltende Blutungen, Schmerzen, die sich nicht mit Schmerzmitteln lindern lassen, oder andere unerwartete Symptome auf, rufen Sie unverzüglich den Arzt an.

Chemo- und Strahlentherapie

Ob eine Chemo- oder Strahlentherapie eingeleitet wird, hängt u.a. vom Krankheitsstadium und der Bösartigkeit des Karzinoms und von Ihren individuellen Gegebenheiten ab. Beide Behandlungsformen werden zur Folgebehandlung nach operativer Therapie eingesetzt, um noch verbliebenes Tumorgewebe, das während der Operation übersehen wurde, zu zerstören.
Bei Stadium-I-Karzinomen (Tumorwachstum auf die Eierstöcke begrenzt) wird nur selten eine Chemo- oder Strahlentherapie eingeleitet. Weiter fortgeschrittene Karzinome werden oft mit Chemo-, Strahlentherapie oder beiden nach vorausgegangener Operation behandelt.
Die Strahlentherapie kann über ein Bestrahlungsgerät von außen erfolgen oder über Instillation einer radioaktiven Lösung in die Bauchhöhle.
Die Chemotherapie – bei der hochwirksame Chemotherapeutika, die auf Krebszellen und -gewebe selektiv toxisch wirken, eingesetzt werden – wird gewöhnlich zwei bis vier Wochen nach der Operation eingeleitet. Es stehen verschiedene Arten von Medikamenten zur Verfügung, die sich als Monotherapie oder in verschiedenen Kombinationen einsetzen lassen.
Im allgemeinen werden die Chemotherapeutika intravenös verabreicht, hin und wieder aber auch tröpfchenweise direkt in die Bauchhöhle eingebracht. Diese Verabreichungsform soll für eine maximale Wirkung des Medikaments auf das Tumorgewebe sorgen, die intravenösen Medikamente scheinen jedoch genauso wirksam zu sein. Da die Medikamente, die direkt in den Bauchraum instilliert werden, gar nicht erst in den Blutkreislauf gelangen, haben sie in der Regel auch weniger Nebenwirkungen als die oral oder intravenös applizierten.
Als wirksam erwiesen haben sich Cyclophosphamid, 5-Fluorouracil, Cisplatin, Carboplatin, besonders aber Adriamycin mit einer Remissionsrate von über 30 Prozent. Chemotherapeutika können starke Nebenwirkungen haben, das fängt bei starker Übelkeit und Müdigkeit an und kann so weit gehen, daß dadurch sogar andere Krebsformen wie beispielsweise Leukämie verursacht werden. Ist bei Ihnen eine Chemotherapie unumgänglich (zur Behandlung eines Ovarialkarzinoms oder einer anderen Krebserkrankung), lassen Sie sich von Ihrem Arzt ausführlich darüber aufklären,

womit Sie zu rechnen haben und wie Sie damit umgehen können.

»Second-look«-Verfahren
Trotz konstanter Überwachung während der Chemo- und Strahlentherapie ist es doch manchmal sehr schwer zu sagen, ob durch Operation und Nachbehandlung das gesamte Tumorgewebe zerstört werden konnte. Mit Hilfe einer sogenannten »Second-look-«Laparotomie läßt sich feststellen, ob sich in der Zwischenzeit neue Karzinomherde gebildet haben. Eine negative Second-look-Operation (kein Tumorgewebe sichtbar) ist ein gutes Zeichen, aber leider keine Garantie. Ob der Eierstockkrebs geheilt ist, das kann nur die Zeit zeigen.

Wie Sie Ihr Risiko minimieren

Da Eierstockkrebs so wenige Warnsignale hat und es keine Möglichkeit der Selbstuntersuchung gibt, ist die jährliche Kontrolluntersuchung beim Gynäkologen möglicherweise die einzige Chance, die Krankheit in einem frühen, noch heilbaren Stadium zu erkennen. Kümmern Sie sich jedes Jahr um eine gründliche Beckenuntersuchung einschließlich Abtasten der Eierstöcke.
Wenn Sie irgendeinen Verdacht haben, dann bitten Sie Ihren Arzt um eine Ultraschalluntersuchung und die CA-125-Markerbestimmung. Mit etwas Glück waren alle Befürchtungen grundlos.

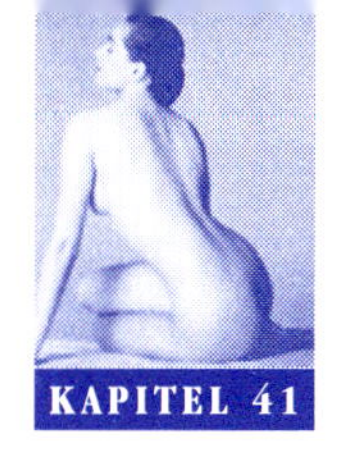

KREBSERKRANKUNGEN

Endometriumkarzinom – gute Heilungschancen bei rechtzeitiger Behandlung

Die Fakten sprechen eine klare Sprache: Das Endometriumkarzinom ist eine gefährliche, potentiell tödliche Erkrankung. Und doch besteht kein Grund zur Schwarzmalerei, denn schließlich sind die Heilungsaussichten ausgezeichnet, wenn die Krankheit nur erkannt wird, bevor sie sich in gebärmutterferne Bereiche ausbreiten konnte. Acht von zehn Frauen mit einem in diesem frühen Stadium erkannten und angemessen behandelten Krebs erreichen die Fünfjahresüberlebensgrenze.

Und was noch besser ist: Drei von vier Erkrankungen werden in diesem frühen, heilbaren Stadium erkannt.

Doch das eine sei noch einmal klargestellt: Das Schlüsselwort ist hier »früh«. Ein wachsames Auge auf die Frühwarnzeichen zu haben, ist der sicherste Garant für eine erfolgreiche Behandlung und eine lange Überlebensdauer.

Die Leitsymptome, auf die es zu achten gilt, sind wie bei vielen anderen Erkrankungen des Fortpflanzungstrakts auch ungewöhnliche Vaginalblutungen. Aber was genau heißt »ungewöhnliche« Blutungen?

In diesem speziellen Fall ist damit ein relativ harmlos wirkender wäßriger Ausfluß gemeint, der am Anfang kaum, später mehr mit Blut durchsetzt ist. Bei diesem Symptom ist unverzüglich der Arzt aufzusuchen, vor allem wenn es im Klimakterium oder nach der Menopause auftritt.

Nach der letzten regulären Menstruation gilt jede Blutung als »ungewöhnlich«. Und das Endometriumkarzinom – Krebserkrankung der Gebärmutterschleimhaut – tritt nun mal am häufigsten in der Peri- oder Postmenopause auf. Damit ist jede Blutungsstörung in diesem Zeitraum ernst zu nehmen. Etwa 25 Prozent aller postmenopausal auftretenden Blutungen gehen auf eine Krebserkrankung der Gebärmutter zurück.

Ein Endometriumkarzinom kann jedoch auch symptomlos beginnen. Entwickelt sich die Krankheit unbemerkt zu einem fortgeschritteneren Stadium weiter, könnten das erste Warnsignal Beckenschmerzen oder ein Druckgefühl im Beckenraum durch die sich im Bauchraum ansammelnde Flüssigkeit sein. Glücklicherweise wird die Erkrankung meist bereits vor diesem Stadium erkannt.

Was ist ein Endometriumkarzinom?

Unter einem Karzinom versteht man durch unkontrollierte Zellteilung verursachtes Gewebewachstum. Beim Endometriumkarzinom ist die Gebärmutterschleimhaut von diesem unkontrollierten Wachstum betroffen. Bricht die Kommunikation und gegenseitige Abhängigkeit der Zellen in dieser Schleimhaut zusammen, entwickeln sich neue Zellen schneller, als alte absterben. Die überschüssigen Zellen versuchen weiterhin, Gewebe zu bilden und ihre normalen Funktionen zu erfüllen, ohne daß ihnen dazu der nötige Platz und die notwendige Steuerung zur Verfügung steht.

Unkontrolliert vermehren sie sich immer weiter und bilden schließlich Gewebe, das keine andere Funktion hat, als zu wachsen. Wenn die Gewebeneubildung immer mehr zunimmt, bilden sich Geschwülste, sogenannte Tumore. Manche von ihnen sind gutartig oder benigne (nicht krebsartig), andere bösartig oder maligne (krebsartig). Bösartige Tumore können normales Gebär-

Wo das Uteruskarzinom seinen Ausgang nimmt

Bei fast drei Viertel aller Frauen beginnt sich das Uteruskarzinom in der äußeren Zellschicht des Endometriums zu enwickeln. Ein unkontrolliertes Wachstum dieser Zellen hat zunächst eine Hyperplasie – die Vergrößerung eines Gewebes durch Zunahme der Zellzahl –, sodann eine Gewebeneubildung, d.h. die Entstehung eines Tumors, zur Folge. Ist ein Endometriumtumor bösartig, d.h. krebsartig, dringt er mit der Zeit tief in die Gebärmutterwand ein und zerstört dabei normales Gewebe. Zum Schluß breitet er sich sogar in nahegelegenen Organen aus.

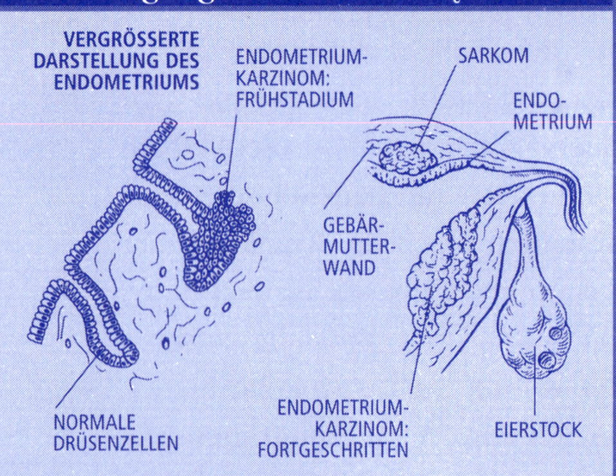

Ein völlig anderer Tumortyp entwickelt sich tief innen in der Muskelschicht der Gebärmutterwand und dringt lediglich in seinen fortgeschrittenen Stadien an die Endometriumoberfläche vor. Dieses sogenannte Sarkom breitet sich schneller aus als ein Endometriumkarzinom und ist damit auch gefährlicher. Glücklicherweise kommt es relativ selten vor und macht nur fünf Prozent aller Uteruskarzinome aus.

muttergewebe zerstören, sich von einem Organ auf das andere ausbreiten und Metastasen in anderen Körperbereichen bilden.
Das Endometriumkarzinom ist eine der zwei wichtigsten Krebserkrankungen des Uterus. In drei von vier Fällen nimmt es seinen Ausgang im Drüsengewebe der Schleimhaut. Später kann es auch das bindegewebige Stützgewebe, das sogenannte Stroma, befallen. Wenn es sich ausbreitet, dringt es normalerweise in die Gebärmutterwand, das Myometrium, ein. Bei kontinuierlichem Wachstum dringt es schließlich auch in den Gebärmutterhals und sogar in Blase, Darm und untere Bauchhöhle vor. Durch das Lymphsystem und den Blutkreislauf können Krebszellen schließlich auch in weit entfernte Körperregionen wie Lunge und Leber gelangen und dort Fernmetastasen bilden.
Eine ganz andere Form des Uteruskarzinoms, das sogenannte Sarkom, entwickelt sich in der glatten Muskulatur der Gebärmutterwand. Es wächst schnell und kann schließlich auch die äußere Zellschicht der Gebärmutterschleimhaut befallen.
Vom Endometriumkarzinom unterscheiden sich die Uterusmyome, gutartige Tumore. Diese Gewebeneubildungen verursachen nur selten Schmerzen, können aber so groß werden, daß sie auf die anderen im Bereich des Uterus gelegenen Organe drücken und schließlich sogar Blutungen verursachen. Normalerweise dringen sie nicht in anderes Gewebe oder in Organe vor, und sie lassen sich operativ entfernen. (Mehr dazu lesen Sie in Kapitel 7, »Behandlungsmöglichkeiten bei Uterusmyomen«, ab Seite 67.)

Gutartig oder bösartig?

Endometriumhyperplasie – eine ungewöhnliche Zunahme der Zellzahl im Endometrium – kommt häufig bei Frauen in der Prämenopause vor, die nur noch selten einen Eisprung haben. Bei der Störung selbst handelt es sich um eine Präkanzerose.

Da sie also die Vorstufe eines Endometriumkarzinoms ist, wird sie gründlich untersucht, weiter überwacht und gegebenenfalls behandelt. Die Behandlung hängt von dem Typ ab, dem sie zuzuordnen ist. Man unterscheidet drei Typen:

- Zystische Hyperplasie – sie wird nur selten bösartig, muß aber regelmäßig kontrolliert werden.
- Adenomatöse Hyperplasie – sie wird in 25 Prozent der Fälle bösartig und ist im allgemeinen behandlungsbedürftig.
- Atypische Hyperplasie – sie ist noch ernsthafterer Natur und kann die operative Entfernung der Gebärmutter erforderlich machen.

Das Endometriumkarzinom selbst wird in vier Untergruppen unterteilt: Adenokarzinom, adenosquamöses Karzinom, serös-papilläres Karzinom und Klarzellkarzinom. In drei von vier Fällen handelt es sich beim Endometriumkarzinom um ein Adenokarzinom, das einfach zu behandeln ist und die besten Erfolgsaussichten hat.

Risikofaktoren

Wie bei den meisten Krebserkrankungen ist auch die Entstehung des Endometriumkarzinoms weitestgehend ungeklärt. Da der häufigste Typ, das Adenokarzinom, zum Zeitpunkt der Menopause und vor allem danach am häufigsten vorkommt, gilt es als langsam wachsendes Karzinom. Ein erhöhtes Risiko dafür haben Frauen, die

- ihre erste Menstruation, die Menarche, früh hatten
- die Menopause spät hatten (nach dem 53. Lebensjahr)
- stark übergewichtig und
- kinderlos sind

Ist ein Gebärmutterkarzinom auch nicht erblich, so kommt es doch familiär gehäuft

Sonstige Uteruskarzinome

Die überwiegende Mehrzahl (95 Prozent) aller Uteruskarzinome sind Endometriumkarzinome, darunter 75 Prozent Adenokarzinome. Bei den restlichen 25 Prozent handelt es sich um adenosquamöse (18 Prozent), serös-papilläre (6 Prozent) und klarzellige Karzinome (1 Prozent), die schneller wachsen und häufiger tödlich sind als ein Adenokarzinom.

Ein völlig anderer Karzinomtyp – das Uterussarkom – entwickelt sich in der glatten Muskulatur der Gebärmutterwand oder des bindegewebigen Stützgewebes, des Stromas. Zu den verschiedenen Typen des Uterussarkoms zählen das Leiomyosarkom, Stromasarkom und Müller-Mischtumor. Auch sie wachsen schneller und eher tödlich als das Adenokarzinom.

Stromasarkome geringen Grades führen zu einer gleichförmigen Gebärmuttervergrößerung, während die hochgradigen Stromasarkome in die Endometriumhöhle vorfallen und dabei in die Lymphgänge und Blutgefäße des Myometriums, in die Muskelschicht der Gebärmutterwand, vordringen. Beide Sarkomtypen breiten sich schnell aus. Der geringgradige Typ kann noch bis zu 20 Jahre nach Entfernung des Primärtumors wieder auftreten. Von den Frauen mit geringgradigem Tumor erreichen immerhin 80 Prozent die Fünfjahresüberlebensgrenze, im Vergleich zu nur 15 bis 25 Prozent beim hochgradigen Sarkomtyp.

Der Müller-Mischtumor wächst schnell und breitet sich gewöhnlich aus. Er tritt vorwiegend um die 70 herum auf. Beckenschmerzen und Scheidenausfluß gehen oft mit Blutungen einher. Der Tumor enthält sowohl Stroma- als auch Epithelzellen, die gutartig wie bösartig sein können. Enthält der Tumor keine Stromazellen, wird er als Karzinosarkom bezeichnet. Sobald es sich außerhalb der Gebärmutter ausgebreitet hat oder bis zur Hälfte in das Myometrium vorgedrungen ist, kann es tödlich sein. Auf der anderen Seite ist der Müller-Mischtumor ein weniger bösartiges Karzinom, das sich sowohl bei älteren als auch bei jüngeren Frauen entwickelt. Rezidive sind möglich, die Fünfjahresüberlebensrate liegt über 50 Prozent.

Das Leiomyosarkom macht lediglich ein Prozent aller malignen Uterustumore aus. Es bildet sich normalerweise in der Gebärmutterwand und verursacht Blutungen und Schmerzen. Die Gebärmutter ist im allgemeinen vergrößert. Es tritt gehäuft im Alter zwischen 40 und 60 Jahren auf.

Einige wenige in der Gebärmutter vorkommende Karzinome sind gar keine echten »Uterus«karzinome. Da eine ganze Reihe von Organen – Blase, Mastdarm, Dickdarm, Lymphknoten – dicht an der Gebärmutter liegen und noch andere – Eierstöcke und Eileiter – sogar tatsächlich mit ihr verbunden sind, können sich ursprünglich hieraus stammende Karzinome letztlich in die Gebärmutter ausbreiten.

vor. Frauen mit Eierstocktumoren, die die Östrogenproduktion anregen, haben ebenfalls ein erhöhtes Risiko. Dasselbe gilt für Frauen mit Endometriumhyperplasie.

Welche Rolle Übergewicht hat

Diabetes und/oder Bluthochdruck sind zwar ebenfalls häufig bei Frauen mit Endometriumkarzinom zu beobachten, von entscheidender Bedeutung scheint jedoch der Faktor Übergewicht zu sein. Das Erkrankungsrisiko von Frauen mit 23 Kilo Übergewicht ist neunmal höher als das normalgewichtiger Frauen. Mit zunehmendem Körpergewicht entsteht im Stoffwechsel der Frauen auch außerhalb der regulären Produktionsstätten aus einer Hormonvorstufe das Geschlechtshormon Östrogen, welches dem übergewichtigen Körper zudem noch deutlich effektiver zur Verfügung steht als dem normalgewichtiger Frauen. Füllige weisen darum einen relativ hohen Östrogenspiegel im Gewebe auf. Hinsichtlich der Osteoporose wird dieses zwar gern gesehen, im Hinblick auf das Endometriumkarzinom wandelt es sich jedoch zu einem Risikofaktor, denn bei Frauen mit hohen Östrogenspiegeln entwickelt sich doppelt so oft ein Endometriumkarzinom wie bei solchen mit niedrigen Östrogenspiegeln im Gewebe.

Der Einfluß von Östrogen

Die Östrogentherapie ist bei manchen Frauen ganz klar ein Cofaktor bei der Entstehung des Endometriumkarzinoms. Das trifft vor allem dann zu, wenn Östrogen nicht mit Progesteron bzw. Gestagen kombiniert verabreicht wird. Östrogen und Progesteron sind wichtige Kontrollinstanzen für den Fortpflanzungsapparat. Bis zur Menopause stimuliert Östrogen das Endometrium, sich zur Aufnahme einer befruchteten Eizelle aufzubauen, um bei ausbleibender Empfängnis dann die Abstoßung des überschüssigen Gewebes zu veranlassen. Wenn die Östrogenspiegel nach der Menopause sinken, kann es zu den bekannten Wechseljahrsbeschwerden, angefangen bei depressiven Verstimmungen und Hitzewallungen, bis hin zu einem erhöhten Risiko für die Entwicklung einer koronaren Herzerkrankung und Osteoporose (abnehmende Knochenmasse und brüchige Knochen), kommen. Sosehr die Östrogentherapie auch bei diesen Symptomen helfen kann, sosehr kann sie doch auch das Risiko einer Endometriumhyperplasie, die sich zu einem Adenokarzinom weiterentwickeln kann, erhöhen. Um dieses Risiko zu verringern, gilt es heute als Kunstfehler, wenn Ärzte einer Frau in den Wechseljahren nur Östrogen, ohne zusätzliches Gestagen verordnen – es sei denn, ihre Gebärmutter wäre entfernt worden.

Sonstige Risikofaktoren

Auch bestimmte andere Erkrankungen – ob aktuell oder in der Vergangenheit –, wie polyzystische Ovarien, Eierstocktumore oder Dickdarm- oder Mastdarmkrebs, erhöhen das Risiko für ein Endometriumkarzinom. Frauen, die Brustkrebs hatten, haben ebenfalls ein erhöhtes Risiko. Auch das Antiöstrogen Tamoxifen, das zur Behandlung von Brustkrebs eingesetzt wird, ist mit einem erhöhten Erkrankungsrisiko in Zusammenhang gebracht worden. Tatsächlich wird das Risiko durch jede Krebserkrankung im Fortpflanzungstrakt erhöht. Darüber hinaus tritt diese Krankheit in der Gruppe der unter Vierzigjährigen dreimal häufiger bei Frauen mit Endometriose auf, bei der Endometriumgewebe außerhalb der Gebärmutter verschleppt ist.

Bei vielen dieser Risikofaktoren sind in irgendeiner Form auch die Hormonspiegel betroffen. Dennoch ist es unwahrscheinlich, daß das Endometriumkarzinom durch einen dieser Faktoren allein ausgelöst wird. Tatsächlich findet sich in zwei von fünf Fällen kein ursächlicher Zusammenhang zu einer hormonellen Fehlfunktion.

Welche Altersgruppe ist am stärksten betroffen?

1994 starben in Deutschland 5415 Frauen an Gebärmutterkrebs. Der relative Anteil des Endometriumkarzinoms am Genitalkrebs der Frau liegt zur Zeit bei 25 bis 35 Prozent. Relative und absolute Häufigkeit scheinen sogar noch zuzunehmen. Seine Häufigkeit liegt sogar noch über der des Zervixkarzinoms, das hier lange Zeit an erster Stelle stand.

Anders als die Endometriose, die in erster Linie geschlechtsreife Frauen betrifft, kommt das Endometriumkarzinom vornehmlich kurz vor oder nach der Menopause vor. So ha-

Stadieneinteilung

Stadien	Behandlung
0. Endometriumhyperplasie (abnormes Zellwachstum)	Gestagengabe zur Rückbildung der Hyperplasie. Kürettage zur Entfernung allen potentiellen Krebsgewebes. Frauen mit einem Endometriumkarzinom in diesem Stadium dürfen keine Östrogene einnehmen. Läßt sich dies nicht umgehen, sollte die Gebärmutter entfernt werden, um die Entwicklung eines östrogensensiblen Uteruskarzinoms auszuschließen.
I. Das Karzinom ist auf den Gebärmutterkörper begrenzt.	Eine Hysterektomie und Entfernung der Eierstöcke sowie Eileiter empfiehlt sich. Die regionären Lymphknoten werden entfernt und auf das Vorliegen von Krebszellen untersucht. Bei Befall der Lymphknoten empfiehlt sich eine Strahlentherapie im gesamten Beckenraum oder Teilen davon.
II. Das Karzinom hat den Gebärmutterkörper und -hals befallen, sich aber noch nicht außerhalb der Gebärmutter ausgebreitet.	Operative Entfernung der Gebärmutter, Eierstöcke und Eileiter, gewöhnlich durch prä- oder postoperative Bestrahlung. Entfernung der paraaortalen Lymphknoten zur Beurteilung der Krankheitsausbreitung. In manchen Fällen radikale Hysterektomie mit Entfernung der Beckenlymphknoten und des Bindegewebes, das den Uterus stützt.
III. Das Karzinom breitet sich außerhalb des Uterus aus, aber nicht außerhalb des kleinen Beckens.	Operative Therapie, oft mit prä- oder postoperativer Bestrahlung.
IV. Das Karzinom hat die Grenzen des kleinen Beckens überschritten oder die Blasen- bzw. Rektumschleimhaut befallen.	Die Behandlung hängt von der Lokalisation des Tumors und den Symptomen ab. Sind andere Körperbereiche betroffen, möglicherweise Hormontherapie. Strahlentherapie, wenn keine operative Entfernung möglich ist.

ben drei von vier Frauen mit dieser Krankheit bereits ihre Menopause hinter sich, von diesen wiederum ist die Mehrzahl zwischen 61 und 75 Jahre alt. Insgesamt wird es am häufigsten bei Frauen im Alter zwischen 55 und 60 Jahren diagnostiziert. Je mehr alte Menschen es in der Bevölkerung gibt, desto häufiger treten auch Endometriumkarzinome auf.
Die Mortalitätsrate beim Endometriumkarzinom sieht glücklicherweise günstig aus: Insgesamt sterben nur drei von 100000 Frauen an einem Endometriumkarzinom.
Diese niedrige Sterberate – trotz hoher Anzahl an Neuerkrankungen – ist in erster Linie der Krankheits-Früherkennung zu verdanken. Da Blutungen bei dieser Krankheit ein deutlich sichtbares Frühwarnsignal sind, ist eine Krebsfrüherkennung zu einem Zeitpunkt, da das Karzinom noch auf den Uterus begrenzt ist, möglich. In diesem frühen

Stadium ist das Endometriumkarzinom die am leichtesten zu behandelnde Krebsart mit den besten Heilungsaussichten.

Die einzelnen Stadien

Das Endometriumkarzinom kann fünf Krankheitsstadien durchlaufen, angefangen bei Gewebeanomalien wie der Hyperplasie bis hin zur Ausbreitung des Karzinoms auf Blase, Darm oder andere Körperbereiche. Die Tatsache, daß sich Krebs über das Lymphsystem in weiter entfernt liegende Bereiche ausbreiten und dort Fernmetastasen bilden kann, hat dazu geführt, daß seit einigen Jahren auch die Lymphknoten im Bereich der Gebärmutter und des Gebärmutterhalses sorgfältig mituntersucht werden, da sich die Krankheit von hier aus weiterverbreiten kann.
Kommt es beim Endometriumkarzinom zu einem Rezidiv, dann meist recht schnell. Bei acht von zehn Frauen mit einem rezidivierenden Endometriumkarzinom entwickelt sich das neue Karzinom innerhalb der ersten zwei Jahre nach Diagnose und Behandlung des Primärtumors. Häufig tritt die Krankheit aufgrund von Metastasen in einem uterusfernen Organ wieder auf, die bei der Erstbehandlung nicht zerstört oder entfernt wurden.

Was Sie selber tun können

Zumindest zur Krankheitsfrüherkennung können Sie etwas beitragen, indem Sie auf die Frühwarnzeichen achtgeben und sich über Ihr persönliches Erkrankungsrisiko informieren. Machen Sie hierzu eine Liste Ihrer familiären Risikofaktoren. Gibt es beispielsweise in Ihrer engsten Verwandtschaft jemanden mit Genital- oder Brustkrebs? Diese Information kann dem Arzt bei der Risikoeinschätzung helfen. Trifft einer der weiter oben angeführten Risikofaktoren auf Sie zu? Wenn ja, fügen Sie ihn Ihrer Liste zu. Haben Sie Diabetes und/oder Bluthochdruck, oder sind Sie stark übergewichtig, dann versuchen Sie diese Faktoren medikamentös oder über die Ernährung in den Griff zu bekommen.
Stehen Sie unter Östrogentherapie, informieren Sie sich über die angewandte Dosis. Lassen Sie sich regelmäßig untersuchen. Wenn Sie in der Prämenopause sind und verschiedene Risikofaktoren für eine Krebserkrankung aufweisen, kann Ihnen der Arzt orale Kontrazeptiva zur Risikominimierung verschreiben.
Glauben Sie vor allem nicht an alte Ammenmärchen, denen zufolge das Endometriumkarzinom eine gutartige Erkrankung oder ein Lymphknotenbefall und nicht weiter tragisch ist. Diese Krankheit ist nicht gutartig. Zwar erreichen tatsächlich acht von zehn Frauen, deren Endometriumkarzinom in einem Stadium behandelt wurde, bevor es sich auf die Gebärmutter ausbreiten konnte, die Fünfjahresüberlebensgrenze. Doch immerhin jede vierte Frau stirbt letztlich an diesem Karzinom.

Die Diagnose: schwierig, aber entscheidend

Für die richtige Diagnose müssen 1. andere mögliche Erkrankungen differentialdiagnostisch ausgeschlossen, 2. der spezielle Karzinomtyp festgestellt und 3. das Krankheitsstadium beurteilt werden. Da gutartige Störungen wie Uterusmyome, Endometriumhyperplasie und der Beginn der Wechseljahre alle dem frühen Endometriumkarzinom ähnliche Symptome verursachen und verschiedene andere Krebserkrankungen der Gebärmutter schneller fortschreiten als das Endometriumkarzinom, ist die richtige Diagnose sicherlich nicht einfach.

Die Untersuchung

Zunächst einmal wird die Anamnese, d.h. die Krankengeschichte erhoben, und die Symptome werden abgeklärt. Als nächstes steht eine umfassende Untersuchung des

Die Dilatation und Kürettage

Bei der Dilatation wird der Gebärmutterhals geweitet, um Zugang zur Gebärmutter zu bekommen. Bei der Kürettage werden Gewebeproben aus dem Endometrium geschabt. Dazu werden zunächst einmal die Scheidenwände mit einem Spekulum auseinandergehalten, mit zwei Kugelzangen die Muttermundlippen gefaßt und zurückgehalten. Mit einer Dilatation und Kürettage läßt sich ein Endometriumkarzinom zwar diagnostizieren, nicht jedoch heilen – dazu bedarf es einer Operation.

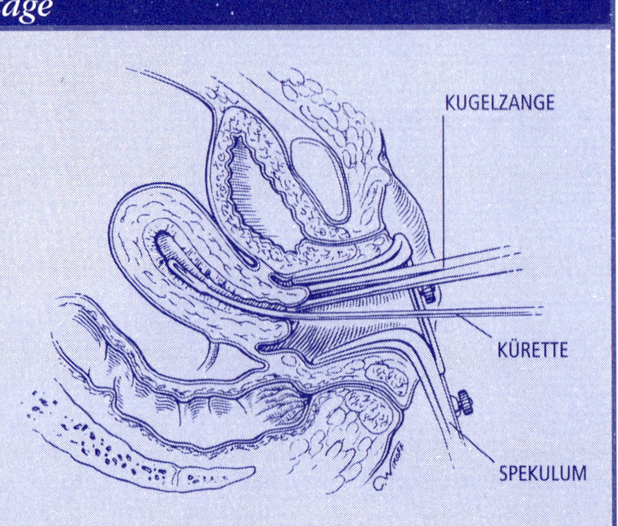

Beckenraums an – Gebärmutter, Eierstöcke, Eileiter, Scheide, Blase und Mastdarm. Darüber erhofft sich der Arzt Aufschluß über die Blutungsherkunft sowie den Zustand der nahe gelegenen Organe, die die Gebärmutter beeinflussen könnten bzw. die von ihr beeinflußt sein könnten.

Wenn eine ungewöhnliche Blutung den Verdacht auf ein Endometriumkarzinom nahelegt, kann der Arzt ihn zunächst abzuklären versuchen, indem er eine vaginale Ultraschalluntersuchung durchführt. Mit ihr kann er ermitteln, wie dick die Schleimhautschicht in der Gebärmutter ist und ob auch der Gebärmutterhals von den Veränderungen betroffen ist. Besonders bei Frauen nach den Wechseljahren läßt sich auf diese Weise ein Endometriumkarzinom mit 96prozentiger Treffsicherheit vorhersagen. Letzte Gewißheit gibt jedoch nur die Untersuchung des Gewebes.

Sollte dann tatsächlich ein Endometriumkarzinom diagnostiziert werden, läßt sich anhand dieser Informationen feststellen, ob sich die Krankheit bereits ausgebreitet hat. Blut- und Urinuntersuchungen werden ebenfalls durchgeführt.

Die Biopsie

Der Schlüssel für die endgültige Diagnose ist die labortechnische Untersuchung einer aus dem Endometrium entnommenen Gewebeprobe auf ungewöhnliches Zellwachstum. Dieses Verfahren, bei dem Gewebeproben entnommen und untersucht werden, wird als Biopsie bezeichnet. Es gibt viele Techniken zur Probenentnahme. Durch Kratzen, Schaben, Spülen oder Saugen läßt sich Gewebe zur zytologischen oder histologischen Untersuchung gewinnen, möglich aber ist, daß bei diesen Methoden nicht genügend Material gewonnen wird, Krebszellen übersehen werden oder normale Zellen fälschlich als krebsbefallen beurteilt werden. Der zytologische Abstrich mit Hilfe des Pap-Tests erkennt nur in 50 Prozent der Fälle zuverlässig ein Endometriumkarzinom. Das liegt in erster Linie daran, daß abnorme Endometriumzellen ihre charakteristischen Merkmale verlieren, wenn sie die Zervix erreichen, wo der Abstrich stattfindet. Auch die *Kürettage,* bei der unter Vollnarkose die Gebärmutter ausgekratzt oder Gewebe herausgeschnitten wird, führt nicht immer zur richtigen Diagnose.

Eine neuere Alternative zur Kürettage ist die *diagnostische Hysteroskopie*, bei der ein mit Lichtquelle ausgerüstetes teleskopartiges Instrument, das Hysteroskop, in die Gebärmutter eingeführt wird, so daß der Arzt die Gebärmutterhöhle und die Endometriumoberfläche inspizieren kann. Das Verfahren wird ambulant unter Lokalanästhesie durchgeführt und dauert nur wenige Minuten. Mit Hilfe dieser Technik kann ganz gezielt Gewebe herausgesucht, entfernt und untersucht werden.
Es hat sich gezeigt, daß 40 Prozent der krebskranken Frauen eine Kürettage erspart bleiben könnte, wenn statt dessen eine Hysteroskopie mit gezielter Gewebeentnahme (Strichkürettage) durchgeführt wird. Die sicherste Methode, um ein Endometriumkarzinom zu entdecken, ist jedoch, Hysteroskopie und Kürettage zu kombinieren.
Die möglichen Risiken einer Hysteroskopie: Es könnte eine massive Blutung ausgelöst werden, die Gebärmutter könnte durchstoßen werden, es könnten Krebszellen aus dem Gebärmutterinneren in die Bauchhöhle verschleppt werden, es könnte zu einer Infektion des kleinen Beckens kommen. All dies läßt sich jedoch vermeiden, wenn ein erfahrener Arzt das Verfahren sorgfältig durchführt.

Die Untersuchung der Gewebeprobe

Der Pathologe untersucht die Zellstruktur des Gewebes daraufhin, ob Krebszellen vorliegen. Sodann werden der Karzinomtyp und das Stadium bestimmt. Je undifferenzierter die einzelnen Zellen aussehen und je mehr der Tumor einer soliden Zellmasse statt normalen Endometriumzellen ähnelt, desto gefährlicher ist wahrscheinlich das Karzinom.

Sonstige Diagnoseverfahren

Bevor operiert wird, werden nach einer Biopsie manchmal noch umfassende Diagnoseverfahren durchgeführt. So wird beispielsweise mit Hilfe der Computertomographie (CT) Sitz, Lokalisation und Dichte des Tumors bestimmt und untersucht, ob sich das Karzinom außerhalb der Gebärmutter in den Beckenlymphknoten ausgebreitet hat. Die intravenöse oder Ausscheidungspyelographie (eine Röntgenaufnahme der Nieren) lokalisiert Gewebeneubildungen in den Harnwegen. Die Kernspinresonanztomographie bzw. MR-Tomographie,

Wie ein Hysteroskop funktioniert

Das relativ neu entwickelte Hysteroskop erlaubt die endoskopische Betrachtung der Gebärmutterhöhle und damit auch des Endometriums. Das Instrumt wird mit der Lichtquelle zuerst durch Vagina und Zervix in die Gebärmutterhöhle eingeführt. Hier kann der Arzt nach ungewöhnlichem Gewebe suchen und mit Hilfe einer kleinen elektrischen Drahtschlinge sogar kleine Gewebeproben zur späteren labortechnischen Untersuchung entnehmen.

kurz MRT genannt, liefert Querschnittaufnahmen der inneren Organe.
Darüber hinaus können die Tumorzellen auf ihren Progesteronrezeptorgehalt untersucht werden. Ist das Karzinom auf eine Östrogenüberstimulation zurückzuführen, kann eine Gestagengabe Therapiebestandteil werden. Insgesamt nimmt die definitive Diagnosestellung weniger Zeit in Anspruch, als dies auf den ersten Blick erscheinen mag. Ein grundsätzlich positiver oder negativer Bescheid kann oft schon nach dem ersten Arztbesuch erteilt werden. Ausgehend von diesen Diagnoseverfahren kann ein auf die einzelne Patientin und ihre Krankheit individuell zugeschnittener Therapieplan entwickelt werden.

Therapiemöglichkeiten

Das Tumorstadium entscheidet letztendlich über die Therapieempfehlung. In die Entscheidung fließen sowohl der Grad ein, in dem das Karzinom in die Gebärmutterwand vorgedrungen ist, als auch das Ausmaß, in dem es sich außerhalb davon ausgebreitet hat.
Bei jüngeren Frauen mit einem Stadium-0-Karzinom (siehe Kasten »Stadieneinteilung«, Seite 484) und noch bestehendem Kinderwunsch wird häufig nur eine Kürettage mit kombinierter Gestagentherapie vorgenommen. Dennoch ist die Entfernung der Gebärmutter, bevor das Karzinom die Gelegenheit hat, sich auch außerhalb auszubreiten, die Behandlung mit den größten Heilungsaussichten. Hat sich der Krebs bereits weiter ausgebreitet, ist oft eine umfangreichere Operation erforderlich. Die Strahlentherapie ist eine andere Behandlungsform. Sie kann extern, d.h. durch die Haut, oder intern, d.h. im Uterus, mittels Radium- oder Cäsiumeinlagen erfolgen. Die Strahlentherapie wird häufiger zur Behandlung weiter fortgeschrittener Stadien eingesetzt.
Chemotherapie wird in erster Linie palliativ eingesetzt, d.h., um die Folgen des Endometriumkarzinoms abzuschwächen und die Überlebenszeit zu verlängern.

Entfernung der Gebärmutter
Mit der Entfernung der Gebärmutter – was innerhalb von zwei bis drei Stunden unter Vollnarkose möglich ist – wird das gesamte Tumorgewebe im Uterus entfernt. Bei der Operation wird die Gebärmutter entweder durch einen Einschnitt im Unterbauch oder durch die Vagina entfernt. Dabei wird alles verdächtig aussehende Gewebe außerhalb des Uterus ebenfalls mitentfernt. Ferner werden aus dem gesamten Beckenbereich Gewebe- und Flüssigkeitsproben entnommen und auf Krebszellen hin untersucht. In der Regel werden auch die Eierstöcke und Eileiter mitentfernt, um dem Risiko einer neuerlichen Karzinombildung durch die von ihnen stimulierte Östrogenproduktion vorzubeugen.

Nach der Gebärmutterentfernung. Am ersten Tag nach der Operation sollten Sie bereits aufstehen und etwas umhergehen. Noch ein oder zwei Tage nach der Operation kann es zu Blutungen und Ausfluß kommen. Können die meisten Frauen auch bereits vier bis sieben Tage nach der Operation aus dem Krankenhaus entlassen werden, dauert die Rekonvaleszenz im allgemeinen doch einige Wochen. Je nach Fall und Tumorstadium, wird einige Wochen oder Monate später eine kombinierte Östrogen-Gestagen-Behandlung eingeleitet. Zur Nachsorge stehen alle drei bis vier Monate Kontrolltermine an.

Strahlentherapie
Da bei der Entfernung von Tumorgewebe lebenswichtige Organe und Körpersysteme verschont werden müssen, sind den Möglichkeiten der operativen Therapie Grenzen gesetzt. Damit gewinnt die Strahlentherapie bei der Behandlung von Karzinomen weiter fortgeschrittener Stadien, die sich bereits außerhalb der Gebärmutter ausgebreitet ha-

ben, an Bedeutung. Sie wird allerdings auch bei der Behandlung von Karzinomen im Frühstadium eingesetzt, um Krebszellen zu zerstören, die dem Chirurgen nur schlecht zugänglich sind. Hin und wieder wird sie bei Patientinnen mit Endometriumkarzinom im Frühstadium auch als alleinige Therapie eingesetzt (mit allerdings ungünstigeren Heilungsraten). Es gibt zwei Formen der Strahlentherapie. Zum einen lassen sich mit einem Bestrahlungsgerät Röntgenstrahlen von außen auf das Becken richten und Gebärmutter, Gebärmutterhals und Beckenlymphknoten extern bestrahlen. Bei der internen oder Kontaktbestrahlung dagegen werden radium- oder cäsiumhaltige Einlagen in die Gebärmutter implantiert und dort mehrere Tage belassen.

Mit der Strahlentherapie läßt sich auch eine Krebserkrankung des Bauchfells (das Peritoneum, mit dem die Beckenorgane überzogen sind), der Eierstöcke oder der Vagina erfolgreich behandeln. Bei weiter fortgeschrittenen Karzinomen wird sowohl mit der internen als auch externen Bestrahlung gearbeitet. Häufig werden ergänzend Hormon- und Chemotherapie eingesetzt, um die Bereiche zu erreichen, in denen sich der Krebs bereits ausgebreitet hat.

Therapien noch im Versuchsstadium

Derzeit laufen verschiedene klinische Versuche, in denen der therapeutische Nutzen der Immuntherapie bei der Behandlung des Endometriumkarzinoms nachgewiesen werden soll.

Die Wirksamkeit der Immuntherapie soll auf verschiedenen Säulen ruhen:

- Stärkung des körpereigenen Immunsystems zur Krebsabwehr
- Die Ausschaltung oder Unterdrückung von Körperreaktionen, die Krebswachstum erlauben
- Sensibilisierung von Krebszellen, damit sie leichter zerstört werden können

Ebenfalls untersucht werden derzeit sogenannte *biological response modifiers*, natürliche Substanzen, die der Körper zur Krebsabwehr herstellt und die es unter Laborbedingungen künstlich herzustellen gelang. Derzeit werden sie bei Patientinnen mit weit fortgeschrittenem oder rezidivierendem Endometriumkarzinom getestet.

Chemotherapie

Viele bei Brustkrebs eingesetzte Medikamente werden auch zur Behandlung des Endometriumkarzinoms verwendet. Sie wirken, indem sie das Fortschreiten der Erkrankung bremsen und die Tumore schrumpfen lassen. Eine Heilung läßt sich mit ihnen aber nur selten erreichen. Sie werden zur Behandlung von der operativen Therapie nicht zugänglichen krebsbefallenen Bereichen eingesetzt. Häufig wird mit einer Kombination aus verschiedenen Chemotherapeutika gearbeitet.

Doxorubicin ist ein Antibiotikum, das seit geraumer Zeit zur Behandlung ausgedehnten Krebswachstums eingesetzt wird.

Cyclophosphamid und Cisplatin werden infundiert und verhindern die Vermehrung der Krebszellen. Sie wirken auf Tumorneubildungen im Endometrium, in den Eierstöcken und der Blase und werden oft kombiniert eingesetzt. Verschiedene Studien haben gezeigt, daß zirka 50 Prozent der Patientinnen mit ausgedehnten Karzinomen auf eine Kombination dieser beiden Mittel und Doxorubicin gut ansprechen.

Mesna und Ifosfamid werden im kleinen Rahmen auch zur Behandlung weit fortgeschrittener Endometriumkarzinome eingesetzt. Sie werden zusammen infundiert, damit Mesna eine Harnwegsentzündung durch Ifosfamid verhindert.

Tamoxifen (z.B. Nolvadex), das mittlerweile seit fast 20 Jahren zur Behandlung des fortgeschrittenen Mammakarzinoms eingesetzt wird, wird nun auch zur Prävention des Mammakarzinoms sowie zur Behandlung bestimmter Formen des Endometriumkarzinoms erprobt. Leider haben verschiedene Studien gezeigt, daß bei Frauen, die mit der üblichen Tamoxifendosis *gegen* ausgedehnten Brustkrebs behandelt wurden, das Risiko *für* ein Endometriumkarzinom um hundert Prozent anstieg.

Hormontherapie

Das Gestagen Megestrol (z.B. Megestat) wird oral zur Behandlung ausgedehnter Endometriumkarzinome eingesetzt. Es gleicht etwaige Östrogenansammlungen, die Tumorwachstum begünstigen, aus bzw. baut sie ab. Medroxyprogesteronacetat (z.B. Clinofem, Farlutal) und Hydroxyprogesteroncaproat (z.B. Proluton) wirken ebenso. Wenn das Endometriumkarzinom durch eine Östrogenüberstimulation bedingt ist und noch nicht über das Stadium 0 oder I (siehe Kasten »Stadieneinteilung«, Seite 484) hinaus ist, läßt sich mit der Gestagenbehandlung Tumorwachstum stoppen oder sogar zurückbilden.

Therapienebenwirkungen

Da durch die Strahlen- und Chemotherapie nicht nur Krebszellen, sondern auch normale Zellen angegriffen werden, kann es zu sehr starken Nebenwirkungen kommen. Die Chemotherapie kann das Knochenmark zerstören, in dem die Blutzellen gebildet werden, und damit Anämie verursachen. Übelkeit und Erbrechen und der damit verbundene Flüssigkeitsverlust können Nierenstörungen verursachen. Darüber hinaus kann es zu Entzündungen im Mundraum kommen. Bei einigen wenigen Patientinnen stellen sich noch Monate und sogar Jahre nach der Strahlentherapie Harnwegs- und Mastdarmentzündungen sowie Fisteln (pathologische Verbindungen zwischen Organen) ein. In fortgeschrittenen Krankheitsstadien mit Fernmetastasen in verschiedenen Körperbereichen können die Nebenwirkungen der Behandlung zusätzlich zu den Krankheitssymptomen für die Patientin fast unerträglich werden. Es gibt jedoch verschiedene Möglichkeiten, wie sich die unerwünschten Nebenwirkungen der Therapie minimieren lassen:

- Kombination verschiedener Behandlungen
- Einsatz von gegen die Nebenwirkungen der Primärtherapie gerichteten Medikamenten
- Einsatz der niedrigsten Wirksamkeitsdosis
- Bei bestimmten Patientinnen nur begrenzter Einsatz der Strahlen- oder Chemotherapie

Jede Frau, die an einem Endometriumkarzinom und den Folgen der Behandlung leidet, braucht jede Menge medizinischen und vor allem auch psychologischen Rückhalt. An welche Stellen Sie sich hier wenden können, lesen Sie im Anhang unter den Selbsthilfegruppen. Zur Linderung körperlicher Schmerzen und Beschwerden stehen dem Arzt eine ganze Reihe von Medikamenten und Techniken zur Verfügung.

Schmerzlinderung

Schmerzmittel gehören zur Standardbehandlung beim ausgedehnten Endometriumkarzinom. Am häufigsten eingesetzt werden betäubend wirkende Medikamente wie Codein, Oxycodon und vor allem Morphin. Verursachen diese Mittel, oral verabreicht, Übelkeit und Erbrechen, werden sie als Injektionen oder Zäpfchen gegeben.
Wichtig ist hier, stets ein wachsames Auge auf die unerwünschten Nebenwirkungen dieser starken Schmerzmittel zu haben. Weitere möglicherweise hilfreiche Medikamente sind Antidepressiva, Tranquilizer, Entzündungshemmer, Sedativa und Übelkeit verhindernde bzw. lindernde Mittel. Die

Medikamentenwahl muß individuell getroffen werden.
Bei Schmerzen, die durch Nervendruck verursacht werden, hilft oft die transkutane elektrische Nervenstimulation, kurz TENS genannt.

Aussichten auf Heilung?

Solange sich das Karzinom noch nicht außerhalb der Gebärmutter ausgebreitet hat, sind die Heilungsaussichten gut. Entscheidende Voraussetzung dafür aber ist die Krankheitsfrüherkennung, d.h. die rechtzeitige Diagnose. Deshalb ist bei Blutungsstörungen in jedem Fall eine sorgfältige Ursachenforschung zu betreiben. Eine wichtige Rolle bei der Diagnose spielt die Biopsie, weil sie feststellen kann, ob es sich bei der Gewebeneubildung um ein Karzinom, einen gutartigen Tumor oder eine Präkanzerose handelt.
Nach Therapieabschluß kommen regelmäßigen Kontrolluntersuchungen im Rahmen der Nachsorge große Bedeutung zu. Denn leider ist nicht auszuschließen, daß bei der Behandlung Tumorgewebe übersehen wurde und sich unbemerkt weiter ausbreitet. Wie bei jeder anderen Krankheit, so sind auch hier regelmäßige und umfassende Kontrolluntersuchungen die beste Versicherung für eine komplette und dauerhafte Wiederherstellung.

TEIL 2

NATURHEILVERFAHREN

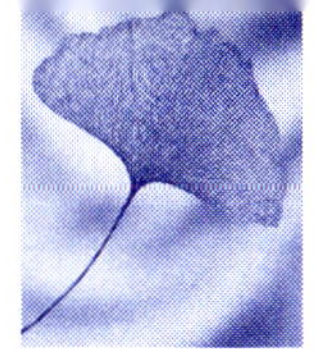

ALTERNATIVE BEHANDLUNGSWEISEN

Ergänzung zur Schulmedizin

Für viele Frauen ist es selbstverständlich, bei leichteren Störungen ihrer Gesundheit zunächst einmal zu Hausmitteln zu greifen oder sich etwas zur Selbstbehandlung zu besorgen, bevor sie sich in ärztliche Behandlung begeben. Hier stehen Hausmittel hoch im Kurs, zu denen zum Beispiel die Anwendung von Wärme in Form von Wickeln, Packungen oder Bädern und die von Pflanzenmitteln als Tee gehört. Auch Fertigpräparate mit Pflanzenextrakten bekommen vielfach den Vorzug vor synthetischen Mitteln.

Zudem sind Frauen gegenüber anderen als den schulmedizinischen Therapien sehr aufgeschlossen. Sie setzen auf »sanfte« Behandlungsverfahren wie Homöopathie oder Akupunktur, in der Hoffnung, damit die Nebenwirkungen der üblichen medikamentösen Therapie vermeiden zu können. Außerdem empfinden sich viele Frauen nicht unbedingt als »krank«, wenn sie Beschwerden haben, sondern sie suchen nach etwas, das ihnen hilft, ihre Selbstheilungskräfte zu mobilisieren.

Wenn sich die übliche schulmedizinische Behandlung doch nicht vermeiden läßt, können deren Nebenwirkungen häufig durch Naturheilverfahren gemildert werden, oder sie helfen z.B. nach einer Krebsoperation dem Körper auf dem Weg zur Heilung.

Im folgenden sollen einige gängige Naturheilverfahren vorgestellt und ihre Eignung für frauentypische Beschwerden dargestellt werden.

Aderlaß

In der Zeit der vorwissenschaftlichen Medizin war es durchaus gängig, Kranke »zur

Ader zu lassen«. Der Aderlaß gehört zu den sogenannten »ausleitenden Verfahren«, mit denen »Säfte« aus dem Körper entfernt werden sollen, von denen man früher glaubte, daß sie eine Krankheit verursachten. Diese Lehre von den »schlechten Säften« ist mittlerweile überholt und durch die Erkenntnisse der modernen Medizin über Ursachen und Auswirkungen von Krankheiten abgelöst worden.

Beim Aderlaß entnimmt der Arzt mit der Spritze zwischen 50 und 500 Milliliter Blut und spritzt statt dessen physiologische Kochsalzlösung ein, um das Blutvolumen zu erhalten.

Sowohl das Durchstechen der Haut als auch die Entnahme einer größeren Menge Blut sind für den Körper deutliche Reize, auf die er reagieren muß: Sein Abwehrsystem wird zur Aktivität herausgefordert, die Durchblutung in den feinsten Verzweigungen der Gefäße, den Kapillaren, ändert sich, seine Blutbildung wird angeregt.

Diese Anregung der körpereigenen Regelkreise von Immun- und Hormonsystem kann eventuell bei Regelstörungen ausgleichend wirken.

Akupunktur

Im Rahmen der traditionellen chinesischen Medizin ist die Akupunktur eine seit Jahrhunderten gebräuchliche Begleitbehandlung. In den Westen importiert, wurde sie dort verändert und in zahlreichen Varianten verbreitet, die zum Teil stark voneinander abweichen. Das ist der Grund, warum Akupunkturanleitungen vielfach voneinander abweichende Angaben über die Lokalisation der Akupunkturpunkte und den sie verbindenden Meridianen machen. Es gibt Systeme mit nur zwanzig und solche mit über tausenden Stichpunkten; es variiert die Anzahl der Meridiane, auf denen sie liegen sollen; auch die Angaben über die notwendige Stichtiefe differieren.

Bei der Akupunktur bekommen die sitzenden oder liegenden Patienten Nadeln in bestimmte Punkte hineingestochen. Zur Stimulation werden sie anschließend meist gedreht. Dabei empfinden die Behandelten oft ein eigenartig dumpfes Gefühl, das die Akupunkteure »De-Qi-Gefühl« nennen. Die Behandlung dauert zwischen zehn und dreißig Minuten und wird üblicherweise im Abstand von wenigen Tage fünf- bis zehnmal wiederholt. Dauernadeln mit Widerhaken werden mehrere Tage lang am Körper getragen.

Eine Variante der traditionellen Akupunktur ist die Laserakupunktur. Dabei wird nicht gestochen, sondern ein schwacher Laserstrahl auf die Punkte gerichtet. Weil diese Spielart der Akupunktur schmerzlos ist, wird sie besonders gern bei Kindern angewandt. Eine Wirkung wie bei der stechenden Akupunktur ließ sich für die Laserakupunktur nicht nachweisen.

Eine andere Variante ist die Ohrakupunktur. Sie geht davon aus, daß in der Ohrmuschel der gesamte Körper noch einmal, und zwar kopfüber in der Haltung eines Embryos, abgebildet ist und dementsprechend auch von dort aus behandelt werden kann. Dieses widerspricht allerdings den anatomischen Realitäten. Bei der Ohrakupunktur werden meist Dauernadeln eingestochen.

Die Moxibustion ist eine traditionelle Akupunkturvariante. Hierbei wird auf die Akupunkturpunkte zunächst eine Ingwerscheibe aufgesetzt, auf der dann Kegel oder Zigaretten aus getrocknetem und speziell fermentiertem Beifußkraut abgebrannt werden. Hierbei soll die Wärmewirkung in der Haut das Stimulans sein.

Entsprechend der chinesischen Vorstellung soll die Wirkungsweise der Akupunktur darauf beruhen, daß sie die Lebensenergie Qi wieder ungehindert zum Fließen bringt. Naturwissenschaftliche Forschungen wiesen nach, daß die Nadelung einen Nervenreiz darstellt, der die körpereigenen Schmerzkontrollsysteme aktiviert. Dadurch werden schmerzlindernde Substanzen, wie die vom

Gehirn gebildeten Endorphine, ausgeschüttet. Außerdem wird durch Akupunktur die Spannung bestimmter Muskeln nachweisbar reduziert. All das moduliert die Schmerzwahrnehmung, aber auch andere Systeme, wie beispielsweise die, die Gefühle und Stimmungen beeinflussen. Der spannungslösende und schmerzlindernde Effekt der Akupunktur kann also nicht nur bei körperlichen Störungen hilfreich sein, sondern auch bei seelischen und emotionalen Spannungen.
Die Wirksamkeit der Akupunktur bei vielen Arten von Schmerzen ist nachgewiesen, so etwa bei Kopfschmerzen, Migräne, Rücken- und Regelschmerzen. Aber auch viele andere Bereiche des Nerven-, Hormon- und Immunsystems scheint sie zu beeinflussen. So ist sie bei Zyklusstörungen und Wechseljahrsbeschwerden hilfreich. Für Mediziner, die mit solchen komplementären Methoden arbeiten, ist die Akupunktur auch ein Bestandteil der Unfruchtbarkeitsbehandlung.

Hinweis

Achten Sie darauf, daß der Akupunkteur Einwegnadeln verwendet. Unzureichend sterilisierte Nadeln können lokale Infektionen auslösen. Aber auch schwere Krankheiten, wie Hepatitis und Aids, sind durch unsterile Nadeln bereits übertragen worden.
Vorsicht ist auch geboten, wenn sehr lange Nadeln tief ins Gewebe hineingestochen werden sollen. Dabei ist es schon vorgekommen, daß Organe verletzt wurden, wodurch die Patienten zu Schaden kamen.

Akupressur und Shiatsu

Akupressur ist eine Druckmassage der Akupunkturpunkte. Sie entstand aus der traditionellen chinesischen Tuina-Massage und wurde im japanischen Raum zu Shiatsu weiterentwickelt.
Bei diesen Druckpunktmassagen drückt der Behandler fünf bis 20 Sekunden lang mehr oder weniger stark auf bestimmte Punkte. Das soll den Energiefluß im Körper wieder normalisieren.
Akupressur entspannt die Muskeln und fördert die Durchblutung. Sie hilft gegen Nervosität und Schlafstörungen, kann Kopfweh und Schmerzen lindern und die Abwehrkraft stärken. Auch bei Zyklusstörungen und Wechseljahrsbeschwerden kann ihr Einsatz sinnvoll sein.

Anthroposophische Medizin

Als Erweiterung der Schulmedizin in die Geistesebene versteht sich die anthroposophische Medizin, die auf den Ideen von Rudolf Steiner basiert. In ihr mischen sich philosophische, mystische, religiöse und naturwissenschaftliche Elemente.
Nach den Erkenntnissen Steiners werden auch die Waldorfschulen geführt, und auf ihn lassen sich auch wesentliche Elemente der biologisch-dynamischen Landwirtschaft zurückführen.
Die physiologischen Zusammenhänge im Körper definieren die Anthroposophen auf ihre Weise. Sie beschreiben den Menschen als Einheit aus vier Wesensgliedern, dem »Physischen Leib«, dem »Astralleib», dem »Ätherleib« und dem »Ich«. Ein Ungleichgewicht zwischen ihnen führt zu Krankheiten. Für anthroposophische Ärzte ist das Kranksein eine Möglichkeit des Körpers, der Seele und des Geistes, zu neuen Kräften und Fähigkeiten zu gelangen. Vor allem durchgemachte Kinderkrankheiten sind für sie ein Reifeprozeß.
Diagnostik und Behandlung der anthroposophischen Medizin basieren auf der naturwissenschaftlichen Medizin, die jedoch um anthroposophisches Gedankengut erweitert wird. Manche Anthroposophen verwenden in der Diagnostik Verfahren wie den Blutkristallisationstest und den Kapillar-dynamischen Bluttest. Dafür wird den Patienten Blut abgenommen, das auf ganz spezielle Weise weiterbehandelt wird, so daß sich

Muster aus auskristallisierenden Substanzen oder Verlaufslinien von Flüssigkeiten auf Papier ergeben. Aus diesen Bildern wollen Anthroposophen auf Krankheiten schließen können. Diese Diagnoseverfahren entbehren jedoch jeder wissenschaftlichen Grundlage.

In der anthroposophischen Behandlung sind spezielle Heilmittel üblich, die vornehmlich von den Firmen Weleda und Wala hergestellt werden. Sie basieren auf speziell zubereiteten Pflanzenextrakten, die häufig noch mit Metallzubereitungen versetzt sind. Es sind andere Produkte als die sonst üblichen »Pflanzenmittel« (Phytopharmaka). Anthroposophische Heilmittel sind als »Arzneimittel besonderer Therapierichtung« zugelassen, die ihre Wirksamkeit nicht nach den naturwissenschaftlichen Kriterien nachzuweisen brauchen, die für die sonst üblichen Arzneimittel gelten.

Zur anthroposophischen Behandlung kommen immer auch künstlerische Heilweisen und Körpertherapien hinzu: Malen, Modellieren, Musik- und Sprachtherapie. Eine anthroposophische Besonderheit der Körpertherapie ist die Heileurythmie, bei der Buchstaben und Laute mit Bewegungen des gesamten Körpers ausgedrückt und gestaltet werden. Dieses vielfältige Ansprechen des kranken Körpers auf so vielen verschiedenen Ebenen macht es aus, daß man von anthroposophischer Medizin sagen kann, daß sie ganzheitlich im besten Sinne behandelt.

Die anthroposophische Medizin nimmt sich aller Krankheiten an, die die naturwissenschaftliche Medizin auch behandelt.

Hinweis
Anthroposophische Arzneimittel können Schwermetalle, wie Blei oder Quecksilber, enthalten. Ihre Wirkung addiert sich zur unvermeidlichen Belastung durch Umweltgifte, die bei Langzeitanwendung den Körper chronisch vergiften können.

Ayurveda

Der Ayurveda ist die traditionelle indische Heilweise, deren Prinzipien seit 3500 Jahren schriftlich überliefert werden. Auch beim Ayurveda handelt es sich um ein im besten Sinne ganzheitliches Medizinsystem, da seine Behandlungen Körpertherapien, Ernährungsrichtlinien, Entspannungsübungen und Hinweise zur allgemeinen Lebensführung umfassen.

Ayurvedische Medizin ist in Indien weit verbreitet und wird auch an den Universitäten gelehrt. Im Westen hat sich Ayurveda vornehmlich als Maharishi Ayur-Veda etabliert – die lukrative Vermarktung der altindischen Medizin durch den Guru Maharishi Mahesh Yogi. Alle medizinischen Ayurveda-Angebote in Deutschland gehören zu Maharishi Ayur-Veda.

Das Konzept des Ayurveda beruht auf den drei *doshas: vata, pitta, kapha,* die die Regulationssysteme des Körpers charakterisieren. Sind sie im Gleichklang, ist der Mensch stark, vital und gesund. Befinden sie sich im Ungleichgewicht, führt das zu Krankheiten. Die ayurvedische Behandlung soll die *doshas* regulierend beeinflussen, so daß sie wieder ins Gleichgewicht kommen.

Beliebteste »Grundbehandlung«, vor allem in den Kurkliniken, ist die Pancha-Karma-Kur. Sie umfaßt verschiedene ausleitende Verfahren, wie Fasten, vielhändige Ganzkörper-Ölmassagen, Wärmedampfbäder, Einläufe, Auslösen von Erbrechen oder Niesen und eventuell Aderlaß. In Indien gehören zur ayurvedischen Behandlung Yoga-Übungen und Meditation. Beide Entspannungsverfahren sind geeignet, um Angst und Spannung abzubauen.

In Deutschland wird die Transzendentale Meditation des Maharishi Ayur-Veda praktiziert. In ihrer intensiven Ausprägung gilt sie als »Bewußtseinstechnologie«, die psychisch labile Personen gefährden kann.

In der ambulanten Behandlung bekommen die Patienten oft Rasayanas. Dieses sind ei-

gentlich Medikamente mit pflanzlichen und mineralischen Inhaltsstoffen, die Gesundheit und Vitalität fördern sollen. Die indischen Produkte können erhebliche Mengen an giftigen Schwermetallen enthalten. Diese Mittel sind hierzulande jedoch nicht zugelassen. Meist werden Rasayanas darum als Nahrungsergänzungsmittel deklariert und dann aus europäischen Nachbarländern importiert. Ihre Wirkungen sind nicht wissenschaftlich nachgewiesen. Hinsichtlich Zusammensetzung, Wirkung und Nebenwirkungen sind sie nicht kontrolliert.
Die Stärke der ayurvedischen Medizin liegt in dem Bemühen, Gesundheit zu erhalten. Als ganzheitliches Kurprogramm zur Pflege von Körper und Seele kann die ayurvedische Behandlung chronische Krankheiten und funktionelle Beschwerden lindern und bessern. Es ist kein Behandlungsverfahren mit besonderen Erfolgen bei bestimmten definierten Krankheiten.

Hinweis
Die Panchakarma-Kur soll nicht während der Schwangerschaft durchgeführt werden.

Bach-Blütentherapie

Diese Anfang des 20. Jahrhunderts entwickelte Behandlungsart gilt vornehmlich als psychische Einflußnahme. Ihr Erfinder, der Engländer Edward Bach, ordnete 38 negativen Gemütszuständen und ihren Beschwerden bestimmte Pflanzen zu, deren Blütenkonzentrate diese Mißbefindlichkeiten angeblich kurieren können sollen.
Die Blütenkonzentrate entstehen aus frischen Pflanzen, die mit Wasser und Alkohol ausgezogen werden. Die Blütenmittel zum Einnehmen muß man sich daraus selbst verdünnen. »Rescue«, die »Erste-Hilfe-Tropfen«, sind eine Mischung aus fünf Blütenkonzentraten.
Bachs Vorstellung zufolge sollen die Blütenmittel auf »feinstofflicher Ebene« einwirken und so die Veränderungen bewirken. Als geheilt galt jemand, wenn er Charakterschwächen in Tugenden verwandelt hatte. Daß die Bachblüten derartiges können, ist jedoch durch keine wissenschaftlich akzeptierte Arbeit belegt. Die Auswahl der verschiedenen Pflanzenmittel läßt sich wissenschaftlich nicht begründen.

Hinweis
Die Blütenmittel sind in Deutschland nicht als Arzneimittel zugelassen; sie müssen aus dem europäischen Ausland importiert werden. *Wer psychotherapeutischer oder psychiatrischer Hilfe bedarf, sollte sich keinesfalls allein auf die Bach-Blütenmittel verlassen. Es gibt Berichte von Klinikpsychiatern, bei denen Patienten notfallmäßig eingeliefert wurden, die die schulmedizinische Medikation zugunsten der Blütenmittel abgesetzt hatten.*

Bäder

Mit Bädern wird die wohltuende Wirkung von Wärme dem ganzen Körper oder – bei Teilbädern – Teilen des Körpers zugeführt. Die Botschaft über die Temperatur des Wassers wird von den Temperaturrezeptoren in der Haut via Nerven an das Körperinnere weitergeleitet; Druckrezeptoren leiten die Empfindung des Wasserdrucks und der Wasserbewegung weiter. Diese Impulse stimulieren das Immunsystem, beeinflussen die Produktion von Streßhormonen, regen Kreislauf und Stoffwechsel an, fördern die Durchblutung und verringern das Schmerzempfinden.
Ansteigende Halbbäder, Sitzbäder, Arm- oder Fußbäder, bei denen das anfänglich körperwarme Wasser allmählich bis zur Grenze der Erträglichkeit mit heißem Wasser aufgefüllt wird, helfen bei Erkältungskrankheiten und Schmerzen durch Verspannungen. Sonst dienen Vollbäder, eventuell auch mit Zusätzen von Pflanzenextrakten, allgemein zur Entspannung und Vorbereitung auf einen guten Schlaf.

Bindegewebsmassage

Die Bindegewebemassage ist eine Reflexzonentherapie. Das bedeutet, es werden bestimmte Bereiche der Haut gereizt, und dieser Reiz wird über die Nerven in andere, korrespondierende Körperteile weitergeleitet. So kann zum Beispiel das Reizen der Haut an der Schulter die Eierstöcke beeinflussen.
Bei der Bindegewebsmassage ertastet der Therapeut die verspannten Zonen im Gewebe und arbeitet sie mit ziehenden Griffen durch. Eine gelungene Bindegewebsmassage löst die schmerzhaften Verquellungen im Unterhautgewebe auf und wirkt so auf vegetative Störungen der inneren Organe. Auf diese Weise kann sie Unterleibbeschwerden und Regelstörungen positiv beeinflussen.

Hinweis
Bindegewebsmassage regt den Stoffwechsel oft heftig an. In der Schwangerschaft sollte sie darum nicht angewandt werden.

Bioresonanztherapie

Dieses Verfahren wird auch unter folgenden Namen geführt: Moratherapie, Bicomtherapie, Multicomtherapie, Multiresonanztherapie. Es beruht auf der Idee, daß körpereigene oder aus der Umwelt kommende elektromagnetische Schwingungen Krankheiten verursachen. Diese Schwingungen sollen mit dem Gerät aufgefangen und in »gesunde« umgewandelt werden können, die dem Körper dann zur Heilung zurückgegeben werden.
Dazu liegt der Patient etwa zwanzig Minuten lang mit zwei Elektroden eines Geräts in Händen, das selbst die Diagnose ermittelt und die Therapie festlegt. Eine Behandlungsserie umfaßt üblicherweise sechs Sitzungen.
Die Bioresonanztherapie wird angeboten bei funktionellen Beschwerden und chronischen Krankheiten. Ein bevorzugtes Behandlungsgebiet sind Allergien und Beschwerden, deren Ursachen in »Umweltbedingungen« vermutet werden. Auch in der alternativen Unfruchtbarkeitsbehandlung wird die Bioresonanztherapie eingesetzt.
Elektromagnetische Signale sind natürliche Begleiterscheinungen bei biologischen Prozessen. Es gibt keinen Nachweis dafür, daß sie an der Entstehung von Krankheiten beteiligt sind. Dementsprechend gibt es auch für die Wirksamkeit der Bioresonanztherapie keinen akzeptierten klinischen Nachweis.

Chirotherapie

Jede Kultur hat unter ihren traditionellen Heilern auch sogenannte »Knocheneinrichter« – Menschen, die durch Manipulationen an Knochen und Gelenken versuchen, Gesundheit zu beeinflussen. Aus diesen traditionellen »Handgreiflichkeiten« haben sich die manuellen Therapien entwickelt, zu denen die Chiropraktik und die Osteopathie gehören. Aus diesen gemeinsam ist die Chirotherapie entstanden, eine Methode, die bei funktionellen Rücken- und Gelenkbeschwerden zunehmend an Bedeutung gewinnt.
Ursprünglich meinten Chiropraktiker, mit ihren Handgriffen »ausgerenkte« Wirbel wieder »einrenken« und so Gelenkblockaden lösen zu können. Mittlerweile ist jedoch klar, daß die Gelenkblockaden darauf beruhen, daß verspannte Muskeln die Gelenke in ihrer Beweglichkeit behindern.
Chiropraktiker bewegen blockierte Gelenke mit gezielten behutsamen Bewegungen – Ruck, Druck, Drehung – und geben damit den Nerven einen Impuls, der ihre Spannung mindert und die Blockade löst. So werden die Gelenke wieder schmerzarm und funktionstüchtig; verspannte Muskelgruppen lockern sich. Bei Anwendung von ruckartigen Techniken kann es laut »knacken«, es soll aber nicht schmerzen. Solche Mani-

pulationen sind nur an Gelenken möglich, die in ihrer Beweglichkeit eingeschränkt oder blockiert sind, nicht aber in ihren Teilen miteinander verwachsen.
Bei der Osteopathie werden die Muskelpartien und Gelenke durch Druck mit den Fingerkuppen in verschiedene Richtungen gedehnt und so weich manipuliert.
Chiropraktik ist als Behandlung bei funktionellen Bewegungseinschränkungen und Schmerzen der Wirbelsäule und Gelenke sinnvoll. Etwa 50 bis 60 Prozent der Patienten mit Kopfschmerzen, deren Ursache in einer Verspannung im Hals- und Nackenbereich liegt, erfahren durch diese Technik eine Besserung.

Hinweis

Geben Sie zum »Einrenken« nur zu chiropraktisch ausgebildeten Ärzten. Nur von ihnen ist zu erwarten, daß sie die Grenzen ihres Tuns erkennen und einhalten. Bei Menschen, deren Blutgefäße vorgeschädigt sind, kann es nämlich bei Manipulationen an der Halswirbelsäule zu dramatischen Zwischenfällen kommen. Ab dem 50. Lebensjahr sollte aus diesem Grund nicht mehr am Hals manipuliert werden.

Elektroakupunktur nach Voll (EAV)

Dieses in den fünfziger Jahren von dem deutschen Arzt Reinhold Voll entwickelte Verfahren stützt sich auf die chinesische Vorstellung der Meridiane. Mit der EAV soll der Energiefluß an den Akupunkturpunkten zu beeinflussen sein.
Bei dem Verfahren hält der Patient eine negative Elektrode in Form eines Metallgriffels in der Hand, der Untersucher hält die andere Elektrode an bestimmte Hautstellen des Patienten. Damit soll die elektrische Spannung der Haut gemessen werden.
Das Verfahren dient zur Diagnostik, indem die auf dem Meßgerät angezeigten Zahlen Rückschlüsse auf Krankheiten aller Art, Umweltbelastungen und Unverträglichkeiten zulassen sollen. Gleichzeitig soll es möglich sein, mit niederfrequenten elektrischen Impulsströmen aus dem Gerät Krankheiten zu behandeln. Und letztlich soll mit dem Gerät auf ähnliche Weise auch ertestet werden, welche Medikamente zur Behandlung geeignet sind.
Die Aussagekraft der EAV zu Diagnosezwecken ist höchst fragwürdig. Über ihre Eignung als Therapieverfahren liegen keine gesicherten Erkenntnisse aus kontrollierten Studien vor.

Eigenblutinjektion

Hierbei handelt es sich um eine unspezifische Reiztherapie, die in früheren Zeiten, als es noch keine Antibiotika gab, sinnvoll war.
Zur Eigenblutinjektion wird mit einer Spritze eine bestimmte Menge Blut aus der Vene entnommen und – pur oder mit Pflanzenmitteln versetzt – gleich wieder in die Vene oder unter die Haut gespritzt. Dieses wird einige Tage hintereinander oder in größeren Abständen einige Wochen lang wiederholt.
Eigenblutinjektionen sollen chronische Erkrankungen der Haut, des Bewegungsapparats und der Luftwege bessern, bei Allergien, Viruserkrankungen, vor Operationen und bei verzögerter Rekonvaleszenz helfen. Ganz sicher sind das Anstechen der Haut, das Entnehmen von Blut und das Einspritzen ins Gewebe Vorgänge, auf die das Immunsystem reagiert. Diese unspezifische Reaktion kann allgemein als Stärkung der Abwehrkraft angesehen werden.
Es fehlen jedoch wissenschaftliche Belege dafür, daß Eigenblutinjektionen bei spezifischen Krankheiten eine eindeutige Wirksamkeit hätten.

Eigenurinbehandlung

Seit Jahrhunderten kennt die Volksmedizin die Anwendung von Urin als »ganz beson-

dren Saft« zur Behandlung von Krankheiten. In den neunziger Jahren wurde die Heilmode wieder entdeckt und propagiert.
Die Angaben zur Anwendung sind vielfältig: Jeden Morgen eine kleine Menge frisch gelassenen, unbehandelten Urin trinken; mit Urin getränkte Tücher als Umschläge auf schmerzende, entzündete Stellen legen; einige Milliliter Urin vom Arzt injizieren lassen.
Diese Behandlung soll gesund erhalten oder bei Haut- und Infektionskrankheiten helfen, wieder gesund zu werden. Einen wissenschaftlichen Nachweis für die Wirksamkeit des Verfahrens gibt es nicht. Auch Erklärungen, wie und warum diese Therapie anschlagen soll, sind die Verfechter bisher schuldig geblieben.

Fußreflexzonenmassage

Die Fußreflexzonenmassage ist eine Unterform der Reflexzonentherapie (siehe Seite 506). Sie geht von dem Gedanken aus, daß das Abbild des gesamten Körpers und seiner Organe im Fuß repräsentiert sei.
Wenn ein Areal am Fuß besonders druck- oder schmerzempfindlich reagiert, soll das dazugehörige Organ beeinträchtigt oder gar krank sein. Eine Massage an dieser Stelle des Fußes soll das entsprechende Organ beeinflussen können.
Dazu werden die Fußsohle und angrenzende Fußbereiche, vor allem die Ferse, intensiv massiert. Schmerzhaften Bereichen widmet sich der Masseur ganz besonders. Oft sind dort Knötchen aufzuspüren, die von den Fußreflexzonenmasseuren als Schlakkenablagerungen interpretiert werden und die wegmassiert werden sollen. Fußreflexzonenmassagen können bis zu einer Stunde dauern.
Fußreflexzonenmassage wirkt zweifellos allgemein entspannend. Zudem können – entsprechend dem Konzept der Reflexzonentherapie – Griffe entlang der Ferse Schmerzen der Lendenwirbelsäule lindern und Regelstörungen beeinflussen, denn diese Regionen sind durch Nervenleitungen miteinander verbunden.
Dafür, daß Fußreflexzonenmassagen innere Organe beeinflussen können, gibt es keinen wissenschaftlichen Nachweis.

Güsse

Güsse mit wechselweise kaltem oder sehr warmem Wasser dienen, wenn sie regelmäßig und über längere Zeit durchgeführt werden, vornehmlich der Abhärtung. Ihre Wirkung erklärt sich wie bei den Bädern (siehe dort).
Einen Guß kann man mit der Gießkanne oder mit einem Schlauch durchführen. In jedem Fall sollte das Wasser die Haut beim Guß sanft umhüllen, nicht mit Druck daraufspritzen. Der Wasserstrahl wird prinzipiell vom Rand des Körpers zum Herzen hin geführt.
Kniegüsse, die von den Zehen zu den Unterschenkeln bis hinauf zum Knie geführt werden, lindern Kopfschmerzen und Migräne. Sie helfen bei niedrigem Blutdruck und Krampfadern und beeinflussen die Tätigkeit der Verdauungs- und Geschlechtsorgane.

Homöopathie

Die Homöopathie ist ein in sich geschlossenes Medizinsystem, das Samuel Hahnemann zu Beginn des 19. Jahrhunderts aufbaute und das von dem der üblichen wissenschaftlichen Medizin sehr abweicht.
Die Homöopathie geht davon aus, daß jedem Menschen eine »Lebenskraft« innewohnt. Wird sie gestört, entstehen Krankheiten.
Anders als die üblichen Arzneimittel werden Homöopathika nach dem Prinzip »Gleiches heilt Gleiches« ausgewählt. Homöopathie ist also keine Behandlung gegen etwas, sondern eine, die den Körper reizen soll, seine »verstimmte Lebenskraft« wieder zu regulieren, so daß die Krankheiten ver-

gehen. Daraus ergibt sich, daß die Homöopathie Gestörtes wieder zu regulieren versucht; Zerstörtes kann auch sie nicht wieder richten.
Homöopathen verwenden die Auszüge von Pflanzen und Substanzen mal konzentriert, mal in extrem starker Verdünnung. Anders als sonst üblich, soll die Wirksamkeit mit abnehmender Konzentration nicht abnehmen, sondern vielmehr zunehmen. Die Konzentration dieser so verdünnten Substanzen nennen Homöopathen »Potenz«, weil sie davon ausgehen, daß die spezielle Art des Verdünnens die Wirkung der Mittel steigert.
Zur klassischen homöopathischen Behandlung gehört ein intensives Gespräch zwischen Behandler und Hilfesuchendem, bei dem das individuelle Krankheitsbild ermittelt wird. Daraus ergibt sich dann die Verordnung der homöopathischen Medikamente, von denen normalerweise nur eines zu einer Zeit eingenommen wird. Kombinationsmittel sind den klassischen Homöopathen fremd.
Die »Komplexmittel-Homöopathie«, bei der verschiedene homöopathische Einzelmittel in fixer Kombination verwendet werden, ist jedoch in der Selbstbehandlung sehr beliebt. Solche Mittel sind meist unter dem Namen ihrer Indikationen im Handel (z. B. Heuschnupfenmittel).
Es gibt viele Berichte darüber, daß eine klassische homöopathische Behandlung bei Befindlichkeitsstörungen, chronischen Funktionsstörungen, Allergien und Abwehrschwäche wirksam ist. Auch einige Studien, die wissenschaftlichen Ansprüchen genügen, belegen die Wirksamkeit der Homöopathie. Allerdings hat sich bisher nicht beweisen lassen, daß die Arzneistoffe die Träger der Wirksamkeit sind.
Die homöopathische Therapie ist Bestandteil eines relativ erfolgreichen Konzeptes zur alternativen Unfruchtbarkeitsbehandlung.
Die Einzelmittel, die sich individuell zur Behandlung eignen, muß der homöopathische Arzt nach dem ausführlichen Anamnesegespräch auswählen. Anders als in der üblichen Medizin, ist in der Homöopathie nicht ein bestimmtes Mittel der Behandlung einer bestimmten Krankheit zugeordnet. So kann es kommen, daß zwei Menschen mit den gleichen Beschwerden verschiedene Mittel verordnet werden und daß diejenigen, die die gleichen Mittel einnehmen, an unterschiedlichen Krankheiten leiden. Infolgedessen läßt sich auch nicht allgemeingültig angeben, für welche Beschwerde sich welches Mittel eignet.

Hinweis

Anders als gemeinhin angenommen, ist homöopathische Behandlung nicht grundsätzlich risikolos und nebenwirkungsfrei. In der Homöopathie werden zum Beispiel Gifte wie Arsen, Quecksilber, Blei oder Kadmium verwendet, die uns als Umweltgifte ohnehin schon überreichlich umgeben. Werden sie in Potenzen unter D 8 längere Zeit angewandt, sind chronische Vergiftungen möglich.
Auch Mittel, in deren Name Worte wie Arsen oder Aristolochia vorkommen, sollten Sie meiden. Hierbei handelt es sich um Mittel, deren Inhaltsstoff das Erbgut schädigen oder die Entstehung von Krebs begünstigen kann und die darum in der üblichen Medizin schon lange nicht mehr verwendet werden.

- *Fertigpräparate* zur Behandlung von Beschwerden vor der Menstruation (z. B. PMS), von Regelstörungen oder schmerzhaften Regelbeschwerden:
  z. B. Femin-Do, Hewekliman
- *Fertigpräparate* zur Behandlung von Schmerzen und Spannen in der Brust, wie es beim prämenstruellen Syndrom auftreten kann:
  z. B. Antimast-Selz N, Bomaklim, Mastodynon
- *Fertigpräparate* zur Behandlung von klimakterischen Beschwerden:
  z. B. Cefakliman, Feminon N, Klimaktoplant, Klimasyx

Kältebehandlung

Bei der Kältebehandlung wird kaltes Wasser, teilweise sogar Eis, angewandt, um akute Entzündungen und Verletzungen zu behandeln. Durch die Kälte ziehen sich die Gefäße zusammen, Blutungen werden gestillt, Schwellungen gehen zurück, Schmerzen werden gelindert.

Die Anwendung von Kälte und Wärme im Wechsel, meist vermittelt durch Wasser und verabreicht in Form von Güssen (siehe dort) oder Bädern (siehe dort), dient vornehmlich der »Abhärtung« – ein alter Ausdruck für das, was man heute als Stärkung des Immunsystems oder der Abwehrkräfte bezeichnet. Wasseranwendungen sind ein wesentlicher Bestandteil der Kneipp-Therapie.

Der Kältebehandlung allein dienen vornehmlich Kältepackungen oder naßkalte Wickel.

Für eine Kältepackung schlagen Sie in einem Tuch Eiswürfel mit einem Hammer klein. Den Eisbruch füllen Sie in einen Plastikbeutel, drücken die Luft heraus und binden ihn fest zu. Dieses Paket wickeln Sie in ein Tuch ein und legen es auf die schmerzende Stelle. Ebenso können Sie Kühlcontainer benutzen, wie sie für Kühltaschen gebraucht werden. Als Fertigprodukt gibt es Kryopackungen zu kaufen, die mit einem speziellen Gel gefüllt sind, das auch bei Minusgraden geschmeidig bleibt.

Kältepackungen eignen sich als Sofortmaßnahme bei Verstauchungen, Prellungen und Zerrungen sowie bei akut entzündeten Gelenken. Kalte Kompressen auf Puls oder Schläfe sind bei Kreislaufproblemen nützlich.

Hinweis

Menschen, deren Schmerzempfindung gestört ist – das ist bei Diabetikern, die infolge der Krankheit eine Neuropathie entwickelt haben, häufig der Fall –, oder bei ausgeprägten Durchblutungsstörungen, wie sie etwa ein »Raucherbein« darstellt, dürfen eine solche Kältepackung nicht anwenden. Sie könnten Erfrierungen erleiden, ohne es zu bemerken.

Kneipp-Therapie

In der zweiten Hälfte des 19. Jahrhunderts entwickelte der Pfarrer Sebastian Kneipp zunächst für sich selbst, dann zur Anwendung bei anderen ein Konzept zur Gesunderhaltung und Krankheitsbehandlung, das auch heute noch Gültigkeit hat. Es kombiniert fünf verschiedene Behandlungsformen, die allesamt als »gesunde« Lebensweisen bekannt und zusammengenommen als ganzheitliche Behandlung im besten Sinne anzusehen sind.

Zur Kneipp-Therapie gehören Wasserbehandlungen, wie Güsse (siehe dort), Bäder (siehe dort) und Wickel (siehe dort); es gehört dazu mäßige, aber regelmäßige Bewegung an der frischen Luft (gehen, laufen, schwimmen); eine mäßige, ausgewogene, gesunde Ernährung; die Behandlung mit Pflanzenextrakten in Form von Bädern oder als Tee und die »Ordnungstherapie«. Hierunter verstand Kneipp die seelenpflegende Wirkung des verständnisvollen Gesprächs, das Leben eingebunden in die Rhythmen des Tages und des Jahres. Als ordnungstherapeutischer Teil der Kneipp-Therapie sind heute Entspannungsübungen, wie autogenes Training oder Muskelentspannung nach Jacobson oder Atemübungen, anzusehen. Auch psychotherapeutische Gespräche gehören dazu.

Die Kneipp-Therapie ist eine unspezifische Reiztherapie. Individuell zusammengestellt, systematisch verabreicht und regelmäßig durchgeführt, stärkt sie die Abwehrkräfte, so daß die Krankheitsbereitschaft der Kneippenden geringer wird. Das insgesamt ausgeglichenere Befinden hilft, dem Alltag gelassener gegenüberzustehen und mit den Belastungen von chronischen Krankheiten oder funktionellen Ströungen besser umgehen zu können.

Der Einstieg zu einer solchen veränderten Lebensweise läßt sich am ehesten in einer mehrwöchigen Kur finden. Die Fortsetzung erfordert dann die Eigeninitiative zu Hause.

Lymphdrainage

Die Lymphdrainage ist eine spezielle Art der klassischen Massage, bei der sanft kreisende Druck-Streich-Bewegungen die gestaute Lymphe ableiten sollen.
Sie eignet sich ganz besonders nach Verletzungen oder Operationen. Speziell nach einer Brustkrebsoperation, bei der meist die Lymphknoten in der Achsel der betroffenen Brustseite mitentfernt werden, kann die Lymphdrainage eine wertvolle Hilfe sein. Nach einer solchen Operation schwillt der Arm oft an, und Bewegungen schmerzen. Hier kann die Lymphdrainage helfen, das Gewebewasser abzuleiten.

Mikrobiologische Therapie (Symbioselenkung)

Diese Alternativbehandlung wird vielfach angeboten, wenn es gilt, wiederkehrende Infektionen im Harn- und/oder Genitaltrakt zu beseitigen.
Die Mikrobiologische Therapie geht von dem Gedanken aus, daß auf der Schleimhaut des gesunden Darms eine bestimmte Anzahl bestimmter Bakterien siedelt, die dafür sorgen, daß das Immunsystem des Menschen richtig funktioniert. Ist dieses Mischungsverhältnis gestört, sollen Krankheiten die Folge sein.
Diesen Grundgedanken konnte die wissenschaftliche Medizin jedoch nicht bestätigen. Dementsprechend fand sie auch für die Anwendung der Präparate der Mikrobiologischen Therapie (z. B. Pro-Symbioflor, Symbioflor 1 und 2) keinen akzeptablen Wirksamkeitsnachweis.

Mistel

Die Mistelbehandlung ist eine spezielle Form der Phytotherapie, die vornehmlich in der Krebsbehandlung zum Einsatz kommt. Ihre Verwendung geht auf die Ideen des Anthroposophen Rudolf Steiner zurück. Stark verdünnter Mistelextrakt wird zu einer Injektionslösung verarbeitet, die als begleitende Behandlung bei Krebserkrankungen gespritzt wird.
Für die Reaktionen, die gespritzter Mistelextrakt im Immunsystem auslöst, sind Lektine verantwortlich, eine Gruppe von Mistelinhaltsstoffen. Deren Wirkung hängt sehr ab von Dosis, Art, Dauer und Zeitpunkt der Anwendung. Da aber über die komplexen Regelkreise der Abwehr noch viel zu wenig Sicheres bekannt ist und auch nicht alle Mistelextraktpräparate auf einen definierten Inhaltsstoff standardisiert sind, müssen schon aus diesem Grund Studienergebnisse über Mistelbehandlungen unterschiedlich ausfallen. Die verschiedenen Ergebnisse sind also nur schwer oder gar nicht miteinander zu vergleichen. Dennoch gilt als gesichert, daß gespritzter Mistelextrakt die Abwehrzellen anregt, die ihrerseits gegen Tumorzellen vorgehen.
Andererseits gibt es aber auch Hinweise darauf, daß die Anregung des Immunsystems durch gespritzten Mistelextrakt sich gegen den Körper richten kann. So ergab unter anderem eine Studie der European Organsiation for Research and Treatment of Cancer bei Patienten mit Melanom, einem Hautkrebs, daß diejenigen wesentlich häufiger wiedererkrankten, die nach der Operation mit Mistelextrakt behandelt wurden, als diejenigen, die eine andere Behandlung erhielten.
Die wissenschaftliche Medizin moniert immer noch, daß es für die Wirksamkeit von gespritztem Mistelextrakt in der Tumortherapie keinen gesicherten Wirksamkeitsnachweis gibt. Dennoch muß sie anerkennen, daß sich die meisten Patientinnen mit einer begleitenden Misteltherapie bedeutend besser fühlen als ohne. (Diese Studien wurden vornehmlich an brustkrebskranken Frauen durchgeführt.) Aus diesem Grund sind auch viele strikt schulmedizinisch ausgerichtete Ärzte bereit, ihren Patientinnen

diese Mittel zu injizieren. Teilweise übernehmen die Krankenkassen die Kosten.
Präparate z. B.: Abnaviscum, Eurixor, Helixor, Iscador, Plenosol, Vysorel

Neuraltherapie

In ihrer alten Theorie geht die Neuraltherapie, die von dem Ärztepaar Huneke entwickelt wurde, davon aus, daß »Herde« und »Störfelder« schmerzhafte Prozesse auslösen können, die auch in weit entfernten Körperarealen Schmerzen verursachen.
Als solche »Herde« oder »Störfelder« werden Narben, entzündete Zahnwurzeln, Zahnfüllungen oder alte Knochenbrüche angesehen. Diese Störfeldtheorie ist jedoch höchst umstritten. Für ihre Gültigkeit gibt es bisher noch keinen wissenschaftlich akzeptierten Nachweis.
Eine neuere Erklärung bedient sich des Gedankens der Segmenttheorie. Ihr zufolge sind bestimmte Hautareale über Nervenbahnen mit inneren Organen verbunden. Reaktionen an der Haut sollen Rückschlüsse über den Zustand des dazugehörenden inneren Organs zulassen und dieses Organ auf diesem Weg auch beeinflussen können. Diese Theorie ähnelt der der Reflexzonentherapie (siehe dort).
Die Neuraltherapie will die Vorgänge beeinflussen, indem der Arzt in oder an die schmerzende Stelle kleine Mengen eines Mittels zur örtlichen Betäubung (meist Lidocain oder Procain) spritzt. Dazu setzt er entweder »Quaddeln«, mehrere kleine Einstichpunkte, oder er sticht auch tief in das Gewebe hinein. Manche Neuraltherapeuten durch- oder umstechen auch die vermeintlichen Störfelder.
Als lokale Therapie kann die Neuraltherapie Schmerzen mildern. Dieses gilt besonders für Kopfschmerzen, Migräne und Erkrankungen des Bewegungsapparats. Es ist jedoch nicht zu erwarten, daß sie – im Sinn einer Störfeldbehandlung – Krankheitsprozesse ursächlich angehen kann. Über die Wirksamkeit der Neuraltherapie liegen keine gesicherten Erkenntnisse vor. Sie ist immer noch kaum systematisch untersucht, obwohl ihre große Verbreitung anderes erwarten ließe.

Hinweis

Die Lokalanästhetika Lidocain und Procain sind potente Allergieauslöser. Wer darauf einmal allergisch reagiert hat, muß das seinem neuraltherapeutischen Behandler unbedingt mitteilen.
Bei den tiefen Einstichtechniken ist größte Vorsicht geboten. Es besteht das Risiko, daß Nerven, Gefäße oder Organe verletzt werden. Über schwerwiegende Zwischenfälle aufgrund solcher Verletzungen liegen mehrere Berichte vor.

Ozontherapie

Der Luftsauerstoff, den wir einatmen, ist ein Molekül aus zwei Atomen Sauerstoff (O_2). Das Molekül des Gases Ozon hingegen besteht aus drei Atomen Sauerstoff (O_3). Möglicherweise liegt den Ozontherapien der Gedanke zugrunde: Wenn zwei Atome Sauerstoff gut sind, wieviel besser müssen dann erst drei Atome sein!
Das gestiegene Umweltbewußtsein hat dem Gas Ozon jedoch mittlerweile zu neuer Bedeutung verholfen: In der Atmosphäre gut zum Schutz vor schädigender UV-Strahlung, am Boden schlecht als gesundheitsschädigendes Reizgas.
Ozon ist bereits in geringen Konzentrationen giftig und tötet Bakterien, Pilze und Viren ab. Es wirkt durchblutungsfördernd und kann in Geweben Sauerstoff freisetzen. Bei einer Ozonbehandlung kann ozoniertes Wasser getrunken werden, es werden damit erkrankte Hautstellen gespült, oder es werden Körperöffnungen damit gespült. All dieses soll Hautausschläge und -entzündungen heilen und bei Scheidenentzündungen und Harnwegsinfektionen helfen. Wenn das Ozongas selbst auch keimtötende Eigenschaften hat, so gibt es doch kei-

nen ausreichenden wissenschaftlich akzeptierten Nachweis für die Wirksamkeit bei den angegebenen Indikationen.
Eine andere Möglichkeit der Ozonbehandlung sind Injektionen. Hierzu wird dem Patienten eine kleine Menge Blut entnommen, das mit Ozon aufgeschäumt und dann in den Muskel gespritzt oder über die Vene wieder in den Kreislauf zurückgegeben wird. Oder es werden etwa 5 bis 20 Milliliter einer Sauerstoff-Ozon-Mischung direkt in den Körper injiziert. Diese Behandlung soll vor allem Durchblutungsstörungen kurieren. Die Anhänger der Methode bieten sie jedoch auch gegen Schmerzen allgemeiner Art und gegen Krebs an.
Für all diese Anwendungsgebiete liegen keine seriösen Wirksamkeitsnachweise vor. Über die Nebenwirkungen der Therapie gibt es hingegen vielfältige Berichte. Kopfweh, Schwindel, Übelkeit, Husten, Krämpfe, Ekzeme, Herzrhythmusstörungen, Kreislaufkollaps und Ohnmacht sind dokumentiert. Ferner besteht die Gefahr von Nervenschädigungen und Lähmungen. Wird das Gasgemisch oder das mit Gas versetzte Blut in ein Blutgefäß gespritzt, ist die Gefahr einer Embolie relativ groß. Das Embolierisiko steigt mit der Menge des gespritzten Gases, mit der Injektionsgeschwindigkeit und der Art der Lagerung des Patienten. Eine Embolie kann im schlimmsten Fall tödlich ausgehen.

Hinweis
Während der Schwangerschaft sollten Ozonbehandlungen keinesfalls durchgeführt werden.

Pflanzenheilkunde (Phytotherapie)

Heilkundige Frauen kannten die heilsame Wirkung von Pflanzen schon seit alters her. Ab etwa dem 19. Jahrhundert wurde die Wirksamkeit von Pflanzen auch wissenschaftlich erforscht, so daß für viele von ihnen mittlerweile bekannt ist, welcher Inhaltsstoff für die heilende oder auch gefährliche Wirkung verantwortlich ist. Doch immer noch gibt es viele Pflanzen, von denen die Überlieferung berichtet, daß sie bei bestimmten Beschwerden wirken, und deren Anwendung auch heute noch guttut, deren wirksames Prinzip aber noch nicht entschlüsselt werden konnte.
Pflanzliche Arzneimittel gibt es getrocknet, aus denen man Tee zubereitet, oder als Fertigpräparate, sogenannte Phytopharmaka, die von der Industrie hergestellt werden.

Tees

Tees sind typische Hausmittel, bei denen man sich aus getrockneten Pflanzenteilen (Blüten, Blättern, Kraut, Hölzern, Rinden, Wurzeln, Früchten, Samen) ein heißes Getränk aufgießt, von dem man mehrmals täglich eine Tasse zu sich nimmt.
Obwohl es sich hierbei eigentlich um eine harmlose Behandlung handelt, sollten Sie sich doch an die speziellen Gebrauchsanweisungen halten, die die Apotheke auf der Tüte angeben muß. So dürfen Sie Wacholderbeeren beispielsweise nicht bei Nierenreizungen verwenden; Schafgarbentee sollten diejenigen meiden, die auf Korbblütler allergisch reagieren; Johanniskrauttee kann besonders lichtempfindlich machen. Und ganz sicher sollten Sie Tees mit arzneilicher Wirkung, und dazu kann auch Pfefferminztee gehören, nicht zum »Alltagsgetränk« machen, denn für viele dieser Pflanzen ist nicht bekannt, was eine Dauerverwendung bewirkt.
Für 360 Pflanzen hat eine Fachkommission des damaligen Bundesgesundheitsamtes die Wirksamkeit und Unbedenklichkeit der Anwendung bei definierten Erkrankungen bestätigt. Bei einer ganzen Reihe anderer Pflanzen blieb es fraglich, ob ihre Anwendung sinnvoll ist; einige wurden dezidiert negativ beurteilt.

Phytopharmaka

Dieses sind Kunstprodukte aus natürlichen Ausgangsmaterialien, die durch Extraktion, Konzentration, Trocknung oder ähnliche industrielle Arbeitsgänge entstanden sind. Diese Produkte können die Erfahrung, die man mit der traditionellen Anwendung von Pflanzenmitteln als Tee oder Tinktur lange Zeit gemacht hat, nicht ohne weiteres für sich beanspruchen, weil die Verarbeitungsschritte Inhaltsstoffe und Wirkungen verändert haben können. Darum gelten Phytopharmaka als Arzneimittel, die für ihre Zulassung ihre Wirkungen und Nebenwirkungen nachweisen müssen.

Hinweis
Aloe, Besenginster, Poleiminze und Teufelskralle müssen Sie ***während der Schwangerschaft*** *meiden. Beinwell,* ***Huflattich, Kreuzkraut*** *und Pestwurz dürfen nur* ***zeitlich beschränkt*** *angewendet werden, weil sie* ***Stoffe enthalten, die nachweislich die Leber schädigen und Krebs auslösen*** *können. Auch bei* ***anthrachinonhaltigen*** *pflanzlichen* ***Abführmitteln*** *sollten Sie vorsichtig sein. Sie können bei* ***Dauergebrauch*** *die Entstehung von* ***Dickdarmkrebs*** *begünstigen.*

Pflanzen zur Behandlung von Beschwerden vor der Menstruation (z. B. PMS), von Regelstörungen oder schmerzhaften Regelbeschwerden:

- Keuschlammfrüchte, auch Mönchspfeffer genannt *(Agnus castus)*
  Nebenwirkungen: Zwischenblutungen, verstärkte oder andauernde Menstruation möglich. Sollte nicht in Schwangerschaft und Stillzeit angewendet werden.
- Gänsefingerkraut *(Potentilla anserina)*
  Nebenwirkungen: Kann eventuell Magenreizungen verursachen.
- Hirtentäschelkraut *(Capsella bursa-pastoris)*
- Schafgarbe *(Achillea millefolia)*
  Nebenwirkungen: Kann allergische Hauterscheinungen auslösen. Darf nicht angewandt werden bei Korbblütlerallergie.
  Phytopharmaka für diese Indikationen: z. B. Agnufemil, Castufemin N, Cefadian, Femilla N

Pflanzen zur Behandlung von Wechseljahrsbeschwerden:

- Keuschlammfrüchte, auch Mönchspfeffer genannt *(Agnus castus)*, siehe oben
- Cimicifugawurzelstock (Traubensilberkerzen-Wurzelstock)
  Nebenwirkungen: Kann Magen-Darm-Störungen bewirken. Da die Pflanze eine östrogenartige Wirkung hat, ist bei Frauen Vorsicht geboten, die keine östrogenhaltigen Medikamente verwenden dürfen, beispielsweise Frauen mit Brustkrebs.

Phytopharmaka für diese Indikationen: z. B. Cimisant-T, Klimadynon, Remifemin

Reflexzonentherapien

Es gibt eine ganze Reihe von Heilverfahren, die auf dem Konzept der Reflexzonen beruhen. Zu ihnen gehören z. B. die Bindegewebsmassage, die Fußreflexzonenmassage und die Neuraltherapie. Auch Wärme- und Kältebehandlungen nutzen diesen Zusammenhang. Vor allem aber die Methoden der Schmerzbehandlung, und dabei auch die Akupunktur, bedienen sich des Gedankens der Reflexzonen.

Ende des 19. Jahrhunderts entdeckte der britische Arzt Henry Head, daß es zwischen bestimmten Hautsegmenten und inneren Organen eine Verbindung gibt. Er führte dieses darauf zurück, daß die Nerven, die diese Hautbereiche, die sogenannten »Head-Zonen«, und die Organe miteinander verbinden, in demselben Teil des Rückenmarks entspringen. Es ist zu beobachten, daß eine Behandlung in den Arealen der Head-Zonen auch die dazugehörigen inneren Organe beeinflußt. Neuere Forschungsergebnisse legen nahe, daß auch Teile des Gehirns mit den Reflexverbindungen in Zusammenhang stehen.

Die Wirkungsweise von Reflextherapien erklärt man sich unter anderem damit, daß ein Reiz an sogenannten »Triggerpunkten« einwirkt. Dieses sind spezielle Schmerzpunkte der Muskulatur, die Schmerzen an entfernte Organe fortleiten und auf sie übertragen können.
Die schmerzlindernde Wirkung von Reflextherapien wird unter anderem damit erklärt, daß ein Reiz an den Triggerpunkten via Nervenleitung über das Rückenmark zum Stammhirn weitergeleitet wird. Dort verschließt der Nervenimpuls eine »Schmerzpforte«, so daß andere, später eintreffende Schmerzempfindungen nicht mehr wahrgenommen werden können.
Die klinischen Nachweise für die Wirksamkeit von Reflextherapien sind bisher noch recht dürftig. Die Erfahrungen vor allem von Schmerzpatienten mit solchen Behandlungsverfahren sind hingegen gut. Sie berichten von deutlicher Schmerzlinderung und Entspannung.

Transdermale elektrische Nervenstimulation, TENS

Ein batteriegetriebenes Taschengerät gibt über Elektroden einen schwachen Reizstrom an die Stellen der Haut ab, an denen die Kontaktmaterialien aufliegen. Die Stromstärke können die Patienten selbst einstellen und variieren. Die Elektroden werden an den schmerzenden Stellen, an Akupunktur- oder Triggerpunkten oder an den entsprechenden Head-Reflexzonen angebracht. Die elektrische Nervenreizung lindert Schmerzen nach dem gleichen Mechanismus wie die Reflexzonentherapien (siehe dort).
Üblicherweise wird zwei Wochen lang dreimal täglich eine halbe Stunde behandelt. Bei längerer Behandlungsdauer läßt die Wirkung nach.
TENS ist nachgewiesenermaßen wirksam bei akuten und chronischen Muskel- und Gelenkschmerzen, Kopfweh, Krebsschmerzen und Neuralgien. Da die Wirksamkeit in kontrollierten klinischen Studien nachgewiesen ist, sind die deutschen Krankenkassen bereit, entweder die Kosten für das Gerät zu übernehmen oder den Patienten ein solches Gerät leihweise zur Verfügung zu stellen.

Hinweis

Menschen, die einen Herzschrittmacher tragen, dürfen sich nicht mit TENS behandeln lassen. Auch Personen, die eine verringerte Temperaturempfindlichkeit haben, wie beispielsweise Diabetiker, die in der Folge ihrer Krankheit eine Neuropathie entwickelt haben, sollten auf TENS besser verzichten. Eine Stromanwendung auf der Haut kann immer zur Überwärmung führen, die solche Personen dann nicht rechtzeitig bemerken könnten.

Traditionelle chinesische Medizin, TCM

Die traditionelle chinesische Medizin ist ein ganzheitliches Behandlungskonzept im besten Sinne, wie es alle überlieferten Behandlungsmethoden der verschiedenen Kulturen sind. Die Interventionen sind vornehmlich darauf ausgerichtet, durch eine harmonische Lebensweise, eine ausgeglichene Ernährung, regelmäßige Körper- und Atemübungen zur Entspannung und regelmäßige körperliche Bewegung gesunderhaltend zu wirken. Auch eine Krankheitsbehandlung zielt in erster Linie darauf ab, ein harmonisches Gleichgewicht wiederherzustellen.
Gesundheit gilt in der traditionellen chinesischen Medizin als Balance zwischen den gegensätzlichen Kräften Yin und Yang, die im steten Wechselspiel die Lebensenergie Qi hervorbringen. Sie fließt in vierzehn Meridianen durch den Körper. Diese verbinden die Organsysteme miteinander, und auf ihnen liegen die Akupunkturpunkte, von denen aus man die kranken Regelkreise

wieder normalisieren kann. Krankheiten entstehen dann, wenn der ständige Fluß von Qi stockt, beeinflußt durch das Klima, schlechtes Essen oder falsches Verhalten.
In ihrer ursprünglichen Version mit den Erklärungen und Begriffen der Vergangenheit ist die traditionelle chinesische Medizin überholt. Kombiniert mit den Erkenntnissen und erweitert um die Möglichkeiten der westlichen Medizin, ist TCM jedoch eine durchaus erfolgreiche Behandlungsmethode, die in China ihren Stellenwert behauptet hat, aber auch in den westlichen Staaten ein zunehmend größeres Interesse findet. In Deutschland gibt es in Tutzing in Bayern eine TCM-Klinik, in der deutsche und chinesische Ärzte gemeinsam, jeder auf seine Art, Patienten diagnostizieren und behandeln. Die Arbeit dieser Modellklinik wird im Rahmen des sogenannten »Münchner Modells« von der Universitätsklinik München begleitet; die Ergebnisse werden von ihr ausgewertet.
Zur Krankheitsdiagnose im Rahmen der TCM dienen auch das Ertasten der speziellen Pulsqualität und das Betrachten des Zustands und der Beschaffenheit der Zunge.
Zur Behandlung dienen die speziellen chinesischen Techniken der Akupressur (siehe dort) und Akupunktur (siehe dort) und das Verabreichen von Kräutern und ihren Zubereitungen. Es gibt in Deutschland jedoch keine nach hiesigem Recht zugelassenen Arzneimittel der traditionellen chinesischen Medizin. Wenn Medikamente verabreicht werden, die meist aus Kräutern, Mineralien und Tierprodukten bestehen, sind sie meist aus dem Ausland importiert.
Die häufig verschriebenen Teemischungen aus einer für hiesige Verhältnisse unakzeptabel großen Zahl von Bestandteilen werden meist in einer Apotheke zusammengestellt.
Da die traditionelle chinesische Medizin ein Medizinsystem ist wie jedes andere eines speziellen Kulturkreises auch, gibt es keine Krankheiten, für die sie besonders geeignet erscheint, sondern sie bemüht sich um die Heilung aller auftretenden Leiden.

Wärmebehandlungen

Die Anwendung von Wärme und Kälte im Wechsel, meist vermittelt durch Wasser und verabreicht in Form von Güssen (siehe dort) oder Bädern (siehe dort), dient vornehmlich der »Abhärtung« – ein alter Ausdruck für das, was man heute als Stärkung des Immunsystems oder der Abwehrkräfte bezeichnet. Diese Wasseranwendungen sind ein wesentlicher Bestandteil der Kneipp-Therapie (siehe dort).
Wenn Wärme allein die Beschwerden von Krankheiten lindern soll, braucht man dafür einen Träger, der die Wärme für einige Zeit an dem Ort hält, an dem sie einwirken soll. Wohl in jedem Haushalt verfügbar ist die Wärmflasche, die das heiße Wasser umschließt, das die Krämpfe während der Menstruation lindern soll.
Feste Stoffe wie Moor, Lehm usw. können heiß gemacht und dann fest um den Körper gepackt werden. So halten sie die Wärme dort für eine relativ lange Zeit. Solche Wärmepackungen sind beliebter Bestandteil von Kuranwendungen, doch kann man diese sogenannten Peloide auch in der Apotheke kaufen und sich die Packung zu Hause selbst anrühren.
Dazu wird der Packungsinhalt nach Vorschrift mit Wasser zu einem Brei verrührt oder unverändert im Wasserbad auf 45 Grad erhitzt und etwa drei Zentimeter dick auf die schmerzende Stelle aufgetragen. Die Packung wird mit Ölpapier, einem Leintuch und einer Wolldecke eingewickelt. Die Packung soll etwa eine halbe Stunde einwirken. Nach dem Abwaschen sollten Sie einige Zeit ruhen.
Aus künstlichen Quellen kommt die Wärme, die Infrarotbestrahlung oder Ultraschallbehandlung im Gewebe erzeugen.
Packungen lindern die Beschwerden bei Muskelverspannungen und Krämpfen im

Bauchraum. Weil sie die Durchblutung anregen, können sie möglicherweise auch bei der Unfruchtbarkeitsbehandlung sinnvoll sein.

Wickel

Wickel, Kompressen, Packungen und Umschläge sind altbewährte Hausmittel. Mit ihnen wird die Wärme oder die Kälte vom Wickelmaterial auf den Körper übertragen. Wickel beeinflussen die Körpertemperatur an der aufgelegten Stelle und verbessern die Durchblutung.

Beispiel für einen Wadenwickel, um Fieber zu senken

Tauchen Sie ein Stück Leinen in kaltes Wasser. Wringen Sie es aus, und wickeln Sie es um die Unterschenkel. Umhüllen Sie die Packung z.B. mit einem Handtuch, und schlingen Sie darum eine Wolldecke. Mit Wadenwickeln sollten Sie Fieber erst dann senken, wenn der Körper wirklich erhitzt ist. In der Phase des Schüttelfrosts tun solche Wickel nicht gut.

Nehmen Sie den Wickel ab, wenn er sich deutlich erwärmt hat, und ersetzen Sie ihn durch einen wieder ganz kalten. Wiederholen Sie das so oft, bis der Kranke deutlich den Eindruck hat, daß ihm Wärme entzogen worden ist.

Kalte Wickel dienen zur Fiebersenkung, fördern den Schlaf und helfen bei chronischen Verdauungsproblemen, wie Blähungen, Gallen- und Leberleiden.

Warme Wickel lindern Beschwerden und Schmerzen bei chronischen Krankheiten – wie Arthrose, Bauchschmerzen, Menstruationskrämpfe, nervöser Magen, nervöser Darm – und bei Nieren- und Blasenerkrankungen.

TEIL 3

MEDIKAMENTENFÜHRER

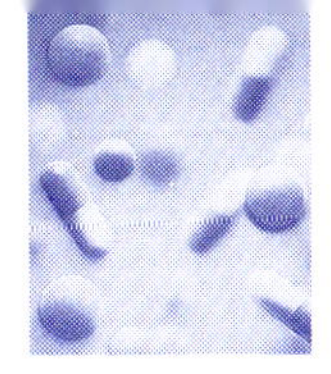

Zum Gebrauch des Medikamententeils

Auf den folgenden Seiten finden Sie die Beschreibung von vielen Arzneiwirkstoffen, die bei der Behandlung von Beschwerden und Krankheiten, die bei Frauen häufig vorkommen, gebräuchlich sind. Es sind zum einen die Mittel, die bei gynäkologischen Problemen häufig angewandt werden. Es sind aber auch einige andere Arzneigruppen, wie zum Beispiel Mittel gegen Schmerzen und Entzündungen, angeführt.

Wie schon am Anfang dieses Buches erwähnt, geben die hier dargestellten Arzneimittelprofile detaillierte Informationen über die im Bereich der Frauengesundheit häufig eingesetzten Medikamente. Berücksichtigung finden dabei sowohl Arzneimittel, die nur bei Frauen Anwendung finden, wie etwa orale Kontrazeptiva, Mittel zur Fertilitätsbehandlung und gegen Hefepilzinfektionen der Scheide sowie Hormonsubstitutionsmittel, als auch geschlechtsunspezifische Medikamente, die jedoch im Bereich der Gynäkologie breite Anwendung finden, wie Antibiotika zur Behandlung von Harnwegsinfektionen und Mittel gegen sexuell übertragbare Krankheiten. Ebenfalls berücksichtigt werden häufig verschriebene Antidepressiva, Tranquilizer, Migränemittel, Medikamente zur Linderung von PMS-Symptomen und nicht zuletzt eine Reihe von Arthritis- und Antikrebsmitteln und viele andere mehr. Nicht zu finden sind hier allerdings Arzneimittel zur Behandlung von Störungen, von denen Mann und Frau gleichermaßen betroffen sind. Hierzu gehören Blutdruckmittel, Herz- und Asthmamedikamente, Antikonvulsiva, Antidiabetika und viele Antibiotikatypen.

Wenn Ihnen Ihre Ärztin oder Ihr Arzt ein Präparat verschrieben hat oder wenn Sie Näheres über ein Mittel wissen wollen, das Sie sich selbst rezeptfrei in der Apotheke beschafft haben, sollten Sie zunächst auf der Packung, die Sie in Händen halten, nach den Angaben über die Zusammensetzung suchen. Dort finden Sie die in der Medizin allgemein übliche Bezeichnung des Wirkstoffs.

In alphabetischer Reihenfolge sind diese Wirkstoffbezeichnungen im Medikamententeil aufgeführt und beschrieben. In der Zeile unter der Wirkstoffbeschreibung finden Sie ein bis fünf Präparate angegeben, die nur diesen Wirkstoff enthalten und die 1994 zu den 2000 in Deutschland am meisten verordneten Arzneimitteln gehörten. Wenn Ihr Mittel zwar den genannten Inhaltsstoff enthält, Ihr Präparat aber nicht aufgeführt ist, gilt der Text trotzdem auch für Ihr Medikament. Es kann nur sein, daß Ihr Medikament eben nicht so gebräuchlich ist wie die anderen, die namentlich aufgeführt sind.

Wenn Sie beim Lesen eines Beschwerde- oder Krankheitskapitels auf den Namen eines Wirkstoffs gestoßen sind, über den Sie gerne Näheres erfahren möchten, schauen Sie ebenfalls im Medikamententeil nach. Dann gibt Ihnen die Zeile nach der Überschrift mit der Wirkstoffbezeichnung die Namen der Präparate an, nach denen Sie dann in der Apotheke fragen können bzw. nach deren Verordnung Sie Ihre Ärztin oder Ihren Arzt fragen können. Damit Sie einen besseren Überblick erhalten, werden alle genannten Präparate im Anschluß noch einmal alphabetisch aufgeführt.

Alle weiteren Informationen sollen Ihnen das verständlicher machen, was der Beipackzettel anführt, und ihn manchmal auch noch ergänzen. Sollte Sie das jedoch verunsichern oder verwirren, ändern Sie bitte nicht eigenmächtig etwas an Ihrer Medikation. Versuchen Sie, im Gespräch mit Ärztin, Arzt oder in der Apotheke die Unklarheiten zu beseitigen.

Acetylsalicylsäure

Präparate z.B.: ASS-ratiopharm, Aspirin, ASS von ct, Micristin, ASS 100 Lichtenstein

Wann dieses Mittel verwendet wird

Dieses entzündungshemmende Schmerzmittel (Analgetikum) wird zur Linderung von Kopfschmerzen, Zahnschmerzen und sonstigen leichteren Schmerzen sowie zur Fiebersenkung eingesetzt. Es lindert auch vorübergehend leichtere arthritische Schmerzen und Beschwerden, Muskelschmerzen, Erkältungen, Grippe und Menstruationsbeschwerden. Bei einigen Patienten kann mit Hilfe einer niedrigen Dosis von Acetylsalicylsäure einem Schlaganfall vorgebeugt werden. Acetylsalicylsäure kann auch zur Prävention eines erneuten Herzinfarkts oder anderer Herzprobleme eingenommen werden. Hierbei ist die Dosierung geringer als bei Anwendung als Schmerzmittel.

Die wichtigsten Fakten zu diesem Arzneimittel

Acetylsalicylsäure sollte wegen möglicher Störungen beim ungeborenen Kind oder Komplikationen während der Entbindung während der letzten drei Schwangerschaftsmonate nicht eingenommen werden, wenn es nicht ausdrücklich vom Arzt verordnet wird.

Anwendungshinweise

Die empfohlene Dosis darf nicht überschritten werden.

Nehmen Sie Acetylsalicylsäure nicht, wenn sie einen starken, essigartigen Geruch hat. Die Substanz hat sich dann zersetzt.

Bei Auslassen einer Dosis ...
Holen Sie die Einnahme schnellstmöglich nach. Ist jedoch fast schon wieder Zeit für die nächste Dosis, überspringen Sie die vergessene, und machen Sie mit dem regulären Therapieplan weiter. Nehmen Sie nie zwei Dosen auf einmal.

Lagerungshinweise
Bei Zimmertemperatur aufbewahren.

Welche Nebenwirkungen auftreten können

Die Nebenwirkungen sind nicht vorhersehbar. Treten Nebenwirkungen auf oder ändern sich bestehende in ihrer Intensität, ist der Arzt schnellstmöglich zu informieren. Nur er kann beurteilen, ob die Therapie mit Acetylsalicylsäure bedenkenlos fortgeführt werden kann.

Mögliche Nebenwirkungen
- Geringe Mengen von Blut im Stuhl
- Magenschmerzen
- Magenverstimmung
- Begünstigung von Magengeschwüren und Magenblutungen möglich
- Sodbrennen
- Übelkeit und/oder Erbrechen

Wann das Mittel nicht verwendet werden sollte

Personen, die allergisch auf Acetylsalicylsäure reagieren, an Asthma, Geschwüren oder entsprechenden Symptomen leiden oder Blutgerinnungshemmer einnehmen, sollten das Mittel nur auf ausdrückliche ärztliche Anweisung nehmen.

Spezielle Warnhinweise

Acetylsalicylsäure sollte Kindern und Jugendlichen nicht zur Behandlung von Erkältungssymptomen oder Windpocken gegeben werden. Acetylsalicylsäure wurde nämlich in Zusammenhang mit dem sogenannten Reye-Syndrom gebracht, einer gefährlichen Erkrankung, die durch Verwirrtheit und Lethargie bis hin zum Koma charakterisiert ist.

Bei anhaltendem oder hohem Fieber oder Vorliegen einer schweren und anhaltenden Halsentzündung, vor allem wenn diese mit hohem Fieber, Erbrechen und Übelkeit einhergeht, sollte der Arzt konsultiert werden. Diese Symptome könnten Anzeichen einer ernsthafteren Erkrankung sein.

Dauern die Schmerzen länger als zehn Tage an, oder kommt es an der Entzündungsstelle zur Rötung oder Schwellung, ist der Arzt zu Rate zu ziehen.

Bei Ohrensausen, Gehörausfall, Magenverstimmungen oder Schwindel sollte vor Einnahme von Acetylsalicylsäure Rücksprache mit dem Arzt gehalten werden.

Mögliche Wechselwirkungen mit Nahrungsmitteln und anderen Arzneimitteln

Wird Acetylsalicylsäure mit bestimmten anderen Arzneimitteln zusammen eingenommen, kann die Wirkung wechselseitig verstärkt, vermindert oder in sonstiger Weise verändert werden. Halten Sie deshalb unbedingt mit Ihrem Arzt Rücksprache, bevor Sie Acetylsalicylsäure mit einem der nachfolgend aufgeführten Mittel bzw. Substanzgruppen kombinieren:

- Acetazolamid (z. B. Diamox)
- ACE-Hemmer (z. B. Lopirin)
- Antidiabetika (z. B. Euglucon)
- Arthritis-Mittel
- Bestimmte Diuretika wie Furosemid (z. B. Lasix)
- Blutgerinnungshemmer wie Cumarine (z. B. Marcumar)
- Diltiazem (z. B. Dilzem)
- Dipyridamol (z. B. Persantin)
- Gichtmittel
- Insulin
- Kortikoide wie Prednison
- Spasmolytika

Besondere Hinweise für Schwangerschaft und Stillzeit

Die Entscheidung, ob Acetylsalicylsäure in der Schwangerschaft eingesetzt werden darf, sollte dem Arzt überlassen bleiben. In den letzten drei Schwangerschaftsmonaten sollte sie auf jeden Fall nur auf ausdrückliche ärztliche Anweisung genommen werden. Das Medikament kann zu fetalen Störungen und Komplikationen während der Geburt führen. Da Acetylsalicylsäure in die Muttermilch übertreten kann, kann sie sich auf den Säugling auswirken. Ob Acetylsalicylsäure in der Stillzeit bedenkenlos eingenommen werden darf, kann nur der Arzt entscheiden.

Überdosierung

Jede Überdosierung von Medikamenten kann ernsthafte Folgen haben. Bei Verdacht auf eine Überdosierung sollte unverzüglich ein Arzt zu Rate gezogen werden.

Aciclovir

Präparate z. B.: Zovirax, Aciclovir-ratiopharm, Acic Hexal

Wann dieses Mittel verwendet wird

Aciclovir in seinen verschiedenen Darreichungsformen – ob als Tablette, Creme, Salbe oder Infusion – wird zur Behandlung von Virusinfektionen, darunter *Herpes genitalis* und *labialis*, Gürtelrose und Windpocken, verschrieben. Da es eine Reihe von Kontraindikationen gibt, ist in jedem Fall vorher gründlich zu prüfen, ob das Mittel in Frage kommt. In Salben- bzw. Cremeform ist Aciclovir zur Behandlung von Herpesinfektionen in der Apotheke rezeptfrei erhältlich.

Aciclovir wird auch bei Herpesinfektionen eingesetzt, wie sie dann häufig auftreten, wenn die Wirkung des Immunsystems geschwächt ist. Das ist bei angeborenen Immunschwächekrankheiten der Fall, bei erworbenen wie Aids oder z. B. durch die medikamentöse Unterdrückung der Wirkung des Immunsystems, wie sie nach Organtransplantationen notwendig ist.

Die wichtigsten Fakten zu diesem Arzneimittel

Aciclovir kann Herpes zwar nicht heilen, wohl aber die damit verbundenen Schmerzen lindern und die Hautläsionen schneller abheilen lassen. *Herpes genitalis* ist eine sexuell übertragbare Krankheit. Zum Schutz des Partners ist, solange noch sichtbare Hautläsionen vorliegen, auf Geschlechtsverkehr und andere Sexualpraktiken zu verzichten.

Anwendungshinweise

Um die Gefahr einer Infektionsausbreitung zu vermindern, sollte Aciclovir-Creme mit Gummihandschuhen aufgetragen werden.

Bei Auslassen einer Dosis ...
Holen Sie sie schnellstmöglich nach. Ist dann

aber fast wieder Zeit für die nächste Dosis, überspringen Sie einfach die vergessene Dosis, und machen Sie mit dem regulären Therapieplan weiter. Nehmen Sie nie zwei Dosen auf einmal.

Lagerungshinweise
Trocken und bei Zimmertemperatur aufbewahren.

Welche Nebenwirkungen auftreten können

Die Nebenwirkungen sind nicht vorhersehbar. Treten Nebenwirkungen auf oder ändern sich bestehende in ihrer Intensität, ist der Arzt schnellstmöglich darüber zu informieren. Nur er kann beurteilen, ob eine Therapie mit Aciclovir bedenkenlos weiter fortgeführt werden kann.

Häufige Nebenwirkungen
Allgemeines körperliches Unwohlsein, Anschwellen der Drüsen in der Leiste, Benommenheit, Durchfall, Erbrechen, Fieber, Flüssigkeitsretention, Haarausfall, Halluzinationen, Hautausschlag, Juckreiz, Kopfschmerzen, Magen-Darm-Störungen, Muskelschmerzen, Nesselsucht, Schlaflosigkeit, Schmerzen, Sehstörungen, Übelkeit, Verstopfung, Verwirrtheitszustände.

Gelegentliche und seltene Nebenwirkungen
Anaphylaktischer Schock (ernsthafte allergische Reaktion), Appetitlosigkeit, Bauchschmerzen, Blähungen, Halsentzündung, Kribbelgefühl, Medikamentengeschmack im Mund, Müdigkeit, Schmerzen in den Beinen, Schwächegefühl.

Gelegentliche Nebenwirkungen der Aciclovir-Augensalbe
Leichtes, schnell abklingendes Brennen.

Seltene Nebenwirkungen der Aciclovir-Creme
- Brennen
- Hautrötung
- Juckreiz
- Leichte Schmerzen
- Scheidenentzündung
- Stechen

Wann das Mittel nicht verwendet werden sollte

Überempfindlichkeits- oder allergische Reaktionen gelten als Kontraindikation. Der Arzt ist über alle auftretenden Arzneimittelreaktionen zu informieren, auch dann, wenn Sie sich das Mittel ohne Verschreibung besorgt haben.

Spezielle Warnhinweise

Befinden Sie sich wegen einer Nierenerkrankung in Behandlung, ist dies bei der Verwendung von Aciclovir in Tablettenform und gegebenenfalls bei der Dosierung zu berücksichtigen.

Die aus Tierversuchen berichtete verminderte Spermienzahl nach Verabreichung hoher Aciclovirdosen, wurde beim Menschen noch nicht dokumentiert.

Mögliche Wechselwirkungen mit Nahrungsmitteln oder anderen Arzneimitteln

Wird Aciclovir mit bestimmten anderen Arzneimitteln zusammen eingenommen, kann die Wirkung wechselseitig verstärkt, vermindert oder in sonstiger Weise verändert werden. Halten Sie deshalb unbedingt mit Ihrem Arzt Rücksprache, bevor Sie Aciclovir mit einem der nachfolgend aufgeführten Mittel bzw. mit einem Präparat dieser Substanzgruppen kombinieren:

- Ciclosporin (z. B. Sandimmun)
- Interferon (z.B. Betaferon, Fiblaferon, Roferon)
- Probenecid (z. B. Probenecid Weimer)
- Zidovudin (z. B. Retrovir)

Besondere Hinweise für Schwangerschaft und Stillzeit

Die Wirkung von Aciclovir auf die Schwangerschaft und das ungeborene Kind ist noch nicht ausreichend untersucht. Sind Sie schwanger oder wollen Sie es werden, dann informieren Sie Ihren Arzt darüber. Da Aciclovir in die Muttermilch übertritt, sollte bis Therapieende auf das Stillen verzichtet werden.

Überdosierung

Aciclovir gilt im allgemeinen als sicher, auch wenn nach Einnahme der Tabletten über Nierenstörungen berichtet wurde.

Jede Überdosierung von Medikamenten kann ernsthafte Folgen haben.

Bei Verdacht auf Überdosierung ist sofort ein Arzt zu Rate zu ziehen.

Alprazolam

Präparat z. B.: Tafil

Wann dieses Mittel verschrieben wird

Alprazolam ist ein Tranquilizer, der zur kurzfristigen Linderung von Angstzuständen bzw. zur Behandlung von Angststörungen verschrieben wird. Angststörungen sind durch unrealistische Befürchtungen und unverhältnismäßig starke Ängste gekennzeichnet.

Alprazolam wird ebenfalls zur Behandlung von Panikstörungen eingesetzt, die sich in Form plötzlich auftretender Panikattacken äußern können. Auch die mit einer Depression einhergehende Angstkomponente läßt sich mit Alprazolam behandeln.

Alprazolam wird von manchen Ärzten auch bei Alkoholentzug, Depression, Reizdarmsyndrom und prämenstruellem Syndrom eingesetzt.

Die wichtigsten Fakten zu diesem Arzneimittel

Bei der Einnahme von Alprazolam kann es zur Gewöhnung und Abhängigkeit kommen. Bei plötzlichem Absetzen des Mittels können sich Entzugssymptome entwickeln. Ändern Sie nie ohne ärztliche Anweisung die Dosis oder setzen das Mittel ab.

Anwendungshinweise

Alprazolam kann während der Mahlzeiten eingenommen werden. Die vorgeschriebenen Dosierungsanweisungen sind strikt einzuhalten.

Bei Auslassen einer Dosis ...
Wenn nicht mehr als eine Stunde über die reguläre Einnahmezeit verstrichen ist, können Sie die Einnahme noch nachholen. Andernfalls überspringen Sie die Einnahme und machen mit dem regulären Therapieplan weiter. Nehmen Sie nie zwei Dosen auf einmal.

Lagerungshinweise
Bei Zimmertemperatur aufbewahren.

Welche Nebenwirkungen auftreten können

Die Nebenwirkungen sind nicht vorhersehbar. Treten Nebenwirkungen auf oder ändern sich bestehende in ihrer Intensität, ist der Arzt schnellstmöglich zu informieren. Nur er kann entscheiden, ob die Therapie mit Alprazolam bedenkenlos weiter fortgeführt werden kann. In regelmäßigen Abständen sollte überprüft werden, ob es noch notwendig ist, die Therapie fortzuführen.

Nebenwirkungen treten normalerweise zu Beginn der Therapie auf und klingen im Therapieverlauf wieder ab. Bei höherer Dosierung kommt es häufiger zu Nebenwirkungen.

Häufige Nebenwirkungen
Abnorme und unwillkürliche Bewegungen, Agitiertheit, Allergien, Angst, Appetitsteigerung oder -verlust, Benommenheit, beschleunigter Herzschlag, Blutdruckabfall, Magen-Darm-Beschwerden, Depression, Durchfall, Einschlafstörungen, Flüssigkeitsretention, Gedächtnisstörungen, Gewichtszunahme oder -verlust, Hautausschlag, Hautentzündungen, Hyperventilation (zu schnelle und zu tiefe Atmung), Infektionen der oberen Atemwege, Koordinationsstörungen, Kopfschmerzen, Menstruationsstörungen, Miktionsbeschwerden, Müdigkeit, Mundtrockenheit, Muskelzucken, Nervosität, Ohnmacht, Ohrensausen, Palpitationen, Reizbarkeit, Ruhelosigkeit, Schläfrigkeit, Schleiersehen, Schmerzen in der Brust, Schwäche, Schwitzen, sexuelle Funktionsstörungen, Sprachschwierigkeiten, Traumanomalien, Übelkeit und Erbrechen, vermehrter oder verminderter Speichelfluß, verminderte oder gesteigerte Libido, verstopfte Nase, Verstopfung, Verwirrtheitszustände, Zittern.

Gelegentliche oder seltene Nebenwirkungen
Abnormer Muskeltonus, Angeregtheit, Angst, Appetitverlust, Doppeltsehen, Gelbfärbung von Augen und Haut, Geschmacksveränderungen, Gesprächigkeit, Gewichtsverlust oder -zunahme, Halluzinationen, Harnverhaltung, Hemmungslosigkeit, Infektionen, Juckreiz, Kontrollverlust über Darm- und Blasenentleerung, Konzentrationsschwierigkeiten, Krampfanfälle, Kribbeln, Muskelkrämpfe, Muskelspasmen, Raserei, Schlafstörungen, Schwächegefühl in Muskeln und Knochen, Schwindel, Sediertheit, vermindertes Koordinationsvermögen, verwaschene Sprache, vorübergehender Gedächtnisverlust, Wärmegefühl.

Nebenwirkungen, die durch Dosisherabsetzung oder Absetzen von Alprazolam bedingt sind
Appetitlosigkeit, Durchfall, erregtes Zittern, Geräusch- oder Lichtempfindlichkeit, Geruchsbeeinträchtigung, Gewichtsverlust, Krampfanfälle, Muskelkrämpfe, Schleiersehen, Konzentrationenschwäche, verminderte geistige Klarheit, Zuckungen.

Wann das Mittel nicht verschrieben werden sollte

Überempfindlichkeits- oder allergische Reaktionen gelten als Kontraindikation. Alle Arzneimittelreaktionen sind dem Arzt mitzuteilen.

Ein Engwinkelglaukom schließt die Einnahme dieses Mittels aus.

Durch Alltagsstreß ausgelöste Angst und Anspannung machen normalerweise keine Behandlung mit Alprazolam erforderlich. Besprechen Sie Ihre Symptome eingehend mit Ihrem Arzt.

Spezielle Warnhinweise

Da unter Therapie mit Alprazolam die Wachsamkeit und das Reaktionsvermögen beeinträchtigt sein können, muß vom Führen eines Fahrzeugs, Bedienen gefährlicher Maschinen oder von der Durchführung gefährlicher, die volle geistige Aufmerksamkeit erfordernden Arbeiten in dieser Zeit abgeraten werden.
Befinden Sie sich wegen Panikstörungen in Behandlung, müssen Sie eventuell eine höhere Alprazolam-Dosis einnehmen. Da die langfristige Einnahme höherer Dosen dieses Medikaments psychisch und physisch abhängig machen kann, ist eine engmaschige ärztliche Kontrolle unerläßlich.

Denken Sie daran, daß sich beim plötzlichen Absetzen von Alprazolam Entzugssymptome entwickeln können.

Mögliche Wechselwirkungen mit Nahrungsmitteln und anderen Arzneimitteln

Alprazolam kann die Wirkung von Alkohol verstärken. Verzichten Sie deshalb unter Alprazolamtherapie auf Alkohol. Wird Alprazolam mit bestimmten anderen Medikamenten zusammen eingenommen, kann die Wirkung wechselseitig verstärkt, vermindert oder in sonstiger Weise verändert werden. Halten Sie deshalb unbedingt mit Ihrem Arzt Rücksprache, bevor Sie Alprazolam mit einem der nachfolgend aufgeführten Mittel bzw. Substanzgruppen kombinieren:

- Antihistaminika (u. a. bei Juckreiz, Heuschnupfen und anderen Allergien)
- Verschiedene Antidepressiva
- Carbamazepin (z. B. Tegretal)
- Cimetidin (z. B. H_2 Blocker-ratiopharm)
- Digoxin (z. B. Dilanacin, Lanicor)
- Disulfiram (z. B. Antabus)
- Neuroleptika wie Thioridazin (z. B. Melleril)
- Orale Kontrazeptiva
- Sonstige zentraldämpfend wirkende Mittel wie Diazepam (z. B. Valium) oder Pethidin (z. B. Dolantin)

Besondere Hinweise für Schwangerschaft und Stillzeit

Nehmen Sie dieses Mittel nicht ein, wenn Sie schwanger sind oder es werden wollen. Für den Fetus besteht die erhöhte Gefahr von Atemstörungen und Muskelschwäche. Da Alprazolam in die Muttermilch übertritt, kann es sich auch auf den Säugling auswirken. Auch bei Säuglingen können sich Entzugserscheinungen entwickeln. Kann auf das Mittel nicht verzichtet werden, ist bis Therapieende vom Stillen abzusehen.

Überdosierung

Jede Überdosierung von Medikamenten kann ernsthafte Folgen haben. Bei Verdacht auf Überdosierung ist unverzüglich ein Arzt zu Rate zu ziehen.

Zu den Symptomen einer Alprazolam-Überdosierung zählen

- Koma
- Koordinationsstörungen
- Schläfrigkeit
- Beeinträchtigtes Reaktionsvermögen
- Verwirrtheitszustände

Eine Alprazolam-Überdosis für sich allein oder in Kombination mit Alkohol kann lebensgefährlich sein.

Amoxicillin

Präparate z. B.: Amoxypen, Amoxicillin-ratiopharm, Amoxi-Wolff, Amoxihexal, amoxi von ct

Wann dieses Mittel verschrieben wird

Dieses Antibiotikum wird zur Behandlung einer Vielzahl von Infektionen eingesetzt, darunter Gonorrhoe, Mittelohrentzündungen, Infektionen der Haut, der unteren und oberen Atemwege sowie der Nieren, ableitenden Harnwege und der Geschlechtsorgane.

Die wichtigsten Fakten zu diesem Arzneimittel

Bei bekannter Allergie gegen Penicilline oder Cephalosporin-Antibiotika ist vor Einleitung einer Amoxicillin-Therapie Rücksprache mit dem Arzt zu halten. Es besteht die Möglichkeit einer – möglicherweise extrem gefährlichen – allergischen Reaktion auch auf Amoxicillin. Treten unter Amoxicillin-Therapie Zeichen einer solchen allergischen Reaktion auf, ist unverzüglich ärztliche Hilfe zu suchen.

Anwendungshinweise

Amoxicillin kann zusammen mit der Mahlzeit eingenommen werden. Die Lösung vor Gebrauch gut schütteln.

Bei Auslassen einer Dosis ...
Holen Sie die Einnahme schnellstmöglich nach. Ist jedoch fast schon wieder Zeit für die nächste Dosis, und nehmen Sie zwei Einzeldosen täglich, so nehmen Sie zunächst die vergessene Dosis und dann die nächste fünf bis sechs Stunden später. Nehmen Sie drei oder mehr Dosiseinheiten täglich ein, holen Sie zunächst die vergessene Einnahme nach und dann die nächste Dosis zwei bis vier Stunden später. Kehren Sie dann zum regulären Therapieplan zurück.

Lagerungshinweise
Die Lösung und den Saft dicht verschlossen und möglichst kühl aufbewahren. Reste nach vierzehn Tagen wegwerfen.

Welche Nebenwirkungen auftreten können

Die Nebenwirkungen sind nicht vorhersehbar. Treten Nebenwirkungen auf oder ändern sich bestehende in ihrer Intensität, ist der Arzt schnellstmöglich zu informieren. Nur er kann beurteilen, ob die Therapie mit Amoxicillin bedenkenlos fortgeführt werden kann.

Mögliche Nebenwirkungen
Agitiertheit, Angstzustände, Blutarmut, Durchfall, Erbrechen, Hautausschlag, Hyperaktivität, Nesselsucht, Schlaflosigkeit, Schwindel, Übelkeit, Verhaltensänderungen, Verwirrtheitszustände.

Wann das Mittel nicht verschrieben werden sollte

Bekannte Überempfindlichkeits- oder allergische Reaktionen auf Penicilline oder Cephalosporin-Antibiotika gelten als Gegenanzeige.

Spezielle Warnhinweise

Wer bereits einmal Asthma, Nesselsucht, Heuschnupfen oder andere Allergien hatte, sollte vor Einnahme von Amoxicillin Rücksprache mit dem Arzt halten.

Bei Entwicklung von blauen Flecken, Fieber, Hautausschlag, Juckreiz, Gelenkschmerzen, geschwollenen Lymphdrüsen und/oder Geschwüren an den Geschlechtsorganen ist das Medikament sofort abzusetzen und die Einnahme erst auf ärztliche Anordnung hin wieder fortzusetzen.

Bei Infektionen wie der septischen Angina ist es ganz besonders wichtig, das Mittel über den gesamten Verschreibungszeitraum einzunehmen. Wird die Therapie vorzeitig abgebrochen, kann sich eine Zweitinfektion, wie beispielsweise eine Glomerulonephritis (eine Niereninfektion) oder rheumatisches Fieber, entwickeln.

Unter Amoxicillin-Therapie können nichtenzymatische Methoden der Harnzuckerbestimmung zu falsch positiven Ergebnissen führen.

Vor Einleitung der Amoxicillin-Therapie muß der Arzt über eine Vorgeschichte mit Asthma, Dickdarmentzündung, Diabetes sowie Nieren- oder Lebererkrankung informiert werden.

Mögliche Wechselwirkungen mit Nahrungsmitteln und anderen Arzneimitteln

Wird Amoxicillin mit bestimmten anderen Arzneimitteln zusammen eingenommen, kann die Wirkung wechselseitig verstärkt, vermindert oder in sonstiger Weise verändert werden. Halten Sie deshalb unbedingt mit Ihrem Arzt Rücksprache, bevor Sie Amoxicillin mit einem der nachfolgend aufgeführten Mitteln bzw. Substanzgruppen kombinieren:

- Chloramphenicol (z. B. Chloramsaar)
- Erythromycin (z. B. Erythromycin-ratiopharm)
- Orale Kontrazeptiva
- Probenecid (z. B. Probenecid Weimer)
- Tetracycline (z. B. Azudoxat)

Besondere Hinweise für Schwangerschaft und Stillzeit

Amoxicillin sollte in der Schwangerschaft nur bei wirklich zwingender Indikation eingesetzt werden. Sind Sie schwanger oder wollen Sie es werden, setzen Sie Ihren Arzt unverzüglich davon in Kenntnis. Da Amoxicillin in die Muttermilch übertreten kann, sollten Sie mit Ihrem Arzt besprechen, ob Sie Ihr Kind ohne Bedenken stillen können.

Überdosierung

Jede Überdosierung von Medikamenten kann ernsthafte Folgen haben. Bei Verdacht auf eine Überdosierung sollte unverzüglich ein Arzt zu Rate gezogen werden.

Symptome einer Amoxicillin-Überdosierung
- Durchfall
- Erbrechen
- Magenkrämpfe
- Übelkeit

Amoxicillin-Clavulansäure

Präparat z. B.: Augmentan

Wann dieses Mittel verschrieben wird

Die Kombination von Amoxicillin und Clavulansäure wird zur Behandlung von Infektionen der unteren Atemwege, des Mittelohrs, der Nebenhöhlen sowie der Haut eingesetzt, die durch bestimmte Bakterien ausgelöst werden. Diese Bakterien produzieren ein Enzym, die Beta-Laktamase, wodurch diese Infektionen besonders schwierig zu behandeln sind.

Die wichtigsten Fakten zu diesem Arzneimittel

Bei bekannter Allergie gegen Penicilline oder Cephalosporin-Antibiotika ist vor Einleitung einer Amoxicillin-Clavulansäure-Therapie Rücksprache mit dem Arzt zu halten. Dabei besteht nämlich die Möglichkeit einer, möglicherweise extrem gefährlichen, allergischen Reaktion auch auf Amoxicillin. Treten bei der Therapie mit Amoxicillin und Clavulansäure Zeichen einer solchen allergischen Reaktion auf, ist unverzüglich ärztliche Hilfe zu suchen.

Anwendungshinweise

Amoxicillin und Clavulansäure können zusammen mit der Mahlzeit eingenommen werden. Die Lösung vor Gebrauch gut schütteln.

Bei Auslassen einer Dosis...
Holen Sie die Einnahme schnellstmöglich nach. Ist jedoch fast schon wieder Zeit für die

nächste Dosis, und nehmen Sie zwei Einzeldosen täglich, so nehmen Sie zunächst die vergessene Dosis und dann die nächste fünf bis sechs Stunden später. Nehmen Sie drei oder mehr Dosiseinheiten täglich ein, holen Sie zunächst die vergessene Einnahme nach und dann die nächste Dosis zwei bis vier Stunden später. Kehren Sie dann zu dem regulären Therapieplan zurück.

Lagerungshinweise
Die Lösung kühl aufbewahren und nach zehn Tagen verwerfen. Die Tabletten vor Hitze, Licht und Feuchtigkeit geschützt aufbewahren.

Welche Nebenwirkungen auftreten können

Die Nebenwirkungen sind nicht vorhersehbar. Treten Nebenwirkungen auf oder ändern sich bestehende in ihrer Intensität, ist der Arzt schnellstmöglich zu informieren. Nur er kann beurteilen, ob die Therapie mit der Kombination von Amoxicillin und Clavulansäure bedenkenlos fortgeführt werden kann.

Häufige Nebenwirkungen
- Durchfall/weiche Stühle
- Hautausschläge und Nesselsucht
- Jucken oder Brennen der Scheide
- Übelkeit oder Erbrechen

Gelegentliche Nebenwirkungen
Abschälungen der Haut, Arthritis, Bauchschmerzen, Blutarmut, Blutbildveränderungen, entzündete und wunde Stellen im Mund, auf der Zunge und am Gaumen, Fieber, Gelenkschmerzen, Hautentzündungen, Juckreiz, Kopfschmerzen, Muskelschmerzen, schwarze »Haarzunge«, Verdauungsstörungen.

Seltene Nebenwirkungen
Agitiertheit, Angstzustände, Hyperaktivität, Leberfunktionsstörungen, Schlaflosigkeit, Schwindel, Verhaltensänderungen, Verwirrtheit.

Wann das Mittel nicht verschrieben werden sollte

Überempfindlichkeits- oder allergische Reaktionen auf Penicilline oder infektiöse Erkrankungen wie Mononukleose gelten als Gegenanzeige.

Spezielle Warnhinweise

Die Kombination Amoxicillin-Clavulansäure ist wie andere Penicillin-Antibiotika in aller Regel sicher; dennoch haben Patienten mit Erkrankungen der Leber, der Nieren oder des Blutes ein erhöhtes Risiko, wenn sie dieses Medikament nehmen. In diesen Fällen stehen aber meist medikamentöse Alternativen zur Verfügung.

Diabetiker sollten vor Durchführung eines Harnzuckertests ihren Arzt oder Apotheker fragen, ob sich das Medikament auf den Test auswirkt.

Allergische Reaktionen auf dieses Medikament können schwer und möglicherweise sogar lebensbedrohlich sein. Vor Einleitung der Therapie mit der Amoxicillin-Clavulansäure-Kombination sind dem Arzt alle früheren allergischen Reaktionen auf Medikamente, Nahrungsmittel oder andere Substanzen mitzuteilen. Bei Auftreten einer allergischen Reaktion ist der Arzt unverzüglich zu informieren und ärztliche Hilfe zu suchen.

Mögliche Wechselwirkungen mit Nahrungsmitteln und anderen Arzneimitteln

Amoxicillin-Clavulansäure kann mit dem Gichtmittel Probenecid (z.B. Probenecid Weimer) reagieren und hierdurch den Harnsäurespiegel des Blutes ändern. Eine Wechselwirkung mit einem anderen Gichtmittel, Allopurinol, kann Hautausschläge hervorrufen. Der Arzt muß über die Einnahme dieser Medikamente informiert sein.

Amoxicillin-Clavulansäure darf nicht während einer Behandlung mit Disulfiram (z.B. Antabus) eingenommen werden.

Besondere Hinweise für Schwangerschaft und Stillzeit

Die Wirkung von Amoxicillin-Clavulansäure auf die Schwangerschaft und das ungeborene Kind ist noch nicht ausreichend untersucht. Wegen der möglichen Gefahr von Fruchtschäden wird es in der Schwangerschaft normalerweise lediglich bei zwingender Indikation und nach sorgfältiger Nutzen-Risiko-Abwägung verschrieben. Da Amoxicillin und Clavulansäure in die Muttermilch übertreten, können sie sich auf das gestillte Kind auswirken. Kann auf das Mittel nicht verzichtet werden, ist bis Therapieende vom Stillen abzusehen.

Überdosierung

Amoxicillin-Clavulansäure ist in der Regel zwar sicher, große Mengen der Substanz können jedoch Symptome einer Überdosierung, einschließlich einer Verstärkung der oben erwähnten Nebenwirkungen, hervorrufen. Bei Verdacht auf eine Amoxicillin-Clavulansäure-Überdosierung ist eine sofortige Behandlung erforderlich – kontaktieren Sie Ihren Arzt oder eine Notfallambulanz.

Amfepramon

Präparat z. B.: Regenon

Wann dieses Mittel verschrieben wird

Amfepramon ist ein Appetitzügler, der zur Kurzzeitanwendung (nur einige Wochen) im Rahmen eines allgemeinen Diätplans zur Gewichtsreduktion eingesetzt wird. Das Mittel sollte nur in Kombination mit einer Verhaltenstherapie verschrieben werden.

Die wichtigsten Fakten zu diesem Arzneimittel

Nach wenigen Anwendungswochen büßt Amfepramon seine Wirksamkeit ein. Sobald dies eintritt, sollte das Medikament abgesetzt und nicht etwa die Dosis erhöht werden.

Anwendungshinweise

Die vorgeschriebenen Dosierungsanweisungen sind strikt einzuhalten. Unter der Einnahme von Amfepramon kann es zur Gewöhnung und Abhängigkeit kommen.

Die Retardtablette darf nicht zerkaut werden.

Bei Auslassen einer Dosis...
Holen Sie die Einnahme schnellstmöglich nach. Ist jedoch fast schon wieder Zeit für die nächste Dosis, überspringen Sie die vergessene Dosis und machen mit dem regulären Therapieplan weiter. Nehmen Sie nie zwei Dosen auf einmal.

Lagerungshinweise
Bei Zimmertemperatur, vor extremer Hitze geschützt und dicht verschlossen aufbewahren.

Welche Nebenwirkungen auftreten können

Die Nebenwirkungen sind nicht vorhersehbar. Treten Nebenwirkungen auf oder ändern sich bestehende in ihrer Intensität, ist der Arzt schnellstmöglich zu informieren. Nur er kann beurteilen, ob die Therapie mit Amfepramon bedenkenlos fortgeführt werden kann.

Mögliche Nebenwirkungen
Abnorme Hautrötung, Angst, Bauchbeschwerden, Benommenheit, beschleunigte Herzfrequenz, Blutdruckanstieg, Blutergüsse, Brustschmerzen, Depression, Durchfall, Einschlaf- oder Durchschlafstörungen, Entwicklung von Brüsten beim Mann, Erbrechen, erhöhte Krampfanfallneigung bei Epileptikern, erhöhtes Harnvolumen, erweiterte Pupillen, Haarausfall, Hautausschlag, Herzklopfen, Herzrhythmusstörungen, Hochstimmung, Impotenz, Kopfschmerzen, Krankheitsgefühl, Kurzatmigkeit oder schwere Atmung, Magen-Darm-Störungen, Menstruationsstörungen, Mundtrockenheit, Muskelschmerzen, Nervosität, Nesselsucht, Schleiersehen, Schmerzen beim Wasserlassen, Schwindel, Störungen im Bewegungsablauf, Tremor, Übelkeit, Überreizung, unangenehmer Geschmack, Unruhezustände, Unwohlsein, Veränderungen der Libido, verstärktes Schwitzen, Verstopfung.

Wann das Mittel nicht verschrieben werden sollte

Bekannte Überempfindlichkeits- oder allergische Reaktionen auf Amfepramon oder andere Appetitzügler gelten als Kontraindikation. Alle Arzneimittelreaktionen sind dem Arzt mitzuteilen.

Das Mittel darf nicht eingenommen werden bei starker Arterienverhärtung, Schilddrüsenüberfunktion, Glaukom, starkem Bluthochdruck, Agitiertheit oder vormaliger oder aktueller Suchtmittelabhängigkeit oder wenn Sie unter MAO-Hemmer-Therapie stehen oder in den letzten 14 Tagen standen.

Spezielle Warnhinweise

Da unter Amfepramon-Wirkung die Wachsamkeit und das Reaktionsvermögen beeinträchtigt sein können, muß vom Führen eines Fahrzeugs, Bedienen gefährlicher Maschinen oder von der Durchführung gefährlicher, die volle geistige Aufmerksamkeit erfordernden Arbeiten so lange abgeraten werden, bis die individuelle Wirkung des Mittels bekannt ist.

Vorsicht bei Herzerkrankung oder Bluthochdruck.

Da Amfepramon die Krampfanfallneigung erhöhen kann, sind Epileptiker unter dieser Therapie besonders sorgfältig zu überwachen.

Unter Amfepramon-Therapie kann sich eine psychische Abhängigkeit entwickeln. Stellen Sie fest, daß Sie das Mittel brauchen, um sich wohl zu fühlen, sprechen Sie Ihren Arzt darauf an.

Wird das Mittel nach längerer Anwendungsdauer in höherer Dosierung abrupt abgesetzt, können dadurch extreme Müdigkeit, Depression und Schlafstörungen verursacht werden.

Mögliche Wechselwirkungen mit Nahrungsmitteln und anderen Arzneimitteln

Da die Wirkung von Alkohol durch Amfepramon verstärkt werden kann, sollte während der Behandlung kein Alkohol getrunken werden.

Wird Amfepramon mit bestimmten anderen Arzneimitteln zusammen eingenommen, kann die Wirkung wechselseitig verstärkt, vermindert oder in sonstiger Weise verändert werden. Halten Sie deshalb unbedingt mit Ihrem Arzt Rücksprache, bevor Sie Amfepramon mit einem der nachfolgend aufgeführten Mittel bzw. Substanzgruppen kombinieren:

Mittel aus der Substanzklasse der Phenothiazine wie das Neuroleptikum Thioridazin (z. B. Melleril)

Besondere Hinweise für Schwangerschaft und Stillzeit

Die Wirkung von Amfepramon auf die Schwangerschaft und das ungeborene Kind ist noch nicht ausreichend untersucht. Sind Sie schwanger oder wollen Sie es werden, setzen Sie Ihren Arzt unverzüglich davon in Kenntnis. Da Amfepramon in der Muttermilch nachweisbar ist, kann es sich auch auf den Säugling auswirken. Kann auf das Mittel nicht verzichtet werden, ist bis Therapieende vom Stillen abzusehen.

Überdosierung

Jede Überdosierung von Medikamenten kann ernsthafte Folgen haben. Bei Verdacht auf eine Überdosierung sollte unverzüglich ein Arzt zu Rate gezogen werden.

Symptome einer Amfepramon-Überdosierung
Bauchkrämpfe, beschleunigte Atmung, Blutdruckabfall, Blutdruckanstieg, Depression, Durchfall, Erbrechen, Halluzinationen, Herzrhythmusstörungen, Müdigkeit, Muskelzittern, Panikzustand, Übelkeit, übersteigerte Reflexe, Verwirrtheitszustände.

Amitriptylin

Präparate z. B.: Saroten, Amineurin, Amitriptylin-neuraxpharm, Novoprotect

Wann dieses Mittel verschrieben wird

Dieser Vertreter der trizyklischen Antidepressiva wird zur Behandlung aller Formen von Depressionen und gelegentlich zur Verstärkung der schmerzstillenden Wirkung von starken Schmerzmitteln oder zur Vorbeugung bei Spannungskopfschmerzen verschrieben.

Die wichtigsten Fakten zu diesem Arzneimittel

Amitriptylin muß meist erst einige Wochen

lang regelmäßig eingenommen werden, bis sich seine volle Wirksamkeit entfaltet.

Anwendungshinweise

Die vorgeschriebenen Dosierungsanweisungen sind strikt einzuhalten. Nebenwirkungen, die zu Beginn der Therapie auftreten können, wie leichte Benommenheit, verschwinden meist nach einigen Tagen wieder von allein.

Gegen die durch Amitriptylin gelegentlich verursachte Mundtrockenheit hilft oft schon, ein Bonbon zu lutschen, Kaugummi zu kauen oder Eiswürfel im Mund zergehen zu lassen.

Bei Auslassen einer Dosis ...
Holen Sie die Einnahme schnellstmöglich nach. Ist jedoch fast schon wieder Zeit für die nächste Dosis, überspringen Sie die vergessene und machen mit dem regulären Therapieplan weiter. Nehmen Sie nie zwei Dosen auf einmal.

Wird Amitriptylin in einer Einmaldosis am Abend vor dem Zubettgehen eingenommen und die Einnahme vergessen, darf die Einnahme wegen möglicher störender Nebenwirkungen nicht am nächsten Morgen wiederholt werden.

Lagerungshinweise
Dicht verschlossen, bei Zimmertemperatur und vor Licht und extremer Hitze geschützt aufbewahren.

Welche Nebenwirkungen auftreten können

Die Nebenwirkungen sind nicht vorhersehbar. Treten Nebenwirkungen auf oder ändern sich bestehende in ihrer Intensität, ist der Arzt schnellstmöglich zu informieren. Nur er kann beurteilen, ob die Therapie mit Amitriptylin bedenkenlos weiter fortgeführt werden kann.

Mögliche Nebenwirkungen
Abnorme Bewegungen, abnorme Blutzuckerwerte, Ameisenlaufen an Armen und Beinen, Angst, Anschwellen der Hoden, Alpträume, Appetitlosigkeit, Blutdruckabfall, Blutdruckanstieg, Darmverschluß, Desorientiertheit, Drüsenschwellung, Durchfall, Entwicklung von Brüsten beim Mann, Entzündung im Mundraum, Erbrechen, erhöhter Augeninnendruck, Erregtheit, erweiterte Pupillen, exzessiver oder spontaner Milchfluß, Flüssigkeitsretention, Gelbfärbung von Augen und Haut, Gewichtszunahme oder -verlust, Haarausfall, Halluzinationen, Hautausschlag, Hepatitis, Herzinfarkt, Herzrhythmusstörungen, hohes Fieber, Impotenz, Koma, Konzentrationsstörungen, Koordinationsstörungen, Kopfschmerzen, Krampfanfälle, Libidoveränderungen (Zunahme oder Abnahme), Lichtempfindlichkeit, Magenbeschwerden, Miktionsstörungen, Müdigkeit, Mundtrockenheit, Muskelzittern, Nesselsucht, Schwellungen in Gesicht und Zunge aufgrund von Flüssigkeitsretention, Ohrensausen, rote oder purpurne Hautflecken, Schlafstörung, Schlaganfall, Schleiersehen, schneller und/oder langsamer, flatternder Herzschlag, Schwäche, Schwarzfärbung der Zunge, Schwindelgefühl beim Aufstehen, Schwindelgefühl oder Benommenheit, seltsamer Geschmack, Sprachstörungen, Taubheitsgefühl, Übelkeit, Unruhezustände, verstärktes Schwitzen, Verstopfung, Verwirrtheitszustände, Wahnideen.

Nebenwirkungen, die durch eine zu schnelle Dosisherabsetzung oder abruptes Absetzen verursacht werden können
- Allgemeines körperliches Unwohlsein
- Kopfschmerzen
- Übelkeit

Nebenwirkungen, die durch eine schleichende Dosisherabsetzung verursacht werden können
- Reizbarkeit
- Traum- und Schlafstörungen
- Unruhezustände

Diese Nebenwirkungen sind kein Hinweis auf eine Medikamentenabhängigkeit.

Wann das Mittel nicht verschrieben werden sollte

Bekannte Überempfindlichkeits- oder allergische Reaktionen auf Amitriptylin oder ähnliche Medikamente wie Desipramin (z.B. Pertofran, Petylyl) oder Imipramin (z.B. Tofranil, Pryleugan) gelten als Kontraindikation. Alle Arznei mittelreaktionen sind dem Arzt mitzuteilen.

Da es bei gleichzeitiger Gabe von MAO-Hemmern zu ernsthaften, gelegentlich lebensgefährlichen Reaktionen kommen kann, sind solche Mittel in jedem Fall mindestens 14 Tage vor Beginn der Amitriptylin-Therapie abzusetzen.

Amitriptylin darf in der Rekonvaleszenz nach einem frischen Herzinfarkt nur auf ausdrückliche ärztliche Anordnung eingenommen werden.

Spezielle Warnhinweise

Setzen Sie Amitriptylin, vor allem wenn Sie es über einen längeren Zeitraum und in höheren Dosen eingenommen haben, nicht abrupt ab. Statt dessen wird der Arzt wahrscheinlich eine schleichende Dosisreduktion empfehlen, um das Rezidivrisiko und die Gefahr von Entzugserscheinungen zu vermindern.

Da die Haut unter Amitriptylin-Wirkung empfindlich auf Sonne reagieren kann, sollte während der Therapie direktes Sonnenlicht möglichst gemieden bzw. die Haut vor der Sonne geschützt und ein Sonnenschutzmittel aufgetragen werden.

Amitriptylin kann Benommenheit und Schwindel verursachen und die Fahrtauglichkeit sowie die Fähigkeit zum Bedienen gefährlicher Maschinen beeinträchtigen. Bestehen Zweifel an der eigenen Reaktionsfähigkeit, ist bei allen, die volle geistige Aufmerksamkeit erfordernden Tätigkeiten Vorsicht angeraten.

Während der Therapie kann es beim Aufstehen aus einer sitzenden oder liegenden Position zu Schwindel oder Benommenheit oder sogar zu Ohnmachtsanfällen kommen. Dauert diese Störung länger an oder schafft hier auch langsames Aufstehen keine Abhilfe, sollte der Arzt informiert werden.

Vorsicht bei einer Vorgeschichte mit Krampfanfällen, Harnverhaltung, erhöhtem Augeninnendruck oder anderen chronischen Augenerkrankungen, Herz-, Kreislauf- oder Lebererkrankungen. Vorsicht auch bei gleichzeitiger Einnahme von Schilddrüsenpräparaten. Vor Einnahme von Amitriptylin muß dem Arzt die gesamte Krankengeschichte bekannt sein.

Vor operativen Eingriffen, zahnmedizinischen Behandlungen oder Durchführung von Diagnoseverfahren muß der behandelnde Arzt über die Einnahme von Amitriptylin unterrichtet werden. Verschiedene während dieser Eingriffe bzw. Verfahren eingesetzte Medikamente, wie beispielsweise Betäubungsmittel oder Muskelrelaxanzien, können in Wechselwirkung mit Amitriptylin treten.

Mögliche Wechselwirkungen mit Nahrungsmitteln und anderen Arzneimitteln

Amitriptylin kann die Wirkung von Alkohol verstärken und sollte nicht zusammen mit Alkohol eingenommen werden.

Wird Amitriptylin mit bestimmten anderen Arzneimitteln zusammen eingenommen, kann die Wirkung wechselseitig verstärkt, vermindert oder in sonstiger Weise verändert werden. Halten Sie deshalb unbedingt mit Ihrem Arzt Rücksprache, bevor Sie Amitriptylin mit einem der nachfolgend aufgeführten Mittel bzw. Substanzgruppen kombinieren:

- Acetazolamid (z. B. Diamox)
- Antiepileptika wie Carbamazepin (z. B. Tegretal) und Phenytoin (z. B. Zentropil)
- Antihistaminika wie Diphenhydramin (z. B. Benadryl) oder Clemastin (z. B. Tavegil)
- Antiparkinsonmittel wie Benzatropin (z. B. Cogentinol)
- Barbiturate wie Phenobarbital (z. B. Lepinal, Luminaletten)
- Bronchospasmolytika (atemwegserweiternde Mittel) wie Salbutamol (z. B. Sultanol)
- Chinidin (z. B. Chinidin Duriles)
- Cimetidin (z. B. H_2 Blocker-ratiopharm)
- Disulfiram (z. B. Antabus)
- Fluoxetin (z. B. Fluctin)
- Levodopa (z. B. Madopar)
- Neuroleptika wie Thioridazin (z. B. Melleril)
- Muskelrelaxanzien wie Baclofen (z. B. Lioresal)
- Östrogenhaltige Mittel
- Orale Kontrazeptiva (die »Pille«)

- Schilddrüsenpräparate wie Levothyroxin (z. B. L-Thyroxin, Euthyrox)
- Schlafmittel wie Flurazepam (z. B. Dalmadorm, Staurodorm Neu) und Triazolam (z. B. Halcion)
- Schmerzmittel wie Pethidin (z. B. Dolantin)
- Schnupfenmittel mit Oxymetazolin (z. B. Larylin, Nasivin)
- Tranquilizer wie Alprazolam (z. B. Tafil) und Chlordiazepoxid (z. B. Radepur, Librium)
- Verschiedene Blutdruckmittel wie Clonidin (z. B. Catapresan)
- Vitamin C in hohen Dosen
- Warfarin (Blutgerinnungshemmer, z. B.Coumadin)

Besondere Hinweise für Schwangerschaft und Stillzeit

Die Wirkung von Amitriptylin auf die Schwangerschaft und das ungeborene Kind ist noch nicht ausreichend untersucht.
Sind Sie schwanger oder wollen Sie es werden, setzen Sie Ihren Arzt unverzüglich davon in Kenntnis. Da Amitriptylin in die Muttermilch übertritt, kann es sich auf das gestillte Kind auswirken. Kann auf das Mittel nicht verzichtet werden, ist bis Therapieende vom Stillen abzusehen.

Überdosierung

Eine Überdosierung mit diesem Medikament kann wie bei jedem anderen Arzneimittel lebensgefährlich sein. Bei Verdacht auf eine Überdosierung sollte unverzüglich ein Arzt zu Rate gezogen werden.

Symptome einer Amitriptylin-Überdosierung

- Abnorm niedriger Blutdruck
- Benommenheit
- Erniedrigte Körpertemperatur
- Erweiterte Pupillen
- Kongestive Herzinsuffizienz
- Nichtansprechbarkeit oder Koma
- Schneller oder unregelmäßiger Herzschlag
- Schüttelkrämpfe
- Stupor

Amitriptylin-HCL plus Chlordiazepoxid

Präparat z. B. Limbatril

Wann dieses Mittel verschrieben wird

Hierbei handelt es sich um eine Kombination aus einem Antidepressivum und einem Anxiolytikum, d. h. angstlösendem Mittel.

Die wichtigsten Fakten zu diesem Arzneimittel

Bei Einnahme dieses Mittels kann es zur Gewöhnung und Abhängigkeit kommen. Bei plötzlichem Absetzen des Mittels können sich Entzugssymptome entwickeln (siehe »Welche Nebenwirkungen auftreten können«). Ändern Sie nie ohne ärztliche Anweisung die Dosis oder setzen das Mittel ab.

Anwendungshinweise

Die vorgeschriebenen Dosierungsanweisungen sind strikt einzuhalten.

Bei Auslassen einer Dosis ...
Überspringen Sie die vergessene Dosis, und machen Sie mit dem regulären Therapieplan weiter. Nehmen Sie nie zwei Dosen auf einmal.

Lagerungshinweise
Vor Hitze, Licht und Feuchtigkeit geschützt aufbewahren.

Welche Nebenwirkungen auftreten können

Die Nebenwirkungen sind nicht vorhersehbar. Treten Nebenwirkungen auf oder ändern sich bestehende in ihrer Intensität, ist der Arzt schnellstmöglich zu informieren. Nur er kann beurteilen, ob die Therapie mit diesem Kombinationspräparat bedenkenlos weiter fortgeführt werden kann.

Häufige Nebenwirkungen

- Aufgedunsensein
- Benommenheit
- Mundtrockenheit

- Schleiersehen
- Schwindel
- Verstopfung

Gelegentliche oder seltene Nebenwirkungen
Appetitlosigkeit, Gelbfärbung von Augen und Haut, Impotenz, Leberfunktionsstörungen, lebhafte Träume, Müdigkeit, Muskelzittern, Schwäche, Teilnahmslosigkeit, Trägheit, verstopfte Nase, Unruhezustände, Verwirrtheitszustände.

Nebenwirkungen, die durch eine zu rasche Dosisherabsetzung oder ein abruptes Absetzen des Mittels verursacht werden
Bauch- und Muskelkrämpfe, diffuses körperliches Unwohlsein, Einschlaf- oder Durchschlafstörungen, Erbrechen, Kopfschmerzen, Muskelzittern, Schüttelkrämpfe, Schwitzen, starke depressive Verstimmungen, Übelkeit, Unruhezustände.

Wann das Mittel nicht verschrieben werden sollte

Bekannte Überempfindlichkeits- oder allergische Reaktionen auf verwandte Substanzgruppen – Benzodiazepine und trizyklische Antidepressiva – gelten als Kontraindikation.

Bei frischem Herzinfarkt sollte das Mittel nicht genommen werden.

Da es bei gleichzeitiger Gabe von MAO-Hemmern zu Schüttelkrämpfen oder gelegentlich sogar lebensgefährlichen Reaktionen kommen kann, darf das Mittel unter der Therapie mit MAO-Hemmern nicht genommen werden.

Spezielle Warnhinweise

Da bei der Therapie mit diesem Kombinationspräparat die Wachsamkeit und das Reaktionsvermögen beeinträchtigt sein können, muß vom Führen eines Fahrzeugs, Bedienen gefährlicher Maschinen oder von der Durchführung gefährlicher, die volle geistige Aufmerksamkeit erfordernden Arbeiten so lange abgesehen werden, bis die individuelle Wirkung des Mittels bekannt ist.

Das Mittel kann, vor allem hochdosiert, Herzrhythmusstörungen, einen beschleunigten Herzschlag, Herzinfarkt oder Schlaganfall verursachen. Befinden Sie sich wegen einer Herz-Kreislauf-Störung in Behandlung, halten Sie vor Einnahme dieses Mittels Rücksprache mit Ihrem Arzt.

Dasselbe gilt bei bestehender oder vorbestehender starker Depression.

Vorsicht bei Engwinkelglaukom oder Harnverhaltung.

Das Mittel sollte einige Tage vor einem operativen Eingriff abgesetzt werden. Vorsicht bei Patienten, die unter Elektroschocktherapie stehen.

Mögliche Wechselwirkungen mit Nahrungsmitteln und anderen Arzneimitteln

Dieses Kombinationspräparat wirkt zentraldämpfend und kann die Wirkung von Alkohol verstärken. Während der Therapie besteht Alkoholverbot.

Wird dieses Kombinationspräparat mit bestimmten anderen Arzneimitteln zusammen eingenommen, kann die Wirkung wechselseitig verstärkt, vermindert oder in sonstiger Weise verändert werden. Halten Sie deshalb unbedingt mit Ihrem Arzt Rücksprache, bevor Sie das Mittel mit einem der nachfolgend aufgeführten Mitteln bzw. Substanzgruppen kombinieren:

- Barbiturate wie Phenobarbital (z. B. Lepinal, Luminaletten)
- Cimetidin (z. B. H_2 Blocker-ratiopharm)
- Disulfiram (z. B. Antabus)
- Levodopa (z. B. Madopar)
- MAO-Hemmer (z. B. Aurorix)
- orale Kontrazeptiva
- stimmungsaufhellende Mittel

Besondere Hinweise für Schwangerschaft und Stillzeit

In Schwangerschaft und Stillzeit darf das Mittel nicht eingesetzt werden. Bei Anwendung in der Schwangerschaft besteht erhöhte Gefahr fetaler Mißbildung. Da der Wirkstoff in die Muttermilch übertreten kann, kann er sich auf das gestillte Kind auswirken. Kann auf das Mittel nicht verzichtet werden, ist bis Therapieende vom Stillen abzusehen.

Überdosierung

Jede Überdosierung von Medikamenten kann ernsthafte Folgen haben. Bei Verdacht auf eine Überdosierung sollte unverzüglich ein Arzt zu Rate gezogen werden.

Symptome einer Überdosierung mit diesem Kombinationspräparat
Abfall der Körpertemperatur, abnorm schneller Herzschlag, Agitiertheit, Benommenheit, Erbrechen, erweiterte Pupillen, Halluzinationen, Herzrhythmusstörungen, hohes Fieber, Koma, kongestive Herzinsuffizienz, Konzentrationsstörungen, Muskelstarre, starker Blutdruckabfall, Stupor, übersteigerte Reflexe, Verwirrtheitszustände.

Ampicillin

Präparat z. B.: Ampicillin-ratiopharm

Wann dieses Mittel verschrieben wird

Dieses Penicillin-ähnliche Antibiotikum wird zur Behandlung einer ganzen Reihe von Infektionen einschließlich Gonorrhoe und anderer Infektionen des Urogenitaltrakts sowie Magen-Darm-Infektionen verschrieben.

Die wichtigsten Fakten zu diesem Arzneimittel

Dem Arzt sind alle allergischen oder Überempfindlichkeitsreaktionen auf Penicilline oder Cephalosporine mitzuteilen, da dann auch eine möglicherweise extrem starke allergische Reaktion auf Ampicillin auftreten könnte. Zeigen sich nach der Medikamenteneinnahme Zeichen einer allergischen Reaktion, ist sofort ärztliche Hilfe zu suchen.

Anwendungshinweise

Ampicillin sollte eine halbe Stunde vor oder zwei Stunden nach der Mahlzeit eingenommen werden.

Die Suspension sollten Sie vor Gebrauch gut schütteln.

Die vorgeschriebenen Dosierungsanweisungen sind strikt einzuhalten. Die beste Wirksamkeit wird bei einem konstant hohen Wirkstoffspiegel erreicht. Die Einzeldosen sollten deshalb rund um die Uhr in gleichmäßigen Abständen verteilt werden. Wichtig ist auch eine regelmäßige Einnahme.

Bei Auslassen einer Dosis ...
Holen Sie die Einnahme schnellstmöglich nach. Ist bei einer zweimaligen Verabreichung täglich jedoch fast schon wieder Zeit für die nächste Dosis, nehmen Sie die vergessene Dosis nachträglich und die nächste Dosis fünf bis sechs Stunden später ein. Bei drei Dosen täglich nehmen Sie die vergessene Dosis nachträglich und die nächste Dosis zwei bis vier Stunden später ein. Gehen Sie danach wieder zu dem regulären Therapieplan über. Nehmen Sie nie zwei Dosen auf einmal.

Lagerungshinweise
Ampicillin-Kapseln oder -Tabletten sollten Sie bei Zimmertemperatur dicht verschlossen und in der Originalverpackung aufbewahren.

Die Suspension im Kühlschrank dicht verschlossen im Originalbehältnis aufbewahren. Nicht gebrauchte Reste nach 14 Tagen wegwerfen.

Welche Nebenwirkungen auftreten können

Die Nebenwirkungen sind nicht vorhersehbar. Treten Nebenwirkungen auf oder ändern sich bestehende Beschwerden in ihrer Intensität, ist der Arzt schnellstmöglich zu informieren. Nur er kann beurteilen, ob die Therapie mit Ampicillin bedenkenlos weiter fortgeführt werden kann.

Mögliche Nebenwirkungen
Blutarmut, Durchfall, Dickdarmentzündung, Erbrechen, Fieber, Hautabschälung, Hautausschlag, Hautrötung, Jucken, Nesselsucht, Übelkeit, wunde oder entzündete Zunge oder Mundschleimhaut.

Wann das Mittel nicht verschrieben werden sollte

Bekannte Überempfindlichkeits- oder allergische Reaktionen auf Penicillin oder Cephalosporine gelten als Kontraindikation.

Spezielle Warnhinweise

Bei Auftreten einer allergischen Reaktion ist das Mittel sofort abzusetzen und der Arzt zu informieren.

Nach Ampicillin-Langzeitbehandlung kann sich eine neue Infektion, die auf das Mittel nicht anspricht, eine sogenannte Superinfektion, entwickeln. Bei Auftreten von Zeichen einer Infektion ist der Arzt zu Rate zu ziehen.

In manchen Fällen verursacht Ampicillin Durchfall. Da manche Durchfallmedikamente den Durchfall noch verschlimmern können, sollte vor Einnahme eines solchen Rücksprache mit dem Arzt gehalten werden.

Da Ampicillin die Wirkung oraler Kontrazeptiva beeinträchtigen kann, sollten unter Ampicillin-Therapie andere Methoden der Empfängnisverhütung angewandt werden.

Ampicillin kann zu falsch-negativen Ergebnissen bei der Harnzuckerbestimmung führen.

Bei Infektionen wie der septischen Angina ist es wichtig, daß Ampicillin, auch wenn sich eine Besserung einzustellen scheint, kurmäßig über den gesamten verschriebenen Behandlungszyklus angewandt wird. Wird die Ampicillin-Therapie vorzeitig abgebrochen, können sich andere Infektionen wie eine Glomulero-nephritis (eine Niereninfektion) oder rheumatisches Fieber entwickeln.

Mögliche Wechselwirkungen mit Nahrungsmitteln und anderen Arzneimitteln

Wird Ampicillin mit bestimmten anderen Arzneimitteln zusammen eingenommen, kann die Wirkung wechselseitig verstärkt, vermindert oder in sonstiger Weise verändert werden. Halten Sie deshalb unbedingt mit Ihrem Arzt Rücksprache, bevor Sie Ampicillin mit einem der nachfolgend aufgeführten Mitteln bzw. Substanzgruppen kombinieren:

- Allopurinol (z. B. Allopurinol-ratiopharm, Zyloric)
- Andere Antibiotika wie Chloramphenicol (z. B. Chloramsaar, Paraxin) Tetracycline (z. B. Azudoxat, Lederderm), Erythromycin (z. B. Erythromycin-ratiopharm, Eryhexal) und Sulfonamide
- Atenolol (z. B. Tenormin)
- Chloroquin (z. B. Resochin)
- Mefloquin (z. B. Lariam)
- Orale Kontrazeptiva
- Probenecid (z. B. Probenecid Weimer)

Besondere Hinweise für Schwangerschaft und Stillzeit

Die Wirkung von Ampicillin auf die Schwangerschaft und das ungeborene Kind ist noch nicht ausreichend untersucht. Sind Sie schwanger oder wollen Sie es werden, setzen Sie Ihren Arzt unverzüglich davon in Kenntnis. Ampicillin sollte während der Schwangerschaft nur bei zwingender Notwendigkeit und sorgfältiger Nutzen-Risiko-Abwägung eingesetzt werden.

Da Ampicillin in die Muttermilch übertritt, kann es sich auf das gestillte Kind auswirken. Kann auf das Mittel nicht verzichtet werden, sollte bis Therapieende nicht gestillt werden.

Überdosierung

Liegen auch keine Informationen über die Wirkung einer Ampicillin-Überdosierung vor, so kann doch grundsätzlich jede Überdosierung von Medikamenten ernsthafte Folgen haben. Bei Verdacht auf eine Überdosierung sollte unverzüglich ein Arzt zu Rate gezogen werden.

Azithromycin

Präparat z. B.: Zithromax

Wann dieses Mittel verschrieben wird

Dieses sogenannte Makrolidantibiotikum wird zur Behandlung bestimmter leichter bis mittelschwerer Hautinfektionen, Infektionen der oberen und unteren Atemwege einschließlich Pharyngitis (Entzündung des Rachenraums), Tonsillitis (Mandelentzündung) und Lungenentzündung sowie sexuell übertragbarer Krankheiten des Gebärmutterhalses und der Harnwege verschrieben.

Die wichtigsten Fakten zu diesem Arzneimittel

Bei der Therapie wurden, wenn auch selten, sehr ernsthafte Reaktionen einschließlich Quincke-Ödem (Anschwellen von Gesicht, Lippen und Hals, damit einhergehend Sprachstörungen sowie Schluck- und Atembeschwerden) sowie anaphylaktischer Schock (eine heftige, gelegentlich lebensbedrohliche allergische Reaktion) beobachtet. Bei Auftreten eines dieser Symptome sollte Azithromycin sofort abgesetzt und der Arzt unverzüglich informiert werden.

Anwendungshinweise

Azithromycin muß immer entweder eine Stunde vor oder zwei Stunden nach den Mahlzeiten eingenommen werden. Das Mittel darf nicht während der Mahlzeiten oder zusammen mit einem Aluminium- oder Magnesium-haltigen Antazidum eingenommen werden.

Wichtig für den Therapieerfolg ist die kurmäßige Anwendung über den gesamten Verschreibungszeitraum.

Bei Auslassen einer Dosis ...
Holen Sie die Einnahme schnellstmöglich nach. Denken Sie jedoch erst am Folgetag an die Einnahme, überspringen Sie die vergessene, und machen Sie mit dem regulären Therapieplan weiter. Nehmen Sie nie zwei Dosen auf einmal.

Lagerungshinweise
Bei Zimmertemperatur aufbewahren.

Welche Nebenwirkungen auftreten können

Die Nebenwirkungen sind nicht vorhersehbar. Treten Nebenwirkungen auf oder ändern sich bestehende in ihrer Intensität, ist der Arzt schnellstmöglich zu informieren. Nur er kann beurteilen, ob die Therapie mit Azithromycin bedenkenlos fortgeführt werden kann.

Häufige Nebenwirkungen

- Bauchschmerzen
- Durchfall oder dünner Stuhl
- Erbrechen
- Übelkeit

Gelegentliche Nebenwirkungen
Blut im Stuhl, Benommenheit, Blähungen, Brustschmerzen, Gelbsucht (Gelbfärbung der Haut und des Weißen im Auge), Hautausschlag, Hefepilzinfektionen, Herzklopfen, Kopfschmerzen, Lichtempfindlichkeit, Müdigkeit, Niereninfektion, Scheidenentzündung, Schläfrigkeit, Schwindel, starke allergische Reaktion einschließlich Ödembildung (wie bei Nesselsucht), Verdauungsstörungen.

Bei einer einmaligen, hohen Dosierung (vier Kapseln auf einmal), wie sie zur Behandlung sexuell übertragbarer Infektionen des Gebärmutterhalses oder der Harnwege verschrieben wird, kommt es häufiger zu unerwünschten Nebenwirkungen im Magen-Darm-Trakt als bei den zur Behandlung von Haut- und Atemwegsinfektionen verschriebenen geringeren Dosen.

Wann das Mittel nicht verschrieben werden sollte

Bekannte allergische Reaktionen auf Azithromycin oder ähnliche Antibiotika wie Erythromycin gelten als Kontraindikation.

Spezielle Warnhinweise

Wie verschiedene andere Antibiotika kann auch Azithromycin eine potentiell lebensbedrohliche Form von Durchfall, eine sogenannte pseudomembranöse Kolitis, verursachen. Klingt diese Störung nach Absetzen des Medikaments nicht von selbst wieder ab, ist eine stationäre Behandlung im Krankenhaus erforderlich. Setzen Sie sich bei Auftreten von Durchfall unverzüglich mit Ihrem Arzt in Verbindung.

Patienten mit Leberfunktionsstörungen sollten unter Azithromycin-Therapie sorgfältig überwacht werden.

Mögliche Wechselwirkungen mit Nahrungsmitteln und anderen Arzneimitteln

Wird Azithromycin mit bestimmten anderen Arzneimitteln zusammen eingenommen, kann die Wirkung wechselseitig verstärkt, vermindert oder in sonstiger Weise verändert werden. Halten Sie deshalb unbedingt mit Ihrem Arzt Rücksprache, bevor Sie Azithromycin mit Aluminium- oder Magnesium-haltigen Arzneimitteln wie beispielsweise Maaloxan kombinieren.

Bei der Anwendung von Erythromycin, einem ähnlichen Antibiotikum, sind Wechselwirkungen mit den folgenden Mitteln bekannt:

- Bestimmte Antihistaminika wie Astemizol (z. B. Hismanal) oder Terfenadin (z. B. Teldane)
- Carbamazepin (z. B. Tegretal)
- Ciclosporin (z. B. Sandimmun)
- Digoxin (z. B. Dilanacin, Lanicor)
- Ergotamin-haltige Mittel (z. B. Migrexa, Ergo-Kranit mono)
- Lovastatin (z. B. Mevinacor)
- Phenytoin (z. B. Zentropil)
- Theophyllin-haltige Mittel (z. B. Broncho-retard)
- Triazolam (z. B. Halcion)
- Warfarin (z. B. Coumadin)

Besondere Hinweise für Schwangerschaft und Stillzeit

Sind Sie schwanger oder wollen Sie es werden, setzen Sie Ihren Arzt unverzüglich davon in Kenntnis. In der Schwangerschaft sollte Azithromycin nur bei zwingender Indikation eingesetzt werden. Ob und in welchem Umfang Azithromycin in die Muttermilch übertritt, ist nicht bekannt. Kann auf das Mittel nicht verzichtet werden, ist bis Therapieende vom Stillen abzusehen.

Überdosierung

Liegen auch keine Informationen über die Effekte einer Azithromycin-Überdosierung vor, so kann doch grundsätzlich jede Überdosierung von Medikamenten ernsthafte Folgen haben. Bei Verdacht auf eine Überdosierung sollte unverzüglich ein Arzt zu Rate gezogen werden.

Benzoylperoxid

Präparate z. B.: PanOxyl, Benzaknen, Sanoxit, Cordes BPO, Akneroxid

Wann dieses Mittel verwendet wird

Benzoylperoxid wird zur Behandlung von Akne eingesetzt. Es kann allein oder in Kombination mit beispielsweise Antibiotika oder Retinsäure-, Schwefel- oder Salicylsäure-haltigen Produkten eingesetzt werden.

Die wichtigsten Fakten zu diesem Arzneimittel

Eine deutliche Klärung der Haut stellt sich häufig nach zwei- bis dreiwöchiger Behandlung ein. Wird während der Therapie ein Paraaminobenzoesäure-haltiges Sonnenschutzmittel eingesetzt, kann es zur vorübergehenden Hautverfärbung kommen.

Anwendungshinweise

Vor dem Auftragen des Gels ist der zu behandelnde Bereich gründlich zu reinigen. Reiben Sie Benzoylperoxid dann sanft in die Haut ein.

Bei Auslassen einer Dosis ...
Holen Sie die Anwendung schnellstmöglich nach, und machen Sie mit dem regulären Therapieplan weiter.

Lagerungshinweise
Bei Zimmertemperatur aufbewahren.

Welche Nebenwirkungen auftreten können

Die Nebenwirkungen sind nicht vorhersehbar. Treten Nebenwirkungen auf oder ändern sich bestehende in ihrer Intensität, ist der Arzt schnellstmöglich zu informieren. Nur der Arzt kann beurteilen, ob die Therapie mit Benzoylperoxid bedenkenlos weiter fortgeführt werden kann.

Mögliche Nebenwirkungen
- Allergische Reaktionen (Juckreiz, Ausschlag im Behandlungsbereich)
- Austrocknung (rote und abschälende Haut, möglicherweise mit Schwellung)

Wann das Mittel nicht verwendet werden sollte

Bekannte Überempfindlichkeits- oder allergische Reaktionen auf Benzoylperoxid oder die in den einzelnen Präparaten enthaltenen Hilfsstoffe gelten als Kontraindikation.

Bei Überempfindlichkeit gegen Benzoesäurederivate (einschließlich verschiedener örtlicher Betäubungsmittel) oder gegen Zimt, kann auch eine Überempfindlichkeit gegen Benzoylperoxid vorliegen.

Benzoylperoxid kann Haare oder gefärbte Textilien bleichen. Denken Sie daran, bevor Sie mit der Creme im Gesicht ins Bett gehen!

Mögliche Wechselwirkungen mit Nahrungsmitteln und anderen Arzneimitteln

Bei gleichzeitiger Anwendung von Paraaminobenzoesäure-haltigen Sonnenschutzmitteln kann es zu Hautverfärbungen kommen. Vom zusätzlichen Gebrauch hautreizender Mittel wird abgeraten. Hierzu zählt auch intensive Sonnenbestrahlung (UV-Bestrahlung), die während der Therapie mit Benzoylperoxid unterbleiben sollte.

Besondere Hinweise für Schwangerschaft und Stillzeit

Die Wirkung von Benzoylperoxid auf die Schwangerschaft und das ungeborene Kind ist noch nicht ausreichend untersucht. Sind Sie schwanger oder wollen Sie es werden, setzen Sie Ihren Arzt unverzüglich davon in Kenntnis. Da Benzoylperoxid in die Muttermilch übertreten kann, kann es sich auf das gestillte Kind auswirken. Kann auf das Mittel nicht verzichtet werden, ist bis Therapieende vom Stillen abzusehen.

Überdosierung

Eine Überdosierung mit Benzoylperoxid kann zu einer exzessiven Hautschälung, -rötung und, aufgrund einer Flüssigkeitsretention, -schwellung führen. Jede Überdosierung von Medikamenten kann ernsthafte Folgen haben. Bei Verdacht auf eine Überdosierung sollte unverzüglich ein Arzt zu Rate gezogen werden.

Bisacodyl

Präparate z. B.: Dulcolax, Laxbene, Laxematic

Wann dieses Mittel verwendet wird

Dieses Abführmittel steigert auf sanfte Art die Darmbewegungen und ist damit für Patienten nach frischer Enddarm-OP, mit Hämorrhoiden und Analfissuren, Herzerkrankung oder Bluthochdruck, mit Hernien oder im Wochenbett geeignet.

Die wichtigsten Fakten zu diesem Arzneimittel

Bisacodyl ist, soweit der Arzt nichts anderes verordnet, nur für die kurzfristige Anwendung im Bedarfsfall gedacht. Im allgemeinen dauert es bei den Dragees etwa fünf bis zehn Stunden, bis die abführende Wirkung einsetzt. Bei den Zäpfchen kommt es kurzfristig – innerhalb von 15 bis 30 Minuten – zu einer Entleerung.

Anwendungshinweise

Die Dragees mit viel Flüssigkeit einnehmen.

Die vorgeschriebenen Dosierungsanweisungen sind strikt einzuhalten.

Bei Auslassen einer Dosis...
Das Mittel ist nur im akuten Bedarfsfall einzusetzen.

Lagerungshinweise
Bei Zimmertemperatur, vor Temperaturen unter dem Gefrierpunkt geschützt aufbewahren.

Welche Nebenwirkungen auftreten können

Nebenwirkungen sind, bei richtiger Dosierung, unwahrscheinlich.

Wann das Mittel nicht verwendet werden sollte

Ein Darmverschluß gilt als Gegenanzeige. Vorsicht bei akut-entzündlichen Erkrankungen des Magen-Darm-Trakts.

Mögliche Wechselwirkungen mit Nahrungsmitteln und anderen Arzneimitteln

Bei Mißbrauch, d.h. chronischem Gebrauch des Laxans, kommt es zur Wechselwirkung mit Herzglykosiden, da die Glykosidwirkung durch den Kaliummangel verstärkt wird. Diuretika und Glukokortikoide verstärken den Kaliumverlust.

Besondere Hinweise für Schwangerschaft und Stillzeit

Sind Sie schwanger oder wollen Sie es werden, fragen Sie Ihren Arzt, ob Sie das Mittel nehmen dürfen.

Überdosierung

Eine Überosierung ist bei normalem und richtigem Gebrauch des Mittels unwahrscheinlich.

Bromocriptin

Präparat z. B.: Pravidel

Wann dieses Mittel verschrieben wird

Bromocriptin hemmt die Hypophysensekretion des Hormons Prolaktin und damit die Milchproduktion. Außerdem ahmt es die Wirkung von Dopamin nach, einer chemischen Substanz im Gehirn, an der bei Parkinson-Kranken Mangel herrscht.
Bromocriptin wird zur Behandlung einer ganzen Reihe von Störungen eingesetzt, darunter:

- Unfruchtbarkeit
- Menstruationsstörungen wie Ausbleiben der Regelblutung
- Exzessiver oder spontaner Milchfluß
- Durch Überproduktion des Wachstumshormons verursachte Akromegalie, die sich durch einen abnorm großen Schädel, Kieferknochen, Hände und Füße auszeichnet
- Parkinson-Krankheit

Bromocriptin wird auch zum Abstillen aus medizinischen Gründen eingesetzt.

Die wichtigsten Fakten zu diesem Arzneimittel

Da Bromocriptin auch zur Behandlung von Sterilität eingesetzt wird und damit unter Bromocriptin-Wirkung eine Schwangerschaft möglich ist, sollten Frauen, die nicht schwanger werden wollen, während der Therapie mit diesem Medikament ein Barrierekontrazeptivum zur Empfängnisverhütung anwenden. Von der Pille bzw. oralen Kontrazeptiva ist abzusehen, da die Wirksamkeit von Bromocriptin dadurch beeinträchtigt werden kann.

Stellt sich während der Bromocriptin-Therapie eine Schwangerschaft ein, ist der Arzt unverzüglich davon in Kenntnis zu setzen.

Wann das Mittel nicht verschrieben werden sollte

Bromocriptin sollte nicht auf nüchternen Magen eingenommen werden. Die erste Dosis sollte im Liegen eingenommen werden, da es aufgrund eines Blutdruckabfalls zu Schwindelgefühl oder Ohnmacht kommen kann.

Es kann einige Wochen dauern, bis sich die volle Wirkung des Medikaments einstellt. Das Mittel darf nicht ohne ärztliche Anordnung abgesetzt werden.

Bei Auslassen einer Dosis ...
Sind noch nicht mehr als vier Stunden über die reguläre Einnahmezeit hinaus verstrichen, holen Sie die Einnahme sofort nach. Ansonsten überspringen Sie die Dosis und machen mit dem regulären Therapieplan weiter. Nehmen Sie nie zwei Dosen auf einmal.

Lagerungshinweise
Bei Zimmertemperatur in einem dicht verschlossenen und lichtundurchlässigen Behältnis aufbewahren. Vor extremer Hitze schützen.

Welche Nebenwirkungen auftreten können

Anzahl und Stärkegrad der Nebenwirkungen hängen auch von der jeweiligen Indikation, Dosierung und Behandlungsdauer ab. Die Nebenwirkungen sind nicht vorhersehbar. Treten Nebenwirkungen auf oder ändern sich bestehende in ihrer Intensität, ist der Arzt schnellstmöglich zu informieren. Nur er kann beurteilen, ob die Therapie mit Bromocriptin bedenkenlos weiter fortgeführt werden kann.

Häufige Nebenwirkungen
Bauchkrämpfe oder -beschwerden, Benommenheit, Blutdruckabfall, depressive Verstimmungen, Durchfall, Erbrechen, Halluzinationen (vor allem bei Parkinson-Patienten), Kopfschmerzen, Kurzatmigkeit, Müdigkeit, Mundtrockenheit, Nasenverstopfung, Ohnmacht, Schlaflosigkeit, Schwäche, Schwindel, Sehstörungen, Übelkeit, unkontrollierte Körperbewegungen, Verdauungsstörungen, Verstopfung, Verwirrtheitszustände.

Gelegentliche Nebenwirkungen
Angst, Alptraum, Blutungen im Bauchraum, fleckige Haut, häufiges Harnlassen, Harninkontinenz, Harnverhaltung, Hautausschlag, Herzinfarkt, Krampfanfälle, Nervosität, Ödembildung/Flüssigkeitsretention in Füßen und Knöcheln, Schlaganfall, Schluckbeschwerden, Zukken der Augenlider.

Verschiedene der oben aufgeführten Nebenwirkungen sind auch Parkinson-Symptome.

Seltene Nebenwirkungen
Ameisenlaufen, beschleunigter oder langsamer Herzschlag, Blutdruckanstieg, Gesichtsblässe, Haarausfall, Herzrhythmusstörungen, Kälteempfindlichkeit, kalte Füße, Kreuzschmerzen, Kribbeln an den Ohren oder Fingern, Kurzatmigkeit, Muskelkrämpfe, Muskelkrämpfe in Füßen und Beinen, Paranoia, Schleiersehen oder vorübergehende Blindheit, starke oder anhaltende Kopfschmerzen, Trägheit.

Wann das Mittel nicht verschrieben werden sollte

Bei unbehandeltem Bluthochdruck oder Schwangerschaftsgestose darf das Mittel nicht angewandt werden. Dasselbe gilt für bekannte allergische Reaktionen auf Bromocriptin oder andere Ergotaminalkaloide.

Spezielle Warnhinweise

Vor Behandlung mit Bromocriptin muß die Hypophysenfunktion untersucht werden.

Stellt sich während der Bromocriptin-Therapie eine Schwangerschaft ein, ist dies dem Arzt unverzüglich mitzuteilen.

Vorsicht bei Nieren- oder Lebererkrankung.

Wird Bromocriptin zur Behandlung Tumor-bedingter endokriner Störungen eingesetzt und das Medikament dann abgesetzt, kann der Tumor schnell wieder zu wachsen beginnen.

Wird Bromocriptin allein oder in Kombination mit Levodopa zur Behandlung der Parkinson-Krankheit eingesetzt, kann es zu Halluzinationen, Verwirrtheit und einem Blutdruckabfall kommen. In diesem Fall ist der Arzt unverzüglich zu informieren.

Vorsicht bei Herzrhythmusstörungen in Folge eines vorausgehenden Herzinfarkts.

Kommt es während der Bromocriptin-Therapie zu einer anhaltend wäßrigen Absonderung aus der Nase, ist der Arzt unverzüglich davon in Kenntnis zu setzen.

Da durch die Bromocriptin-Therapie die Wachsamkeit und das Reaktionsvermögen beeinträchtigt sein können, muß vom Führen eines Fahrzeugs, Bedienen gefährlicher Maschinen oder von der Durchführung gefährlicher, die volle geistige Aufmerksamkeit erfordernder Arbeiten so lange abgesehen werden, bis die individuelle Wirkung des Mittels bekannt ist.

Nach Einnahme der ersten Bromocriptin-Dosis kann Schwindelgefühl auftreten – in dem Fall ist der Arzt zu informieren.

Wird Bromocriptin zum Abstillen gegeben, ist der Arzt bei Auftreten anhaltend starker oder immer schlimmer werdender Kopfschmerzen sofort zu informieren. Dies könnte ein Warnzeichen für andere gefährliche Reaktionen wie Krampfanfall, Schlaganfall oder Herzinfarkt sein.

Mögliche Wechselwirkungen mit Nahrungsmitteln und anderen Arzneimitteln

Wird Bromocriptin zusammen mit Alkohol eingenommen, kann es zu Schleiersehen, Brustschmerzen, Herzklopfen, Klopfschmerz im Kopf, Verwirrtheit und anderen Störungen kommen. Bromocriptin darf nicht zusammen mit alkoholischen Getränken eingenommen werden.

Verschiedene zur Behandlung psychischer Erkrankungen eingesetzte Medikamente wie Thioridazin (z. B. Melleril) oder andere Phenothiazine und Haloperidol (z. B. Haldol) hemmen die Wirkung von Bromocriptin. Diese Mittel dürfen während einer Bromocriptin-Therapie nur nach sorgfältiger ärztlicher Abwägung eingenommen werden.

Weitere Medikamente, bei denen es zu einer Wechselwirkung mit Bromocriptin kommen kann

- Blutdrucksenkende Mittel wie Methyldopa (z. B. Dopegyt, Presinol) und Clonidin (z. B. Catapresan)
- Erythromycin (z. B. Erythromycin-ratiopharm)
- Metoclopramid (z. B. Paspertin)
- Orale Kontrazeptiva
- Progesteron
- Ergotaminderivate wie Dihydroergotoxin (z. B. Hydergin, Orphol)

Besondere Hinweise für Schwangerschaft und Stillzeit

Bromocriptin sollte in der Schwangerschaft nur bei zwingender Notwendigkeit gegeben werden. Da Bromocriptin die Milchproduktion hemmt – schließlich wird es auch als Abstillmittel angewandt –, verbietet sich seine Anwendung in der Stillzeit, wenn weiter gestillt werden soll.

Überdosierung

Jede Überdosierung von Medikamenten kann ernsthafte Folgen haben. Bei Verdacht auf eine Überdosierung sollte unverzüglich ein Arzt zu Rate gezogen werden.

Buspiron

Präparat z. B.: Bespar

Wann dieses Mittel verschrieben wird

Buspiron wird zur Behandlung von Angststörungen und zur kurzzeitigen Erleichterung von Angstsymptomen eingesetzt.

Die wichtigsten Fakten zu diesem Arzneimittel

Buspiron sollte nicht zusammen mit bestimmten Antidepressiva, den sogenannten Monoaminoxidase-(MAO-)Hemmern, beispielsweise Aurorix, eingesetzt werden.

Anwendungshinweise

Die vorgeschriebenen Dosierungsanweisungen sind strikt einzuhalten. Das Medikament entwickelt seine volle Wirksamkeit meist erst nach ein- bis zweiwöchiger Behandlung – brechen Sie vorher die Behandlung nicht wegen scheinbarer Unwirksamkeit auf eigene Faust ab.

Bei Auslassen einer Dosis...
Holen Sie die Einnahme schnellstmöglich nach. Ist jedoch fast schon wieder Zeit für die nächste Dosis, überspringen Sie die vergessene und machen mit dem regulären Therapieplan weiter. Nehmen Sie nie zwei Dosen auf einmal.

Lagerungshinweise
Bei Zimmertemperatur dicht verschlossen und vor Licht geschützt aufbewahren.

Welche Nebenwirkungen auftreten können

Die Nebenwirkungen sind nicht vorhersehbar. Treten Nebenwirkungen auf oder ändern sich bestehende Beschwerden in ihrer Intensität, ist der Arzt schnellstmöglich zu informieren. Nur er kann beurteilen, ob die Therapie mit Buspiron bedenkenlos fortgeführt werden kann.

Häufige Nebenwirkungen
Benommenheit, Kopfschmerzen, Müdigkeit, Mundtrockenheit, Nervosität, Schwindel, Übelkeit, ungewöhnliche Erregtheit.

Gelegentliche oder seltene Nebenwirkungen
Ärger/feindseliges Verhalten, Ameisenlaufen, Ausschlag, Depression, Durchfall, Erbrechen, Harninkontinenz, Herzjagen und Herzflattern, Knochenschmerzen, Konzentrationsschwäche, Koordinationsstörungen, Magenprobleme, Muskelschmerzen, Schmerzen oder Schwäche in Händen oder Füßen, Schwäche, Schwitzen/feuchtkalte Haut, Taubheitsgefühl, Unruhezustände, Verschwommensehen, Verstopfung, Verwirrtheit, Zittern.

Wann das Mittel nicht verschrieben werden sollte

Bekannte Überempfindlichkeits- oder allergische Reaktionen auf Buspiron oder ähnliche stimmungsaufhellende Medikamente gelten als Kontraindikation. Alle Arzneimittelreaktionen sind dem Arzt mitzuteilen.

Durch Alltagsstreß ausgelöste Angst und Anspannung erfordern keine Behandlung mit Buspiron. Besprechen Sie Ihre Symptome eingehend mit Ihrem Arzt.

Bei schwerer Nieren- oder Leberschädigung ist der Einsatz von Buspiron nicht zu empfehlen.

Spezielle Warnhinweise

Da die Wirkung von Buspiron auf das zentrale Nervensystem (Gehirn und Rückenmark) nicht vorhersehbar ist, muß vom Führen eines Fahrzeugs, vom Bedienen gefährlicher Maschinen oder von der Durchführung gefährlicher, die volle geistige Aufmerksamkeit erfordernden Arbeiten so lange abgesehen werden, bis die individuelle Wirkung des Mittels bekannt ist.

Mögliche Wechselwirkungen mit Nahrungsmitteln und anderen Arzneimitteln

Obwohl Buspiron die Wirkung von Alkohol nicht verstärkt, sollte während der Behandlung mit Buspiron doch auf Alkohol verzichtet werden.

Wird Buspiron mit bestimmten anderen Arzneimitteln zusammen eingenommen, kann die Wirkung wechselseitig verstärkt, vermindert oder in sonstiger Weise verändert werden. Halten Sie deshalb unbedingt mit Ihrem Arzt Rücksprache, bevor Sie Buspiron mit einem der nachfolgend aufgeführten Mittel bzw. mit einem Präparat aus diesen Substanzgruppen kombinieren:

- Blutgerinnungshemmer vom Cumarin-Typ (z. B. Marcumar)
- Haloperidol (z. B. Haldol)
- MAO-Hemmer (z. B. Aurorix)
- Trazodon (z. B. Thombran)

Besondere Hinweise für Schwangerschaft und Stillzeit

Die Wirkung von Buspiron auf die Schwangerschaft und das ungeborene Kind ist noch nicht ausreichend untersucht. Sind Sie schwanger oder wollen Sie es werden, setzen Sie Ihren Arzt unverzüglich davon in Kenntnis.
Es ist nicht bekannt, ob und in welchem Umfang Buspiron in die Muttermilch übertritt. Mögliche Auswirkungen auf das gestillte Kind sind deshalb unbekannt, und die Anwendung von Buspiron während der Stillzeit gilt als kontraindiziert.

Überdosierung

Jede Überdosierung von Medikamenten kann ernsthafte Folgen haben. Bei Verdacht auf eine Überdosierung sollte unverzüglich ein Arzt zu Rate gezogen werden.

Symptome einer Buspiron-Überdosierung
- Benommenheit
- Schwere Magenbeschwerden
- Schwindel
- Übelkeit oder Erbrechen
- Ungewöhnlich kleine Pupillen

Calcitonin

Präparat z. B.: Karil

Wann dieses Mittel verschrieben wird

Dieses Hormon der Schilddrüse, das synthetisch vom Lachs gewonnen wird, verlangsamt die Knochenschwundrate und kontrolliert die Kalziumspiegel im Blut. Es wird zur Behandlung folgender Störungen eingesetzt:

- Hyperkalzämie (abnorm hohe Kalziumblutspiegel)
- Morbus Paget (abnormes, zu Deformitäten führendes Knochenwachstum)
- Postmenopausale Osteoporose (nach der Menopause einsetzender Knochenschwund)

Die wichtigsten Fakten zu diesem Arzneimittel

Calcitonin kann bei einigen Patienten zu ernsthaften allergischen Reaktionen wie Schock, Atemnot, giemender Atmung und Anschwellen von Hals und Zunge führen.

Anwendungshinweise

Calcitonin wird – je nach Indikation – subkutan (unter die Haut), intramuskulär (in den Muskel) oder intravenös (in die Venen) – injiziert oder in Form eines Nasensprays verabreicht.

Zur Reduzierung von Nebenwirkungen wie Übelkeit, Erbrechen und Hautrötung mit Hitzegefühl sollte die Spritze vor dem Zubettgehen gegeben werden.

Lösungen, die sich farblich verändert oder in denen sich Partikel abgesetzt haben, dürfen nicht mehr angewendet werden.

Wird Calcitonin zur Behandlung postmenopausalen Knochenschwunds eingesetzt, muß eine Kalzium- und Vitamin-D-reiche Ernährung gewährleistet sein. Gute Kalziumlieferanten sind Milchprodukte und Fisch. Gute Vitamin-D-Quellen sind Fisch (wie Lachs, Sardinen und Thunfisch), Leber und Milchprodukte. Sonnenlicht bzw. die UV-Strahlen sind eine gute indirekte Vitamin-D-Quelle.

Bei Auslassen einer Dosis ...
Bei zwei Einzeldosen täglich holen Sie bei einer nicht mehr als zweistündigen Verspätung die vergessene Dosis schnellstmöglich nach und machen dann mit dem regulären Therapieplan weiter. Sind bereits mehr als zwei Stunden verstrichen, überspringen Sie die vergessene Dosis und machen mit dem regulären Therapieplan weiter.

Bei einer Einzeldosis am Tag holen Sie die vergessene Dosis schnellstmöglich nach und machen dann mit dem regulären Therapieplan weiter. Denken Sie erst am Folgetag an die Injektion, überspringen Sie die vergessene Dosis und machen mit dem regulären Therapieplan weiter.

Nehmen Sie Calcitonin nur jeden zweiten Tag ein, holen Sie die vergessene Dosis schnellstmöglich nach, sofern dies ein regulärer Einnahmetag ist. Gehen Sie dann zum regulären Therapieplan über. Fällt Ihnen die Injektion erst einen ganzen Tag später ein, verabreichen Sie sie, lassen einen Tag aus und machen dann mit dem regulären Therapieplan weiter.

Bei drei Einzeldosen wöchentlich holen Sie die vergessene Dosis am Folgetag nach und stellen die verbleibende Injektion für den Rest der Woche jeweils einen Tag zurück. Machen Sie in der darauffolgenden Woche dann mit dem regulären Therapieplan weiter.

Nehmen Sie in keinem Fall zwei Dosen auf einmal.

Lagerungshinweise
Im Kühlschrank aufbewahren.

Welche Nebenwirkungen auftreten können

Die Nebenwirkungen sind nicht vorhersehbar. Treten Nebenwirkungen auf oder ändern sich bestehende in ihrer Intensität, ist der Arzt schnellstmöglich zu informieren. Nur er kann beurteilen, ob die Therapie mit Calcitonin bedenkenlos weiter fortgeführt werden kann.

Häufige Nebenwirkungen
- Erbrechen
- Hautentzündung an der Injektionsstelle
- Übelkeit

Gelegentliche Nebenwirkungen
Hautausschlag, Hautrötung mit Hitzegefühl im Gesicht oder an den Händen, schwere allergische Reaktionen.

Spezielle Warnhinweise

Calcitonin kann abnorm niedrige Kalziumspiegel und daraus resultierend Muskelkrämpfe, Spasmen und Zuckungen in Gesicht, an Füßen und Händen verursachen.

Vor der Erstinjektion sollte eventuell ein Hauttest in Erwägung gezogen werden, um abzuklären, ob eine Allergie gegen das Mittel besteht.

Bei Langzeitbehandlung mit Calcitonin sollten zur Kontrolle regelmäßig Blut- und Urinuntersuchungen durchgeführt werden.

Wichtig ist, daß dem Arzt mitgeteilt wird, wie Sie auf das Mittel reagieren, da manche Menschen Antikörper gegen Calcitonin entwickeln, die dessen Wirksamkeit beeinträchtigen.

Mögliche Wechselwirkungen mit Nahrungsmitteln und anderen Arzneimitteln

Sind nicht bekannt.

Besondere Hinweise für Schwangerschaft und Stillzeit

Die Wirkung von Calcitonin auf Schwangerschaft und ungeborenes Kind ist noch nicht ausreichend untersucht.

Schwangere sollten Calcitonin nur bei zwingender Notwendigkeit und nach sorgfältiger Nutzen-Risiko-Abwägung anwenden. Es ist nicht bekannt, ob und in welchem Umfang Calcitonin in die Muttermilch übertritt. Mögliche Auswirkungen auf das gestillte Kind sind deshalb unbekannt, und die Anwendung von Calcitonin während der Stillzeit ist im allgemeinen kontraindiziert.

Überdosierung

Jede Überdosierung von Medikamenten kann ernsthafte Folgen haben. Bei Verdacht auf eine Überdosierung sollte unverzüglich ein Arzt zu Rate gezogen werden.

Symptome einer Calcitonin-Überdosierung
- Erbrechen
- Übelkeit

Cefaclor

Präparat z. B.: Panoral

Wann dieses Mittel verschrieben wird

Dieses Cephalosporin-Antibiotikum wird zur Behandlung von Atemwegsinfektionen einschließlich Nebenhöhlenentzündung, Mittelohrentzündung, Infektionen der Haut und des Weichteilgewebes mit Erregern, die gegenüber Cefaclor empfindlich sind, einschließlich Staphylokokken, Streptokokken und *Escherichia coli*, sowie bei akuten und chronischen Harnwegsinfektionen einschließlich gonorrhoischer Harnröhrenschleimhautentzündung eingesetzt.

Die wichtigsten Fakten zu diesem Arzneimittel

Bei Überempfindlichkeits- oder allergischen Reaktionen auf Penicillin oder andere Cephalosporin-Antibiotika ist die Verschreibung dieses Mittels wegen einer möglichen allergischen und äußerst ernsthaften Reaktion besonders kritisch zu prüfen. Bei Anzeichen einer allergischen Reaktion ist sofortige ärztliche Behandlung erforderlich.

Anwendungshinweise

Die vorgeschriebenen Dosierungsanweisungen sind strikt einzuhalten. Maximaler Behandlungserfolg läßt sich nur erreichen, wenn das Mittel über den gesamten Behandlungszeitraum hindurch konsequent eingenommen wird.

Der schnellste Wirkungseintritt wird erzielt, wenn Cefaclor auf nüchternen Magen eingenommen wird. Sollte es dadurch zu Magenbeschwerden kommen, kann das Mittel aber auch während der Mahlzeiten eingenommen werden.

Den Cefaclor-Saft vor Gebrauch kräftig schütteln.

Bei Auslassen einer Dosis ...
Holen Sie die Einnahme schnellstmöglich nach. Ist jedoch fast schon wieder Zeit für die nächste Dosis, überspringen Sie die vergessene und machen mit dem regulären Therapieplan weiter. Nehmen Sie nie zwei Dosen auf einmal.

Lagerungshinweise
Die Kapseln dicht verschlossen in der Originalverpackung aufbewahren. Bei Zimmertemperatur lagern.

Welche Nebenwirkungen auftreten können

Die Nebenwirkungen sind nicht vorhersehbar. Treten Nebenwirkungen auf oder ändern sich bestehende in ihrer Intensität, ist der Arzt schnellstmöglich zu informieren. Nur er kann beurteilen, ob die Therapie mit Cefaclor bedenkenlos fortgeführt werden kann.

Häufige Nebenwirkungen
- Durchfall
- Juckreiz
- Nesselsucht

Gelegentliche oder seltene Nebenwirkungen
Blutbildveränderungen (Zunahme eines bestimmten Typs weißer Blutkörperchen), Erbrechen, Hautausschlag mit Gelenkschmerzen, Leberfunktionsstörungen, Scheidenentzündung, Übelkeit.

Bei der Cefaclor-Therapie wurden noch weitere Störungen festgestellt, von denen aber nicht bekannt ist, ob sie wirklich medikamentös bedingt sind. Glauben Sie, Nebenwirkungen an sich festzustellen, ziehen Sie Ihren Arzt zu Rate.

Wann das Mittel nicht verschrieben werden sollte

Bekannte Überempfindlichkeits- oder allergische Reaktionen auf Cefaclor oder ähnliche Medikamente gelten als Kontraindikation. Alle Arzneimittelreaktionen sind dem Arzt mitzuteilen.

Bei einer Vorgeschichte mit Magen-Darm-Erkrankungen, vor allem einer Dickdarmentzündung (z. B. *Colitis ulcerosa*), ist die Verschreibung von Cefaclor besonders kritisch zu prüfen.

Spezielle Warnhinweise

Cefaclor kann die Befunde von Harn- und Blutzuckerbestimmungen verfälschen. Bei Diabetikern kann eine Anpassung der Antidiabetikadosis oder der Diät erforderlich werden.

Entwickelt sich unter Cefaclor-Therapie Durchfall, ist vor Einnahme eines Durchfallmittels unbedingt mit dem Arzt Rücksprache zu halten. Verschiedene dieser Medikamente können den Durchfall noch verschlimmern.

Da orale Empfängnisverhütungsmittel unter Cefaclor-Wirkung an Wirksamkeit einbüßen können, sollten während der Therapie der Sicherheit halber andere Methoden der Empfängnisverhütung eingesetzt werden, z. B. Barrieremethoden.

Mögliche Wechselwirkungen mit Nahrungsmitteln und anderen Arzneimitteln

Wird Cefaclor mit bestimmten anderen Arzneimitteln zusammen eingenommen, kann die Wirkung wechselseitig verstärkt, vermindert oder in sonstiger Weise verändert werden. Halten Sie deshalb unbedingt mit Ihrem Arzt Rücksprache, bevor Sie Cefaclor mit einem der nachfolgend aufgeführten Mittel bzw. einem Präparat aus diesen Substanzgruppen kombinieren:

- Bestimmte Antibiotika wie Amikacin (z. B. Biklin)
- Bestimmte Diuretika (Entwässerungsmittel) wie Etacrynsäure (z. B. Hydromedin) und Furosemid (z.B. Lasix)
- Orale Kontrazeptiva
- Probenecid (z. B. Probenecid Weimer)
- Verschiedene Durchfallmittel wie Diphenoxylat (z. B. Reasec)

Besondere Hinweise für Schwangerschaft und Stillzeit

Die Wirkung von Cefaclor auf die Schwangerschaft und das ungeborene Kind ist noch nicht ausreichend untersucht. Sind Sie schwanger oder wollen Sie es werden, setzen Sie Ihren Arzt unverzüglich davon in Kenntnis. Da Cefaclor in die Muttermilch übertritt, kann es sich auf das gestillte Kind auswirken. Kann auf das Mittel nicht verzichtet werden, ist bis Therapieende vom Stillen abzusehen.

Überdosierung

Symptome einer Cefaclor-Überdosierung

- Durchfall
- Erbrechen
- Magenbeschwerden
- Übelkeit

Sollten sich andere Symptome entwickeln, so können diese auf eine allergische Reaktion oder eine andere zugrundliegende Erkrankung zurückzuführen sein.
Eine Überdosierung mit Cephalosporin-Antibiotika kann zu einer Gehirnreizung mit Schüttelkrämpfen führen. Bei Verdacht auf eine Überdosierung sollte unverzüglich ein Arzt zu Rate gezogen werden.

Cefalexin

Präparate z. B.: Cephalexin-ratiopharm

Wann dieses Mittel verschrieben wird

Dieses Cephalosporin-Antibiotikum wird zur Behandlung bakterieller Infektionen der Atemwege, bei Mittelohrinfektionen, Infektionen der Harn- und Geschlechtsorgane, Infektionen der Haut und Weichteile sowie Infektionen der Knochen und Gelenke verschrieben.

Cefalexin gibt es in Tablettenform und als Saft.

Die wichtigsten Fakten zu diesem Arzneimittel
Bei Überempfindlichkeits- oder allergischen Reaktionen auf Penicillin oder andere Cephalosporin-Antibiotika ist die Verschreibung dieses Mittels wegen einer ebenfalls möglichen allergischen und äußerst ernsthaften Reaktion besonders kritisch zu prüfen. Bei Anzeichen einer allergischen Reaktion ist sofortige ärztliche Behandlung erforderlich.

Anwendungshinweise

Cefalexin kann während der Mahlzeiten eingenommen werden. Entstehen durch die Einnahme Magenverstimmungen, empfiehlt es sich, das Mittel nach den Mahlzeiten einzunehmen.

Verteilen Sie die einzelnen Tagesgaben den Anweisungen Ihres Arztes gemäß in gleichmäßigen Abständen über den Tag.

Bei Anwendung des Saftes ist der der Packung beiliegende Meßlöffel zur genauen Dosierung zu verwenden.

Wichtig für den Therapieerfolg ist, daß das Mittel über den gesamten Behandlungszyklus genommen wird, auch wenn sich zwischendurch eine Besserung einstellt.

Bei Auslassen einer Dosis ...
Bei zwei Einzelgaben täglich ist die vergessene Dosis schnellstmöglich nachzuholen. Die nächste Dosis darf erst fünf bis sechs Stunden später eingenommen werden.

Bei drei oder mehr Einzelgaben täglich ist die vergessene Dosis schnellstmöglich nachzuholen, die nächste Dosis erst zwei bis vier Stunden später. Alternativ dazu läßt sich die nächste Dosis auch einfach verdoppeln. Danach ist zum regulären Therapieplan überzugehen.

Lagerungshinweise
Die Tabletten bei Zimmertemperatur, den Saft im Kühlschrank aufbewahren. Medikamentenreste nach 14 Tagen wegwerfen.

Welche Nebenwirkungen auftreten können

Die Nebenwirkungen sind nicht vorhersehbar. Treten Nebenwirkungen auf oder ändern sich bestehende in ihrer Intensität, ist der Arzt schnellstmöglich zu informieren. Nur er kann beurteilen, ob die Therapie mit Cefalexin bedenkenlos weiter fortgeführt werden kann.

Häufige Nebenwirkung
- Durchfall

Gelegentliche oder seltene Nebenwirkungen
Abschälende Haut, Agitiertheit, Bauchschmerzen, Dickdarmentzündung, Entzündung der Magenschleimhaut, Erbrechen, Fieber, Gelbfärbung von Haut und Augen, Gelenkentzündung, Gelenkschmerzen, Halluzinationen, Hautausschlag, Hautrötung, Hepatitis, Juckreiz in der Genital- und Afterregion, Kopfschmerzen, Krampfanfälle, Müdigkeit, Nesselsucht, Ödembildung aufgrund von Flüssigkeitsansammlung, Scheidenausfluß, Scheidenentzündung, Schwindel, starke allergische Reaktionen, Übelkeit, Verdauungsstörungen, Verwirrtheitszustände.

Wann das Mittel nicht verschrieben werden sollte

Bekannte Überempfindlichkeits- oder allergische Reaktionen auf Cephalosporin-Antibiotika gelten als Kontraindikation. Alle Arzneimittelreaktionen sind dem Arzt mitzuteilen.

Spezielle Warnhinweise

Bei einer Vorgeschichte mit Magen-Darm-Erkrankungen, vor allem Dickdarmentzündung, ist die Verschreibung von Cefalexin besonders kritisch zu prüfen.

Der Arzt ist über alle bekannten allergischen Reaktionen, vor allem Arzneimittelreaktionen, zu informieren.

Entwickelt sich während der Cefalexin-Therapie Durchfall, ist vor Einnahme eines Durchfallmittels mit dem Arzt unbedingt Rücksprache zu halten. Verschiedene dieser Medikamente, wie beispielsweise Diphenoxylat (z. B. Reasec), können den Durchfall noch verschlimmern oder länger anhalten lassen.

Eine langfristige oder wiederholte Anwendung von Cefalexin kann zu einer Superinfektion mit resistenten Bakterien oder Sproßpilzen führen.

Bei Vorliegen einer Nierenerkrankung muß die Standarddosis eventuell reduziert werden.

Da Cefalexin bei Diabetikern die Ergebnisse der Harnzuckerbestimmung verfälschen kann, ist der Arzt vor Durchführung eines solchen Tests von der Einnahme dieses Mittels zu informieren. Ohne ärztliche Erlaubnis darf weder die Ernährung noch die Antidiabetika-Dosis verändert werden.

Bessern sich die Infektionssymptome nicht nach einigen Behandlungstagen oder verschlimmern sie sich sogar, ist der Arzt unverzüglich zu informieren.

Geben Sie das Medikament nicht an Dritte weiter, setzen Sie es nicht ohne vorherige ärztliche Absprache für eine andere Infektion ein.

Mögliche Wechselwirkungen mit Nahrungsmitteln und anderen Arzneimitteln

Wird Cefalexin mit bestimmten anderen Arzneimitteln zusammen eingenommen, kann die Wirkung wechselseitig verstärkt, vermindert oder in sonstiger Weise verändert werden. Halten Sie deshalb unbedingt mit Ihrem Arzt Rücksprache, bevor Sie Cefalexin mit einem der nachfolgend aufgeführten Mittel bzw. Substanzgruppen kombinieren:

- Orale Kontrazeptiva

Verschiedene Durchfallmittel wie Diphenoxylat (z. B. Reasec)

Besondere Hinweise für Schwangerschaft und Stillzeit

Die Wirkung von Cefalexin auf die Schwangerschaft und das ungeborene Kind ist noch nicht ausreichend untersucht. Sind Sie schwanger oder wollen Sie es werden, setzen Sie Ihren Arzt unverzüglich davon in Kenntnis. Da Cefalexin in die Muttermilch übertritt, kann es sich auf das gestillte Kind auswirken. Kann auf das Mittel nicht verzichtet werden, ist bis Therapieende vom Stillen abzusehen.

Überdosierung

Jede Überdosierung von Medikamenten kann ernsthafte Folgen haben. Eine Überdosierung mit Cephalosporin-Antibiotika kann zu einer

Gehirnreizung mit Schüttelkrämpfen führen. Bei Verdacht auf eine Überdosierung sollte auf jeden Fall unverzüglich ein Arzt zu Rate gezogen werden.

Symptome einer Cefalexin-Überdosierung
- Blut im Urin
- Durchfall
- Erbrechen
- Oberbauchschmerzen
- Übelkeit

Cefixim

Präparate z. B.: Cephoral, Suprax

Wann dieses Mittel verschrieben wird

Cefixim, ein sogenanntes Cephalosporin-Antibiotikum, wird zur Behandlung bakterieller Infektionen der unteren und oberen Atemwege, der Harnwege, des Hals-Nasen-Ohren-Bereichs, des Rachenraums, der Niere und ableitenden Harnwege sowie der Gallenwege und der unkomplizierten Gonorrhoe eingesetzt.

Die wichtigsten Fakten zu diesem Arzneimittel

Bei Überempfindlichkeits- oder allergischen Reaktionen auf Penicilline oder Cephalosporine ist die Verschreibung des Mittels wegen einer möglichen allergischen und äußerst ernsthaften Reaktion besonders kritisch zu prüfen. Treten unter Cefixim-Wirkung Zeichen einer solchen Arzneimittelreaktion auf, ist unverzüglich ärztliche Hilfe zu suchen.

Anwendungshinweise

Cefixim kann sowohl vor als auch während der Mahlzeiten eingenommen werden. Die Einnahme während der Mahlzeiten beeinträchtigt die Resorption nicht.

Um den Saft genau zu dosieren, ist der der Packung beigelegte Meßlöffel zu verwenden. Vor Gebrauch kräftig schütteln.

Wichtig für den Therapieerfolg ist, daß das Mittel über den gesamten Behandlungszyklus genommen wird, auch wenn sich währenddessen bereits eine Besserung einstellt.

Bei Auslassen einer Dosis ...
Bei einer einmaligen Tagesdosis ist die Einnahme schnellstmöglich nachzuholen. Die nächste Dosis darf frühestens nach zehn bis zwölf Stunden eingenommen werden. Danach ist zum regulären Therapieplan überzugehen.

Bei zwei Einzeldosen täglich ist die vergessene Dosis schnellstmöglich nachzuholen. Die nächste Dosis darf frühestens nach fünf bis sechs Stunden eingenommen werden. Danach ist zum regulären Therapieplan überzugehen.

Bei drei Einzeldosen täglich ist die vergessene Dosis schnellstmöglich nachzuholen. Die nächste Dosis darf frühestens nach zwei bis vier Stunden eingenommen werden. Danach können Sie wieder zum regulären Therapieplan übergehen.

Lagerungshinweise
Als Saft kann Cefixim 14 Tage entweder bei Zimmertemperatur oder im Kühlschrank aufbewahrt werden. Die Flasche dicht verschlossen und vor Feuchtigkeit geschützt aufbewahren. Vor Kindern unzugänglich und vor direkter Lichteinwirkung und Hitze geschützt aufbewahren. Übriggebliebene Reste nach 14 Tagen wegwerfen.

Welche Nebenwirkungen auftreten können

Die Nebenwirkungen sind nicht vorhersehbar. Treten Nebenwirkungen auf oder ändern sich bestehende in ihrer Intensität, ist der Arzt schnellstmöglich zu informieren. Nur er kann beurteilen, ob die Therapie mit Cefixim bedenkenlos weitergeführt werden kann.

Häufige Nebenwirkungen
Bauchschmerzen, Blähungen, dünner Stuhl, Erbrechen, leichter Durchfall, Übelkeit, Verdauungsstörungen.

Gelegentliche Nebenwirkungen
Dickdarmentzündung, Fieber, Hautausschlag, Juckreiz, Kopfschmerzen, Nesselsucht, Scheidenentzündung, Schwindel.

Seltene Nebenwirkungen
Abnahme des Harnvolumens, Blutungen, starke Bauch- und Magenkrämpfe, Hautrötung, starker Durchfall (manchmal mit Blut vermengt), Schock, zerebrale Krampfanfälle.

Wann das Mittel nicht verschrieben werden sollte

Bekannte Überempfindlichkeits- oder allergische Reaktionen auf dieses Mittel, andere Cephalosporin-Antibiotika oder Penicilline gelten als Kontraindikation. Alle Arzneimittelreaktionen sind dem Arzt mitzuteilen.

Spezielle Warnhinweise

Der Arzt ist über alle bekannten allergischen Reaktionen auf Penicilline oder Cephalosporin-Antibiotika zu informieren.

Bei einer Vorgeschichte mit Magen-Darm-Erkrankungen wie einer Dickdarmentzündung ist die Verschreibung von Cefixim besonders kritisch zu prüfen.

Bessern sich die Infektionssymptome nach einigen Behandlungstagen nicht oder verschlimmern sie sich sogar, ist der Arzt unverzüglich zu informieren.

Entwickeln sich unter Cefixim-Therapie Übelkeit, Erbrechen oder starker Durchfall, ist vor Einnahme eines Durchfallmittels unbedingt Rücksprache mit dem Arzt zu halten. Verschiedene dieser Medikamente, wie beispielsweise Diphenoxylat (z. B. Reasec), können den Durchfall noch verschlimmern oder länger anhalten lassen.

Da Cefixim bei Diabetikern die Harnzuckerbestimmung verfälschen kann, ist der Arzt vor Durchführung eines solchen Tests von der Einnahme dieses Mittels zu informieren. Ohne ärztliche Erlaubnis darf weder die Ernährung noch die Antidiabetika-Dosis geändert werden.

Da nicht alle bakteriellen Erreger auf Cefixim ansprechen, darf das Mittel auch nicht Dritten überlassen oder für andere Infektionen eingesetzt werden.

Bei einer Nierenerkrankung muß die Standarddosis eventuell reduziert werden.

Eine langfristige oder wiederholte Anwendung von Cefixim kann zu einer Superinfektion mit resistenten Bakterien oder Sproßpilzen führen. Wenden Sie deshalb das Mittel nicht ohne ärztliche Verordnung an.

Mögliche Wechselwirkungen mit Nahrungsmitteln und anderen Arzneimitteln

Wird Cefixim mit bestimmten anderen Arzneimitteln zusammen eingenommen, kann die Wirkung wechselseitig verstärkt, vermindert oder in sonstiger Weise verändert werden. Halten Sie deshalb unbedingt mit Ihrem Arzt Rücksprache, bevor Sie Cefixim mit einem der nachfolgend aufgeführten Mitteln bzw. Substanzgruppen kombinieren:
Verschiedene Durchfallmittel wie Diphenoxylat (z. B. Reasec).

Besondere Hinweise für Schwangerschaft und Stillzeit

Die Wirkung von Cefixim auf die Schwangerschaft und das ungeborene Kind ist noch nicht ausreichend untersucht. Sind Sie schwanger oder wollen Sie es werden, setzen Sie Ihren Arzt unverzüglich davon in Kenntnis. Da Cefixim in die Muttermilch übertreten kann, kann es sich auf das gestillte Kind auswirken. Kann auf das Mittel nicht verzichtet werden, ist bis Therapieende vom Stillen abzusehen.

Überdosierung

Jede Überdosierung von Medikamenten kann ernsthafte Folgen haben. Eine Überdosierung mit Cephalosporin-Antibiotika kann zu einer Gehirnreizung mit Schüttelkrämpfen führen. Bei Verdacht auf eine Überdosierung sollte unverzüglich ein Arzt zu Rate gezogen werden.

Symptome einer Cefixim-Überdosierung
- Blut im Urin
- Durchfall
- Erbrechen
- Oberbauchschmerzen
- Übelkeit

Cefuroxim

Präparate z. B.: Elobact, Zinnat

Wann dieses Mittel verschrieben wird

Dieses Cephalosporin-Antibiotikum wird zur Behandlung leichter bis mittelschwerer bakterieller Infektionen des Halses, der Lungen, der Ohren, der Haut und der Harnwege sowie bei akuter, unkomplizierter Gonorrhoe verschrieben.

Die wichtigsten Fakten zu diesem Arzneimittel

Bei Überempfindlichkeits- oder allergischen Reaktionen auf Penicillin oder andere Cephalosporin-Antibiotika ist die Verschreibung dieses Mittels wegen einer möglichen allergischen und äußerst ernsthaften Reaktion besonders kritisch zu prüfen. Bei Anzeichen einer allergischen Reaktion ist sofortige ärztliche Behandlung erforderlich.

Anwendungshinweise

Cefuroxim kann auf nüchternen Magen eingenommen werden. Am besten und schnellsten entfaltet der Wirkstoff seine Wirkung jedoch bei einer Einnahme nach den Mahlzeiten.

Die vorgeschriebenen Dosierungsanweisungen sind strikt einzuhalten. Maximaler Behandlungserfolg läßt sich nur erreichen, wenn das Mittel den gesamten Behandlungszyklus hindurch eingenommen wird.

Bei Auslassen einer Dosis ...
Bei nur einer Tagesdosis holen Sie die vergessene Dosis schnellstmöglich nach und nehmen die nächste Dosis zehn bis zwölf Stunden später. Bei zwei Dosen täglich holen Sie die vergessene Dosis schnellstmöglich nach und die nächste Dosis fünf bis sechs Stunden später. Gehen Sie dann zum regulären Einnahmeplan über. Nehmen Sie nie zwei Dosen auf einmal.

Lagerungshinweise
Dicht verschlossen und bei Zimmertemperatur aufbewahren.

Welche Nebenwirkungen auftreten können

Die Nebenwirkungen sind nicht vorhersehbar. Treten Nebenwirkungen auf oder ändern sich bestehende in ihrer Intensität, ist der Arzt schnellstmöglich zu informieren. Nur er kann beurteilen, ob die Therapie mit Cefuroxim bedenkenlos fortgeführt werden kann.

Häufige Nebenwirkungen
- Dickdarmentzündung
- Durchfall
- Hautausschlag, -rötung oder Juckreiz
- Übelkeit

Gelegentliche oder seltene Nebenwirkungen
Hefepilzinfektionen, Kopfschmerzen, Krampfanfälle, Scheidenentzündung, Schwindel.

Wann das Mittel nicht verschrieben werden sollte

Bekannte Überempfindlichkeits- oder allergische Reaktionen auf Penicillin, Cephalosporine oder ähnlich Medikamente gelten als Kontraindikation.

Spezielle Warnhinweise

Da unter Cefuroxim-Therapie Dickdarmentzündungen beobachtet wurden, ist bei Auftreten von Durchfall der Arzt unverzüglich zu informieren.

Eine Dauer- bzw. Langzeitbehandlung mit Cefuroxim kann zu einer Superinfektion mit resistenten Bakterien führen. Nehmen Sie das Mittel nur, wenn Ihr Arzt es Ihnen ausdrücklich verschrieben hat – und nicht auf eigene Faust, weil Sie beispielsweise Symptome wie bei der letzten Infektion haben.

Mögliche Wechselwirkungen mit Nahrungsmitteln und anderen Arzneimitteln

Halten Sie Rücksprache mit Ihrem Arzt, bevor Sie Cefuroxim mit dem Gichtmittel Probenecid (z. B. Probenecid Weimer) kombinieren.

Entwickelt sich während der Cefuroxim-Therapie Durchfall, ist vor Einnahme eines Durchfallmittels unbedingt mit dem Arzt Rücksprache zu halten. Verschiedene dieser Mittel, wie beispielsweise Diphenoxylat (z.B. Reasec), können den Durchfall noch verschlimmern.

Cefuroxim kann die Befunde von Harn- und Blutzuckerbestimmungen verfälschen.

Besondere Hinweise für Schwangerschaft und Stillzeit

Die Wirkung von Cefuroxim auf die Schwangerschaft und das ungeborene Kind ist noch nicht ausreichend untersucht. Sind Sie schwanger oder wollen Sie es werden, setzen Sie Ihren Arzt unverzüglich davon in Kenntnis. Da Cefuroxim in die Muttermilch übertritt, kann es sich auf das gestillte Kind auswirken. Kann auf das Mittel nicht verzichtet werden, ist bis Therapieende vom Stillen abzusehen.

Überdosierung

Jede Überdosierung von Medikamenten kann ernsthafte Folgen haben. Eine Überdosierung mit Cephalosporin-Antibiotika kann zu einer Gehirnreizung mit Schüttelkrämpfen führen. Bei Verdacht auf eine Überdosierung sollte unverzüglich ein Arzt zu Rate gezogen werden.

Chlordiazepoxid

Präparate z.B.: Radepur, Librium

Wann dieses Mittel verschrieben wird

Dieser Vertreter der Benzodiazepine wird zur Behandlung von Angststörungen sowie zur kurzfristigen Linderung von Angstsymptomen sowie Alkoholentzugssymptomen eingesetzt.

Die wichtigsten Fakten zu diesem Arzneimittel

Bei Einnahme dieses Mittels kann es zu Abhängigkeit und Gewöhnung kommen. Bei plötzlichem Absetzen des Mittels können sich Entzugssymptome entwickeln (siehe »Welche Nebenwirkungen auftreten können«). Ändern Sie nie ohne ärztliche Anweisung die Dosis oder setzen das Mittel ab.

Anwendungshinweise

Die vorgeschriebenen Dosierungsanweisungen sind strikt einzuhalten.

Bei Auslassen einer Dosis ...
Wird der reguläre Einnahmetermin lediglich um etwa eine Stunde überschritten, kann die Einnahme noch nachgeholt werden. Andernfalls überspringen Sie die vergessene Dosis und machen mit dem regulären Therapieplan weiter. Nehmen Sie nie zwei Dosen auf einmal.

Lagerungshinweise
Vor Hitze, Licht und Feuchtigkeit schützen.

Welche Nebenwirkungen auftreten können

Die Nebenwirkungen sind nicht vorhersehbar. Treten Nebenwirkungen auf oder ändern sich bestehende in ihrer Intensität, ist der Arzt schnellstmöglich zu informieren. Nur er kann beurteilen, ob die Therapie mit Chlordiazepoxid bedenkenlos fortgeführt werden kann.

Mögliche Nebenwirkungen
- Benommenheit
- Gelbfärbung von Augen und Haut
- Hautausschlag oder -exantheme
- Leberfunktionsstörungen
- Libidoveränderungen (Zunahme oder Abnahme)
- Menstruationsstörungen
- Muskelkoordinationsstörungen
- Ödembildung aufgrund von Flüssigkeitsretention
- Ohnmachtsanfälle
- Übelkeit
- Verstopfung
- Verwirrtheitszustände

Nebenwirkungen, die durch eine zu rasche Dosisherabsetzung oder ein abruptes Absetzen des Mittels verursacht werden
- Bauch- und Muskelkrämpfe
- Erbrechen
- Muskelzittern
- Schlaflosigkeit
- Schüttelkrämpfe
- Schwitzen
- Übersteigertes depressives Gefühl

Wann das Mittel nicht verschrieben werden sollte

Bekannte Überempfindlichkeits- oder allergische Reaktionen auf Chlordiazepoxid oder ähnliche Medikamente gelten als Kontraindikation.

Durch Alltagsstreß ausgelöste Angst und Anspannung erfordern normalerweise keine Behandlung mit Chlordiazepoxid. Besprechen Sie Ihre Symptome eingehend mit Ihrem Arzt.

Spezielle Warnhinweise

Da unter Chlordiazepoxid-Therapie die Wachsamkeit und das Reaktionsvermögen beeinträchtigt sein können, muß vom Führen eines Fahrzeugs, Bedienen gefährlicher Maschinen oder von der Durchführung gefährlicher, die volle geistige Aufmerksamkeit erfordernder Arbeiten so lange abgesehen werden, bis die individuelle Wirkung des Mittels bekannt ist.

Bei bestehender oder vorbestehender schwerer Depression sollten Sie vor Einnahme des Mittels mit Ihrem Arzt Rücksprache halten.

Das Mittel kann bei Kindern zu Aufmerksamkeitsstörungen führen.

Treten beim hyperaktiven, aggressiven Kind unter Chlordiazepoxid paradoxe Reaktionen wie akute Erregungszustände oder Wutanfälle auf, informieren Sie den Arzt.

Befinden Sie sich wegen Porphyrie (eine seltene Stoffwechselkrankheit) oder einer Leber- oder Nierenerkrankung in Behandlung, sollten Sie mit Ihrem Arzt Rücksprache halten, bevor Sie Chlordiazepoxid einnehmen.

Mögliche Wechselwirkungen mit Nahrungsmitteln und anderen Arzneimitteln

Chlordiazepoxid wirkt dämpfend auf das Zentralnervensystem und kann die Wirkung von Alkohol verstärken oder Sucht erzeugen. Unter der Wirkung von Chlordiazepoxid sollte kein Alkohol getrunken werden.

Wird Chlordiazepoxid mit bestimmten anderen Arzneimitteln zusammen eingenommen, kann die Wirkung wechselseitig verstärkt, vermindert oder in sonstiger Weise verändert werden. Halten Sie deshalb unbedingt mit Ihrem Arzt Rücksprache, bevor Sie Chlordiazepoxid mit einem der nachfolgend aufgeführten Mittel bzw. einem Präparat aus diesen Substanzgruppen kombinieren:

- Antazida (z. B. Maaloxan, Riopan, Talcid, Kompensan, Gelusil)
- Barbiturate wie Phenobarbital (z. B. Lepinal, Luminaletten)
- Blutgerinnungshemmer wie Warfarin (z. B. Coumadin)
- Cimetidin (z. B. H_2 Blocker-ratiopharm)
- Disulfiram (z. B. Antabus)
- Levodopa (z. B. Madopar)
- MAO-Hemmer (z. B. Aurorix)
- Narkotische Schmerzmittel wie Pethidin (z. B. Dolantin)
- Neuroleptika wie Thioridazin (z. B. Melleril) und Trifluoperazin (z. B. Jatroneural)
- Orale Kontrazeptiva

Besondere Hinweise für Schwangerschaft und Stillzeit

Wegen der erhöhten Gefahr fetaler Mißbildungen sollte Chlordiazepoxid während der Schwangerschaft nicht eingenommen werden. Da Chlordiazepoxid in die Muttermilch übertritt, kann es sich auf das gestillte Kind auswirken. Kann auf das Mittel nicht verzichtet werden, ist bis Therapieende vom Stillen abzusehen.

Überdosierung

Jede Überdosierung von Medikamenten kann ernsthafte Folgen haben. Bei Verdacht auf eine Überdosierung mit Chlordiazepoxid sollte unverzüglich ein Arzt zu Rate gezogen werden.

Symptome einer Chlordiazepoxid-Überdosierung

- Koma
- Langsame Reflexe
- Schläfrigkeit
- Verwirrtheitszustände

Choriongonadotropin

Präparate z. B.: Fertinorm, Menogam, Pregnesin, Primogonyl

Wann dieses Mittel verschrieben wird

Bei der Frau wird dieses Mittel zur Auslösung der Ovulation, gegebenenfalls nach Stimulation des Follikelwachstums, verschrieben.

Beim Knaben wird Choriongonadotropin zur Behandlung des Hodenhochstands, beim Mann zur Stimulierung der Testosteronproduktion verschrieben.

Gelegentlich wird Choriongonadotropin auch beim Mann bei Erektionsstörungen oder Störungen der Libido oder zur Behandlung der männlichen »Menopause« eingesetzt.

Die wichtigsten Fakten zu diesem Arzneimittel

Es empfiehlt sich, jeden Morgen zur selben Zeit vor dem Aufstehen die Basaltemperatur zu messen. Wird das Mittel zur Infertilitätsbehandlung eingesetzt, sollte vom Tag vor der Injektion von Choriongonadotropin an täglich Geschlechtsverkehr stattfinden, damit gewährleistet ist, daß zum Zeitpunkt der Ovulation Spermien an Ort und Stelle sind.

Anwendungshinweise

Choriongonadotropin gibt es als Trockensubstanz, die mit einem Lösungsmittel vermischt intramuskulär injiziert wird. Die Injektion kann vom Partner oder einer Person, die zuvor entsprechend angeleitet wurde, gegeben werden.

Bei Auslassen einer Dosis ...
Choriongonadotropin wird einmalig injiziert.

Lagerungshinweise
Bei Zimmertemperatur aufbewahren.

Welche Nebenwirkungen auftreten können

Die Nebenwirkungen sind nicht vorhersehbar. Treten Nebenwirkungen auf oder ändern sich bestehende in ihrer Intensität, ist der Arzt schnellstmöglich zu informieren. Nur er kann beurteilen, ob die Therapie mit Choriongonadotropin bedenkenlos fortgeführt werden kann.

Mögliche Nebenwirkungen
Atemnot oder mühsames Atmen, Depression, Entwicklung von Brüsten beim Mann, Flüssigkeitsretention, Kopfschmerzen, Kurzatmigkeit, Müdigkeit, Nesselsucht, Ödembildung, *Pubertas praecox* (bei Behandlung Heranwachsender), Reizbarkeit, Unruhezustände.

Wann das Mittel nicht verschrieben werden sollte

Choriongonadotropin sollte nicht jungen Mädchen gegeben werden, die zu einem ungewöhnlich frühen Zeitpunkt in die Pubertät kommen. Nicht verschrieben werden sollte es auch bei bekannter allergischer Reaktion auf das Mittel.

Spezielle Warnhinweise

Da es unter Choriongonadotropin-Wirkung zur Flüssigkeitsretention kommen kann, ist bei Frauen mit Herz- oder Nierenerkrankung, Epilepsie, Migräne oder Asthma Vorsicht geboten. Die Behandlung mit Choriongonadotropin erhöht das Thromboserisiko. Nach Choriongonadotropin-Therapie sind Mehrlingsschwangerschaften gehäuft zu beobachten.

Mögliche Wechselwirkungen mit Nahrungsmitteln und anderen Arzneimitteln

Sind nicht bekannt.

Besondere Hinweise für Schwangerschaft und Stillzeit

Die Wirkung von Choriongonadotropin auf die Schwangerschaft und das ungeborene Kind ist noch nicht ausreichend untersucht. Ob Choriongonadotropin fruchtschädigend wirkt, ist nicht bekannt. Eine Schwangerschaft macht den Einsatz von Choriongonadotropin überflüssig. Ob und in welcher Menge Choriongonadotropin in die Muttermilch übertritt, ist nicht bekannt.

Überdosierung

Jede Überdosierung von Medikamenten kann ernsthafte Folgen haben. Bei Verdacht auf eine Überdosierung sollte unverzüglich ein Arzt zu Rate gezogen werden.

Ciprofloxacin

Präparat z. B.: Ciprobay

Wann dieses Mittel verschrieben wird

Das Antibiotikum Ciprofloxacin wird zur Behandlung von Infektionen der unteren Atemwege, der Haut, Knochen und Gelenke sowie der Harnwege eingesetzt. Verschrieben wird es ebenfalls bei infektiösem Durchfall und gelegentlich bei schweren Ohrinfektionen, Tuberkulose und manchmal bei opportunistischen Infektionen, wie sie bei Patienten mit geschwächter Immunabwehr häufig vorkommen.

Da nur bestimmte Bakterien auf Ciprofloxacin ansprechen, empfiehlt es sich, vor Beginn der Therapie die Erreger nachzuweisen.

Die wichtigsten Fakten zu diesem Arzneimittel

Ciprofloxacin tötet eine ganze Reihe von Bakterienarten ab. Wegen möglicher, wenn auch seltener, ernsthafter und gelegentlich lebensgefährlicher allergischer Reaktionen, die bei manchen Patienten manchmal bereits nach der ersten Gabe auftreten können, ist bei den ersten Anzeichen eines Hautausschlags oder anderer allergischer Reaktionen der Arzt unverzüglich zu informieren. Manche dieser Reaktionen gehen mit einem Kreislaufkollaps, Bewußtlosigkeit, Anschwellung von Gesicht und Hals, Atemnot, Kribbeln, Juckreiz und Nesselsucht einher.

Anwendungshinweise

Ciprofloxacin kann während der Mahlzeiten eingenommen werden, am besten ist es jedoch dann verträglich, wenn es zwei Stunden nach der Mahlzeit eingenommen wird. Zusammen mit viel Flüssigkeit einnehmen.

Ciprofloxacin wirkt, wie andere Antibiotika auch, dann am besten, wenn der Wirkstoffgehalt in Blut und Urin gleichbleibend hoch ist. Zu diesem Zweck sollten die einzelnen Dosen über 24 Stunden gleichmäßig verteilt und möglichst keine Dosis ausgelassen werden.

Bei Auslassen einer Dosis ...
Holen Sie die Einnahme schnellstmöglich nach. Ist jedoch fast schon wieder Zeit für die nächste Dosis, überspringen Sie die vergessene und machen mit dem regulären Therapieplan weiter. Nehmen Sie nie zwei Dosen auf einmal.

Lagerungshinweise
Bei Zimmertemperatur aufbewahren.

Welche Nebenwirkungen auftreten können

Die Nebenwirkungen sind nicht vorhersehbar. Treten Nebenwirkungen auf oder ändern sich bestehende in ihrer Intensität, ist der Arzt schnellstmöglich zu informieren. Nur er kann beurteilen, ob die Therapie mit Ciprofloxacin bedenkenlos fortgeführt werden kann.

Häufige Nebenwirkungen
- Bauchschmerzen/-beschwerden
- Durchfall
- Erbrechen
- Hautausschlag
- Kopfschmerzen
- Übelkeit
- Unruhezustände

Gelegentliche Nebenwirkungen
Abnehmende Sehkraft, abnorme Träume oder Ängste, allgemeines Krankheitsgefühl, Alpträume, Anschwellen von Gesicht, Nacken, Lippen, Augenlidern oder Händen, Appetitabnahme oder -losigkeit, Anschwellen des Halses, aufflackernde Gichtepisoden, Augenschmerzen, Aushusten von Blut, Benommenheit, berührungsempfindliche rote Hautschwellungen, Bildung von Blähungen, Blutdruckanstieg, Blutgerinnsel in der Lunge, Darmentzündung, Depressionen, Doppeltsehen, Einschlaf- oder Durchschlafstörungen, Fieber, Gesichtsröte mit Hitzegefühl, Gehörausfall, Gelbfärbung von

Augen und Haut, Gelenk- oder Rückenschmerzen, Gelenksteifigkeit, gestörte Farbwahrnehmung, großes Harnvolumen, Halluzinationen, Harnverhaltung, Hautabschälung, Herzinfarkt, Herzklopfen, Herzrhythmusstörungen, Identitätsstörungen, Juckreiz, Krampfanfälle, Kribbeln, Lichtempfindlichkeit, Magen- und/oder Darmblutungen, mühsame Atmung, Muskelkoordinationsstörungen, Muskelzittern, Muskelschmerzen, Nackenschmerzen, Nasenbluten, Nesselsucht, Nierenversagen, offene Stellen im Mund, Ohnmacht, Ohrensausen, Reizbarkeit, Rötung, Scheidenentzündung, Schleiersehen, Schluckauf, Schluckbeschwerden, Schüttelfrost, Schüttelkrämpfe, Schwächegefühl, Schwindel, Sprachstörungen, starke allergische Reaktionen, Trägheit, unangenehmer Geschmack, ungewöhnliche Dunkelfärbung der Haut, unwillkürliche Augenbewegungen, Verdauungsstörungen, Verlust des Geruchssinns, Verstopfung, Verwirrtheitszustände.

Wann das Mittel nicht verschrieben werden sollte

Bekannte Überempfindlichkeits- oder allergische Reaktionen auf Ciprofloxacin oder andere Antibiotika derselben Klasse gelten als Kontraindikation. Alle Arzneimittelreaktionen sind dem Arzt mitzuteilen.

Spezielle Warnhinweise

Ciprofloxacin kann Benommenheit und Schwindel verursachen und die Fahrtauglichkeit sowie die Fähigkeit zum Bedienen gefährlicher Maschinen beeinträchtigen. Bestehen Zweifel an der eigenen Reaktionsfähigkeit, ist bei allen die volle geistige Aufmerksamkeit erfordernden Tätigkeiten Vorsicht angeraten.

Da es bei Dauer- oder Langzeitbehandlung mit diesem Medikament zum Wachstum resistenter Bakterien und damit zu einer Superinfektion kommen kann, sind regelmäßige ärztliche Kontrollen wichtig.

Bei Auftreten von Schüttel- oder Krampfanfällen ist der Arzt unverzüglich zu informieren.

Ciprofloxacin kann das Zentralnervensystem stimulieren und zu Muskelzittern, Unruhezuständen, Benommenheit, Verwirrtheitszuständen und Halluzinationen führen. Bei Auftreten einer dieser Reaktionen ist der Arzt unverzüglich zu informieren.

Der Arzt ist über das Vorliegen einer Erkrankung des Zentralnervensystems wie Epilepsie oder Verhärtung der Gehirnarterien oder den Verdacht darauf zu informieren, bevor er Ciprofloxacin verschreibt.

Da Ciprofloxacin Lichtempfindlichkeit verursachen kann, sollte während der Therapie direktes Sonnenlicht weitestgehend gemieden werden.

Ist eine Langzeittherapie mit Ciprofloxacin erforderlich, werden wahrscheinlich Blutuntersuchungen sowie Nieren- und Leberfunktionstests vorgenommen.

Mögliche Wechselwirkungen mit Nahrungsmitteln und anderen Arzneimitteln

Bei gleichzeitiger Gabe von Theophyllin wurden ernsthafte, gelegentlich lebensgefährliche Reaktionen beobachtet. Zu diesen Reaktionen zählen Herzstillstand, Krampfanfälle, *Status epilepticus* (epileptische Daueranfälle ohne daß zwischenzeitlich das Bewußtsein wiedererlangt wird) und respiratorische Insuffizienz.

Eisenhaltige Präparate, zinkhaltige Multivitaminpräparate oder magnesium-, aluminium- oder kalziumhaltige Antazida können in Kombination mit Ciprofloxacin dessen Resorption behindern.

Ciprofloxacin kann die Wirkung von Koffein verstärken.

Wird Ciprofloxacin mit bestimmten anderen Arzneimitteln zusammen eingenommen, kann die Wirkung wechselseitig verstärkt, vermindert oder in sonstiger Weise verändert werden. Halten Sie deshalb unbedingt mit Ihrem Arzt Rücksprache, bevor Sie Ciprofloxacin mit einem der nachfolgend aufgeführten Mittel bzw. Substanzgruppen kombinieren:

- Cyclophosphamid (z. B. Endoxan)
- Ciclosporin (z. B. Sandimmun)

- Metoprolol (z. B. Beloc)
- Phenytoin (z. B. Zentropil)
- Probenecid (z. B. Probenecid Weimer)
- Sucralfat (z. B. Ulcogant)
- Theophyllin (z. B. Bronchoretard)
- Warfarin (z. B. Coumadin)

Besondere Hinweise für Schwangerschaft und Stillzeit

Die Wirkung von Ciprofloxacin auf die Schwangerschaft und das ungeborene Kind ist noch nicht ausreichend untersucht. Sind Sie schwanger oder wollen Sie es werden, setzen Sie Ihren Arzt unverzüglich davon in Kenntnis. Da Ciprofloxacin in die Muttermilch übertritt, kann es sich auf das gestillte Kind auswirken. Kann auf das Mittel nicht verzichtet werden, ist bis Therapieende vom Stillen abzusehen.

Überdosierung

Jede Überdosierung von Medikamenten kann ernsthafte Folgen haben. Bei Verdacht auf eine Überdosierung mit dem Antibiotikum Ciprofloxacin sollte unverzüglich ein Arzt zu Rate gezogen werden.

Clindamycin-Akne-Mittel

Präparat z. B.: Basocin Akne-Gel oder -Lösung

Wann dieses Mittel verschrieben wird

Clindamycin-Akne-Mittel werden zur Behandlung von *Akne vulgaris* eingesetzt.

Die wichtigsten Fakten zu diesem Arzneimittel

Werden diese Mittel auch nur äußerlich angewandt, kann ein Teil davon dennoch in den Blutkreislauf aufgenommen werden. Bei innerlicher Anwendung kann Clindamycin eine schwere, gelegentlich lebensbedrohliche Dickdarmentzündung verursachen. Zu den Symptomen, die bereits nach wenigen Tagen, aber auch erst nach Wochen oder Monaten auftreten können, zählen starker Durchfall, starke Bauchkrämpfe und möglicherweise auch Abgang von Blut.

Anwendungshinweise

Die vorgeschriebenen Dosierungsanweisungen sind strikt einzuhalten. Ein zu häufiger oder zu hoch dosierter Einsatz dieses Medikaments kann zur Hautaustrocknung oder -reizung führen.

Bei Auslassen einer Dosis ...
Holen Sie die Anwendung schnellstmöglich nach. Ist jedoch fast schon wieder Zeit für die nächste Dosis, überspringen Sie die vergessene und machen mit dem regulären Therapieplan weiter.

Lagerungshinweise
Bei Zimmertemperatur und vor Temperaturen unter dem Gefrierpunkt geschützt aufbewahren.

Welche Nebenwirkungen auftreten können

Die Nebenwirkungen sind nicht vorhersehbar. Treten Nebenwirkungen auf oder ändern sich bestehende in ihrer Intensität, ist der Arzt schnellstmöglich zu informieren. Nur er kann beurteilen, ob die Therapie mit den Clindamycin-Akne-Mitteln bedenkenlos fortgeführt werden kann.

Die häufigste Nebenwirkung ist eine Austrocknung der Haut.

Gelegentliche oder seltene Nebenwirkungen
Bauchschmerzen, blutiger Durchfall, Brennen oder abnorme Rötung der Haut, Dickdarmentzündung, Durchfall, Hautabschälung, Hautentzündung und -reizung, Magen-Darm-Störungen, stark rückfettende Haut.

Wann das Mittel nicht verschrieben werden sollte

Bekannte Überempfindlichkeits- oder allergische Reaktionen auf Clindamycin und Lincomycin gelten als Kontraindikation. Alle Arzneimittelreaktionen sind dem Arzt mitzuteilen.

Bei einer Vorgeschichte mit Darmentzündungen, *Colitis ulcerosa* oder durch Antibiotika hervorgerufener Dickdarmentzündung ist das

Mittel nur auf ausdrückliche ärztliche Anordnung anzuwenden.

Spezielle Warnhinweise

Der in der Akne-Lösung als Hilfsstoff enthaltene Alkohol kann bei Kontakt mit Augen, Nasen- und Mundschleimhaut sowie Hautabschürfungen bzw. offenen Hautstellen Brennen und Reizerscheinungen hervorrufen. Bei versehentlichem Kontakt sind die betroffenen Bereiche mit kaltem Wasser gut abzuspülen. Die Alkoholbasis hat außerdem einen unangenehmen Geruch.

Bei Heuschnupfen, Asthma oder Ekzemen ist das Mittel mit besonderer Vorsicht anzuwenden.

Mögliche Wechselwirkungen mit Nahrungsmitteln und anderen Arzneimitteln

Nehmen Sie während der Therapie mit Clindamycin-Akne-Mitteln Durchfallmittel nur nach vorheriger Absprache mit Ihrem Arzt ein, da verschiedene Durchfallmittel unter der Therapie den Durchfall noch verstärken können.

Während der Therapie mit Clindamycin-Akne-Mitteln sollten zur Durchfallbehandlung keine die Darmmotilität hemmenden Mittel wie Diphenoxylat (z. B. Reasec) eingesetzt werden.

Besondere Hinweise für Schwangerschaft und Stillzeit

Die Wirkung von Clindamycin auf die Schwangerschaft und das ungeborene Kind ist noch nicht ausreichend untersucht. Sind Sie schwanger oder wollen Sie es werden, setzen Sie Ihren Arzt unverzüglich davon in Kenntnis. Da Clindamycin in die Muttermilch übertreten kann, kann es sich auf das gestillte Kind auswirken. Kann auf das Mittel nicht verzichtet werden, ist bis Therapieende vom Stillen abzusehen.

Überdosierung

Liegen auch keine Informationen über die Wirkung einer Überdosierung mit Clindamycin-Akne-Mitteln vor, so kann doch grundsätzlich jede Überdosierung von Medikamenten ernsthafte Folgen haben. Bei Verdacht auf eine Überdosierung sollte unverzüglich ein Arzt zu Rate gezogen werden.

Clindamycin als Vaginalcreme

Präparat z. B.: Clindamycin Vaginalcreme

Wann dieses Mittel verschrieben wird

Als Vaginalcreme wird Clindamycin zur Behandlung der bakteriellen Vaginose verschrieben. Diese meist sexuell übertragene Scheideninfektion verursacht häufig einen gräulich-gelben Scheidenausfluß mit fischigem Geruch, der sich nach Waschen der äußeren Geschlechtsorgane mit alkalihaltiger Seife noch verschlimmert.

Bevor die Vaginalcreme verschrieben wird, wird der Scheidenausfluß untersucht, um andere Erkrankungen wie eine Hefepilzinfektion oder eine andere sexuell übertragbare Krankheit wie eine *Herpes-simplex-* oder Chlamydieninfektion oder Gonorrhoe auszuschließen.

Die wichtigsten Fakten zu diesem Arzneimittel

Wichtig ist, daß die Vaginalcreme kurmäßig über den gesamten Behandlungszyklus angewandt wird, auch wenn die Infektion bereits wieder verschwunden zu sein scheint. Ein vorzeitiger Therapieabbruch kann die Infektion wieder auftreten lassen. Die Vaginalcreme ist auch während der Regelblutung anzuwenden.

Anwendungshinweise

Die vorgeschriebenen Dosierungsanweisungen sind strikt einzuhalten.

Um eine Verschmutzung der Wäsche zu verhindern, empfiehlt es sich, während der Therapie Slipeinlagen zu tragen. Auf Tampons sollte in der Zeit verzichtet werden, da sie das Medikament absorbieren. Während der Therapie sollte Baumwollunterwäsche – keine synthetischen Materialien – getragen werden.

Möglichst nicht kratzen. Kratzen verschlimmert

die Hautreizung und kann zu einer Weiterverbreitung der Infektion führen.

Bei Auslassen einer Dosis ...
Holen Sie die Anwendung schnellstmöglich nach. Ist jedoch fast schon wieder Zeit für die nächste Dosis, überspringen Sie die vergessene und machen mit dem regulären Therapieplan weiter. Nehmen Sie nie zwei Dosen auf einmal.

Lagerungshinweise
Bei Zimmertemperatur und vor Temperaturen unter dem Gefrierpunkt geschützt aufbewahren.

Welche Nebenwirkungen auftreten können

Die Nebenwirkungen sind nicht vorhersehbar. Treten Nebenwirkungen auf oder ändern sich bestehende in ihrer Intensität, ist der Arzt schnellstmöglich zu informieren. Nur er kann beurteilen, ob die Therapie mit der Clindamycin Vaginalcreme bedenkenlos fortgeführt werden kann.

Häufige Nebenwirkungen
- Durch *Candida albicans* verursachte Hefepilzinfektionen
- Gebärmutterhalsentzündungen
- Scheidenentzündungen
- Reizungen der Vulva

Gelegentliche Nebenwirkungen
Schaumiger, hellgelb oder grünlicher, übelriechender Scheidenausfluß mit Brennen und Juckreiz in der Scheide.

Seltene Nebenwirkungen
Bauchschmerzen, Durchfall, Erbrechen, Hautausschlag, Kopfschmerzen, Nesselsucht, Schwindel, Sodbrennen, Verstopfung.

Nebenwirkungen von Clindamycin, äußerlich angewandt
Bauchschmerzen, Brennen, Entzündung der Haarfollikel, Hautabschälung, Hautröte, Magen-Darm-Störungen, ölige Haut, schwere Dickdarmentzündung.

Nebenwirkungen von Clindamycin, oral oder injiziert angewandt
Arthritis in mehreren Gelenken, Bauchschmerzen, Durchfall, Entzündungen im oberen Verdauungstrakt, Erbrechen, Gelbfärbung von Augen und Haut, Hautausschlag, Hautröte, Nesselsucht, starke allergische Reaktion, Übelkeit.

Wann das Mittel nicht verschrieben werden sollte

Bekannte Überempfindlichkeits- oder allergische Reaktionen auf Clindamycin oder Lincomycin gelten als Kontraindikation.

Eine Krankengeschichte mit Morbus Crohn (chronische Dickdarmentzündung), *Colitis ulcerosa* (chronisch entzündliche Erkrankung des Dickdarms) oder Antibiotika-assoziierten Darmentzündungen schließt ebenfalls die Anwendung der Clindamycin Vaginalcreme aus.

Spezielle Warnhinweise

Oral oder injiziert verabreicht, kann Clindamycin eine *Colitis pseudomembranacea*, die mit Durchfall, Fieber und Magenkrämpfen einhergeht, verursachen. Und auch bei der Anwendung in der Vagina gelangt ein geringer Bestandteil des Wirkstoffs in den Organismus und kann eine *Colitis*, d.h. Dickdarmentzündung verursachen. Tritt unter der Therapie mit der Clindamycin Vaginalcreme Durchfall auf, ziehen Sie Ihren Arzt zu Rate. Die Anwendung der sonst gewohnten Durchfallmedikamente könnte gefährlich werden.

Das in der Vaginalcreme enthaltene Mineralöl kann Latex- oder Gummiprodukte wie Kondome oder Diaphragmen angreifen. Setzen Sie deshalb diese Methoden der Empfängnisverhütung frühestens wieder 72 Stunden nach Absetzen der Therapie mit der Clindamycin Vaginalcreme ein.

Während der Therapie mit der Clindamycin Vaginalcreme sollte auf vaginalen Geschlechtsverkehr verzichtet werden.

Gelangt die Clindamycin Vaginalcreme versehentlich in die Augen, kann dadurch Brennen und eine Augenreizung verursacht werden. Spülen Sie die Augen sofort gründlich mit kühlem Leitungswasser aus.

Das Mittel kann die Entwicklung einer Hefepilzinfektion der Scheide begünstigen. Bei Auftreten von Juckreiz, Rötung und Reizungen in Vagina oder Vulva oder eines dicken, Hüttenkäse-ähnlichen Scheidenausflusses informieren Sie Ihren Arzt.

Mögliche Wechselwirkungen mit Nahrungsmitteln und anderen Arzneimitteln

Wechselwirkungen mit anderen ambulant eingesetzten Medikamenten sind nicht bekannt. Die Clindamycin Vaginalcreme kann mit bestimmten präoperativ eingesetzten Medikamenten in Wechselwirkung treten.

Besondere Hinweise für Schwangerschaft und Stillzeit

Die Wirkung der Clindamycin Vaginalcreme auf die Schwangerschaft und das ungeborene Kind ist noch nicht ausreichend untersucht. Sind Sie schwanger oder wollen Sie es werden, setzen Sie Ihren Arzt unverzüglich davon in Kenntnis. Ob und in welchem Umfang die Vaginalcreme in die Muttermilch übertritt, ist nicht bekannt. Oral oder injiziert verabreicht geht Clindamycin jedoch nachgewiesenermaßen in die Muttermilch über. Kann auf das Mittel nicht verzichtet werden, ist bis Therapieende vom Stillen abzusehen.

Überdosierung

Ist auch eine Überdosierung mit Clindamycin Vaginalcreme unwahrscheinlich, so kann doch grundsätzlich jede Überdosierung von Medikamenten ernsthafte Folgen haben. Bei Verdacht auf eine Überdosierung sollte unverzüglich ein Arzt zu Rate gezogen werden.

Clomifen

Präparat z. B.: Dyneric

Wann dieses Mittel verschrieben wird

Clomifen wird zur Auslösung der Ovulation bei Frauen mit Kinderwunsch und bestimmten Störungen der Eierstockfunktion, auch nach Absetzen oraler Kontrazeptiva, verschrieben.

Die wichtigsten Fakten zu diesem Arzneimittel

Um die Konzeptionswahrscheinlichkeit zu erhöhen, ist es wichtig, daß zum richtigen Zeitpunkt, d.h. während der fruchtbaren Tage, Geschlechtsverkehr stattfindet. Mit jedem Behandlungszyklus nimmt die Wahrscheinlichkeit einer Empfängnis weiter ab. Nach dem ersten Behandlungszyklus entscheidet der Arzt, ob eine Fortsetzung der Therapie sinnvoll ist. Hat sich auch nach drei Behandlungszyklen keine Schwangerschaft eingestellt, wird die Therapie abgesetzt.

Anwendungshinweise

Die vorgeschriebenen Dosierungsanweisungen sind strikt einzuhalten.

Bei Auslassen einer Dosis ...
Holen Sie die Einnahme schnellstmöglich nach. Ist jedoch bereits wieder Zeit für die nächste Dosis, nehmen Sie beide Dosen zusammen ein und machen mit dem regulären Therapieplan weiter. Haben Sie mehr als nur eine Einnahme vergessen, halten Sie Rücksprache mit Ihrem Arzt.

Lagerungshinweise
Bei Zimmertemperatur, dicht verschlossen und vor Licht, Feuchtigkeit und extremer Hitze geschützt aufbewahren.

Welche Nebenwirkungen auftreten können

Nebenwirkungen treten bei Befolgung der Dosierungsrichtlinien nur selten auf. Häufiger zu beobachten sind sie lediglich bei höherer Dosierung und Langzeittherapie.

Häufige Nebenwirkungen
- Eierstockvergrößerung
- Hitzewallungen
- Unterleibsbeschwerden

Gelegentliche Nebenwirkungen
Abnorme Uterusblutungen, Benommenheit, Depressionen, Eierstockzysten, Einschlaf- oder Durchschlafstörungen, Erbrechen, Gewichtszunahme, Haarausfall, Hautentzündung, Kopf-

schmerzen, Müdigkeit, Nervosität, Nesselsucht, Schwindel, Sehstörungen, Spannungsgefühl in den Brüsten, Übelkeit, vermehrtes Harnlassen.

Wann das Mittel nicht verschrieben werden sollte

Bei Schwangerschaft oder Verdacht darauf sollte das Mittel nicht gegeben werden.

Bei unkontrollierter Schilddrüsen- oder Nebennierenstörung, Gehirnerkrankungen wie Hypophysentumor, bestehender oder früherer Lebererkrankung, ungewöhnlichen Uterusblutungen unbekannter Ursache, Eierstockzysten oder Eierstockvergrößerung, die nicht durch ein polyzystisches Ovarialsyndrom (eine Hormonstörung, die mit anovulatorischen Zyklen einhergeht) verursacht ist, ist das Mittel nur auf ausdrückliche ärztliche Anweisung hin zu nehmen.

Spezielle Warnhinweise

Bevor eine Therapie mit Clomifen in Erwägung gezogen wird, werden Leberfunktion und Östrogenspiegel untersucht.

Vor Einleitung der Behandlung und nach jedem Behandlungszyklus muß eine Schwangerschaft ausgeschlossen sowie auf eine Eierstockvergrößerung und Zystenbildung hin untersucht werden. Des weiteren wird vor jedem neuen Behandlungszyklus eine umfassende Beckenuntersuchung durchgeführt.

Unter der Clomifen-Therapie steigt die Wahrscheinlichkeit einer Mehrlingsschwangerschaft.

Da es unter Clomifen-Wirkung zu Schleiersehen oder anderen Sehstörungen kommen kann, ist, vor allem unter wechselhaften Lichtverhältnissen, während der Therapie beim Autofahren oder bei der Bedienung gefährlicher Maschinen besondere Vorsicht geboten.

Bei Auftreten von Sehstörungen ist der Arzt unverzüglich zu informieren. Mögliche Symptome einer Sehstörung sind Schleiersehen, Augenflimmern und Lichterscheinungen, Doppeltsehen, Lichtempfindlichkeit, abnehmende Sehschärfe, Ausfall des peripheren, d.h. Randsehens und Störung der räumlichen Wahrnehmung. In diesen Fällen wird wahrscheinlich eine augenärztliche Untersuchung angeordnet.

Bei verschiedenen Frauen wurde unter der Clomifen-Therapie eine Eierstocküberstimulierung (mit Eierstockvergrößerung) festgestellt. Dieses Eierstock-Hyperstimulations-Syndrom kann schnell fortschreiten und ernsthafte Formen annehmen. Mögliche Frühwarnsignale sind starke Beckenschmerzen, Übelkeit, Erbrechen und Gewichtszunahme. Zu den Symptomen zählen Bauchschmerzen, Vergrößerung des Bauchumfangs, Übelkeit, Erbrechen, Durchfall, Gewichtszunahme, mühsame Atmung oder zurückgehende Urinproduktion. Bei Auftreten dieser Warnsignale oder Symptome informieren Sie unverzüglich Ihren Arzt.

Um die Risiken, die während der Behandlung mit Clomifen mit einer abnormen Eierstockvergrößerung einhergehen, zu verringern, sollte die minimale Wirkdosis gegeben werden. Frauen mit polyzystischen Ovarien können auf bestimmte Hormone ungewöhnlich empfindlich und auf die übliche Dosis dieses Arzneimittels abnorm reagieren. Bei Auftreten von Beckenschmerzen ist der Arzt unverzüglich zu informieren. In diesem Fall wird möglicherweise die Therapie abgebrochen, bis sich die Eierstöcke wieder auf ihre ursprüngliche Größe zurückgebildet haben.

Da die Unbedenklichkeit einer Langzeitbehandlung mit Clomifen nicht erwiesen ist, werden im allgemeinen nicht mehr als drei Behandlungszyklen verschrieben.

Mögliche Wechselwirkungen mit Nahrungsmitteln und anderen Arzneimitteln

Sind nicht bekannt.

Besondere Hinweise für Schwangerschaft und Stillzeit

Sind Sie schwanger oder wollen Sie es werden, setzen Sie Ihren Arzt unverzüglich davon in Kenntnis. In der Schwangerschaft sollte Clomifen nicht eingesetzt werden.

Überdosierung

Jede Überdosierung von Medikamenten kann ernsthafte Folgen haben. Bei Verdacht auf eine Überdosierung sollte unverzüglich ein Arzt zu Rate gezogen werden.

Clotrimazol

Präparate z. B.: Fungizid-ratiopharm, Canifug, Canesten, Antifungol, Myko Cordes

Wann dieses Mittel verwendet wird

Clotrimazol wird zur Behandlung von Pilzinfektionen der Haut wie *Tinea* oder Fußpilz sowie Hefepilzerkrankungen des Genitalbereichs verwendet.

Die wichtigsten Fakten zu diesem Arzneimittel

Wichtig ist, daß das Mittel kurmäßig angewandt und auch dann nicht abgesetzt wird, wenn die Infektion abgeklungen zu sein scheint. Die vaginalen Darreichungsformen wie Scheidentabletten und -zäpfchen sollten auch während der Regelblutung verabreicht werden.

Anwendungshinweise

Kontakt mit den Augen meiden.

Vor Anwendung der Creme die Hände waschen. Die Creme sanft in den erkrankten und umliegenden Hautbereich einmassieren.

Um bei den vaginalen Darreichungsformen eine Verschmutzung der Wäsche zu verhindern, empfiehlt es sich, Slipeinlagen oder Vorlagen zu tragen. Auf Tampons sollte während der Therapie verzichtet werden, da sie den Wirkstoff absorbieren. Während der Therapie sollte Baumwollunterwäsche – keine synthetischen Materialien – getragen werden. Scheidenduschen bzw. -spülungen in der Zeit nur mit ärztlicher Erlaubnis.

Bei Auslassen einer Dosis ...
Holen Sie die Anwendung schnellstmöglich nach. Ist jedoch fast schon wieder Zeit für die nächste Dosis, überspringen Sie die vergessene und machen mit dem regulären Therapieplan weiter.

Lagerungshinweise
Dieses Mittel bei Zimmertemperatur, vor Hitze, Licht und Feuchtigkeit geschützt aufbewahren.

Welche Nebenwirkungen auftreten können

Die Nebenwirkungen sind nicht vorhersehbar. Treten Nebenwirkungen auf oder ändern sich bestehende in ihrer Intensität, ist der Arzt schnellstmöglich zu informieren. Nur er kann beurteilen, ob die Therapie mit Clotrimazol fortgeführt werden kann.

Mögliche Nebenwirkungen der äußerlich angewandten Darreichungsformen
- Blasenbildung
- Brennen
- Hautreizung
- Hautrötung
- Hautschälung
- Juckreiz
- Nesselsucht
- Ödembildung aufgrund von Flüssigkeitsretention
- Stechen

Mögliche Nebenwirkungen der vaginalen Darreichungsformen
- Brennen/Juckreiz am Penis des Sexualpartners
- Brennen in der Scheide
- Hautreizungen in der Scheide
- Schmerzhaftigkeit in der Scheide beim Geschlechtsverkehr
- Magen-Darm-Krämpfe/Schmerzen
- Hautausschlag/Quaddelbildung
- Kopfschmerzen
- Schmerzen beim Geschlechtsverkehr

Wann das Mittel nicht verwendet werden sollte

Bekannte allergische Reaktionen auf einen der Inhaltsstoffe des Medikaments gelten als Kontraindikation.

Spezielle Warnhinweise

Bei Auftreten verstärkter Hautreaktionen wie Rötung, Juckreiz, Brennen, Blasenbildung, Schwellungen oder Hautnässen sollte der Arzt informiert werden.

Stellt sich innerhalb von zwei bis vier Wochen keine Besserung ein, ist der Arzt zu informieren.

Die vaginalen Darreichungsformen sollten bei Vorliegen von Bauchschmerzen, Fieber oder übelriechendem Scheidenausfluß nicht angewandt werden. In diesem Fall ist unverzüglich der Arzt aufzusuchen.

Während der Therapie mit den vaginalen Darreichungsformen sollte zur Vermeidung einer Reinfektion entweder auf Geschlechtsverkehr verzichtet oder ein Kondom benutzt werden. Die in verschiedenen vaginalen Darreichungsformen verwandten Öle können Latex angreifen – erkundigen Sie sich bei Ihrem Arzt oder Apotheker.

Mögliche Wechselwirkungen mit Nahrungsmitteln und anderen Arzneimitteln

Sind nicht bekannt.

Besondere Hinweise für Schwangerschaft und Stillzeit

Die Wirkung von Clotrimazol im ersten Schwangerschaftstrimenon ist noch nicht ausreichend untersucht. Es sollte in diesem Zeitraum nur bei zwingender Indikation eingesetzt werden. Wenden Sie Clotrimazol in der Schwangerschaft überhaupt nur auf ausdrückliche ärztliche Anordnung und unter ärztlicher Kontrolle an. Es ist nicht bekannt, ob und in welchem Umfang Clotrimazol in die Muttermilch übertritt. Mögliche Auswirkungen auf das gestillte Kind sind deshalb unbekannt, und Clotrimazol sollte deswegen nur äußerst vorsichtig und nur bei zwingender Notwendigkeit während der Stillzeit angewandt werden.

Überdosierung

Kann auch grundsätzlich jede Überdosierung von Medikamenten ernsthafte Folgen haben, so ist eine Überdosierung mit Clotrimazol doch unwahrscheinlich. Bei Verdacht auf eine Überdosierung sollte unverzüglich ein Arzt zu Rate gezogen werden.

Cyclophosphamid

Präparat z. B.: Endoxan

Wann dieses Mittel verschrieben wird

Dieses Krebsmittel wirkt, indem es das Wachstum von Krebszellen hemmt. Es kann allein oder in Kombination mit anderen Krebsmitteln eingesetzt werden.

Cyclophosphamid wird zur Behandlung folgender Krebstypen eingesetzt:

- Brustkrebs
- Eierstockkrebs (Adenokarzinom)
- Fortgeschrittene *Mycosis fungoides* (Haut- und Lymphknotenkrebs)
- Leukämie (Krebserkrankung der Blutbildung)
- Malignes Lymphom (Hodgkin-Krankheit bzw. Krebserkrankung der Lymphknoten)
- Multiples Myelom (Krebserkrankung der Plasmazellen)
- Retinoblastom (bösartiger Netzhauttumor)
- Sympathoblastom (von den Neuroblasten ausgehende Krebserkrankung, die in Nebennierenmark oder Sympathikus lokalisiert ist)

Außerdem wird das Mittel manchmal auch bei Kindern mit sogenannter »minimal-change-Glomerulonephritis« (eine Nierenerkrankung, bei der Eiweiß im Urin ausgeschieden wird) und die auf eine Kortikoidbehandlung nicht angesprochen haben, eingesetzt.

Die wichtigsten Fakten zu diesem Arzneimittel

Cyclophosphamid kann, wahrscheinlich durch die giftigen Abfallprodukte des Medikaments, die in den Urin abgegeben werden, eine Blasenschädigung verursachen. Zu den möglichen Schädigungen zählen Blaseninfektion mit Blutungen und Blasenfibrose.

Zur Vorbeugung dieser Blasenschädigungen bei einer Cyclophosphamid-Therapie hilft es, täglich drei bis vier Liter Flüssigkeit zu trinken. Durch diese erhöhte Flüssigkeitszufuhr wird zum einen der Urin verdünnt und zum anderen die Blasenentleerungsfrequenz erhöht, wodurch der Kontakt der Blase mit den Cyclophosphamid-Abfallprodukten reduziert wird.

Anwendungshinweise

Die vorgeschriebenen Dosierungsanweisungen sind strikt einzuhalten. Während der Therapie werden regelmäßig Blutunterschuchungen vorgenommen und die Dosierung je nach Entwicklung der Leukozytenzahl angepaßt – unterhalb einer bestimmten Leukozytenzahl muß die Dosis reduziert werden. Außerdem werden regelmäßig Harnuntersuchungen vorgenommen, um nach Blut im Urin, dem Zeichen einer Blasenschädigung, zu suchen.

Cyclophosphamid sollte in der Regel auf nüchternen Magen eingenommen werden. Bei starken Magenbeschwerden kann die Einnahme aber auch während der Mahlzeiten erfolgen.

Bei Auslassen einer Dosis ...
Überspringen Sie die vergessene Dosis. Machen Sie mit dem regulären Therapieplan weiter, und setzen Sie sich mit Ihrem Arzt in Verbindung. Nehmen Sie nie zwei Dosen auf einmal.

Lagerungshinweise
Die Dragees bei Zimmertemperatur aufbewahren.

Welche Nebenwirkungen auftreten können

Die Nebenwirkungen sind nicht vorhersehbar. Treten Nebenwirkungen auf oder ändern sich bestehende in ihrer Intensität, ist der Arzt schnellstmöglich zu informieren. Nur er kann beurteilen, ob die Therapie mit Cyclophosphamid bedenkenlos fortgeführt werden kann.

Eine mögliche Nebenwirkung von Cyclophosphamid ist die Entwicklung eines Sekundärtumors, typischerweise der Blase, der Lymphknoten oder des Knochenmarks. Ein Sekundärtumor kann sich noch bis zu mehreren Jahren nach Verabreichung des Mittels entwickeln.

Cyclophosphamid kann das Immunsystem schwächen und damit die Infektanfälligkeit erhöhen.

Während der Therapie mit Cyclophosphamid können sich gutartige Blasenerkrankungen entwickeln (siehe »Die wichtigsten Fakten zu diesem Arzneimittel«).

Häufige Nebenwirkungen
- Appetitlosigkeit
- Übelkeit und Erbrechen
- Vorübergehender Haarausfall

Gelegentliche oder seltene Nebenwirkungen
Abnehmende Spermazahl, Bauchschmerzen, Blutarmut, Blutungen, Dickdarmentzündung, Dunkelfärbung der Haut und Veränderungen der Fingernägel, Durchfall, Gelbfärbung von Augen und Haut, Hautausschlag, neues Tumorwachstum, offene Stellen im Mund, starke allergische Reaktionen, über einen längeren Zeitraum eingeschränkte Furchtbarkeit oder vorübergehende Sterilität beim Mann, verzögerte Wundheilung, vorübergehendes Ausbleiben der Menstruation.

Wann das Mittel nicht verschrieben werden sollte

Bekannte Überempfindlichkeits- oder allergische Reaktionen auf Cyclophosphamid gelten als Kontraindikation.

Dem Arzt sind ebenfalls mitzuteilen: allergische Reaktionen auf andere alkylierende Krebsmittel wie Busulfan (z. B. Myleran), Chlorambucil (z. B. Leukeran), Estramustin (z. B. Estracyt), Lomustin (z. B. Lomeblastin) oder Melphalan (z. B. Alkeran).

Erwachsenen sollte Cyclophosphamid weder bei der »minimal-change-Glomerulonephritis« noch bei anderen Nierenerkrankungen gegeben werden.

Patienten, bei denen die Produktion der Blutzellen wegen einer Funktionsstörung des Knochenmarks – dem Bildungsort der Blutzellen – gestört ist, sollten ebenfalls kein Cyclophosphamid erhalten.

Spezielle Warnhinweise

Bei Vorliegen einer der nachfolgend aufgeführten Störungen steigt das Risiko, daß Cyclophosphamid toxische Nebenwirkungen verursacht:

- Blutbildveränderungen (zu geringe weiße Blutzell- oder Thrombozytenzahl)
- Knochenmarktumoren
- Nierenerkrankungen
- Lebererkrankungen
- Frühere Krebsbehandlung
- Frühere Strahlentherapie

Mögliche Wechselwirkungen mit Nahrungsmitteln und anderen Arzneimitteln

Wird Cyclophosphamid mit bestimmten anderen Arzneimitteln zusammen eingenommen, kann die Wirkung wechselseitig verstärkt, vermindert oder in sonstiger Weise verändert werden. Halten Sie deshalb unbedingt mit Ihrem Arzt Rücksprache, bevor Sie Cyclophosphamid mit einem der nachfolgend aufgeführten Mittel bzw. Substanzgruppen kombinieren:

- Allopurinol gegen Gicht (z. B. Allopurinol-ratiopharm)
- Digoxin (z. B. Dilanacin, Lanicor)
- Doxorubicin (z. B. Adriblastin)
- Phenobarbital (z. B. Lepinal, Luminaletten)
- Suxamethoniumchlorid (z. B. Lysthenon)

Nehmen Sie Nebennierenhormone, sogenannte Kortikoide ein, weil Ihnen die Nebennieren entfernt wurden, ist für Sie unter Cyclophosphamid-Therapie die Gefahr toxischer Nebenwirkungen erhöht. In diesem Fall ist häufig eine Anpassung der Cyclophosphamid- wie Kortikoid-Dosis notwendig.

Besondere Hinweise für Schwangerschaft und Stillzeit

Sind Sie schwanger oder wollen Sie es werden, setzen Sie Ihren Arzt unverzüglich davon in Kenntnis. Cyclophosphamid kann in der Schwangerschaft fetale Mißbildungen verursachen. Unter Cyclophosphamid ist eine zuverlässige Form der Schwangerschaftsverhütung zu wählen. Da Cyclophosphamid in die Muttermilch übertritt, kann es sich auf das gestillte Kind auswirken. Kann auf das Mittel nicht verzichtet werden, ist bis Therapieende vom Stillen abzusehen.

Überdosierung

Liegen auch keine Informationen über die Wirkung einer Cyclophosphamid-Überdosierung vor, so kann doch grundsätzlich jede Überdosierung von Medikamenten ernsthafte Folgen haben. Bei Verdacht auf eine Überdosierung sollte unverzüglich ein Arzt zu Rate gezogen werden.

Desipramin

Präparate z. B.: Petylyl, Pertofran

Wann dieses Mittel verschrieben wird

Dieses trizyklische Antidepressivum wird zur Behandlung von Depressionen verschrieben. Desipramin soll, wie alle anderen Vertreter dieser Wirkstoffklasse auch, wirken, indem es wieder für ein ausgewogenes Verhältnis zwischen den natürlichen chemischen Botenstoffen des Gehirns sorgt.

Gelegentlich wird Desipramin auch zur Behandlung von Bulimie (Freß-/Brechsucht) sowie des hyperkinetischen Syndroms eingesetzt.

Die wichtigsten Fakten zu diesem Arzneimittel

Da es bei gleichzeitiger Gabe von MAO-Hemmern zu ernsthaften, gelegentlich lebensgefährlichen Reaktionen kommen kann, sind MAO-Hemmer in jedem Fall mindestens 14 Tage vor Beginn der Desipramin-Therapie abzusetzen. Dem behandelnden Arzt müssen alle Medikamentenanwendungen bekannt sein.

Anwendungshinweise

Die vorgeschriebenen Dosierungsanweisungen sind strikt einzuhalten.

Setzen Sie Desipramin nicht auf eigene Faust ab, wenn die Wirkung auszubleiben scheint. Bis sich erste Zeichen einer Besserung zeigen, kann es zwei bis drei Wochen dauern.

Gegen die gelegentlich durch Desipramin verursachte Mundtrockenheit hilft oft schon, ein Bonbon zu lutschen oder Kaugummi zu kauen.

Bei Auslassen einer Dosis ...
Werden täglich mehrere Dosen verabreicht, holen Sie die vergessene so schnell wie möglich nach und verteilen die noch ausstehenden Dosen in gleichmäßigen Abständen auf den Rest des Tages. Wird Desipramin in einer Einzeldosis am Abend vor dem Zubettgehen eingenommen, darf die vergessene Dosis nicht am nächsten Morgen nachgeholt werden. Nehmen Sie nie zwei Dosen auf einmal ein.

Lagerungshinweise
Bei Zimmertemperatur, vor extremer Hitze geschützt aufbewahren.

Welche Nebenwirkungen auftreten können

Die Nebenwirkungen sind nicht vorhersehbar. Treten Nebenwirkungen auf oder ändern sich bestehende in ihrer Intensität, ist der Arzt schnellstmöglich zu informieren. Nur er kann beurteilen, ob die Therapie mit Desipramin bedenkenlos fortgeführt werden kann.

Mögliche Nebenwirkungen
Agitiertheit, Alpträume, Ameisenlaufen in Händen und Füßen, Angst, Anschwellen der Hoden, Appetitlosigkeit, Bauchkrämpfe, Benommenheit, beschleunigter Herzschlag, Blutdruckanstieg oder -abfall, Darmverschluß, Desorientiertheit, Drüsenschwellung, Durchfall, Entwicklung von Brüsten beim Mann, Entzündung der Mundschleimhaut, Erbrechen, erweiterte Pupillen, exzessiver oder spontaner Milchfluß, Fieber, Gelbfärbung von Haut und Augen, Gewichtszunahme oder -verlust, Haarausfall, häufiger Harndrang oder Harnverhaltung oder Miktionsstörungen, Halluzinationen, Halsentzündung, Hautjucken und -ausschlag, Hepatitis, Herzinfarkt, Herzklopfen, Herzrhythmusstörungen, Hitzewallung, Hochgefühl, hohe oder niedrige Blutzuckerwerte, Impotenz, Klingeln in den Ohren, Koordinationsausfall, Kopfschmerzen, Krampfanfälle, Kribbelgefühl, Lichtempfindlichkeit, Magenschmerzen, Müdigkeit, Mundtrockenheit, Muskelzittern, nächtlicher Harndrang, Nesselsucht, Ödembildung aufgrund von Flüssigkeitsretention (vor allem von Gesicht und Zunge), pupurfarbene Hautflecken, Schlaflosigkeit, Schlaganfall, Schleiersehen, schlechter Geschmack im Mund, Schmerzen beim Samenerguß, Schwäche, schwarze, rote oder blaue Hautflecken, schwarze Zunge, Schwindelgefühl (vor allem beim Aufstehen aus dem Liegen), Schwitzen, Sehstörungen, Taubheitsgefühl in Händen und Füßen, Übelkeit, Unruhezustände, Veränderung der Libido, Verschlimmerung von Psychosen, Verstopfung, Verwirrtheitszustände, Wahnideen.

Wann das Mittel nicht verschrieben werden sollte

Bei bekannter Überempfindlichkeit gegen Desipramin oder nach frischem Herzinfarkt sollte das Mittel nicht gegeben werden.

Wird Desipramin abrupt abgesetzt, kann dies zu Kopfschmerzen, Übelkeit und Unwohlsein führen. Setzen Sie das Mittel nur auf Anordnung des Arztes und seinen Anweisungen entsprechend ab.

Da bei einer Desipramin-Therapie die Wachsamkeit und das Reaktionsvermögen beeinträchtigt sein können, muß vom Führen eines Fahrzeugs, Bedienen gefährlicher Maschinen oder von der Durchführung gefährlicher, die volle geistige Aufmerksamkeit erfordernder Arbeiten so lange abgesehen werden, bis die individuelle Wirkung des Mittels bekannt ist.

Da die Haut unter Desipramin-Wirkung empfindlich auf Sonne reagieren kann, sollte während der Therapie direktes Sonnenlicht möglichst gemieden bzw. die Haut vor der Sonne geschützt und ein Sonnenschutzmittel aufgetragen werden.

Vor operativen Eingriffen sollte Desipramin möglichst frühzeitig abgesetzt werden.

Treten unter Desipramin-Therapie Fieber oder Halsentzündung auf, ist dies dem Arzt mitzuteilen, da zur Kontrolle eventuell Blutuntersuchungen durchgeführt werden müssen.

Mögliche Wechselwirkungen mit Nahrungsmitteln und anderen Arzneimitteln

Desipramin darf in keinem Fall zusammen mit MAO-Hemmern eingenommen werden (z. B. Aurorix).

Wird Desipramin mit bestimmten anderen Arzneimitteln zusammen eingenommen, kann die Wirkung wechselseitig verstärkt, vermindert oder in sonstiger Weise verändert werden. Halten Sie deshalb unbedingt mit Ihrem Arzt Rücksprache, bevor Sie Desipramin mit einem der nachfolgend aufgeführten Mitteln bzw. Substanzgruppen kombinieren:

- Cimetidin (z. B. H_2 Blocker-ratiopharm)
- Bronchospamolytika wie Salbutamol (z. B. Sultanol)
- Fluoxetin (z. B. Fluctin)
- Schilddrüsenmittel Levothyroxin (z. B. L-Thyroxin, Euthyrox)
- Sedativa/Hypnotika (Triazolam, z. B. Halcion; Diazepam, z. B. Valium)

Wird Desipramin zusammen mit Alkohol oder anderen zentraldämpfenden Mitteln einschließlich narkotischen Schmerzmitteln wie Pethidin (z. B. Dolantin), Schlafmitteln wie Triazolam (z. B. Halcion) und Tranquilizern wie Diazepam (z. B. Valium) und Alprazolam (z. B. Tafil) eingenommen, kann es zu starker Benommenheit und anderen potentiell ernsthaften Nebenwirkungen kommen.

Besondere Hinweise für Schwangerschaft und Stillzeit

In Schwangerschaft und Stillzeit sollte Desipramin nur bei zwingender Notwendigkeit und nach sorgfältiger Nutzen-Risiko-Abwägung eingesetzt werden. Sind Sie schwanger oder wollen es werden, setzen Sie Ihren Arzt davon unverzüglich in Kenntnis.

Überdosierung

Jede Überdosierung von Medikamenten kann ernsthafte Folgen haben. Bei Verdacht auf eine Überdosierung sollte unverzüglich ein Arzt zu Rate gezogen werden.

Symptome einer Desipramin-Überdosierung
Agitiertheit, Delirium, Erbrechen, erweiterte Pupillen, extrem niedriger Blutdruck, Fieber, Harnverhaltung, Herzrhythmusstörungen, Koma, Krampfanfälle, mühsame Atmung, Muskelstarre, Niereninsuffizienz, Schock, Stupor, Unruhezustände, Verwirrtheitszustände.

Diazepam

Präparate z. B.: Diazepam-ratiopharm, Faustan, Tranquase, Valium

Wann dieses Mittel verschrieben wird

Diazepam, ein Vertreter der Benzodiazepine, wird zur Behandlung von Angststörungen und zur kurzfristigen Linderung von Angstsymptomen verschrieben.

Ebenfalls eingesetzt wird es zur Linderung akuter Alkoholentzugserscheinungen, zur Muskelentspannung, Linderung unkontrollierter Muskelbewegungen bei Zerebralparese und Lähmung des Unterkörpers und der unteren Gliedmaßen, zur Kontrolle unwillkürlicher Bewegungen der Hände (Athetose), zur Linderung von Muskelverspannungen und -schmerzen, und, in Kombination mit anderen Medikamenten, zur Behandlung von Krampfanfälle auslösenden Erkrankungen wie Epilepsie.

Die wichtigsten Fakten zu diesem Arzneimittel

Während der Einnahme von Diazepam kann es zu Gewöhnung und Abhängigkeit kommen. Bei plötzlichem Absetzen des Mittels können sich Entzugssymptome entwickeln. Ändern Sie nie ohne ärztliche Anweisung die Dosis oder setzen das Mittel ab.

Anwendungshinweise

Die vorgeschriebenen Dosierungsanweisungen sind strikt einzuhalten. Wird Diazepam im Rahmen der Epilepsiebehandlung eingesetzt, muß die Einnahme jeden Tag zur selben Zeit erfolgen.

Bei Auslassen einer Dosis ...
Ist nicht mehr als eine Stunde über die reguläre Einnahmezeit verstrichen, können Sie die Einnahme noch nachholen. Andernfalls überspringen Sie die Einnahme und machen mit dem normalen Therapieplan weiter. Nehmen Sie nie zwei Dosen auf einmal.

Lagerungshinweise
Vor Hitze, Licht und Feuchtigkeit schützen.

Welche Nebenwirkungen auftreten können

Die Nebenwirkungen sind nicht vorhersehbar. Treten Nebenwirkungen auf oder ändern sich bestehende in ihrer Intensität, ist der Arzt schnellstmöglich zu informieren. Nur er kann beurteilen, ob die Therapie mit Diazepam bedenkenlos fortgeführt werden kann.

Häufigere Nebenwirkungen
- Benommenheit
- Müdigkeit
- Schläfrigkeit
- Koordinationsstörungen

Gelegentliche oder seltene Nebenwirkungen
Angst, Benommenheit, Blutdruckabfall, depressive Verstimmungen, Doppeltsehen, Erregungszustände, Gelbfärbung von Augen und Haut, Halluzinationen, Harninkontinenz, Hautausschlag, Kopfschmerzen, Krampfanfälle (leichte Veränderungen im Hirnwellenmuster), Miktionsstörungen, Schlafstörungen, Schwindel, Übelkeit, Übererregtheit, veränderte Speichelbildung, Veränderung der Libido, verlangsamter Herzschlag, Verschwommensehen, Verstopfung, verwaschene Sprache und andere Sprachstörungen, Verwirrtheitszustände, Wutanfälle.

Nebenwirkungen, die durch eine zu rasche Dosisherabsetzung oder ein abruptes Absetzen des Mittels verursacht werden
Bauch- und Muskelkrämpfe, Erbrechen, Schüttelkrämpfe, Schweißausbrüche, Zittern.

Wann das Mittel nicht verschrieben werden sollte

Überempfindlichkeits- oder allergische Reaktionen gelten als Kontraindikation.

Ein akutes Engwinkelglaukom schließt die Einnahme dieses Mittels aus.

Durch Alltagsstreß ausgelöste Angst und Anspannung erfordern keine Behandlung mit Diazepam. Besprechen Sie Ihre Symptome eingehend mit Ihrem Arzt.

Diazepam sollte nicht verschrieben werden, wenn Sie sich wegen einer ernsthafteren psychischen Störung in Behandlung befinden.

Spezielle Warnhinweise

Da durch die Therapie mit Diazepam die Wachsamkeit und das Reaktionsvermögen beeinträchtigt sein können, muß vom Führen eines Fahrzeugs, Bedienen gefährlicher Maschinen oder von der Durchführung gefährlicher, die volle geistige Aufmerksamkeit erfordernden Arbeiten so lange abgeraten werden, bis Sie wissen, welche Wirkung das Mittel auf Sie hat.

Vorsicht bei Leber- oder Nierenstörungen.

Mögliche Wechselwirkungen mit Nahrungsmitteln und anderen Arzneimitteln

Diazepam wirkt dämpfend auf das Zentralnervensystem und kann die Wirkung von Alkohol verstärken. Unter der Wirkung von Diazepam sollte kein Alkohol getrunken werden.

Wird Diazepam mit bestimmten anderen Arzneimitteln zusammen eingenommen, kann die Wirkung wechselseitig verstärkt, vermindert oder in sonstiger Weise verändert werden. Halten Sie deshalb unbedingt mit Ihrem Arzt Rücksprache, bevor Sie Diazepam mit einem der nachfolgend aufgeführten Mittel bzw. Substanzgruppen kombinieren:

- Antikonvulsiva wie Phenytoin (z. B. Zentropil)
- Antidepressiva wie Amitriptylin (z. B. Saroten) und Fluoxetin (z. B. Fluctin)
- Barbiturate wie Phenobarbital (z. B. Lepinal, Luminaletten)
- Cimetidin (z. B. H_2 Blocker-ratiopharm)
- Digoxin (z. B. Dilanacin, Lanicor)
- Disulfiram (z. B. Antabus)
- Isoniazid (z. B. Isozid)

- Levodopa (z. B. Madopar)
- Neuroleptika wie Thioridazin (z. B. Melleril)
- MAO-Hemmer (z. B. Aurorix)
- Omeprazol (z. B. Antra)
- Orale Kontrazeptiva
- Ranitidin (z. B. Sostril, Zantic)
- Rifampicin (z. B. Eremfat, Rimactan)

Besondere Hinweise für Schwangerschaft und Stillzeit

Wegen der erhöhten Gefahr fetaler Mißbildungen ist während der Schwangerschaft oder bei geplanter Schwangerschaft auf die Einnahme von Diazepam zu verzichten.

Kann auf das Mittel nicht verzichtet werden, ist bis Therapieende vom Stillen abzusehen.

Überdosierung

Jede Überdosierung von Medikamenten kann ernsthafte Folgen haben. Bei Verdacht auf Überdosierung ist sofort ein Arzt zu Rate zu ziehen.

Symptome einer Diazepam-Überdosierung
- Abgeschwächte Reflexe
- Koma
- Schläfrigkeit
- Verwirrtheit

Diclofenac

Präparate z. B.: Diclofenac-ratiopharm, Diclophlogont, Rewodina, Voltaren, Allvoran

Wann dieses Mittel verschrieben wird

Dieser nichtsteroidale Entzündungshemmer wird in erster Linie bei rheumatoider Arthritis, Arthrose und *Spondylitis ankylosans* (Bechterew-Krankheit) zur Entzündungshemmung sowie Linderung von Schwellungen, Steifigkeit und Gelenkschmerzen eingesetzt.

Die wichtigsten Fakten zu diesem Arzneimittel

Eine Diclofenac-Dauermedikation macht sorgsame ärztliche Überwachung sowie häufige Kontrollen erforderlich, da es ohne Warnzeichen zur Geschwürbildung oder inneren Blutungen in Magen und/oder Darm kommen kann.

Anwendungshinweise

Um Magenbeschwerden und die damit verbundenen Nebenwirkungen so gering wie möglich zu halten, sollte das Mittel mit der Mahlzeit, mit Milch oder Antazida zusammen eingenommen werden. Hierdurch kann allerdings auch der Wirkungseintritt verzögert werden.

Wenn Sie das Mittel zusammen mit einem Glas Wasser einnehmen und sich in den nächsten 20 Minuten nicht hinlegen, hilft das, Reizungen im oberen Verdauungstrakt zu vermeiden.

Die vorgeschriebenen Dosierungsanweisungen sind strikt einzuhalten.

Bei Auslassen einer Dosis ...
Müssen Sie das Mittel regelmäßig einnehmen, holen Sie die Einnahme schnellstmöglichst nach. Ist jedoch fast schon wieder Zeit für die nächste Dosis, überspringen Sie die vergessene Dosis und machen mit dem regulären Therapieplan weiter. Nehmen Sie nie zwei Dosen auf einmal.

Lagerungshinweise
Bei Zimmertemperatur, vor Feuchtigkeit geschützt und dicht verschlossen aufbewahren.

Welche Nebenwirkungen auftreten können

Die Nebenwirkungen sind nicht vorhersehbar. Treten Nebenwirkungen auf oder ändern sich bestehende in ihrer Intensität, ist der Arzt schnellstmöglich zu informieren. Nur er kann entscheiden, ob die Therapie mit Diclofenac bedenkenlos fortgeführt werden kann.

Häufige Nebenwirkungen
- Bauchschmerzen oder -krämpfe
- Durchfall
- Kopfschmerzen
- Schwindel
- Übelkeit

- Verdauungsstörungen
- Verstopfung

Gelegentliche Nebenwirkungen
Anschwellen des Bauchs, Blähungen, Flüssigkeitsretention, Hautausschlag, Juckreiz, Magen-Darm-Blutungen, Ohrensausen, peptisches Ulkus.

Seltene Nebenwirkungen
Abnahme der weißen Blutkörperchen, allgemeines Krankheitsgefühl, anaphylaktischer Schock (ernsthafte Arzneimittelreaktion), Anämie, Angst, Anschwellen des Halses aufgrund von Flüssigkeitsretention, Asthma, Benommenheit, Blutdruckabfall, Blutdruckanstieg, blutiger Durchfall, Depression, Doppeltsehen, Entzündungen, Entzündungen im Mundraum, Erbrechen, Gelbfärbung von Augen und Haut, Geschmacksveränderungen, Haarausfall, Hautausschlag, Hautexanthem, Hautschuppung, Hepatitis, Hörverlust (vorübergehender), Juckreiz, Kolitis, kongestive Herzinsuffizienz, Lichtempfindlichkeit, Mundtrockenheit, Nasenbluten, Nesselsucht, Nierenversagen, Ödeme an Lidern, Lippen und Zunge, Reizbarkeit, rote oder violette Hautverfärbungen, Schlafstörungen, Schleiersehen, schwarzer Stuhl, Sehstörungen, Stevens-Baader-Fiessinger-Johnson-Syndrom (starke entzündliche Veränderung der Haut), Blutbildveränderungen, veränderter Appetit, vermindertes Harnvolumen.

Wann das Mittel nicht verschrieben werden sollte

Überempfindlichkeits- oder allergische Reaktionen gelten als Kontraindikation. Dasselbe gilt, wenn nach der Gabe von Acetylsalicylsäure oder anderen nichtsteroidalen Entzündungshemmern Asthmaanfälle, Nesselsucht oder andere allergische Reaktionen aufgetreten sind. Alle Arzneimittelreaktionen sind dem Arzt mitzuteilen.

Spezielle Warnhinweise

Da das Mittel dafür bekannt ist, peptisches Ulkus und Magen-Darm-Blutungen zu verursachen, ist bei Verdacht auf eine dieser beiden Störungen unverzüglich der Arzt zu informieren.

Vorsicht bei bestehender Herzinsuffizienz, Nierenstörungen oder Lebererkrankung – bei manchen Menschen kann Diclofenac eine Leberentzündung verursachen.

Besondere Vorsicht ist auch bei Personen geboten, die gerinnungshemmende Mittel oder Diuretika einnehmen.

Vorsicht auch bei bestehender Herzerkrankung oder Bluthochdruck, da das Mittel die Wasserretention erhöhen kann.

Bei Auftreten von Übelkeit, Ohnmachtsanfällen, Lethargie, Juckreiz, Gelbfärbung der Augen und Haut, Schmerzhaftigkeit im rechten Oberbauch oder grippeähnlichen Symptomen ist der Arzt unverzüglich zu informieren.

Mögliche Wechselwirkungen mit Nahrungsmitteln und anderen Arzneimitteln

Wird Diclofenac mit anderen Medikamenten zusammen eingenommen, kann die Wirkung wechselseitig verstärkt, vermindert oder in sonstiger Weise verändert werden. Halten Sie deshalb unbedingt mit Ihrem Arzt Rücksprache, bevor Sie Diclofenac mit einem der nachfolgend aufgeführten Mittel bzw. Substanzgruppen kombinieren:

- Acetylsalicylsäure (z. B. Aspirin)
- Blutgerinnungshemmer wie Warfarin (z. B. Coumadin)
- Carteolol (z. B. Endak)
- Ciclosporin (z. B. Sandimmun)
- Digoxin (z. B. Dilanacin, Lanicor)
- Diuretika (Entwässerungsmittel)
- Insulin oder orale Antidiabetika
- Lithium (z. B. Quilonum)
- Methotrexat (z. B. Methotrexat Lederle)

Besondere Hinweise für Schwangerschaft und Stillzeit

Die Wirkung von Diclofenac auf die Schwangerschaft und das ungeborene Kind ist noch nicht ausreichend untersucht. Sind Sie schwanger oder wollen Sie es werden, dann informieren Sie unverzüglich Ihren Arzt. Da Diclofenac in die Muttermilch übertritt, kann es sich auf den Säugling auswirken. Kann auf das Mittel nicht verzichtet werden, ist bis Therapieende vom Stillen abzusehen.

Überdosierung

Jede Überdosierung von Medikamenten kann ernsthafte Folgen haben. Bei Verdacht auf Überdosierung ist sofort ein Arzt zur Rate zu ziehen.

Symptome einer Diclofenac-Überdosierung

- Akutes Nierenversagen
- Benommenheit
- Bewußtlosigkeit
- Erbrechen
- Lungenentzündung

Diflunisal

Präparat z. B.: Fluniget

Wann dieses Mittel verschrieben wird

Dieser nichtsteroidale Entzündungshemmer wird zur Behandlung leichter bis mittelschwerer Schmerzzustände sowie zur Linderung von Entzündungen, Schwellungen, Steifigkeit und Gelenkschmerzen bei rheumatoider Arthritis und Arthrose eingesetzt.

Die wichtigsten Fakten zu diesem Arzneimittel

Da es unter Diflunisal-Therapie ohne vorherige Warnzeichen zur Geschwürbildung und zu inneren Blutungen im Magen und/oder Darm kommen kann, sind regelmäßige Kontrolluntersuchungen erforderlich.

Anwendungshinweise

Diflunisal sollte während der Mahlzeiten oder zusammen mit einem Antazidum sowie mit einem Glas Wasser oder Milch eingenommen werden. Nehmen Sie Diflunisal nie auf nüchternen Magen ein.

Die Tabletten sollten unzerkaut geschluckt werden.

Die vorgeschriebenen Dosierungsanweisungen sind strikt einzuhalten. Im Rahmen einer Arthritisbehandlung muß das Mittel regelmäßig eingenommen werden.

Bei Auslassen einer Dosis ...
Holen Sie die Einnahme schnellstmöglich nach. Ist jedoch fast schon wieder Zeit für die nächste Dosis, überspringen Sie die vergessene und machen mit dem regulären Therapieplan weiter. Nehmen Sie nie zwei Dosen auf einmal.

Lagerungshinweise
Vor Feuchtigkeit geschützt aufbewahren.

Welche Nebenwirkungen auftreten können

Die Nebenwirkungen sind nicht vorhersehbar. Treten Nebenwirkungen auf oder ändern sich bestehende in ihrer Intensität, ist der Arzt schnellstmöglich zu informieren. Nur er kann beurteilen, ob die Therapie mit Diflunisal bedenkenlos weiter fortgeführt werden kann.

Häufige Nebenwirkungen
Bauchschmerzen, Blähungen, Durchfall, Erbrechen, Hautausschlag, Kopfschmerzen, Müdigkeit, Ohrensausen, Schläfrigkeit, Schlafstörungen, Schwindel, Übelkeit, Verdauungsstörungen, Verstopfung.

Gelegentliche oder seltene Nebenwirkungen
Ameisenlaufen, Appetitlosigkeit, Benommenheit, Blutarmut, depressive Verstimmungen, Desorientiertheit, Eiweiß oder Blut im Urin, Entzündung von Zunge und Lippen, Flüssigkeitsretention, Gelbfärbung von Augen und Haut, Hautausschlag, Hautexantheme, Hautrötung mit Hitzegefühl, Hepatitis, Juckreiz, Magen-Darm-Blutungen, Lichtempfindlichkeit, Miktionsstörungen, Nervosität, Nesselsucht, Niereninsuffizienz, peptisches Ulkus, Schleiersehen, Schwäche, Schwindel, Stevens-Johnson-Syndrom, Trockenheit der Mund- und Nasenschleimhaut, Verwirrtheitszustände.

Wann das Mittel nicht verschrieben werden sollte

Wer mit Überempfindlichkeits- oder allergischen Reaktionen auf Diflunisal, Acetylsalicylsäure, Salicylate oder andere nichtsteroidale Entzündungshemmer oder mit Asthmaanfällen auf Acetylsalicylsäure oder andere Mittel dieser Substanzgruppe reagiert, sollte Diflunisal nicht einnehmen. Alle Arzneimittelreaktionen sind dem Arzt mitzuteilen.

Spezielle Warnhinweise

Es kann ohne vorherige Warnhinweise zum Auftreten von Magen-Darm-Blutungen und -Geschwüren kommen.

Vorsicht bei Nieren- oder Lebererkrankung – bei manchen Menschen kann Diflunisal eine Leberentzündung verursachen.

Nehmen Sie unter Diflunisal-Therapie nur auf ausdrückliche ärztliche Anordnung Acetylsalicylsäure oder andere Entzündungshemmer ein.

Nichtsteroidale Entzündungshemmer wie Diflunisal können die Zeichen und Symptome einer bestehenden Infektion verschleiern.

Vorsicht bei gleichzeitiger Einnahme von Blutgerinnungshemmern, da Diflunisal die Blutungszeit verlängern kann.

Da Diflunisal Sehstörungen verursachen kann, sind alle Veränderungen des Sehvermögens dem Arzt sofort mitzuteilen.

Da die Einnahme von Diflunisal zu einer Wasserretention führen kann, ist bei Patienten mit Herzerkrankung oder Bluthochdruck besondere Vorsicht geboten.

Diflunisal kann Benommenheit und Schwindel verursachen und besonders die Fahrtauglichkeit sowie die Fähigkeit zum Bedienen gefährlicher Maschinen beeinträchtigen. Bestehen irgendwelche Zweifel an der eigenen Reaktionsfähigkeit, ist bei allen, die volle geistige Aufmerksamkeit erfordernden Tätigkeiten Vorsicht angeraten.

Mögliche Wechselwirkungen mit Nahrungsmitteln und anderen Arzneimitteln

Wird Diflunisal mit bestimmten anderen Arzneimitteln zusammen eingenommen, kann die Wirkung wechselseitig verstärkt, vermindert oder in sonstiger Weise verändert werden. Halten Sie deshalb unbedingt mit Ihrem Arzt Rücksprache, bevor Sie Diflunisal mit einem der nachfolgend aufgeführten Mittel bzw. mit einem Präparat aus diesen Substanzgruppen kombinieren:

- Acetylsalicylsäure (z.B. Aspirin)
- Antazida (wenn diese regelmäßig eingenommen werden müssen, z.B. Maaloxan, Riopan)
- Ciclosporin (z.B. Sandimmun)
- Spironolacton (z.B. Aldactone)
- Hydrochlorothiazid (z.B. Esidrix)
- Probenecid (z.B. Probenecid Weimer)
- Indometacin (z.B. Indomet-ratiopharm)
- Methotrexat (z.B. Methotrexat Lederle)
- Naproxen (z.B. Proxen)
- Orale Blutgerinnungshemmer (z.B. Marcumar, Coumadin)
- Paracetamol (z.B. Ben-u-ron)

Besondere Hinweise für Schwangerschaft und Stillzeit

Die Wirkung von Diflunisal auf die Schwangerschaft und das ungeborene Kind ist noch nicht ausreichend untersucht. Sind Sie schwanger oder wollen Sie es werden und müssen Sie Diflunisal einnehmen, setzen Sie Ihren Arzt unverzüglich davon in Kenntnis. Da Diflunisal in die Muttermilch übertritt, kann es sich auf das gestillte Kind auswirken. Kann auf das Mittel nicht verzichtet werden, ist bis Therapieende vom Stillen abzusehen.

Überdosierung

Jede Überdosierung von Medikamenten kann ernsthafte Folgen haben. Bei Verdacht auf eine Überdosierung sollte unverzüglich ein Arzt zu Rate gezogen werden.

Symptome einer Diflunisal-Überdosierung
Abnorm schneller Herzschlag (Tachykardie), Benommenheit, Desorientiertheit, Durchfall, Erbrechen, übertriebenes, hechelndes Atmen (Hyperventilation), Koma, Ohrensausen, Schwitzen, Stupor, Übelkeit.

Dihydroergotoxin

Präparate z. B.: Hydergin, Orphol, DCCK, Circanol

Wann dieses Mittel verschrieben wird

Dihydroergotoxin wird zur Linderung der Symptome nachlassender geistiger Fähigkeit eingesetzt, wie sie mit dem natürlichen Alterungsprozeß oder beginnender Demenz einhergehen können und gelegentlich bei Personen über 60 Jahren zu beobachten sind. Zu den Symptomen zählen unter anderem Desorientiertheit, Konzentrations- und Auffassungsstörung, verminderte Vitalität sowie zunehmende Verwahrlosung und Verschlechterung der zwischenmenschlichen Beziehungen.

Die wichtigsten Fakten zu diesem Arzneimittel

Es kann einige Wochen oder noch länger dauern, bis Dihydroergotoxin spürbare Wirkungen zeigt. Wichtig ist die regelmäßige Einnahme, auch wenn sich anfangs keine Besserung einzustellen scheint.

Anwendungshinweise

Die vorgeschriebenen Dosierungsanweisungen sind strikt einzuhalten.

Bei Auslassen einer Dosis ...
Überspringen Sie die vergessene Dosis, und machen Sie mit dem regulären Therapieplan weiter. Nehmen Sie nie zwei Dosen auf einmal. Vergessen Sie zwei oder noch mehr Einnahmen hintereinander, halten Sie mit Ihrem Arzt Rücksprache.

Lagerungshinweise
Vor Hitze, Licht und Feuchtigkeit geschützt aufbewahren. Die flüssige Darreichungsform nicht bei Temperaturen unter dem Gefrierpunkt lagern.

Welche Nebenwirkungen auftreten können

Die Nebenwirkungen sind nicht vorhersehbar. Treten Nebenwirkungen auf oder ändern sich bestehende in ihrer Intensität, ist der Arzt schnellstmöglich zu informieren. Nur er kann beurteilen, ob die Therapie mit Dihydroergotoxin bedenkenlos fortgeführt werden kann.

Mögliche Nebenwirkungen
- Brechreiz
- Magen-Darm-Beschwerden
- Gefühl der verstopften Nase
- Gelegentlich Übelkeit

Wann das Mittel nicht verschrieben werden sollte

Bekannte Überempfindlichkeits- oder allergische Reaktionen auf Dihydroergotoxin oder das Vorliegen von Geistesstörungen gelten als Kontraindikation.

Spezielle Warnhinweise

Da die mit Dihydroergotoxin behandelten Symptome unbekannter Ursache sind und sich verändern oder zu einer ganz bestimmten Erkrankung weiterentwickeln können, muß vor der Verschreibung auf jeden Fall eine sorgfältige Diagnose und Differentialdiagnose stehen. Während der Behandlung muß aufmerksam auf Zustandsveränderungen geachtet werden.

Mögliche Wechselwirkungen mit Nahrungsmitteln und anderen Arzneimitteln

Sind nicht bekannt.

Besondere Hinweise für Schwangerschaft und Stillzeit

Dihydroergotoxin ist nicht für den Einsatz bei Frauen im gebärfähigen Alter bestimmt.

Überdosierung

Jede Überdosierung von Medikamenten kann ernsthafte Folgen haben. Bei Verdacht auf eine Überdosierung sollte unverzüglich ein Arzt zu Rate gezogen werden.

Dikaliumclorazepat

Präparat z. B.: Tranxilium

Wann dieses Mittel verschrieben wird

Dikaliumclorazepat ist ein Benzodiazepin und wird zur Behandlung von Angststörungen und Linderung von Angstsymptomen eingesetzt.

Ebenfalls eingesetzt wird es zur Linderung von Alkoholentzugssymptomen sowie zur Behandlung von Krampfanfälle auslösenden Erkrankungen wie Epilepsie.

Die wichtigsten Fakten zu diesem Arzneimittel

Bei regelmäßiger oder Langzeitbehandlung besteht die Gefahr der Abhängigkeitsentwicklung. Nach längerer regelmäßiger Einnahme kann das plötzliche Absetzen zu Entzugserscheinungen führen. Ohne vorherige Rücksprache mit dem Arzt darf weder die Dosis geändert noch das Mittel abgesetzt werden.

Anwendungshinweise

Die vorgeschriebenen Dosierungsanweisungen sind strikt einzuhalten.

Bei Auslassen einer Dosis...
Ist nicht mehr als eine Stunde über die reguläre Einnahmezeit verstrichen, können Sie die Einnahme noch nachholen. Andernfalls überspringen Sie die Einnahme und machen mit dem normalen Therapieplan weiter. Nehmen Sie nie zwei Dosen auf einmal.

Lagerungshinweise
Bei Zimmertemperatur aufbewahren und vor übermäßiger Hitze schützen.

Welche Nebenwirkungen auftreten können

Die Nebenwirkungen sind nicht vorhersehbar. Treten Nebenwirkungen auf oder ändern sich bestehende in ihrer Intensität, ist der Arzt schnellstmöglich zu informieren. Nur er kann beurteilen, ob die Therapie mit Dikaliumclorazepat bedenkenlos fortgeführt werden kann.

Häufige Nebenwirkung
- Benommenheit

Gelegentliche oder seltene Nebenwirkungen
Depression, Doppeltsehen, geistige Verwirrtheit, Hautausschlag, Kopfschmerzen, Magen-Darm-Störungen, Müdigkeit, Mundtrockenheit, Muskelkoordinationsstörungen, Nervosität, Reizbarkeit, Schlaf- oder Einschlafstörungen, Schleiersehen, Schwindel, Störungen im Urogenitaltrakt, verwaschene Sprache, Zittern.

Nebenwirkungen, die durch eine plötzliche Dosisherabsetzung oder Absetzen des Mittels bedingt sind
Durchfall, Gedächtnisstörungen, Halluzinationen, Muskelschmerzen, Nervosität, Reizbarkeit, Schlaf- oder Einschlafstörungen, unkontrollierbares Zittern.

Wann das Mittel nicht verschrieben werden sollte

Bekannte Überempfindlichkeits- oder allergische Reaktionen auf dieses Mittel gelten als Kontraindikation. Alle Arzneimittelreaktionen sind dem Arzt mitzuteilen.

Ein akutes Engwinkelglaukom schließt die Einnahme dieses Mittels aus.

Durch Alltagsstreß ausgelöste Angst und Anspannung erfordern keine Behandlung mit Dikaliumclorazepat. Besprechen Sie Ihre Symptome eingehend mit Ihrem Arzt.

Dikaliumclorazepat sollte nicht verschrieben werden, wenn Sie sich wegen einer ernsthaften psychischen Störung wie Depression in Behandlung befinden.

Spezielle Warnhinweise

Da unter Dikaliumclorazepat-Wirkung die Wachsamkeit und das Reaktionsvermögen beeinträchtigt sein können, muß vom Führen eines Fahrzeugs, Bedienen gefährlicher Maschinen oder von der Durchführung gefährlicher, die volle geistige Aufmerksamkeit erfordernden Arbeiten so lange abgeraten werden, bis die individuelle Wirkung des Mittels bekannt ist.

Befinden Sie sich wegen mit Depressionen einhergehender Angstzustände in Behandlung, muß die Dosis des hierfür eingesetzten Antidepressivums möglicherweise herabgesetzt werden.

Bei älteren und geschwächteren Menschen treten unter Dikaliumclorazepat-Wirkung schneller Störungen des Bewegungsablaufs wie unsicherer Gang und eine Übersedierung auf.

Mögliche Wechselwirkungen mit Nahrungsmitteln und anderen Arzneimitteln

Dikaliumclorazepat wirkt dämpfend auf das Zentralnervensystem und kann die Wirkung von Alkohol verstärken. Unter der Wirkung von Dikaliumclorazepat sollte kein Alkohol getrunken werden.

Wird Dikaliumclorazepat mit bestimmten anderen Arzneimitteln zusammen eingenommen, kann die Wirkung wechselseitig verstärkt, vermindert oder in sonstiger Weise verändert werden. Halten Sie deshalb unbedingt mit Ihrem Arzt Rücksprache, bevor Sie Dikaliumclorazepat mit einem der nachfolgend aufgeführten Mittel bzw. Substanzgruppen kombinieren:

- Fluoxetin (z. B. Fluctin)
- MAO-Hemmer (z. B. Aurorix) und andere Antidepressiva wie Amitriptylin (z. B. Saroten) und narkotische Analgetika wie Pethidin (z. B. Dolantin)
- Neuroleptika wie Thioridazin (z. B. Melleril)

Besondere Hinweise für Schwangerschaft und Stillzeit

Die Wirkung von Dikaliumclorazepat auf die Schwangerschaft und das ungeborene Kind ist zwar noch nicht ausreichend untersucht. Da unter Benzodiazepintherapie aber bekanntlich ein erhöhtes Risiko für fetale Mißbildungen besteht, sollte während der Schwangerschaft auf dieses Mittel verzichtet werden. Da Dikaliumclorazepat in die Muttermilch übergeht, kann es sich auf den Säugling auswirken. Kann auf das Mittel nicht verzichtet werden, ist bis Therapieende gegebenenfalls vom Stillen abzusehen.

Überdosierung

Jede Überdosierung von Medikamenten kann ernsthafte Folgen haben. Bei Verdacht auf Überdosierung sollte unverzüglich ein Arzt zu Rate gezogen werden.

Zu den Symptomen einer Dikaliumclorazepat-Überdosierung zählen

- Blutdruckabfall
- Koma
- Sedierung

Doxepin

Präparate z. B.: Aponal, Sinquan, Doxepin neuraxpharm, Doxepin Dura ratiopharm

Wann dieses Mittel verschrieben wird

Dieses trizyklische Antidepressivum wird zur Behandlung von Angstzuständen und Depression verschrieben. Es lindert Spannungsgefühle, wirkt schlaffördernd und stimmungsaufhellend, verbessert den Energiestatus und mildert insgesamt Angst-, Schuld- und Furchtgefühle. Doxepin ist wirksam in der Behandlung von ängstlich-depressiven Zustandsbildern, die psychisch bedingt sind, mit Alkoholismus einhergehen oder Begleiterscheinung einer anderen Erkrankung (beispielsweise Krebs) oder psychotisch-depressiver Störungen sind.

Die wichtigsten Fakten zu diesem Arzneimittel

Da es bei gleichzeitiger Gabe von MAO-Hemmern zu ernsthaften, gelegentlich sogar lebensbedrohlichen Reaktionen kommen kann, sind MAO-Hemmer in jedem Fall mindestens 14 Tage vor Beginn der Doxepin-Therapie abzusetzen. Dem behandelnden Arzt müssen alle Arzneimittelanwendungen – rezeptfreie wie verschreibungspflichtige – bekannt sein.

Anwendungshinweise

Die vorgeschriebenen Dosierungsanweisungen sind strikt einzuhalten. Bis sich eine erste Besserung einstellt, können normalerweise Wochen vergehen.

Bei Auslassen einer Dosis ...
Nehmen Sie täglich mehrere Einzeldosen, holen Sie die vergessene Dosis schnellstmöglich nach, und verteilen Sie die restlichen Dosen gleichmäßig auf den Tag. Ist jedoch fast schon wieder Zeit für die nächste Dosis, überspringen Sie die vergessene Dosis und machen mit dem regulären Therapieplan weiter. Nehmen Sie nie zwei Dosen auf einmal.

Nehmen Sie eine Einmaldosis am Abend, und denken Sie erst am nächsten Morgen an die Einnahme, überspringen Sie die Dosis. Nehmen Sie nie zwei Dosen auf einmal.

Lagerungshinweise
Bei Zimmertemperatur aufbewahren.

Welche Nebenwirkungen auftreten können

Die Nebenwirkungen sind nicht vorhersehbar. Treten Nebenwirkungen auf oder ändern sich bestehende in ihrer Intensität, ist der Arzt schnellstmöglich zu informieren. Nur er kann beurteilen, ob die Therapie mit Doxepin bedenkenlos fortgeführt werden kann.

Die am häufigsten vorkommende Nebenwirkung ist Benommenheit.

Gelegentliche oder seltene Nebenwirkungen
Abgehackte oder unvollständige Bewegungen, Anschwellen der Hoden, Appetitlosigkeit, beschleunigter Herzschlag, Blutdruckabfall, Blutergüsse, Desorientiertheit, Durchfall, Entwicklung von Brüsten beim Mann, Entzündung der Mundschleimhaut, Erbrechen, Flüssigkeitsretention, Gelbfärbung von Haut und Augen, Geschmacksveränderungen, Gewichtszunahme, Haarausfall, Halluzinationen, Halsentzündung, Harninkontinenz, Hautjucken und -ausschlag, Hitzewallung, hohe oder niedrige Blutzuckerspiegel, hohes Fieber, Koordinationsstörungen, Kopfschmerzen, Krampfanfälle, Kribbelgefühl, Lichtempfindlichkeit, Miktionsstörungen, Milchsekretion, Müdigkeit, Mundtrockenheit, Muskelkontrollverlust, Muskelzittern, Nervosität, Ohrgeräusche, rote oder braune Hautflecken, Schleiersehen, Schüttelfrost, Schwäche, Schwindel, Schwitzen, starke Muskelsteifigkeit, Taubheitsgefühl, Übelkeit, Veränderungen der Libido, Verdauungsstörungen, Vergrößerung des Brustumfangs, Verstopfung, Verwirrtheitszustände.

Wann das Mittel nicht verschrieben werden sollte

Bekannte Überempfindlichkeits- oder allergische Reaktionen auf Doxepin oder ähnliche Antidepressiva gelten als Kontraindikation. Alle Arzneimittelreaktionen sind dem Arzt mitzuteilen.

Vorsicht bei Engwinkelglaukom oder Miktionsstörungen.

Spezielle Warnhinweise

Da unter Doxepin-Wirkung die Wachsamkeit und das Reaktionsvermögen beeinträchtigt sein können, muß vom Führen eines Fahrzeugs, Bedienen gefährlicher Maschinen oder von der Durchführung gefährlicher, die volle geistige Aufmerksamkeit erfordernden Arbeiten so lange abgeraten werden, bis die individuelle Wirkung des Mittels bekannt ist.

Vor operativen Eingriffen oder einer zahnmedizinischen Behandlung ist der behandelnde Arzt bzw. Zahnarzt von der Einnahme des Mittels in Kenntnis zu setzen.

Mögliche Wechselwirkungen mit Nahrungsmitteln und anderen Arzneimitteln

Da Alkohol die Gefahr einer Doxepin-Überdosierung erhöht, sollte das Mittel nicht zusammen mit Alkohol eingenommen werden.

Doxepin darf in gar keinem Fall zusammen mit MAO-Hemmern eingenommen werden.

Wird Doxepin mit bestimmten anderen Arzneimitteln zusammen eingenommen, kann die Wirkung wechselseitig verstärkt, vermindert oder in sonstiger Weise verändert werden. Halten Sie deshalb unbedingt mit Ihrem Arzt Rücksprache, bevor Sie Doxepin mit einem der nachfolgend aufgeführten Mittel bzw. Substanzgruppen kombinieren:

- Antihistaminika wie Diphenhydramin (z.B. Benadryl) oder Clemastin (z.B. Tavegil)

- Baclofen (z.B. Lioresal)
- Benzatropin (z.B. Cogentinol)
- Carbamazepin (z.B. Tegretal)
- Chinidin (z.B. Chinidin-Duriles)
- Cimetidin (z.B. H_2 Blocker-ratiopharm)
- Clonidin (z.B. Catapresan)
- Fluoxetin (z.B. Fluctin)
- Zentraldämpfend wirkende Mittel wie Diazepam (z.B. Valium), Alprazolam (z.B. Tafil) und Dextropropoxyphen (z.B. Develin retard)

Besondere Hinweise für Schwangerschaft und Stillzeit

Die Wirkung von Doxepin auf die Schwangerschaft und das ungeborene Kind ist noch nicht ausreichend untersucht. Sind Sie schwanger oder wollen Sie es werden, setzen Sie Ihren Arzt unverzüglich davon in Kenntnis. Da Doxepin in die Muttermilch übertreten kann, kann es sich auf das gestillte Kind auswirken. Kann auf das Mittel nicht verzichtet werden, ist bis Therapieende vom Stillen abzusehen.

Überdosierung

Symptome einer Doxepin-Überdosierung
Benommenheit, Blutdruckabfall oder Blutdruckanstieg, erweiterte Pupillen, exzessive Mundtrockenheit, Harnverhalten, Herzrhythmusstörungen oder beschleunigter Herzschlag, hohe oder niedrige Körpertemperatur, Koma, Schleiersehen, Schüttelkrämpfe, starke Atemprobleme, Stupor, übersteigerte Reflexe, verminderte Darmbewegungen.

Bei Auftreten eines dieser Symptome ist unverzüglich der Arzt zu informieren.

Doxycyclin

Präparate z.B.: Azudoxat, Supracyclin, Doxy-Wolff, doxy von ct, Doxybexal

Wann dieses Mittel verschrieben wird

Dieses Tetracyclin-Breitspektrumantibiotikum wird bei einer Vielzahl bakterieller Infektionen eingesetzt, darunter bei durch Zecken, Flöhe und Läuse verursachten fiebrigen Zuständen, Infektionen im Urogenitaltrakt, Infektionen des Atemwegs- und HNO-Bereichs, der Gallenwege sowie bei Weichteil-, Haut- und Augeninfektionen. In Kombination mit anderen Medikamenten wird es ebenfalls zur Behandlung schwerer Akne und der Amöbenruhr (durch eine Parasiteninfektion des Darms verursachter Durchfall) angewendet.

Die wichtigsten Fakten zu diesem Arzneimittel

Während der Schwangerschaft und Stillzeit sowie bei Säuglingen und Kindern unter acht Jahren darf Doxycyclin nur bei strengster Indikationsstellung verabreicht werden, da es zu einer Verfärbung der Zähne (gelblich-graubraun) und zur Verlangsamung des Knochenwachstums kommen kann.

Anwendungshinweise

Um eine Reizung der Hals- und Magenschleimhaut zu vermeiden, sollte Doxycyclin mit reichlich Flüssigkeit eingenommen werden. Es kann während der Mahlzeiten eingenommen werden. Verursacht Doxycyclin Magenbeschwerden, empfiehlt es sich, es zusammen mit einem Glas Milch oder nach dem Essen einzunehmen. Die Tabletten sollten unzerkaut geschluckt werden.

Die vorgeschriebenen Dosierungsanweisungen sind strikt einzuhalten, auch wenn die Symptome abgeklungen sind.

Die flüssige Darreichungsform vor Gebrauch gut schütteln.

Bei Auslassen einer Dosis ...
Bei einer Einzelgabe täglich holen Sie die vergessene Dosis schnellstmöglich nach. Die nächste Dosis darf erst zehn bis zwölf Stunden später eingenommen werden. Bei zwei Einzeldosen täglich holen Sie die vergessene Dosis schnellstmöglich nach. Die nächste Dosis darf erst fünf bis sechs Stunden später eingenommen werden. Bei drei Einzeldosen täglich holen Sie die vergessene Dosis schnellstmöglich nach. Die nächste Dosis darf erst zwei bis vier Stunden später eingenommen werden. Danach ist zum regulären Therapieplan überzugehen.

Lagerungshinweise
Bei Zimmertemperatur, vor Licht und extremer Hitze geschützt aufbewahren.

Welche Nebenwirkungen auftreten können

Die Nebenwirkungen sind nicht vorhersehbar. Treten Nebenwirkungen auf oder ändern sich bestehende in ihrer Intensität, ist der Arzt schnellstmöglich zu informieren. Nur er kann beurteilen, ob die Therapie mit Doxycyclin bedenkenlos fortgeführt werden kann.

Häufige Nebenwirkungen
Appetitlosigkeit, erhöhter Schädelinnendruck beim Säugling, Durchfall, Entzündung der Zunge, Erbrechen, Hautausschlag, Juckreiz in der Genital- und Afterregion, Lichtempfindlichkeit, Quincke-Ödem (Brustschmerzen, Schwellungen in Gesicht, im Lippenbereich, von Zunge und Hals, Armen und Beinen, Schluckbeschwerden), Schluckbeschwerden, Zahnverfärbungen bei Kleinkindern und Säuglingen (meist bei Daueranwendung), starke allergische Reaktion (Nesselsucht, Juckreiz und Ödembildung), Übelkeit.

Gelegentliche oder seltene Nebenwirkungen
Entzündungen im Hals und Geschwürbildung, Hautentzündung und -schälung, Verschlimmerung bei *Lupus erythematodes* (Bindegewebserkrankung).

Wann das Mittel nicht verschrieben werden sollte

Bekannte Überempfindlichkeits- oder allergische Reaktionen auf Doxycyclin oder andere Tetracycline gelten als Kontraindikation. Alle Arzneimittelreaktionen sind dem Arzt mitzuteilen.

Spezielle Warnhinweise

Die Behandlung mit Doxycyclin kann, wie die mit anderen Antibiotika auch, zum Wachstum resistenter Bakterien führen und damit eine sogenannte Superinfektion verursachen.

Unter der Therapie mit Doxycyclin kann es zu einem erhöhten Schädelinnendruck bei Säuglingen und Kleinkindern sowie Kopfschmerzen bei Erwachsenen kommen. Diese Symptome klingen nach Absetzen des Mittels spontan wieder ab.

Da die Haut unter Doxycyclin-Wirkung empfindlich auf Sonne reagieren kann, sollte während der Therapie direktes Sonnenlicht möglichst gemieden bzw. die Haut vor der Sonne geschützt und ein Sonnenschutzmittel aufgetragen werden. Bei Auftreten einer Lichtdermatose ist der Arzt unverzüglich zu informieren.

Unter Doxycyclin-Therapie können östrogenhaltige orale Verhütungsmittel an Wirksamkeit einbüßen. Fragen Sie Ihren Arzt oder Apotheker, ob Sie eine andere Form der Empfängnisverhütung wählen sollen bzw. verwenden Sie während der Behandlung mit Doxycyclin zusätzlich andere Verhütungsmittel, wie z. B. Barrierekontrazeptiva.

Mögliche Wechselwirkungen mit Nahrungsmitteln und anderen Arzneimitteln

Wird Doxycyclin mit bestimmten anderen Arzneimitteln zusammen eingenommen, kann die Wirkung wechselseitig verstärkt, vermindert oder in sonstiger Weise verändert werden. Halten Sie deshalb unbedingt mit Ihrem Arzt Rücksprache, bevor Sie Doxycyclin mit einem der nachfolgend aufgeführten Mittel bzw. mit einem Präparat aus diesen Substanzgruppen kombinieren:

- Aluminium-, kalzium- oder magnesium- und eisenhaltige Antazida wie z. B. Maaloxan, Riopan
- Antiepileptika wie Carbamazepin (z. B. Tegretal) oder Phenytoin (z. B. Zentropil)
- Barbiturate wie Phenobarbital (z. B. Lepinal, Luminaletten)
- Basisches Wismutnitrat (z. B. Angass)
- Blutgerinnungshemmer wie Warfarin (z. B. Coumadin)
- Colestyramin (z. B. Quantalan)
- Methotrexat (z. B. Methotrexat Lederle)
- Natriumhydrogencarbonat
- Orale Kontrazeptiva
- Penicillin

Besondere Hinweise für Schwangerschaft und Stillzeit

In Schwangerschaft und Stillzeit darf Doxycyclin nicht eingesetzt werden. Tetracycline können in der zweiten Schwangerschaftshälfte eine fetale Zahnschädigung verursachen. Sind Sie schwanger oder wollen Sie es werden, setzen Sie Ihren Arzt unverzüglich davon in Kenntnis. Da Tetracycline wie Doxycyclin in die Muttermilch übertreten, kann es sich auf das gestillte Kind auswirken. Kann auf das Mittel nicht verzichtet werden, ist bis Therapieende vom Stillen abzusehen.

Überdosierung

Jede Überdosierung von Medikamenten kann ernsthafte Folgen haben. Bei Verdacht auf eine Überdosierung sollte unverzüglich ein Arzt zu Rate gezogen werden.

Ergotamintartrat

Präparate z. B.: Ergo-Kranit mono, Migrexa

Wann dieses Mittel verschrieben wird

Ergotamintartrat wird zur Anfallsbehandlung von Migräne und migräneartigen Kopfschmerzen eingesetzt.

Die wichtigsten Fakten zu diesem Arzneimittel

Der exzessive Einsatz von Ergotamintartrat kann zu einer Ergotaminvergiftung mit den Symptomen Kopfschmerzen, beim Gehen Schmerzen in den Beinen, Muskelschmerzen, Taubheitsgefühl, Kältegefühl und abnorm blassen Fingern und Zehen führen. Unbehandelt kann sich diese Störung bis hin zur Gangrän (Absterben von Gewebeteilen aufgrund mangelnder Durchblutung) entwickeln.

Anwendungshinweise

Die vorgeschriebenen Dosierungsanweisungen sind strikt einzuhalten, die Dosisempfehlungen dürfen auf keinen Fall überschritten werden.

Die beste Wirksamkeit wird erreicht, wenn Ergotamintartrat sofort bei Auftreten der ersten Migränevorboten eingenommen wird, und nicht erst, wenn die Kopfschmerzen bereits da sind.

Legen Sie sich ein paar Stunden oder bis Sie sich besser fühlen entspannt in einen ruhigen und abgedunkelten Raum.

Meiden Sie Kälte.

Bei Auslassen einer Dosis ...
Dieses Medikament darf nur im Bedarfsfall bei einem drohenden Migräneanfall eingesetzt werden.

Lagerungshinweise
Bei Zimmertemperatur, dicht verschlossen und vor Lichteinwirkung geschützt aufbewahren. Zäpfchen vor Hitze geschützt lagern.

Welche Nebenwirkungen auftreten können

Die Nebenwirkungen sind nicht vorhersehbar. Treten Nebenwirkungen auf oder ändern sich bestehende in ihrer Intensität, ist der Arzt schnellstmöglich zu informieren. Nur er kann beurteilen, ob die Therapie mit Ergotamintartrat bedenkenlos fortgeführt werden kann.

Mögliche Nebenwirkungen
- Beschleunigter Herzschlag
- Blutdruckanstieg
- Erbrechen
- Flüssigkeitsretention
- Juckreiz
- Kribbeln oder Ameisenlaufen
- Langsamer Herzschlag
- Schwächegefühl
- Schwindel
- Taubheitsgefühl
- Übelkeit

Mögliche, ernsthafte Komplikationen, die durch eine Verengung der Blutgefäße entstehen können
- Bläulichfärbung der Zunge
- Brustschmerzen
- Gangrän
- Kältegefühl in Armen und Beinen
- Muskelschmerzen

Treten diese Symptome im allgemeinen auch erst nach Langzeittherapie mit relativ hoher Dosierung auf, wurden sie doch auch schon bei Kurzzeitanwendung oder normal hohen Dosen beobachtet.

Wann das Mittel nicht verschrieben werden sollte

Bekannte Überempfindlichkeits- oder allergische Reaktionen auf Ergotamintartrat, Koffein oder ähnliche Medikamente gelten als Kontraindikation. Alle Arzneimittelreaktionen sind dem Arzt mitzuteilen.

Nehmen Sie das Mittel nur auf ausdrückliche ärztliche Anordnung, wenn Sie an einer Herzgefäßerkrankung, an Kreislaufstörungen, Bluthochdruck, Leber- oder Nierenfunktionsstörungen oder einer Infektion leiden oder schwanger sind.

Spezielle Warnhinweise

Die Dosierungsempfehlungen dürfen in keinem Fall, vor allem nicht bei längerer Anwendung, überschritten werden. Bei mißbräuchlicher Langzeitanwendung wurden Fälle von psychischer Abhängigkeit berichtet. Bei Absetzen des Medikaments kann es zu Entzugssymptomen wie plötzlich auftretenden, schweren Kopfschmerzen kommen.

Wenn Sie die Tabletten wegen starker Übelkeit und Erbrechen während der Anfälle nicht einnehmen können, können Sie mit dem Arzt besprechen, ob Sie statt dessen Zäpfchen verwenden können.

Dieses Medikament wirkt nur bei Migräne und migräneähnlichen Kopfschmerzen. Setzen Sie es nicht für andere Kopfschmerztypen ein.

Mögliche Wechselwirkungen mit Nahrungsmitteln und anderen Arzneimitteln

Wird Ergotamintartrat mit bestimmten anderen Arzneimitteln zusammen eingenommen, kann die Wirkung wechselseitig verstärkt, vermindert oder in sonstiger Weise verändert werden. Halten Sie deshalb unbedingt mit Ihrem Arzt Rücksprache, bevor Sie Ergotamintartrat mit einem der nachfolgend aufgeführten Mittel bzw. Substanzgruppen kombinieren:

- Betablocker (Blutdruckmittel wie Propranolol, z.B. Obsidan, Dociton und Atenolol, z. B. Tenormin)
- Makrolid-Antibiotika wie Erythromycin (z. B. Erythromycin-ratiopharm) oder Josamycin (z. B. Wilprafen)
- Nikotin
- Vasokonstriktoren (Mittel, die eine Gefäßverengung bedingen und abschwellend wirken) wie Epinephrin und Pseudoephedrin

Mit zentraldämpfenden Pharmaka besteht eine gegenseitige Wirkungsverstärkung. Die Wirkung von Alkohol wird verstärkt. Bei längerfristiger Anwendung kann die Wirksamkeit von Ovulationshemmern und oralen Gerinnungshemmern vermindert werden.

Besondere Hinweise für Schwangerschaft und Stillzeit

In der Schwangerschaft darf Ergotamintartrat nicht eingesetzt werden. Da Ergotamintartrat in die Muttermilch übertritt, kann es sich auf das gestillte Kind auswirken. Kann auf das Mittel nicht verzichtet werden, ist bis Therapieende vom Stillen abzusehen.

Überdosierung

Bei Verdacht auf eine Überdosierung ist sofortige notärztliche Behandlung erforderlich.

Symptome einer Ergotamintartrat-Überdosierung

- Benommenheit
- Blutdruckanstieg oder -abfall
- Erbrechen
- Koma
- Kribbeln
- Schmerzen und bläuliche Verfärbung der Gliedmaßen
- Schock
- Schüttelkrämpfe
- Stupor
- Taubheitsgefühl
- Teilnahmslosigkeit
- Verlangsamter oder fehlender Puls

Erythromycin, oral

Präparate z. B.: Erythromycin-ratiopharm, Erybexal, Paediathrocin, Monomycin, Sanasepton

Wann dieses Mittel verschrieben wird

Dieses Antibiotikum wird zur Behandlung verschiedener Infektionen verschrieben:

- Chlamydieninfektionen
- Darminfektionen
- Diphtherie
- Gonorrhoe
- Harnwegsinfektionen
- Hautinfektionen
- Infektionen der unteren und oberen Atemwege
- Keuchhusten
- Legionärskrankheit (schwere infektiöse Atemwegserkrankung)
- Ohrinfektionen (zusammen mit Sulfonamiden)
- Prävention von Infektionen des Herzens (rheumatisches Fieber und bakterielle Endokarditis, d. h. bakterielle Entzündung der Herzinnenhaut) bei Personen mit Penicillinallergie oder angeborener oder rheumatischer Herzerkrankung
- Rheumatisches Fieber
- Syphilis

Die wichtigsten Fakten zu diesem Arzneimittel

Wie bei allen anderen Antibiotika wird auch bei Erythromycin die beste Wirksamkeit bei einem gleichbleibend hohen Wirkstoffgehalt im Blut erreicht. Hierzu ist es wichtig, daß keine Dosis ausgelassen wird und die einzelnen Dosen in gleichmäßigen Abständen über den Tag verteilt werden.

Anwendungshinweise

Erythromycin kann während der Mahlzeiten eingenommen werden. Bei manchen Patienten jedoch kann die Wirksamkeit von Erythromycin durch die Nahrung herabgesetzt werden.

Die vorgeschriebenen Dosierungsanweisungen sind strikt einzuhalten.

Bei Auslassen einer Dosis ...
Holen Sie die Einnahme schnellstmöglich nach. Ist jedoch fast schon wieder Zeit für die nächste Dosis, überspringen Sie die vergessene und machen mit dem regulären Therapieplan weiter. Nehmen Sie keinesfalls zwei Dosen auf einmal.

Lagerungshinweise
Die flüssigen Darreichungsformen im Kühlschrank, jedoch nicht bei Temperaturen unter dem Gefrierpunkt aufbewahren. Tabletten, Kapseln und Granulat bei Zimmertemperatur aufbewahren.

Welche Nebenwirkungen auftreten können

Die Nebenwirkungen sind nicht vorhersehbar. Treten Nebenwirkungen auf oder ändern sich bestehende in ihrer Intensität, ist der Arzt schnellstmöglich zu informieren. Nur er kann beurteilen, ob die Therapie mit Erythromycin bedenkenlos fortgeführt werden kann.

Häufige Nebenwirkungen
- Appetitlosigkeit
- Bauchschmerzen
- Durchfall
- Erbrechen
- Übelkeit

Gelegentliche Nebenwirkungen
Hautausschlag, Hautexantheme, Gelbfärbung von Augen und Haut, Nesselsucht.

Seltene Nebenwirkungen
Brustschmerzen, beschleunigter Herzschlag, Dickdarmentzündung, Gehörausfall (vorübergehend), Halluzinationen, Herzklopfen, Krampfanfälle, Schwindel, schwere allergische Reaktionen, Verwirrtheitszustände.

Wann das Mittel nicht verschrieben werden sollte

Bekannte Überempfindlichkeits- oder allergische Reaktionen auf Erythromycin gelten als Kontraindikation. Erythromycin sollte nicht zusammen mit den Antihistaminika Terfenadin (z. B. Teldane) und Astemizol (z. B. Hismanal) eingenommen werden.

Spezielle Warnhinweise

Bei einer Vorgeschichte mit Lebererkrankung ist die Verschreibung besonders kritisch zu prüfen.

Bei Auftreten neuer Infektionen (sogenannte Superinfektionen) ist der Arzt zu informieren, der dann eventuell ein anderes Antibiotikum verschreibt.

Mögliche Wechselwirkungen mit Nahrungsmitteln und anderen Arzneimitteln

Wird Erythromycin mit bestimmten anderen Arzneimitteln zusammen eingenommen, kann die Wirkung wechselseitig verstärkt, vermindert oder in sonstiger Weise verändert werden. Halten Sie deshalb unbedingt mit Ihrem Arzt Rücksprache, bevor Sie Erythromycin mit einem der nachfolgend aufgeführten Mittel bzw. Substanzgruppen kombinieren:

- Andere Antibiotika
- Astemizol (z. B. Hismanal)
- Blutgerinnungshemmer wie Warfarin (z. B. Coumadin)
- Bromocriptin (z. B. Pravidel)
- Carbamazepin (z. B. Tegretal)
- Ciclosporin (z. B. Sandimmun)
- Digoxin (z. B. Dilanacin, Lanicor)
- Disopyramid (z. B. Rythmodul)
- Ergotamin (z. B. Ergo-Kranit mono, Migrexa)
- Lovastatin (z. B. Mevinacor)
- Midazolam (z. B. Dormicum)
- Penicillin (Ampicillin, Amoxycillin)
- Phenytoin (z. B. Zentropil)
- Terfenadin (z. B. Teldane)
- Theophyllin (z. B. Bronchoretard)
- Triazolam (z. B. Halcion)

Besondere Hinweise für Schwangerschaft und Stillzeit

Sind Sie schwanger oder wollen Sie es werden, setzen Sie Ihren Arzt unverzüglich davon in Kenntnis. Da Erythromycin in die Muttermilch übertreten kann, kann es sich auf das gestillte Kind auswirken. Kann auf das Mittel nicht verzichtet werden, ist bis Therapieende vom Stillen abzusehen.

Überdosierung

Jede Überdosierung von Medikamenten kann ernsthafte Folgen haben. Bei Verdacht auf eine Überdosierung sollte unverzüglich ein Arzt zu Rate gezogen werden.

Symptome einer Erythromycin-Überdosierung
- Durchfall
- Erbrechen
- Magenkrämpfe
- Übelkeit

Erythromycin, äußerlich

Präparate z. B.: Inderm Lösung, Aknemycin Lösung, Aknemycin Salbe, Eryaknen, Stiemycine

Wann dieses Mittel verschrieben wird

Die äußerliche Anwendungsform von Erythromycin, die direkt auf die Haut aufgetragen und über die Haut resorbiert wird, wird zur Aknebehandlung eingesetzt.

Die wichtigsten Fakten zu diesem Arzneimittel

Die besten Resultate werden erzielt, wenn das Medikament konsequent über den gesamten Verschreibungszeitraum angewandt wird – auch wenn die Akne zwischendurch abklingt.

Anwendungshinweise

Die vorgeschriebenen Dosierungsanweisungen sind strikt einzuhalten.

Vor Auftragen des Medikaments sollte der zu behandelnde Hautbereich mit Wasser und Seife gereinigt und sodann trockengetupft werden.

Bei Auslassen einer Dosis ...
Holen Sie die Anwendung schnellstmöglich nach. Ist jedoch fast schon wieder Zeit für die nächste Dosis, überspringen Sie die vergessene und machen mit dem regulären Therapieplan weiter.

Lagerungshinweise
Bei Zimmertemperatur aufbewahren.

Welche Nebenwirkungen auftreten können

Die Nebenwirkungen sind nicht vorhersehbar. Treten Nebenwirkungen auf oder ändern sich bestehende in ihrer Intensität, ist der Arzt schnellstmöglich zu informieren. Nur er kann beurteilen, ob die Therapie bedenkenlos fortgeführt werden kann.

Mögliche Nebenwirkungen
- Augenreizung
- Berührungsempfindlichkeit
- Brennen
- Hautaustrocknung
- Hautschälung
- Nesselsucht
- Übermäßiges Nachfetten
- Ungewöhnliche Rötung der Haut

Wann das Mittel nicht verschrieben werden sollte

Bekannte Überempfindlichkeits- oder allergische Reaktionen auf Erythromycin oder einen der Inhaltsstoffe gelten als Kontraindikation.

Spezielle Warnhinweise

Dieser Erythromycintyp ist nur für die äußerliche Anwendung vorgesehen. Er darf nicht in Kontakt mit Augen-, Nasen-, Mund- und anderen Schleimhäuten gelangen.

Die Anwendung von Antibiotika kann das Wachstum anderer, resistenter Bakterien verursachen. Bei Auftreten neuer Infektionen, sogenannter Superinfektionen, sprechen Sie mit Ihrem Arzt, da Sie dann eventuell mit einem anderen Antibiotikum behandelt werden müssen.

Die Kombination mit anderen äußerlichen Aknemitteln kann, vor allem bei schälend oder abschleifend wirkenden Mitteln, zu Hautreizungen führen.

Mögliche Wechselwirkungen mit Nahrungsmitteln und anderen Arzneimitteln

Wird Erythromycin mit bestimmten anderen Arzneimitteln zusammen eingenommen, kann die Wirkung wechselseitig verstärkt, vermindert oder in sonstiger Weise verändert werden. Halten Sie deshalb unbedingt mit Ihrem Arzt Rücksprache, bevor Sie Erythromycin mit anderen äußerlichen Aknemedikamenten kombinieren.

Besondere Hinweise für Schwangerschaft und Stillzeit

Die Wirkung von Erythromycin in seiner äußerlichen Anwendungsform auf die Schwangerschaft und das ungeborene Kind ist noch nicht ausreichend untersucht. Sind Sie schwanger oder wollen Sie es werden, setzen Sie Ihren Arzt unverzüglich davon in Kenntnis. Da Erythromycin in die Muttermilch übertreten kann, kann es sich auf das gestillte Kind auswirken. Kann auf das Mittel nicht verzichtet werden, ist bis Therapieende vom Stillen abzusehen.

Überdosierung

Ist eine Überdosierung mit Erythromycin in seiner topischen Darreichungsform auch unwahrscheinlich, so kann doch grundsätzlich jede Überdosierung von Medikamenten ernsthafte Folgen haben. Bei Verdacht auf eine Überdosierung sollte unverzüglich ein Arzt zu Rate gezogen werden.

Estradiol

Präparat z. B.: Estraderm TTS

Wann dieses Mittel verschrieben wird

Mit diesem östrogenen Hormon werden Wechseljahrssymptome wie Hitzewallungen und Schweißausbrüche gelindert sowie eine trockene und juckende Scheide und Scheidenreizungen behandelt.

In Kombination mit ernährungs- und bewegungstherapeutischen Maßnahmen sowie Kalziumergänzungen wird es auch zur Vorbeugung von Knochenschwund eingesetzt.

Gelegentlich wird es auch zur Behandlung des Mamma- und Prostatakarzinoms eingesetzt.

Die wichtigsten Fakten zu diesem Arzneimittel

Da ein Zusammenhang zwischen Östrogenen und einem erhöhten Risiko für ein Endometriumkarzinom (Krebs der Gebärmutterschleimhaut) besteht, sind bei der Therapie mit Estradiol regelmäßige Kontrolluntersuchungen erforderlich. Alle ungewöhnlichen Vaginalblutungen sind dem Arzt unverzüglich mitzuteilen.

Die Anwendung dieses Mittels ohne Gabe von Gestagenen darf nur bei Frauen erfolgen, deren Gebärmutter entfernt wurde.

Anwendungshinweise

Die im Rahmen der Hormonbehandlung eingesetzten Pflaster werden direkt auf die Haut geklebt – die Wirkstoff-Freisetzung erfolgt über die Haut.

Das Pflaster darf mit Wasser in Berührung kommen – Schwimmen, Baden oder Duschen sind damit erlaubt.

Das Pflaster sollte stets an einer anderen Stelle aufgeklebt werden. Zwischen der Aufbringung an ein- und demselben Applikationsort muß mindestens eine Woche liegen.

Bei Auslassen einer Dosis ...
Haben Sie vergessen, ein neues Pflaster aufzukleben, holen Sie das schnellstmöglich nach. Ist jedoch fast schon wieder Zeit für ein neues Pflaster, überspringen Sie das vergessene und machen mit dem regulären Therapieplan weiter. Kleben Sie nie mehr als ein Pflaster auf.

Lagerungshinweise
Die Membranpflaster original versiegelt und bei Zimmertemperatur aufbewahren.

Welche Nebenwirkungen auftreten können

Die Nebenwirkungen sind nicht vorhersehbar. Treten Nebenwirkungen auf oder ändern sich bestehende in ihrer Intensität, ist der Arzt schnellstmöglich zu informieren. Nur er kann beurteilen, ob die Therapie mit Estradiol bedenkenlos fortgeführt werden kann.

Häufigste Nebenwirkung
Hautrötung und -reizung an der Applikationsstelle des Pflasters.

Gelegentliche oder seltene Nebenwirkungen
Aufgedunsensein, Bauchkrämpfe, Dunkelfärbung der Haut, Durchbruchblutungen, Erbrechen, Flüssigkeitsretention, Gelbfärbung von Augen und Haut, Gewichtsveränderung, Hautausschlag, Kontaktlinsenunverträglichkeit, Kopfschmerzen, Migräne, Schmierblutungen, Schwindelgefühl, Spannungsgefühl in den Brüsten, starke allergische Reaktionen, Übelkeit, Veränderung der Libido, Veränderung des Regelflusses, Veränderung des Zervixsekrets, Vergrößerung des Brustumfangs, Wachstum gutartiger Uterusmyome.

Weitere berichtete Nebenwirkungen
- Abnorme Entzugsblutungen
- Abnorm starke Behaarung
- Bestimmte Krebserkrankungen
- Blutdruckanstieg
- Depression
- Gallenblasenerkrankung
- Haarausfall
- Hautexanthem
- Hautrötung
- Hautverfärbung
- Hefepilzinfektion der Scheide
- Herz-Kreislauf-Erkrankungen
- Zuckungen

Wann das Mittel nicht verschrieben werden sollte

Bekannte Überempfindlichkeits- oder allergische Reaktionen auf Estradiol gelten als Kontraindikation.

Bei Vorliegen von bzw. bei Verdacht auf Brustkrebs oder andere östrogenabhängige Tumore sollten keine Östrogene verabreicht werden. Dasselbe gilt bei Vorliegen einer Schwangerschaft oder Verdacht darauf, vaginalen Blutungen unbekannter Ursache, Vorliegen von Blutgerinnseln oder Blutgerinnungsstörungen oder einer Vorgeschichte mit Blutgerinnungsstörungen in Folge einer vorherigen Östrogengabe.

Spezielle Warnhinweise

Wird Östrogen über einen längeren Zeitraum oder in hohen Dosen verabreicht, steigt das Risiko für Gebärmutterkrebs. Bei Östrogen-Langzeitanwendung kann ebenfalls das Brustkrebsrisiko ansteigen.

Wird Östrogen nach der Menopause eingesetzt, steigt das Risiko für eine Gallenblasenerkrankung.

Während der Estradiol-Therapie steigt außerdem die Gefahr der Bildung von Blutgerinnseln und damit das Risiko für Schlaganfall, Herzinfarkt oder andere ernsthafte Erkrankungen.

Tritt während der Therapie mit Estradiol eines der folgenden Symptome auf, informieren Sie unverzüglich Ihren Arzt:

- Abnorme vaginale Blutungen
- Aushusten von Blut
- Bauchschmerzen
- Gelbfärbung der Haut
- Knötchen in der Brust
- Plötzliche Kurzatmigkeit
- Schmerzen in Brust oder Waden
- Sehstörungen
- Starke Kopfschmerzen, Schwindel oder Ohnmachtsanfälle

Vor Einleitung einer Östrogentherapie sollte eine vollständige persönliche und Familienanamnese erhoben werden.

Grundsätzlich sollten Östrogene ohne allgemeinärztliche und gynäkologische Untersuchung nicht länger als ein Jahr gegeben werden.

Estradiol kann zu einer Flüssigkeitsretention führen. Vorsicht bei Asthma, Epilepsie, Migräne sowie Herz- oder Nierenerkrankung.

Unter Östrogentherapie kann es zu Uterusblutungen oder Brustschmerzen kommen.

Mögliche Wechselwirkungen mit Nahrungsmitteln und anderen Arzneimitteln

Wird Estradiol mit bestimmten anderen Arzneimitteln zusammen eingenommen, kann die Wirkung wechselseitig verstärkt, vermindert oder in sonstiger Weise verändert werden. Halten Sie deshalb unbedingt mit Ihrem Arzt Rücksprache, bevor Sie Estradiol mit einem der nachfolgend aufgeführten Mittel bzw. Substanzgruppen kombinieren:

- Antiepileptika wie Carbamazepin (z. B. Tegretal) oder Phenytoin (z. B. Zentropil)
- Barbiturate wie Phenobarbital (z. B. Lepinal, Luminaletten)
- Blutgerinnungsmittel wie Warfarin (z. B. Coumadin)
- Rifampicin (z. B. Eremfat, Rimactan)
- Trizyklische Antidepressiva wie Amitriptylin (z. B. Saroten) oder Imipramin (z. B. Tofranil)

Besondere Hinweise für Schwangerschaft und Stillzeit

Östrogene sollten in der Schwangerschaft nicht eingesetzt werden. Sind Sie schwanger oder wollen Sie es werden, setzen Sie Ihren Arzt unverzüglich davon in Kenntnis. Da Estradiol in die Muttermilch übertreten kann, kann es sich auf das gestillte Kind auswirken. Kann auf das Mittel nicht verzichtet werden, ist bis Therapieende vom Stillen abzusehen.

Überdosierung

Jede Überdosierung von Medikamenten kann ernsthafte Folgen haben. Bei Verdacht auf eine Überdosierung sollte unverzüglich ein Arzt zu Rate gezogen werden.

Symptome einer Estradiol-Überdosierung

- Entzugsblutungen
- Erbrechen
- Übelkeit

Flavoxat

Präparat z. B.: Spasuret

Wann dieses Mittel verschrieben wird

Flavoxat beugt Spasmen im Urogenitaltrakt vor und wird bei Schmerzen beim Wasserlassen und Miktionsbeschwerden, Harndrang, exzessivem nächtlichen Harnlassen, Schmerzen im Schambereich, Reizblase und durch Harnwegsinfektionen ausgelöster Harninkontinenz eingesetzt. Zur Behandlung der Infektion wird Flavoxat mit Antibiotika kombiniert eingesetzt.

Die wichtigsten Fakten zu diesem Arzneimittel

Flavoxat kann Schleiersehen und Benommenheit verursachen. Vom Führen eines Fahrzeugs, Bedienen gefährlicher Maschinen oder von der Durchführung gefährlicher, die volle geistige Aufmerksamkeit erfordernder Arbeiten muß so lange abgeraten werden, bis die individuelle Wirkung des Mittels bekannt ist.

Anwendungshinweise

Die vorgeschriebenen Dosierungsanweisungen sind strikt einzuhalten. Bei der von Flavoxat häufig verursachten Mundtrockenheit hilft oft, Kaugummi zu kauen, ein Bonbon zu lutschen oder Eisstücke im Mund zergehen zu lassen.

Bei Auslassen einer Dosis ...
Holen Sie die Einnahme nach. Ist jedoch fast schon wieder Zeit für die nächste Dosis, überspringen Sie die vergessene Dosis, und machen Sie mit dem regulären Therapieplan weiter. Nehmen Sie nie zwei Dosen auf einmal.

Lagerungshinweise
Vor Hitze, Lichteinwirkung und Feuchtigkeit geschützt aufbewahren.

Welche Nebenwirkungen auftreten können

Die Nebenwirkungen sind nicht vorhersehbar. Treten Nebenwirkungen auf oder ändern sich bestehende in ihrer Intensität, ist der Arzt schnellstmöglich zu informieren. Nur er kann beurteilen, ob die Therapie mit Flavoxat bedenkenlos fortgeführt werden kann.

Mögliche Nebenwirkungen
Allergische Hautreaktionen einschließlich Nesselsucht, Benommenheit, beschleunigter Herzschlag, Erbrechen, geistige Verwirrtheit (vor allem beim älteren Menschen), Herzflattern, hohe Körpertemperatur, Kopfschmerzen, Miktionsstörungen, Mundtrockenheit, Nervosität, Schleiersehen und Sehstörungen, Schmerzen beim Wasserlassen, Schwindel, Übelkeit.

Wann das Mittel nicht verschrieben werden sollte

Verschlüsse im Magen-Darm-Kanal, Störungen der Muskelentspannung (vor allem des Sphinktermuskels), Magen-Darm-Blutungen oder Verengungen oder Verschlüsse der ableitenden Harnwege schließen die Verschreibung des Mittels aus.

Spezielle Warnhinweise

Vorsicht bei Engwinkelglaukom.

Mögliche Wechselwirkungen mit Nahrungsmitteln und anderen Arzneimitteln

Sind nicht bekannt.

Besondere Hinweise für Schwangerschaft und Stillzeit

Die Wirkung von Flavoxat auf die Schwangerschaft und das ungeborene Kind ist noch nicht ausreichend untersucht. Sind Sie schwanger oder wollen Sie es werden, setzen Sie Ihren Arzt unverzüglich davon in Kenntnis. Da Flavoxat in die Muttermilch übergeht, kann es sich auf den Fetus auswirken. Kann auf das Mittel nicht verzichtet werden, ist bis Therapieende vom Stillen abzusehen.

Überdosierung

Jede Überdosierung von Medikamenten kann ernsthafte Folgen haben. Bei Verdacht auf Überdosierung ist ein Arzt zu Rate zu ziehen.

Zu den Symptomen einer Flavoxat-Überdosierung zählen

- Erhöhte Herzfrequenz und Blutdruckanstieg
- Geistige Verwirrtheit
- Halluzinationen
- Schüttelkrämpfe
- Verminderte Schweißsekretion (warme, gerötete Haut, trockener Mund und erhöhte Körpertemperatur)

Fluconazol

Präparat z. B.: Fungata

Wann dieses Mittel verschrieben wird

Fluconazol wird zur Behandlung von Pilzinfektionen, sogenannten Candida-Mykosen, verschrieben. Zum Einsatzgebiet gehören Pilzinfektionen im Hals sowie in anderen Körperregionen wie Harnwegsinfektionen, Peritonitis (Bauchfellentzündung) und Lungenentzündung. Ebenfalls eingesetzt wird das Medikament zur Behandlung einer Meningitis (Hirn- und Rückenmarkshautentzündung), die durch einen anderen Pilztyp verursacht wird.

Des weiteren wird Fluconazol zur Behandlung von Hefepilzinfektionen der Scheide, Pilzinfektionen bei Patienten mit Leber- oder Nierentransplantation und Pilzinfektionen bei Aids-Patienten verschrieben.

Die wichtigsten Fakten zu diesem Arzneimittel

Berichtet, wenn auch selten, wurden starke allergische Reaktionen unter Fluconazol-Therapie. Zu den Symptomen zählen Nesselsucht, Juckreiz, Ödembildung, plötzlicher Blutdruckabfall, Atem- oder Schluckbeschwerden, Durchfall oder Bauchschmerzen. Bei Auftreten eines dieser Symptome setzen Sie sich unverzüglich mit Ihrem Arzt in Verbindung.

Anwendungshinweise

Fluconazol kann während der Mahlzeiten oder auch auf nüchternen Magen eingenommen werden.

Die vorgeschriebenen Dosierungsanweisungen sind strikt einzuhalten. Das Mittel muß über den gesamten Behandlungszyklus konsequent eingenommen werden. Denken Sie daran, auch wenn sich bereits nach einigen wenigen Tagen eine Besserung einzustellen beginnt, daß es einer mehrwöchigen, ja manchmal sogar mehrmonatigen Behandlung bedarf, bis verschiedene Pilzinfektionen wirklich komplett ausgeheilt sind.

Bei Auslassen einer Dosis ...
Holen Sie die Einnahme schnellstmöglich nach. Ist jedoch fast schon wieder Zeit für die nächste Dosis, überspringen Sie die vergessene und machen mit dem regulären Therapieplan weiter. Nehmen Sie nie zwei Dosen auf einmal.

Lagerungshinweise
Die Tabletten bei normaler Zimmertemperatur aufbewahren. Temperaturen über 30 Grad meiden.

Welche Nebenwirkungen auftreten können

Die Nebenwirkungen sind nicht vorhersehbar. Treten Nebenwirkungen auf oder ändern sich bestehende Beschwerden in ihrer Intensität, ist der Arzt schnellstmöglich zu informieren. Nur er kann beurteilen, ob die Therapie mit Fluconazol bedenkenlos fortgeführt werden kann.

Die am häufigsten vorkommende Nebenwirkung ist Übelkeit.

Gelegentliche Nebenwirkungen
- Bauchschmerzen
- Durchfall
- Erbrechen
- Hautausschlag
- Kopfschmerzen

Wann das Mittel nicht verschrieben werden sollte

Bekannte Überempfindlichkeits- oder allergische Reaktionen auf Fluconazol oder ähnliche Medikamente gelten als Kontraindikation. Sie sind dem Arzt mitzuteilen.

Spezielle Warnhinweise

Unter Fluconazol-Therapie sind regelmäßige Leberfunktionstests erforderlich.

Tritt bei geschwächter Abwehrkraft ein Hautausschlag auf, ist eine aufmerksame Zustandsüberwachung erforderlich. Verschlimmert sich der Hautausschlag, sollte das Mittel abgesetzt werden.

Mögliche Wechselwirkungen mit Nahrungsmitteln und anderen Arzneimitteln

Wird Fluconazol mit bestimmten anderen Arzneimitteln zusammen eingenommen, kann die Wirkung wechselseitig verstärkt, vermindert oder in sonstiger Weise verändert werden. Halten Sie deshalb unbedingt mit Ihrem Arzt Rücksprache, bevor Sie Fluconazol mit einem der nachfolgend aufgeführten Mittel bzw. einem Präparat aus diesen Substanzgruppen kombinieren:

- Antidiabetika wie Tolbutamid (z. B. Rastinon), Glibenclamid (z. B. Euglucon) und Glipizid (z. B. Glibenese)
- Bestimmte Antihistaminika wie Astemizol (z. B. Hismanal)
- Ciclosporin (z. B. Sandimmun)
- Gerinnungshemmer wie Warfarin (z. B. Coumadin)
- Hydrochlorothiazid (z. B. Esidrix)
- Phenytoin (z. B. Zentropil)
- Rifampicin (z. B. Eremfat, Rimactan)
- Ulkusmedikamente wie Cimetidin (z. B. H_2 Blocker-ratiopharm)

Besondere Hinweise für Schwangerschaft und Stillzeit

Die Wirkung von Fluconazol auf die Schwangerschaft und das ungeborene Kind ist noch nicht ausreichend untersucht. Sind Sie schwanger oder wollen Sie es werden, während Sie Fluconazol anwenden, setzen Sie Ihren Arzt unverzüglich davon in Kenntnis. Da Fluconazol in die Muttermilch übertritt, kann es sich auf das gestillte Kind auswirken. Kann auf das Mittel nicht verzichtet werden, ist bis Therapieende vom Stillen abzusehen.

Überdosierung

Jede Überdosierung von Medikamenten kann ernsthafte Folgen haben. Bei Verdacht auf eine Überdosierung sollte unverzüglich ein Arzt zu Rate gezogen werden.

Symptome einer Fluconazol-Überdosierung

- Halluzinationen
- Paranoia

Fluoxetinhydrochlorid

Präparat z. B.: Fluctin

Wann dieses Mittel verschrieben wird

Fluoxetinhydrochlorid wird zur Behandlung depressiver Erkrankungen verschrieben. Zu den Symptomen der typischen Depression können Veränderungen von Appetit, Schlafgewohnheiten und geistigem/körperlichem Koordinationsvermögen, verminderte Libido, verstärkte Müdigkeit, Schuld- und Minderwertigkeitsgefühle, Konzentrationsstörungen, verlangsamtes Denken und Selbstmordgedanken zählen.

Fluoxetinhydrochlorid soll wirken, indem es wieder für ein ausgewogenes Verhältnis zwischen den natürlichen chemischen Botenstoffen des Gehirns sorgt.

Die wichtigsten Fakten zu diesem Arzneimittel

Da es bei gleichzeitiger Gabe von MAO-Hemmern zu ernsthaften, gelegentlich sogar lebensbedrohlichen Reaktionen kommen kann, sind MAO-Hemmer in jedem Fall mindestens 14 Tage vor Beginn der Fluoxetinhydrochlorid-Therapie abzusetzen.
Zwischen dem Beginn einer Behandlung mit Fluoxetinhydrochlorid und dem Beginn einer Behandlung mit einem MAO-Hemmer sollen mindestens fünf Wochen liegen. Besondere Vorsicht ist geboten, wenn Fluoxetinhydrochlorid hochdosiert über einen längeren Zeitraum eingenommen wurde.

Dem behandelnden Arzt müssen alle Medikamentenanwendungen – rezeptfreie wie verschreibungspflichtige – bekannt sein.

Anwendungshinweise

Die vorgeschriebenen Dosierungsanweisungen sind strikt einzuhalten.

Fluoxetinhydrochlorid wird in der Regel in einer morgendlichen Einmaldosis verabreicht. Maximale Wirksamkeit ist nur bei regelmäßiger Einnahme gewährleistet.

Bei Auslassen einer Dosis ...
Holen Sie die Einnahme schnellstmöglich nach. Sind jedoch schon mehrere Stunden verstrichen, überspringen Sie die vergessene Dosis. Nehmen Sie nie zwei Dosen auf einmal.

Lagerungshinweise
Bei Zimmertemperatur aufbewahren.

Welche Nebenwirkungen auftreten können

Die Nebenwirkungen sind nicht vorhersehbar. Treten Nebenwirkungen auf oder ändern sich bestehende in ihrer Intensität, ist der Arzt schnellstmöglich zu informieren. Nur er kann beurteilen, ob die Therapie mit Fluoxetinhydrochlorid bedenkenlos fortgeführt werden kann.

Häufige Nebenwirkungen
Abnorme Träume, Agitiertheit, Angst, Appetitsteigerung oder -verlust, Benommenheit und Müdigkeit, Bronchitis, Durchfall, Ein- oder Durchschlafstörungen, Gähnen, Gewichtsverlust, Heuschnupfen, Muskelzittern, Nervosität, Schüttelfrost, Schwäche, Schwindel, Schwitzen, Übelkeit.

Gelegentliche Nebenwirkungen
Akne, Amnesie, Apathie, Arthritis, Asthma, Aufstoßen, Augenschmerzen, Beckenschmerzen, beschleunigter Herzschlag, Bindehautentzündung, Blutdruckabfall oder -anstieg, Durst, Eierstockstörungen, Ejakulationsstörungen, Entzündung der Zunge, erweiterte Pupillen, exzessive Blutungen, Feindseligkeit, Fieber und Schüttelfrost, Flüssigkeitsretention, Gangstörungen, gesteigerte Libido, Gewichtszunahme, Haarausfall, Halluzinationen, Hangover, Harnwegsstörungen, Hautausschlag, Hautentzündungen, Herzrhythmusstörungen, Impotenz, Kiefer- oder Nackenschmerzen, Knochenschmerzen, körperliches Unwohlsein, kurzzeitige Bewußtlosigkeit, Lichtempfindlichkeit, Lungenentzündung, Magenschleimhautentzündung, Migräne, Mundschleimhautentzündung, Muskelkoordinationsstörungen, Muskelzucken, Nackenschmerzen und -starre, Nasenbluten, Nesselsucht, niedriger Blutzuckerspiegel, Ödembildung im Gesicht aufgrund von Flüssigkeitsretention, Ohrensausen, Ohrenschmerzen, orthostatische Störungen bzw. Blutdruckabfall im Stehen, paranoide Reaktionen, plötzliches Ausbleiben der Menstruation, Scheidenentzündung, Schleimbeutelentzündung, Schluckauf, Schluckbeschwerden, Schmerzen in den Brüsten, schnelle Atmung, Schüttelkrämpfe, schwarze Teerstühle, Schwindel, Speiseröhrenentzündung, starke Brustschmerzen, trockene Haut, übersteigertes Wohlbefinden, unkoordinierte Muskelbewegungen, unwillkürliche Bewegungen, Verschwommensehen, Zahnfleischentzündung, Zysten in den Brüsten.

Seltene Nebenwirkungen
Abnorm starke Behaarung, abnorme Uterus- oder Vaginalblutung, Aphthen, Auswerfen von blutigem Speichel, Bindegewebsentzündung, Blut im Urin, blutige Durchfälle, Blutungen im Auge, Dehydratation, Depigmentierung, Dickdarmentzündung, Doppeltsehen, Dünndarmentzündung, Eileiterentzündung, Entzündung der Augen und Augenlider, Erbrechen von Blut, erhöhter Augeninnendruck, extreme Muskelspannung, Fehlgeburt, Flüssigkeitsansammlung in Kehlkopf und Lungen, Flüssigkeitsansammlung und Schwellung im Kopf, Gallenblasenentzündung, Gallensteine, Gelbfärbung von Augen und Haut, Geschmacksverlust, Gicht, Hautausschlag, Hautentzündung und -erkrankungen, Hepatitis, herabgesetzte Körpertemperatur, Herzinfarkt, hoher Blutzucker, Hysterie, Katarakt, Knochenerkrankung, Kontrollstörung der Darmbewegungen, Lungenentzündung, Magengeschwüre, Menstruationsstörungen, Milchsekretion, Muskelentzündung oder -blutung, Muskelspasmen, kribbelndes Gefühl im Mundbereich, Psoriasis, rötliche oder purpurfarbene Hautflecken, Schilddrüsenvergrößerung oder -überfunktion, schlaffe Augenlider, Schmerzen beim Geschlechtsverkehr bei der Frau, Schwerhörigkeit, Selbstmordgedanken, Stupor, unsoziales Verhalten, vergrößerter Bauchumfang, Vergrößerung des Brustumfangs, vermehrte Speichelbildung, verminderte Herzfrequenz, verminderte Reflexe, verwaschene Sprache, vorübergehende Atemaussetzer, Zungenverfärbung und -schwellung, Zwölffingerdarmgeschwür.

Wann das Mittel nicht verschrieben werden sollte

Bekannte Überempfindlichkeits- oder allergische Reaktionen auf Fluoxetinhydrochlorid oder ähnliche Medikamente gelten als Kontraindikation. Alle Arzneimittelreaktionen sind dem Arzt mitzuteilen.

Nicht unter Therapie mit MAO-Hemmern einnehmen (siehe »Die wichtigsten Fakten zu diesem Arzneimittel«).

Spezielle Warnhinweise

In der Rekonvaleszenz nach Herzinfarkt oder bei Leber- oder Nierenerkrankung sowie Diabetes darf das Mittel nur auf ausdrückliche ärztliche Anordnung eingenommen werden.

Da unter Fluoxetinhydrochlorid-Therapie die Wachsamkeit und das Reaktionsvermögen beeinträchtigt sein können, muß vom Führen eines Fahrzeugs, Bedienen gefährlicher Maschinen oder von der Durchführung gefährlicher, die volle geistige Aufmerksamkeit erfordernder Arbeiten so lange abgesehen werden, bis die individuelle Wirkung des Mittels bekannt ist.

Unter Fluoxetinhydrochlorid-Wirkung kann es beim Aufstehen aus einer liegenden oder sitzenden Position zu Schwindelgefühlen, Benommenheit oder sogar Ohnmachtsanfällen kommen. Hilft auch langsames Aufstehen nicht, oder bleibt die Störung länger bestehen, ist der Arzt zu informieren.

Entwickelt sich unter Fluoxetinhydrochlorid-Wirkung Hautausschlag oder Nesselsucht, ist das Mittel abzusetzen und der Arzt unverzüglich zu informieren.

Vorsicht bei einer Vorgeschichte mit Krampfanfällen. Der Arzt ist vor Einnahme des Medikaments über alle bestehenden Störungen und Krankheiten zu informieren.

Mögliche Wechselwirkungen mit Nahrungsmitteln und anderen Arzneimitteln

Fluoxetinhydrochlorid darf in keinem Fall zusammen mit MAO-Hemmern eingenommen werden.

Das Mittel sollte nicht zusammen mit Alkohol eingenommen werden.

Wird Fluoxetinhydrochlorid mit bestimmten anderen Arzneimitteln zusammen eingenommen, kann die Wirkung wechselseitig verstärkt, vermindert oder in sonstiger Weise verändert werden. Halten Sie deshalb unbedingt mit Ihrem Arzt Rücksprache, bevor Sie Fluoxetinhydrochlorid mit einem der nachfolgend aufgeführten Mittel bzw. Substanzgruppen kombinieren:

- Carbamazepin (z. B. Tegretal)
- Diazepam (z. B. Valium)
- Digoxin (z. B. Dilanacin, Lanicor)
- Flecainid (z. B. Tambocor)
- Lithium (z. B. Quilonum)
- Antidepressiva wie Amitriptylin (z. B. Saroten)
- Vinblastin (z. B. Velbe)
- Warfarin (z. B. Coumadin)
- Zentraldämpfend wirkende Mittel

Besondere Hinweise für Schwangerschaft und Stillzeit

Die Wirkung von Fluoxetinhydrochlorid auf die Schwangerschaft und das ungeborene Kind ist noch nicht ausreichend untersucht. Sind Sie schwanger oder wollen Sie es werden, setzen Sie Ihren Arzt unverzüglich davon in Kenntnis. Da Fluoxetinhydrochlorid in die Muttermilch übertreten kann, kann es sich auf das gestillte Kind auswirken. Kann auf das Mittel nicht verzichtet werden, ist bis Therapieende vom Stillen abzusehen.

Überdosierung

Jede Überdosierung von Medikamenten kann ernsthafte Folgen haben. Bei Verdacht auf eine Überdosierung sollte unverzüglich ein Arzt zu Rate gezogen werden.

Symptome einer Fluoxetinhydrochlorid-Überdosierung

- Agitiertheit
- Erbrechen
- Übelkeit
- Unruhezustände

Flurbiprofen

Präparat z. B.: Froben

Wann dieses Mittel verschrieben wird

Dieser Vertreter der nichtsteroidalen Entzündungshemmer wird zur Linderung von Entzündungen, Schwellungen, Steifigkeit und Gelenkschmerzen bei rheumatoider Arthritis und Osteoarthritis eingesetzt.

Die wichtigsten Fakten zu diesem Arzneimittel

Wird Flurbiprofen regelmäßig verabreicht, sind wegen der Gefahr plötzlich auftretender Magen-Darm-Geschwüre und innerer Blutungen häufige Kontrolluntersuchungen erforderlich.

Anwendungshinweise

Flurbiprofen sollte zu oder nach den Mahlzeiten oder zusammen mit einem Antazidum eingenommen werden.

Die vorgeschriebenen Dosierungsanweisungen sind strikt einzuhalten.

Wird Flurbiprofen zur Arthritisbehandlung eingesetzt, ist eine regelmäßige Einnahme erforderlich.

Bei Auslassen einer Dosis ...
Holen Sie die Einnahme schnellstmöglich nach. Ist jedoch fast schon wieder Zeit für die nächste Dosis, überspringen Sie die vergessene und machen mit dem regulären Therapieplan weiter. Nehmen Sie nie zwei Dosen auf einmal.

Lagerungshinweise
Bei Zimmertemperatur aufbewahren.

Welche Nebenwirkungen auftreten können

Die Nebenwirkungen sind nicht vorhersehbar. Treten Nebenwirkungen auf oder ändern sich bestehende in ihrer Intensität, ist der Arzt schnellstmöglich zu informieren. Nur er kann beurteilen, ob die Therapie mit Flurbiprofen bedenkenlos fortgeführt werden kann.

Häufige Nebenwirkungen
Allgemeines Krankheitsgefühl, Angstzustände, Bauchschmerzen, Blähungen, Darmbluten, Depressionen, Durchfall, Entzündung der Nasenschleimhaut, Erbrechen, Gedächtnisstörungen, Gewichtsveränderungen, Harnwegsinfektionen, Hautausschlag, Kopfschmerzen, Muskelzittern, Nervosität, Ödembildung aufgrund von Flüssigkeitsretention, Ohrensausen, Schläfrigkeit, Schlafstörungen, Schwäche, Schwindel, Sehstörungen, Übelkeit, Verdauungsstörungen, Verstopfung.

Gelegentliche oder seltene Nebenwirkungen
Ameisenlaufen, Anschwellen des Halses, Asthma, Bindehautentzündung, Blutarmut, blaue Flecken, Blutdruckanstieg, blutiger Durchfall, Blut im Urin, Entzündung der Magenschleimhaut, Entzündung von Mund und Zunge, Erbrechen von Blut, Fieber und Schüttelfrost, Gelbfärbung von Augen und Haut, Geruchsstörungen, Hautentzündung mit oder ohne Geschwür- und Krustenbildung, Herzinsuffizienz, Juckreiz, Koordinationsstörungen, Leberentzündung, Lichtempfindlichkeit der Haut, Magen-Darm-Geschwüre, Muskelzucken, Nasenbluten, Nesselsucht, Niereninsuffizienz, Quaddeln, starke allergische Reaktion, Verwirrtheitszustände.

Wann das Mittel nicht verschrieben werden sollte

Wer mit Überempfindlichkeits- oder allergischen Reaktionen auf Flurbiprofen, Acetylsalicylsäure oder ähnliche Medikamente oder mit Asthmaanfällen auf Acetylsalicylsäure oder andere Vertreter dieser Substanzgruppe reagiert, sollte das Mittel nicht nehmen. Alle Arzneimittelreaktionen sind dem Arzt mitzuteilen.

Spezielle Warnhinweise

Vorsicht bei Nieren- oder Lebererkrankung. Diese Patienten und solche, die an Herzinsuffizienz leiden oder Diuretika (Entwässerungsmittel) einnehmen, oder auch ältere Menschen haben bei einer Flurbiprofen-Therapie ein erhöhtes Risiko für Nierenfunktionsstörungen.

Nehmen Sie während der Flurbiprofen-Therapie nur auf ausdrückliche ärztliche Anordnung

Acetylsalicylsäure oder andere Entzündungshemmer ein.

Da Flurbiprofen Sehstörungen verursachen kann, ist der Arzt bei Veränderungen des Sehvermögens zu informieren. Unter Flurbiprofen-Therapie wurden die Symptome Schleiersehen und/oder verminderte Sehkraft beobachtet.

Vorsicht bei gleichzeitiger Einnahme von Blutgerinnungshemmern, da Flurbiprofen die Blutungszeit verlängern kann.

Da die Einnahme von Flurbiprofen zu einer Wasserretention führen kann, ist bei Patienten mit Herzerkrankung und Bluthochdruck Vorsicht geboten.

Mögliche Wechselwirkungen mit Nahrungsmitteln und anderen Arzneimitteln

Wird Flurbiprofen mit bestimmten anderen Arzneimitteln zusammen eingenommen, kann die Wirkung wechselseitig verstärkt, vermindert oder in sonstiger Weise verändert werden. Halten Sie deshalb unbedingt mit Ihrem Arzt Rücksprache, bevor Sie Flurbiprofen mit einem der nachfolgend aufgeführten Mittel bzw. Substanzgruppen kombinieren:

- Acetylsalicylsäure (z. B. Aspirin)
- Betablocker wie Propranolol (z. B. Dociton) und Atenolol (z. B. Tenormin)
- Blutgerinnungshemmer wie Warfarin (z. B. Coumadin)
- Cimetidin (z. B. H_2 Blocker-ratiopharm)
- Diuretika wie Furosemid (z. B. Lasix) und Bumetanid (z. B. Burinex)
- Methotrexat (z. B. Methotrexat Lederle)
- Orale Antidiabetika wie Glibenclamid (z. B. Euglucon)

Besondere Hinweise für Schwangerschaft und Stillzeit

Die Wirkung von Flurbiprofen auf die Schwangerschaft und das ungeborene Kind ist noch nicht ausreichend untersucht. Sind Sie schwanger oder wollen Sie es werden, setzen Sie Ihren Arzt unverzüglich davon in Kenntnis. Da Flurbiprofen in die Muttermilch übertritt, kann es sich auf das gestillte Kind auswirken. Kann auf das Mittel nicht verzichtet werden, ist bis Therapieende vom Stillen abzusehen.

Überdosierung

Jede Überdosierung von Medikamenten kann ernsthafte Folgen haben. Bei Verdacht auf eine Überdosierung sollte unverzüglich ein Arzt zu Rate gezogen werden.

Symptome einer Flurbiprofen-Überdosierung
Agitiertheit, Bewußtseinstrübung, Desorientiertheit, Doppeltsehen, flache Atmung, Koma, Kopfschmerzen, Magenschmerzen, Schwindel, Übelkeit, Veränderungen der Pupillengröße.

Furosemid

Präparate z. B.: Furosemid-ratiopharm, Lasix, Ödemase, Furorese, furo von ct

Wann dieses Mittel verschrieben wird

Furosemid wird zur Behandlung von Bluthochdruck und anderen Erkrankungen eingesetzt, die die Beseitung einer Flüssigkeitsretention im Körper erfordern. Hierzu zählen kongestive Herzinsuffizienz, Leberzirrhose und Nierenerkrankung. Im Rahmen der Bluthochdruckbehandlung kann Furosemid allein oder in Kombination mit anderen Bluthochdruckmitteln eingesetzt werden. Diuretika unterstützen die Harnausscheidung und führen damit zu einer Blutdrucksenkung. Furosemid gehört zur Klasse der Schleifendiuretika, so benannt, weil ihre Wirkung in der sogenannten Henle-Schleife, bestimmten Kanalabschnitten in den Nieren, ansetzt.

Die wichtigsten Fakten zu diesem Arzneimittel

Zur Bluthochdruckbehandlung muß Furosemid regelmäßig eingenommen werden. Da der Blutdruck nur allmählich abfällt, kann es mehrere Wochen bis zum vollen Wirkungseintritt dauern. Wichtig ist, daß das Mittel auch dann weitergenommen wird, wenn sich eine Besserung einzustellen scheint. Furosemid kann Bluthochdruck nicht heilen, sondern nur unter Kontrolle halten.

Anwendungshinweise

Die vorgeschriebenen Dosierungsanweisungen sind strikt einzuhalten.

Bei Auslassen einer Dosis ...
Holen Sie die Einnahme schnellstmöglich nach. Ist jedoch fast schon wieder Zeit für die nächste Dosis, überspringen Sie die vergessene und machen mit dem regulären Therapieplan weiter. Nehmen Sie nie zwei Dosen auf einmal.

Lagerungshinweise
Dicht verschlossen im Originalbehältnis und vor Feuchtigkeit sowie direkter Lichteinwirkung geschützt aufbewahren. Die Tabletten und Kapseln bei Zimmertemperatur aufbewahren.

Welche Nebenwirkungen auftreten können

Die Nebenwirkungen sind nicht vorhersehbar. Treten Nebenwirkungen auf oder ändern sich bestehende in ihrer Intensität, ist der Arzt schnellstmöglich zu informieren. Nur er kann beurteilen, ob die Therapie mit Furosemid bedenkenlos fortgeführt werden kann.

Mögliche Nebenwirkungen
Ameisenlaufen, Appetitlosigkeit, Blutarmut, Blutbildveränderungen, Durchfall, Entzündung der Magen- oder Mundschleimhaut, Erbrechen, Fieber, Gehörausfall, Gelbfärbung von Augen und Haut, Hautausschlag, Hautentzündung und -abschälung, hohe Blutzuckerwerte, Juckreiz, Kopfschmerzen, Krämpfe, Nesselsucht, niedrige Kaliumspiegel (damit verbunden Symptome wie Mundtrockenheit, abnorm starker Durst, schwacher oder unregelmäßiger Herzschlag, Lichtempfindlichkeit, Muskelschmerzen oder -krämpfe), Muskelspasmen, Ohrensausen, rötliche oder purpurne Flecken auf der Haut, Schleiersehen, Schwäche, Schwindel, Schwindelanfälle beim Aufstehen, Sehstörungen, Übelkeit, Unruhezustände, Verstopfung.

Wann das Mittel nicht verschrieben werden sollte

Bekannte Überempfindlichkeits- oder allergische Reaktionen auf Furosemid oder andere Diuretika oder Harnverhaltung gelten als Kontraindikationen.

Spezielle Warnhinweise

Furosemid kann zu einer erhöhten Kaliumausscheidung führen. Zeichen eines zu niedrigen Kaliumspiegels sind Muskelschwäche und ein schneller oder unregelmäßiger Herzschlag. Zum Ausgleich des Kaliumhaushalts kann ein Kaliumpräparat gegeben oder bevorzugt kaliumreiche Nahrungsmittel wie Bananen, Pflaumen, Orangensaft und Voll- oder Magermilch verzehrt werden.

Vorsicht bei Nieren- und Lebererkrankung, Zuckerkrankheit, Gicht oder der Bindegewebskrankheit *Lupus erythematodes*.

Bei einer Allergie gegen Sulfonamide kann gleichzeitig auch eine Allergie gegen Furosemid bestehen.

Wer an Bluthochdruck leidet, sollte auf rezeptfreie Mittel, die mit einer Bluthochdruckerhöhung einhergehen können, wie Erkältungsmittel und Appetitzügler, verzichten.

Unter Furosemid-Therapie kann die Haut auf Sonnenlicht empfindlich reagieren.

Mögliche Wechselwirkungen mit Nahrungsmitteln und anderen Arzneimitteln

Wird Furosemid mit bestimmten anderen Arzneimitteln zusammen eingenommen, kann die Wirkung wechselseitig verstärkt, vermindert oder in sonstiger Weise verändert werden. Halten Sie deshalb unbedingt mit Ihrem Arzt Rücksprache, bevor Sie Furosemid mit einem der nachfolgend aufgeführten Mittel bzw. Substanzgruppen kombinieren:

- Acetylsalicylsäure (z. B. Aspirin)
- Blutdruckmittel wie Methyldopa (z. B. Dopegyt, Presinol) und Enalapril (z. B. Xanef)
- Barbiturate wie Phenobarbital (z. B. Lepinal, Luminaletten)
- Dextropropoxyphen (z. B. Deveril retard)
- Etacrynsäure (z. B. Hydromedin)
- Indometacin (z. B. Indomet-ratiopharm)

- Lithium (z. B. Quilonum)
- Nichtsteroidale Entzündungshemmer wie Naproxen (z. B. Proxen) oder Ibuprofen (z. B. Aktren, Brufen)
- Suxamethoniumchlorid (z. B. Lysthenon)
- Sucralfat (z. B. Ulcogant)

Besondere Hinweise für Schwangerschaft und Stillzeit

Die Wirkung von Furosemid auf die Schwangerschaft und das ungeborene Kind ist noch nicht ausreichend untersucht. Sind Sie schwanger oder wollen Sie es werden, setzen Sie Ihren Arzt unverzüglich davon in Kenntnis. Da Furosemid in die Muttermilch übertritt, kann es sich auf das gestillte Kind auswirken. Kann auf das Mittel nicht verzichtet werden, ist bis Therapieende vom Stillen abzusehen.

Überdosierung

Jede Überdosierung von Medikamenten kann ernsthafte Folgen haben. Bei Verdacht auf eine Überdosierung sollte unverzüglich ein Arzt zu Rate gezogen werden.

Symptome einer Furosemid-Überdosierung
- Abnormer Durst
- Blutdruckabfall
- Dehydratation
- Mundtrockenheit
- Muskelschmerzen oder -krämpfe
- Schwacher oder unregelmäßiger Herzschlag

Hydrocortison

Präparat z.B.: Hydrocortison-Wolff

Wann dieses Mittel verwendet wird

Hydrocortison gehört zu den Nebennierenrindenhormonen, auch »Kortisone« genannt. Als Creme oder Salbe zum Auftragen auf die Haut wird es zur Behandlung von juckenden Hautausschlägen und anderen entzündlichen Hauterkrankungen verwendet. In geringer Konzentration ist Hydrocortison zur äußerlichen Anwendung nicht mehr verschreibungspflichtig.

Die wichtigsten Fakten zu diesem Arzneimittel

Selbst bei der äußerlichen Anwendung, dem Auftragen auf die Haut, wird unweigerlich etwas von dem Medikament durch die Haut resorbiert und gelangt auf diese Weise ins Blut. Eine zu starke Resorption kann zu unerwünschten Nebenwirkungen in anderen Körperregionen führen. Um dieses zu umgehen, sollte das Auftragen zu großer Mengen Hydrocortison-Creme auf sehr große Flächen sowie das Anlegen luftdichter Verbände vermieden werden, sofern dies nicht ausdrücklich ärztlich angeordnet wird.

Anwendungshinweise

Die vorgeschriebenen Dosierungsanweisungen sind strikt einzuhalten.

Hydrocortison-Creme ist nur zum Auftragen auf die Haut bestimmt. Kontakt mit der Augenschleimhaut ist zu vermeiden.

Tragen Sie die Substanz direkt auf die erkrankten Hautareale auf.

Wird die Hydrocortison-Creme zur Behandlung von Psoriasis oder einer anderen schwer heilbaren Krankheit eingesetzt, wird der Arzt möglicherweise raten, das betroffene Hautareal mit einer Bandage oder Mullbinde abzudecken. Entwickelt sich darunter eine Infektion, sollte der Verband entfernt und der Arzt aufgesucht werden.

Bei Auslassen einer Dosis ...
Holen Sie die Anwendung schnellstmöglich nach. Ist jedoch fast schon wieder Zeit für die nächste Dosis, überspringen Sie die vergessene und machen mit dem regulären Therapieplan weiter.

Lagerungshinweise
Dicht verschlossen bei Zimmertemperatur und vor Licht geschützt aufbewahren. Vor Temperaturen unter dem Gefrierpunkt schützen.

Welche Nebenwirkungen auftreten können

Die Nebenwirkungen sind nicht vorhersehbar.

Treten Nebenwirkungen auf oder ändern sich bestehende in ihrer Intensität, ist der Arzt schnellstmöglich zu informieren. Nur er kann beurteilen, ob die Therapie mit der Hydrocortison-Creme bedenkenlos fortgeführt werden kann.

Mögliche Nebenwirkungen
Akneartige Hautausschläge, Brennen, Dehnungsstreifen, Entzündung der Haarfollikel, Entzündungen rund um den Mund, Hautabschälungen, Hautirritationen, Juckreiz, Hautentzündungen, Hauterweichungen, Pigmentstörungen, Sekundärinfektionen, Trockenheit, verstärkter Haarwuchs.

Wann das Mittel nicht verwendet werden sollte

Bekannte Überempfindlichkeits- oder allergische Reaktionen auf Inhaltsstoffe der Hydrocortison-Creme gelten als Kontraindikation.

Spezielle Warnhinweise

Die behandelten Hautareale dürfen nicht mit wasserdichten Windeln oder Plastikhosen bedeckt werden, da dadurch die Resorption von Hydrocortison verstärkt werden kann.

Wird die Creme auf große Hautareale über einen längeren Zeitraum aufgetragen – oder die behandelte Fläche abgedeckt –, kann eine so große Menge des Hormons ins Blut übertreten, daß es zum sogenannten Cushing-Syndrom mit den Symptomen Mondgesicht, Hals- und Stammfettsucht und violetten Hautstreifen kommt. Weitere mögliche Folgen sind Drüsenerkrankungen oder erhöhte Blutzuckerspiegel oder Zuckerausscheidung im Urin. Kinder sind besonders gefährdet, zuviel Hormon aus der Hydrocortison-Creme zu resorbieren, weil bei ihnen das Verhältnis zwischen Hautoberfläche und Körpergewicht vergleichsweise größer ist als beim Erwachsenen.

Bei Kindern kann eine langfristige Kortikoidbehandlung Wachstum und Entwicklung beeinträchtigen.

Stellt sich während der Behandlung mit Hydrocortison-Creme eine Störung ein, sollte die Anwendung abgebrochen und der Arzt konsultiert werden.

Mögliche Wechselwirkungen mit Nahrungsmitteln und anderen Arzneimitteln

Sind nicht bekannt.

Besondere Hinweise für Schwangerschaft und Stillzeit

Die Wirkung der Hydrocortison-Creme auf die Schwangerschaft und das ungeborene Kind ist noch nicht ausreichend untersucht. Sind Sie schwanger oder wollen Sie es werden, setzen Sie Ihren Arzt unverzüglich davon in Kenntnis. Es ist nicht bekannt, ob und in welchem Umfang das Mittel in die Muttermilch übertritt. Um mögliche Auswirkungen auf das gestillte Kind so gering wie möglich zu halten, sollte die Creme während der Stillzeit möglichst sparsam und nur auf ärztliches Anraten angewandt werden.

Überdosierung

Eine ausgedehnte oder langfristige Anwendung der Hydrocortison-Creme kann ein Cushing-Syndrom (siehe »Spezielle Warnhinweise«), Drüsenstörungen, erhöhte Blutzuckerspiegel und Zuckerausscheidung im Urin verursachen. Bei Verdacht auf eine Überdosierung sollte unverzüglich ein Arzt zu Rate gezogen werden.

Hydrochlorothiazid

Präparat z. B.: Esidrix

Wann dieses Mittel verschrieben wird

Hydrochlorothiazid wird zur Behandlung von Bluthochdruck und anderen Zuständen eingesetzt, die die Beseitigung einer Flüssigkeitsretention im Körper erfordern. Hierzu zählen kongestive Herzinsuffizienz, Leberzirrhose, Nierenerkrankungen sowie Kortikosteroid- und Östrogentherapie. Im Rahmen der Bluthochdruckbehandlung kann Hydrochlorothiazid allein oder in Kombination mit anderen Bluthochdruckmitteln eingesetzt werden. Diuretika unterstützen die Harnausscheidung und führen damit zu einer Blutdrucksenkung.

Die wichtigsten Fakten zu diesem Arzneimittel

Zur Bluthochdruckbehandlung muß Hydrochlorothiazid regelmäßig eingenommen werden. Da der Blutdruck nur allmählich abfällt, kann es mehrere Wochen bis zum vollen Wirkungseintritt von Hydrochlorothiazid dauern. Wichtig ist, daß das Mittel auch dann weitergenommen wird, wenn sich eine Besserung einstellt. Hydrochlorothiazid kann Bluthochdruck nicht heilen, sondern nur unter Kontrolle halten.

Anwendungshinweise

Die vorgeschriebenen Dosierungsanweisungen sind strikt einzuhalten.

Bei Auslassen einer Dosis ...
Holen Sie die Einnahme schnellstmöglich nach. Ist jedoch fast schon wieder Zeit für die nächste Dosis, überspringen Sie die vergessene und machen mit dem regulären Therapieplan weiter. Nehmen Sie nie zwei Dosen auf einmal.

Lagerungshinweise
Dicht verschlossen vor Licht, Feuchtigkeit und Temperaturen unter dem Gefrierpunkt geschützt aufbewahren. Bei Zimmertemperatur lagern.

Welche Nebenwirkungen auftreten können

Die Nebenwirkungen sind nicht vorhersehbar. Treten Nebenwirkungen auf oder ändern sich bestehende in ihrer Intensität, ist der Arzt schnellstmöglich zu informieren. Nur er kann beurteilen, ob die Therapie mit Hydrochlorothiazid bedenkenlos fortgeführt werden kann.

Mögliche Nebenwirkungen
- Appetitlosigkeit
- Bauchkrämpfe
- Blutdruckabfall
- Durchfall
- Kopfschmerzen
- Magenreizungen
- Magenverstimmungen
- Niedrige Kaliumspiegel mit den Symptomen Mundtrockenheit, abnorm starker Durst, schwacher oder unregelmäßiger Herzschlag, Muskelschmerzen oder -krämpfe
- Schwächegefühl
- Schwindelanfälle beim Aufstehen

Gelegentliche oder seltene Nebenwirkungen
Abschälende Haut, Ameisenlaufen, Blutarmut, Blutbildveränderungen, Entzündung der Bauchspeicheldrüse, Entzündung der Speicheldrüsen, Erbrechen, Fieber, Flüssigkeitsansammlung in den Lungen, Gelbfärbung von Augen und Haut, Haarausfall, Hautausschlag, Hauterkrankungen wie das Stevens-Johnson-Syndrom (Bildung von Erythemen, auf denen sich Blasen bilden), hoher Zuckergehalt im Urin, Impotenz, Lungenentzündung, Lichtempfindlichkeit, mühsame Atmung, Muskelspasmen, Nesselsucht, Nierenversagen, rötliche oder purpurne Hautflecken, Schwindel, Sehstörungen, Übelkeit, Überempfindlichkeitsreaktionen, Unruhezustände, Veränderung der Blutzuckerwerte, Verstopfung.

Wann das Mittel nicht verschrieben werden sollte

Bei Harnverhaltung sollte das Mittel nicht eingenommen werden.

Bekannte Überempfindlichkeits- oder allergische Reaktionen auf Hydrochlorothiazid oder ähnliche Medikamente gelten als Kontraindikation. Alle Arzneimittelreaktionen sind dem Arzt mitzuteilen.

Spezielle Warnhinweise

Diuretika können zu einer erhöhten Kaliumausscheidung führen. Zeichen eines zu niedrigen Kaliumspiegels sind Muskelschwäche und schneller oder unregelmäßiger Herzschlag. Zum Ausgleich des Kaliumhaushalts empfiehlt es sich, kaliumreiche Nahrungsmittel zu verzehren oder ein Kaliumpräparat einzunehmen.

Vor der Verschreibung von Hydrochlorothiazid sollte die Nierenfunktion überprüft und später unter der Therapie regelmäßig kontrolliert werden.

Vorsicht bei Leberfunktionsstörungen, Zuckerkrankheit, Gicht oder *Lupus erythematodes* (eine Form der rheumatischen Erkrankung).

Personen, die an Bronchialasthma oder Allergien leiden, reagieren auch häufiger allergisch auf Hydrochlorothiazid.

Dehydratation, extremes Schwitzen, starker Durchfall oder Erbrechen können zu einem Zusammenbruch des Wasserhaushalts und zu einem starken Blutdruckabfall führen. Dieser Gefahr ist auch beim Sporttreiben und heißem Wetter Rechnung zu tragen.

Mögliche Wechselwirkungen mit Nahrungsmitteln und anderen Arzneimitteln

Da Hydrochlorothiazid die Wirkung von Alkohol verstärken kann, sollte während der Therapie auf Alkohol verzichtet werden.

Wird Hydrochlorothiazid mit bestimmten anderen Arzneimitteln zusammen eingenommen, kann die Wirkung wechselseitig verstärkt, vermindert oder in sonstiger Weise verändert werden. Halten Sie deshalb unbedingt mit Ihrem Arzt Rücksprache, bevor Sie Hydrochlorothiazid mit einem der nachfolgend aufgeführten Mittel bzw. Substanzgruppen kombinieren:

- Antidiabetika wie Insulin oder Glibenclamid (z. B. Euglucon)
- Barbiturate wie Phenobarbital (z. B. Lepinal, Luminaletten)
- Colestipol (z. B. Cholestabyl)
- Colestyramin (z. B. Quantalan)
- Von Curare (indianische Pfeilgifte) abgeleitete Muskelrelaxanzien wie Alcuroniumclorid (z. B. Marcumar)
- Glukokortikoide wie Prednison
- Lithium (z. B. Quilonum)
- Nichtsteroidale Antiphlogistika/Antirheumatika wie Naproxen (z. B. Proxen)
- Weitere Bluthochdruckmittel

Besondere Hinweise für Schwangerschaft und Stillzeit

Die Wirkung von Hydrochlorothiazid auf die Schwangerschaft und das ungeborene Kind ist noch nicht ausreichend untersucht. Sind Sie schwanger oder wollen Sie es werden, setzen Sie Ihren Arzt unverzüglich davon in Kenntnis. Da Hydrochlorothiazid in die Muttermilch übertritt, kann es sich auf das gestillte Kind auswirken. Kann auf das Mittel nicht verzichtet werden, bis Therapieende nicht stillen.

Überdosierung

Jede Überdosierung von Medikamenten kann ernsthafte Folgen haben. Bei Verdacht auf eine Überdosierung sollte unverzüglich ein Arzt zu Rate gezogen werden.

Symptome einer Hydrochlorothiazid-Überdosierung

- Abnorm starker Durst
- Elektrolytmangel
- Mundtrockenheit
- Muskelschmerzen oder -krämpfe
- Schwacher oder unregelmäßiger Herzschlag
- Symptome eines zu niedrigen Kaliumspiegels wie Dehydratation

Imipramin

Präparat z. B.: Tofranil

Wann dieses Mittel verschrieben wird

Imipramin wird zur Behandlung von Depressionen eingesetzt und gehört zur Familie der trizyklischen Antidepressiva.

Imipramin findet ebenfalls, in Kombination mit einer Verhaltenstherapie, zur kurzfristigen Behandlung von Bettnässen bei Kindern im Alter von sechs Jahren und darüber Anwendung. Mit zunehmender Behandlungsdauer kann seine Wirksamkeit nachlassen.

Verschiedentlich wird Imipramin auch zur Behandlung von Bulimie (Freß-/Brechsucht), hyperkinetischem Syndrom bei Kindern, Zwangs- und Panikstörungen verschrieben.

Die wichtigsten Fakten zu diesem Arzneimittel

Wird Imipramin zusammen mit MAO-Hemmern eingenommen, kann es zu ernsthaften, gelegentlich sogar lebensgefährlichen Reaktionen kommen. Mindestens 14 Tage vor der Behandlung mit Imipramin sind MAO-Hemmer abzusetzen. Es ist sicherzustellen, daß der behandelnde Arzt über alle Medikamente, die der Patient einnimmt, informiert ist.

Anwendungshinweise

Imipramin kann während der Mahlzeiten eingenommen werden.

Imipramin darf nicht zusammen mit Alkohol eingenommen werden.

Bis zum Wirkungseintritt bzw. bis sich eine erste Besserung unter der Therapie einstellt, kann es vier bis sechs Wochen dauern.

Bei der durch Imipramin gelegentlich verursachten Mundtrockenheit hilft es oft schon, ein Bonbon zu lutschen oder Kaugummi zu kauen.

Bei Auslassen einer Dosis ...
Nehmen Sie nur eine Dosis täglich zur Schlafenszeit, dann ziehen Sie den Arzt zur Rate. Nehmen Sie die Dosis wegen möglicher Nebenwirkungen nicht am Morgen danach ein.

Nehmen Sie täglich zwei Dosen oder mehr, holen Sie die Einnahme schnellstmöglich nach. Ist jedoch fast schon wieder Zeit für die nächste Dosis, überspringen Sie die vergessene Dosis und machen mit dem regulären Therapieplan weiter. Nehmen Sie nie zwei Dosen auf einmal.

Lagerungshinweise
Bei Zimmertemperatur und dicht verschlossen aufbewahren.

Welche Nebenwirkungen auftreten können

Die Nebenwirkungen sind nicht vorhersehbar. Treten Nebenwirkungen auf oder ändern sich bestehende in ihrer Intensität, ist der Arzt schnellstmöglich zu informieren. Nur er kann beurteilen, ob die Therapie mit Imipramin bedenkenlos fortgeführt werden kann.

Mögliche Nebenwirkungen
Agitiertheit, Alpdruck, Anschwellen der Brüste, Anschwellen der Hoden, Angst, Appetitlosigkeit, Bauchkrämpfe, Benommenheit, beschleunigter Herzschlag, Blutbildveränderungen, blutende Geschwüre und Abszesse, Blutdruckanstieg, Darmverschluß, Desorientiertheit, Drüsenschwellung, Entwicklung einer Brust bei männlichen Patienten, Episoden gehobener Stimmung oder der Reizbarkeit, Erbrechen, erweiterte Pupillen, exzessiver oder spontaner Milchfluß, Fallsucht, Fieber, Gelbfärbung von Haut und Augen, gesteigerte oder verminderte Libido, Gewichtsverlust oder -steigerung, Glaukombildung, Haarausfall, Halluzinationen, Halsentzündung, häufiges Wasserlassen, Harnverhaltung, Hautjucken und -ausschlag, Herzinfarkt, Herzinsuffizienz, Herzklopfen, Herzrhythmusstörungen, Hitzewallungen, Husten, kongestive Herzinsuffizienz, Impotenz, Koordinationsstörungen, Kopfschmerzen, Kribbeln, nervöses Zittern und Taubheitsgefühl in Händen und Füßen, Lichtempfindlichkeit, Magenbeschwerden, Miktionsstörungen, Müdigkeit, Mundschleimhautentzündung, Mundtrockenheit, Muskelzittern, Nesselsucht, Ödembildung aufgrund von Flüssigkeitsansammlung (vor allem im Gesicht und auf der Zunge), Ohrensausen, purpurfarbene oder rötlichbraune Hautflecken, Schläfrigkeit, Schlaflosigkeit, Schlaganfall, Schleiersehen, Schwäche, schwarze Zunge, Schwindel, Sehstörungen, sonderbarer Geschmack im Mund, Übelkeit, Unruhezustände, Verstopfung oder Durchfall, Verwirrtheit, Wahnvorstellungen, zerebrale Krampfanfälle, zu niedrige oder zu hohe Blutzuckerwerte.

Häufige Nebenwirkungen bei den wegen Bettnässens behandelten Kindern
- Magen-Darm-Beschwerden
- Müdigkeit
- Nervosität
- Schlafstörungen

Weitere Nebenwirkungen bei Kindern
- Angst
- Emotionale Labilität
- Kollaps
- Ohnmacht
- Schüttelkrämpfe
- Verstopfung

Wann das Mittel nicht verschrieben werden sollte

Imipramin sollte in der Rekonvaleszenzzeit nach einem Herzinfarkt nicht genommen werden.

Unter der Therapie mit MAO-Hemmern darf Imipramin nicht eingenommen werden. Dasselbe gilt bei bekannter Überempfindlichkeits- oder allergischer Reaktion auf Imipramin.

Spezielle Warnhinweise

Vorsicht bei einer Krankengeschichte mit Engwinkelglaukom (erhöhter Augeninnendruck), Miktionsstörungen, Herz-, Leber-, Nieren- oder Schilddrüsenerkrankung oder zerebralen Krampfanfällen. Vorsicht auch, wenn gleichzeitig Schilddrüsenmedikamente eingenommen werden.

Bei plötzlichem Absetzen von Imipramin kann es zu einem allgemeinen Krankheitsgefühl, Kopfschmerzen und Übelkeit kommen. Bei Absetzen des Medikaments ist den ärztlichen Anweisungen strikt Folge zu leisten.

Stellen sich unter Imipramin-Therapie Fieber oder eine Halsentzündung ein, ist der Arzt davon in Kenntnis zu setzen.

Da unter Imipramin-Wirkung die Wachsamkeit und das Reaktionsvermögen beeinträchtigt sein können, muß vom Führen eines Fahrzeugs, Bedienen gefährlicher Maschinen oder von der Durchführung gefährlicher, die volle geistige Aufmerksamkeit erfordernder Arbeiten so lange abgeraten werden, bis die individuelle Wirkung des Mittels bekannt ist.

Da sich unter Imipramin-Therapie eine Lichtempfindlichkeit entwickeln kann, ist direkte Sonnenlichtexposition weitestgehend zu vermeiden.

Vor operativen Eingriffen muß Imipramin abgesetzt werden.

Mögliche Wechselwirkungen mit Nahrungsmitteln und anderen Medikamenten

Wird Imipramin mit bestimmten anderen Arzneimitteln zusammen eingenommen, kann die Wirkung wechselseitig verstärkt, vermindert oder in sonstiger Weise verändert werden. Halten Sie deshalb unbedingt mit Ihrem Arzt Rücksprache, bevor Sie Imipramin mit einem der nachfolgend aufgeführten Mittel bzw. Substanzgruppen kombinieren:

- Abschwellende Mittel wie Pseudoephedrin
- Carbamazepin (z. B. Tegretal)
- Cimetidin (z. B. H_2 Blocker-ratiopharm)
- Clonidin (z. B. Catapresan)
- Fluoxetin (z. B. Fluctin)
- Methylphenidat (z. B. Ritalin)
- Phenytoin (z. B. Zentropil)
- Salbutamol (z. B. Sultanol)
- Schilddrüsenmedikamente
- Zentraldämpfend wirkende Mittel wie Alprazolam (z. B. Tafil) oder Diazepam (z. B. Valium)

Wird Imipramin zusammen mit Alkohol oder anderen geistig dämpfend wirkenden Mitteln, wie narkotischen Schmerzmitteln, Schlafmitteln oder Tranquilizern, eingenommen, kann dies extreme Schläfrigkeit und Benommenheit sowie andere potentiell ernsthafte Nebenwirkungen zur Folge haben.

Besondere Hinweise für Schwangerschaft und Stillzeit

Die Wirkung von Imipramin auf die Schwangerschaft und das ungeborene Kind ist noch nicht ausreichend untersucht. Schwangere sollten Imipramin nur bei zwingender Indikation und wenn der therapeutische Nutzen die möglichen Risiken klar überwiegt einnehmen. Sind Sie schwanger oder wollen Sie es werden, setzen Sie Ihren Arzt unverzüglich davon in Kenntnis. Da Imipramin in die Muttermilch übertritt, kann es sich auf den Säugling auswirken. Kann auf das Mittel nicht verzichtet werden, ist bis Therapieende vom Stillen abzusehen.

Überdosierung

Jede Überdosierung von Medikamenten kann ernsthafte Folgen haben. Eine Imipramin-Überdosierung kann lebensgefährlich werden. Kinder reagieren auf eine Imipramin-Überdosierung sensibler als Erwachsene. Bei Verdacht auf Überdosierung sollte unverzüglich ein Arzt zu Rate gezogen werden.

Symptome einer Imipramin-Überdosierung
Agitiertheit, Atemnot, Benommenheit, Bläulichfärbung der Haut, Blutdruckabfall, Erbrechen, erweiterte Pupillen, Herzrhythmusstörungen oder beschleunigter Herzschlag, Herzversagen, hohes Fieber, Koma, Koordinationsstörungen, Muskelstarre, Schläfrigkeit, Schock, Schüttelkrämpfe, Schwitzen, Stupor, übersteigerte Reflexe, Unruhezustände, unwillkürliche Muskelzuckungen.

Indometacin

Präparate z. B.: Indomet-ratiopharm, Indometacin Berlin-Chemie, Amuno, Indo-Phlogont, indo von ct

Wann dieses Mittel verschrieben wird

Dieser nichtsteroidale Entzündungshemmer wird zur Linderung von Entzündungen, Schwellungen, Steifigkeit und Gelenkschmerzen bei mittelschwerer bis schwerer rheumatoider Arthritis und Arthrose sowie Spondylarthrose eingesetzt. Er wird ebenfalls angewendet bei der Behandlung der Bursitis (Schleimbeutelentzündung), Tendinitis (Sehnenentzündung), akuter Gichtanfälle und anderer Schmerzzustände.

Die wichtigsten Fakten zu diesem Arzneimittel

Wird Indometacin regelmäßig verabreicht, sind wegen der Gefahr plötzlich auftretender Magen-Darm-Geschwüre und innerer Blutungen häufige Kontrolluntersuchungen erforderlich.

Anwendungshinweise

Indometacin sollte während der Mahlzeit oder zusammen mit einem Antazidum sowie reichlich Flüssigkeit eingenommen werden. Nehmen Sie Indometacin nicht auf nüchternen Magen ein.

Die vorgeschriebenen Dosierungsanweisungen sind strikt einzuhalten.

Wird Indometacin zur Arthritisbehandlung eingesetzt, ist eine regelmäßige Einnahme erforderlich.

Indometacin-Lösung vor Gebrauch gut schütteln.

Die Retard-Kapseln unzerkaut schlucken.

Um einer Entzündung der Rachenschleimhaut und damit einhergehenden Schluckbeschwerden vorzubeugen, sollten Sie sich in den ersten 20 bis 30 Minuten nach der Einnahme nicht hinlegen.

Bei Auslassen einer Dosis ...
Holen Sie die Einnahme schnellstmöglich nach. Ist jedoch fast schon wieder Zeit für die nächste Dosis, überspringen Sie die vergessene und machen mit dem regulären Therapieplan weiter. Nehmen Sie nie zwei Dosen auf einmal.

Lagerungshinweise
Indometacin-Saft und in Zäpfchenform bei Zimmertemperatur und vor Hitze geschützt aufbewahren. Die Lösung bei Temperaturen über dem Gefrierpunkt lagern.

Welche Nebenwirkungen auftreten können

Die Nebenwirkungen sind nicht vorhersehbar. Treten Nebenwirkungen auf oder ändern sich bestehende in ihrer Intensität, ist der Arzt schnellstmöglich zu informieren. Nur er kann beurteilen, ob die Therapie mit Indometacin bedenkenlos fortgeführt werden kann.

Häufige Nebenwirkungen
Bauchschmerzen, depressive Verstimmungen, Durchfall, Erbrechen, Kopfschmerzen, Magenschmerzen, Magenverstimmungen, Müdigkeit, Ohrensausen, Schläfrigkeit oder starke Benommenheit, Schwindel, Sodbrennen, Übelkeit, Verdauungsstörungen, Verstopfung.

Gelegentliche oder seltene Nebenwirkungen
Abnahme der weißen Blutkörperchen, Angst, Appetitlosigkeit, Asthma, Aufgedunsensein, Benommenheit, Blähungen, Blutarmut, Blutdruckabfall oder -steigerung, Blutungen aus dem After, Blutungen aus der Scheide, Brust-

schmerzen, erhöhte Blutzuckerwerte, Fieber, Flüssigkeitsansammlung in der Lunge, geistige Verwirrtheit, Gelbfärbung von Augen und Haut, Gewichtszunahme, Haarausfall, Hautausschlag, Hepatitis, Hautrötung mit Hitzegefühl, Hörstörungen, Juckreiz, Koma, kongestive Herzinsuffizienz, Magen-Darm-Blutungen, mühsame Atmung, Muskelschwäche, Muskelzucken, Nasenbluten, Nesselsucht, Niereninsuffizienz, peptisches Ulkus, Schlaflosigkeit, Schleiersehen, Schüttelkrämpfe, Schwitzen, Stevens-Johnson-Syndrom (Hauterytheme mit Blasenbildung), ungewöhnliche Hautrötung, Veränderung des Brustumfangs, Veränderung der Herzfrequenz, Verhaltensstörungen, verstärkte Neigung zu epileptischen Anfällen.

Wann das Mittel nicht verschrieben werden sollte

Wer mit Überempfindlichkeits- oder allergischen Reaktionen auf Indometacin, Acetylsalicylsäure oder ähnliche Medikamente oder mit Asthmaanfällen auf Acetylsalicylsäure oder andere Vertreter dieser Substanzgruppe reagiert, sollte das Mittel nicht nehmen. Alle Arzneimittelreaktionen sind dem Arzt mitzuteilen.

Bei einer Vorgeschichte mit Mastdarmentzündungen oder kurz nach Auftreten von Blutungen aus dem After darf Indometacin nicht in Zäpfchenform verabreicht werden.

Spezielle Warnhinweise

Vorsicht bei gleichzeitiger Einnahme von Blutgerinnungshemmern, da Indometacin die Blutungszeit verlängern kann.

Da die Häufigkeit von Nebenwirkungen mit der Dosishöhe zunimmt, sollte die niedrigste noch wirksame Dosis verschrieben werden.

Es kann ohne vorherige Warnzeichen zum Auftreten von Magen-Darm-Geschwüren und Blutungen kommen.

Vorsicht bei Nieren- und Lebererkrankung – bei manchen Menschen kann Indometacin eine Leberentzündung verursachen.

Nehmen Sie unter Indometacin-Therapie nur auf ausdrückliche ärztliche Anordnung Acetylsalicylsäure oder andere Entzündungshemmer ein.

Da die Einnahme von Indometacin zu einer Wasserretention führen kann, ist bei Patienten mit Herzerkrankung und Bluthochdruck Vorsicht geboten.

Indometacin kann die Symptome einer bestehenden Infektion verschleiern.

Da unter Indometacin-Therapie die Wachsamkeit und das Reaktionsvermögen beeinträchtigt sein können, muß vom Führen eines Fahrzeugs, Bedienen gefährlicher Maschinen oder von der Durchführung gefährlicher, die volle geistige Aufmerksamkeit erfordernder Arbeiten so lange abgesehen werden, bis die individuelle Wirkung des Mittels bekannt ist.

Mögliche Wechselwirkungen mit Nahrungsmitteln und anderen Arzneimitteln

Wird Indometacin mit bestimmten anderen Arzneimitteln zusammen eingenommen, kann die Wirkung wechselseitig verstärkt, vermindert oder in sonstiger Weise verändert werden. Halten Sie deshalb unbedingt mit Ihrem Arzt Rücksprache, bevor Sie Indometacin mit einem der nachfolgend aufgeführten Mittel bzw. Substanzgruppen kombinieren:

- Acetylsalicylsäure (z. B. Aspirin)
- Betablocker wie Propranolol (z. B. Obsidan, Dociton) und Atenolol (z. B. Tenormin)
- Blutgerinnungshemmer wie Warfarin (z. B. Coumadin)
- Captopril (z. B. Lopirin)
- Ciclosporin (z. B. Sandimmun)
- Diflunisal (z. B. Fluniget)
- Digoxin (z. B. Dilanacin, Lanicor)
- Diuretika wie Triamteren (z. B. Jatropur) oder Spironolacton (z. B. Aldactone)
- Lithium (z. B. Quilonum)
- Methotrexat (z. B. Methotrexat Lederle)
- Probenecid (z. B. Probenecid Weimer)
- Diuretika wie Furosemid (z. B. Lasix)
- Diuretika wie Hydrochlorothiazid (z. B. Esidrix)

Besondere Hinweise für Schwangerschaft und Stillzeit

Die Wirkung von Indometacin auf die Schwangerschaft und das ungeborene Kind ist noch nicht ausreichend untersucht. Sind Sie schwanger oder wollen Sie es werden, während Sie Indometacin einnehmen, setzen Sie Ihren Arzt unverzüglich davon in Kenntnis. Da Indometacin in die Muttermilch übertritt, kann es sich auf das gestillte Kind auswirken. Kann auf das Mittel nicht verzichtet werden, ist bis Therapieende vom Stillen abzusehen.

Überdosierung

Jede Überdosierung von Medikamenten kann ernsthafte Folgen haben. Bei Verdacht auf eine Überdosierung sollte unverzüglich ein Arzt zu Rate gezogen werden.

Symptome einer Indometacin-Überdosierung

- Ameisenlaufen
- Desorientiertheit
- Geistige Verwirrtheit
- Schüttelkrämpfe
- Schwindel
- Starke Kopfschmerzen
- Taubheitsgefühl
- Teilnahmslosigkeit
- Übelkeit, Erbrechen

Isotretinoin

Präparat z. B.: Roaccutan

Wann dieses Mittel verschrieben wird

Diese mit Vitamin A chemisch verwandte Substanz, die aber nicht durch Vitamin A zu ersetzen ist, wird zur Behandlung schwerer, entstellender zystischer Akne verordnet, die auf mildere Medikamente, wie beispielsweise Antibiotika, nicht angesprochen hat. Isotretinoin wirkt auf die Talgdrüsen der Haut, indem es sie schrumpfen läßt und ihre Sekretabgabe vermindert. Isotretinoin wird täglich mehrere Monate lang eingenommen. Der Anti-Akne-Effekt kann nach Absetzen des Medikaments weiter anhalten.

Die wichtigsten Fakten zu diesem Arzneimittel

Wegen der Gefahr schwerer Fruchtschäden, darunter auch eine Beeinträchtigung der geistigen Entwicklung des Kindes und körperliche Fehlbildungen, dürfen Frauen während der Isotretinoin-Therapie und mindestens einen Monat danach keinesfalls schwanger werden. Sollte während der Behandlung eine ungewollte Schwangerschaft eintreten, ist der Arzt unverzüglich zu informieren.

Anwendungshinweise

Isotretinoin sollte während der Mahlzeiten eingenommen werden. Die vorgeschriebenen Dosierungsanweisungen sind strikt einzuhalten.

Je nach der individuellen Reaktion auf die Isotretinoin-Gabe muß die Dosierung eventuell nach oben oder unten korrigiert werden. Bei Patienten, die rasch und sehr gut auf Isotretinoin ansprechen, kann das Mittel eventuell sogar schon vor Ablauf von 15 oder 20 Wochen abgesetzt werden.

Nach dem Absetzen von Isotretinoin sollte die Behandlung für mindestens zwei Monate ausgesetzt werden. In dieser Zeit kann sich die Akne auch ohne Isotretinoin unter Umständen noch weiter bessern. Ist die Akne nach Ablauf der zwei Monate immer noch stark ausgeprägt, läßt sich ein zweiter Behandlungszyklus mit Isotretinoin anschließen.

Während der Behandlung sollte auf Alkohol verzichtet werden.

Die dem Medikament beiliegende Gebrauchsinformation ist genau zu beachten.

Die Kapseln unzerkaut mit Flüssigkeit einnehmen.

Bei Auslassen einer Dosis ...
Holen Sie die Einnahme schnellstmöglich nach. Ist jedoch fast schon wieder Zeit für die nächste Dosis, überspringen Sie die vergessene und machen mit dem regulären Therapieplan weiter. Nehmen Sie nie zwei Dosen auf einmal.

Lagerungshinweise
Bei Zimmertemperatur und vor Licht geschützt aufbewahren.

Welche Nebenwirkungen auftreten können

Die Nebenwirkungen sind nicht vorhersehbar. Treten Nebenwirkungen auf oder ändern sich bestehende in ihrer Intensität, ist der Arzt schnellstmöglich zu informieren. Nur er kann beurteilen, ob die Therapie mit Isotretinoin bedenkenlos fortgeführt werden kann.

Häufige Nebenwirkungen
- Bindehautentzündung
- Juckreiz
- Gelenkschmerzen
- Mundtrockenheit
- Nasenbluten
- Trockene Nasenschleimhaut
- Trockene oder rissige Haut
- Trockene, rissige, entzündete Lippen

Gelegentliche Nebenwirkungen
Beschwerden beim Wasserlassen, Brustschmerzen, Darmentzündung und Bauchschmerzen, Depressionen, Dünnerwerden der Haare, Erbrechen, Hautausschlag, Hautabschälungen an Handflächen und Fußsohlen, Hautinfektionen, Kopfschmerzen, Magen- und Darmbeschwerden, Müdigkeit, Nachtblindheit, schlechtere Kontaktlinsenverträglichkeit, Sehstörungen, Sonnenbrandempfindlichkeit der Haut, Übelkeit.

Wann das Mittel nicht verschrieben werden sollte

Frauen im gebärfähigen Alter dürfen Isotretinoin nur bei zuverlässigem Empfängnisschutz einnehmen.

Spezielle Warnhinweise

Nach Einleitung der Isotretinoin-Therapie kann sich die Akne unter Umständen zunächst verschlechtern, bevor eine Besserung eintritt.

Frauen im gebärfähigen Alter müssen vor Beginn der Isotretinoin-Therapie mindestens einen Monat lang eine ganz zuverlässige Empfängnisverhütung betrieben haben, diese für die Zeit der Behandlung und mindestens noch einen Monat danach fortsetzen.

Bei einigen Patienten, einschließlich solchen, die gleichzeitig Tetrazykline eingenommen haben, können sich unter Isotretinoin-Therapie Kopfschmerzen, Übelkeit und Sehstörungen, die durch einen erhöhten Schädeldruck hervorgerufen werden, einstellen. Bei Auftreten dieser Symptome ist der Arzt unverzüglich aufzusuchen. Wird dann eine Sehnervenschwellung festgestellt, muß die Einnahme von Isotretinoin abgebrochen und zur Folgebehandlung ein Neurologe aufgesucht werden.

Vorsicht bei Nachtfahrten – bei manchen Menschen stellt sich unter Isotretinoin Nachtblindheit ein.

Einigen Patienten bekommen bei einer Isotretinoin-Therapie Schwierigkeiten mit dem Zuckerstoffwechsel.

Während oder nach der Therapie mit Isotretinoin kann sich eine Kontaktlinsenunverträglichkeit einstellen.

Bei Auftreten von Bauchschmerzen, Blutungen aus dem After oder schwerem Durchfall sollte das Mittel sofort abgesetzt werden, da diesen Symptomen eine Entzündung des Darms zugrunde liegen kann.

Während der Behandlung mit Isotretinoin und mindestens einen Monat lang nach Absetzen der Medikation sollte kein Blut gespendet werden.

Mögliche Wechselwirkungen mit Nahrungsmitteln und anderen Arzneimitteln

Während der Therapie mit Isotretinoin sollte auf die Einnahme von Präparaten, die Vitamin A enthalten, verzichtet werden. Isotretinoin und Vitamin A sind chemisch verwandt; zusammen eingenommen, würden sie wie eine Vitamin-A-Überdosierung wirken.

Besondere Hinweise für Schwangerschaft und Stillzeit

Wegen der Gefahr schwerer Fruchtschädigungen darf Isotretinoin während der Schwangerschaft keinesfalls eingenommen werden. Da das Mittel in die Muttermilch übertreten und sich auf das gestillte Kind auswirken kann, ist Isotretinoin während der Stillzeit ebenfalls kontraindiziert.

Überdosierung

Jede Überdosierung von Medikamenten kann ernsthafte Folgen haben. Bei Verdacht auf eine Isotretinoin-Überdosierung sollte unverzüglich ein Arzt zu Rate gezogen werden.

Symptome einer Isotretinoin-Überdosierung
- Bauchschmerzen
- Erbrechen
- Gesichtsröte
- Gleichgewichts- und Koordinationsstörungen
- Kopfschmerzen
- Schwindel
- Trockene, aufgesprungene, entzündete Lippen

Ketoconazol

Präparat z. B.: Nizoral, Terzolin

Wann dieses Mittel verschrieben wird

Dieses Breitspektrum-Antimykotikum wird zur Behandlung ausgeprägter Pilzinfektionen einschließlich Mundsoor und Candidiasis verschrieben.

Anwendung findet es auch in der Behandlung schwerer, therapieresistenter Pilzinfektionen der Haut, die auf eine Behandlung mit Griseofulvin nicht angesprochen haben.

Die wichtigsten Fakten zu diesem Arzneimittel

Bei manchen Menschen kann Ketoconazol schwere, gelegentlich sogar lebensgefährliche Leberschäden verursachen. Deshalb sollte vor Einleitung der Therapie und in regelmäßigen Abständen auch während der Therapie mittels Laborkontrollen die Leberfunktion überprüft werden. Bei Auftreten der nachfolgend aufgeführten Zeichen und Symptome, die auf eine Leberschädigung hinweisen können, ist der Arzt unverzüglich zu informieren: ungewöhnliche Müdigkeit, Appetitlosigkeit, Übelkeit oder Erbrechen, Gelbsucht, Dunkelfärbung des Urins oder Hellfärbung des Stuhls.

Da in seltenen Fällen lebensgefährliche Reaktionen des Herzens auf die Gabe von Ketoconazol und Terfenadin (z. B. Teldane) beobachtet wurden, sollten die beiden Mittel nicht zusammen eingenommen werden.

Anwendungshinweise

Die vorgeschriebenen Dosierungsanweisungen sind strikt einzuhalten.

Die Therapie mit Ketoconazol darf erst abgebrochen werden, wenn die Pilzinfektion ausgeheilt ist – der Nachweis dafür ist mit den entsprechenden Tests zu erbringen. Ein vorzeitiger Therapieabbruch kann zu einem Rezidiv führen.

Um Magenbeschwerden vorzubeugen, wird das Mittel am besten während der Mahlzeiten eingenommen.

Ketoconazol sollte nicht zusammen mit Alkohol oder Antazida eingenommen werden. Zwischen der Einnahme von Ketoconazol und Antazida sollten mindestens zwei bis drei Stunden liegen.

Bei Auslassen einer Dosis ...
Holen Sie die Einnahme schnellstmöglich nach, um einen möglichst gleichbleibenden Wirkstoffspiegel im Körper zu gewährleisten. Ist jedoch fast schon wieder Zeit für die nächste Dosis, überspringen Sie die vergessene und machen mit dem regulären Therapieplan weiter. Nehmen Sie nie zwei Dosen auf einmal.

Lagerungshinweise
Bei Zimmertemperatur aufbewahren.

Welche Nebenwirkungen auftreten können

Die Nebenwirkungen sind nicht vorhersehbar. Treten Nebenwirkungen auf oder ändern sich bestehende in ihrer Intensität, ist der Arzt schnellstmöglich zu informieren. Nur er kann beurteilen, ob die Therapie mit Ketoconazol bedenkenlos fortgeführt werden kann.

Häufige Nebenwirkungen
- Erbrechen
- Übelkeit

Gelegentliche Nebenwirkungen
- Bauchschmerzen
- Juckreiz

Seltene Nebenwirkungen
Anschwellen der Brust (beim Mann), Benommenheit, depressive Verstimmungen, Durchfall, Fieber und Schüttelfrost, Hautausschlag, hervortretende Fontanelle (beim Baby), Impotenz, Kopfschmerzen, Lichtempfindlichkeit, Nesselsucht, Schwindelgefühl.

Wann das Mittel nicht verschrieben werden sollte

Bekannte Überempfindlichkeits- oder allergische Reaktionen auf Ketoconazol oder ähnliche Medikamente gelten als Kontraindikation. Ketoconazol darf nie zusammen mit Terfenadin (z. B. Teldane) und Astemizol (z. B. Hismanal) eingenommen werden.

Spezielle Warnhinweise

In einigen Fällen wurde eine anaphylaktische Reaktion (lebensgefährliche allergische Reaktion) nach der ersten Ketoconazol-Dosis beobachtet.

Wegen der möglichen Nebenwirkungen Kopfschmerzen, Schwindelgefühl und Benommenheit sollte man beim Führen eines Fahrzeugs oder bei der Durchführung gefährlicher, die volle geistige Aufmerksamkeit erfordernder Tätigkeiten besondere Vorsicht walten lassen.

Mögliche Wechselwirkungen mit Nahrungsmitteln und anderen Arzneimitteln

Wird Ketoconazol mit bestimmten anderen Arzneimitteln zusammen eingenommen, kann die Wirkung wechselseitig verstärkt, vermindert oder in sonstiger Weise verändert werden. Halten Sie deshalb unbedingt mit Ihrem Arzt Rücksprache, bevor Sie Ketoconazol mit einem der nachfolgend aufgeführten Mittel bzw. mit einem Präparat aus diesen Substanzgruppen kombinieren:

- Alkoholische Getränke
- Astemizol (z. B. Hismanal)
- Antazida (z. B. Maaloxan, Riopan)
- Ciclosporin (z. B. Sandimmun)
- Gerinnungshemmende Substanzen wie Warfarin (z. B. Coumadin), Phenprocoumon (z. B. Marcumar) und andere
- Isoniazid (z. B. Isozid)
- Kortikoide wie Prednisolon und Methylprednisolon
- Phenytoin (z. B. Zentropil)
- Rifampicin (z. B. Eremfat, Rimactan)
- Terfenadin (z. B. Teldane)
- Theophyllin (z. B. Bronchoretard)
- Ulkusmittel wie Nizatidin (z. B. Gastrax), Famotidin (z. B. Pepdul), Cimetidin (z. B. H_2 Blocker-ratiopharm) und Ranitidin (z. B. Sostril, Zantic)

Besondere Hinweise für Schwangerschaft und Stillzeit

Sind Sie schwanger oder wollen Sie es werden, während Sie Ketoconazol einnehmen, setzen Sie Ihren Arzt unverzüglich davon in Kenntnis. In Schwangerschaft und Stillzeit sollte Ketoconazol nur bei zwingender Notwendigkeit und nach sorgfältiger Nutzen-Risiko-Abwägung eingesetzt werden. Da Ketoconazol in die Muttermilch übertreten kann, kann es sich auf das gestillte Kind auswirken, und es sollte während der Therapie auf das Stillen verzichtet werden.

Überdosierung

Liegen auch keine Informationen über die Wirkung einer Ketoconazol-Überdosierung vor, so kann doch grundsätzlich jede Überdosierung von Medikamenten ernsthafte Folgen haben. Bei Verdacht auf eine Überdosierung sollte unverzüglich ein Arzt zu Rate gezogen werden.

Ketoprofen

Präparate z. B.: Alrheumun, Orudis, Ketoprofen-ratiopharm, Ketoprofen von ct, Gabrilen

Wann dieses Mittel verschrieben wird

Dieser nichtsteroidale Entzündungshemmer wird zur Linderung von Entzündungen, Schwellungen, Steifigkeit und Gelenkschmerzen – den Begleitsymptomen der rheumatoiden Arthritis und Arthrose – verschrieben. Er findet ebenfalls Anwendung zur Linderung leichter bis mittelschwerer nichtrheumatischer Schmerzzustände sowie Schmerzen während der Regelblutung.

Die wichtigsten Fakten zu diesem Arzneimittel

Unter Ketoprofen-Therapie sind regelmäßige ärztliche Kontrolluntersuchungen unerläßlich. Es kann ohne vorherige Warnhinweise zur Geschwürbildung und zu inneren Blutungen kommen.

Anwendungshinweise

Um die Nebenwirkungen so gering wie möglich zu halten, empfiehlt es sich, das Mittel zu den Mahlzeiten, mit einem Antazidum oder einem Glas Milch einzunehmen.

Die vorgeschriebenen Dosierungsanweisungen sind strikt einzuhalten.

Zur Arthritisbehandlung muß Ketoprofen regelmäßig eingenommen werden.

Bei Auslassen einer Dosis ...
Nehmen Sie Ketoprofen regelmäßig ein, holen Sie die Einnahme schnellstmöglich nach. Ist jedoch fast schon wieder Zeit für die nächste Dosis, überspringen Sie die vergessene und machen mit dem regulären Therapieplan weiter. Nehmen Sie nie zwei Dosen auf einmal.

Lagerungshinweise
Bei Zimmertemperatur und vor Feuchtigkeit geschützt in einem dicht verschlossenen Behältnis aufbewahren.

Welche Nebenwirkungen auftreten können

Die Nebenwirkungen sind nicht vorhersehbar. Treten Nebenwirkungen auf oder ändern sich bestehende in ihrer Intensität, ist der Arzt schnellstmöglich zu informieren. Nur er kann beurteilen, ob die Therapie mit Ketoprofen bedenkenlos fortgeführt werden kann.

Häufige Nebenwirkungen
Bauchschmerzen, Blähungen, Durchfall, Flüssigkeitsretention, Kopfschmerzen, Nierenfunktionsstörungen, Schlaflosigkeit, Träume, Übelkeit, Verdauungsstörungen, Verstopfung.

Gelegentliche oder seltene Nebenwirkungen
Ablösen der Fingernägel, allergische Reaktionen, allgemeines Krankheitsgefühl, Ameisenlaufen, Amnesie, Anschwellen des Halses, Appetitlosigkeit, Appetitsteigerung, Asthma, Atemnot oder mühsame Atmung, Aufstoßen, Augenschmerzen, Aushusten von Blut, beschleunigter Herzschlag, Bindehautentzündung, Blutarmut, Blut im Urin, Blutdruckanstieg, Blutungen aus dem After, blutige oder schwarze Stühle, depressive Verstimmungen, Durst, Entzündungen oder Abschälen der Haut, Entzündung der Magenschleimhaut, Entzündung der Mundschleimhaut, Entzündung der Nasenschleimhaut, Erbrechen von Blut, Magen-Darm-Geschwüre, Geschmacksveränderungen, Gwichtsverlust oder -zunahme, Haarausfall, Hautausschlag, Halsentzündung, Herzklopfen, Hörstörungen, Impotenz, Infektion, Juckreiz, kongestive Herzinsuffizienz, Migräne, Mundtrockenheit, Muskelschmerzen, Nasenbluten, Nesselsucht, Niereninsuffizienz, Ödembildung im Gesicht aufgrund von Flüssigkeitsretention, rote oder purpurne Hautflecken, Schläfrigkeit, Schmerzen, Schüttelfrost, Schwindelgefühl, Schwitzen, Sehstörungen, unregelmäßige oder extrem starke Regelblutungen, vermehrter Speichelfluß, Verwirrtheitszustände.

Wann das Mittel nicht verschrieben werden sollte

Wer mit Überempfindlichkeits- oder allergischen Reaktionen auf Ketoprofen oder mit Asthmaanfällen, Hautreaktionen oder akuter

Rhinitis auf nichtsteroidale Entzündungshemmer oder Analgetika reagiert, sollte das Mittel nicht nehmen. Alle Arzneimittelreaktionen sind dem Arzt mitzuteilen.

Spezielle Warnhinweise

Unter Ketoprofen-Therapie können ohne vorherige Warnhinweise Magengeschwüre und Blutungen auftreten.

Vorsicht bei Nieren- oder Lebererkrankung.

Bei Ketoprofen-Langzeitanwendung sind regelmäßige Blutbildkontrollen nötig.

Unter Ketoprofen-Wirkung kann es zur Wasserretention kommen. Vorsicht bei Herzerkrankung oder Bluthochdruck.

Mögliche Wechselwirkungen mit Nahrungsmitteln und anderen Arzneimitteln

Wird Ketoprofen mit bestimmten anderen Arzneimitteln zusammen eingenommen, kann die Wirkung wechselseitig verstärkt, vermindert oder in sonstiger Weise verändert werden. Halten Sie deshalb unbedingt mit Ihrem Arzt Rücksprache, bevor Sie Ketoprofen mit einem der nachfolgend aufgeführten Mittel bzw. Substanzgruppen kombinieren:

- Acetylsalicylsäure (z. B. Aspirin)
- Blutgerinnungshemmer wie Warfarin (z. B. Coumadin)
- Diuretika wie Hydrochlorothiazid (z. B. Esidrix)
- Lithium (z. B. Quilonum)
- Methothrexat (z. B. Methotrexat Lederle)
- Probenecid (z. B. Probenecid Weimer)

Da sich unter Ketoprofen-Wirkung die Blutungszeit verlängern kann, sollten Patienten, die gleichzeitig Gerinnungshemmer einnehmen, vorsichtig im Umgang mit Ketoprofen sein.

Besondere Hinweise für Schwangerschaft und Stillzeit

Die Wirkung von Ketoprofen auf die Schwangerschaft und das ungeborene Kind ist noch nicht ausreichend untersucht. Sind Sie schwanger oder wollen Sie es werden, setzen Sie Ihren Arzt unverzüglich davon in Kenntnis. Da Ketoprofen in die Muttermilch übertreten kann, kann es sich auf das gestillte Kind auswirken. Kann auf das Mittel nicht verzichtet werden, ist bis Therapieende vom Stillen abzusehen.

Überdosierung

Jede Überdosierung von Medikamenten kann ernsthafte Folgen haben. Bei Verdacht auf eine Überdosierung sollte unverzüglich ein Arzt zu Rate gezogen werden.

Symptome einer Ketoprofen-Überdosierung

- Atmungsstörungen
- Benommenheit
- Blutdruckabfall
- Blutdruckanstieg
- Erbrechen
- Koma
- Magen-Darm-Blutungen
- Magenschmerzen
- Niereninsuffizienz
- Schüttelkrämpfe
- Trägheit
- Übelkeit

Konjugierte Östrogene

Präparate z. B.: Presomen, Oestrofeminal

Wann dieses Mittel verschrieben wird

Mit diesem Mittel werden Wechseljahrssymptome wie Hitzeempfinden in Gesicht, Hals und Brust sowie plötzliche Hitze- und Schweißausbrüche, die typischen Hitzewallungen, gelindert.

Weitere Anwendungsgebiete sind Vorbeugung und Verzögerung eines Knochenschwunds in der Menopause.

Die wichtigsten Fakten zu diesem Arzneimittel

Da Östrogen mit einem erhöhten Risiko für ein Endometriumkarzinom (Krebserkrankung der Gebärmutterschleimhaut) verbunden ist, sind unter der Therapie mit konjugierten Östrogenen regelmäßige Kontrolluntersuchungen unerläßlich und alle ungewöhnlichen Vaginalblutungen unverzüglich dem Arzt mitzuteilen.

Die alleinige Anwendung dieses Mittels ohne regelmäßige Gabe von Gestagenen darf nur bei Frauen erfolgen, deren Gebärmutter entfernt wurde.

Anwendungshinweise

Die vorgeschriebenen Dosierungsanweisungen sind strikt einzuhalten. Das Mittel darf nicht an Dritte weitergegeben werden.

Bei gleichzeitiger Einnahme von Kalziumpräparaten zur Osteoporosevorbeugung ist die Höhe der Kalziumdosis mit dem Arzt abzuklären.

Bei Auslassen einer Dosis ...
Holen Sie die Einnahme schnellstmöglich nach. Ist jedoch fast schon wieder Zeit für die nächste Dosis, überspringen Sie die vergessene und machen mit dem regulären Therapieplan weiter. Nehmen Sie nie zwei Dosen auf einmal.

Lagerungshinweise
Bei Zimmertemperatur aufbewahren.

Welche Nebenwirkungen auftreten können

Die Nebenwirkungen sind nicht vorhersehbar. Treten Nebenwirkungen auf oder ändern sich bestehende in ihrer Intensität, ist der Arzt schnellstmöglich zu informieren. Nur er kann beurteilen, ob die Therapie mit konjugierten Östrogenen bedenkenlos fortgeführt werden kann.

Mögliche Nebenwirkungen
Abnorme Vaginalblutungen, Anschwellen der Brüste und Spannungsgefühl, Aufgeblähtsein, Bauchkrämpfe, depressive Verstimmungen, Erbrechen, Flüssigkeitsretention, Gallenblasenerkrankung, Gelbfärbung von Augen und Haut, Gewichtszunahme oder -verlust, Haarausfall, Hautausschlag oder -rötung, Hefepilzerkrankung der Scheide, Kontaktlinsenunverträglichkeit, Migräne, Ödembildung an Handgelenken und Knöcheln, Pigmentveränderung, vor allem im Gesicht, Schwindel, Übelkeit, Veränderung der Libido, verstärkte Körperbehaarung, Vergrößerung gutartiger Uterustumore.

Wann das Mittel nicht verschrieben werden sollte

Bekannte Überempfindlichkeits- oder allergische Reaktionen auf konjugierte Östrogene sowie abnorme Vaginalblutungen unbekannter Ursache gelten als Kontraindikation.

Das Vorliegen von Brustkrebs oder anderen östrogenabhängigen Karzinomen schließt – mit Ausnahme einiger Sonderfälle – eine Therapie mit konjugierten Östrogenen aus.

Bestehende oder vorbestehende Herz-Kreislauf-Erkrankungen einschließlich Blutgerinnungsstörungen gelten ebenfalls als Gegenanzeige.

Spezielle Warnhinweise

Eine Langzeittherapie mit hochdosierten Östrogenen erhöht das Risiko für Gebärmutterkrebs.

Eine Langzeitbehandlung mit Östrogenen kann auch das Brustkrebsrisiko erhöhen. Eine Familiengeschichte mit Brustkrebs oder auffällige Mammographiebefunde machen häufigere Brust-Kontrolluntersuchungen nötig.

Durch oral verabreichte Östrogene nach der Menopause kann das Risiko für Gallenwegserkrankungen steigen.

Eine Therapie mit konjugierten Östrogenen erhöht ebenfalls das Thromboserisiko und damit das Risiko für Schlaganfall, Herzinfarkt oder andere schwere Erkrankungen.

Tritt während der Behandlung eines der folgenden Warnsignale auf, ist unverzüglich der Arzt zu informieren:

- Abnorme Vaginalblutungen
- Aushusten von Blut
- Gelbsucht
- Knoten in den Brüsten
- Plötzlich auftretende Kurzatmigkeit
- Schmerzen, Spannungsgefühl oder Schwellung des Bauchs

- Schmerzen in Brust oder Waden
- Sehstörungen
- Starke Kopfschmerzen, Schwindelgefühl oder Ohnmacht

Mögliche Wechselwirkungen mit Nahrungsmitteln und anderen Arzneimitteln

Wird das Mittel mit bestimmten anderen Arzneimitteln zusammen eingenommen, kann die Wirkung wechselseitig verstärkt, vermindert oder in sonstiger Weise verändert werden. Halten Sie deshalb unbedingt mit Ihrem Arzt Rücksprache, bevor Sie konjugierte Östrogene mit einem der nachfolgend aufgeführten Mittel bzw. Substanzgruppen kombinieren:

- Antiepileptika wie Phenytoin (z. B. Zentropil)
- Barbiturate wie Phenobarbital (z. B. Lepinal, Luminaletten)
- Blutgerinnungshemmer wie Warfarin (z. B. Coumadin)
- Neuroleptika wie Thioridazin (z. B. Melleril)
- Orale Antidiabetika wie Glibenclamid (z. B. Euglucon)
- Rifampicin (z. B. Eremfat, Rimactan)
- Schilddrüsenmittel wie Levothyroxin (z. B. L-Thyroxin, Euthyrox)
- Trizyklische Antidepressiva wie Imipramin (z. B. Tofranil) und Amitriptylin (z. B. Saroten)
- Vitamin C

Besondere Hinweise für Schwangerschaft und Stillzeit

Sind Sie schwanger oder wollen Sie es werden, setzen Sie Ihren Arzt unverzüglich davon in Kenntnis. Konjugierte Östrogene dürfen wegen der erhöhten Gefahr fetaler Mißbildungen während der Schwangerschaft nicht angewandt werden. Mit konjugierten Östrogenen kann einer Fehlgeburt nicht vorgebeugt werden.

Überdosierung

Jede Überdosierung von Medikamenten kann ernsthafte Folgen haben. Bei Verdacht auf eine Überdosierung sollte unverzüglich ein Arzt zu Rate gezogen werden.

Lactulose

Präparate z. B.: Bifiteral, Lactulose Neda, Lactulose-ratiopharm, Lactuflor

Wann dieses Mittel verwendet wird

Lactulose-Sirup steigert die Zahl und Häufigkeit der Darmbewegungen und wird zur Behandlung chronischer Verstopfung verwendet.

Die wichtigsten Fakten zu diesem Arzneimittel

Es kann 24 bis 48 Stunden dauern, bis eine normale Darmbewegung herbeigeführt wird.

Anwendungshinweise

Die vorgeschriebenen Dosierungsanweisungen sind strikt einzuhalten. Wird der Geschmack des Lactulose-Sirups als unangenehm empfunden, kann der Sirup zusammen mit Wasser, Fruchtsaft oder Milch eingenommen werden.

Bei Auslassen einer Dosis ...
Holen Sie die Einnahme schnellstmöglich nach, nehmen Sie jedoch nie zwei Dosen auf einmal.

Lagerungshinweise
Bei Zimmertemperatur aufbewahren. Die Flüssigkeit kann sich dunkler verfärben.

Welche Nebenwirkungen auftreten können

Die Nebenwirkungen sind nicht vorhersehbar. Treten Nebenwirkungen auf oder ändern sich bestehende in ihrer Intensität, ist der Arzt schnellstmöglich zu informieren. Nur er kann beurteilen, ob die Therapie mit Lactulose bedenkenlos fortgeführt werden kann.

Mögliche Nebenwirkungen
- Blähungen (vorübergehend, zu Therapiebeginn)
- Darmkrämpfe (vorübergehend, zu Therapiebeginn)
- Durchfall
- Erbrechen
- Kalium- und Flüssigkeitsverlust
- Übelkeit

Wann das Mittel nicht verwendet werden sollte

Der Lactulose-Sirup enthält Galaktose, einen Einfachzucker. Müssen Sie eine galaktosearme Diät einhalten, oder leiden Sie an Galaktoseintoleranz bzw. Galaktosämie, sollten Sie auf das Mittel verzichten.

Spezielle Warnhinweise

Wegen seines Zuckergehalts sollte das Mittel von Diabetikern nicht angewendet werden.

Bei Auftreten von ungewöhnlichem Durchfall ist der Arzt sofort zu informieren.

Mögliche Wechselwirkungen mit Nahrungsmitteln und anderen Arzneimitteln

Wird der Lactulose-Sirup mit bestimmten anderen Arzneimitteln zusammen eingenommen, kann die Wirkung wechselseitig verstärkt, vermindert oder in sonstiger Weise verändert werden. Halten Sie mit Ihrem Arzt Rücksprache, bevor Sie den Lactulose-Sirup mit Antazida wie Maaloxan kombinieren.

Besondere Hinweise für Schwangerschaft und Stillzeit

Die Wirkung von Lactulose-Sirup auf die Schwangerschaft und das ungeborene Kind ist noch nicht ausreichend untersucht. Sind Sie schwanger oder wollen Sie es werden, setzen Sie Ihren Arzt unverzüglich davon in Kenntnis. Da der Lactulose-Sirup in die Muttermilch übertreten kann, kann es sich auf das gestillte Kind auswirken. Kann auf das Mittel nicht verzichtet werden, ist eventuell bis Therapieende vom Stillen abzusehen.

Überdosierung

Jede Überdosierung von Medikamenten kann ernsthafte Folgen haben. Bei Verdacht auf eine Überdosierung sollte unverzüglich ein Arzt zu Rate gezogen werden.

Symptome einer Lactulose-Überdosierung
- Bauchkrämpfe
- Durchfall

Leuprorelinacetat

Präparate z. B.: Enantone, Enantone-Gyn Depot, Carcinil

Wann dieses Mittel verschrieben wird

Bei diesem Arzneimittel handelt es sich um die synthetische Version des natürlich vorkommenden Gonadotropin-releasing-Hormons (GnRH).
Leuprorelinacetat unterdrückt die Ausstoßung der Gebärmutterschleimhaut während der Menstruation und wird zur Behandlung der Endometriose eingesetzt.
Leuprorelinacetat lindert die Schmerzen und hemmt das Gewebewachstum des im Körper versprengten Gebärmutterschleimhautgewebes.
Leuprorelinacetat wird auch zur Behandlung des fortgeschrittenen, hormonabhängig wachsenden Prostatakarzinoms eingesetzt.

Die wichtigsten Fakten zu diesem Arzneimittel

Leuprorelinacetat senkt den Östrogenspiegel. Das kann zu einer verstärkten Abnahme der Knochendichte führen und damit in späteren Jahren das Osteoporoserisiko erhöhen. Darum wird eine Behandlungsdauer von sechs Monaten in der Regel nicht überschritten.

Anwendungshinweise

Leuprorelinacetat wird entweder täglich oder einmal im Monat vom Arzt gespritzt.

Alle Suspensionen sind vor dem Spritzen frisch zuzubereiten. Sind die Retardmikrokapseln verfärbt und/oder das Suspensionsmittel getrübt, dürfen sie nicht mehr verwendet werden.

Bei Auslassen einer Dosis ...
Wird eine der monatlichen Injektionen vergessen, kann sich die Menstruation wieder einstellen.

Lagerungshinweise
Vor Temperaturen unter dem Gefrierpunkt geschützt aufbewahren.

Welche Nebenwirkungen auftreten können

Die Nebenwirkungen sind nicht vorhersehbar. Treten Nebenwirkungen auf oder ändern sich bestehende in ihrer Intensität, ist der Arzt schnellstmöglich zu informieren. Nur er kann beurteilen, ob die Therapie mit Leuprorelinacetat bedenkenlos fortgeführt werden kann.

Leuprorelinacetat unterdrückt die Menstruation und senkt die Östrogenspiegel im Körper. Niedrige Östrogenspiegel können Nebenwirkungen wie Akne, Größenabnahme der Brust, Hitzewallungen, Kopfschmerzen, Stimmungsschwankungen, verminderte Libido und eine trockene Scheide verursachen. Nach Absetzen des Medikaments stellt sich die Regelblutung wieder ein, und die Östrogenspiegel erreichen wieder normale Werte.

Weitere häufige Nebenwirkungen
Depression, Entwicklung männlicher Geschlechtsmerkmale, Flüssigkeitsretention, Gelenkschmerzen, Gewichtszunahme oder -abnahme, Hautreaktionen, Magen-Darm-Störungen, Muskelschmerzen, Nervosität, Scheidenentzündung, Schlaflosigkeit oder andere Schlafstörungen, Schwäche, Schwindel, Spannungsgefühl oder Schmerzen in den Brüsten, Übelkeit und Erbrechen, ungewöhnliches Brennen oder Prickeln der Haut.

Gelegentliche Nebenwirkungen
Angst, Appetitveränderungen, Augenbeschwerden, beschleunigter Herzschlag, Blutergüsse, Durst, Gedächtnisstörungen, Haarausfall, Haarprobleme, Herzklopfen, Miktionsstörungen oder Schmerzen beim Wasserlassen, Milchsekretion, Mundtrockenheit, Ohnmachtsanfälle, Wahnvorstellungen.

Wann das Mittel nicht verschrieben werden sollte

Bekannte Überempfindlichkeitsreaktionen auf Leuprorelinacetat oder andere GnRH-haltige Medikamente gelten als Kontraindikation.

Bei Vorliegen ungeklärter Vaginalblutungen sollte Leuprorelinacetat ebenfalls nicht gegeben werden.

Bei bestehender oder geplanter Schwangerschaft ist das Mittel wegen seiner möglichen fruchtschädigenden Wirkung ebenfalls nicht angezeigt. Dasselbe gilt für die Stillzeit.

Spezielle Warnhinweise

Vor Einleitung der Therapie mit Leuprorelinacetat muß eine Schwangerschaft ausgeschlossen werden. Sollte sich unter der Therapie eine Schwangerschaft einstellen, ist das Mittel sofort abzusetzen und der Arzt zu informieren.

Wird auch die Menstruation unter Leuprorelinacetat-Therapie unterdrückt, besteht dennoch die Möglichkeit einer Schwangerschaft. Zur Sicherheit sollten deshalb während der Behandlung mechanische Verhütungsmittel wie Kondome oder Diaphragmen eingesetzt werden. Orale Verhütungsmittel sind vor Behandlungsbeginn wegen einer Wirkungsbeeinträchtigung abzusetzen.

Bleibt die Periode während der Therapie bestehen, ist der Arzt darüber zu informieren. Werden wiederholt Dosen des Medikaments ausgelassen, kann es zu Blutungen kommen.

Mögliche Wechselwirkungen mit Nahrungsmitteln und anderen Arzneimitteln

Wird Leuprorelinacetat mit bestimmten anderen Arzneimitteln zusammen angewendet, kann die Wirkung wechselseitig verstärkt, vermindert oder in sonstiger Weise verändert werden.

Orale Kontrazeptiva (die Antibabypille) sind vor Behandlungsbeginn mit Leuprorelinacetat abzusetzen.

Besondere Hinweise für Schwangerschaft und Stillzeit

In Schwangerschaft und Stillzeit ist Leuprorelinacetat kontraindiziert.

Überdosierung

Ist bislang auch nicht bekannt, ob eine Überdosierung mit Leuprorelinacetat schädliche Nebenwirkungen haben kann und ist eine

Überdosierung mit diesem Mittel auch ausgesprochen unwahrscheinlich, so kann doch grundsätzlich jede Überdosierung von Medikamenten ernsthafte Folgen haben. Bei Verdacht auf eine Überdosierung sollte unverzüglich ein Arzt zu Rate gezogen werden.

Levothyroxin

Präparate z. B.: L-Thyroxin, Euthyrox, Eferox, Thevier

Wann dieses Mittel verschrieben wird

Dieses künstliche Schilddrüsenhormon wird bei Schilddrüsenunterfunktion, Kropf, nach Schilddrüsenbestrahlung oder als »Suppressionstest« eingesetzt, um festzustellen, ob die Schilddrüse ausreichend Hormone produziert.

Die wichtigsten Fakten zu diesem Arzneimittel

Wird durch Levothyroxin auch der Stoffwechsel beschleunigt, ist es doch zur Gewichtsreduktion nicht geeignet und sollte zu diesem Zweck auch nicht eingesetzt werden. Eine Überdosierung kann, vor allem im kombinierten Einsatz mit einem Appetitzügler, lebensbedrohliche Nebenwirkungen verursachen.

Anwendungshinweise

Die vorgeschriebenen Dosierungsanweisungen sind strikt einzuhalten. Das Mittel sollte, um eine gleichbleibende Wirkung zu erzielen, jeden Tag zur selben Zeit eingenommen werden.

Zur Behandlung einer Schilddrüsenunterfunktion kann die Behandlungsdauer unbefristet sein.

Unter Levothyroxin-Therapie werden in regelmäßigen Abständen Blutuntersuchungen durchgeführt, um feststellen zu können, ob die richtige Dosis verabreicht wird.

Bei Auslassen einer Dosis...
Holen Sie die Einnahme schnellstmöglich nach. Ist jedoch fast schon wieder Zeit für die nächste Dosis, überspringen Sie die vergessene Dosis und machen mit dem regulären Therapieplan weiter. Nehmen Sie nie zwei Dosen auf einmal.

Lagerungshinweise
Bei Zimmertemperatur und in einem Behältnis dicht verschlossen aufbewahren.

Welche Nebenwirkungen auftreten können

Abgesehen von den Symptomen einer Überdosierung treten nur selten Nebenwirkungen auf. Bei mit Levothyroxin behandelten Kindern kann es zu Therapiebeginn zu Haarausfall kommen, der nach einiger Zeit jedoch wieder abklingt. Zu hohe Dosen oder eine zu schnelle Dosiserhöhung können jedoch die Schilddrüse überstimulieren.

Mögliche Symptome einer Überstimulierung
Appetitsteigerung oder -verlust, Bauchkrämpfe, Brustschmerzen, Durchfall, erhöhte Herzfrequenz, Fieber, Gewichtsverlust, Herzklopfen, Herzrhythmusstörungen, Kopfschmerzen, Hitzeunverträglichkeit, Muskelzittern, Nervosität, Reizbarkeit, Schlaflosigkeit, Schwitzen, Übelkeit.

Wann das Mittel nicht verschrieben werden sollte

Bekannte allergische Reaktionen auf dieses Mittel, eine Überfunktion der Schilddrüse oder eine zu niedrige Kortikosteroidproduktion der Nebennierenrinde gelten als Kontraindikationen.

Spezielle Warnhinweise

Ältere Personen oder Patienten mit *Angina pectoris* dürfen nur eine niedrige Levothyroxin-Dosis erhalten und müssen unter der Therapie streng ärztlich überwacht werden.

Levothyroxin kann die Symptome von *Diabetes mellitus* oder *Diabetes insipidus* oder einer zu niedrigen Kortikosteroidproduktion der Nebennierenrinde noch verschlimmern. Bekommen Sie Medikamente gegen eine dieser Störungen, kann eine Dosisanpassung erforderlich werden.

Mögliche Wechselwirkungen mit Nahrungsmitteln und anderen Arzneimitteln

Wird Levothyroxin mit bestimmten anderen Arzneimitteln zusammen eingenommen, kann die Wirkung wechselseitig verstärkt, vermindert oder in sonstiger Weise verändert werden. Halten Sie deshalb unbedingt mit Ihrem Arzt Rücksprache, bevor Sie Levothyroxin mit einem der nachfolgend aufgeführten Mittel bzw. Substanzgruppen kombinieren:

- Antazida (z. B. Maaloxan, Riopan)
- Antidiabetika wie Glipizid (z. B. Glibenese)
- Blutgerinnungshemmer wie Warfarin (z. B. Coumadin)
- Colestipol (z. B. Cholestabyl)
- Colestyramin (z. B. Quantalan)
- Insulin
- Lovastatin (z. B. Mevinacor)
- Östrogen oder östrogenhaltige orale Kontrazeptiva
- Phenytoin (z. B. Zentropil)
- Trizyklische Antidepressiva wie Amitriptylin (z. B. Saroten) oder Imipramin (z. B. Tofranil)

Wird eine Blutuntersuchung durchgeführt, um festzustellen, ob die Levothyroxin-Dosis richtig gewählt ist, muß der Arzt über alle Medikamenteneinnahmen unterrichtet sein. Die nachfolgend aufgeführten Medikamente können das Ergebnis des Thyroidkonzentration-Bestimmungstests verfälschen:

- Androgene
- Jodhaltige Mittel
- Kortikoide wie Dexamethason und Prednison
- Östrogene
- Östrogenhaltige Kontrazeptiva
- Salicylathaltige Mittel wie Acetylsalicylsäure

Besondere Hinweise für Schwangerschaft und Stillzeit

Wird Levothyroxin zur Behandlung einer Schilddrüsenunterfunktion eingesetzt, kann die Therapie auch während der Schwangerschaft fortgesetzt werden. Dasselbe gilt für die Stillzeit.

Überdosierung

Jede Überdosierung von Medikamenten kann ernsthafte Folgen haben. Bei Verdacht auf eine Überdosierung mit Schilddrüsenhormon sollte unverzüglich ein Arzt zu Rate gezogen werden.

Symptome einer Levothyroxin-Überdosierung
Bauchkrämpfe, beschleunigter Herzschlag, Brustschmerzen, Durchfall, exzessives Schwitzen, Fieber, Gewichtsverlust, Herzklopfen, Herzrhythmusstörungen, Hitzeunverträglichkeit, Kopfschmerzen, Muskelzittern, Nervosität, Schlafstörungen.

Lorazepam

Präparate z. B.: Tavor, Tolid

Wann dieses Mittel verschrieben wird

Lorazepam wird zur Behandlung von Angststörungen und kurzzeitig (bis zu vier Monaten) zur Linderung von Angstsymptomen eingesetzt. Es gehört zur Klasse der sogenannten Benzodiazepine.

Die wichtigsten Fakten zu diesem Arzneimittel

Lorazepam kann zu Toleranz- und Abhängigkeitsentwicklung führen. Ein abruptes Absetzen des Medikaments kann Entzugssymptome verursachen.
Nur der Arzt kann entscheiden, wann das Medikament abgesetzt oder die Dosis geändert werden sollte.

Anwendungshinweise

Die vorgeschriebenen Dosierungsanweisungen sind strikt einzuhalten.

Bei Auslassen einer Dosis ...
Ist der Einnahmetermin nicht viel mehr als eine Stunde überschritten, holen Sie die Einnahme schnellstmöglich nach. Ansonsten überspringen Sie die vergessene Dosis und machen mit dem regulären Therapieplan weiter. Nehmen Sie nie zwei Dosen auf einmal.

Lagerungshinweise
Bei Zimmertemperatur dicht verschlossen und vor Licht geschützt aufbewahren.

Welche Nebenwirkungen auftreten können

Die Nebenwirkungen sind nicht vorhersehbar. Treten Nebenwirkungen auf oder ändern sich bestehende in ihrer Intensität, ist der Arzt schnellstmöglich zu informieren. Nur er kann beurteilen, ob die Therapie mit Lorazepam bedenkenlos fortgeführt werden kann.

Treten Nebenwirkungen auf, so in der Regel zu Beginn der Behandlung. Im weiteren Behandlungsverlauf oder nach einer Dosisreduzierung klingen sie normalerweise wieder spontan ab.

Häufige Nebenwirkungen
- Schwindel
- Schwäche
- Sediertheit
- Unruhe

Gelegentliche oder seltene Nebenwirkungen
Agitiertheit, Appetitveränderungen, Depressionen, Kopfschmerzen, Gedächtnisstörungen, geistige Desorientiertheit, Hautprobleme, Magen- und Darmprobleme, Schlafstörungen, Sehstörungen, Übelkeit.

Mögliche Nebenwirkungen aufgrund rascher Reduktion der Dosis oder abrupten Absetzens
Bauch- und Muskelkrämpfe, depressive Verstimmungen, Ein- und Durchschlafstörungen, Erbrechen, Schüttelkrämpfe, Schwitzen, Zittern.

Wann das Mittel nicht verschrieben werden sollte

Bekannte Überempfindlichkeits- oder allergische Reaktionen auf Lorazepam oder ähnliche Medikamente wie Diazepam (z. B. Valium) gelten als Kontraindikation.

Auch bei Vorliegen eines akuten Engwinkelglaukoms (grüner Star) ist Lorazepam nicht angezeigt.

Durch Alltagsstreß ausgelöste Angst und Anspannung erfordern keine Behandlung mit Lorazepam. Besprechen Sie Ihre Symptome eingehend mit Ihrem Arzt.

Spezielle Warnhinweise

Lorazepam kann Benommenheit und Schwindel verursachen und die Fahrtauglichkeit sowie die Fähigkeit zum Bedienen gefährlicher Maschinen beeinträchtigen. Bestehen Zweifel an der eigenen Reaktionsfähigkeit, ist bei allen die volle geistige Aufmerksamkeit erfordernden Tätigkeiten Vorsicht angeraten.

Bei bestehender oder vorbestehender schwerer Depression sollte vor Einnahme des Medikaments Rücksprache mit dem Arzt gehalten werden.

Vorsicht bei eingeschränkter Nieren- oder Leberfunktion.

Bei älteren Menschen oder nach Langzeitanwendung sind regelmäßige Untersuchungen zur Überwachung von Magenerkrankungen und Störungen des oberen Verdauungstrakts erforderlich.

Mögliche Wechselwirkungen mit Nahrungsmitteln und anderen Arzneimitteln

Da Lorazepam die Wirkung von Alkohol verstärken kann, sollte während der Behandlung kein Alkohol getrunken werden.

Wird Lorazepam mit bestimmten anderen Arzneimitteln zusammen eingenommen, kann die Wirkung wechselseitig verstärkt, vermindert oder in sonstiger Weise verändert werden. Halten Sie deshalb unbedingt mit Ihrem Arzt Rücksprache, bevor Sie Lorazepam mit Barbituraten (z. B. Phenobarbital in Lepinal, Luminaletten) oder sedierenden Medikamenten wie Diazepam (z. B. Valium) kombinieren.

Besondere Hinweise für Schwangerschaft und Stillzeit

Sind Sie schwanger oder wollen Sie es werden, setzen Sie Ihren Arzt unverzüglich davon in Kenntnis. Lorazepam darf wegen der erhöhten

Gefahr fetaler Mißbildungen während der Schwangerschaft nicht angewandt werden. Es ist nicht bekannt, ob und in welchem Umfang Lorazepam in die Muttermilch übertritt. Mögliche Auswirkungen auf das gestillte Kind sind deshalb unbekannt und die Anwendung von Lorazepam während der Stillzeit kontraindiziert.

Überdosierung

Jede Überdosierung von Medikamenten kann ernsthafte Folgen haben. Bei Verdacht auf eine Überdosierung sollte unverzüglich ein Arzt zu Rate gezogen werden.

Symptome einer Lorazepam-Überdosierung

- Bauchschmerzen
- Koma
- Niedriger Blutdruck
- Schläfrigkeit
- Verwirrtheit

Maprotilin

Präparate z. B.: Ludiomil, Deprilept

Wann dieses Mittel verschrieben wird

Maprotilin wird zur Behandlung von Depressionen und mit Depressionen einhergehenden Angstzuständen verschrieben. Ebenfalls eingesetzt wird es bei manisch-depressiven Erkrankungen zur Behandlung der Depression. Die Wirkungsweise dieses nicht trizyklischen Antidepressivums soll in einer Sensibilitätserhöhung der Nervenverbindungen im Gehirn liegen.

Die wichtigsten Fakten zu diesem Arzneimittel

Unter Maprotilin-Therapie wurden zerebrale Krampfanfälle beobachtet, vor allem, wenn das Mittel zu hoch dosiert, die Dosierung zu schnell erhöht oder es mit anderen Arzneimitteln wie Trifluoperazin (z. B. Jatroneural) und Thioridazin (z. B. Melleril) kombiniert eingesetzt wurde. Zur Senkung des Krampfanfallrisikos sollten die ärztlichen Anwendungshinweise strengstens befolgt werden.

Anwendungshinweise

Maprotilin kann in einer Einmaldosis oder in mehreren kleineren Einzeldosen verabreicht werden.

Bis sich eine erste Besserung einstellt, können zwei bis drei Wochen vergehen. Setzen Sie das Mittel nicht wegen scheinbarer Wirkungslosigkeit ohne ärztliche Anweisung ab.

Bei Auslassen einer Dosis ...
Nehmen Sie nur eine Dosis am Abend ein, halten Sie mit Ihrem Arzt Rücksprache. Wegen möglicher störender Nebenwirkungen darf die Einnahme nicht am nächsten Morgen nachgeholt werden.

Nehmen Sie mehrere Dosen am Tag ein, holen Sie die Einnahme schnellstmöglich nach. Ist jedoch fast schon wieder Zeit für die nächste Dosis, überspringen Sie die vergessene und machen mit dem regulären Therapieplan weiter. Nehmen Sie nie zwei Dosen auf einmal.

Lagerungshinweise
Bei Zimmertemperatur dicht verschlossen aufbewahren.

Welche Nebenwirkungen auftreten können

Die Nebenwirkungen sind nicht vorhersehbar. Treten Nebenwirkungen auf oder ändern sich bestehende in ihrer Intensität, ist der Arzt schnellstmöglich zu informieren. Nur er kann beurteilen, ob die Therapie mit Maprotilin bedenkenlos fortgeführt werden kann.

Häufige Nebenwirkungen
Abnorm starke oder spontante Milchsekretion, abnorm starkes Schwitzen, Agitiertheit, Allergien, Alpträume, Anschwellen der Hoden, Bauchkrämpfe, beschleunigter Herzschlag, bitterer Geschmack im Mund, Blutdruckabfall, Blutdruckerhöhung, blutende Geschwüre, Darmverschluß, Desorientiertheit, Durchfall, Einschlaf- oder Durchschlafstörungen, Entwicklung von Brüsten beim Mann, Entzündung der Mundschleimhaut, Erbrechen, erweiterte Pupillen, Gedächtnisstörungen, erhöhte oder zu niedrige Blutzuckerwerte, Fieber, gelbliche

Hautfärbung, Gewichtszunahme oder -verlust, Haarausfall, Halluzinationen, Harnverhaltung, häufiger Harndrang, Hautausschlag, Hautjucken, Herzinfarkt, Herzklopfen, Herzrhythmusstörungen, Hitzewallungen, Hyperaktivität, Impotenz, Juckreiz, Krampfanfälle, Kribbeln, Lichtempfindlichkeit, Magenschmerzen, Manie, Muskelzucken, Ödembildung aufgrund von Flüssigkeitsretention, Ohnmachtsanfälle, Ohrensausen, Realitätsverlust, rote, schwarze und blaue oder purpurne Hautflecken, Schlaganfall, Schluckbeschwerden, schwankende(r) Bewegungen und Gang, Schwarzfärbung der Zunge, Sehstörungen, Sprachstörungen, Taubheitsgefühl, Übelkeit, Unruhezustände, unwillkürliche Bewegungen, Veränderung der Libido (Zunahme oder Abnahme), Vergrößerung des Brustumfangs bei der Frau, vermehrter Speichelfluß, verstopfte Nase, Verwirrtheitszustände (vor allem bei älteren Menschen), Wahnideen, Zunahme der psychotischen Symptome.

Wann das Mittel nicht verschrieben werden sollte

Patienten nach frischem Herzinfarkt dürfen Maprotilin nicht nehmen.

Da es bei gleichzeitiger Gabe von MAO-Hemmern zu ernsthaften, gelegentlich lebensgefährlichen Reaktionen kommen kann, sind MAO-Hemmer in jedem Fall mindestens 14 Tage vor Beginn der Maprotilin-Therapie abzusetzen.

Eine Vorgeschichte mit Krampfanfällen schließt die Einnahme von Maprotilin aus.

Bekannte Überempfindlichkeits- oder allergische Reaktionen auf Maprotilin gelten ebenfalls als Kontraindikation.

Spezielle Warnhinweise

Vorsicht bei einer Vorgeschichte mit Glaukom (erhöhter Augeninnendruck), Herzerkrankung, Herzinfarkt, Herzrhythmusstörungen, Schlaganfall, Schilddrüsenerkrankung oder Harnverhaltung.

Da unter Maprotilin-Therapie die Wachsamkeit und das Reaktionsvermögen beeinträchtigt sein können, muß vom Führen eines Fahrzeugs, Bedienen gefährlicher Maschinen oder von der Durchführung gefährlicher, die volle geistige Aufmerksamkeit erfordernder Arbeiten so lange abgesehen werden, bis die individuelle Wirkung des Mittels bekannt ist.

Da die Haut unter Maprotilin-Wirkung empfindlich auf Sonne reagieren kann, sollte während der Therapie direktes Sonnenlicht möglichst gemieden bzw. die Haut vor der Sonne geschützt und ein Sonnenschutzmittel aufgetragen werden.

Mögliche Wechselwirkungen mit Nahrungsmitteln und anderen Arzneimitteln

Wird Maprotilin mit MAO-Hemmern kombiniert eingesetzt, kann dies lebensgefährliche Reaktionen zur Folge haben.

Wird Maprotilin mit bestimmten anderen Arzneimitteln zusammen eingenommen, kann die Wirkung wechselseitig verstärkt, vermindert oder in sonstiger Weise verändert werden. Halten Sie deshalb unbedingt mit Ihrem Arzt Rücksprache, bevor Sie Maprotilin mit einem der nachfolgend aufgeführten Mittel bzw. Substanzgruppen kombinieren:

- Cimetidin (z. B. H_2 Blocker-ratiopharm)
- Fluoxetin (z. B. Fluctin)
- Neuroleptika wie Trifluoperazin (z. B. Jatroneural) oder Thioridazin (z. B. Melleril)
- Pharmaka mit anticholinerger Wirkung
- Phenytoin (z. B. Zentropil)
- Schilddrüsenmittel wie Levothyroxin (z. B. L-Thyroxin, Euthyrox)
- Sympathomimetika wie Salbutamol (z. B. Sultanol)
- Tranquilizer wie Diazepam (z. B. Valium) oder Alprazolam (z. B. Tafil)

Wird Maprotilin zusammen mit Alkohol, Schlafmitteln oder anderen zentraldämpfend wirkenden Pharmaka eingenommen, kann es zu extremer Benommenheit und anderen potentiell ernsthaften Nebenwirkungen kommen.

Besondere Hinweise für Schwangerschaft und Stillzeit

Die Wirkung von Maprotilin auf die Schwangerschaft und das ungeborene Kind ist noch nicht ausreichend untersucht. Sind Sie schwanger oder wollen Sie es werden, setzen Sie Ihren Arzt unverzüglich davon in Kenntnis. Schwangere sollten Maprotilin nur bei zwingender Indikation erhalten. In der Stillzeit sollte das Mittel nur bei zwingender Notwendigkeit und mit Vorsicht sowie nach sorgfältiger Nutzen-Risiko-Abwägung angewandt werden.

Überdosierung

Jede Überdosierung von Medikamenten kann ernsthafte Folgen haben. Eine Maprotilin-Überdosierung kann lebensgefährliche Folgen haben. Bei Verdacht auf eine Überdosierung sollte unverzüglich ein Arzt zu Rate gezogen werden.

Symptome einer Maprotilin-Überdosierung
Agitiertheit, Benommenheit, beschleunigter Herzschlag, Bläulichfärbung der Haut, Blutdruckabfall, drehende Handbewegungen, Erbrechen, erweiterte Pupillen, Herzinfarkt, Herzrhythmusstörungen, hohes Fieber, Koordinationsstörungen, Muskelstarre, Schüttelkrämpfe, Unruhezustände.

Medroxyprogesteron

Präparate z. B.: Clinovir, als Dreimonatsspritze: Depo-Clinovir

Wann dieses Mittel verschrieben wird

Medroxyprogesteron ist ein Abkömmling des weiblichen Geschlechtshormons Progesteron und wird unter anderem zur Behandlung von Zyklusstörungen als Folge hormonaler Störungen eingesetzt. Es findet auch zur Behandlung der Endometriose sowie zur Ergänzung der Östrogenbehandlung in den Wechseljahren Anwendung. Ferner kann es zur Behandlung östrogenabhängig wachsender Mammakarzinome sowie von Nierenkrebs eingesetzt werden.

Bei der sogenannten Dreimonatsspritze handelt es sich um eine Injektion, die Frauen, die andere Methoden nicht vertragen oder orale Kontrazeptiva nicht einnehmen können, alle drei Monate vom Arzt zur Schwangerschaftsverhütung in den Gesäß- oder Oberarmmuskel gegeben wird. Die Zuverlässigkeit dieser Form der Empfängnisverhütung beträgt 99 Prozent. Die Dreimonatsspritze wirkt, indem sie die Freisetzung bestimmter Hormone, der Gonadotropine, durch die Hypophyse verhindert. Ohne diese Hormone bleibt die monatliche Freisetzung einer Eizelle aus dem Eierstock aus – der Eisprung wird also unterdrückt, eine Schwangerschaft ist damit nicht möglich. In Form der Dreimonatsspritze verändert Medroxyprogesteron außerdem die Gebärmutterschleimhaut so, daß, selbst wenn es zum Eisprung käme, eine Einnistung der Eizelle so gut wie unmöglich wäre.

Die wichtigsten Fakten zu diesem Arzneimittel

Medroxyprogesteron darf nur nach Ausschluß einer Schwangerschaft eingesetzt werden. Vor allem in den ersten vier Schwangerschaftsmonaten kann es bereits nach einigen wenigen Behandlungstagen zu fetalen Mißbildungen kommen. Wird erst im späteren Behandlungsverlauf eine Schwangerschaft festgestellt, sind die weiteren Schritte mit dem Arzt abzuklären.

Da die Dreimonatsspritze eine Langzeitwirkung hat, dauert es einige Zeit, bis die Wirkung der jeweils letzten Injektion nachläßt. Medizinische Untersuchungen haben ergeben, daß im ersten Jahr nach Absetzen der Dreimonatsspritze lediglich 68 Prozent der Anwenderinnen schwanger wurden. Diesem Umstand sollte Rechnung getragen werden, wenn für die Zukunft Kinderwunsch besteht. Die Dauer der Anwendung hat keinen Einfluß auf den Zeitraum zwischen Absetzen des Mittels und Eintreten einer Schwangerschaft.

Anwendungshinweise

Medroxyprogesteron kann während oder zwischen den Mahlzeiten eingenommen werden.

Wird das Mittel nach fünf- bis zehntägiger Behandlung abgesetzt, sollte sich drei bis sieben

Tage nach der letzten Dosis eine Blutung einstellen.

Die Dreimonatsspritze wird in der ärztlichen Praxis verabreicht. Damit eine Schwangerschaft möglichst sicher ausgeschlossen ist, wird sie ausschließlich in den ersten fünf Zyklustagen verabreicht. In der Stillzeit wird sie erst sechs Wochen nach der Geburt gegeben, nichtstillenden Müttern bereits fünf Tage nach der Entbindung.

Die Dreimonatsspritze muß pünktlich alle drei Monate erneut verabreicht werden. Klingt die empfängnisverhütende Wirkung nach drei Monaten auch nur langsam ab, so besteht bei einer Terminüberschreitung doch die Gefahr einer ungewollten Schwangerschaft.

Bei Auslassen einer Dosis ...
Holen Sie die Einnahme schnellstmöglich nach. Ist jedoch fast schon wieder Zeit für die nächste Dosis, überspringen Sie die vergessene und machen mit dem regulären Therapieplan weiter. Nehmen Sie nie zwei Dosen auf einmal.

Wird der vorgesehene Termin für die nächste Injektion um mehr als zwei Wochen überschritten, führt der Arzt einen Schwangerschaftstest durch, bevor er eine neue Injektion gibt.

Lagerungshinweise
Die Dreimonatsspritze wird in der ärztlichen Praxis gegeben.

Welche Nebenwirkungen auftreten können

Die Nebenwirkungen sind nicht vorhersehbar. Treten Nebenwirkungen auf oder ändern sich bestehende in ihrer Intensität, ist der Arzt schnellstmöglich zu informieren. Nur er kann beurteilen, ob die Therapie bedenkenlos fortgeführt werden kann.

Die bei weitem am häufigsten beobachtete Nebenwirkung sind unvorhersehbare Menstruationsblutungen. Überhaupt kommen Veränderungen des Menstruationszyklus bei fast allen Anwenderinnen vor. So sind nach der ersten Anwendung beispielsweise häufig Zwischenblutungen oder abnorm starke oder schwache Blutungen zu beobachten. Nach längerer Anwendung setzt bei vielen Frauen die Periode komplett aus. Nach einem Jahr (oder vier Injektionen) haben 57 Prozent der Anwenderinnen keine Periode mehr, nach 24 Monaten sind es 68 Prozent. Das Ausbleiben der Regelblutung ist jedoch kein besorgniserregendes Symptom.

Häufige Nebenwirkungen
- Bauchschmerzen oder -beschwerden
- Gewichtszunahme
- Kopfschmerzen
- Nervosität
- Schwäche oder Müdigkeit
- Schwindel
- Unvorhersehbare Menstruationsblutungen

Gelegentliche Nebenwirkungen
Abnehmende Libido, Akne, Aufgedunsensein, Beinkrämpfe, Brustschmerzen, depressive Verstimmungen, Flüssigkeitsretention, Haarausfall, Hautausschlag, Hitzewallungen, Orgasmusunfähigkeit, Rückenschmerzen, Scheidenausfluß, Scheidenentzündung, Schlaflosigkeit, Schmerzen im Beckenbereich, Übelkeit.

Seltene Nebenwirkungen
Abnorm starkes Haarwachstum, abnorm starkes Wachstum der Gebärmutter, allergische Reaktionen, Ameisenlaufen, Appetitveränderungen, Asthma, Atemnot, Benommenheit, beschleunigter Herzschlag, Bildung von Blutgerinnseln, Blutgerinnsel in den Lungen, Blutarmut, Blutungen aus dem After oder aus den Brustwarzen, Brustkrebs, Brustschmerzen, extrem starker Durst, extrem starker oder ungewöhnlicher Milchfluß, extrem starke Schwellungen in der Achsel, Schwitzen oder Körpergeruch, Fieber, Gebärmutterhalskrebs, Gelbfärbung von Augen und Haut, Hautveränderungen, Hautverfärbung, Heiserkeit, Infektionen im Urogenitaltrakt, Knochenschwund, Knoten in der Brust, Krampfadern, Lähmungserscheinungen, Magen-Darm-Störungen, Menstruationsschmerzen, nicht zurückkehrende Fertilität, Ohnmachtsanfälle, Scheidenzysten, Scheinschwangerschaft, Schmerzen beim Geschlechtsverkehr, Schmerzen an der Injektionsstelle, Schüttelfrost, Schüttelkrämpfe, trockene Haut, ungewollte Schwangerschaft, Unterdrückung des Milchflusses, Veränderung des Brustumfangs, verstärkte Libido.

Wann das Mittel nicht verschrieben werden sollte

Bei Verdacht auf oder bei bestehender Schwangerschaft oder bei Vorliegen von Vaginalblutungen unbekannter Ursache sollte das Mittel nicht angewandt werden.

Dasselbe gilt bei Verdacht auf oder bei Vorliegen von Brustkrebs oder Lebererkrankungen.

Ebenfalls nicht eingesetzt werden darf dieses Mittel bei Vorliegen einer Thrombophlebitis (Venenentzündung mit Bildung von Blutgerinnseln) oder Vorliegen bzw. einer Vorgeschichte mit Blutgerinnungsstörungen oder Hirngefäßerkrankungen.

Bekannte Überempfindlichkeits- oder allergische Reaktionen auf Medroxyprogesteron gelten als Kontraindikation.

Spezielle Warnhinweise

Vor der Therapie sollte eine gründliche körperliche und gynäkologische Untersuchung einschließlich Zervixabstrich stattfinden.

Da Medroxyprogesteron eine Flüssigkeitsretention verursachen kann, muß der Arzt über das Vorliegen bestimmter Erkrankungen, die durch eine Flüssigkeitsretention verschlimmert werden würden – beispielsweise Epilepsie, Migräne, Asthma sowie Herz- oder Nierenerkrankungen – informiert werden.

Medroxyprogesteron kann das Einsetzen der Menopause verschleiern, indem es weiterhin regelmäßige Menstruationsblutungen vortäuscht.

Unter Medroxyprogesteron-Wirkung können sich, vor allem bei einer entsprechenden Vorgeschichte, depressive Verstimmungen entwickeln. Schwere Depressionen sind dem Arzt mitzuteilen, da dies einen Therapieabbruch erforderlich machen kann.

Da Medroxyprogesteron Diabetes (Zuckerkrankheit) verschlimmern kann, müssen Diabetikerinnen während der Therapie sorgfältig beobachtet werden.

Es ist nicht auszuschließen, daß Medroxyprogesteron, genau wie die Antibabypille, die Thrombosegefahr, d.h. die Gefahr, daß sich in den Venen ein Blutpfropfen bildet, erhöht. Bei Symptomen, die auf die Entwicklung dieser Störung hindeuten, wie Schmerzen mit Schwellungen, Wärmegefühl und Rötung in den Beinen, Husten oder Kurzatmigkeit, Sehstörungen, Migräne sowie Schwäche- oder Taubheitsgefühl in Armen oder Beinen, ist der Arzt unverzüglich zu Rate zu ziehen.

Fällt die Sehkraft teilweise oder komplett aus oder stellt sich Doppeltsehen ein, ist der Arzt unverzüglich davon in Kenntnis zu setzen, da das Mittel eventuell abgesetzt werden muß.

Bei Anwendung als Dreimonatsspritze

Informieren Sie Ihren Arzt unverzüglich bei Auftreten eines der folgenden Symptome nach der Injektion: scharfe Schmerzen in der Brust, Aushusten von Blut, plötzliche Kurzatmigkeit, plötzliche starke Kopfschmerzen oder Erbrechen, Schwindel oder Ohnmachtsanfälle, Seh- oder Sprachstörungen, Schwächegefühl in Armen oder Beinen, starke Schmerzen oder Schwellungen in der Wade, ungewöhnliche starke Vaginalblutungen, starke Schmerzen oder Berührungsempfindlichkeit im Unterbauch, Migräne, anhaltende Schmerzen, Eitern oder Blutungen an der Injektionsstelle.

Verschiedene Studien deuten darauf hin, daß die Anwendung der Dreimonatsspritze das Osteoporoserisiko erhöht. Die Knochenschwundrate ist in den ersten Anwendungsjahren am höchsten und geht im Laufe der Zeit wieder auf ein normales Maß zurück.

Studien mit Frauen, die die Dreimonatsspritze über einen längeren Zeitraum angewendet haben, konnten kein erhöhtes Risiko für Brust-, Eierstock-, Leber- oder Gebärmutterhalskrebs nachweisen. Andere Studien zeigen ein leicht erhöhtes Brustkrebsrisiko für Frauen unter 35 Jahren, die die Dreimonatsspritze über einen kurzen Zeitraum bekommen haben. Die Inzidenzzunahme liegt allerdings nur bei drei zusätzlichen Fällen pro 10000 Frauen. Auf der anderen Seite hilft die Dreimonatsspritze, einer

Krebserkrankung der Gebärmutterschleimhaut vorzubeugen.

So wirksam die Dreimonatsspritze auch als Empfängnisverhütungsmethode ist, so wenig schützt sie doch vor Aids und anderen sexuell übertragbaren Krankheiten.

Mögliche Wechselwirkungen mit Nahrungsmitteln und anderen Arzneimitteln

Wird während der Wirkung von Medroxyprogesteron Aminoglutethimid (z.B. Orimeten), ein Mittel zur Behandlung fortgeschrittener Mammakarzinome und des Cushing-Syndroms, eingesetzt, kann dadurch die schwangerschaftsverhütende Wirkung eingeschränkt werden und eine ungewollte Schwangerschaft eintreten.

Weitere Medikamente, die mit Medroxyprogesteron in Wechselwirkung treten können:

- Ampicillin gegen Infektionen
- Barbiturate gegen Epilepsie
- Hydantoine gegen Epilepsie
- Rifampicin gegen Tuberkulose

Besondere Hinweise für Schwangerschaft und Stillzeit

Medroxyprogesteron ist in der Schwangerschaft kontraindiziert, da es zu Fehlbildungen an den Geschlechtsorganen des Kindes führen kann. Sind Sie schwanger oder wollen Sie es werden, setzen Sie Ihren Arzt unverzüglich davon in Kenntnis.
Da Medroxyprogesteron in die Muttermilch übertritt, kann es sich auf das gestillte Kind auswirken. Kann auf das Mittel nicht verzichtet werden, ist bis Therapieende vom Stillen abzusehen.

Überdosierung

Liegen auch keine speziellen Informationen über die Wirkung einer Medroxyprogesteron-Überdosierung vor, so kann doch grundsätzlich jede Überdosierung von Medikamenten ernsthafte Folgen haben. Bei Verdacht auf eine Überdosierung sollte unverzüglich ein Arzt zu Rate gezogen werden.

Mefenaminsäure

Präparate z. B.: Parkemed, Ponalar

Wann dieses Mittel verschrieben wird

Dieser nichtsteroidale Entzündungshemmer wirkt schmerzlindernd und eignet sich für den Einsatz bei akuten und chronischen Schmerzen, Schmerzen im Bereich der Wirbelsäule, Schmerzen bei rheumatischen Erkrankungen, Muskelschmerzen, Schmerzen nach Operationen und Verletzungen sowie im gynäkologischen Bereich (z.B. schmerzhafte Regelblutung), Kopf-, Zahn- und Ohrenschmerzen, Schmerzen nach Zahnextraktionen, Erkältungskrankheiten und Fieber.

Die wichtigsten Fakten zu diesem Arzneimittel

Eine Dauerbehandlung mit Mefenaminsäure macht regelmäßige Blutbildkontrollen erforderlich. Unter Mefenaminsäure-Wirkung kann es ohne vorherige Warnzeichen zu Geschwürbildung und inneren Blutungen kommen.

Anwendungshinweise

Zur Vorbeugung von Magenbeschwerden kann Mefenaminsäure während der Mahlzeiten, mit einem Antazidum oder einem Glas Milch eingenommen werden.

Die vorgeschriebenen Dosierungsanweisungen sind strikt einzuhalten.

Bei Auslassen einer Dosis ...
Holen Sie die Einnahme schnellstmöglich nach. Ist jedoch fast schon wieder Zeit für die nächste Dosis, überspringen Sie die vergessene und machen mit dem regulären Therapieplan weiter. Nehmen Sie nie zwei Dosen auf einmal

Lagerungshinweise
Vor Hitze, Lichteinwirkung und Feuchtigkeit geschützt aufbewahren.

Welche Nebenwirkungen auftreten können

Die Nebenwirkungen sind nicht vorhersehbar.

Treten Nebenwirkungen auf oder ändern sich bestehende in ihrer Intensität, ist der Arzt schnellstmöglich zu informieren. Nur er kann beurteilen, ob die Therapie mit Mefenaminsäure bedenkenlos fortgeführt werden kann.

Häufige Nebenwirkungen

- Bauchschmerzen
- Durchfall
- Erbrechen
- Magen-Darm-Beschwerden
- Übelkeit

Gelegentliche oder seltene Nebenwirkungen

Appetitlosigkeit, Augenreizungen, Augenschmerzen, Benommenheit, Blähungen, Blutarmut, Blut im Urin, erhöhter Insulinbedarf beim Diabetiker, Geschwürbildung und innere Blutungen, Hautausschlag, Herzflattern oder -klopfen, Kopfschmerzen, Leberfunktionsstörungen, Miktionsschmerzen oder Ödembildung im Gesicht aufgrund von Flüssigkeitsretention, mühsame Atmung, Nervosität, Nesselsucht, Nierenschäden, rote oder purpurne Hautflecken, Schmerzen beim Wasserlassen, Schlafstörungen, Schleiersehen, Schwindelgefühl, Schwitzen, Sodbrennen, Verlust der Farbsichtigkeit, Verstopfung

Wann das Mittel nicht verschrieben werden sollte

Bekannte Überempfindlichkeits- oder allergische Reaktionen auf Mefenaminsäure gelten als Kontraindikation.
Wurden durch die Einnahme von Acetylsalicylsäure (z. B. Aspirin) oder andere nichtsteroidale Entzündungshemmer wie Ibuprofen (z. B. Aktren, Brufen) bereits Asthmaanfälle, Heuschnupfen oder Nesselsucht ausgelöst, sollte das Mittel ebenfalls nicht genommen werden.
Alle Arzneimittelreaktionen sind dem Arzt mitzuteilen.

Magen-Darm-Geschwüre oder häufig wiederkehrende Entzündungserscheinungen im Verdauungstrakt schließen die Einnahme des Mittels ebenfalls aus.

Auch ernsthafte Nierenerkrankungen gelten als Gegenanzeige.

Spezielle Warnhinweise

Kommt es unter Mefenaminsäure zu Hautausschlägen, Durchfall oder anderen Magenbeschwerden, sollte das Mittel sofort abgesetzt und der Arzt informiert werden.

Vorsicht bei Herzinsuffizienz sowie Nieren- oder Lebererkrankung. Mefenaminsäure kann bei manchen Patienten eine Leberentzündung verursachen.

Unter Mefenaminsäure-Wirkung kann es zu Blutgerinnungsstörungen kommen. Bei gleichzeitiger Einnahme von Blutgerinnungshemmern sollte man bei der Mefenaminsäure-Gabe besondere Vorsicht walten lassen.

Mögliche Wechselwirkungen mit Nahrungsmitteln und anderen Arzneimitteln

Wird Mefenaminsäure mit bestimmten anderen Arzneimitteln zusammen eingenommen, kann die Wirkung wechselseitig verstärkt, vermindert oder in sonstiger Weise verändert werden. Halten Sie deshalb unbedingt mit Ihrem Arzt Rücksprache, bevor Sie Mefenaminsäure mit einem der nachfolgend aufgeführten Mittel bzw. Substanzgruppen kombinieren:

- Acetylsalicylsäure (z. B. Aspirin)
- Blutgerinnungshemmer wie Warfarin (z. B. Coumadin)
- Diuretika wie Furosemid (z. B. Lasix) oder Hydrochlorothiazid (z. B. Esidrix)
- Lithium (z. B. Quilonum)
- Methotrexat (z. B. Methotrexat Lederle)

Besondere Hinweise für Schwangerschaft und Stillzeit

Die Wirkung von Mefenaminsäure auf die Schwangerschaft und das ungeborene Kind ist noch nicht ausreichend untersucht. Sind Sie schwanger oder wollen Sie es werden, setzen Sie Ihren Arzt unverzüglich davon in Kenntnis. In der Spätschwangerschaft ist in jedem Fall von einer Mefenaminsäure-Behandlung abzusehen, da sich nichtsteroidale Entzündungshemmer auf das Herz und die Blutgefäße des ungeborenen Kindes auswirken. Da Mefenaminsäure in die Muttermilch übertreten kann,

kann es sich auf das gestillte Kind auswirken. Kann auf das Mittel nicht verzichtet werden, ist bis Therapieende vom Stillen abzusehen.

Überdosierung

Liegen auch keine speziellen Informationen über die Wirkung einer Mefenaminsäure-Überdosierung vor, so kann doch grundsätzlich jede Überdosierung von Medikamenten ernsthafte Folgen haben. Bei Verdacht auf eine Überdosierung sollte unverzüglich ein Arzt zu Rate gezogen werden.

Megestrolacetat

Präparate z. B.: Megestat, Niagestin

Wann dieses Mittel verschrieben wird

Dieses synthetisch hergestellte Progesteron wird zur Behandlung von Brust- und Gebärmutterkrebs (nicht operable oder rezidivierende Erkrankungen oder solche, die auf andere Medikamente oder Strahlentherapie nicht angesprochen haben) eingesetzt.

Die wichtigsten Fakten zu diesem Arzneimittel

Wurden Medikamente aus derselben Wirkstoffklasse wie Megestrolacetat auch schon zur Verhütung von Fehlgeburten eingesetzt, so ist Megestrolacetat zu diesem Zwecke doch nicht wirksam. Bei der überwiegenden Mehrzahl von Frauen ist die Ursache für eine Fehlgeburt doch in einem Defekt der Eizelle zu sehen, der sich mit diesem Mittel nicht korrigieren läßt. Außerdem deuten verschiedene Untersuchungen darauf hin, daß der Einsatz von Gestagenen wie Megestrolacetat in der Frühschwangerschaft Fruchtschäden verursacht.

Anwendungshinweise

Die vorgeschriebenen Dosierungsanweisungen sind strikt einzuhalten.

Die beste Wirksamkeit wird erzielt, wenn das Mittel auf nüchternen Magen eingenommen wird. Treten dadurch Magenbeschwerden auf, kann es aber auch zu den Mahlzeiten eingenommen werden.

Bei Auslassen einer Dosis ...
Holen Sie die Einnahme schnellstmöglich nach. Ist jedoch fast schon wieder Zeit für die nächste Dosis, überspringen Sie die vergessene, und machen Sie mit dem regulären Therapieplan weiter. Nehmen Sie nie zwei Dosen auf einmal.

Lagerungshinweise
Bei Zimmertemperatur und vor extremer Hitze geschützt aufbewahren.

Welche Nebenwirkungen auftreten können

Die Nebenwirkungen sind nicht vorhersehbar. Treten Nebenwirkungen auf oder ändern sich bestehende in ihrer Intensität, ist der Arzt schnellstmöglich zu informieren. Nur er kann beurteilen, ob die Therapie mit Megestrolacetat bedenkenlos fortgeführt werden kann.

Häufige Nebenwirkung
Gewichtszunahme

Gelegentliche Nebenwirkungen
Blutdruckerhöhung, Durchbruchblutungen, Erbrechen, erhöhte Blutzuckerwerte, Flüssigkeitsretention, Haarausfall, Hautausschlag, Karpaltunnelsyndrom, mühsame Atmung, Übelkeit.

Seltene Nebenwirkungen
Bildung von Blutgerinnseln in Lungen oder Venen.

Wann das Mittel nicht verschrieben werden sollte

Bei schweren Leberfunktionsstörungen sowie in den ersten vier Schwangerschaftsmonaten sollte Megestrolacetat nicht angewendet werden. Während der Therapie sollten schwangerschaftsverhütende Maßnahmen angewendet werden. Stellt sich eine Schwangerschaft ein, ist der Arzt sofort zu informieren.

Vorsicht bei einer Vorgeschichte mit Thrombophlebitis (Venenentzündung, die mit Bildung von Blutgerinnseln einhergeht).

Mögliche Wechselwirkungen mit Nahrungsmitteln und anderen Arzneimitteln

Sind nicht bekannt.

Besondere Hinweise für Schwangerschaft und Stillzeit

Wegen der Gefahr von Fruchtschäden sollte Megestrolacetat in den ersten vier Schwangerschaftsmonaten nicht eingesetzt werden. Sind Sie schwanger oder wollen Sie es werden, setzen Sie Ihren Arzt unverzüglich davon in Kenntnis. Wegen möglicher schädigender Auswirkungen auf das gestillte Kind sollte unter Megestrolacetat-Therapie abgestillt werden.

Überdosierung

Liegen auch keine Informationen über die Wirkung einer Megestrolacetat-Überdosierung vor, so kann doch grundsätzlich jede Überdosierung von Medikamenten ernsthafte Folgen haben. Bei Verdacht auf eine Überdosierung sollte unverzüglich ein Arzt zu Rate gezogen werden.

Menotropin

Präparate z. B.: Humegon, Menogon, Pergonal

Wann dieses Mittel verschrieben wird

Bei diesem Mittel handelt es sich um Hypophysenhormone, das Luteinisierungshormon (LH) und das Follikelstimulierungshormon (FSH), die aus dem Urin menopausaler Frauen gewonnen werden (HMG, humanes Menopausen-Gonadotropin, bzw. Urogonadotropin). Es wird zur Stimulation des Follikelwachstums in den Eierstöcken und damit zur Auslösung des Eisprungs bei Sterilität der Frau verschrieben. Im Anschluß an die Menotropin-Behandlung wird normalerweise in einer Einmaldosis Choriongonadotropin (z. B. Fertinorm) injiziert.

Menotropin wird außerdem bei Sterilität des Mannes zur Anregung der Spermaproduktion eingesetzt.

Die wichtigsten Fakten zu diesem Arzneimittel

Begleitend zur Menotropin-Therapie sollte jeden Morgen zur selben Zeit die Aufwachtemperatur, die sogenannte Basaltemperatur, gemessen werden. Vom Tag der letzten Menotropin-Injektion an sollte bis zum Eisprung täglich Geschlechtsverkehr stattfinden.

Anwendungshinweise

Menotropin gibt es als Trockensubstanz, die mit einem Lösungsmittel vermischt intramuskulär injiziert wird. Die Injektion kann nach vorheriger ärztlicher Anleitung vom Partner oder einer anderen Person verabreicht werden.

Bei Auslassen einer Dosis ...
Um die Wirksamkeit zu gewährleisten, muß Menotropin wirklich täglich über den gesamten Anwendungszyklus verabreicht werden.

Lagerungshinweise
Das Lösungsmittel im Kühlschrank oder bei Zimmertemperatur aufbewahren. Vor Licht schützen. Die Injektion hat unmittelbar nach dem Vermischen mit dem Lösungsmittel zu erfolgen. Nicht verwendete Ampullen bzw. Reste wegwerfen.

Welche Nebenwirkungen auftreten können

Die Nebenwirkungen sind nicht vorhersehbar. Treten Nebenwirkungen auf oder ändern sich bestehende in ihrer Intensität, ist der Arzt schnellstmöglich zu informieren. Nur er kann beurteilen, ob die Therapie mit Menotropin bedenkenlos fortgeführt werden kann.

Mögliche Nebenwirkungen
Allgemeines Krankheitsgefühl, Atemnot oder mühsames Atmen, aufgetriebener Bauch oder Bauchkrämpfe, Bauchschmerzen, beschleunigter Herzschlag oder beschleunigte Atmung, Bildung von Blutgerinnseln, Durchfall, Eileiterschwangerschaft, Erbrechen, fetale Mißbildungen, Fieber, Gelenkschmerzen, Hautausschlag, Kopfschmerzen, Lungenkollaps oder andere Atmungsstörungen, Mehrlingsschwangerschaften, Muskel- und Knochenschmerzen, Schlag-

anfall, Schmerzen oder Reizungen an der Injektionsstelle, Übelkeit, Schüttelfrost, Schwindelgefühl.

Wann das Mittel nicht verschrieben werden sollte

Als Gegenanzeigen gelten

- Bekannte Überempfindlichkeits- oder allergische Reaktionen auf Menotropin
- Hohe FSH-Spiegel
- Unkontrollierte Schilddrüsen- oder Nebennierenstörungen
- Hypophysentumore oder andere Gehirntumore
- Ungewöhnliche Vaginalblutungen unbekannter Ursache
- Eierstockzysten oder vergrößerte Eierstöcke, die nicht auf ein polyzystisches Ovarialsyndrom zurückzuführen sind
- Schwangerschaft

Spezielle Warnhinweise

Unter Menotropin-Wirkung kommt es bei einer Reihe von Frauen zu einer leichten bis mittelstarken Eierstockvergrößerung, die eine Vergrößerung des Bauchumfangs und Bauchschmerzen verursacht, ansonsten aber harmlos ist. Dieses Symptom verschwindet normalerweise innerhalb von zwei bis drei Wochen spontan.

Die Behandlung mit Menotropin kann zur Überstimulierung der Eierstöcke führen. Während der gesamten Therapie wird mit Hilfe von Ultraschalluntersuchungen festgestellt, ob es zur Ovulation kommt. Gleichzeitig kann damit kontrolliert werden, ob sich die Eierstöcke abnorm vergrößern.

Kommt es zur Überstimulierung der Eierstöcke, können aufgrund der damit einhergehenden Flüssigkeitsansammlung in Brust- und Bauchraum sowie im Bereich des Herzens ernsthafte Störungen entstehen, weshalb bei Auftreten dieses Überstimulierungssyndroms eine stationäre Krankenhausaufnahme erforderlich ist. Frühwarnzeichen dieses Syndroms sind starke Beckenschmerzen, Übelkeit, Erbrechen und Gewichtszunahme. Weitere Symptome sind: Zunahme des Bauchumfangs, Bauchschmerzen, Durchfall, Atemnot und vermindertes Harnvolumen. Es können ernsthafte Atemwegs- und Blutgerinnungsstörungen auftreten.

Werden am letzten Menotropin-Behandlungstag abnorm vergrößerte Eierstöcke diagnostiziert, womit die Gefahr einer Eierstocküberstimulierung besteht, wird auf eine Weiterbehandlung mit Choriongonadotropin meist verzichtet.

Bei etwa 20 Prozent der mit Menotropin behandelten Frauen kommt es zur ungewollten Mehrlingsschwangerschaft (etwa 15 Prozent Zwillinge und fünf Prozent Drillinge oder mehr).

Mögliche Wechselwirkungen mit Nahrungsmitteln und anderen Arzneimitteln

Sind nicht bekannt.

Besondere Hinweise für Schwangerschaft und Stillzeit

Menotropin darf wegen der erhöhten Gefahr fetaler Mißbildungen während der Schwangerschaft nicht angewandt werden. Es ist nicht bekannt, ob und in welchem Umfang Menotropin in die Muttermilch übertritt. Mögliche Auswirkungen auf das gestillte Kind sind deshalb unbekannt, und die Anwendung von Menotropin ist während der Stillzeit kontraindiziert.

Überdosierung

Eine Überstimulierung der Eierstöcke ist das am häufigsten vorkommende Ergebnis einer Überdosierung. Bei Verdacht auf Überdosierung sollte unverzüglich ein Arzt zu Rate gezogen werden.

Methenaminmandelat und -hippurat

Präparate z. B.: Mandelamine, Urotractan

Wann dieses Mittel verwendet wird

Methenaminmandelat und -hippurat werden zur Linderung von Beschwerden eingesetzt, wie sie durch eine Entzündung der Harnwege oder bestimmte diagnostische Eingriffe im Harnsystem verursacht werden. Weiterhin werden mit ihnen Harnwegsinfektionen einschließlich Blasenentzündung behandelt. Methenamin wirkt wie ein mildes Antiseptikum, indem es bei Kontakt mit Säure Formaldehyd abspaltet. Dieses geschieht auch in säurehaltigem Harn.

Die wichtigsten Fakten zu diesem Arzneimittel

Methenamin kann den Urin blau bis blaugrünlich und auch den Stuhl verfärben.

Anwendungshinweise

Gegen die gelegentlich verursachte Mundtrockenheit hilft oft schon, ein Bonbon zu lutschen, Kaugummi zu kauen oder Eisstücke im Mund zergehen zu lassen.

Die vorgeschriebenen Dosierungsanweisungen sind strikt einzuhalten, eine höher als angegebene Dosierung ist unbedingt zu vermeiden.

Die Zufuhr von viel Flüssigkeit sorgt für eine optimale Wirksamkeit des Medikaments und hilft, die Beschwerden zu lindern.

Bei Auslassen einer Dosis ...
Holen Sie die Einnahme schnellstmöglich nach. Ist jedoch fast schon wieder Zeit für die nächste Dosis, überspringen Sie die vergessene und machen mit dem regulären Therapieplan weiter. Nehmen Sie nie zwei Dosen auf einmal.

Lagerungshinweise
Bei Zimmertemperatur und vor Feuchtigkeit geschützt aufbewahren.

Welche Nebenwirkungen auftreten können

Die Nebenwirkungen sind nicht vorhersehbar. Treten Nebenwirkungen auf oder ändern sich bestehende in ihrer Intensität, ist der Arzt schnellstmöglich zu informieren. Nur er kann beurteilen, ob die Therapie mit Methenamin bedenkenlos fortgeführt werden kann.

Mögliche Nebenwirkungen bei Langzeitanwendung
- Akuter Harnverhalt (bei Männern mit vergrößerter Prostata)
- Hautausschlag
- Hitzegefühl
- Miktionsbeschwerden
- Mundtrockenheit
- Schleiersehen
- Schneller Puls
- Schwindel

Wann das Mittel nicht verwendet werden sollte

Bei erhöhtem Augeninnendruck, Blasenobstruktion, Kardiospasmen oder den Nahrungstransport durch den Magen behindernden Störungen sollte das Mittel nicht eingesetzt werden. Bekannte Überempfindlichkeits- oder allergische Reaktionen auf Methenaminmandelat und -hippurat gelten ebenfalls als Kontraindikation.

Spezielle Warnhinweise

Vorsicht bei Herzerkrankung oder früheren allergischen Reaktionen auf das dem Atropin chemisch verwandte Mittel.

Gegebenenfalls muß zur zusätzlichen Ansäuerung des Harns vor Therapiebeginn ein Medikament gegeben werden.

Mögliche Wechselwirkungen mit Nahrungsmitteln und anderen Arzneimitteln

Werden Methenaminmandelat und -hippurat mit bestimmten anderen Arzneimitteln zusammen eingenommen, kann die Wirkung wechselseitig verstärkt, vermindert oder in sonstiger Weise verändert werden. Halten Sie deshalb unbedingt mit Ihrem Arzt Rücksprache, bevor Sie Methenaminmandelat und -hippurat mit einem der nachfolgend aufgeführten Mittel bzw. Substanzgruppen kombinieren:

- Acetazolamid (z. B. Diamox)
- Kaliumpräparate (z. B. Kalinor)
- Natriumhydrogencarbonat-haltige Mittel wie Alka-Seltzer
- Sulfonamide

Arzneimittel und Nahrungsmittel, die einen alkalischen Urin verursachen (beispielsweise Natriumhydrogencarbonat-haltige Mittel, Antazida oder Orangensaft), sollten nur in begrenztem Maß eingesetzt werden.

Besondere Hinweise für Schwangerschaft und Stillzeit

Die Wirkung von Methenaminmandelat und -hippurat auf die Schwangerschaft und das ungeborene Kind ist noch nicht ausreichend untersucht. Sind Sie schwanger oder wollen Sie es werden, setzen Sie Ihren Arzt unverzüglich davon in Kenntnis. Da Methenaminmandelat und -hippurat in die Muttermilch übertreten können, können sie sich auf das gestillte Kind auswirken. Kann auf das Mittel nicht verzichtet werden, ist bis Therapieende vom Stillen abzusehen.

Überdosierung

Jede Überdosierung von Medikamenten kann ernsthafte Folgen haben. Bei Verdacht auf eine Überdosierung sollte unverzüglich ein Arzt zu Rate gezogen werden.

Symptome einer Methenaminmandelat und -hippurat-Überdosierung
Atemdepression, Bauchschmerzen, beschleunigter Herzschlag (erhöhte Pulsfrequenz), Blasenreizung, Blässe, Blutdruckanstieg, blutiger Durchfall, Blut im Urin, brennende Schmerzen in Hals und Mund, Erbrechen, erweiterte Pupillen, extrem hohe Körpertemperatur, heiße, trockene, gerötete Haut, Herzklopfen (Klopfen in der Brust), Koma, Kopfschmerzen, Kreislaufkollaps, Miktionsstörungen mit häufigem Harnlassen, Ohrensausen, offene, weiße Stellen im Mund, Schwäche, Schwindel, Schwitzen, trockene Nase, trockener Mund- und Rachen.

Methysergid

Präparat z. B.: Deseril retard

Wann dieses Mittel verschrieben wird

Methysergid wird eingesetzt, um die Intensität und Häufigkeit von Migräne, Migräne-ähnlichen Kopfschmerzen und Cluster-Kopfschmerzen zu reduzieren oder um ihnen vorzubeugen.
Bei einer oder mehreren starken Kopfschmerzattacken pro Woche oder extrem starken und nicht kontrollierbaren Kopfschmerzen kommt dieses Mittel in Betracht.

Methysergid ist kein Schmerzmittel, mit dem sich bereits bestehende Kopfschmerzen lindern lassen.

Die wichtigsten Fakten zu diesem Arzneimittel

Eine Langzeitbehandlung mit Methysergid kann zu einem ungewöhnlich starken Gewebewachstum in der Lunge oder im Bereich der Blutgefäße führen und dadurch Kälte- und Taubheitsgefühl sowie Schmerzen in Händen und Füßen, Schmerzen in Brust und Hüfte oder Krämpfe in den Beinen verursachen. Deshalb wird das Mittel auch lediglich bei Personen mit wirklich häufigen oder starken und nicht kontrollierbaren Kopfschmerzen, die unter regelmäßiger ärztlicher Überwachung stehen, eingesetzt. Jedes neu auftretende Symptom ist dem Arzt sofort mitzuteilen.

Anwendungshinweise

Zur Vermeidung von Magenbeschwerden sollte Methysergid während der Mahlzeiten eingenommen werden.

Da es unter Methysergid-Therapie zu einer Gewichtszunahme kommen kann, sollte die Kalorienzufuhr sorgfältig überwacht werden.

Die vorgeschriebenen Dosierungsanweisungen sind strikt einzuhalten. Zur Vermeidung ernsthafter Nebenwirkungen sollten die Anwendungszyklen nicht länger als drei bis maximal vier Monate dauern. Dazwischen sind Methysergid-freie Intervalle von drei bis vier Wochen nach langsamer Dosisreduktion einzuschalten.

Bei Auslassen einer Dosis ...
Überspringen Sie die vergessene Dosis, und machen Sie mit dem regulären Therapieplan weiter. Nehmen Sie nie zwei Dosen auf einmal.

Lagerungshinweise
Vor Hitze, Licht und Feuchtigkeit geschützt aufbewahren.

Welche Nebenwirkungen auftreten können

Die Nebenwirkungen sind nicht vorhersehbar. Treten Nebenwirkungen auf oder ändern sich bestehende in ihrer Intensität, ist der Arzt schnellstmöglich zu informieren. Nur er kann beurteilen, ob die Therapie mit Methysergid bedenkenlos fortgeführt werden kann.

Durchfall, Übelkeit, Erbrechen, Bauchschmerzen und Sodbrennen sind typische Frühreaktionen auf die Einnahme von Methysergid. Vermeiden lassen sich diese Symptome, indem man die Therapie mit einer niedrigeren Dosierung einleitet und die Dosis allmählich steigert. Darüber hinaus sollte das Mittel stets während der Mahlzeiten eingenommen werden.

Andere mögliche Nebenwirkungen
Benommenheit, beschleunigter Herzschlag, Blutzellanomalien, Gelenk- und Muskelschmerzen, erhöhte Berührungsempfindlichkeit, Flüssigkeitsretention, Gewichtszunahme, Haarausfall (vorübergehend), Halluzinationen, Hautausschlag, Hautrötung mit Hitzegefühl, Muskelkoordinationsausfall, Schlaflosigkeit, Schwäche, Schwindel, übersteigertes Wohlbefinden, Verstopfung.

Eine Flüssigkeitsretention läßt sich oft schon durch eine Dosisherabsetzung, eine salzarme Ernährung oder die Einnahme von Diuretika (Entwässerungsmittel) beheben.

Bei Methysergid-Langzeitanwendung besteht die Gefahr, daß sich Fasergewebe im Bauchraum, in den Lungen, Herzklappen oder anderen Körperbereichen entwickelt. Deswegen sollten Sie bei Auftreten der folgenden Symptome sofort Kontakt mit Ihrem Arzt aufnehmen:

- Allgemeines Krankheitsgefühl
- Schwellungen oder Schmerzen in den Beinen
- Atembeschwerden
- Bauchschmerzen
- Brustschmerzen oder Engegefühl in der Brust
- Gewichtsverlust
- Intermittierendes Hinken aufgrund von Schmerzen in Hüften oder Gesäß
- Kalte, taube und schmerzende Hände und Füße
- Leichtes Fieber
- Miktionsbeschwerden oder Schmerzen beim Wasserlassen
- Müdigkeit
- Rückenschmerzen

Wann das Mittel nicht verschrieben werden sollte

Bei Vorliegen folgender Störungen ist von einer Therapie mit Methysergid abzusehen:

- Arterienverhärtung
- Bindegewebserkrankung
- Bluthochdruck (starker)
- Fibrotische Veränderungen
- Herzklappenfehler
- Koronare Herzkrankheit
- Leberfunktionsstörungen
- Lungenerkrankungen
- Nierenfunktionsstörungen
- Phlebitis (Venenentzündung) und Zellulitis (Zellgewebsentzündung) der unteren Extremitäten
- Schwächezustand und Entkräftung durch chronische Erkrankung
- Schwangerschaft

Spezielle Warnhinweise

Da eine Langzeitanwendung von Methysergid unerwünschte fibrotische Veränderungen in verschiedenen Körpergeweben verursachen kann, sollte auf die folgenden Symptome besonders geachtet werden:

- Kalte, taube und schmerzende Hände und Füße
- Krämpfe in den Beinen beim Gehen
- Schmerzen in der Brust, Seite oder Leiste

Bei Auftreten eines dieser Symptome sollte Methysergid sofort abgesetzt und der Arzt aufgesucht werden.

Eventuell auftretende fibrotische Veränderungen gehen meist nach Absetzen des Medikaments spontan wieder zurück.

Mögliche Wechselwirkungen mit Nahrungsmitteln und anderen Arzneimitteln

Sind nicht bekannt.

Besondere Hinweise für Schwangerschaft und Stillzeit

Methysergid sollte während der Schwangerschaft nicht genommen werden. Sind Sie schwanger oder wollen Sie es werden, setzen Sie Ihren Arzt unverzüglich davon in Kenntnis. Es ist nicht bekannt, ob und in welchem Umfang Methysergid in die Muttermilch übertritt. Kann auf das Mittel nicht verzichtet werden, ist bis Therapieende vom Stillen abzusehen.

Überdosierung

Liegen auch keine Informationen über die Wirkung einer Methysergid-Überdosierung vor, so kann doch grundsätzlich jede Überdosierung von Medikamenten ernsthafte Folgen haben. Bei Verdacht auf eine Überdosierung sollte unverzüglich ein Arzt zu Rate gezogen werden.

Methotrexat

Präparate z. B.: Methotrexat medac, Methotrexat Lederle

Wann dieses Mittel verschrieben wird

Methotrexat, ein Krebsmittel, wird zur Behandlung von Lymphomen (Lymphknotenkrebs) und bestimmten Leukämieformen eingesetzt. Außerdem wird es bei verschiedenen Formen von Gebärmutter-, Lungen-, Brust- und Eierstockkrebs sowie bei bösartigen Tumoren im Kopf und Halsbereich angewendet. Methotrexat wird ebenfalls zur Behandlung der rheumatoiden Arthritis, wenn diese auf andere Behandlungsformen nicht angesprochen hat, und manchmal auch bei sehr stark ausgeprägten Formen von Psoriasis (Schuppenflechte) eingesetzt.

Die wichtigsten Fakten zu diesem Arzneimittel

Zur Behandlung der rheumatoiden Arthritis und Psoriasis wird Methotrexat in einer wesentlich niedrigeren Dosierung als im Rahmen einer Krebsbehandlung angewandt. Wegen der Gefahr einer tödlichen Überdosierung ist die Gebrauchsinformation sorgfältig zu befolgen.

Anwendungshinweise

Die vorgeschriebenen Dosierungsanweisungen sind strikt einzuhalten. Alle neu auftretenden Symptome sind dem Arzt unverzüglich mitzuteilen.

Bei Auslassen einer Dosis ...
Überspringen Sie die vergessene Dosis, und machen Sie mit dem regulären Therapieplan weiter. Nehmen Sie nie zwei Dosen auf einmal.

Lagerungshinweise
Bei Zimmertemperatur und vor Licht geschützt aufbewahren.

Welche Nebenwirkungen auftreten können

Die Nebenwirkungen sind nicht vorhersehbar. Treten Nebenwirkungen auf oder ändern sich bestehende in ihrer Intensität, ist der Arzt schnellstmöglich zu informieren. Nur er kann beurteilen, ob die Therapie mit Methotrexat fortgeführt werden kann.

Häufige Nebenwirkungen
- Allgemeines Krankheitsgefühl
- Bauchschmerzen und -beschwerden
- Erhöhte Infektanfälligkeit
- Müdigkeit
- Mundgeschwüre
- Schüttelfrost und Fieber
- Schwindel
- Übelkeit

Gelegentliche Nebenwirkungen
Akne, Appetitlosigkeit, bei der Geburt vorhandene Defekte, Benommenheit, Blutarmut, Bluterbrechen, Blutergüsse, Darmentzündungen, Durchfall, Entzündung von Zahnfleisch und Mundschleimhaut, Erbrechen, Fehlgeburt, Fu-

runkel, Haarausfall, Halsentzündung, Hautausschlag oder -jucken, rote Hautflechten, Infektion der Haarfollikel, Kopfschmerzen, komplette oder partielle Lähmungserscheinungen, Lichtempfindlichkeit, Lungenfunktionsstörungen, Magen- und Darmgeschwüre und -bluten, Menstruationsstörungen, Müdigkeit, Nesselsucht, Nierenversagen, Scheidenausfluß, Schüttelkrämpfe, schwarze oder Teerstühle, Sprachunvermögen, Unfruchtbarkeit, Veränderung der Hautfarbe.

Seltene Nebenwirkungen
Starke allergische Reaktionen, Diabetes, Gelenkschmerzen, Impotenz, Infektionen, Knochenschwund, Kurzatmigkeit, Libidoverlust, Muskelschmerzen, Ohrensausen, Schläfrigkeit, Schwitzen, plötzlicher Tod.

Wird Methotrexat zur Behandlung einer Psoriasis eingesetzt, kann es auch zu Haarausfall und/oder Sonnenlichtüberempfindlichkeit kommen, die Schuppenflechten können zu brennen beginnen.

Methotrexat kann manchmal eine schwere Lungenschädigung verursachen. In diesen Fällen ist die Therapie zeitlich zu begrenzen. Bei Auftreten eines trockenen Hustens, von Fieber oder Atembeschwerden ist der Arzt unverzüglich zu informieren.

Während und unmittelbar nach der Behandlung mit Methotrexat kann die Fruchtbarkeit gestört sein. Beim Mann kann eine abnorm niedrige Spermienzahl vorliegen, bei der Frau können Menstruationsstörungen auftreten.

Wann das Mittel nicht verschrieben werden sollte

Bekannte Überempfindlichkeits- oder allergische Reaktionen auf Methotrexat gelten als Kontraindikation.

In der Schwangerschaft darf das Mittel nicht verabreicht werden.

Liegt neben Psoriasis oder rheumatoider Arthritis gleichzeitig noch einer der unten aufgeführten Zustände vor, darf Methotrexat nicht genommen werden:

- Abnormes Blutbild
- Alkoholische Lebererkrankung oder andere chronische Lebererkrankungen
- Alkoholismus
- Blutarmut
- Immunschwäche

Spezielle Warnhinweise

Vor Einleitung einer Methotrexat-Therapie wird eine Röntgenaufnahme der Brust durchgeführt sowie verschiedene Bluntuntersuchungen zur Bestimmung des Blutbilds und der Leberenzymkonzentration, ferner Nierenfunktionstests. Unter der Methotrexat-Therapie werden die Blutuntersuchungen in regelmäßigen Abständen wiederholt. Bei Auftreten von Husten oder Brustschmerzen wird die Brust wiederholt geröntgt.

Ältere oder körperlich geschwächte Personen reagieren besonders empfindlich auf die toxische Wirkung von Methotrexat.

Bei Vorliegen einer der folgenden Störungen wird Methotrexat nur mit größter Vorsicht verschrieben:

- Aktive Infektion
- Colitis ulcerosa
- Lebererkrankung
- Peptisches Ulkus

Mögliche Wechselwirkungen mit Nahrungsmitteln und anderen Arzneimitteln

Wird Methotrexat zur Behandlung von Krebserkrankungen oder Psoriasis eingesetzt, sollten während der Therapie weder Acetylsalicylsäure noch andere nichtsteroidale Schmerzmittel eingenommen werden, da diese Kombination die Toxizität von Methotrexat verstärken könnte. Wird Methotrexat zur Behandlung der rheumatoiden Arthritis eingesetzt, können obengenannte Mittel unter ärztlicher Überwachung weiter genommen werden.

Sonstige Arzneimittel, die die Toxizität von Methotrexat verstärken können
- Cisplatin (z. B. Platiblastin, Platinex)
- Phenylbutazon (z. B. Butazolidin)
- Phenytoin (z. B. Zentropil)

- Probenecid (z. B. Probenecid Weimer)
- Sulfonamide

Sulfonamide können die toxische Wirkung von Methotrexat auf das Knochenmark, dem Bildungsort neuer Blutzellen, verstärken.

Bestimmte Antibiotika, darunter Tetracycline und Chloramphenicol, können die Wirksamkeit von Methotrexat beeinträchtigen. Dasselbe gilt für folsäurehaltige Vitaminpräparate.

Besondere Hinweise für Schwangerschaft und Stillzeit

Vor der Einleitung einer Methotrexat-Behandlung muß eine Schwangerschaft ausgeschlossen sein. Da Methotrexat Fruchtschäden und Fehlgeburten verursachen kann, darf es in der Schwangerschaft zur Behandlung von Psoriasis und rheumatoider Arthritis nicht eingesetzt werden. Zur Krebsbehandlung ist es in der Schwangerschaft nur nach sorgfältiger Nutzen-Risiko-Abwägung indiziert. Unter der Therapie mit Methotrexat – das gilt auch für den Mann – ist eine Schwangerschaft unbedingt zu vermeiden. Nach Absetzen der Methotrexat-Therapie sollten beim Mann mindestens drei Monate, bei der Frau sollte mindestens ein Monatszyklus verstrichen sein, bevor versucht wird, ein Kind zu zeugen.

Da Methotrexat in die Muttermilch übertritt, kann es sich auf das gestillte Kind auswirken. Kann auf das Mittel nicht verzichtet werden, ist bis Therapieende vom Stillen abzusehen.

Überdosierung

Zu hoch dosiert kann Methotrexat schwere und gelegentlich sogar lebensbedrohliche Leber-, Nieren-, Knochenmark-, Lungen- oder sonstige Schädigungen verursachen. Zu den Symptomen einer Methotrexat-Überdosierung zählen Lungen- oder Atemstörungen, Geschwürbildung im Mund oder Durchfall. Da sich eine Methotrexat-Überdosierung zu Beginn jedoch meist nur in den Ergebnissen der Blutuntersuchungen zeigt, ist eine regelmäßige ärztliche Überwachung nötig. Bei Verdacht einer Methotrexat-Überdosierung ist unverzüglich der Arzt zu informieren.

Methylergometrinhydrogenmaleat

Präparat z. B.: Methergin

Wann dieses Mittel verschrieben wird

Methylergometrinhydrogenmaleat sorgt dafür, daß sich die Blutgefäße zusammenziehen, und wird zur Kontrolle der Wochenbettblutungen gegeben. Indem es die Gebärmuttermuskulatur zur Kontraktion bringt, reduziert es den Blutverlust.

Methylergometrinhydrogenmaleat gibt es in Form von Dragees, Tropfen und Injektionslösungen.

Die wichtigsten Fakten zu diesem Arzneimittel

Bei verschiedenen Gefäßerkrankungen und Infektionen kann der Einsatz von Methylergometrinhydrogenmaleat gefährlich sein. Der behandelnde Arzt muß über alle medizinischen Erkrankungen informiert sein.

Anwendungshinweise

Die vorgeschriebenen Dosierungsanweisungen sind strikt einzuhalten.

Bei Auslassen einer Dosis ...
Überspringen Sie die vergessene Dosis in jedem Fall, und machen Sie mit dem regulären Therapieplan weiter. Nehmen Sie nie zwei Dosen auf einmal.

Lagerungshinweise
Bei Zimmertemperatur in einem dicht verschlossenen Behältnis und vor Licht geschützt aufbewahren.

Welche Nebenwirkungen auftreten können

Die Nebenwirkungen sind nicht vorhersehbar. Treten Nebenwirkungen auf oder ändern sich bestehende in ihrer Intensität, ist der Arzt schnellstmöglich zu informieren. Nur er kann beurteilen, ob die Therapie mit Methylergometrinhydrogenmaleat bedenkenlos fortgeführt werden kann.

Die am häufigsten beobachtete Nebenwirkung ist erhöhter Blutdruck, der Kopfschmerzen und sogar Krampfanfälle auslösen kann. Es gibt aber auch Fälle, bei denen Methylergometrinhydrogenmaleat einen Blutdruckabfall verursacht.

Gelegentliche oder seltene Nebenwirkungen
Als solche kommen vor Atemnot oder mühsame Atmung, Beinkrämpfe, Bildung von Blutgerinnseln, Blut im Urin, Durchfall, Erbrechen, Halluzinationen, Herzklopfen, Ödembildung, Ohrensausen, (vorübergehende) Schmerzen in der Brust, schlechter Geschmack, Schwindel, Schwitzen, Übelkeit, verstopfte Nase.

Wann dieses Mittel nicht verschrieben werden sollte

Allergische Reaktionen auf Methylergometrinhydrogenmaleat, Schwangerschaft, Bluthochdruck oder Toxämie (Blutvergiftung) gelten als Kontraindikation. Nur er kann entscheiden, ob Sie das Mittel verwenden dürfen.

Spezielle Warnhinweise

Bei Vorliegen von Infektionen, bestimmten Gefäßerkrankungen sowie Nieren- oder Leberfunktionsstörungen kann die Gabe von Methylergometrinhydrogenmaleat gefährlich sein. Liegt eine dieser Störungen vor, muß der Arzt darüber informiert sein.

Mögliche Wechselwirkungen mit Nahrungsmitteln und anderen Arzneimitteln

Wird Methylergometrinhydrogenmaleat mit bestimmten anderen Arzneimitteln zusammen eingenommen, kann die Wirkung wechselseitig verstärkt, vermindert oder in sonstiger Weise verändert werden. Halten Sie deshalb unbedingt mit Ihrem Arzt Rücksprache, bevor Sie Methylergometrinhydrogenmaleat mit einem der nachfolgend aufgeführten Mittel bzw. einem Präparat aus diesen Substanzgruppen kombinieren:

- Andere Ergotaminderivate
- Andere gefäßverengend wirkende Mittel

Besondere Hinweise für Schwangerschaft und Stillzeit

Methylergometrinhydrogenmaleat sollte nicht in der Schwangerschaft genommen werden. Es geht in die Muttermilch über und sollte nur bei zwingender Indikation während der Stillzeit gegeben werden.

Überdosierung

Jede Überdosierung von Medikamenten kann ernsthafte Folgen haben. Bei Verdacht auf eine Überdosierung mit Methylergometrinhydrogenmaleat sollte unverzüglich ein Arzt zu Rate gezogen werden.

Symptome einer Methylergometrinhydrogenmaleat-Überdosierung
Bauchschmerzen, Blutdruckabfall, Erbrechen, erhöhter Blutdruck, Hypothermie (Abfall der normalen Körpertemperatur), Koma, Kribbeln in Armen und Beinen, Schüttelkrämpfe, Taubheitsgefühl, Übelkeit, verlangsamte Atmung.

Metronidazol

Präparate z. B.: Arilin, Vagimid, Clont

Wann dieses Mittel verschrieben wird

Metronidazol wird zur Behandlung verschiedener bakterieller Scheiden- und Harnwegsinfektionen bei Mann und Frau, der Amöbenruhr und Leberabszeß sowie bakteriellen Infektionen im Bauchraum, von Haut, Knochen und Gelenken, Gehirn, Lungen und Herz eingesetzt.

Die wichtigsten Fakten zu diesem Arzneimittel

Während der Metronidazol-Therapie darf kein Alkohol getrunken werden, da diese Kombination Bauchkrämpfe, Übelkeit, Erbrechen, Kopfschmerzen und Hautrötung mit Hitzegefühl verursachen kann. Frühestens 24 Stunden nach Absetzen des Medikaments darf Alkohol getrunken werden. Ebenfalls zu meiden sind alkoholhaltige Medikamente, so etwa Husten- oder Grippemittel.

Wichtig ist, daß Metronidazol kurmäßig bis Therapieende eingenommen wird, auch wenn die Symptome sich nach einigen Tagen bessern oder abklingen. Wird die Therapie vorzeitig abgebrochen, kann es zu einem Wiederaufflackern der Infektion kommen. Die Vaginalzäpfchen müssen gegebenenfalls auch während der Menstruation weiter genommen werden.

Anwendungshinweise

Metronidazol entfaltet seine höchste Wirksamkeit bei einem gleichbleibend hohen Wirkstoffspiegel im Körper. Verteilen Sie dazu die Einzeldosen gleichmäßig über 24 Stunden, und versuchen Sie, keine auszulassen.

Wird Metronidazol zur Behandlung einer Trichomoniasis, einer sexuell übertragbaren Krankheit, eingesetzt, empfiehlt sich die gleichzeitige Behandlung des Partners, auch wenn bei diesem keine Symptome vorliegen. Bis die Infektion ausgeheilt ist, sollte auf Geschlechtsverkehr verzichtet oder zumindest ein Kondom verwendet werden.

Bei den Scheidenzäpfchen empfiehlt es sich, zum Schutz der Unterwäsche Slipeinlagen zu tragen. Während der Therapie mit Metronidazol-Scheidenzäpfchen dürfen keine Tampons getragen werden, da diese den Wirkstoff aufnehmen würden. Anstelle von Wäsche aus synthetischen Materialien sollte Baumwollwäsche getragen werden.

Da sich bei Scheideninfektionen durch Kratzen die Reizung nur noch verstärken und die Infektion weiter ausbreiten würde, sollte möglichst nicht gekratzt werden.

Metronidazol in Tabletten- oder Kapselform kann während der Mahlzeiten eingenommen werden. Gegen die gelegentlich durch Metronidazol verursachte Mundtrockenheit hilft es oft schon, ein Bonbon zu lutschen, Kaugummi zu kauen oder Eiswürfel im Mund zergehen zu lassen.

Bei Auslassen einer Dosis ...
Holen Sie die Anwendung schnellstmöglich nach. Ist jedoch fast schon wieder Zeit für die nächste Dosis, überspringen Sie die vergessene und machen mit dem regulären Therapieplan weiter. Nehmen Sie nie zwei Dosen auf einmal.

Lagerungshinweise
Bei Zimmertemperatur und vor Licht geschützt aufbewahren.

Welche Nebenwirkungen auftreten können

Die Nebenwirkungen sind nicht vorhersehbar. Treten Nebenwirkungen auf oder ändern sich bestehende in ihrer Intensität, ist der Arzt schnellstmöglich zu informieren. Nur er kann beurteilen, ob die Therapie mit Metronidazol bedenkenlos fortgeführt werden kann.

Zwei ernsthafte Nebenwirkungen, die unter der Metronidazol-Therapie beobachtet wurden, sind Krampfanfälle und Taubheitsgefühl oder Kribbeln in Armen, Beinen, Händen und Füßen. Bei Auftreten eines dieser Symptome sollte das Medikament sofort abgesetzt und der Arzt informiert werden.

Sonstige häufige Nebenwirkungen
- Appetitlosigkeit
- Bauchkrämpfe
- Durchfall
- Erbrechen
- Kopfschmerzen
- Magenbeschwerden
- Übelkeit
- Verstopfung

Sonstige gelegentliche Nebenwirkungen
Abnahme der Libido, Blutbildveränderungen, Druck im Beckenbereich, Dunkelfärbung des Urins, Entzündung von Mund und Zunge, Fieber, Gefühl der verstopften Nase, gelegentliche Gelenkschmerzen, Harnverhaltung, Hautausschlag, Hautrötung mit Hitzegefühl, Mastdarmentzündung, Hefepilzinfektion der Scheide (Candidose), metallener Geschmack, Miktionsstörungen, Mundtrockenheit (oder Trockenheit von Vulva oder Scheide), Muskelkoordinationsstörungen, Nesselsucht, Reizbarkeit, Schlafstörungen, Schmerzen während des Geschlechtsverkehrs, Schwäche, Schwindel, verstärkte Produktion hellen Urins, Verwirrtheitszustände.

Häufige Nebenwirkungen bei Behandlung der bakteriellen Vaginose

- Gebärmutterhals- oder Scheidenentzündung
- Krämpfe/Schmerzen in Bauch oder Gebärmutter

Gelegentliche Nebenwirkungen bei Behandlung der bakteriellen Vaginose

- Jucken der Scheide oder Scheidenregion
- Metallener oder schlechter Geschmack
- Übelkeit

Seltene Nebenwirkungen bei Behandlung der bakteriellen Vaginose
Appetitlosigkeit, Benommenheit, Brennen oder Reizung der Scheide und äußeren Geschlechtsorgane, Durchfall, häufiger Harndrang, Hautausschlag, Kopfschmerzen, Scheidenausfluß, Schwellung der äußeren Geschlechtsorgane, Schwindel, Verstopfung.

Wann das Mittel nicht verschrieben werden sollte

Metronidazol sollte in den ersten drei Schwangerschaftsmonaten nicht zur Behandlung von Scheideninfektionen angewandt werden.
Bekannte Überempfindlichkeits- oder allergische Reaktionen auf Metronidazol oder ähnliche Medikamente gelten als Kontraindikation. Alle Arzneimittelreaktionen sind dem Arzt mitzuteilen.

Vorsicht bei Lebererkrankungen.

Unter Metronidazol-Therapie können sich aktive oder nicht diagnostizierte Hefepilzinfektionen entwickeln bzw. verschlimmern.

Eine Behandlung mit Disulfiram (z.B. Antabus) zur Alkoholentwöhnung muß mindestens 14 Tage vor Einleitung der Metronidazol-Therapie abgeschlossen sein.

Mögliche Wechselwirkungen mit Nahrungsmitteln und anderen Arzneimitteln

Während der Metronidazol-Therapie und bis zu 24 Stunden nach deren Beendigung darf kein Alkohol getrunken werden.
Wird Metronidazol mit bestimmten anderen Arzneimitteln zusammen eingenommen, kann die Wirkung wechselseitig verstärkt, vermindert oder in sonstiger Weise verändert werden. Halten Sie deshalb unbedingt mit Ihrem Arzt Rücksprache, bevor Sie Metronidazol mit einem der nachfolgend aufgeführten Mittel bzw. Substanzgruppen kombinieren:

- Blutgerinnungshemmer wie Warfarin (z.B. Coumadin)
- Cimetidin (z.B. H_2 Blocker-ratiopharm)
- Colestyramin (z.B. Quantalan)
- Disulfiram (z.B. Antabus)
- Lithium (z.B. Quilonum)
- Phenobarbital (z.B. Lepinal, Luminaletten)
- Phenytoin (z.B. Zentropil)

Besondere Hinweise für Schwangerschaft und Stillzeit

Die Wirkung von Metronidazol auf die Schwangerschaft und das ungeborene Kind ist noch nicht ausreichend untersucht. Sind Sie schwanger oder wollen Sie es werden, setzen Sie Ihren Arzt unverzüglich davon in Kenntnis. Metronidazol sollte in der Schwangerschaft nur bei zwingender Indikation eingesetzt werden. Da Metronidazol in die Muttermilch übertritt, kann es sich auf das gestillte Kind auswirken. Kann auf das Mittel nicht verzichtet werden, ist bis Therapieende vom Stillen abzusehen.

Überdosierung

Jede Überdosierung von Medikamenten kann ernsthafte Folgen haben. Bei Verdacht auf eine Überdosierung sollte unverzüglich ein Arzt zu Rate gezogen werden.

Symptome einer Metronidazol-Überdosierung

- Erbrechen
- Muskelkoordinationsstörungen
- Übelkeit

Miconazol

Präparate z. B.: Daktar, Gyno-Daktar

Wann dieses Mittel verschrieben wird

Miconazol gibt es in verschiedenen Darreichungsformen: als Injektionsmittel, Tabletten, Mundgel, Creme, Lösung, Puder, Vaginalcreme und Scheidenzäpfchen. Anwendungsgebiet sind Hefepilzerkrankungen der Scheide sowie Pilzinfektionen der Haut wie Fußpilz, Trichophytie sowie alle akuten und chronischen Infektionen der Haut und ihrer Anhangsgebilde, die durch Dermatophyten, Hefepilze, Schimmelpilze, sonstige Pilze und gram-positive Bakterien verursacht werden.

Die wichtigsten Fakten zu diesem Arzneimittel

Wichtig ist, daß die Therapie kurmäßig angewandt und auch dann nicht vorzeitig abgebrochen wird, wenn die Infektion abgeklungen ist. Ein vorzeitiger Therapieabbruch kann ein Rezidiv zur Folge haben. Die in der Scheide anzuwendenden Darreichungsformen sollten auch während der Regelblutung verabreicht werden.

Die vorgeschriebenen Dosierungsanweisungen und Anwendungshinweise in der Verbraucherinformation der jeweiligen Präparate sind strikt zu befolgen.

Um bei vaginaler Anwendung eine Verschmutzung der Wäsche zu verhindern, empfiehlt es sich, Slipeinlagen zu tragen. Auf Tampons sollte während der Therapie verzichtet werden, da sie das Medikament aufnehmen. Während der Therapie sollte Baumwollunterwäsche – keine synthetischen Materialien – getragen werden. Vaginalduschen nur, wenn es der Arzt erlaubt hat.

Nach dem Duschen, Baden oder Schwimmen muß der Genitalbereich gründlich abgetrocknet werden. Naße Badekleidung oder verschwitzte Sportbekleidung sollte schnell gewechselt werden. Hefepilze finden in feuchtwarmem Klima die besten Wachstumsbedingungen!

Möglichst nicht kratzen. Kratzen verschlimmert die Hautreizung und kann zu einer Weiterverbreitung der Infektion führen.

Bei Auslassen einer Dosis ...
Holen Sie die Anwendung schnellstmöglich nach. Ist jedoch fast schon wieder Zeit für die nächste Dosis, überspringen Sie die vergessene und machen mit dem regulären Therapieplan weiter.

Lagerungshinweise
Bei Zimmertemperatur lagern.

Welche Nebenwirkungen auftreten können

Die Nebenwirkungen sind nicht vorhersehbar. Treten Nebenwirkungen auf oder ändern sich bestehende in ihrer Intensität, ist der Arzt schnellstmöglich zu informieren. Nur er kann beurteilen, ob die Therapie mit Miconazol bedenkenlos fortgeführt werden kann.

Mögliche Nebenwirkungen
- Brennen
- Hautausschlag
- Hautreizung
- Juckreiz im Bereich der Vulva und Vagina
- Kopfschmerzen
- Krämpfe
- Nesselsucht

Wann das Mittel nicht verschrieben werden sollte

Bekannte Überempfindlichkeits- oder allergische Reaktionen auf Miconazol gelten als Kontraindikation. Alle Arzneimittelreaktionen sind dem Arzt mitzuteilen.

Spezielle Warnhinweise

Bleiben unter der Miconazol-Therapie die Symptome bestehen oder entwickelt sich eine Hautreizung oder allergische Reaktion, sollte der Arzt informiert werden.

Wenn sich während der Therapie folgende Symptome entwickeln, ist der Arzt unverzüglich zu informieren, da diese Zeichen einer ernsthaften Infektion sein können:

- Fieber über 37,8 Celsius
- Schmerzen in Unterbauch, Rücken oder in den Schultern
- Übelriechender Scheidenausfluß

Bessert sich die Infektion nach drei Tagen nicht oder verschlimmert sie sich sogar oder sind die Symptome nach sieben Tagen noch nicht komplett verschwunden oder treten die Symptome innerhalb von zwei Monaten wieder auf, liegt wahrscheinlich etwas anderes als eine Hefepilzinfektion vor.

Mögliche Wechselwirkungen mit Nahrungsmitteln und anderen Arzneimitteln

Sind nicht bekannt.

Besondere Hinweise für Schwangerschaft und Stillzeit

Wenn nicht ausdrücklich ärztlich verordnet, sollte das Mittel in den ersten drei Schwangerschaftsmonaten nicht verwendet werden, da es in kleinen Mengen über die Vagina bzw. Haut resorbiert wird.
Es ist nicht bekannt, ob und in welchem Umfang Miconazol in die Muttermilch übertritt. Mögliche Auswirkungen auf das gestillte Kind sind deshalb unbekannt, und die Anwendung von Miconazol während der Stillzeit kontraindiziert.

Überdosierung

Sind bislang auch noch keine Fälle einer Miconazol-Überdosierung bekannt, so kann doch grundsätzlich jede Überdosierung von Medikamenten ernsthafte Folgen haben. Bei Verdacht auf eine Überdosierung sollte unverzüglich ein Arzt zu Rate gezogen werden.

Minocyclin

Präparate z. B.: Lederderm, Skid

Wann dieses Mittel verschrieben wird

Dieser Vertreter der Tetracycline wird zur Behandlung einer ganzen Reihe verschiedener Infektionsarten verschrieben, darunter:

- Akne
- Amöbenruhr
- Atemwegsinfektionen wie Lungenentzündung
- Cholera
- Gonorrhoe (bei Penicillinunverträglichkeit)
- Harnwegsinfektionen, die durch Mikroben verursacht sind
- Milzbrand
- Syphilis (bei Penicillinunverträglichkeit)

Die wichtigsten Fakten zu diesem Arzneimittel

Um eine völlige Heilung zu gewährleisten, muß die Behandlung mit Minocyclin kurmäßig erfolgen und darf auch nicht abgebrochen werden, wenn sich nach ein paar Tagen eine Besserung einstellt. Minocyclin wirkt am besten bei einem gleichbleibend hohen Wirkstoffspiegel im Blut. Hierzu ist es erforderlich, daß die einzelnen Dosen rund um die Uhr gleichmäßig verteilt werden.

Anwendungshinweise

Die Tabletten können während der Mahlzeiten eingenommen werden. Die vorgeschriebenen Dosierungsanweisungen sind strikt einzuhalten. Um die Gefahr einer Reizung der Rachenschleimhaut zu reduzieren, sollten die Tabletten mit viel Flüssigkeit eingenommen werden.

Aluminium-, kalzium- oder magnesiumhaltige Antazida sollten während der Minocyclin-Therapie nicht eingenommen werden. Kann auf diese Mittel nicht verzichtet werden, sollten Sie zwei bis drei Stunden vor oder nach der Minocyclin-Einnahme genommen werden.

Bei Auslassen einer Dosis ...
Holen Sie die Einnahme schnellstmöglich nach, und verteilen Sie die verbleibenden Dosen gleichmäßig über den Rest des Tages. Nehmen Sie nie zwei Dosen auf einmal.

Lagerungshinweise
Die Tabletten bei Zimmertemperatur, vor Feuchtigkeit und direkter Lichteinwirkung geschützt aufbewahren. Die flüssige Darrei-

chungsform kann im Kühlschrank aufbewahrt werden. Vor Gebrauch schütteln.

Welche Nebenwirkungen auftreten können

Die Nebenwirkungen sind nicht vorhersehbar. Treten Nebenwirkungen auf oder ändern sich bestehende in ihrer Intensität, ist der Arzt schnellstmöglich zu informieren. Nur er kann beurteilen, ob die Therapie mit Minocyclin bedenkenlos fortgeführt werden kann.

Mögliche Nebenwirkungen
Anaphylaktischer Schock (lebensbedrohliche allergische Reaktion), Appetitlosigkeit, Blutarmut, Darmentzündung, Druckerhöhung in der Schädelhöhle beim Säugling, Durchfall, Entzündung der Glans (Peniskopf), Entzündung der Zunge, Erbrechen, Flüssigkeitsretention, Gelenkschmerzen und -entzündungen, Geschwüre im Anal- und Genitalbereich mit Hefepilzinfektion, Hautausschlag, Hautverfärbung und -abschälung, Hepatitis, Hörverlust, Kopfschmerzen, Lichtempfindlichkeit, Nesselsucht, Reizung der Rachenschleimhaut, Schleiersehen, Schluckbeschwerden, Übelkeit, Verfärbung der Zähne beim Kind.

Wann das Mittel nicht verschrieben werden sollte

Bekannte Überempfindlichkeits- oder allergische Reaktionen auf Minocyclin oder andere Tetracycline gelten als Kontraindikation.

Wird das Mittel auch gelegentlich zur Behandlung von Meningokokkeninfektionen eingesetzt, so darf es doch zur Behandlung einer Meninogokokkenmeningitis (Gehirnhautentzündung) nicht verwendet werden.

Minocyclin ist das Mittel der Wahl bei der Behandlung einer Staphylokokkeninfektion.

Spezielle Warnhinweise

Bei Nierenerkrankungen ist die normale Standarddosis wahrscheinlich zu hoch und muß entsprechend reduziert werden. Bei Langzeitbehandlung mit Minocyclin müssen die Blut- und Leberwerte regelmäßig kontrolliert werden.

Da bei einer Minocyclin-Therapie Benommenheit und Schwindel auftreten können, muß vom Führen eines Fahrzeugs, Bedienen gefährlicher Maschinen oder von der Durchführung gefährlicher, die volle geistige Aufmerksamkeit erfordernde Arbeiten so lange abgesehen werden, bis die individuelle Wirkung des Mittels bekannt ist.

Kindern unter acht Jahren sollte das Mittel nicht gegeben werden, da dadurch eine Verfärbung der Zähne entstehen kann. Dieses Symptom wurde gelegentlich auch bei Erwachsenen beobachtet.

Wie bei anderen Tetracyclinen kann auch unter Minocyclin-Therapie Lichtempfindlichkeit sowie eine verstärkte Sonnenbrandneigung auftreten. Beginnt die Haut, sich zu röten oder heiß zu werden, sollte Minocyclin unverzüglich abgesetzt werden.

Unter Minocyclin-Therapie kann eine erhöhte Anfälligkeit für Hefepilzinfektionen der Scheide bestehen. Bei Auftreten einer solchen Infektion ist der Arzt unverzüglich zu konsultieren.

Stellen sich unter Minocyclin-Therapie Kopfschmerzen oder Schleiersehen ein oder treten bei einem mit Minocyclin behandelten Kleinkind die Fontanellen plötzlich hervor, kann dies auf eine durch das Medikament verursachte Flüssigkeitsansammlung im Schädel und damit auf einen erhöhten Schädelinnendruck hindeuten. In diesen Fällen ist das Mittel sofort abzusetzen und der Arzt aufzusuchen.

Mögliche Wechselwirkungen mit Nahrungsmitteln und anderen Arzneimitteln

Wird Minocyclin mit bestimmten anderen Arzneimitteln zusammen eingenommen, kann die Wirkung wechselseitig verstärkt, vermindert oder in sonstiger Weise verändert werden. Halten Sie deshalb unbedingt mit Ihrem Arzt Rücksprache, bevor Sie Minocyclin mit einem der nachfolgend aufgeführten Mittel bzw. Substanzgruppen kombinieren:

- Aluminium-, Kalzium- oder Magnesiumhaltige Antazida (z. B. Maaloxan, Gelusil)

- Blutgerinnungshemmer wie Warfarin (z. B. Coumadin)
- Eisenhaltige Präparate (z. B. ferro sanol, Plastulen)
- Orale Kontrazeptiva (die »Pille«)
- Penicillin

Besondere Hinweise für Schwangerschaft und Stillzeit

Sind Sie schwanger oder wollen Sie es werden, setzen Sie Ihren Arzt unverzüglich davon in Kenntnis. Wird Minocyclin in der zweiten Schwangerschaftshälfte eingesetzt, kann dies beim Kind zu einer Gelb-, Grau- oder Braunfärbung der Zähne führen.

Da eine Minocyclin-Einnahme in der Schwangerschaft das ungeborene Kind noch in anderer Form schädigen kann, sollte Minocyclin in der Schwangerschaft nur bei wirklich zwingender Indikation genommen werden, wenn andere Antibiotika, die nicht zur Klasse der Tetracycline gehören, nicht eingesetzt werden können. Da Minocyclin in die Muttermilch übertritt und den Säugling schädigen kann, sollte in der Stillzeit darauf verzichtet werden. Kann auf das Mittel nicht verzichtet werden, sollte bis Therapieende nicht gestillt werden.

Überdosierung

Liegen auch keine Informationen über die Wirkung einer Minocyclin-Überdosierung vor, so kann doch grundsätzlich jede Überdosierung von Medikamenten ernsthafte Folgen haben. Bei Verdacht auf eine Überdosierung sollte unverzüglich ein Arzt zu Rate gezogen werden.

Nabumeton

Präparat z. B.: Arthaxan

Wann dieses Mittel verschrieben wird

Nabumeton ist ein nichtsteroidaler Entzündungshemmer, der zur Linderung von Entzündungen, Schwellungen, Steifigkeit und Schmerzen von Gelenken im Verlauf der rheumatoiden Arthritis und Arthrose verschrieben wird.

Die wichtigsten Fakten zu diesem Arzneimittel

Unter regelmäßiger Nabumeton-Anwendung empfehlen sich häufige Kontrollen der Leberwerte, des Blutbilds und der Nierenfunktion. Es können ohne vorherige Warnhinweise Geschwürbildung und innere Blutungen an Magen und/oder Darm auftreten.

Anwendungshinweise

Nabumeton kann mit den Mahlzeiten eingenommen werden. Die vorgeschriebenen Dosierungsanweisungen sind strikt einzuhalten.

Bei Auslassen einer Dosis ...
Holen Sie die Einnahme schnellstmöglich nach. Ist jedoch fast schon wieder Zeit für die nächste Dosis, überspringen Sie die vergessene Dosis und machen mit dem regulären Therapieplan weiter. Nehmen Sie nie zwei Dosen auf einmal.

Lagerungshinweise
Im Originalbehälter dicht verschlossen bei Zimmertemperatur und vor Feuchtigkeit und direkter Lichteinwirkung geschützt aufbewahren.

Welche Nebenwirkungen auftreten können

Die Nebenwirkungen sind nicht vorhersehbar. Treten Nebenwirkungen auf oder ändern sich bestehende in ihrer Intensität, ist der Arzt schnellstmöglich zu informieren. Nur er kann beurteilen, ob die Therapie mit Nabumeton bedenkenlos fortgeführt werden kann.

Häufige Nebenwirkungen
Bauchschmerzen, Blähungen, Durchfall, Flüssigkeitsretention, Hautausschlag, Juckreiz, Kopfschmerzen, Ohrensausen, Schwindel, Übelkeit, Verdauungsstörungen, Verstopfung.

Gelegentliche Nebenwirkungen
Einschlaf- oder Durchschlafstörungen, Entzündung der Mundschleimhaut, Erbrechen, Magenschleimhautentzündung, Müdigkeit, Mundtrockenheit, Nervosität, Schlaflosigkeit, vermehrtes Schwitzen.

Seltene Nebenwirkungen
Agitiertheit, allgemeines Krankheitsgefühl, Ameisenlaufen, Angst, Appetitsteigerung oder -verlust, Atemnot oder mühsames Atmen, Depression, dunkle, blutige Teerstühle, Gelbfärbung von Augen und Haut, Geschwürbildung, Gewichtszunahme, Hautschälung, Lichtempfindlichkeit, Lungenentzündung, Magen-Darm-Entzündungen und/oder -blutungen, Muskelzittern, Nesselsucht, Schluckbeschwerden, Schwäche, Sehstörungen, starke allergische Reaktionen, Vaginalblutungen, Verwirrtheitszustände.

Wann das Mittel nicht verschrieben werden sollte

Bekannte Überempfindlichkeits- oder allergische Reaktionen einschließlich Asthmaanfälle oder Nesselsucht auf Nabumeton, Acetylsalicylsäure oder andere nichtsteroidale Entzündungshemmer gelten als Kontraindikation. Alle Arzneimittelreaktionen sind dem Arzt mitzuteilen.

Spezielle Warnhinweise

Unter Nabumeton-Wirkung kann es ohne vorherige Warnhinweise zu Magen-Darm-Geschwüren kommen. Regelmäßige Kontrolltermine sind hier wichtig.

Vorsicht bei Nieren- oder Lebererkrankung.

Nabumeton kann eine Flüssigkeitsretention und Ödembildung verursachen. Vorsicht bei kongestiver Herzinsuffizienz oder Bluthochdruck.

Unter Nabumeton-Wirkung ist eine verstärkte Lichtempfindlichkeit möglich.

Mögliche Wechselwirkungen mit Nahrungsmitteln und anderen Arzneimitteln

Wird Nabumeton mit bestimmten anderen Arzneimitteln zusammen eingenommen, kann die Wirkung wechselseitig verstärkt, vermindert oder in sonstiger Weise verändert werden. Nabumeton darf nur auf ausdrückliche ärztliche Anordnung mit Blutgerinnungshemmern wie Warfarin (z.B. Coumadin) zusammen eingenommen werden.

Eine Wechselwirkung ist ebenfalls bei gleichzeitiger Verordnung nachfolgend aufgeführter Wirkstoffe möglich:

- Diuretika wie Furosemid (z.B. Lasix) oder Hydrochlorothiazid (z.B. Esidrix)
- Lithium (z.B. Quilonum)
- Methotrexat (z.B. Methotrexat Lederle)

Besondere Hinweise für Schwangerschaft und Stillzeit

Die Wirkung von Nabumeton auf die Schwangerschaft und das ungeborene Kind ist noch nicht ausreichend untersucht. Sind Sie schwanger oder wollen Sie es werden, setzen Sie Ihren Arzt unverzüglich davon in Kenntnis. Da Nabumeton in die Muttermilch übertreten kann, kann es sich auf das gestillte Kind auswirken. Kann auf das Mittel nicht verzichtet werden, ist bis Therapieende vom Stillen abzusehen.

Überdosierung

Jede Überdosierung von Medikamenten kann ernsthafte Folgen haben. Bei Verdacht auf Überdosierung sollte unverzüglich ein Arzt zu Rate gezogen werden.

Nafarelinacetat

Präparat z.B.: Synarela

Wann dieses Mittel verschrieben wird

Nafarelinacetat wird zur Linderung von Endometriosesymptomen einschließlich Menstruationskrämpfen oder Kreuzschmerzen während der Menstruation, Schmerzen beim Geschlechtsverkehr, schmerzhaften Darmbewegungen und abnormen oder starken Menstruationsblutungen eingesetzt.

Die Endometriose ist eine Störung, bei der Fragmente der Uterusschleimhaut außerhalb der Gebärmutter verschleppt werden.

Nafarelinacetat wird auch zur Behandlung der *Pubertas praecox* verschrieben.

Die wichtigsten Fakten zu diesem Arzneimittel

Durch Nafarelinacetat wird der Eisprung unterdrückt. Dennoch ist eine Schwangerschaft bei der Therapie mit diesem Mittel nicht völlig auszuschließen. Zur Schwangerschaftsverhütung ist eine nichthormonelle Methode mit einem Barrierekontrazeptivum wie Kondom oder Diaphragma anzuwenden. Bei Eintreten einer Schwangerschaft während der Behandlung ist das Mittel sofort abzusetzen und der Arzt zu informieren.

Anwendungshinweise

Die vorgeschriebenen Dosierungsanweisungen sind strikt einzuhalten.

Die Tagesdosis muß in zwei Einzeldosen morgens und abends angewendet werden.

Niesen während oder direkt nach der Anwendung kann die Resorption von Nafarelinacetat ins Blut beeinträchtigen. In einem solchen Fall muß die Dosis eventuell nochmals appliziert werden.

Auch eine gleichzeitige Anwendung von abschwellenden Nasentropfen oder Nasensprays kann die Aufnahme von Nafarelinacetat verringern.

Die Anwendungsdauer darf sechs Monate nicht überschreiten. Treten nach einem solchen Behandlungszyklus die Beschwerden erneut auf, darf die Behandlung mit dem Mittel nicht wiederholt werden.

Bei Auslassen einer Dosis ...
Holen Sie die Einnahme schnellstmöglich nach. Ist jedoch fast schon wieder Zeit für die nächste Dosis, überspringen Sie die vergessene Dosis und machen mit dem regulären Therapieplan weiter. Nehmen Sie nie zwei Dosen auf einmal.

Versuchen Sie, gewissenhaft alle Einnahmen einzuhalten. Wird die Anwendung mehrerer Dosen vergessen, kann es wieder zur Ovulation und zu Blutungen und damit auch zur Schwangerschaft kommen.

Lagerungshinweise
Die Nafarelinacetat-Flasche aufrecht bei Zimmertemperatur aufbewahren. Vor extremer Hitze und Temperaturen unter dem Gefrierpunkt sowie vor Licht schützen.

Welche Nebenwirkungen auftreten können

Die Nebenwirkungen sind nicht vorhersehbar. Treten Nebenwirkungen auf oder ändern sich bestehende in ihrer Intensität, ist der Arzt schnellstmöglich zu informieren. Nur er kann beurteilen, ob die Therapie mit Nafarelinacetat bedenkenlos fortgeführt werden kann.

Häufige Nebenwirkungen
Abnahme der Libido, Akne, Depression, Entzündung der Nasenschleimhaut, Gewichtszunahme, Haarwachstum, Hitzewallungen, Kopfschmerzen, Muskelschmerzen, Ödembildung aufgrund von Flüssigkeitsretention, ölige Haut, Schlaflosigkeit, Stimmungsschwankungen, trockene Haut, trockene Scheide, Veränderungen des Brustumfangs.

Gelegentliche und seltene Nebenwirkungen
Augenschmerzen, brennendes oder prickelndes Gefühl, gelblich-braune Hautflecken, Gewichtsabnahme, Hautausschlag, Herzflattern oder -klopfen, milchige Absonderung aus der Brust, Schwäche, starke Gelenkschmerzen, Zunahme der Libido.

Wird Nafarelinacetat zur Behandlung der *Pubertas praecox* eingesetzt, können sich Körpergeruch und eine vorübergehende Zunahme der Körperbehaarung einstellen.

Wann das Mittel nicht verschrieben werden sollte

Überempfindlichkeits- oder allergische Reaktionen auf Nafarelinacetat oder Inhaltsstoffe dieses Mittels gelten als Kontraindikation.

Bei Zwischenblutungen unbekannter Ursache sollte das Mittel ebenfalls nicht verschrieben werden.

In Schwangerschaft und Stillzeit darf das Mittel nicht genommen werden.

Spezielle Warnhinweise

Da die Wirkung von Nafarelinacetat in einer vorübergehenden Reduzierung der körpereigenen Östrogenproduktion beruht, können unter der Therapie den Wechseljahrsbeschwerden ähnliche Symptome auftreten. In den ersten zwei Anwendungsmonaten kann es zu Blutungsstörungen kommen.

Die Menstruation bleibt unter Nafarelinacetat-Therapie völlig aus. Sollte es dennoch zu regelmäßigen Blutungen, Zwischen- oder Schmierblutungen kommen, ist der Arzt unverzüglich davon zu informieren. Blutungen können auftreten, wenn die ärztlichen Anweisungen nicht genau befolgt wurden oder eine höhere Dosis erforderlich ist.

Nafarelinacetat kann eine trockene Scheide verursachen. Gegen die dadurch eventuell entstehenden Beschwerden, vor allem beim Geschlechtsverkehr, hilft ein Gleitmittel.

Unter der Behandlung mit Nafarelinacetat kann es zu einem Verlust von Knochenmasse kommen. Bei starkem Alkohol- oder Zigarettenkonsum, einer starken familiären Prädisposition für Knochenschwund oder gleichzeitiger Einnahme anderer Medikamente, die die Knochenmasse senken können, wie Antikonvulsiva oder Kortikoide, ist eine Behandlung mit Nafarelinacetat kritisch zu überprüfen.

Unter der Therapie mit Nafarelinacetat kann eine Reizung der Nasenschleimhaut auftreten.

Mögliche Wechselwirkungen mit Nahrungsmitteln und anderen Arzneimitteln

Sind nicht bekannt.

Besondere Hinweise für Schwangerschaft und Stillzeit

Ist die Wirkung von Nafarelinacetat auf die Schwangerschaft und das ungeborene Kind auch noch nicht ausreichend untersucht, so ist doch bekannt, daß das Mittel die Leibesfrucht schädigen kann. Sind Sie schwanger, setzen Sie Ihren Arzt unverzüglich davon in Kenntnis. Setzen Sie unter Nafarelinacetat-Therapie ein Barrierekontrazeptivum zur Empfängnisverhütung ein.

Es ist nicht bekannt, ob und in welcher Konzentration Nafarelinacetat in die Muttermilch übertritt. Mögliche Auswirkungen auf das gestillte Kind sind deshalb unbekannt, und die Anwendung von Nafarelinacetat ist während der Stillzeit kontraindiziert.

Überdosierung

Sind auch keine Informationen über eine Überdosierung bekannt, so kann doch jede Überdosierung von Medikamenten ernsthafte Folgen haben. Bei Verdacht auf Überdosierung sollte unverzüglich ein Arzt zu Rate gezogen werden.

Naproxen

Präparat z. B.: Proxen

Wann dieses Mittel verschrieben wird

Dieser nichtsteroidale Entzündungshemmer wird zur Behandlung von Entzündungen, Schwellungen, Steifigkeit und Gelenkschmerzen, wie sie mit rheumatoider Arthritis, Arthrose, juveniler chronischer Arthritis, Spondylosen und Spondylarthrosen, Spondylitis ankylosans, Sehnenentzündung, Schleimbeutelentzündung und akuter Gicht einhergehen, eingesetzt. Es lindert ebenfalls Menstruationskrämpfe und andere milde bis mittelschwere Schmerzzustände.

Die wichtigsten Fakten zu diesem Arzneimittel

Bei regelmäßiger Einnahme von Naproxen empfehlen sich regelmäßige Kontrolluntersuchungen. Es kann ohne vorherige Warnhinweise zur Geschwürbildung und zu inneren Blutungen kommen.

Anwendungshinweise

Naproxen kann während der Mahlzeiten oder mit einem Antazidum und mit einem Glas Wasser eingenommen werden, um Magenbeschwerden vorzubeugen. Es sollte nicht auf leeren Magen eingenommen werden.

Wird Naproxen im Rahmen einer Arthritisbehandlung eingesetzt, sollte es regelmäßig eingenommen werden. Die vorgeschriebenen Dosierungsanweisungen sind strikt einzuhalten.

Bei Auslassen einer Dosis ...
Nehmen Sie Naproxen regelmäßig ein, holen Sie die Einnahme schnellstmöglich nach. Ist jedoch fast schon wieder Zeit für die nächste Dosis, überspringen Sie die vergessene und machen mit dem regulären Therapieplan weiter. Nehmen Sie nie zwei Dosen auf einmal.

Lagerungshinweise
Bei Zimmertemperatur, dicht verschlossen und vor Licht und extremer Hitze geschützt aufbewahren.

Welche Nebenwirkungen auftreten können

Die Nebenwirkungen sind nicht vorhersehbar. Treten Nebenwirkungen auf oder ändern sich bestehende in ihrer Intensität, ist der Arzt schnellstmöglich zu informieren. Nur er kann beurteilen, ob die Therapie mit Naproxen bedenkenlos fortgeführt werden kann.

Häufige Nebenwirkungen
Atemnot oder mühsames Atmen, Bauchschmerzen, Benommenheit, Blutergüsse, Hautausschlag, Juckreiz, Kopfschmerzen, Ödembildung aufgrund von Flüssigkeitsretention, Ohrensausen, Schwindelanfälle, Sodbrennen, Übelkeit, Verstopfung.

Gelegentliche oder seltene Nebenwirkungen
Abnormes Träumen, starke allergische Reaktion, allgemeines Krankheitsgefühl, Benommenheit, Blut im Urin, Blutungen im Magen-Darm-Trakt, depressive Verstimmungen, Dickdarmentzündung, Durchfall, Durst, Entzündung der Mundschleimhaut, Erbrechen, Erbrechen von Blut, Gelbfärbung von Augen und Haut, Haarausfall, Hautausschlag, Hautentzündungen aufgrund von Lichtempfindlichkeit, rote oder pupurfarbene Hautflecken, Herzklopfen, Hörstörungen oder -ausfall, kongestive Herzinsuffizienz, Konzentrationsstörungen, Leberfunktionsstörungen, Lungenentzündung, Menstruationsstörungen, Muskelschmerzen und -schwäche, Nierenerkrankung oder -versagen, peptisches Ulkus, Schlaflosigkeit, Schüttelfrost und Fieber, schwarzgefärbte Stühle, Schwindel, Schwitzen, Sehstörungen, Verdauungsstörungen.

Wann das Mittel nicht verschrieben werden sollte

Bekannte Überempfindlichkeits- oder allergische Reaktionen auf Naproxen oder andere nichtsteroidale Entzündungshemmer gelten als Kontraindikation.

Spezielle Warnhinweise

Denken Sie daran, daß es ohne vorherige Warnzeichen zu Magen-Darm-Geschwüren und Blutungen kommen kann. Beim geringsten Verdacht darauf ist der Arzt unverzüglich zu informieren.

Vorsicht bei Nieren- oder Lebererkrankung – bei manchen Menschen kann Naproxen eine Leberentzündung verursachen.

Vorsicht bei gleichzeitiger Einnahme von Blutgerinnungshemmern, da Naproxen die Blutungszeit verlängern kann.

Unter Naproxen-Therapie können sich Sehstörungen einstellen. Bei Veränderungen des Sehvermögens ist der Arzt zu informieren.

Da die Einnahme von Naproxen zu einer Wasserretention im Körper führen kann, ist bei Patienten mit Herzerkrankung oder Bluthochdruck Vorsicht geboten.

Da unter Naproxen-Therapie die Wachsamkeit und das Reaktionsvermögen beeinträchtigt sein können, muß vom Führen eines Fahrzeugs, Bedienen gefährlicher Maschinen oder von der Durchführung gefährlicher, die volle geistige Aufmerksamkeit erfordernde Arbeiten so lange abgesehen werden, bis die individuelle Wirkung des Mittels bekannt ist.

Mögliche Wechselwirkungen mit Nahrungsmitteln und anderen Arzneimitteln

Wird Naproxen mit bestimmten anderen Arzneimitteln zusammen eingenommen, kann die

Wirkung wechselseitig verstärkt, vermindert oder in sonstiger Weise verändert werden. Halten Sie deshalb unbedingt mit Ihrem Arzt Rücksprache, bevor Sie Naproxen mit einem der nachfolgend aufgeführten Mittel bzw. mit einem Präparat dieser Substanzgruppen kombinieren:

- Acetylsalicylsäure (z. B. Aspirin)
- Orale Antidiabetika wie Glibenclamid (z. B. Euglucon)
- Betablocker wie Atenolol (z. B. Tenormin)
- Blutgerinnungshemmer wie Warfarin (z. B. Coumadin)
- Furosemid (z. B. Lasix)
- Lithium (z. B. Quilonum)
- Methotrexat (z. B. Methotrexat Lederle)
- Phenytoin (z. B. Zentropil)
- Probenecid (z. B. Probenecid Weimer)
- Sulfonamide

Besondere Hinweise für Schwangerschaft und Stillzeit

Die Wirkung von Naproxen auf die Schwangerschaft und das ungeborene Kind ist noch nicht ausreichend untersucht. Sind Sie schwanger oder wollen Sie es werden, während Sie Naproxen einnehmen, setzen Sie Ihren Arzt unverzüglich davon in Kenntnis. Da Naproxen in die Muttermilch übertritt, kann es sich auf das gestillte Kind auswirken. Kann auf das Mittel nicht verzichtet werden, sollte bis Therapieende nicht gestillt werden.

Überdosierung

Jede Überdosierung von Medikamenten kann ernsthafte Folgen haben. Bei Verdacht auf eine Überdosierung mit der Substanz Naproxen sollte unverzüglich ein Arzt zu Rate gezogen werden.

Symptome einer Naproxen-Überdosierung

- Benommenheit
- Erbrechen
- Sodbrennen
- Übelkeit
- Verdauungsstörungen

Nikotinkaugummi

Präparat z. B.: Nicorette

Wann dieses Mittel verwendet wird

Nikotinkaugummis sind als zeitweise Hilfe für Menschen bestimmt, die das Rauchen aufgeben wollen, wegen ihrer Nikotinabhängigkeit damit jedoch Schwierigkeiten haben. Die besten Therapieerfolge werden erzielt, wenn das Nikotinkaugummi im Rahmen eines umfassenden Raucherentwöhnungsprogramms einschließlich verhaltenstherapeutischer Maßnahmen angewandt wird.

Die wichtigsten Fakten zu diesem Arzneimittel

Das Nikotinkaugummi enthält Nikotin – eine potentiell suchterzeugende und giftige Substanz. Das Nikotinkaugummi sollte wegen seines damit ebenfalls suchterzeugenden Potentials nur gemäß den im Beipackzettel beschriebenen Anwendungsvorschriften eingesetzt werden.

Anwendungshinweise

Die vorgeschriebenen Dosierungsanweisungen und Anwendungsvorschriften sind strikt einzuhalten.

Tragen Sie das Nikotinkaugummi immer bei sich.

Die Wirkung des Nikotinkaugummis kann durch verschiedene Nahrungsmittel oder Getränke wie Kaffee, Fruchtsäfte, Wein oder Limonaden eingeschränkt werden. Essen und trinken Sie nichts bis zu 15 Minuten, bevor oder während Sie das Nikotinkaugummi kauen.

Bei Auslassen einer Dosis …
Das Ziel der Nikotinsubstitutionstherapie mit Nikotinkaugummi besteht darin, die Dosis so gering wie möglich zu halten. Nehmen Sie nie zwei Nikotinkaugummis auf einmal.

Lagerungshinweise
Bei Temperaturen unter 30 Grad Celsius und vor direkter Lichteinwirkung geschützt aufbe-

wahren. Vor Kindern und Haustieren sicher aufbewahren.

Welche Nebenwirkungen auftreten können

Die Nebenwirkungen sind nicht vorhersehbar. Treten Nebenwirkungen auf oder ändern sich bestehende in ihrer Intensität, ist der Arzt schnellstmöglich zu informieren. Nur er kann beurteilen, ob die Therapie mit Nikotinkaugummis bedenkenlos fortgeführt werden kann.

Häufige Nebenwirkungen
Ameisenlaufen, Beschädigung der Zähne und Wangenschleimhaut, Entzündung der Mundschleimhaut, Halsentzündung, Magen-Darm-Beschwerden, Schluckauf, erhöhte Speichelbildung, Übelkeit, Verdauungsstörungen, Zahnfleischbluten.

Gelegentliche oder seltene Nebenwirkungen
Durchfall, Entzündung von Zahnfleisch, Hautausschlag, Zunge oder Rachen, Mundtrockenheit, Muskelschmerzen, offene Stellen im Mund, Schwitzen, wunde Zunge.

Wann das Mittel nicht verwendet werden sollte

Bekannte Überempfindlichkeits- oder allergische Reaktionen auf Nikotin oder andere Bestandteile des Nikotinkaugummis gelten als Kontraindikation.

Spezielle Warnhinweise

Von einer Langzeitanwendung ist wegen möglicher gesundheitlicher Schädigung und des suchterzeugenden Potentials abzusehen.

Um Nebenwirkungen und einer Nikotinabhängigkeit vorzubeugen, muß das Kaugummi langsam und entsprechend den im Beipackzettel angeführten Dosierungs- und Anwendungsvorschriften gekaut werden.

Bei einer Krankengeschichte mit *Angina pectoris*, Arzneimittelallergien, Bluthochdruck, Buerger-Krankheit (arterielle Erkrankung), Diabetes oder anderen endokrinen (hormonellen) Störungen, Entzündung der Rachen- oder Mundschleimhaut, Herzerkrankung, Nieren- oder Lebererkrankung, peptischem Ulkus, Schluckbeschwerden, Schilddrüsenüberfunktion, Sodbrennen oder Zahnerkrankungen muß der Arzt über die Unbedenklichkeit einer Nikotinsubstitutionstherapie mit Nikotinkaugummis befinden.

Vorsicht auch bei frischem Herzinfarkt oder schweren Herzrhythmusstörungen.

Gebißträger können wegen der Haftfähigkeit des Nikotinkaugummis Schwierigkeiten beim Kauen haben. Manchen ist es deshalb nicht möglich, das Kaugummi anzuwenden.

Mögliche Wechselwirkungen mit Nahrungsmitteln und anderen Arzneimitteln

Werden Nikotinkaugummis mit bestimmten anderen Arzneimitteln zusammen angewandt, kann die Wirkung wechselseitig verstärkt, vermindert oder in sonstiger Weise verändert werden. Halten Sie deshalb unbedingt mit Ihrem Arzt Rücksprache, bevor Sie Nikotinkaugummis mit einem der nachfolgend aufgeführten Mittel bzw. Substanzgruppen kombinieren:

- Coffein
- Furosemid (z. B. Lasix)
- Imipramin (z. B. Tofranil)
- Insulin
- Oxazepam (z. B. Adumbram)
- Paracetamol (z. B. Ben-u-ron)
- Pentazocin (z. B. Fortral)
- Prazosin (z. B. Minipress)
- Propranolol (z. B. Obsidan, Dociton)
- Theophyllin (z. B. Bronchoretard)

Besondere Hinweise für Schwangerschaft und Stillzeit

In Schwangerschaft und Stillzeit sollte es generell vermieden werden, Nikotin zu sich zu nehmen. Stellt sich unter der Therapie mit Nikotinkaugummis eine Schwangerschaft ein, sprechen Sie mit Ihrem Arzt über das weitere Vorgehen.

Nikotin – ob über Zigaretten oder Nikotinkaugummis aufgenommen – geht in die Muttermilch über und kann den Säugling schädigen.

Überdosierung

Jede Überdosierung von Medikamenten kann ernsthafte Folgen haben. Zu einer Nikotin-Überdosierung kann es kommen, wenn mehrere Nikotinkaugummis auf einmal oder zu rasch hintereinander gekaut werden oder wenn während der Behandlung mit dem Nikotinkaugummi das Rauchen nicht eingestellt wird. Bei Verdacht auf eine Überdosierung sollte unverzüglich ein Arzt zu Rate gezogen werden.

Die Symptome einer Überdosierung mit dem Nikotinkaugummi entsprechen den Symptomen einer akuten Nikotinvergiftung
Atembeschwerden, Bauchschmerzen, Blässe, Blutdruckabfall, Durchfall, Erbrechen, Erschöpfung, geistige Verwirrtheit, Hörstörungen, kalter Schweiß, Kopfschmerzen, Magenbeschwerden, Muskelzittern, Ohnmachtsanfälle, Schleiersehen, schneller und unregelmäßiger Puls, Schwäche, Schwindelanfälle, Speichelfluß, Übelkeit.

Eine hohe Überdosis kann zu extremer Erschöpfung und Atemstillstand führen.

Nikotinpflaster

Präparat z. B.: Nicotinell TTS

Wann dieses Mittel verwendet wird

Nikotinpflaster werden als Hilfe zur Raucherentwöhnung im Rahmen von Raucherentwöhnungsprogrammen verwendet. Jedes Nikotinpflaster gibt pro Tag eine festgelegte Menge Nikotin ab.

Nikotin ist die suchterzeugende Komponente im Tabak, die anregend und stimmungsaufhellend wirkt.

Bei der Raucherentwöhnung entsteht durch den Nikotinentzug ein heftiges Verlangen nach Zigaretten. Häufige Entzugssymptome sind weiterhin Ärger, Angst, Konzentrationsstörungen, Reizbarkeit, Frustration oder innere Unruhe.

Durch das Nikotinpflaster wird eine beständige Übertragung einer bestimmten Nikotinmenge durch die Haut in den Blutkreislauf und damit ein stets gleichbleibender Nikotinspiegel im Blut gewährleistet. Dieser Nikotinspiegel ist niedriger, als würde weiter geraucht, jedoch hoch genug, um das unstillbare Verlangen nach einer Zigarette oder das Auftreten anderer Entzugssymptome zu verhindern.

Das Pflaster wird täglich etwa um dieselbe Zeit auf die Haut geklebt und dort für 24 Stunden belassen.

Nikotinpflaster gibt es in zwei Wirkstoffstärken.

Die wichtigsten Fakten zu diesem Arzneimittel

Das Nikotinpflaster sollte als Hilfsmittel im Rahmen eines umfassenden Raucherentwöhnungsprogramms eingesetzt werden, zu dem u.a. verhaltenstherapeutische Maßnahmen zählen. Ziel der Therapie ist eine komplette Raucherentwöhnung und nicht nur eine Einschränkung des Zigarettenkonsums.

Anwendungshinweise

Die vorgeschriebenen Dosierungs- und Anwendungshinweise sind strikt einzuhalten.

Mit dem Pflaster darf auch gebadet, geduscht oder geschwommen werden.

Fällt ein Pflaster vorzeitig ab, entsorgen Sie es den Anweisungen des Beipackzettels entsprechend und kleben ein neues Pflaster auf.

Ideal ist es, das Pflaster jeden Tag zur selben Zeit aufzukleben. Änderungen dieses Zeitschemas sind selbstverständlich möglich. Wichtig ist nur, das Pflaster spätestens nach 24 Stunden zu entfernen, da es an Wirkung verliert und auch zu Hautreizungen kommen kann.

Das Präparat sollte nicht ohne ärztliche Absprache gewechselt werden.

Gelingt es Ihnen auch in der vierten Behandlungswoche nicht, komplett auf Zigaretten zu verzichten, ist dieser Behandlungsansatz zur

Raucherentwöhnung für Sie wahrscheinlich ungeeignet. Dann sollte diese Therapie abgebrochen werden.

Bei Auslassen einer Dosis ...
Kleben Sie so schnell wie möglich ein neues Pflaster auf. Kleben Sie nie zwei Pflaster auf einmal auf.

Lagerungshinweise
Die Schutzfolie darf erst direkt vor Aufkleben des Pflasters entfernt werden. Nicht bei Temperaturen über 30 Grad Celsius aufbewahren.

Welche Nebenwirkungen auftreten können

Die Nebenwirkungen sind nicht vorhersehbar. Treten Nebenwirkungen auf oder ändern sich bestehende in ihrer Intensität, ist der Arzt schnellstmöglich zu informieren. Nur er kann beurteilen, ob die Therapie mit Nikotinpflastern bedenkenlos fortgeführt werden kann.

Häufige Nebenwirkungen
- Hautausschlag
- Hautrötung
- Juckreiz und Brennen im Bereich der Aufklebestelle

Seltene Nebenwirkungen
Abnormes Träumen, allergische Reaktionen, Ameisenlaufen, Benommenheit, Bluthochdruck, Brustschmerzen, Durchfall, Erbrechen, Geschmacksveränderungen, Halsentzündung, Husten, Konzentrationsstörungen, Kopfschmerzen, Kribbeln, Magenschmerzen, Menstruationsstörungen, Mundtrockenheit, Nasennebenhöhlenentzündung, Nervosität, Rückenschmerzen, Schlaflosigkeit, Schmerzen, Schwächegefühl, Schwindelanfälle, Schwitzen, Taubheitsgefühl, Übelkeit, Verdauungsbeschwerden, Verstopfung.

Wann das Mittel nicht verwendet werden sollte

Bekannte Überempfindlichkeits- oder allergische Reaktionen auf Nikotin gelten als Kontraindikation. Vorsicht bei Unverträglichkeitsreaktionen auf Heftpflaster oder andere Klebematerialien.

Spezielle Warnhinweise

Mit Beginn und während der gesamten Behandlung mit den Nikotinpflastern ist das Rauchen vollständig einzustellen, da es ansonsten zu einer Nikotin-Überdosierung kommen könnte. Es darf auch nicht vergessen werden, daß noch einige Stunden nach Entfernung des letzten Pflasters der Nikotinspiegel im Blut erhöht bleibt.

Die Anwendung von Nikotinpflastern kann verschiedene Erkrankungen verschlimmern. Vor Beginn einer Behandlung mit Nikotinpflastern ist der Arzt unbedingt über das Bestehen oder Vorbestehen einer der nachfolgend aufgeführten Störungen zu unterrichten:

- Allergische Reaktionen auf Arzneimittel, Heftpflaster, Klebebänder etc.
- Bluthochdruck (starker)
- Durch eine Herzerkrankung bedingte Brustschmerzen *(Angina pectoris)*
- Hauterkrankung
- Herzinfarkt
- Herzrhythmusstörungen
- Insulinpflichtiger Diabetes
- Lebererkrankung
- Magengeschwür
- Nierenerkrankung
- Schilddrüsenüberfunktion

Nikotin kann grundsätzlich giftig sein und suchterzeugend wirken. Besprechen Sie mit Ihrem Arzt eingehend die Vor- und Nachteile einer Nikotinsubstitutionstherapie.

Da der Nikotingehalt eines benutzten Nikotinpflasters immer noch hoch genug ist, um beim Kind oder Haustier zu Vergiftungserscheinungen zu führen, müssen entfernte Nikotinpflaster mit besonderer Vorsicht entsorgt werden. Falten Sie das entfernte Pflaster zusammen, und werfen Sie es, im Idealfall in der Original-Schutzfolie, in einen vor Kindern und Haustieren sicheren Abfalleimer.

Mögliche Wechselwirkungen mit Nahrungsmitteln und anderen Arzneimitteln

Werden Nikotinpflaster mit bestimmten anderen Arzneimitteln zusammen angewandt, kann die Wirkung wechselseitig verstärkt, vermindert oder in sonstiger Weise verändert werden. Halten Sie deshalb unbedingt mit Ihrem Arzt Rücksprache, bevor Sie Nikotinpflaster mit einem der nachfolgend aufgeführten Mittel bzw. Substanzgruppen kombinieren:

- Blutdruckmittel wie Prazosin (z. B. Minipress)
- Cimetidin (z. B. H_2 Blocker-ratiopharm)
- Coffeinhaltige Arzneimittel
- Haloperidol (z. B. Haldol)
- Imipramin (z. B. Tofranil)
- Insulin
- Oxazepam (z. B. Adumbran)
- Paracetamol (z. B. Ben-u-ron)
- Propranolol (z. B. Obsidan, Dociton)
- Verschiedene Sympathomimetika wie Oxymetazolin (z. B. Nasivin)
- Theophyllin (z. B. Bronchoretard)

Besondere Hinweise für Schwangerschaft und Stillzeit

Sind Sie schwanger oder wollen Sie es werden, setzen Sie Ihren Arzt unverzüglich davon in Kenntnis.
In der Schwangerschaft sollte im Idealfall ganz auf Nikotin verzichtet werden. Versuchen Sie zunächst, sich das Rauchen ohne medikamentöse Therapie mit Hilfe psycho- bzw. verhaltenstherapeutischer Maßnahmen abzugewöhnen. Gelingt das nicht, besprechen Sie mit Ihrem Arzt, was dem ungeborenen Kind wahrscheinlich mehr schadet: normal weiter zu rauchen oder Nikotinpflaster einzusetzen, um sich das Rauchen abzugewöhnen. Da Nikotin recht schnell in die Muttermilch übertritt, sollte während der Stillzeit auf Rauchen verzichtet werden. Ob und wieweit Nikotinpflaster zur Raucherentwöhnung während der Stillzeit eingesetzt werden können, kann nur der Arzt entscheiden.

Denken Sie immer daran, daß Ihr Körper durch Rauchen, während Sie ein Nikotinpflaster tragen, die »doppelte Nikotindosis« bekommt. Dasselbe gilt für das ungeborene Kind bzw. für den Säugling während Schwangerschaft und Stillzeit.

Überdosierung

Jede Überdosierung von Medikamenten kann ernsthafte Folgen haben. Bei Verdacht auf eine Nikotin-Überdosierung – ob durch Rauchen oder durch ein Nikotinpflaster – sollte unverzüglich ein Arzt zu Rate gezogen werden.

Symptome einer Nikotin-Überdosierung
Atemstörungen, Bauchschmerzen, Blässe, Blutdruckabfall, Durchfall, Erbrechen, Herzklopfen, Hörstörungen, kalter Schweiß, Magenbeschwerden, Muskelzittern, Ohnmachtsanfälle, Schleiersehen, Schwächegefühl, Schwindelgefühl, Schwitzen, Sehstörungen, erhöhter Speichelfluß, starke Kopfschmerzen, Übelkeit, Verwirrtheitszustände.

Nitrofurantoin

Präparat z. B.: Furadantin

Wann dieses Mittel verschrieben wird

Diese antibakteriell wirksame Substanz wird zur Behandlung von bakteriellen Harnwegsinfektionen verschrieben.

Die wichtigsten Fakten zu diesem Arzneimittel

Unter Nitrofurantoin-Therapie wurden Atemwegsstörungen beobachtet. Das Mittel kann eine Lungenentzündung verursachen, die durch Husten, Atemnot und giemende Atmung gekennzeichnet ist. Eine Lungenfibrose (abnorm starke Ansammlung von Bindegewebe in den Lungen) kann sich schrittweise und symptomlos entwickeln und zum Tod führen. Ebenfalls möglich sind allergische Reaktionen auf das Mittel, die ohne vorherige Warnzeichen auftreten können. Mögliche Symptome sind ein allgemeines Krankheitsgefühl und Dauerhusten. Diese Reaktionen kommen allerdings nur selten und im allgemeinen erst nach mindestens sechsmonatiger Anwendung vor.

Plötzliche und ernsthafte Lungenreaktionen manifestieren sich in Form von Fieber, Schüttelfrost, Husten, Brustschmerzen und Atemnot. Diese akuten Reaktionen treten im allgemeinen im Laufe der ersten Behandlungswochen auf und klingen nach Absetzen des Mittels spontan wieder ab.

Vor allem bei Langzeittherapie sind regelmäßige ärztliche Kontrollen unerläßlich.

Anwendungshinweise

Damit Nitrofurantoin besser resorbiert wird, sollte es zu den Mahlzeiten eingenommen werden. Die ärztlichen Anordnungen sind strikt zu befolgen. Der Behandlungszyklus darf nicht, selbst wenn sich eine Besserung einstellt, eigenmächtig abgebrochen werden.

Ein saurer Urin erhöht die Wirksamkeit des Mittels. Fragen Sie Ihren Arzt, ob zum Erhalt dieses Säuregrads spezielle Maßnahmen ergriffen werden müssen.

Unter Nitrofurantoin-Therapie ist eine Braunfärbung des Urins möglich.

Bei Auslassen einer Dosis ...
Holen Sie die Einnahme schnellstmöglich nach, und verteilen Sie die verbleibenden Tagesdosen gleichmäßig auf den übrigen Tag.

Lagerungshinweise
Bei Zimmertemperatur, vor Licht geschützt und dicht verschlossen in der Originalverpackung aufbewahren.

Welche Nebenwirkungen auftreten können

Die Nebenwirkungen sind nicht vorhersehbar. Treten Nebenwirkungen auf oder ändern sich bestehende in ihrer Intensität, ist der Arzt schnellstmöglich zu informieren. Nur er kann beurteilen, ob die Therapie mit Nitrofurantoin bedenkenlos fortgeführt werden kann.

Häufige Nebenwirkungen
- Appetitlosigkeit
- Erbrechen
- Übelkeit

Gelegentliche und seltene Nebenwirkungen
Atembeschwerden, Bauchschmerzen/beschwerden, Benommenheit, Fieber, Gelbfärbung von Augen und Haut, Gelenkschmerzen, Haarausfall, Hautabschälung, Hautausschlag, Hautentzündung mit Abschuppung, Hautschwellung mit Quaddelbildung, Hepatitis, juckende, rote Hautflechten, Juckreiz, Kopfschmerzen, Muskelschmerzen, Nervenentzündung und damit verbunden Taubheitsgefühl, Kribbeln, Schmerzen oder Muskelschwäche, Nesselsucht, psychotische Reaktionen, Schüttelfrost, Schwächegefühl, Schwindel, starke allergische Reaktionen, übertriebenes Gefühl von Wohlbefinden, unwillkürliche Augenbewegungen, Verwirrtheitszustände.

Wann das Mittel nicht verschrieben werden sollte

Bekannte Überempfindlichkeits- oder allergische Reaktionen auf Nitrofurantoin oder ähnliche Medikamente gelten als Kontraindikation. Alle Arzneimittelreaktionen sind dem Arzt mitzuteilen.

Vorsicht bei Nierenfunktionsstörungen, bei denen die Nieren nicht in der Lage sind, alle notwendigen Substanzen hinreichend auszuscheiden.

Gegen Ende der Schwangerschaft sowie während der Geburt sollte Nitrofurantoin nicht genommen werden, dasselbe gilt für Kinder im ersten Lebensmonat.

Spezielle Warnhinweise

Bei Auftreten ungewöhnlicher Symptome ist der Arzt unverzüglich zu informieren.

Berichtet wurden Todesfälle aufgrund einer Hepatitis, die sich unter der Nitrofurantoin-Therapie eingestellt hat. Da eine chronisch-aktive Hepatitis symptomlos verlaufen kann, sollten unter Nitrofurantoin-Langzeitbehandlung die Leberwerte regelmäßig kontrolliert werden.

Ebenfalls berichtet wurden Todesfälle aufgrund einer peripheren Neuropathie unter Nitrofurantoin-Therapie.

Vorsicht bei Nierenerkrankungen, Blutarmut, *Diabetes mellitus* (Zuckerkrankheit), zehrenden und entkräftenden Krankheiten oder Vitamin-B-Mangel, da bei diesen Störungen das Risiko für eine periphere Neuropathie erhöht ist.

Unter Nitrofurantoin-Therapie wurde auch eine hämolytische Anämie (bei der der Hämoglobingehalt im Blut aufgrund einer Zerstörung der roten Blutkörperchen zu niedrig ist) beobachtet.

Eine Langzeit- oder Dauerbehandlung mit diesem Mittel kann zum Wachstum von therapieresistenten Bakterien mit der möglichen Folge einer Zweitinfektion führen. Regelmäßige Kontrollen durch den Arzt sind äußerst wichtig.

Mögliche Wechselwirkungen mit Nahrungsmitteln und anderen Arzneimitteln

Wird Nitrofurantoin mit bestimmten anderen Arzneimitteln zusammen eingenommen, kann die Wirkung wechselseitig verstärkt, vermindert oder in sonstiger Weise verändert werden. Halten Sie deshalb unbedingt mit Ihrem Arzt Rücksprache, bevor Sie Nitrofurantoin mit einem der nachfolgend aufgeführten Mittel bzw. Substanzgruppen kombinieren:

- Magnesiumhaltige Antazida (z. B. Maaloxan)
- Die Harnsäureausscheidung fördernde Mittel

Besondere Hinweise für Schwangerschaft und Stillzeit

Die Unbedenklichkeit von Nitrofurantoin in Schwangerschaft und Stillzeit konnte bislang noch nicht eindeutig nachgewiesen werden. Sind Sie schwanger oder wollen Sie es werden oder stillen Sie, setzen Sie Ihren Arzt unverzüglich davon in Kenntnis.

Überdosierung

Neben Erbrechen sind keine anderen Symptome einer Nitrofurantoin-Überdosierung bekannt. Wird nach einer Nitrofurantoin-Überdosis nicht sofort spontan erbrochen, sollte das Erbrechen künstlich herbeigeführt werden.

Bei Verdacht auf eine Überdosierung sollte unverzüglich ein Arzt zu Rate gezogen werden.

Norfloxacin

Präparat z. B.: Barazan

Wann dieses Mittel verschrieben wird

Norfloxacin wirkt antibakteriell und wird zur Behandlung von Harnwegsinfektionen einschließlich einer Zystitis (Blasenentzündung) und verschiedener sexuell übertragbarer Krankheiten wie Gonorrhoe eingesetzt.

Die wichtigsten Fakten zu diesem Arzneimittel

Norfloxacin ist nicht zur Behandlung einer Syphilis geeignet. Wird es über einen nur kurzen Zeitraum hochdosiert zur Gonorrhoe-Behandlung eingesetzt, kann es die Symptome einer Syphilis verschleiern oder hinauszögern. Nach der Behandlung einer Gonorrhoe mit Norfloxacin werden häufig zur Absicherung Tests zum Nachweis einer Syphilis durchgeführt.

Anwendungshinweise

Norfloxacin sollte mit einem Glas Wasser zusammen entweder eine Stunde vor oder zwei Stunden nach der Mahlzeit eingenommen werden. Die vorgeschriebenen Dosierungsanweisungen sind strikt einzuhalten.

Während der Norfloxacin-Therapie ist eine hohe Flüssigkeitszufuhr sehr wichtig.

Der Behandlungszyklus darf nicht vorzeitig abgebrochen werden. Wird die Therapie zu früh abgebrochen, kann es zum Neuauftreten der Infektion kommen.

Bei Auslassen einer Dosis ...
Holen Sie die Einnahme schnellstmöglich nach, um einen möglichst gleichbleibenden Wirkstoffspiegel im Körper zu gewährleisten. Ist jedoch fast schon wieder Zeit für die nächste Dosis, überspringen Sie die vergessene und machen mit dem regulären Therapieplan weiter. Nehmen Sie nie zwei Dosen auf einmal.

Lagerungshinweise
Bei Zimmertemperatur dicht verschlossen und Kindern unzugänglich aufbewahren.

Welche Nebenwirkungen auftreten können

Die Nebenwirkungen sind nicht vorhersehbar. Treten Nebenwirkungen auf oder ändern sich bestehende in ihrer Intensität, ist der Arzt schnellstmöglich zu informieren. Nur er kann beurteilen, ob die Therapie mit Norfloxacin bedenkenlos fortgeführt werden kann.

Häufige Nebenwirkungen

- Kopfschmerzen
- Müdigkeit
- Schwindelgefühl
- Übelkeit

Sonstige Nebenwirkungen
Abgestorbene Haut, Ameisenlaufen, Appetitlosigkeit, Arthritis, Bauchkrämpfe, Blähungen, Erbrechen, bitterer Geschmack, Blutbildveränderungen, depressive Verstimmungen, Doppeltsehen, Durchfall, extreme Schläfrigkeit, Fieber, Gelbfärbung von Augen und Haut, Gelenkschmerzen, Halluzinationen, Hautabschälung, Haut- und Schleimhautausschlag (wie Pickel, Bläschen und knotige Veränderungen), Hautrötung, Hitzewallungen, Jucken, Koordinationsausfall, Kopfschmerzen, Kurzatmigkeit, Magenschmerzen, Mundtrockenheit, Muskelschmerzen, Nesselsucht, niedrige Blutzuckerwerte, Niereninsuffizienz (mit den möglichen Symptomen vermindertes Harnvolumen, Benommenheit, Übelkeit, Erbrechen und Koma), psychotische Veränderungen, Rückenschmerzen, Schlaflosigkeit, Schock, Schüttelkrämpfe, Schwäche, Schwitzen, Sodbrennen, starke Bläschenbildung und Blutungen im Genitalbereich und an den Augen-, Lippen-, Mund- und Nasenschleimhäuten, starke Hautreaktion auf Sonnenlichteinstrahlung, Übelkeit, Unruhezustände, Verdauungsstörungen, verminderte Blutplättchenzahl und dadurch verursacht Blutunggstörungen (wie Hauteinblutungen), Verstopfung, Verwirrtheit, vorübergehender Gehörausfall.

Wann das Mittel nicht verschrieben werden sollte

Bekannte Überempfindlichkeitsreaktionen auf Norfloxacin oder Präparate derselben Wirkstoffklasse gelten als Kontraindikation.

Spezielle Warnhinweise

Norfloxacin sollte nicht verordnet werden

- Bei Menschen unter 18 Jahren
- In der Stillzeit
- In der Schwangerschaft

Vorsicht bei Störungen wie Epilepsie, starker Zerebralatherosklerose und sonstigen Zuständen, die einen Krampfanfall auslösen können. Es sind Fälle von Schüttelkrämpfen unter Norfloxacin-Wirkung bekannt.

Es wurde auch von starken, manchmal lebensbedrohlichen Reaktionen – zuweilen sogar bereits nach einer Einmaldosis – bei Patienten, die dem Norfloxacin chemisch verwandte Medikamente einnahmen, berichtet.

Zu diesen Reaktionen gehören
Ameisenlaufen, Anschwellung von Gesicht und Hals, Benommenheit, Bewußtlosigkeit, erhöhter Druck im Kopf, Halluzinationen, Hautausschlag, Herz-Kreislauf-Kollaps, Jucken, Kribbeln, mühsame Atmung, Muskelzittern, Nesselsucht, Psychose, Schock, Schüttelkrämpfe, Unruhezustände, Verwirrtheit.

Bei Auftreten einer dieser Reaktionen sollte Norfloxacin sofort abgesetzt und ärztliche Hilfe gesucht werden.

Bei manchen Patienten finden sich nach Norfloxacin-Gabe nadelförmige Kristalle im Urin. Um das Harnvolumen zu erhöhen und der Bildung von Kristallen vorzubeugen, sollte während der Norfloxacin-Therapie viel Flüssigkeit zugeführt werden.

Norfloxacin kann Benommenheit und Schwindel verursachen und die Fahrtauglichkeit sowie die Fähigkeit zum Bedienen gefährlicher Maschinen beeinträchtigen. Bestehen Zweifel an der eigenen Reaktionsfähigkeit, ist bei allen, die volle geistige Aufmerksamkeit erfordernden Tätigkeiten Vorsicht angeraten.

Während der Norfloxacin-Therapie sollte direktes Sonnenlicht gemieden werden. Kommt es unter Sonnenlichteinwirkung zu einer starken Hautreaktion wie Hautausschlag, sollte Norfloxacin unverzüglich abgesetzt werden.

Mögliche Wechselwirkungen mit Nahrungsmitteln und anderen Arzneimitteln

Wird Norfloxacin mit bestimmten anderen Arzneimitteln zusammen eingenommen, kann die Wirkung wechselseitig verstärkt, vermindert oder in sonstiger Weise verändert werden. Halten Sie deshalb unbedingt mit Ihrem Arzt Rücksprache, bevor Sie Norfloxacin mit einem der nachfolgend aufgeführten Mittel bzw. einem Präparat aus diesen Substanzgruppen kombinieren:

- Antazida (z. B. Maaloxan, Riopan)
- Coffein (einschließlich Kaffee, Tee und Colagetränken)
- Ciclosporin (z. B. Sandimmun)
- Kalziumpräparate
- Multivitaminpräparate und andere Eisen oder Zink enthaltende Präparate
- Nitrofurantoin (z. B. Furadantin)
- Orale Gerinnungshemmer wie Warfarin (z. B. Coumadin)
- Probenecid (z. B. Probenecid Weimer)
- Sucralfat (z. B. Ulcogant)
- Theophyllin (z. B. Bronchoretard)

Besondere Hinweise für Schwangerschaft und Stillzeit

Die Wirkung von Norfloxacin auf die Schwangerschaft und das ungeborene Kind ist noch nicht ausreichend untersucht. Sind Sie schwanger oder wollen Sie es werden, während Sie Norfloxacin einnehmen, setzen Sie Ihren Arzt unverzüglich davon in Kenntnis.

Da Norfloxacin in die Muttermilch übertritt, kann es sich auf das gestillte Kind auswirken. Kann auf das Mittel nicht verzichtet werden, ist bis Therapieende vom Stillen abzusehen.

Überdosierung

Liegen auch keine Informationen über die Wirkung einer Norfloxacin-Überdosierung vor, so kann doch grundsätzlich jede Überdosierung von Medikamenten ernsthafte Folgen haben. Bei Verdacht auf eine Überdosierung sollte unverzüglich ein Arzt zu Rate gezogen werden.

Nortriptylin

Präparat z. B.: Nortrilen

Wann dieses Mittel verschrieben wird

Dieses trizyklische Antidepressivum wird zur Linderung der Symptome einer Depression verschrieben.

Gelegentlich wird Nortriptylin auch zur Behandlung chronischer Nesselsucht, PMS-bedingter depressiver Verstimmung, des hyperkinetischen Syndroms im Kindesalter, von Bettnässen und zur Vorbeugung von Migräneanfällen eingesetzt.

Die wichtigsten Fakten zu diesem Arzneimittel

Nortriptylin muß regelmäßig eingenommen werden. Erste Besserungszeichen stellen sich in den meisten Fällen erst nach einigen Wochen ein.

Anwendungshinweise

Die vorgeschriebenen Dosierungsanweisungen sind strikt einzuhalten. Gegen die gelegentlich durch Nortriptylin verursachte Mundtrockenheit hilft oft schon, ein Bonbon zu lutschen, Kaugummi zu kauen oder Eisstückchen im Mund zergehen zu lassen.

Bei Auslassen einer Dosis ...
Holen Sie die Einnahme schnellstmöglich nach. Ist jedoch fast schon wieder Zeit für die nächste Dosis, überspringen Sie die vergessene und machen mit dem regulären Therapieplan weiter. Wird Nortriptylin in einer Einmaldosis am Abend vor dem Zubettgehen eingenommen und die Einnahme vergessen, darf die Einnahme wegen möglicher störender Nebenwirkungen nicht am nächsten Morgen nachgeholt werden. Nehmen Sie nie zwei Dosen auf einmal.

Lagerungshinweise
Im Originalbehältnis dicht verschlossen bei Zimmertemperatur und vor Licht geschützt aufbewahren. Für Kinder unzugänglich aufbewahren.

Welche Nebenwirkungen auftreten können

Die Nebenwirkungen sind nicht vorhersehbar. Treten Nebenwirkungen auf oder ändern sich bestehende in ihrer Intensität, ist der Arzt schnellstmöglich zu informieren. Nur er kann beurteilen, ob die Therapie mit Nortriptylin bedenkenlos fortgeführt werden kann.

Mögliche Nebenwirkungen
Agitiertheit, Alpträume, Ameisenlaufen in Armen und Beinen, Angst, Anschwellen der Hoden, Appetitlosigkeit, Bauchkrämpfe, Benommenheit, Blutdruckabfall oder -anstieg, Darmverschluß, Desorientiertheit, Drüsenschwellung, Durchfall, Entwicklung von Brüsten beim Mann, Entzündung der Mundschleimhaut, Erbrechen, erweiterte Pupillen, exzessiver oder spontaner Milchfluß, exzessives nächtliches Harnlassen, Fieber, Flüssigkeitsretention, Gelbfärbung von Augen und Haut, Gewichtszunahme oder -verlust, Haarausfall, häufiger Harndrang, Halluzinationen, Harnverhaltung, Hautausschlag, Herzinfarkt, Hautrötung mit Hitzegefühl, hohe oder niedrige Blutzuckerwerte, Impotenz, Juckreiz, Krampfanfälle, Koordinationsstörungen, Kopfschmerzen, Lichtempfindlichkeit, Magenbeschwerden, Müdigkeit, Mundtrockenheit, Muskelzittern, Nesselsucht, Ohrensausen, Panik, rötliche oder purpurfarbene Hautflecken, Schlaflosigkeit, Schlaganfall, Schleiersehen, schneller, flatternder oder unregelmäßiger Herzschlag, Schwäche, schwarze Zunge, Schwindelgefühl, Schwitzen, Sehstörungen, seltsamer Geschmack, Taubheitsgefühl, Übelkeit, Unruhezustände, Vergrößerung des Brustumfangs, verminderte oder gesteigerte Libido, Verstopfung, Verwirrtheitszustände, Wahnideen.

Nebenwirkungen, die nach Langzeitbehandlung durch eine zu rasche Dosisherabsetzung oder ein abruptes Absetzen des Mittels verursacht werden
- Allgemeines körperliches Unwohlsein
- Kopfschmerzen
- Übelkeit

Diese Nebenwirkungen sind kein Hinweis auf eine Medikamentenabhängigkeit. Derartiges tritt bei Antidepressiva ohnehin nur selten auf.

Wann das Mittel nicht verschrieben werden sollte

Bekannte Überempfindlichkeits- oder allergische Reaktionen auf Nortriptylin oder ähnliche Medikamente gelten als Kontraindikation. Alle Reaktionen sind dem Arzt mitzuteilen.

Da es bei gleichzeitiger Gabe von MAO-Hemmern zu ernsthaften, gelegentlich lebensgefährlichen Reaktionen kommen kann, sind MAO-Hemmer in jedem Fall mindestens 14 Tage vor Beginn der Nortriptylin-Therapie abzusetzen. Eine kombinierte Gabe kann lebensgefährliches Fieber mit Schüttelkrämpfen verursachen.

Nortriptylin darf in der Rekonvaleszenz nach einem frischen Herzinfarkt oder bei gleichzeitiger Einnahme anderer Antidepressiva nur auf ausdrückliche ärztliche Anweisung eingenommen werden.

Spezielle Warnhinweise

Da unter Nortriptylin-Therapie die Wachsamkeit und das Reaktionsvermögen beeinträchtigt sein können, muß vom Führen eines Fahrzeugs, Bedienen gefährlicher Maschinen oder von der Durchführung gefährlicher, die volle geistige Aufmerksamkeit erfordernde Arbeiten so lange abgesehen werden, bis die individuelle Wirkung des Mittels bekannt ist.

Vorsicht bei einer Vorgeschichte mit Krampfanfällen, Miktionsbeschwerden, Diabetes oder chronischen Augenerkrankungen wie erhöhtem Augeninnendruck. Vorsicht auch bei Herzerkrankung, Bluthochdruck, Schilddrüsenüberfunktion oder bei gleichzeitiger Einnahme von Schilddrüsenmedikamenten. Vor Einnahme von Nortriptylin muß dem Arzt die gesamte Krankengeschichte bekannt sein.

Befinden Sie sich gleichzeitig wegen einer schweren geistigen Erkrankung wie Schizophrenie oder manischer Depression in Behandlung, muß der Arzt davon unterrichtet sein, bevor er Nortriptylin verschreibt.

Da die Haut unter Nortriptylin-Wirkung empfindlich auf Sonne reagieren kann, sollte während der Therapie direktes Sonnenlicht möglichst gemieden bzw. die Haut vor der Sonne geschützt und ein Sonnenschutzmittel aufgetragen werden.

Vor operativen Eingriffen, zahnmedizinischen Behandlungen oder Diagnoseverfahren muß der jeweils behandelnde Arzt über die Nortriptylin-Einnahme unterrichtet werden. Verschiedene, während dieser Eingriffe bzw. Verfahren eingesetzte Medikamente wie Anästhetika und Muskelrelaxanzien können in Wechselwirkung mit Nortriptylin treten.

Mögliche Wechselwirkungen mit Nahrungsmitteln und anderen Arzneimitteln

Wird Nortriptylin mit MAO-Hemmern kombiniert eingesetzt, kann dies lebensgefährliche Reaktionen zur Folge haben.

Nortriptylin kann die Wirkung von Alkohol verstärken und sollte nicht zusammen mit Alkohol eingenommen werden.

Wird Nortriptylin mit bestimmten anderen Arzneimitteln zusammen eingenommen, kann die Wirkung wechselseitig verstärkt, vermindert oder in sonstiger Weise verändert werden. Halten Sie deshalb unbedingt mit Ihrem Arzt Rücksprache, bevor Sie Nortriptylin mit einem der nachfolgend aufgeführten Mittel bzw. mit einem Präparat aus diesen Substanzgruppen kombinieren:

- Acetazolamid (z. B. Diamox)
- Blutdruckmittel wie Clonidin (z. B. Catapresan)
- Bronchospasmolytika (atemwegserweiternde Mittel) wie Salbutamol (z. B. Sultanol)
- Chinidin (z. B. Chinidin-Duriles)
- Cimetidin (z. B. H_2 Blocker-ratiopharm)
- Levodopa (z. B. Madopar)
- Reserpin (z. B. Reserpin Berco)
- Schilddrüsenmittel wie Levothyroxin (z. B. L-Thyroxin, Euthyrox)
- Antidepressiva wie Fluoxetin (z. B. Fluctin)
- Vitamin C (in hohen Dosen)
- Blutgerinnungshemmer wie Warfarin (z. B. Coumadin)

Besondere Hinweise für Schwangerschaft und Stillzeit

Die Wirkung von Nortriptylin auf die Schwangerschaft und das ungeborene Kind ist noch nicht ausreichend untersucht. Sind Sie schwanger oder wollen Sie es werden, setzen Sie Ihren Arzt unverzüglich davon in Kenntnis. Dasselbe gilt, wenn Sie stillen wollen.

Überdosierung

Eine Überdosierung mit diesem Medikament kann lebensgefährlich sein. Bei Verdacht auf eine Überdosierung sollte unverzüglich ein Arzt zu Rate gezogen werden.

Nystatin plus *Triamcinolonacetonid*

Präparate z. B.: Moronal V, Volonimat Plus N

Wann dieses Mittel verschrieben wird

Dieses Kombinationspräparat wird zur Behandlung von Hefepilzerkrankungen der Haut eingesetzt. Durch die Kombination des Antimykotikums (Nystatin) mit einem Kortikosteroid (Triamcinolonacetonid) wird in den ersten Behandlungstagen eine größere Wirksamkeit erreicht. Nystatin tötet den Pilz ab und verhindert sein Wachstum. Triamcinolonacetonid lindert die Begleitsymptome der Hautinfektion – Hautrötung, -schwellung, -jucken und sonstige Beschwerden.

Die wichtigsten Fakten zu diesem Arzneimittel

Wird der Wirkstoff auch über die Haut aufgenommen, so kann er doch den gesamten Organismus beeinflussen und nicht nur die behandelte Hautoberfläche. Möglich, wenngleich sehr selten, sind Symptome einer Kortikosteroid-Überdosierung wie Gewichtszunahme, Rundwerden und Rötung von Gesicht und Nacken, abnorm starke Gesichts- und Körperbehaarung, Bluthochdruck, psychische Störungen, erhöhte Blutzuckerwerte sowie Glukoseausscheidung im Harn (gekennzeichnet durch einen verstärkten Harndrang).

Zu diesen Störungen kann es kommen, wenn das Mittel über einen längeren Zeitraum großflächig aufgetragen oder die so behandelten Hautareale luftundurchlässig verbunden werden.

Anwendungshinweise

Das Mittel muß kurmäßig angewandt werden, auch wenn die Symptome bereits abgeklungen sind. Die Salbe wird auf den erkrankten Bereich dünn aufgetragen und sanft einmassiert. Ein Verband oder ähnliches darf nur auf ärztliche Anordnung angelegt werden. Der behandelte Bereich muß kühl und trocken gehalten werden.

Die vorgeschriebenen Dosierungsanweisungen sind strikt einzuhalten. Die Salbe darf weder öfter noch über einen längeren Zeitraum angewandt werden. Sie ist lediglich zur äußeren Anwendung bestimmt. Kontakt mit den Augen ist zu vermeiden.

Bei Auslassen einer Dosis ...
Holen Sie die Anwendung schnellstmöglich nach. Ist jedoch fast schon wieder Zeit für die nächste Dosis, überspringen Sie die vergessene und machen mit dem regulären Therapieplan weiter.

Lagerungshinweise
Vor Hitze und Licht geschützt aufbewahren. Temperaturen unter dem Gefrierpunkt vermeiden.

Welche Nebenwirkungen auftreten können

Die Nebenwirkungen sind nicht vorhersehbar. Treten Nebenwirkungen auf oder ändern sich bestehende in ihrer Intensität, ist der Arzt schnellstmöglich zu informieren. Nur er kann beurteilen, ob die Therapie mit diesem Kombinationspräparat bedenkenlos fortgeführt werden kann.

Mögliche Nebenwirkungen
Abnorm starker Haarwuchs (vor allem im Gesicht), Akne-ähnliche Hautveränderungen, Ausschlag, Blasenbildung, Brennen, Entzündungen um den Mund herum, Entzündung der Haarfollikel, Haarausfall (vor allem am Kopf), Hautabschälung, Hautatrophien, starke Hautentzündung, Hauterweichung, Hautreizung, Juckreiz, Pigmentverschiebungen, rötlich-violette Streifen auf der Haut, Schwangerschaftsstreifen, Sekundärinfektion, Trockenheit.

Wann das Mittel nicht verschrieben werden sollte

Bekannte Überempfindlichkeits- oder allergische Reaktionen auf Nystatin, Triamcinolonacetonid oder andere Antimykotika oder Kortikoide gelten als Kontraindikation. Alle Arzneimittelreaktionen sind dem Arzt mitzuteilen.

Spezielle Warnhinweise

Das Mittel darf nur bei der Erkrankung, für die es verschrieben wurde, angewandt werden.

Das behandelte Hautareal darf nicht luftdicht abgedeckt werden. Beim Kleinkind dürfen über dem behandelten Bereich keine engsitzenden Windeln oder Gummihosen angezogen werden, da diese dieselbe Wirkung haben könnten wie ein Okklusionsverband.

Stellt sich während der Therapie eine allergische Reaktion oder Hautreizung ein, ist der Arzt zu informieren.

Wird das Präparat in der Leistenregion angewandt, sollte die Salbe nur sehr sparsam aufgetragen und leger sitzende Kleidung getragen werden.

Stellt sich nach zwei- bis dreiwöchiger Behandlung keine Besserung ein oder verschlimmert sich der Zustand sogar, ist der Arzt zu Rate zu ziehen.

Mögliche Wechselwirkungen mit Nahrungsmitteln und anderen Arzneimitteln

Sind nicht bekannt.

Besondere Hinweise für Schwangerschaft und Stillzeit

Die Wirkung dieses Kombinationspräparats auf die Schwangerschaft und das ungeborene Kind ist noch nicht ausreichend untersucht. Sind Sie schwanger oder wollen Sie es werden, setzen Sie Ihren Arzt unverzüglich davon in Kenntnis. Es ist nicht bekannt, ob und in welchem Umfang das Mittel in die Muttermilch übertritt. Kann auf das Mittel nicht verzichtet werden, sollte bis Therapieende nicht gestillt werden.

Überdosierung

Eine akute Überdosierung bei der Therapie mit diesem Kombinationspräparat ist unwahrscheinlich. Bei langdauernder oder großflächiger Anwendung kann es jedoch zu Reaktionen im gesamten Körper kommen. Siehe unter »Die wichtigsten Fakten zu diesem Arzneimittel«.

Ofloxacin

Präparate z. B.: Tarivid, Uro-Tarivid

Wann dieses Mittel verschrieben wird

Dieses Antibiotikum wird zur Behandlung von Infektionen der unteren Atemwege, einschließlich chronischer Bronchitis und Lungenentzündung sowie sexuell übertragbarer Erkrankungen (mit Ausnahme der Syphilis) und Infektionen der Nieren und ableitenden Harnwege, der Prostata und Haut verschrieben.

Die wichtigsten Fakten zu diesem Arzneimittel

Ofloxacin tötet verschiedene Bakterienarten wirksam ab und wird häufig zur Behandlung verschiedener Infektionen eingesetzt. Wegen der seltenen Möglichkeit – manchmal bereits nach einer einzigen Dosis –, ernsthafter, gelegentlich sogar lebensbedrohlicher Reaktionen ist beim ersten Zeichen eines Hautausschlags oder anderer allergischer Reaktionen das Mittel sofort abzusetzen und der Arzt zu informieren. Warnzeichen einer solchen Reaktion sind Anschwellen von Gesicht und Hals, schneller Herzschlag, Kribbeln, Juckreiz und Nesselsucht.

Anwendungshinweise

Ofloxacin darf nicht während der Mahlzeit eingenommen werden. Trinken Sie viel Flüssigkeit dazu.

Die ersten zwei Stunden nach der Einnahme von Ofloxacin dürfen keine Mineralstoffpräparate, keine eisen- oder mineralstoffhaltigen Vitaminpräparate oder kalzium-, aluminium- oder magnesiumhaltigen Antazida eingenommen werden.

Die vorgeschriebenen Dosierungsanweisungen sind strikt einzuhalten. Um maximale Wirksamkeit zu erreichen und die Gefahr einer Reinfektion zu vermeiden, muß das Mittel kurmäßig angewandt werden.

Bei Auslassen einer Dosis ...
Holen Sie die Einnahme schnellstmöglich nach. Ist jedoch fast schon wieder Zeit für die nächste Dosis, überspringen Sie die vergessene und machen mit dem regulären Therapieplan weiter. Nehmen Sie nie zwei Dosen auf einmal.

Lagerungshinweise
Bei Zimmertemperatur und dicht verschlossen aufbewahren.

Welche Nebenwirkungen auftreten können

Die Nebenwirkungen sind nicht vorhersehbar. Treten Nebenwirkungen auf oder ändern sich bestehende in ihrer Intensität, ist der Arzt schnellstmöglich zu informieren. Nur er kann beurteilen, ob die Therapie mit Ofloxacin bedenkenlos fortgeführt werden kann.

Häufige Nebenwirkungen
- Durchfall
- Erbrechen
- Juckreiz in der Genitalregion bei der Frau
- Kopfschmerzen
- Scheidenentzündung
- Schlafstörungen
- Schwindel
- Übelkeit

Gelegentliche oder seltene Nebenwirkungen
Ängste, Aggressivität oder Feindseligkeit, Agitiertheit, allgemeines Krankheitsgefühl, Alpträume, Ameisenlaufen, Angst, Appetitlosigkeit, Asthma, Bauchschmerzen und -krämpfe, Benommenheit, beschleunigter Herzschlag, Bindehautentzündung, Blähungen, Blutarmut, Blutdruckabfall oder -anstieg, Blutergüsse, Blut im

Urin, Brennen oder Ausschlag an den weiblichen Genitalien, Brennen im Brustkorb, depressive Verstimmungen, Desorientiertheit, Dickdarmentzündung, Doppeltsehen, Durst, Entzündungen im Hals- und Mundraum, exzessives Schwitzen, Fieber, Flüssigkeitsretention, Gelbfärbung von Augen und Haut, gerötete Haut, Gewichtsverlust, häufiges Harnlassen, Halluzinationen, Harnverhaltung, Hautausschlag, Hautentzündung oder -abschälung oder -erytheme, Hepatitis, Hörstörungen oder Gehörausfall, hohe oder niedrige Blutzuckerwerte, Husten, Gelenkschmerzen, Geschmacksveränderungen, gestörter Geruchssinn, Hefepilzinfektionen, Herzklopfen und -flattern, Juckreiz, Koordinationsstörungen, Krampfanfälle, Leberfunktionsstörungen, Lichtempfindlichkeit, Magen-Darm-Beschwerden oder -Blutungen, Menstruationsstörungen, Miktionsstörungen, Müdigkeit, mühsame Atmung, Mundtrockenheit, Muskelschmerzen, Muskelzittern, Nasenbluten, Nervosität, Nesselsucht, Nierenfunktionsstörungen, Ohnmachtsanfälle, Ohrensausen, purpurne oder rötliche Bereiche/Flecken auf der Haut, Schlaflosigkeit, Schlafstörungen, Schleiersehen, Schluckauf, Schmerzen in Armen und Beinen, Schmerzen am ganzen Körper, Schmerzen im Brustkorb, Schwächegefühl, Schwindel, Scheidenausfluß, Sehnenentzündung oder -riß, Sehstörungen, Sprachstörungen, ständig laufende Nase, starke allergische Hautreaktionen, Stevens-Johnson-Syndrom (starke Erytheme mit Bläschenbildung), Stimmungsschwankungen, Traumstörungen, übersteigertes Wohlbefinden, Unruhezustände, unwillkürliche Augenbewegungen, Uterusblutungen unbekannter Ursache, Veränderungen im Denken und Wahrnehmungsempfinden, Verdauungsstörungen, Verstopfung, vermehrtes Harnlassen, Verwirrtheitszustände.

Wann das Mittel nicht verschrieben werden sollte

Bekannte Überempfindlichkeits- oder allergische Reaktionen auf Ofloxacin oder andere Gyrasehemmer wie Norfloxacin gelten als Kontraindikation.

Spezielle Warnhinweise

Hochdosiert eingenommen kann Ofloxacin bereits nach kurzer Zeit die Symptome einer Syphilis verschleiern oder verschleppen, ohne selbst die Syphilis wirksam zu bekämpfen. Soll Ofloxacin zur Gonorrhoebehandlung eingesetzt werden, wird zuvor und nach dreimonatiger Behandlung auf Syphilis getestet.

Gelegentlich wurden bei diesem Antibiotikumtyp Schüttelkrämpfe, erhöhter Druck im Kopf, Psychose, Muskelzittern, Unruhezustände, Benommenheit, Nervosität, Verwirrtheitszustände, depressive Verstimmungen, Alpträume, Schlaflosigkeit und Halluzinationen beobachtet. Setzen Sie bei Auftreten dieser Symptome das Mittel sofort ab, und informieren Sie Ihren Arzt.

Der behandelnde Arzt ist über eine verstärkte Krampfanfallneigung aufgrund von Nierenerkrankungen, Gehirnstörungen oder Epilepsie zu informieren. In diesen Fällen ist bei Anwendung des Mittels erhöhte Vorsicht geboten.

Bei Leber- oder Nierenerkrankungen sind unter Ofloxacin-Therapie laufend Kontrolluntersuchungen erforderlich.

Da Ofloxacin Benommenheit und Schwindel verursachen kann, sollte man beim Führen eines Fahrzeugs, Bedienen gefährlicher Maschinen oder bei der Durchführung gefährlicher, die volle geistige Aufmerksamkeit erfordernde Arbeiten besondere Vorsicht walten lassen, bis die individuelle Wirkung des Mittels bekannt ist.

Während der Therapie ist eine zu starke Sonnenlichtexposition zu meiden.

Mögliche Wechselwirkungen mit Nahrungsmitteln und anderen Arzneimitteln

Wird Ofloxacin mit bestimmten anderen Arzneimitteln zusammen eingenommen, kann die Wirkung wechselseitig verstärkt, vermindert oder in sonstiger Weise verändert werden. Halten Sie deshalb unbedingt mit Ihrem Arzt Rücksprache, bevor Sie Ofloxacin mit einem der nachfolgend aufgeführten Mittel bzw. Substanzgruppen kombinieren:

- Blutgerinnungshemmer wie Warfarin (z. B. Coumadin)

- Ciclosporin (z. B. Sandimmun)
- Eisenpräparate (z. B. ferro sanol)
- Insulin
- Kalzium-, magnesium- oder aluminiumhaltige Antazida (z. B. Maaloxan)
- Kalziumpräparate
- Nichtsteroidale Entzündungshemmer wie Naproxen (z. B. Proxen) oder Ibuprofen (z. B. Aktren, Brufen)
- Orale Antidiabetika wie Glibenclamid (z. B. Euglucon)
- Sucralfat (z. B. Ulcogant)
- Theophyllin (z. B. Brochoretard)
- Zinkhaltige Präparate

Besondere Hinweise für Schwangerschaft und Stillzeit

Die Wirkung von Ofloxacin auf die Schwangerschaft und das ungeborene Kind ist noch nicht ausreichend untersucht. Sind Sie schwanger oder wollen Sie es werden, setzen Sie Ihren Arzt unverzüglich davon in Kenntnis. Das Mittel sollte nur bei zwingender Indikation und nach sorgfältiger Nutzen-Risiko-Abwägung in der Schwangerschaft eingesetzt werden. Da Ofloxacin in die Muttermilch übertritt, kann es sich auf das gestillte Kind auswirken. Kann auf das Mittel nicht verzichtet werden, ist bis Therapieende vom Stillen abzusehen.

Überdosierung

Liegen auch keine Informationen über die Wirkung einer Ofloxacin-Überdosierung vor, so kann doch grundsätzlich jede Überdosierung von Medikamenten ernsthafte Folgen haben. Bei Verdacht auf eine Überdosierung sollte unverzüglich ein Arzt zu Rate gezogen werden.

Orale Kontrazeptiva

Präparate z. B.: Lovelle, Marvelon, Minisiston, Microgynon, Cilest; Neo-Eunomin, Oviol; Trisiston, Triette

Wann diese Mittel verschrieben werden

Orale Kontrazeptiva, besser unter dem Begriff die »Pille« bekannt, sind hochwirksame Empfängnisverhütungsmittel. Sie bestehen aus synthetisch hergestellten Hormonen: entweder ein Gestagen allein oder in Kombination mit einem Östrogen.

Orale Kontrazeptiva gibt es in verschiedenen Östrogen- und Gestagenkonzentrationen. Reine Gestagenpräparate, die sogenannte Minipille, werden gewöhnlich Frauen, bei denen Östrogene kontraindiziert sind, verschrieben und sind weniger zuverlässig als die Kombinationspräparate.

Die wichtigsten Fakten zu diesen Arzneimitteln

Rauchen erhöht bei Frauen, die hormonhaltige Kontrazeptiva einnehmen, das Risiko ernsthafter Nebenwirkungen wie Schlaganfall, Herzinfarkt, Thrombose etc. Das Risiko nimmt mit der Höhe des Zigarettenkonsums (15 oder mehr Zigaretten täglich) und dem Alter der Frau zu. Eine signifikante Erhöhung des Herzerkrankungsrisikos ist bei Frauen über 35 Jahre, die rauchen und orale Kontrazeptiva einnehmen, zu verzeichnen.

Anwendungshinweise

Der vorgeschriebene Einnahmezyklus ist strikt einzuhalten. Am günstigsten ist es, die Pille jeden Tag zur selben Zeit einzunehmen.

Bei Auslassen einer Dosis …
Bei den Kombinationspräparaten kann eine vergessene Pille so schnell wie möglich nachträglich eingenommen werden, um danach mit dem regulären Einnahmezyklus weiterzumachen. Das Risiko einer ungewollten Schwangerschaft ist bei Vergessen nur einer Östrogen-Gestagen-Pille pro Zyklus relativ gering. Werden mehrere Pillen auf einmal vergessen, dürfen sie nicht nachträglich eingenommen werden. Statt dessen sollte mit dem regulären Einnahmezyklus weitergemacht und bis zum Aufbrauchen der Packung ergänzend eine andere Form der Empfängnisverhütung angewandt werden.

Wird bei den reinen Gestagenpräparaten, der Minipille, eine Pille einzunehmen vergessen, ist die Gefahr einer ungewollten Schwangerschaft relativ hoch. Deshalb sollte in einem solchen Fall der Arzt zu Rate gezogen werden.

Lagerungshinweise
Bei Zimmertemperatur und in der Originalverpackung aufbewahren.

Welche Nebenwirkungen auftreten können

Die Nebenwirkungen sind nicht vorhersehbar. Treten Nebenwirkungen auf oder ändern sich bestehende in ihrer Intensität, ist der Arzt schnellstmöglich zu informieren. Nur er kann beurteilen, ob Sie orale Kontrazeptiva bedenkenlos weiter einnehmen können.

Mögliche Nebenwirkungen
Akne, Appetitveränderungen, Aufgetriebensein, Ausbleiben der Regelblutung, Bauchkrämpfe, Bildung von Blutgerinnseln, Blaseninfektion, Blutdruckanstieg, gynäkologische Blutungen unbekannter Ursache, Brustschmerzen, depressive Verstimmungen, Dickdarmentzündung, Erbrechen, Gallenblasenerkrankung, Gelbfärbung von Augen oder Haut, Gewichtszunahme oder -verlust, grauer Star, Hemmung der Milchbildung bei Gabe direkt nach der Geburt, Haarausfall, Hautausschlag oder -verfärbung, Herzinfarkt, Knoten in der Brust, Kontaktlinsenunverträglichkeit, Kopfschmerzen, Lebertumore, Magenkrämpfe, Migräne, mühsame Atmung, Muskel-, Gelenk- oder Beinschmerzen, Nervosität, Nierenerkrankung, Ödembildung, prämenstruelles Syndrom (PMS), Scheidenausfluß, Scheideninfektionen (und/oder -brennen und -juckreiz) Schlaganfall, Schmerzhaftigkeit oder Anschwellen der Brüste, Sehstörungen, Sekretion von Milch, Übelkeit, vorübergehende Unfruchtbarkeit, Zunahme der Gesichts-, Rücken-, Brust- oder Bauchbehaarung, Zwischen- bzw. Schmierblutungen, Zyklusveränderungen.

Wann diese Mittel nicht verschrieben werden sollten

Bekannte Überempfindlichkeits- oder allergische Reaktionen auf orale Kontrazeptiva sowie Verdacht auf bzw. bestehende Schwangerschaft gelten als Kontraindikation.

Bei einer Vorgeschichte mit Brustkrebs oder anderen Krebserkrankungen der Geschlechtsorgane oder Lebertumoren sollte ebenfalls auf die Einnahme oraler Kontrazeptiva verzichtet werden.

Bei vorausgegangenem/r oder bestehendem/r Schlaganfall, Herzerkrankung, *Angina pectoris* oder Thrombose sollte eine andere Form der Empfängnisverhütung angewandt werden. Dasselbe gilt für Frauen, die im Verlauf einer Schwangerschaft oder durch die Einnahme oraler Kontrazeptiva Gelbsucht entwickelt haben.

Gynäkologische Blutungen unbekannter Ursache gelten ebenfalls als Gegenanzeige.

Spezielle Warnhinweise

Bei Vorliegen nachfolgend aufgeführter Risikofaktoren ist bei der Einnahme oraler Kontrazeptiva besondere Vorsicht angezeigt:

Alter über 40 Jahre, Rauchen, Leber-, Herz-, Gallen- oder Schilddrüsenerkrankung, Bluthochdruck, hoher Cholesterinspiegel, Diabetes, Epilepsie, Asthma, Porphyrie (eine Bluterkrankung) oder Fettleibigkeit.

Vorsicht auch bei einer Familiengeschichte mit Brustkrebs oder anderen Krebserkrankungen sowie einer persönlichen Vorgeschichte mit Depression, Migräne oder anderen Kopfschmerztypen, Zyklus- oder Sehstörungen.

Orale Kontrazeptiva sollten, da sie die Blutgerinnungsfähigkeit beeinträchtigen können, vor operativen Eingriffen abgesetzt werden. Kommt es unter der Einnahme reiner Gestagenpräparate zu Blutungen, die länger als acht Tage anhalten, ist der Arzt davon in Kenntnis zu setzen.

Orale Kontrazeptiva schützen nicht vor einer HIV-Infektion bzw. Aids oder anderen sexuell übertragbaren Krankheiten.

Bleibt die Menstruation trotz regelmäßiger Pilleneinnahme aus, ziehen Sie Ihren Arzt zu Rate – setzen Sie das Mittel nicht eigenmächtig ab. Bleibt nach vorherigen Einnahmeunregelmäßigkeiten die Menstruation aus, oder bleibt die Periode zweimal nacheinander aus, besteht Verdacht auf Schwangerschaft. Setzen Sie die

Pille ab, und machen Sie sofort einen Untersuchungstermin mit Ihrem Arzt aus. In der Zwischenzeit ist eine andere Form der Empfängnisverhütung zu wählen.

Mögliche Wechselwirkungen mit Nahrungsmitteln und anderen Arzneimitteln

Werden orale Kontrazeptiva mit bestimmten anderen Arzneimitteln zusammen eingenommen, kann die Wirkung wechselseitig verstärkt, vermindert oder in sonstiger Weise verändert werden. Halten Sie deshalb unbedingt mit Ihrem Arzt Rücksprache, bevor Sie orale Kontrazeptiva mit einem der nachfolgend aufgeführten Mittel bzw. Substanzgruppen kombinieren:

- Amitriptylin (z. B. Saroten)
- Ampicillin (z. B. Ampicillin-ratiopharm)
- Barbiturate (z. B. Lepinal, Luminaletten)
- Carbamazepin (z. B. Tegretal)
- Clomipramin (z. B. Anafranil)
- Diazepam (z. B. Valium)
- Doxepin (z. B. Sinquan)
- Glipizid (z. B. Glibenese)
- Griseofulvin (z. B. Fulcin, Likuden)
- Imipramin (z. B. Tofranil)
- Lorazepam (z. B. Tavor)
- Metoprolol (z. B. Beloc)
- Oxazepam (z. B. Adumbran)
- Penicillin
- Phenylbutazon (z. B. Butazolidin)
- Phenytoin (z. B. Zentropil)
- Prednisolon (z. B. Decortin H)
- Prednison (z. B. Decortin)
- Primidon (z. B. Mylepsinum)
- Propranolol (z. B. Obsidan, Dociton)
- Rifampicin (z. B. Eremfat, Rimactan)
- Sulfonamide
- Tetracycline
- Theophyllin (z. B. Bronchoretard)
- Warfarin (z. B. Coumadin)

Darüber hinaus können orale Kontrazeptiva die Ergebnisse von Blutzucker- und Schilddrüsenfunktionstests beeinflussen und zu einem Anstieg der Cholesterinwerte führen.

Besondere Hinweise für Schwangerschaft und Stillzeit

Bei bestehender Schwangerschaft oder Verdacht darauf dürfen orale Kontrazeptiva nicht genommen werden.

Da orale Kontrazeptiva in die Muttermilch übertreten und beim Säugling Gelbsucht sowie eine Brustvergrößerung verursachen können, ist während der Stillzeit eine andere Form der Empfängnisverhütung zu wählen.

Überdosierung

Jede Überdosierung von Medikamenten hat potentiell ernsthafte Folgen. Das Risiko, das sich dabei mit oralen Kontrazeptiva verbindet, ist jedoch nur gering. Selbst wenn Kleinkinder große Mengen davon einnehmen, sind keine ernsthaften Nebenwirkungen zu verzeichnen. Bei Verdacht auf eine Überdosierung sollte trotzdem unverzüglich ein Arzt zu Rate gezogen werden.

Symptome einer Überdosierung

- Entzugsblutungen
- Übelkeit

Oxazepam

Präparate z. B.: Adumbran, Praxiten, Oxazepam-ratiopharm, Sigacalm, oxa von ct

Wann dieses Mittel verschrieben wird

Dieser Vertreter der Benzodiazepine wird zur Behandlung von Angststörungen, einschließlich der mit Depression einhergehenden, eingesetzt.

Besonders wirksam scheint Oxazepam, Angst-, Spannungs- und Erregbarkeitszustände sowie Reizbarkeit beim älteren Menschen zu mildern. Ebenfalls eingesetzt wird es zur Linderung von Alkoholentzugssymptomen.

Die wichtigsten Fakten zu diesem Arzneimittel

Bei regelmäßiger oder Langzeitbehandlung besteht die Gefahr der Abhängigkeitsentwicklung. Nach längerer regelmäßiger Einnahme kann das plötzliche Absetzen zu Entzugserscheinungen führen. Ohne vorherige Rücksprache mit dem Arzt darf weder die Dosis geändert noch das Mittel abgesetzt werden.

Anwendungshinweise

Die vorgeschriebenen Dosierungsanweisungen sind strikt einzuhalten.

Bei Auslassen einer Dosis ...
Ist nicht mehr als eine Stunde über die reguläre Einnahmezeit verstrichen, können Sie die Einnahme noch nachholen. Andernfalls überspringen Sie die Einnahme und machen mit dem regulären Therapieplan weiter. Nehmen Sie nie zwei Dosen auf einmal.

Lagerungshinweise
Bei Zimmertemperatur dicht verschlossen aufbewahren.

Welche Nebenwirkungen auftreten können

Die Nebenwirkungen sind nicht vorhersehbar. Treten Nebenwirkungen auf oder ändern sich bestehende in ihrer Intensität, ist der Arzt schnellstmöglich zu informieren. Nur er kann beurteilen, ob die Therapie mit Oxazepam bedenkenlos fortgeführt werden kann.

Häufige Nebenwirkungen
- Benommenheit

Gelegentliche oder seltene Nebenwirkungen
Blutbildveränderungen, Erregtheit, Gelbfärbung von Augen und Haut, Hautausschlag, Kopfschmerzen, Leberfunktionsstörungen, Muskelkontrollverlust oder -störungen, Muskelzittern, Nesselsucht, Ödembildung aufgrund von Flüssigkeitsretention, Ohnmacht, Schwindel, Teilnahmslosigkeit oder Nichtansprechbarkeit, Übelkeit, Veränderungen der Libido, verwaschene Sprache.

Nebenwirkungen, die durch eine plötzliche Dosisherabsetzung oder Absetzen des Mittels bedingt sind
Bauch- und Muskelkrämpfe, depressive Verstimmung, Einschlaf- oder Durchschlafstörungen, Erbrechen, Muskelzittern, Schüttelkrämpfe, Schwitzen.

Wann das Mittel nicht verschrieben werden sollte

Überempfindlichkeits- oder allergische Reaktionen auf Oxazepam oder andere Tranquilizer gelten als Kontraindikation. Alle Arzneimittelreaktionen sind dem Arzt mitzuteilen.

Durch Alltagsstreß ausgelöste Angst und Anspannung erfordern keine Behandlung mit Oxazepam. Besprechen Sie Ihre Symptome eingehend mit Ihrem Arzt.

Oxazepam sollte nicht verschrieben werden, wenn Sie sich wegen einer ernsthafteren psychischen Störung in Behandlung befinden.

Spezielle Warnhinweise

Da unter Oxazepam-Wirkung die Wachsamkeit und das Reaktionsvermögen beeinträchtigt sein können, muß vom Führen eines Fahrzeugs, Bedienen gefährlicher Maschinen oder von der Durchführung gefährlicher, die volle geistige Aufmerksamkeit erfordernde Arbeiten so lange abgeraten werden, bis die individuelle Wirkung des Mittels bekannt ist.

Unter Oxazepam-Wirkung kann es zu einem Blutdruckabfall kommen. Bei Personen mit vorbestehender Herzerkrankung ist hier besondere Vorsicht angezeigt.

Mögliche Wechselwirkungen mit Nahrungsmitteln und anderen Arzneimitteln

Oxazepam wirkt dämpfend auf das Zentralnervensystem und kann die Wirkung von Alkohol verstärken. Unter der Wirkung von Oxazepam sollte kein Alkohol getrunken werden.

Wird Oxazepam mit bestimmten anderen Arzneimitteln zusammen eingenommen, kann die Wirkung wechselseitig verstärkt, vermindert oder in sonstiger Weise verändert werden. Halten Sie deshalb unbedingt mit Ihrem Arzt Rücksprache, bevor Sie Oxazepam mit einem der nachfolgend aufgeführten Mittel bzw. Substanzgruppen kombinieren:

- Antihistaminika wie Diphenhydramin (z. B. Benadryl)
- Narkotische Schmerzmittel wie Pethidin (z. B. Dolantin)
- Schlafmittel wie Triazolam (z. B. Halcion)
- Tranquilizer wie Diazepam (z. B. Valium) und Alprazolam (z. B. Tafil)

Besondere Hinweise für Schwangerschaft und Stillzeit

Wegen der erhöhten Gefahr fetaler Mißbildungen ist während der Schwangerschaft oder bei geplanter Schwangerschaft auf die Einnahme von Oxazepam zu verzichten. Da Oxazepam in die Muttermilch übertritt, kann es sich auf das gestillte Kind auswirken. Kann auf das Mittel nicht verzichtet werden, ist bis Therapieende vom Stillen abzusehen.

Überdosierung

Liegen auch keine speziellen Informationen über die Wirkung einer Oxazepam-Überdosierung vor, so kann doch grundsätzlich jede Überdosierung von Medikamenten ernsthafte Folgen haben. Bei Verdacht auf Überdosierung sollte unverzüglich ein Arzt zu Rate gezogen werden.

Paclitaxel

Präparat z. B.: Taxol

Wann dieses Mittel verschrieben wird

Paclitaxel, ein Extrakt aus der Rinde der Pazifischen Eibe, wird zur Behandlung des Eierstockkarzinoms eingesetzt. Gelegentlich findet es auch zur Behandlung von Brustkrebs und einigen Lungenkarzinomtypen Anwendung.

Die wichtigsten Fakten zu diesem Arzneimittel

Da Paclitaxel nicht nur das Wachstum von Krebszellen, sondern auch das normaler Zellen hemmt, kann es ernsthafte Nebenwirkungen verursachen. Wichtig ist deshalb, daß alle Kontrolltermine gewissenhaft eingehalten werden, um potentiell ernsthafte Störungen rechtzeitig erkennen und behandeln zu können.

Anwendungshinweise

Zur Prävention allergischer Reaktionen werden vor Einleitung der Paclitaxel-Therapie Kortikoide wie Prednison, Methylprednisolon und Dexamethason, Diphenhydramin und H_2-Rezeptorenblocker wie Cimetidin oder Ranitidin gegeben.

Paclitaxel wird intravenös verabreicht.

Bei Auslassen einer Dosis …
Ist der Arzt zu Rate zu ziehen.

Lagerungshinweise
Paclitaxel ist nicht für den Hausgebrauch vorgesehen.

Welche Nebenwirkungen auftreten können

Die Nebenwirkungen sind nicht vorhersehbar. Treten Nebenwirkungen auf oder ändern sich bestehende Beschwerden in ihrer Intensität, ist der Arzt schnellstmöglich zu informieren. Nur er kann beurteilen, ob die Therapie mit Paclitaxel bedenkenlos fortgeführt werden kann.

Häufige Nebenwirkungen
Allergische Reaktionen, Atemnot und mühsame Atmung, Blutarmut, Blutdruckabfall, Blutinfektion, Blutungen, brennendes oder prikkelndes Gefühl, Brustschmerzen, Durchfall, Entzündung der Innenhäute, Erbrechen, Fieber, Gelenkschmerzen, Haarausfall, Harnwegsinfektion, Hautausschlag, Hitzewallungen, Infektion der oberen Atemwege, langsamer Herzschlag, Muskelschmerzen, Übelkeit.

Gelegentliche oder seltene Nebenwirkungen
Ohnmacht, *Grand-mal*-Epilepsie, Herzinfarkt, Herzrhythmusstörungen oder beschleunigter Herzschlag.

Wann das Mittel nicht verschrieben werden sollte

Bekannte Überempfindlichkeits- oder allergische Reaktionen auf Paclitaxel gelten als Kontraindikation. Alle Arzneimittelreaktionen sind dem Arzt mitzuteilen.

Paclitaxel kann die weißen, zur Infektabwehr nötigen Blutzellen zerstören. Wenn zuwenig weiße Blutzellen vorliegen, können sich schwere Infektionen oder Krankheiten wie akute Leukämie oder rheumatoide Arthritis entwickeln. Vor Therapiebeginn wird deshalb eine Blutuntersuchung angeordnet. Bei zu niedriger weißer Blutzellzahl wird Paclitaxel nicht verschrieben.

Spezielle Warnhinweise

In einigen Fällen zeigten sich unter Paclitaxel-Therapie starke Reaktionen wie Atemnot, Blutdruckabfall, Ödembildung und eine ausgedehnte Nesselsucht. Um der Entwicklung dieser Symptome vorzubeugen, sollten vor Einleitung der Paclitaxel-Therapie Medikamente gegen diese Störungen gegeben werden. Kommt es zu einer starken Reaktion auf das Mittel, ist dieses sofort abzusetzen und unverzüglich ärztliche Hilfe zu holen.

Paclitaxel beeinträchtigt vorübergehend die Fähigkeit des Körpers, die für die Infektabwehr verantwortlichen weißen Blutzellen zu produzieren. Meiden Sie den Umgang mit Personen, die an einer Infektion leiden, oder lassen Sie sich sofort ärztlich untersuchen, wenn Sie glauben, sich infiziert zu haben, oder bei Auftreten von Fieber, Schüttelfrost, Muskelschmerzen, Kreuzschmerzen und Schmerzen beim Wasserlassen.

Paclitaxel kann die Zahl der Blutplättchen senken und damit eine Störung der Blutgerinnung verursachen. Vermeiden Sie Kontaktsportarten oder andere verletzungsträchtige Situationen. Informieren Sie Ihren Arzt über ungewöhnliche Blutungen oder Blutergüsse, Blut im Stuhl oder im Urin. Seien Sie vorsichtig im Umgang mit scharfen Instrumenten und Alltagsgegenständen wie Zahnbürsten, Zahnstochern oder Zahnseide.

Mögliche Wechselwirkungen mit Nahrungsmitteln und anderen Arzneimitteln

Wird Paclitaxel mit bestimmten anderen Arzneimitteln zusammen angewandt, kann die Wirkung wechselseitig verstärkt, vermindert oder in sonstiger Weise verändert werden.

Wird Paclitaxel nach der Gabe von Cisplatin (ein weiteres Krebsmittel) angewandt, ist die Fähigkeit zur Bildung der infektabwehrenden weißen Blutzellen wahrscheinlich gestört. Besteht für die Gabe beider Mittel eine zwingende Indikation, sollte Paclitaxel vor der Gabe von Cisplatin verschrieben werden.

Ketoconazol (z. B. Nizoral) kann die Wirkung von Paclitaxel beeinträchtigen. Müssen beide Medikamente eingenommen werden, sind engmaschige Kontrolluntersuchungen erforderlich.

Wegen der Gefahr ernsthafter Reaktionen werden unter Paclitaxel-Therapie keine Mittel wie Ciclosporin gegeben.

Besondere Hinweise für Schwangerschaft und Stillzeit

Die Wirkung von Paclitaxel auf die Schwangerschaft und das ungeborene Kind ist zwar noch nicht ausreichend untersucht, man geht aber davon aus, daß das Mittel die Leibesfrucht schädigen kann. Sind Sie schwanger oder wollen Sie es werden, setzen Sie Ihren Arzt unverzüglich davon in Kenntnis. Unter Paclitaxel-Therapie empfiehlt sich dringend eine sichere Empfängisverhütung. Auf Stillen ist bis Therapieende zu verzichten.

Überdosierung

Bei Verdacht auf eine Paclitaxel-Überdosierung ist unverzüglich der Arzt zu informieren.

Symptome einer Paclitaxel-Überdosierung
- Brennendes, prickelndes oder kribbelndes Gefühl in Händen oder Füßen
- Entzündung der Innenhäute wie der Mund- oder Rachenschleimhaut

Paracetamol

Präparat z. B.: Paracetamol-ratiopharm, Ben-u-ron

Wann dieses Mittel verwendet wird

Paracetamol ist ein fiebersenkendes und schmerzlinderndes Mittel, das bei folgenden Schmerzzuständen angewendet wird: einfache

Kopf-, Zahn-, Regel-, Muskel- und Gliederschmerzen, Neuralgien (Nerventzündung), leichte und mäßige Schmerzen bei Arthritis, Rheuma, Muskelzerrungen und -verstauchungen sowie Überanstrengung, Menstruationskrämpfe, Fieber und Schmerzen bei Erkältungskrankheiten und dadurch bedingten Unruhezuständen.

Paracetamol-Zäpfchen für Kinder und Säuglinge werden zur Behandlung von Fieber und Schmerzen bei Erkältungskrankheiten, Zahnen, Mandelentzündung und nach Impfungen verwendet.

Die wichtigsten Fakten zu diesem Arzneimittel

Nehmen Sie Paracetamol nicht länger als zehn Tage zur Schmerzlinderung und nicht länger als drei Tage zur Fiebersenkung ein, sofern dies nicht ärztlich angeordnet wurde.

Anwendungshinweise

Die Dosierungshinweise auf dem Beipackzettel sind zu befolgen. Nehmen Sie nicht mehr Paracetamol als empfohlen.

Bei Auslassen einer Dosis ...
Das Mittel ist nur im Bedarfsfall einzusetzen.

Lagerungshinweise
Bei Zimmertemperatur aufbewahren. Die flüssige Darreichungsform bei Temperaturen über dem Gefrierpunkt lagern.

Welche Nebenwirkungen auftreten können

Paracetamol ist in der angegebenen Dosierung relativ nebenwirkungsarm. In seltenen Fällen kann es zu allergischen Reaktionen kommen. Bei Auftreten allergischer Symptome wie Hautausschlag, Nesselsucht, Ödembildung oder Atembeschwerden ist das Mittel unverzüglich abzusetzen.

Spezielle Warnhinweise

Trotz guter Verträglichkeit soll eine langfristige Einnahme von Paracetamol stets ärztlich überwacht werden.

Bei Auftreten einer seltenen Überempfindlichkeitsreaktion (allergische Reaktion) ist das Mittel sofort abzusetzen und der Arzt davon in Kenntnis zu setzen.

Mögliche Wechselwirkungen mit Nahrungsmitteln und anderen Arzneimitteln

Wird Paracetamol mit bestimmten anderen Arzneimitteln zusammen eingenommen, kann die Wirkung wechselseitig verstärkt, vermindert oder in sonstiger Weise verändert werden. Halten Sie deshalb unbedingt mit Ihrem Arzt Rücksprache, bevor Sie Paracetamol mit einem der nachfolgend aufgeführten Mittel bzw. Substanzgruppen kombinieren:

- Alkohol
- Antiepileptika wie Phenytoin (z. B. Zentropil)
- Blutgerinnungshemmende Mittel wie Warfarin (z. B. Coumadin) und Cumarinderivate (z. B. Marcumar)
- Colestyramin (z. B. Quantalan)
- Isoniazid (z. B. Isozid)
- Nichtsteroidale Entzündungshemmer wie Diflunisal (z. B. Fluniget) oder Ibuprofen (z. B. Aktren, Brufen)
- Orale Kontrazeptiva
- Zidovudin (z. B. Retrovir)

Besondere Hinweise für Schwangerschaft und Stillzeit

Im ersten Schwangerschaftsdrittel sollte Paracetamol möglichst nicht und wenn, dann nur nach sorgfältiger Nutzen-Risiko-Abwägung und auf ärztliches Anraten eingenommen werden.

Überdosierung

Jede Überdosierung von Medikamenten kann ernsthafte Folgen haben. Bei Verdacht auf Überdosierung sollte unverzüglich ein Arzt zu Rate gezogen werden. Bei erheblicher Überdosierung können schwere Leberschäden auftreten.

Symptome einer Paracetamol-Überdosierung
- Erbrechen
- Erschöpfung
- Exzessive Schweißsekretion
- Übelkeit

Paracetamol-Codein-Mischpräparate

Präparate z. B.: Nedolon P, Talvosilen, Lonarid, Paracetamol comp. Stada, Treupel comp.

Wann dieses Mittel verschrieben wird

Diese Mischpräparate werden zur Behandlung milder bis mittelschwerer Schmerzen eingesetzt. Paracetamol wird gegen Fieber und Schmerzen eingesetzt. Codein ist eigentlich ein Hustenmittel, wirkt jedoch beruhigend und ebenfalls leicht schmerzlindernd.

Paracetamol-Mischpräparate eignen sich für Personen mit Acetylsalicylsäure-Unverträglichkeit.

Die wichtigsten Fakten zu diesem Arzneimittel

Codein kann – das gilt ganz besonders für Personen mit bereits bestehender stoffgebundener Abhängigkeit (Alkohol, Drogen, Medikamente) – bei Langzeitanwendung abhängig machen. Die ärztlichen Dosierungsanweisungen sind genaustens zu befolgen.

Anwendungshinweise

Das Schmerzmittel kann während der Mahlzeiten oder mit Milch zusammen eingenommen werden (nicht aber mit Alkohol).

Bei Auslassen einer Dosis …
Müssen Sie das Mittel regelmäßig einnehmen, holen Sie die Einnahme schnellstmöglichst nach. Ist jedoch fast schon wieder Zeit für die nächste Dosis, überspringen Sie die vergessene Dosis und machen mit dem regulären Therapieplan weiter. Nehmen Sie nie zwei Dosen auf einmal.

Lagerungshinweise
Vor Hitze, Licht und Feuchtigkeit geschützt aufbewahren. Die flüssige Darreichungsform nicht unter dem Gefrierpunkt aufbewahren.

Welche Nebenwirkungen auftreten können

Die Nebenwirkungen sind nicht vorhersehbar. Treten Nebenwirkungen auf oder ändern sich bestehende in ihrer Intensität, ist der Arzt schnellstmöglich zu informieren. Nur er kann beurteilen, ob die Therapie bedenkenlos fortgeführt werden kann.

Häufige Nebenwirkungen
- Benommenheit
- Erbrechen
- Kurzatmigkeit
- Schwindel
- Sedierung
- Übelkeit

Gelegentliche Nebenwirkungen
Allergische Reaktionen, depressive Verstimmung, Bauchschmerzen, gesteigertes Wohlempfinden, Hautjucken, Verstopfung.

Seltene Nebenwirkungen
- Atemdepression (bei hoher Dosierung)

Wann das Mittel nicht verschrieben werden sollte

Überempfindlichkeitsreaktionen gegen Paracetamol oder Codein gelten als Kontraindikation.

Spezielle Warnhinweise

Wie bei allen Suchtmittel-haltigen Verschreibungen sind die ärztlichen Dosierungsanweisungen strikt einzuhalten. Der Arzt ist von jeder stoffgebundenen Abhängigkeit (Alkohol, Drogen, Medikamente) in Kenntnis zu setzen.

Vorsicht bei Magenerkrankungen wie Magengeschwüren.

Vorsicht auch bei Leber-, Nieren-, Schilddrüsen- oder Nebennierenerkrankung, Miktionsbeschwerden oder Prostatavergrößerung.

Da unter Codeinwirkung die Wachsamkeit und das Reaktionsvermögen beeinträchtigt sein können, muß vom Führen eines Fahrzeugs, Bedienen gefährlicher Maschinen oder von der Durchführung gefährlicher, die volle geistige Aufmerksamkeit erfordernde Arbeiten so lange abgeraten werden, bis die individuelle Wirkung des Mittel bekannt ist.

Mögliche Wechselwirkungen mit Nahrungsmitteln und anderen Arzneimitteln

Da Alkohol die zentraldämpfende Wirkung des Codeins verstärken kann, ist unter Wirkung dieses Mittels auf Alkohol zu verzichten.

Wird dieses Mischpräparat mit bestimmten anderen Arzneimitteln zusammen eingenommen, kann die Wirkung wechselseitig verstärkt, vermindert oder in sonstiger Weise verändert werden. Halten Sie deshalb unbedingt mit Ihrem Arzt Rücksprache, bevor Sie das Präparat mit einem der nachfolgend aufgeführten Mittel bzw. Substanzgruppen kombinieren:

- Narkotika
- MAO-Hemmer (z. B. Aurorix)
- Neuroleptika wie Thioridazin (z. B. Melleril)
- Zentraldämpfend wirkende Analgetika wie Dextropropoxyphen (z. B. Develin retard)
- Tranquilizer wie Alprazolam (z. B. Tafil) oder Diazepam (z. B. Valium)
- Trizyklische Antidepressiva wie Amitriptylin (z. B. Saroten)

Besondere Hinweise für Schwangerschaft und Stillzeit

Die Einnahme narkotikahaltiger Medikamente in der Schwangerschaft kann zur fetalen Abhängigkeit führen. Wenn Sie schwanger sind oder werden wollen, sollten Sie keine codeinhaltigen Mittel einnehmen, es sei denn, der potentielle therapeutische Nutzen überwiegt ganz klar die möglichen Risiken. Wie bei anderen zentraldämpfend wirkenden Schmerzmitteln auch, kann die Einnahme dieses codeinhaltigen Mischpräparats kurz vor der Geburt (vor allem in höherer Dosierung) bei Mutter wie Neugeborenem Atembeschwerden erzeugen.

In verschiedenen (jedoch nicht allen) Studien konnte Codein in der Muttermilch und damit eine Wirkung auf den Säugling nachgewiesen werden. Deshalb sollte in der Stillzeit Codein nur eingenommen werden, wenn der Gesundheitsnutzen die möglichen Risiken klar überwiegt.

Überdosierung

Jede Überdosierung von Medikamenten kann ernsthafte Folgen haben. Eine starke Codeinüberdosis kann zum Tod führen. Bei Verdacht auf Überdosierung ist sofortige ärztliche Versorgung erforderlich.

Symptome einer Überdosierung mit dem Paracetamol-Codein-Mischpräparat
Allgemeines körperliches Unwohlsein, Blauverfärbung der Haut, beschleunigte, unregelmäßige oder aussetzende Atmung, Erbrechen, Blutdruckabfall, extreme fortschreitende Müdigkeit, die im Stupor oder Koma endet, Herzinfarkt, Leberversagen, Koma durch Unterzuckerung, Muskelschwäche, naßkalte Haut, Nierenversagen, Schwitzen, Übelkeit, verlangsamter Herzschlag.

Paroxetinhydrochlorid

Präparate z. B.: Seroxat, Tagonis

Wann dieses Mittel verschrieben wird

Paroxetinhydrochlorid wird zur Behandlung schwerer und anhaltender depressiver Erkrankungen verschrieben. Symptome dieser psychischen Erkrankung sind Veränderungen von Appetit und Schlafmuster, anhaltend gedrückte Stimmung, Interesselosigkeit an anderen Menschen und Aktivitäten, verminderte Libido, Schuld- und Minderwertigkeitsgefühle, Selbstmordgedanken, Konzentrationsstörungen und verlangsamtes Denken.

Die wichtigsten Fakten zu diesem Arzneimittel

Da es bei gleichzeitiger Gabe von MAO-Hemmern zu ernsthaften, gelegentlich sogar lebensbedrohlichen Reaktionen kommen kann, sind MAO-Hemmer in jedem Fall mindestens 14 Tage vor Beginn der Paroxetinhydrochlorid-Therapie abzusetzen.

Anwendungshinweise

Die Dosierungsanweisungen sind strikt einzuhalten. Dem behandelnden Arzt müssen alle

Medikamentenanwendungen – rezeptfreie wie verschreibungspflichtige – bekannt sein, da es zu Wechselwirkungen kommen kann.

Auch wenn sich innerhalb von ein bis vier Wochen nach Behandlungsbeginn Zeichen einer Besserung einstellen, darf das Medikament doch nicht ohne ärztliches Anraten abgesetzt werden.

Bei Auslassen einer Dosis ...
Holen Sie die Einnahme schnellstmöglich nach. Ist jedoch fast schon wieder Zeit für die nächste Dosis, überspringen Sie die vergessene und machen mit dem regulären Therapieplan weiter. Nehmen Sie nie zwei Dosen auf einmal.

Lagerungshinweise
Bei Zimmertemperatur aufbewahren.

Welche Nebenwirkungen auftreten können

Die Nebenwirkungen sind nicht vorhersehbar. Treten Nebenwirkungen auf oder ändern sich bestehende in ihrer Intensität, ist der Arzt schnellstmöglich zu informieren. Nur er kann beurteilen, ob die Therapie mit Paroxetinhydrochlorid bedenkenlos fortgeführt werden kann.

Nach vier- bis sechswöchiger Behandlungsdauer werden verschiedene Symptome wie beispielsweise Übelkeit und Schwindelgefühl als weniger störend empfunden als verschiedene andere, wie etwa Mundtrockenheit, Benommenheit und Schwäche.

Häufige Nebenwirkungen
Allgemeines Unwohlsein, Angst, Appetitlosigkeit, Atembeschwerden, Bauchschmerzen, Benommenheit, beschleunigter Herzschlag, Blähungen, Blutdruckanstieg, brennendes Gefühl, depressive Verstimmungen, Durchfall, Ejakulationsstörungen, Entzündung der Nasenschleimhaut, Erkrankungen der Geschlechtsorgane beim Mann, Flüssigkeitsretention, Gähnen, Gedächtnisstörung (Amnesie), Gewichtsverlust, Gewichtszunahme, häufiger Harndrang, Husten, Juckreiz, Konzentrationsschwäche, Kopfschmerzen, Magenschmerzen, Mundtrockenheit, Nervosität, Ohnmachtsanfälle, Prickel- und Kribbelgefühl, Muskelzittern, psychische Labilität, Schläfrigkeit, Schlaflosigkeit, Schleiersehen, Schüttelfrost, Schwindelgefühl, Schwitzen, Übelkeit, verminderte Libido, verstopfte Nase, Verstopfung.

Gelegentliche Nebenwirkungen
Abnormes Denken, Agitation, Akne, Alkoholmißbrauch, allergische Reaktionen, Appetitsteigerung, Arthritis, Asthma, Aufstoßen, Augenschmerzen, Aussetzen der Menstruation, Betäubtheit, Blutarmut, Blutbildveränderungen, Blutdruckabfall, Blutergüsse, Blutungen aus dem After, Brustschmerzen, Bronchitis, Durst, Entzündung von Blase, Magen, Rachen, Zunge, Harnröhre oder Scheide, Erbrechen, Erkältung der Atemwege, Erkrankungen der Geschlechtsorgane bei der Frau, Geschmacksverlust, erweiterte Pupillen, extrem starke Regelblutung, Exzeme, exzessives Harnlassen, Fehlgeburt, Fieber, Furunkel, Gelenkschmerzen, Gemütsarmut, Geschmacksveränderungen, Geschwüre im Mundraum, Haarausfall, Halluzinationen, Harndrang, Hautausschlag, Haut- und Schleimhautinfektionen, Herzklopfen, hohe Blutzuckerwerte, Hyperaktivität, Hyperventilation, Infektion der Haarfollikel, Inkoordination, Koordinationsstörungen, Kurzatmigkeit, Lungenentzündung, manische Reaktionen, Menstruationsstörungen, Migräne, Mittelohrentzündung, Muskelbewegungsstörungen, Muskelerkrankungen, Muskelschmerzen, Muskelschwäche, Muskelstarre, Muskelzucken, Nackenschmerzen, nächtlicher Harndrang, Nasenbluten, Nasennebenhöhlenentzündung, Nesselsucht, Ödembildung an Armen und Beinen, Ödembildung im Gesicht, Ohrensausen, Ohrenschmerzen, rote oder purpurne Hautflekken, Rückenschmerzen, Schluckbeschwerden, Schmerzen beim Wasserlassen oder Miktionsstörungen, Schmerzen in den Brüsten, Schüttelkrämpfe, Schwindelgefühl beim Aufstehen, Sehstörungen, trockene Haut, Tumorbildung, Unwirklichkeitsgefühl, Verfolgungswahn, verlangsamter Herzschlag, vermehrter Speichelfluß, Verdauungsstörungen, Verwirrtheitszustände, Zähneknirschen, zugeschnürter Hals.

Seltene Nebenwirkungen
Abszesse, Beckenschmerzen, Bluterbrechen, Blut im Urin, blutiger Durchfall, Brustkrebs, Brustschmerzen, dunkle, teerige, blutige Stüh-

le, Darmverschluß, Dehydratation, Delirium, Diabetes, Doppeltsehen, Entzündungen von Augen, Brüsten, Zahnfleisch, von Magen-Darm-Schleimhaut, Außenohr, Haut oder Speiseröhre, erhöhter Augeninnendruck (Glaukom), extreme Schmerzempfindlichkeit, Feindseligkeit, Freß-/Brechsucht, Gangstörungen, Gelbfärbung von Augen und Haut, Geräuschempfindlichkeit, Geschwürbildung, Geschwürbildung auf der Hornhaut, Gicht, *Grand-mal*-Epilepsie, grauer Star, Hautverfärbung, Hauttumoren, Hefepilzinfektion der Scheide, Hepatitis, hervorquellende Augäpfel, Herzinfarkt, Herzrhythmusstörungen, Hysterie, Karies, Knochenschwund, kongestive Herzinsuffizienz, Krampfadern, Lähmungserscheinungen, Lichtempfindlichkeit, Lungenkrebs, Magengeschwüre, Magenschmerzen, Medikamentenabhängigkeit, Nackensteifigkeit, niedrige Blutzuckerwerte, Nierenfunktionsstörungen, Nierenschmerzen, Nierensteine, peptisches Ulkus oder Magengeschwüre, Preßstuhl, Reflexarmut, rote und schmerzende Flecken auf den Beinen, ruckende Bewegungen, Schlaganfall, Schleimbeutelentzündung, Schluckauf, Schüttelkrämpfe, Schwellung der Schilddrüse, Schwellung der Zunge, Schwierigkeit, gezielte Bewegungen durchzuführen, Spasmen in Armen und Beinen, Speicheldrüsenvergrößerung, Sprachstörungen, Stupor, vermindertes Harnvolumen, übersteigerte Reflexe, übersteigertes Wohlbefinden, unkontrollierte Darmbewegungen, unsoziales Verhalten, vermehrter Speichelfluß, Verschwommensehen, verstärkte Libido, Wahnideen.

Wann das Mittel nicht verschrieben werden sollte

Paroxetinhydrochlorid sollte nicht in Kombination mit MAO-Hemmern oder innerhalb von zwei Wochen nach Beendigung einer Therapie mit MAO-Hemmern eingenommen werden.

Spezielle Warnhinweise

Vorsicht bei Personen, die eine Vorgeschichte mit manischen Episoden haben.

Vorsicht bei einer Krankengeschichte mit Krampfanfällen. Treten solche nach Therapiebeginn auf, sollte das Mittel abgesetzt werden.

Vorsicht bei Stoffwechsel- oder Kreislauferkrankungen.

Da unter Paroxetinhydrochlorid-Therapie die Wachsamkeit und das Reaktionsvermögen beeinträchtigt sein können, muß vom Führen eines Fahrzeugs, Bedienen gefährlicher Maschinen oder von der Durchführung gefährlicher, die volle geistige Aufmerksamkeit erfordernde Arbeiten so lange abgesehen werden, bis die individuelle Wirkung des Mittels bekannt ist.

Mögliche Wechselwirkungen mit Nahrungsmitteln und anderen Arzneimitteln

Paroxetinhydrochlorid sollte nicht mit Alkohol zusammen eingenommen werden.

Wird Paroxetinhydrochlorid mit bestimmten anderen Arzneimitteln zusammen eingenommen, kann die Wirkung wechselseitig verstärkt, vermindert oder in sonstiger Weise verändert werden. Halten Sie deshalb unbedingt mit Ihrem Arzt Rücksprache, bevor Sie Paroxetinhydrochlorid mit einem der nachfolgend aufgeführten Mittel bzw. Substanzgruppen kombinieren:

- Amitriptylin (z. B. Saroten)
- Chinidin (z. B. Chinidin-Duriles)
- Cimetidin (z. B. H2 Blocker-ratiopharm)
- Desipramin (z. B. Petylyl, Pertofran)
- Diazepam (z. B. Valium)
- Digoxin (z. B. Dilanacin, Lanicor)
- Flecainidacetat (z. B. Tambocor)
- Fluoxetin (z. B. Fluctin)
- Imipramin (z. B. Tofranil)
- Lithium (z. B. Quilonum)
- MAO-Hemmer (z. B. Aurorix)
- Phenobarbital (z. B. Lepinal, Luminaletten)
- Phenytoin (z. B. Zentropil)
- Procyclidin (z. B. Osnervan)
- Propafenon (z. B. Rytmonorm)
- Thioridazin (z. B. Melleril)
- Warfarin (z. B. Coumadin)

Besondere Hinweise für Schwangerschaft und Stillzeit

Die Wirkung von Paroxetinhydrochlorid auf die Schwangerschaft und das ungeborene Kind ist noch nicht ausreichend untersucht. Sind Sie schwanger oder wollen Sie es werden, setzen Sie Ihren Arzt unverzüglich davon in Kenntnis. Da Paroxetinhydrochlorid in die Muttermilch übertritt, kann es sich auf das gestillte Kind auswirken. Kann auf das Mittel nicht verzichtet werden, ist bis Therapieende vom Stillen abzusehen.

Überdosierung

Jede Überdosierung von Medikamenten kann ernsthafte Folgen haben. Bei Verdacht auf eine Überdosierung sollte unverzüglich ein Arzt zu Rate gezogen werden.

Symptome einer Paroxetinhydrochlorid-Überdosierung

- Benommenheit
- Beschleunigter Herzschlag
- Erbrechen
- Erweiterte Pupillen
- Übelkeit

Piroxicam

Präparate z. B.: Felden, Piroxicam-ratiopharm, Piroxicam Stada, Brexidol, fasax

Wann dieses Mittel verschrieben wird

Dieser nichtsteroidale Entzündungshemmer wird zur Linderung von Entzündungen, Schwellungen, Steifigkeit und Gelenkschmerzen bei chronischer Polyarthritis, Arthrosen, Morbus Bechterew, beim Schulter-Arm-Syndrom sowie bei Ischiasschmerzen, Entzündungen der Sehnen, Sehnenscheiden und der Schleimbeutel eingesetzt. In Kapsel- und Tablettenform findet es zusätzlich beim akuten Gichtanfall Anwendung. Es wird sowohl zur Behandlung akuter wie chronischer Zustände angewendet.

Die wichtigsten Fakten zu diesem Arzneimittel

In seltenen Fällen kann Piroxicam bei der Langzeitbehandlung Magengeschwüre und -blutungen verursachen. Warnzeichen hierfür sind starke Bauch- oder Magenkrämpfe, Schmerzen oder Brennen im Magen sowie schwarze Stühle. Bei Auftreten eines dieser Symptome ist der Arzt unverzüglich zu informieren.

Anwendungshinweise

Zur Vermeidung von Verdauungsstörungen sollten Piroxicam-Tabletten oder -Kapseln während der Mahlzeiten oder zusammen mit einem Antazidum sowie mit reichlich Flüssigkeit eingenommen werden. Nehmen Sie diese Darreichungsform nie auf nüchternen Magen ein.

Die vorgeschriebenen Dosierungsanweisungen sind strikt einzuhalten. Während der Therapie ist auf Alkohol und Acetylsalicylsäure zu verzichten.

Bei Auslassen einer Dosis …

Holen Sie die Einnahme schnellstmöglich nach. Ist jedoch fast schon wieder Zeit für die nächste Dosis, überspringen Sie die vergessene und machen mit dem regulären Therapieplan weiter. Nehmen Sie nie zwei Dosen auf einmal.

Lagerungshinweise

Bei Zimmertemperatur vor Licht und Hitze geschützt aufbewahren.

Welche Nebenwirkungen auftreten können

Die Nebenwirkungen sind nicht vorhersehbar. Treten Nebenwirkungen auf oder ändern sich bestehende in ihrer Intensität, ist der Arzt schnellstmöglich zu informieren. Nur er kann beurteilen, ob die Therapie mit Piroxicam bedenkenlos fortgeführt werden kann.

Häufige Nebenwirkungen

Allgemeines Krankheitsgefühl, Appetitlosigkeit, Bauchschmerzen oder -beschwerden, Blähungen, Blutarmut, Durchfall, Entzündungen im Mundinnern, Flüssigkeitsretention, Hautausschlag, Juckreiz, Kopfschmerzen, Magenbeschwerden, Ohrensausen, Schläfrigkeit, Schwindel, Sodbrennen, Übelkeit, Verdauungsstörungen, Verstopfung.

Gelegentliche oder seltene Nebenwirkungen

Augenreizungen, Blut im Urin, Blutdruckanstieg, Blutergüsse, Darmblutungen, depressive

Verstimmungen, Erbrechen, Erbrechen von Blut, Exantheme, Fieber, Gelbfärbung von Augen und Haut, Gelenkschmerzen, geschwollene Augen, Gewichtsverlust oder -zunahme, giemende Atmung, grippeähnliche Beschwerden, Hepatitis, kolikartige Schmerzen, kongestive Herzinsuffizienz (Verschlimmerung), Lichtdermatose (allergische Hautreaktion auf Sonnenlicht), Müdigkeit, mühsame Atmung, Mundtrockenheit, Nasenbluten, Nervosität, Nesselsucht, niedrige oder hohe Blutzuckerspiegel, Quincke-Ödem (Anschwellen von Lippen, Gesicht, Zunge und Hals), Schlafstörungen, Schleiersehen, Schwarzfärbung des Stuhls, Schwitzen, Serumkrankheit (Fieber, Gelenkschmerzen, geschwollene Lymphknoten, Hautausschlag), starke allergische Reaktionen, Stevens-Johnson-Syndrom (Erytheme mit Blasenbildung), Verschlimmerung bei *Angina pectoris*.

Wann das Mittel nicht verschrieben werden sollte

Wer mit Überempfindlichkeits- oder allergischen Reaktionen auf Piroxicam, Acetylsalicylsäure oder ähnliche Medikamente oder mit Asthmaanfällen auf Acetylsalicylsäure oder andere Vertreter dieser Substanzgruppe reagiert, sollte das Mittel nicht nehmen. Alle Arzneimittelreaktionen sind dem Arzt mitzuteilen.

Spezielle Warnhinweise

Da Piroxicam eine Flüssigkeitsretention hervorrufen kann, ist bei Herzerkrankung oder Bluthochdruck oder anderen eine Flüssigkeitsretention verursachenden Störungen besondere Vorsicht angeraten.

Vorsicht bei Nieren- oder Lebererkrankung – bei manchen Menschen kann Piroxicam eine Leberentzündung verursachen.

Da Medikamente wie Piroxicam bei manchen Menschen Sehstörungen verursachen können, ist beim ersten Anzeichen darauf der Arzt sofort zu informieren.

Mögliche Wechselwirkungen mit Nahrungsmitteln und anderen Arzneimitteln

Wird Piroxicam mit bestimmten anderen Arzneimitteln zusammen eingenommen, kann die Wirkung wechselseitig verstärkt, vermindert oder in sonstiger Weise verändert werden. Halten Sie deshalb unbedingt mit Ihrem Arzt Rücksprache, bevor Sie Piroxicam mit einem der nachfolgend aufgeführten Mittel bzw. Substanzgruppen kombinieren:

- Acetylsalicylsäure (z. B. Aspirin)
- Gerinnungshemmer wie Warfarin (z. B. Coumadin)
- Lithium (z. B. Quilonum)

Besondere Hinweise für Schwangerschaft und Stillzeit

Piroxicam ist nicht für den Einsatz in Schwangerschaft oder Stillzeit geeignet. Sind Sie schwanger oder wollen Sie es werden, setzen Sie Ihren Arzt unverzüglich davon in Kenntnis.

Überdosierung

Liegen auch keine Informationen über die Wirkung einer Piroxicam-Überdosierung vor, so kann doch grundsätzlich jede Überdosierung von Medikamenten ernsthafte Folgen haben. Bei Verdacht auf eine Überdosierung sollte unverzüglich ein Arzt zu Rate gezogen werden.

Plantago ovata

Präparate z. B.: Agiocur, Metamucil, Mucofalk

Wann dieses Mittel verwendet wird

Die pulverisierte Samenschale von Plantago ovata wird zur Behandlung von Verstopfung sowie des Reizdarmsyndroms (Schmerzen im Unterbauch, die mit Durchfall einhergehen und oft streßbedingt sind) eingesetzt. Ebenfalls Anwendung findet dieses Mittel zur Behandlung der Verstopfung im Rahmen einer Divertikulitis (Bildung von Ausstülpungen in der Wand des unteren Darmabschnitts). Darüber hinaus wird es bei Patienten mit Hämorrhoiden zur Darmreinigung eingesetzt und zur Behandlung von Verstopfung in Schwangerschaft und Wochenbett, Alter, Bettlägerigkeit und Rekonvaleszenz.

Gelegentlich wird das Mittel auch zur Senkung hoher Cholesterinspiegel verwendet.

Die wichtigsten Fakten zu diesem Arzneimittel

Bei Vorliegen der folgenden Störungen ist der Arzt in jedem Fall vor Anwendung des Mittels zu konsultieren:

- Bauchschmerzen
- Blutungen aus dem After
- Erbrechen
- Plötzliche und mindestens zwei Wochen anhaltende Veränderung der Stuhlgewohnheiten
- Schluckbeschwerden
- Übelkeit

Anwendungshinweise

Die Dosis richtet sich nach dem individuell unterschiedlichen Schweregrad der Beschwerden. Bei Blähungen oder Aufgedunsensein sollte die Dosis leicht herabgesetzt werden, bis sich der Darm an die erhöhte Ballaststoffzufuhr gewöhnt hat. Das Pulver muß mit reichlich Flüssigkeit – Wasser, Fruchtsaft oder Milch – eingenommen werden. Insgesamt sollte die Flüssigkeitszufuhr am Tag erhöht werden, um den Stuhl weicher zu machen. Die höchste Wirksamkeit entwickelt Plantago ovata im allgemeinen nach zwei bis drei Tagen.

Bei Auslassen einer Dosis ...
Überspringen Sie die vergessene Dosis, und machen Sie mit dem regulären Therapieplan weiter.

Lagerungshinweise
Bei Zimmertemperatur und vor Licht, Hitze und Feuchtigkeit geschützt aufbewahren.

Welche Nebenwirkungen auftreten können

Nebenwirkungen sind unwahrscheinlich.

Wann das Mittel nicht verwendet werden sollte

Bekannte Überempfindlichkeits- oder allergische Reaktionen auf Plantago ovata gelten als Kontraindikation. Nachfolgend aufgeführte Störungen sprechen ebenfalls gegen die Einnahme dieses Mittels:

- Darmverschluß
- Koteinklemmung (die Ansammlung von hartem Stuhl in Mast- oder Dickdarm, bei der die weitere Darmpassage gestört ist)

Spezielle Warnhinweise

Dauert die Verstopfung länger als eine Woche an, sollte der Arzt informiert werden, da dies Zeichen einer ernsthafteren Störung sein kann.

Mögliche Wechselwirkungen mit Nahrungsmitteln und anderen Arzneimitteln

Sind nicht bekannt.

Besondere Hinweise für Schwangerschaft und Stillzeit

Sind Sie schwanger oder wollen Sie es werden oder stillen Sie, halten Sie mit Ihrem Arzt Rücksprache, bevor Sie das Mittel einnehmen.

Überdosierung

Liegen auch keine Informationen über die Wirkung einer Überdosierung mit Plantago ovata vor, so kann doch grundsätzlich jede Überdosierung von Medikamenten ernsthafte Folgen haben. Bei Verdacht auf eine Überdosierung sollte ein Arzt zu Rate gezogen werden.

Podophyllotoxin

Präparat z.B.: Condylox

Wann dieses Mittel verschrieben wird

Podophyllotoxin wird zur äußerlichen Behandlung von Feigwarzen im äußeren Genitale eingesetzt.

Die wichtigsten Fakten zu diesem Arzneimittel

Podophyllotoxin darf nur auf der Hautoberfläche im äußeren Genitale angewandt werden, nicht aber in dem Bereich zwischen Vagina und Anus oder bei Feigwarzen im Schleimhautbereich.

Anwendungshinweise

Die vorgeschriebenen Dosierungsanweisungen sind strikt einzuhalten.

Die Lösung sollte nicht auf die umliegende Haut gelangen. Die behandelten Stellen müssen abgetrocknet sein, bevor sie mit der Kleidung in Kontakt kommen.

Die Drei-Tage-pro-Woche-Therapie mit Podophyllotoxin kann im wöchentlichen Rhythmus bis zur Abheilung, längstens jedoch bis zu vier Wochen durchgeführt werden.

Bei Auslassen einer Dosis …
Machen Sie mit dem regulären Therapieplan weiter.

Lagerungshinweise
Bei Zimmertemperatur, vor extremer Hitze und Temperaturen unter dem Gefrierpunkt geschützt aufbewahren.

Welche Nebenwirkungen auftreten können

Die Nebenwirkungen sind nicht vorhersehbar. Treten Nebenwirkungen auf oder ändern sich bestehende in ihrer Intensität, ist der Arzt schnellstmöglich zu informieren. Nur er kann beurteilen, ob die Therapie mit der Podophyllotoxin-Lösung bedenkenlos fortgeführt werden kann.

Häufige Nebenwirkungen
- Brennen
- Entzündungsreaktionen
- Juckreiz
- Oberflächliche Erosionen
- Schmerzen

Gelegentliche Nebenwirkungen
Austrocknung und Schälung, Berührungsempfindlichkeit, Bläschenbildung, Blut im Urin, Blutungen, Erbrechen, Geschwürbildung auf der Haut, Kribbeln, Krustenbildung, Narbenbildung, Ödembildung, Schlafstörungen, Schmerzen beim Geschlechtsverkehr, Schwindel, unangenehmer Geruch, beim Mann Unfähigkeit, die Vorhaut zurückzuziehen, Wundwerden.

Wann das Mittel nicht verschrieben werden sollte

Bekannte Überempfindlichkeits- oder allergische Reaktionen auf Podophyllotoxin oder ähnliche Medikamente gelten als Kontraindikation. Alle Arzneimittelreaktionen sind dem Arzt mitzuteilen.

Spezielle Warnhinweise

Podophyllotoxin ist nur für die Anwendung im äußeren Genitalbereich geeignet und darf nicht in Kontakt mit Schleimhäuten gelangen. Bei versehentlichem Kontakt der Augen mit der Podophyllotoxin-Lösung sind diese gründlich mit Wasser zu spülen, und es ist der Arzt zu informieren.

Die maximale Dosis darf nicht überschritten werden, da sich die Nebenwirkungen sonst häufen können.

Mögliche Wechselwirkungen mit Nahrungsmitteln und anderen Arzneimitteln

Der Genuß von Alkohol während der Therapie mit Podophyllotoxin kann zur massiven Verstärkung von unerwünschten Wirkungen führen.

Besondere Hinweise für Schwangerschaft und Stillzeit

Eine Anwendung von Podophyllotoxin während der Schwangerschaft und Stillzeit ist wegen der erhöhten Gefahr fetaler Mißbildungen strengstens zu vermeiden.

Überdosierung

Jede Überdosierung von Medikamenten kann ernsthafte Folgen haben. Bei Verdacht auf eine Überdosierung sollte unverzüglich ein Arzt zu Rate gezogen werden.

Symptome einer Podophyllotoxin-Überdosierung
Abnorm schnelle Atmung, akute respiratorische Insuffizienz, Blut im Urin, Durchfall, Er-

brechen, Koma, Krampfanfälle, Nierenversagen, psychische Veränderungen, Teilnahmslosigkeit, Übelkeit.

Wird versehentlich zuviel von der Podophyllotoxin-Lösung auf die Haut aufgetragen, waschen Sie die Haut sofort gründlich ab, und setzen Sie sich mit Ihrem Arzt in Verbindung.

Prazepam

Präparat z. B.: (Mono)Demetrin

Wann dieses Mittel verschrieben wird

Dieser Vertreter der Benzodiazepine wird zur Behandlung von Angststörungen sowie zur Linderung von Angstsymptomen verschrieben.

Die wichtigsten Fakten zu diesem Arzneimittel

Bei regelmäßiger oder Langzeitbehandlung besteht die Gefahr der Abhängigkeitsentwicklung. Nach plötzlichem Absetzen des Medikaments kann es zu Entzugssymptomen kommen. Ohne vorherige Rücksprache mit dem Arzt darf weder die Dosis geändert noch das Mittel abgesetzt werden.

Anwendungshinweise

Die vorgeschriebenen Dosierungsanweisungen sind strikt einzuhalten.

Bei Auslassen einer Dosis ...
Holen Sie die Einnahme schnellstmöglich nach. Ist jedoch fast schon wieder Zeit für die nächste Dosis, überspringen Sie die vergessene und machen mit dem regulären Therapieplan weiter. Nehmen Sie nie zwei Dosen auf einmal.

Lagerungshinweise
Bei Zimmertemperatur und vor Feuchtigkeit geschützt aufbewahren.

Welche Nebenwirkungen auftreten können

Die Nebenwirkungen sind nicht vorhersehbar. Treten Nebenwirkungen auf oder ändern sich bestehende in ihrer Intensität, ist der Arzt schnellstmöglich zu informieren. Nur er kann beurteilen, ob die Therapie mit Prazepam bedenkenlos fortgeführt werden kann.

Häufige Nebenwirkungen
- Benommenheit
- Müdigkeit
- Muskelkoordinationsstörungen
- Schwächezustand
- Schwindel

Gelegentliche oder seltene Nebenwirkungen
Anschwellen der Füße, extremes Schwitzen, Gelenkschmerzen, Hautausschlag, Herzklopfen, Juckreiz, Kopfschmerzen, lebhafte Träume, Magen-Darm-Störungen, Mundtrockenheit, Muskelzittern, Ohnmacht, Schleiersehen, Störungen im Urogenitaltrakt, verwaschene Sprache, Verwirrtheitszustände.

Wann das Mittel nicht verschrieben werden sollte

Bekannte Überempfindlichkeits- oder allergische Reaktionen auf Prazepam oder ähnliche Medikamente gelten als Kontraindikation.

Bei Vorliegen eines akuten Engwinkelglaukoms sollte Prazepam nur bei strenger Indikationsstellung eingesetzt werden.

Prazepam sollte nicht verschrieben werden, wenn Sie sich wegen einer ernsthaften psychischen Störung in Behandlung befinden.

Durch Alltagsstreß ausgelöste Angst und Anspannung erfordern keine Behandlung mit Prazepam. Besprechen Sie Ihre Symptome eingehend mit Ihrem Arzt.

Spezielle Warnhinweise

Prazepam kann Benommenheit und Schwindel verursachen und die Fahrtauglichkeit sowie die Fähigkeit zum Bedienen gefährlicher Maschinen beeinträchtigen. Bestehen Zweifel an der eigenen Reaktionsfähigkeit, ist bei allen, die volle geistige Aufmerksamkeit erfordernden Tätigkeiten Vorsicht angeraten.

Bei starker Depression ist die Verschreibung des Mittels besonders kritisch zu prüfen.

Wird Prazepam über einen längeren Zeitraum eingenommen, sollten in regelmäßigen Abständen Blut- und Lebertests durchgeführt werden.

Vorsicht bei Nieren- oder Lebererkrankung.

Mögliche Wechselwirkungen mit Nahrungsmitteln und anderen Medikamenten

Prazepam wirkt zentraldämpfend und kann die Wirkung von Alkohol verstärken. Unter der Wirkung von Prazepam sollte kein Alkohol getrunken werden.

Wird Prazepam mit bestimmten anderen Arzneimitteln zusammen eingenommen, kann die Wirkung wechselseitig verstärkt, vermindert oder in sonstiger Weise verändert werden. Halten Sie unbedingt mit Ihrem Arzt Rücksprache, bevor Sie Prazepam mit Antidepressiva und zentraldämpfend wirkenden Pharmaka, wie die nachfolgend aufgeführten, kombinieren:

- Barbiturate (z. B. Lepinal, Luminaletten)
- Cimetidin (z. B. H_2 Blocker-ratiopharm)
- MAO-Hemmer (z. B. Aurorix)
- Narkotische Schmerzmittel wie Pethidin (z. B. Dolantin)
- Neuroleptika wie Thioridazin (z. B. Melleril)

Besondere Hinweise für Schwangerschaft und Stillzeit

Wegen der erhöhten Gefahr fetaler Mißbildungen darf Prazepam in der Schwangerschaft nicht eingesetzt werden. Da Prazepam in die Muttermilch übertreten kann, kann es sich auf das gestillte Kind auswirken. Kann auf das Mittel nicht verzichtet werden, ist bis Therapieende vom Stillen abzusehen.

Überdosierung

Jede Überdosierung von Medikamenten kann ernsthafte Folgen haben. Bei Verdacht auf eine Überdosierung sollte unverzüglich ein Arzt zu Rate gezogen werden.

Propranolol

Präparate z. B.: Obsidan, Dociton, Propra-ratiopharm, Beta-Tablinen

Wann dieses Mittel verschrieben wird

Dieser Betablocker wird bei Bluthochdruck, *Angina pectoris* (plötzlich auftretende Schmerzen im Brustkorb aufgrund eines durch eine Minderdurchblutung der Herzkranzgefäße ausgelösten Sauerstoffmangels), Herzrhythmusstörungen, Migräneprophylaxe, hereditärem essentiellem Tremor, hypertrophischer Subaortenstenose (die im Zusammenhang mit der Belastungsangina auftritt) und Nebennierentumoren eingesetzt. Im Rahmen der Blutdruckbehandlung kann er allein oder in Kombination mit anderen Bluthochdruckmitteln, vor allem Diuretika vom Thiazidtyp, eingesetzt werden. Betablocker senken die Herzfrequenz und die Herzkontraktionskraft und damit gleichzeitig auch den Sauerstoffbedarf des Herzens und den Blutdruck.

Die wichtigsten Fakten zu diesem Arzneimittel

Zur Blutdruckbehandlung muß Propranolol regelmäßig eingenommen werden. Da der Blutdruck nur allmählich sinkt, kann es einige Wochen bis zum vollen Wirkungseintritt dauern. Setzen Sie das Mittel nicht vorzeitig ab, auch wenn Sie sich besser zu fühlen beginnen. Propranolol kann zu hohen Blutdruck nicht heilen, sondern nur unter Kontrolle halten.

Anwendungshinweise

Die beste Wirksamkeit wird mit Propranolol erzielt, wenn es vor den Mahlzeiten eingenommen wird. Die vorgeschriebenen Dosierungsanweisungen sind strikt einzuhalten, auch wenn die Symptome abgeklungen sind.

Versuchen Sie, keine Einnahme auszulassen. Wird das Mittel nicht regelmäßig eingenommen, kann sich Ihr Zustand wieder verschlechtern.

Bei Auslassen einer Dosis …
Holen Sie die Einnahme schnellstmöglich

nach. Dauert es jedoch bis zur nächsten Dosis keine acht Stunden mehr, überspringen Sie die vergessene und machen mit dem regulären Therapieplan weiter. Nehmen Sie nie zwei Dosen auf einmal.

Lagerungshinweise
Bei Zimmertemperatur dicht verschlossen und vor Licht geschützt aufbewahren.

Welche Nebenwirkungen auftreten können

Die Nebenwirkungen sind nicht vorhersehbar. Treten Nebenwirkungen auf oder ändern sich bestehende in ihrer Intensität, ist der Arzt schnellstmöglich zu informieren. Nur er kann beurteilen, ob die Therapie mit Propranolol bedenkenlos fortgeführt werden kann.

Mögliche Nebenwirkungen
Atemnot, Bauchkrämpfe, Benommenheit, Blutdruckabfall, depressive Verstimmungen, Desorientiertheit, Dickdarmentzündung, Durchfall, Erbrechen, Fieber mit Halsentzündung, Haarausfall, Halluzinationen, Hautausschlag, kongestive Herzinsuffizienz, Kopfschmerzen, Kribbeln in den Händen, langsamer Herzschlag, lebhafte Träume, *Lupus erythematodes* (eine Bindegewebserkrankung), Magenverstimmung, Müdigkeit, rötliche oder purpurfarbene Hautflecken, Schlafstörungen, Schwäche, Sehstörungen, Sexualstörungen, Störung des Kurzzeitgedächtnisses, Übelkeit, verminderter Tränenfluß, Verschlimmerung verschiedener Herzrhythmusstörungen, Verstopfung.

Wann das Mittel nicht verschrieben werden sollte

Bei unzureichender Blutversorgung des Kreislaufsystems (kardiogener Schock), bestimmten Herzrhythmusstörungen, langsamem Herzschlag, Bronchialasthma oder schwerer kongestiver Herzinsuffizienz sollte das Mittel nicht gegeben werden.

Spezielle Warnhinweise

Bei einer Vorgeschichte mit kongestiver Herzinsuffizienz wird die Verschreibung von Propranolol besonders kritisch überprüft.

Propranolol sollte nicht abrupt abgesetzt werden, da dadurch Brustschmerzen und ein Herzinfarkt ausgelöst werden können. Die Dosierung sollte schrittweise gesenkt werden.

Vorsicht bei Asthma oder anderen Bronchialerkrankungen, Herzkranzgefäßerkrankung sowie Nieren- oder Lebererkrankungen.

Da unter Propranolol-Therapie der Herzschlag zu langsam werden kann, sollte der Puls regelmäßig kontrolliert werden.

Propranolol kann die Symptome einer Hypoglykämie (krankhafte Verminderung des Blutzuckers) verschleiern bzw. die Blutzuckerspiegel verfälschen.

Vor operativen Eingriffen oder zahnmedizinischen Behandlungen ist der behandelnde Arzt bzw. Zahnarzt über die Einnahme des Medikaments zu informieren.

Mögliche Wechselwirkungen mit Nahrungsmitteln und anderen Arzneimitteln

Wird Propranolol mit bestimmten anderen Arzneimitteln zusammen eingenommen, kann die Wirkung wechselseitig verstärkt, vermindert oder in sonstiger Weise verändert werden. Halten Sie deshalb unbedingt mit Ihrem Arzt Rücksprache, bevor Sie Propranolol mit einem der nachfolgend aufgeführten Mittel bzw. Substanzgruppen kombinieren:

- Aluminiumhydroxid-Gel (z. B. Maaloxan)
- Kalziumantagonisten wie Diltiazem (z. B. Dilzem), Nifedipin (z. B. Corinfar, Adalat) und Verapamil (z. B. Isoptin)
- Verschiedene Bluthochdruckmittel wie Reserpin
- Chlorpromazin (z. B. Propaphenin)
- Cimetidin (z. B. H_2 Blocker-ratiopharm)
- Haloperidol (z. B. Haldol)
- Insulin
- Nichtsteroidale Entzündungshemmer wie Ibuprofen (z. B. Aktren, Brufen) oder Naproxen (z. B. Proxen)
- Orale Antidiabetika wie Glibenclamid (z. B. Euglucon)
- Phenobarbital (z. B. Lepinal, Luminaletten)

- Phenytoin (z. B. Zentropil)
- Rifampicin (z. B. Eremfat, Rimactan)
- Schilddrüsenmittel wie Levothyroxin (z. B. L-Thyroxin, Euthyrox)
- Theophyllin (z. B. Bronchoretard)

Besondere Hinweise für Schwangerschaft und Stillzeit

Die Wirkung von Propranolol auf die Schwangerschaft und das ungeborene Kind ist noch nicht ausreichend untersucht. Sind Sie schwanger oder wollen Sie es werden, setzen Sie Ihren Arzt unverzüglich davon in Kenntnis. Da Propranolol in die Muttermilch übertritt, kann es sich auf das gestillte Kind auswirken. Kann auf das Mittel nicht verzichtet werden, ist bis Therapieende vom Stillen abzusehen.

Überdosierung

Liegen auch keine Informationen über die Wirkung einer Propranolol-Überdosierung vor, so kann doch grundsätzlich jede Überdosierung von Medikamenten ernsthafte Folgen haben. Bei Verdacht auf eine Überdosierung sollte unverzüglich ein Arzt zu Rate gezogen werden.

Symptome einer Überdosierung mit Betablockern

- Blutdruckabfall
- Extrem langsamer Herzschlag
- Giemende Atmung
- Herzrhythmusstörungen
- Krampfanfälle
- Starke kongestive Herzinsuffizienz

Ritodrin

Präparat z. B.: Pre-par

Wann dieses Mittel verschrieben wird

Ritodrin wird zur Prophylaxe und Therapie vorzeitiger Wehen eingesetzt.

Die wichtigsten Fakten zu diesem Arzneimittel

Bevor eine Therapie mit Ritodrin eingeleitet wird, muß der Arzt über alle Medikamente, die Sie einnehmen – ob verschreibungspflichtige oder rezeptfreie –, informiert sein. Nehmen Sie Kortikoide ein (kortisonähnliche Medikamente), besteht die Gefahr, daß sich unter Ritodringabe zuviel Flüssigkeit in den Lungen ansammeln kann.

Die Einnahme von Betarezeptorenblockern zur Blutdrucksenkung, wie beispielsweise Atenolol (z. B. Tenormin), Propranolol (z. B. Obsidan) oder Metoprolol (z. B. Beloc), kann die Wirkung von Ritodrin beeinträchtigen.

Anwendungshinweise

Die vorgeschriebenen Dosierungsanweisungen sind strikt einzuhalten. Klären Sie etwaige Fragen hierzu unbedingt mit Ihrem Arzt ab.

Bei Auslassen einer Dosis ...
Wenn nicht mehr als eine Stunde über die reguläre Einnahmezeit hinaus verstrichen ist, können Sie die Einnahme noch nachholen. Bei mehr als einer Stunde Differenz überspringen Sie die ausgelassene Dosis und machen mit dem regulären Therapieplan weiter. Nehmen Sie nie zwei Dosen auf einmal.

Lagerungshinweise
Bei Zimmertemperatur aufbewahren.

Welche Nebenwirkungen auftreten können

Die Nebenwirkungen sind nicht vorhersehbar. Treten Nebenwirkungen auf oder ändern sich bestehende in ihrer Intensität, ist der Arzt schnellstmöglich darüber zu informieren. Nur er kann entscheiden, ob die Therapie mit Ritodrin bedenkenlos fortgesetzt werden kann.

Häufige Nebenwirkungen

- Beschleunigter Herzschlag
- Hautausschlag
- Herzflattern oder -klopfen
- Nervosität
- Übelkeit
- Zittern

Gelegentliche oder seltene Nebenwirkungen
Herzrhythmusstörungen und Leberfunktionsstörungen.

Wann das Mittel nicht verschrieben werden sollte

Überempfindlichkeits- oder allergische Reaktionen gelten als Kontraindikation. Der Arzt ist über alle bestehenden medizinischen Störungen zu informieren. Bei Vorliegen einer der folgenden Störungen wird Ritodrin nicht verschrieben:

- Asthma
- Bluthochdruck
- Diabetes (Zuckerkrankheit)
- Eklampsie (eine seltene mit Krampfanfällen einhergehende Störung in der Spätschwangerschaft)
- Entzündung der den Fetus umgebenden Eihäute durch eine bakterielle Infektion des Fruchtwassers
- Hämorrhagie
- Herzerkrankung
- Hypovolämie (Verminderung der zirkulierenden Blutmenge)
- Migränekopfschmerzen
- Pulmonale Hypertonie (Bluthochdruck in den Lungenarterien)
- Schilddrüsenüberfunktion
- Tumor der Nebennierenrinde

Häufig wird vor Einleitung einer Therapie mit Ritodrin sicherheitshalber zunächst ein EKG, ein Elektrokardiogramm, zum Nachweis etwaiger vorliegender Herzerkrankungen angeordnet.

Eine Therapie mit Ritodrin verbietet sich vor der 20. Schwangerschaftswoche.

Spezielle Warnhinweise

Unter und nach der Therapie mit Ritodrin kann sich ein Lungenödem (eine Flüssigkeitsansammlung im Lungengewebe und den Alveolarsäckchen) entwickeln. Bei ungewöhnlichen Symptomen wie beschleunigter Atmung, Nervosität, beschleunigtem Herzschlag oder Anschwellungen in Armen oder Beinen ist der Arzt unverzüglich zu benachrichtigen.

Geht Fruchtwasser ab oder stellen sich deutliche Wehen ein, ist der Arzt unverzüglich zu informieren.

Mögliche Wechselwirkungen mit Nahrungsmitteln und anderen Arzneimitteln

Wird Ritodrin mit bestimmten anderen Arzneimitteln zusammen eingenommen, kann die Wirkung wechselseitig verstärkt, vermindert oder in sonstiger Weise verändert werden. Halten Sie deshalb unbedingt mit Ihrem Arzt Rücksprache, bevor Sie Ritrodin mit einem der nachfolgend aufgeführten Mittel bzw. Substanzgruppen kombinieren:

- Betarezeptorenblocker zur Blutdrucksenkung wie Propranolol (z. B. Obsidan, Dociton), Metoprolol (z. B. Beloc) und Atenolol (z. B. Tenormin)
- Ciclosporin (z. B. Sandimmun)
- Kortikoide wie Prednison (z. B. Decortin) und Dexamethason (z. B. Fortecortin)
- MAO-Hemmer (z. B. Aurorix)

Besondere Hinweise zur Wirkung von Ritodrin auf den Fetus

Derzeit liegen noch keine Untersuchungen über die Wirkung von Ritodrin auf den Fetus bei Gabe vor der 20. Schwangerschaftswoche vor. Studien über die Wirkung der Ritodrin-Therapie nach der 20. Schwangerschaftswoche haben zwar kein erhöhtes Risiko für fetale Mißbildungen gezeigt, völlig ausgeschlossen werden kann diese Möglichkeit jedoch nicht. Ob der therapeutische Nutzen der Ritodrin-Gabe die fetalen Risiken überwiegt, kann nur der Arzt entscheiden.

Überdosierung

Bei Verdacht auf Überdosierung ist der Arzt unverzüglich zu Rate zu ziehen.

Symptome einer Ritodrin-Überdosierung

- Beschleunigter Herzschlag (bei Mutter und Fetus)
- Erbrechen
- Herzflattern oder -klopfen
- Herzrhythmusstörungen
- Mühsame Atmung bzw. Atmenot
- Nervosität
- Niedriger Blutdruck
- Übelkeit
- Zittern

Sumatriptanhydrogensuccinat

Präparat z. B.: Imigran

Wann dieses Mittel verschrieben wird

Sumatriptanhydrogensuccinat wird zur Behandlung schwerer Migräneanfälle mit oder ohne Aura und Clusterkopfschmerzen eingesetzt. Die Häufigkeit der Anfälle läßt sich mit diesem Mittel allerdings nicht vermindern.

Die wichtigsten Fakten zu diesem Arzneimittel

Sumatriptanhydrogensuccinat wird nur zur akuten Behandlung von Migräneanfällen eingesetzt.

Anwendungshinweise

Die vorgeschriebenen Dosierungsanweisungen sind strikt einzuhalten.

Bei Auslassen einer Dosis ...
Sumatriptanhydrogensuccinat dient nicht der regelmäßigen Anwendung. Nehmen Sie Sumatriptanhydrogensuccinat nur während eines akuten Migräneanfalls.

Lagerungshinweise
Die Ampullen vor Hitze und Licht bei Zimmertemperatur und im Originalbehältnis aufbewahren. Wird die Behandlung auf ärztliche Anweisung abgesetzt, heben Sie keine Reste auf, sondern entsorgen sie den Anweisungen der Packungsbeilage gemäß.

Welche Nebenwirkungen auftreten können

Die Nebenwirkungen sind nicht vorhersehbar. Treten Nebenwirkungen auf oder ändern sich bestehende in ihrer Intensität, ist der Arzt schnellstmöglich zu informieren. Nur er kann beurteilen, ob die Therapie mit Sumatriptanhydrogensuccinat bedenkenlos fortgeführt werden kann.

Häufige Nebenwirkungen
Brennen, Druckgefühl, Engegefühl, Halsentzündung, Hitzewallungen, Kribbeln, Mißempfindungen im Mund- und Zungenbereich, Muskelschwäche, Nackenschmerzen und -steifigkeit, Rötung im Bereich der Injektionsstelle, Schweregefühl, Schwindel oder Benommenheit, Taubheitsgefühl, Wärme-/Hitzegefühl.

Gelegentliche oder seltene Nebenwirkungen
Allgemeines Krankheitsgefühl, Angst, Bauchbeschwerden, Benommenheit/leichte Sediertheit, Beschwerden in den Nebenhöhlen oder der Nase, Blutdruckanstieg (vorübergehender), Druckgefühl in der Brust, Engegefühl in der Brust, Engegefühl im Kopf, Kopfschmerzen, Herzrhythmusstörungen, Kältegefühl, Kieferbeschwerden, Müdigkeit, Muskelkrämpfe, Muskelschmerzen oder -berührungsempfindlichkeit, Schluckbeschwerden, Schwitzen, Sehstörungen.

Wann das Mittel nicht verschrieben werden sollte

Bekannte Überempfindlichkeits- oder allergische Reaktionen auf Sumatriptan gelten als Kontraindikation. Alle Arzneimittelreaktionen sind dem Arzt mitzuteilen.

Nicht angewendet werden darf das Mittel bei bestimmten Formen der Herzerkrankung einschließlich *Angina pectoris* oder einem Herzinfarkt in der Vorgeschichte, bei Herzrhythmusstörungen, Atemnot oder unkontrolliertem Blutdruck.

Sumatriptan- und Ergotamin-/Dihydroergotamin-haltige Arzneimittel (ebenfalls Migränemittel) dürfen nicht gleichzeitig angewandt werden.

Spezielle Warnhinweise

In extrem seltenen Fällen können bei Patienten mit Herzerkrankung nach Sumatriptanhydrogensuccinat-Injektion schwere Herzstörungen auftreten. Deshalb sollte die erste Injektion in der ärztlichen Praxis gegeben und die Reaktion abgewartet werden.

Sumatriptanhydrogensuccinat als Injektion darf nicht intravenös (nur subdermal, d.h. unter die Haut) injiziert werden, da sonst ernsthafte Herzrhythmusstörungen auftreten können.

Vorsicht bei Leber- oder Nierenerkrankungen.

Mögliche Wechselwirkungen mit Nahrungsmitteln und anderen Arzneimitteln

Wird Sumatriptanhydrogensuccinat mit bestimmten anderen Arzneimitteln zusammen eingenommen, kann die Wirkung wechselseitig verstärkt, vermindert oder in sonstiger Weise verändert werden. Halten Sie deshalb unbedingt mit Ihrem Arzt Rücksprache, bevor Sie Sumatriptanhydrogensuccinat mit einem der nachfolgend aufgeführten Mittel bzw. einem Präparat aus diesen Substanzgruppen kombinieren:

- Ergotamine (z. B. Ergo-Kranit mono, Migrexa; Hydergin; Methergin)

Besondere Hinweise für Schwangerschaft und Stillzeit

Die Wirkung von Sumatriptanhydrogensuccinat auf die Schwangerschaft und das ungeborene Kind ist noch nicht ausreichend untersucht. Sind Sie schwanger oder wollen Sie es werden, während Sie Sumatriptan einnehmen, setzen Sie Ihren Arzt unverzüglich davon in Kenntnis. Da Sumatriptanhydrogensuccinat in die Muttermilch übertreten kann, kann es sich auf das gestillte Kind auswirken. Kann auf das Mittel nicht verzichtet werden, ist bis Therapieende vom Stillen abzusehen.

Überdosierung

Jede Überdosierung von Medikamenten kann ernsthafte Folgen haben. Bei Verdacht auf eine Überdosierung sollte unverzüglich ein Arzt zu Rate gezogen werden.

Symptome einer Sumatriptanhydrogensuccinat-Überdosierung

- Bläulichfärbung der Haut
- Erweiterte Pupillen
- Hautveränderungen an der Injektionsstelle
- Inaktivität
- Koordinationsstörungen
- Lähmungserscheinungen
- Langsame Atmung
- Muskelzittern
- Rotfärbung von Armen und Beinen
- Schüttelkrämpfe

Tacrinhydrochlorid

Präparat z. B.: Cognex

Wann dieses Mittel verschrieben wird

Tacrinhydrochlorid wird zur symptomatischen Behandlung leichter bis mittelschwerer Demenz bei der Alzheimer-Krankheit eingesetzt. Die fortschreitende, degenerative Erkrankung verursacht physische Veränderungen im Gehirn, die den Informationsfluß unterbrechen und das Gedächtnis, das Denkvermögen und Verhalten beeinflussen. Heilen kann Tacrinhydrochlorid die Alzheimer-Krankheit nicht, nur ihre Symptome lindern.

Die wichtigsten Fakten zu diesem Arzneimittel

Tacrinhydrochlorid darf nicht ohne ärztliches Anraten plötzlich abgesetzt oder in seiner Dosis reduziert werden. Eine plötzliche Dosisreduktion würde die Symptome Vergeßlichkeit und Verstörtheit noch verstärken. Ähnlich ernsthafte Folgen könnte eine eigenmächtige Dosiserhöhung haben.

Anwendungshinweise

Die beste Wirksamkeit wird mit vier Einzeldosen gleichmäßig über den Tag verteilt erzielt. Tacrinhydrochlorid wird am besten zwischen den Mahlzeiten eingenommen. Sollten jedoch Magenreizungen auftreten, kann es auch während der Mahlzeiten eingenommen werden. Wird Tacrinhydrochlorid nicht den ärztlichen Anweisungen entsprechend regelmäßig eingenommen, kann sich der Zustand des Patienten verschlechtern.

Bei Auslassen einer Dosis ...

Geben Sie der von Ihnen zu pflegenden Person die Dosis schnellstmöglich nachträglich. Dauert es keine zwei Stunden mehr bis zur nächsten Dosis, überspringen Sie die vergessene und machen mit dem regulären Therapieplan weiter. Geben Sie nie zwei Dosen auf einmal.

Lagerungshinweise

Bei Zimmertemperatur und vor Feuchtigkeit geschützt aufbewahren.

Welche Nebenwirkungen auftreten können

Die Nebenwirkungen sind nicht vorhersehbar. Treten Nebenwirkungen auf oder ändern sich bestehende in ihrer Intensität, ist der Arzt schnellstmöglich zu informieren. Nur er kann beurteilen, ob die Therapie mit Tacrinhydrochlorid bedenkenlos fortgeführt werden kann.

Häufige Nebenwirkungen
Abnormes Denken, Agitiertheit, Angst, Appetitlosigkeit, Bauchschmerzen, Blähungen, Brustschmerzen, Depression, Durchfall, Entzündung der Nasenwege, Erbrechen, Gewichtsverlust, häufiges Wasserlassen, Hautausschlag, Hautrötung mit Hitzegefühl, Husten, Infektion der oberen Nasenwege, Kopfschmerzen, Leberfunktionsstörungen, Müdigkeit, Muskelschmerzen, Schläfrigkeit, Schlaflosigkeit, Schwindel, Übelkeit, Unbeholfenheit und Unsicherheit, Verdauungsstörung, Verstopfung, Verwirrtheitszustände.

Gelegentliche Nebenwirkungen
Halluzinationen, feindselige Haltung, Hautverfärbungen, Muskelzittern, purpurfarbene oder rote Hautflecken, Rückenschmerzen, Schwäche.

Alle unter der Therapie mit Tacrinhydrochlorid auftretenden Symptome sind dem Arzt mitzuteilen. Sie sollten unverzüglich den Arzt informieren, wenn die Person, die Sie pflegen, zu Beginn der Therapie oder bei einer Dosiserhöhung Übelkeit, Erbrechen, dünnen Stuhl oder Durchfall entwickelt. Im späteren Therapieverlauf ist auf Hautausschlag, Gelbfärbung von Augen und Haut oder farbliche Veränderungen des Stuhls zu achten.

Wann das Mittel nicht verschrieben werden sollte

Bekannte Überempfindlichkeits- oder allergische Reaktionen auf Tacrinhydrochlorid gelten als Kontraindikation. Bevor die Therapie mit Tacrinhydrochlorid eingeleitet wird, müssen dem behandelnden Arzt alle medizinischen Probleme des Patienten bekannt sein. Hat die von Ihnen gepflegte Person während einer früheren Therapie mit Tacrinhydrochlorid eine Gelbsucht (Gelbfärbung von Augen und Haut), die Zeichen für eine Leberfunktionsstörung ist, entwickelt, ist von einer erneuten Gabe des Mittels abzusehen.

Spezielle Warnhinweise

Vorsicht bei einer Vorgeschichte mit Lebererkrankung, bestimmten Herzerkrankungen, Magengeschwüren oder Asthma.

Wegen der Gefahr einer Leberschädigung unter der Therapie mit Tacrinhydrochlorid sollten während der ersten zwölf Behandlungswochen wöchentlich Blutuntersuchungen zur Kontrolle der Leberfunktion durchgeführt werden, die während der nächsten drei Monate dann alle zwei Wochen und danach vierteljährlich fortgesetzt werden – sofern die Werte im Normbereich bleiben. Wird die Tacrinhydrochlorid-Dosis vom Arzt erhöht, sollte die Leberfunktion danach mindestens sechs Wochen lang wöchentlich überprüft werden. Entwickelt der Patient eine Leberfunktionsstörung, kann das Mittel vorübergehend abgesetzt werden, um, wenn sich die Leberwerte wieder normalisiert haben, wieder aufgenommen zu werden. Nach einer Wiederaufnahme der Therapie sollte erneut eine wöchentliche Kontrolle der Leberfunktion stattfinden.

Vor operativen oder zahnmedizinischen Eingriffen ist der behandelnde Arzt über die Einnahme von Tacrinhydrochlorid zu unterrichten.

Tacrinhydrochlorid kann Krampfanfälle und Miktionsbeschwerden verursachen.

Während der Behandlung mit Tacrinhydrochlorid darf kein Alkohol getrunken werden.

Mögliche Wechselwirkungen mit Nahrungsmitteln und anderen Arzneimitteln

Wird Tacrinhydrochlorid mit bestimmten anderen Arzneimitteln zusammen eingenommen, kann die Wirkung wechselseitig verstärkt, vermindert oder in sonstiger Weise verändert werden. Halten Sie deshalb unbedingt mit Ihrem Arzt Rücksprache, bevor Sie Tacrinhydrochlorid mit einem der nachfolgend aufgeführten Mittel bzw. Substanzgruppen kombinieren:

- Cimetidin (z. B. H_2 Blocker-ratiopharm)
- Theophyllin (z. B. Bronchoretard)

Besondere Hinweise für Schwangerschaft und Stillzeit

Weder ist die Wirkung von Tacrinhydrochlorid auf Schwangerschaft und ungeborenes Kind ausreichend untersucht, noch ist bekannt, ob und in welchem Umfang das Mittel in die Muttermilch übertritt.

Überdosierung

Jede Überdosierung von Medikamenten kann ernsthafte Folgen haben. Bei Verdacht auf eine Überdosierung sollte unverzüglich ein Arzt zu Rate gezogen werden.

Symptome einer Tacrinhydrochlorid-Überdosierung

- Blutdruckabfall
- Erbrechen
- Extreme Muskelschwäche, die sogar zum Tod führen kann, wenn die Atemwegsmuskulatur mitbetroffen ist
- Kollaps
- Langsamer Herzschlag
- Schüttelkrämpfe
- Schwitzen
- Starker Speichelfluß
- Übelkeit

Tamoxifen

Präparate z. B.: Tamoxifen-ratiopharm, -Hexal, Nolvadex

Wann dieses Mittel verschrieben wird

Dieses Krebsmittel wird nach der Entfernung der Brust wegen Brustkrebs verschrieben. Besonders wirksam ist es bei östrogenabhängig wachsenden Mammakarzinomen.

Die wichtigsten Fakten zu diesem Arzneimittel

Während einer Tamoxifen-Therapie sind regelmäßige gynäkologische Untersuchungen erforderlich. Jede ungewöhnliche gynäkologische Blutung ist dem Arzt unverzüglich mitzuteilen.

Anwendungshinweise

Während der Therapie sollte eine Form der nichthormonellen Empfängnisverhütung eingesetzt werden.

Bei Auslassen einer Dosis ...
Holen Sie die Einnahme nicht nach. Nehmen Sie die nächste Dosis wieder nach dem regulären Therapieplan ein.

Lagerungshinweise
Vor Hitze und Licht geschützt aufbewahren.

Welche Nebenwirkungen auftreten können

Unter Tamoxifen-Therapie treten normalerweise nur leichte Nebenwirkungen auf, die nur selten einen Therapieabbruch erforderlich machen. Treten Nebenwirkungen auf oder ändern sich bestehende in ihrer Intensität, ist der Arzt schnellstmöglich zu informieren. Nur er kann beurteilen, ob die Therapie mit Tamoxifen bedenkenlos fortgeführt werden kann.

Häufige Nebenwirkungen

- Erbrechen
- Hitzewallungen
- Übelkeit

Gelegentliche Nebenwirkungen
Durchfall, Hautausschlag, Knochenschmerzen, Menstruationsstörungen, Scheidenausfluß, Tumorschmerzen, Vaginalblutungen.

Seltene Nebenwirkungen
Depressive Verstimmungen, Benommenheit, Dünnerwerden der Haare oder partieller Haarausfall, Kopfschmerzen, Leberstörungen, Ödembildung in Armen oder Beinen, Scheidenjucken, Schwindelgefühl, Sehstörungen, Widerwillen gegen Speisen.

Wann das Mittel nicht verschrieben werden sollte

Bekannte Überempfindlichkeits- oder allergische Reaktionen auf Tamoxifen gelten als Kontraindikation.

Bei manchen Frauen kann es durch die Tamoxifen-Wirkung zum Anstieg der Cholesterin- und anderer Blutfettwerte kommen. Zur Kontrolle der Cholesterin- und Triglyzeridspiegel empfehlen sich regelmäßige Blutuntersuchungen.

Unter Tamoxifen-Wirkung kann es zu einem abnorm hohen Kalziumspiegel im Blut kommen. Mögliche Symptome sind Muskelschmerzen und -schwäche, Appetitlosigkeit und in schweren Fällen Niereninsuffizienz. Bei Auftreten eines dieser Symptome ist der Arzt schnellstmöglich zu informieren.

Da es gelegentlich unter Tamoxifen-Wirkung zu einer Verringerung der weißen Blutzellen oder Blutplättchen kommt, sind regelmäßige Blutbilduntersuchungen erforderlich.

Mögliche Wechselwirkungen mit Nahrungsmitteln und anderen Arzneimitteln

Wird Tamoxifen mit bestimmten anderen Arzneimitteln zusammen eingenommen, kann die Wirkung wechselseitig verstärkt, vermindert oder in sonstiger Weise verändert werden. Halten Sie deshalb unbedingt mit Ihrem Arzt Rücksprache, bevor Sie Tamoxifen mit einem der nachfolgend aufgeführten Mittel bzw. Substanzgruppen kombinieren:

- Blutgerinnungshemmer wie Warfarin (z.B. Coumadin)
- Bromocriptin (z.B. Pravidel)
- Phenobarbital (z.B. Lepinal, Luminaletten)

Besondere Hinweise für Schwangerschaft und Stillzeit

Da Tamoxifen Fruchtschäden verursachen kann, ist während der Therapie eine Schwangerschaft unbedingt zu vermeiden. Tamoxifen ist ein sogenanntes Antiöstrogen, das die Östrogenwirkung vermindert. Aus diesem Grund kommt eine hormonelle Form der Empfängnisverhütung nicht in Frage, sondern es sollte eine Barrieremethode gewählt werden. Stellt sich während der Tamoxifen-Therapie ungewollt eine Schwangerschaft ein, sind die weiteren Schritte unverzüglich mit dem Arzt zu besprechen.

Da Tamoxifen in die Muttermilch übertritt und sich schädlich auf den Säugling auswirken kann, sollte bis zum Ende der Therapie auf Stillen verzichtet werden.

Überdosierung

Jede Überdosierung von Medikamenten kann ernsthafte Folgen haben. Bei Verdacht auf eine Überdosierung sollte unverzüglich ein Arzt zu Rate gezogen werden.

Symptome einer Tamoxifen-Überdosierung
- Muskelzittern
- Schwankender Gang
- Schwindelgefühl
- Übersteigerte Reflexe

Testosteron

Präparat z. B.: Testoviron

Wann dieses Mittel verschrieben wird

Testosteron, ein synthetisches männliches Sexualhormon, wird verabreicht, um die Entwicklung und/oder Erhaltung männlicher Geschlechtsmerkmale bei Jungen und Männern, die dieses Hormon selbst nicht in ausreichender Menge produzieren können, zu fördern. Ein relativ kurzer Behandlungszyklus mit Testosteron wird manchmal bei Jungen mit verzögerter Pubertät zur Stimulation eingesetzt. Testosteron kann auch Frauen mit bestimmten fortgeschrittenen und inoperablen Formen von Brustkrebs verordnet werden.

Die wichtigsten Fakten zu diesem Arzneimittel

Wegen möglicher schwerer gesundheitlicher Nebenwirkungen wird Testosteron nicht zur Behandlung von Sportlern empfohlen, die ihre Ausdauer und/oder Leistung verbessern wollen.

Anwendungshinweise

Wechseln Sie ohne vorherige Rücksprache mit dem Arzt nicht das Präparat. Die vorgeschriebenen Dosierungsanweisungen sind strikt einzuhalten.

Bei Auslassen einer Dosis ...
Holen Sie die Einnahme schnellstmöglich nach. Denken Sie jedoch erst am Folgetag an die Einnahme, überspringen Sie die vergessene Dosis und machen mit dem regulären Therapieplan weiter. Nehmen Sie nie zwei Dosen auf einmal.

Nehmen Sie zwei oder mehr Dosierungen täglich, holen Sie die vergessene Dosis schnellstmöglich ein. Ist jedoch fast schon wieder Zeit für die nächste Dosis, überspringen Sie die vergessene und machen mit dem regulären Therapieplan weiter. Nehmen Sie nie zwei Dosen auf einmal.

Lagerungshinweise
Vor Hitze, Licht und Feuchtigkeit geschützt aufbewahren.

Welche Nebenwirkungen auftreten können

Die Nebenwirkungen sind nicht vorhersehbar. Treten Nebenwirkungen auf oder ändern sich bestehende in ihrer Intensität, ist der Arzt schnellstmöglich zu informieren. Nur er kann beurteilen, ob die Therapie mit Testosteron bedenkenlos fortgeführt werden kann.

Bei Männern können als mögliche Nebenwirkungen Brustdrüsenvergrößerung, lästige, häufige und persistierende Erektionen und (bei hoher Dosierung) eine Abnahme der Spermienzahl auftreten.

Bei Frauen zählen zu den möglichen Nebenwirkungen Unregelmäßigkeiten oder Ausbleiben der Periodenblutung, tiefe Stimme und Vergrößerung der Klitoris.

Bei älteren Männern besteht die Gefahr einer Prostatavergrößerung oder von Prostatakrebs.

Sonstige mögliche Nebenwirkungen
Akne, allergische Reaktionen, Angstzustände, Aufgedunsensein, Depressionen, Gelbsucht, Haarausfall vom männlichen Typ, Hautbrennen oder -kribbeln, Juckreiz, Kopfschmerzen, Übelkeit, Veränderungen (verstärkte oder verminderte) Libido, vermehrte Körperbehaarung.

Wann das Mittel nicht verschrieben werden sollte

Bekannte Überempfindlichkeits- oder allergische Reaktionen auf synthetisch hergestellte männliche Geschlechtshormone gelten als Kontraindikation.

Männer mit Brust- oder Prostatakrebs sollten Testosteron nicht einnehmen.

Während der Schwangerschaft sollte Testosteron wegen der Gefahr einer Vermännlichung der weiblichen Feten nicht genommen werden.

Spezielle Warnhinweise

Wird Testosteron beim Kind angewandt, ist äußerste Vorsicht angezeigt. Wird das Mittel bei einem Jungen, der noch nicht in der Pubertät ist, über einen zu langen Zeitraum eingesetzt, kann es zu einer vorzeitigen Beendigung des Knochenwachstums kommen, so daß ein normales Größenwachstum nicht erreicht wird. Aus Sicherheitsgründen sollte daher bei jedem Jungen, der mit Testosteron behandelt wird, zur Kontrolle des Knochenwachstums alle sechs Monate eine Röntgenuntersuchung von Hand und Handgelenk durchgeführt werden.

Frauen, die Testosteron einnehmen, sollten auf Anzeichen einer Virilisierung (Vermännlichung) achten: Hierzu zählen Akne, tiefe Stimme, vergrößerte Klitoris, verstärkte Körperbehaarung und unregelmäßige Menstruationszyklen. Wird das Medikament nicht sofort abgesetzt, solange derartige Veränderungen noch mild sind, kann die Vermännlichung auf Dauer bestehenbleiben.

Treten beim erwachsenen Mann unter Testosteron-Wirkung zu häufige oder persistierende Erektionen auf, ist der Arzt sofort zu informieren.

Treten bei der erwachsenen Frau Heiserkeit, Akne oder Veränderungen des Menstruationszyklus auf, ist der Arzt sofort zu informieren.

Bei bestehender Herz-, Nieren- oder Lebererkrankung besteht die Gefahr vermehrter Flüssigkeitsansammlung im Körper und kongestiver Herzinsuffizienz.

Mögliche Wechselwirkungen mit Nahrungsmitteln und anderen Arzneimitteln

Wird Testosteron mit bestimmten anderen Arzneimitteln zusammen eingenommen, kann die Wirkung wechselseitig verstärkt, vermindert oder in sonstiger Weise verändert werden. Halten Sie deshalb unbedingt mit Ihrem Arzt Rücksprache, bevor Sie Testosteron mit einem der nachfolgend aufgeführten Mittel bzw. Substanzgruppen kombinieren:

- Blutgerinnungshemmer wie Cumarine (z. B. Marcumar)
- Insulin
- Oxyphenbutazon (z. B. Phlogont)

Bei diesen Medikamenten kann unter Testosterontherapie eine Verminderung der Dosis nötig werden.

Besondere Hinweise für Schwangerschaft und Stillzeit

Sind Sie schwanger oder wollen Sie es werden, setzen Sie Ihren Arzt unverzüglich davon in Kenntnis. Beim weiblichen Fetus kann das Medikament bestimmte Störungen der Geschlechtsentwicklung verursachen: Vergrößerung der Klitoris, Bildung eines Pseudohoden sowie Mißbildungen der Scheide. Die Gefahr für diese Störungen ist besonders hoch, wenn Testosteron in den ersten drei Schwangerschaftsmonaten eingenommen wird. Es ist nicht bekannt, ob und in welchem Umfang Testosteron in die Muttermilch übertritt. Mögliche Auswirkungen auf das gestillte Kind sind deshalb unbekannt und die Anwendung von Testosteron während der Stillzeit kontraindiziert.

Überdosierung

Liegen auch keine speziellen Informationen über die Wirkung einer Testosteron-Überdosierung vor, so kann doch grundsätzlich jede Überdosierung von Medikamenten ernsthafte Folgen haben. Bei Verdacht auf eine Überdosierung mit Testosteron sollte unverzüglich ein Arzt zu Rate gezogen werden. Achten Sie besonders auf Übelkeit, Schwellungen und Ödeme.

Thioridazin

Präparate z. B.: Melleril, Melleretten

Wann dieses Mittel verschrieben wird

Thioridazin wird zur Linderung der Symptome psychotischer Störungen wie Schizophrenie sowie zur Behandlung von Depression und Angst beim Erwachsenen eingesetzt. Behandelt werden damit außerdem Erregungs- und Spannungszustände, Phobien, Schlafstörungen, Depression sowie Angst beim älteren Menschen, außerdem verschiedene Verhaltensstörungen beim Kind.

Die wichtigsten Fakten zu diesem Arzneimittel

Thioridazin kann Spätdyskinesien – eine Störung, die durch unwillkürliche Muskelspasmen sowie -zucken von Gesicht und Körper gekennzeichnet ist – verursachen. Diese Störung kann dauerhafter Natur sein und kommt am häufigsten bei älteren Menschen, vor allem bei Frauen, vor. Lassen Sie sich von Ihrem Arzt über diese mögliche Nebenwirkung informieren.

Anwendungshinweise

Thioridazin in Form von Tropfen kann mit Wasser oder Fruchtsaft verdünnt eingenommen werden.

Bei Auslassen einer Dosis …
Nehmen Sie nur eine Dosis am Tag und vergessen diese, holen Sie die Einnahme schnellstmöglich im Tagesverlauf nach. Denken Sie jedoch erst am nächsten Tag an die Einnahme, überspringen Sie die vergessene Dosis und machen mit dem regulären Therapieplan weiter.

Nehmen Sie Thioridazin mehrmals am Tag ein, können Sie die Einnahme innerhalb von einer Stunde nachholen. Denken Sie erst später daran, überspringen Sie die vergessene Dosis und machen mit dem regulären Therapieplan weiter.

Nehmen Sie nie zwei Dosen auf einmal ein.

Lagerungshinweise
Bei Zimmertemperatur dicht verschlossen in der Originalverpackung aufbewahren.

Welche Nebenwirkungen auftreten können

Treten Nebenwirkungen auf oder ändern sich bestehende in ihrer Intensität, ist der Arzt schnellstmöglich zu informieren. Nur er kann beurteilen, ob die Therapie mit Thioridazin bedenkenlos fortgeführt werden kann.

Mögliche Nebenwirkungen
Abnorme und exzessive Milchsekretion, Agitiertheit, Anschwellen der Brüste, Appetitlosigkeit, Asthma, Aufblasen der Backen, Benommenheit, Blässe, Blutarmut, Blutdruckschwankungen, Darmverschluß, Drüsenschwellungen, Durchfall, Erbrechen, Ejakulationsstörungen, Entwicklung von Brüsten beim Mann, Erregungszustand, Fieber, Flüssigkeitsansammlung und Ödembildung, Gelbfärbung von Augen und Haut, Gewichtszunahme, Harninkontinenz, Hautpigmentierung und -ausschlag, Hautröte, beschleunigter Herzschlag, Hervorquellen der Zunge, Herzrhythmusstörungen, Hyperaktivität, Kaubewegungen, Kieferspasmen, Körperspasmen, Kopfschmerzen, Lichtempfindlichkeit, Lippenschürzen, Mundtrockenheit, schmerzhafte Muskelspasmen, Muskelstarre, Muskelzittern, Muskelunbeweglichkeit, psychische Veränderungen, psychotische Reaktionen, Rollen der Augäpfel, Schleiersehen, Schwellungen im Hals, Schwitzen, seltsame Träume, starres und maskenartiges Gesicht, stecknadelgroße Pupillen, Steifigkeit, Trägheit, unregelmäßige oder Ausbleiben der Menstruation, Übelkeit, unregelmäßiger Puls, Unruhezustände, unwillkürliche Bewegungen, Veränderungen der Libido, verstopfte Nase, Verstopfung, Verwirrtheitszustände (vor allem nachts).

Wann das Mittel nicht verschrieben werden sollte

Thioridazin darf nie mit hohen Dosen zentraldämpfend wirkender Mittel wie Alkohol, Barbituraten oder Narkotika eingenommen werden. Herzerkrankungen, die mit starkem Bluthochdruck oder zu niedrigem Blutdruck einhergehen, gelten als Kontraindikation.

Spezielle Warnhinweise

Da unter Thioridazin-Therapie die Wachsamkeit und das Reaktionsvermögen beeinträchtigt sein können, muß vom Führen eines Fahrzeugs, Bedienen gefährlicher Maschinen oder von der Durchführung gefährlicher, die volle geistige Aufmerksamkeit erfordernde Arbeiten so lange abgesehen werden, bis die individuelle Wirkung des Mittels bekannt ist.

Bei einer Vorgeschichte mit Brustkrebs ist der Arzt davon in Kenntnis zu setzen.

Thioridazin kann beim Schwangerschaftstest zu falsch-positiven Ergebnissen führen.

Mögliche Wechselwirkungen mit Nahrungsmitteln und anderen Arzneimitteln

Wird Thioridazin mit bestimmten anderen Arzneimitteln zusammen eingenommen, kann die Wirkung wechselseitig verstärkt, vermindert oder in sonstiger Weise verändert werden. Halten Sie deshalb unbedingt mit Ihrem Arzt Rücksprache, bevor Sie Thioridazin mit einem der nachfolgend aufgeführten Mittel bzw. Substanzgruppen kombinieren:

- Pindolol (z. B. Visken)
- Propranolol (z. B. Obsidan, Dociton)

Wird Thioridazin mit Alkohol oder zentraldämpfenden Pharmaka wie narkotischen Schmerzmitteln und Schlafmitteln kombiniert eingenommen, kann es zu extremer Benommenheit und anderen potentiell ernsthaften Nebenwirkungen kommen.

Besondere Hinweise für Schwangerschaft und Stillzeit

In der Schwangerschaft sollte Thioridazin nur bei zwingender Indikationsstellung eingesetzt werden. Sind Sie schwanger oder wollen Sie es werden, setzen Sie Ihren Arzt unverzüglich davon in Kenntnis.

Überdosierung

Jede Überdosierung von Medikamenten kann ernsthafte Folgen haben. Eine Überdosierung von Thioridazin kann lebensgefährliche Folgen haben. Bei Verdacht auf eine Überdosierung sollte unverzüglich ein Arzt zu Rate gezogen werden.

Symptome einer Thioridazin-Überdosierung

- Agitiertheit
- Extreme Benommenheit
- Extrem niedriger Blutdruck
- Darmverschluß
- Fieber
- Herzrhythmusstörungen
- Koma
- Mundtrockenheit
- Schüttelkrämpfe
- Unruhezustände

Tioconazol

(in vaginalen Darreichungsformen)
Präparat z. B.: Mykontral

Wann dieses Mittel verschrieben wird

Das Antimykotikum Tioconazol in den vaginalen Darreichungsformen – als Vaginaltablette, -creme und -salbe – wird zur Behandlung von Pilzerkrankungen der Vagina und Vulva eingesetzt.

Vor Einleitung der Therapie sollte ein Abstrich entnommen und ein Erregernachweis geführt werden, um andere Erkrankungen auszuschließen.

Die wichtigsten Fakten zu diesem Arzneimittel

Klingt die Infektion nicht ab, informieren Sie Ihren Arzt, der dann wahrscheinlich weitere Untersuchungen anordnen wird.

Anwendungshinweise

Die vorgeschriebenen Dosierungs- und Anwendungshinweise sind strikt zu befolgen.

Bei Auslassen einer Dosis ...
Tioconazol in den vaginalen Darreichungsformen Salbe, Creme oder Tabletten wird nur einmal täglich angewandt.

Lagerungshinweise
Bei Zimmertemperatur und vor Temperaturen unter dem Gefrierpunkt geschützt aufbewahren.

Welche Nebenwirkungen auftreten können

Die Nebenwirkungen sind nicht vorhersehbar. Treten Nebenwirkungen auf oder ändern sich bestehende in ihrer Intensität, ist der Arzt schnellstmöglich zu informieren.

Häufige Nebenwirkungen

- Brennen
- Juckreiz

Seltene Nebenwirkungen
Anschwellen der Vulva, Ausfluß, Brennen, Hautreizungen, häufiges nächtliches Harnlassen, Schmerzen beim Geschlechtsverkehr, Schmerzen in der Vagina, trockene Vagina.

Wann das Mittel nicht verschrieben werden sollte

Bekannte Überempfindlichkeits- oder allergische Reaktionen auf Tioconazol gelten als Kontraindikation. Alle Arzneimittelreaktionen sind dem Arzt mitzuteilen.

Spezielle Warnhinweise

Bei Diabetikern ist im Einzelfall vom Arzt abzuklären, ob die Anwendung von Tioconazol unbedenklich ist.

Kondome und Diaphragmen dürfen frühestens 72 Stunden nach Absetzen der Tioconazol-Therapie eingesetzt werden, da die Salbenbasis Gummi- oder Latexprodukte angreifen kann.

Um weiteren Infektionen vorzubeugen, empfiehlt es sich, in Zukunft Baumwollunterwäsche und Strumpfhosen mit Baumwollzwickel anstelle von synthetischen Materialien zu tragen.

Die Wirksamkeit und Unbedenklichkeit dieses Arzneimittels für Kinder ist noch nicht erwiesen.

Mögliche Wechselwirkungen mit Nahrungsmitteln und anderen Arzneimitteln

Sind nicht bekannt.

Besondere Hinweise für Schwangerschaft und Stillzeit

Die Wirkung von Tioconazol in seinen vaginalen Darreichungsformen auf die Schwangerschaft und das ungeborene Kind ist noch nicht ausreichend untersucht. Sind Sie schwanger oder wollen Sie es werden, setzen Sie Ihren Arzt unverzüglich davon in Kenntnis. Es ist nicht bekannt, ob und in welchem Umfang Tioconazol in die Muttermilch übertritt. Mögliche Auswirkungen auf das gestillte Kind sind deshalb unbekannt, und die Anwendung von Tioconazol während der Stillzeit kontraindiziert.

Überdosierung

Ist auch eine Überdosierung mit Tioconazol sehr unwahrscheinlich, so kann doch grundsätzlich jede Überdosierung von Medikamenten ernsthafte Folgen haben. Bei Verdacht auf eine Überdosierung sollte unverzüglich ein Arzt zu Rate gezogen werden.

Trazodon

Präparat z. B.: Thombran

Wann dieses Mittel verschrieben wird

Trazodon wird zur Behandlung von Depressionen, bei denen Angst, Unruhe, Spannungszustände und Schlafstörungen im Vordergrund stehen, sowie bei somatisierten Depressionen und Altersdepressionen eingesetzt.

Die wichtigsten Fakten zu diesem Arzneimittel

Gelegentlich wurde beim Mann unter der Therapie mit Trazodon Priapismus, anhaltende und schmerzhafte Erektionen, beobachtet, die ein sofortiges Absetzen des Mittels erforderlich machen.

Anwendungshinweise

Nehmen Sie Trazodon direkt nach dem Essen oder nach einer leichten Zwischenmahlzeit ein. Bei der Einnahme auf nüchternen Magen kommt es häufiger zu Schwindelgefühlen und Benommenheit.

Die vorgeschriebenen Dosierungsanweisungen sind strikt einzuhalten. Es kann bis zu vier Wochen dauern, bis sich eine erste Besserung einstellt.

Gegen die gelegentlich durch Trazodon verursachte Mundtrockenheit hilft oft schon, ein Bonbon zu lutschen, ein Kaugummi zu kauen oder Eisstückchen im Mund zergehen zu lassen.

Bei Auslassen einer Dosis …
Holen Sie die Einnahme schnellstmöglich nach. Dauert es keine vier Stunden mehr bis zur nächsten regulären Dosis, überspringen Sie die vergessene und machen mit dem regulären Therapieplan weiter. Nehmen Sie nie zwei Dosen auf einmal.

Lagerungshinweise
Bei Zimmertemperatur, dicht verschlossen und vor Licht und extremer Hitze geschützt aufbewahren.

Welche Nebenwirkungen auftreten können

Die Nebenwirkungen sind nicht vorhersehbar. Treten Nebenwirkungen auf oder ändern sich bestehende in ihrer Intensität, ist der Arzt schnellstmöglich zu informieren. Nur er kann beurteilen, ob die Therapie mit Trazodon bedenkenlos fortgeführt werden kann.

Häufige Nebenwirkungen
Alpträume oder lebhafte Träume, allergische Hautreaktionen, Appetitlosigkeit, Benommenheit, beschleunigter Herzschlag, Blutdruckabfall, Durchfall, Einschlaf- oder Durchschlafstörungen, Erbrechen, Erregtheit, Flüssigkeitsretention und Ödembildung, Gewichtszunahme oder -verlust, Kopfschmerzen, Magen-Darm-Beschwerden, kurze Bewußtlosigkeit, Müdigkeit, Mundtrockenheit, Muskel- und Gliederschmerzen, Muskelzittern, Nervosität,

plötzlich auftretende Kraftlosigkeit oder Ohnmacht, Schleiersehen, schneller, flatternder Herzschlag, Schwindelgefühl, Übelkeit, unkoordinierte Bewegungen, Verlegung von Nase oder Nebenhöhlen, Verstopfung, Verwirrtheitszustände, Wut oder Feindseligkeit.

Gelegentliche oder seltene Nebenwirkungen
Abnehmende Libido, allergische Reaktionen, allgemeines Krankheitsgefühl, Blähungen, Blutarmut, Blutdruckanstieg, Blut im Urin, Brustschmerzen, Desorientiertheit, Ejakulationsstörungen, frühe Menstruation, Gedächtnisstörungen, Halluzinationen oder Wahnideen, Impotenz, Konzentrationsstörungen, schlechter Geschmack im Mund, Schwere- oder Völlegefühl im Kopf, vermehrte Speichelbildung, Sprachstörungen, verzögerte Blasenentleerung.

Wann das Mittel nicht verschrieben werden sollte

Bekannte Überempfindlichkeits- oder allergische Reaktionen auf Trazodon oder ähnliche Medikamente gelten als Kontraindikation. Alle Arzneimittelreaktionen sind dem Arzt mitzuteilen.

Spezielle Warnhinweise

Trazodon kann Benommenheit und Schwindel verursachen und die Fahrtauglichkeit sowie die Fähigkeit zum Bedienen gefährlicher Maschinen beeinträchtigen. Bestehen Zweifel an der eigenen Reaktionsfähigkeit, ist bei allen, die volle geistige Aufmerksamkeit erfordernden Tätigkeiten Vorsicht angeraten.

Vor zahnmedizinischen Behandlungen muß der behandelnde Arzt über die Einnahme von Trazodon unterrichtet werden. Vor einer geplanten Operation muß das Mittel abgesetzt werden.

Da Trazodon Herzrhythmusstörungen verursachen kann, ist bei Patienten mit Herzerkrankungen besondere Vorsicht geboten.

Mögliche Wechselwirkungen mit Nahrungsmitteln und anderen Arzneimitteln

Trazodon kann die Wirkung von Alkohol verstärken, während der Therapie sollte deshalb auf Alkohol verzichtet werden.

Wird Trazodon mit bestimmten anderen Arzneimitteln zusammen eingenommen, kann die Wirkung wechselseitig verstärkt, vermindert oder in sonstiger Weise verändert werden. Halten Sie deshalb unbedingt mit Ihrem Arzt Rücksprache, bevor Sie Trazodon mit einem der nachfolgend aufgeführten Mittel bzw. mit einem Präparat aus diesen Substanzgruppen kombinieren:

- Antidepressiva wie Fluoxetin (z. B. Fluctin) und Desipramin (z. B. Pertylyl, Pertofran)
- Bluthochdruckmittel wie Clonidin (z. B. Catapresan)
- Chlorpromazin (z. B. Propaphenin)
- Digoxin (z. B. Dilanacin, Lanicor)
- MAO-Hemmer (z. B. Aurorix)
- Phenytoin (z. B. Zentropil)
- Zentraldämpfend wirkende Mittel wie Pethidin (z. B. Dolantin) und Triazolam (z. B. Halcion)

Besondere Hinweise für Schwangerschaft und Stillzeit

Die Wirkung von Trazodon auf die Schwangerschaft und das ungeborene Kind ist noch nicht ausreichend untersucht. Sind Sie schwanger oder wollen Sie es werden, während Sie Trazodon einnehmen, setzen Sie Ihren Arzt unverzüglich davon in Kenntnis. Da Trazodon in die Muttermilch übertreten kann, kann es sich auf das gestillte Kind auswirken. Kann auf das Mittel nicht verzichtet werden, ist bis Therapieende vom Stillen abzusehen.

Überdosierung

Jede Überdosierung von Medikamenten kann ernsthafte Folgen haben. Bei Verdacht auf eine Überdosierung sollte unverzüglich ein Arzt zu Rate gezogen werden.

Symptome einer Trazodon-Überdosierung
- Anhaltende und schmerzhafte Erektion
- Atemversagen
- Benommenheit
- Erbrechen
- Herzrhythmusstörungen
- Krampfanfälle

Tretinoin

Präparate z. B.: Epi-Aberel, Cordes VAS, Eudyna

Wann dieses Mittel verschrieben wird

Tretinoin wird zur Behandlung der *Akne vulgaris* (einer vornehmlich in der Pubertät oder bei jungen Erwachsenen auftretenden entzündlichen Hauterkrankung) verschrieben.

Die wichtigsten Fakten zu diesem Arzneimittel

Während der Tretinoin-Therapie ist eine Exposition mit UV-Strahlen weitestgehend zu vermeiden. Nach einem Sonnenbrand darf das Mittel erst nach völliger Wiederherstellung eingesetzt werden. Läßt sich eine Sonnenlichtexposition nicht umgehen, sollten die behandelten Hautareale mit Sonnenschutzmitteln oder Kleidungsstücken geschützt werden. Auch sollte die Haut unter Tretinoin-Therapie vor extremen Witterungsbedingungen wie starkem Wind und Kälte geschützt werden.

Anwendungshinweise

Tretinoin-Gel oder -Creme wird einmal täglich zur Schlafenszeit auf die mit Akne befallenen Hautareale deckend aufgetragen.

Unter Tretinoin-Therapie dürfen Kosmetika benutzt werden. Allerdings ist sorgsam darauf zu achten, daß die zu behandelnden Bereiche vor der Anwendung gründlich gesäubert werden.

Bei Auslassen einer Dosis ...
Nehmen Sie am nächsten Tag den regulären Therapieplan wieder auf.

Lagerungshinweise
Bei normaler Zimmertemperatur dicht verschlossen lagern. Vor extremer Hitze schützen.

Welche Nebenwirkungen auftreten können

Bei empfindlicher Haut kann Tretinoin eine starke Rötung, Schwellung, Bläschen- oder Krustenbildung der Haut verursachen. In diesem Fall ist der Arzt zu informieren, der das Mittel eventuell absetzt, bis diese Hautveränderungen wieder abgeklungen sind, oder eine Dosisanpassung vornimmt.

Unter wiederholter Tretinoin-Anwendung kann es vorübergehend zur ungewöhnlichen Dunkelfärbung oder Hypopigmentierung der Haut kommen.

Wann das Mittel nicht verschrieben werden sollte

Bekannte Überempfindlichkeits- oder allergische Reaktionen auf Inhaltsstoffe dieses Mittels gelten als Kontraindikation. Alle Arzneimittelreaktionen sind dem Arzt mitzuteilen.

Die Sicherheit und Wirksamkeit der Langzeitanwendung von Tretinoin zur Behandlung anderer Störungen als der Akne ist nicht erwiesen.

Spezielle Warnhinweise

Kontakt mit Augen-, Nasen-, Mund- und anderen Schleimhäute meiden.

Tritt an den Anwendungsstellen eine abnorme Hautrötung oder -schälung auf, ist der Arzt zu informieren. Möglicherweise darf das Mittel nicht mehr so häufig angewendet werden oder muß vorübergehend oder ganz abgesetzt werden.

Liegen Ekzeme vor (Hautentzündung mit Juckreiz und kleinen nässenden Bläschen, die später verkrusten), ist das Mittel mit äußerster Vorsicht anzuwenden, da es starke Hautreizungen verursachen kann.

Bei Auftreten einer Überempfindlichkeits- oder chemischen Reaktion ist der Arzt zu informieren, da das Mittel eventuell abgesetzt werden muß.

Tretinoin kann beim Auftragen ein kurzes Wärmegefühl oder leichtes Stechen verursachen.

Während der ersten Behandlungswochen kann durch die Wirkung des Medikaments auf tiefe, bislang unerkannt gebliebene Entzündungsbereiche eine Erstverschlimmerung der Akne auftreten. Dies ist kein Grund, das Mittel abzusetzen. Der Arzt ist jedoch von dieser Reaktion zu unterrichten.

Tretinoin-Gel ist entflammbar und deshalb vor starker Hitzeeinwirkung und offenem Feuer geschützt aufzubewahren.

Während der Behandlung mit Tretinoin-haltigen Mitteln sollte für einen sicheren Empfängnisschutz gesorgt werden.

Mögliche Wechselwirkungen mit Nahrungsmitteln und anderen Arzneimitteln

Wird Tretinoin mit bestimmten anderen Arzneimitteln zusammen eingenommen, kann die Wirkung wechselseitig verstärkt, vermindert oder in sonstiger Weise verändert werden. Halten Sie deshalb unbedingt mit Ihrem Arzt Rücksprache, bevor Sie Tretinoin mit einem der nachfolgend aufgeführten Mittel bzw. Substanzgruppen kombinieren:

- Resorcin (ein Mittel, das in Salben, Pasten etc. zur Behandlung von Akne eingesetzt wird und einen Schäleffekt hat)
- Salicylsäure (ein Mittel, das Bakterien und Pilze abtötet und einen Schäleffekt auf die Haut hat)
- Schwefelhaltige Mittel (Salben oder andere Zubereitungen, die zur Behandlung von Hautkrankheiten und -infektionen eingesetzt werden)

Vorsicht bei Kombination von Tretinoin mit anderen äußerlich angewendeten Medikamenten, medizinisch oder schleifend wirkenden Seifen und Hautreinigungsmitteln, die Haut stark austrocknenden Seifen und Kosmetika und Produkten mit hohem Gehalt an Alkohol und Adstringenzien.

Besondere Hinweise für Schwangerschaft und Stillzeit

Selbst bei äußerlicher Anwendung wird Tretinoin in den Körper aufgenommen. Je länger das Mittel angewandt wird, desto mehr wird aufgenommen. Da sich mit der Anwendung von Tretinoin ein erhebliches Fehlbildungsrisiko für das ungeborene Kind verbindet, dürfen Tretinoin-haltige Mittel während der Schwangerschaft keinesfalls angewandt werden. Das gleiche gilt für die Anwendung während der Stillzeit.

Überdosierung

Durch häufigeres Auftragen von Tretinoin oder Auftragen größerer Mengen werden keine schnelleren oder besseren Resultate erzielt. Möglich ist dadurch vielmehr eine Hautrötung und -schälung sowie -reizung.

Trimethoprim/Sulfamethoxazol

Präparate z. B.: Cotrim-ratiopharm, Kepinol, Bactoreduct, cotrim forte von ct

Wann dieses Mittel verschrieben wird

Trimethoprim/Sulfamethoxazol, ein antibakteriell wirksames Kombinationspräparat, wird zur Behandlung folgender Erkrankungen eingesetzt: Harnwegsinfektionen, schwere Mittelohrentzündungen bei Kindern, sich verschlimmernde, langandauernde oder häufig rezidivierende Bronchitis bei Erwachsenen, schwere bakterielle Darmentzündungen, Lungenentzündung bei Patienten mit verminderter Infektabwehr (*Pneumocystis-carinii*-Pneumonie) und Reisediarrhoe bei Erwachsenen.

Die wichtigsten Fakten zu diesem Arzneimittel

Sulfamethoxazol, einer der Bestandteile dieses Kombinationspräparats, gehört zur Gruppe der sogenannten Sulfonamide, die das Wachstum von Bakterien im Körper hemmen. Seltene, aber gelegentlich lebensbedrohliche Reaktionen sind beim Einsatz von Sulfonamiden aufgetreten. Zu diesen Reaktionen zählen das Stevens-Johnson-Syndrom (schwere Hautausschläge um den Mund, den After oder die Augen), eine schnell fortschreitende Ablösung der äußeren Hautschicht, akute und schwere Leberschäden, schwere Bluterkrankungen (Agranulozytose) und ein Mangel an roten und weißen Blutkörperchen durch eine Beeinträchtigung des Knochenmarks.

Beim ersten Anzeichen einer unerwünschten Wirkung wie Hautausschlag, Halsschmerzen, Fieber, Gelenkschmerzen, Husten, Kurzatmigkeit, ungewöhnliche Hautblässe, rötliche oder violette Hautflecken oder einer Gelbfärbung von Haut oder Augen ist der Arzt zu informieren.

Unter Sulfonamid-Therapie empfehlen sich regelmäßige Blutuntersuchungen.

Anwendungshinweise

Das Medikament sollte mit viel Flüssigkeit eingenommen werden, um Ablagerungen im Urin und Harnsteinbildung zu verhindern.

Die beste Wirksamkeit wird mit einem gleichbleibend hohen Wirkstoffspiegel erreicht. Am besten werden hierzu die Einzeldosen in gleichmäßigen Abständen rund um die Uhr verteilt. Die vorgeschriebenen Dosierungsanweisungen sind strikt einzuhalten.

Bei Auslassen einer Dosis ...
Holen Sie die Einnahme schnellstmöglich nach. Ist jedoch fast schon wieder Zeit für die nächste Dosis, überspringen Sie die vergessene und machen mit dem regulären Therapieplan weiter. Nehmen Sie nie zwei Dosen auf einmal.

Lagerungshinweise
Die Tabletten und die Lösung bei Zimmertemperatur und vor Licht geschützt aufbewahren. Die Tabletten vor Feuchtigkeit und die Lösung vor Temperaturen unter dem Gefrierpunkt geschützt aufbewahren.

Welche Nebenwirkungen auftreten können

Die Nebenwirkungen sind nicht vorhersehbar. Treten Nebenwirkungen auf oder ändern sich bestehende in ihrer Intensität, ist der Arzt schnellstmöglich zu informieren. Nur er kann beurteilen, ob die Therapie mit Trimethoprim/Sulfamethoxazol fortgeführt werden kann.

Häufige Nebenwirkungen
- Appetitlosigkeit oder Appetitverlust
- Erbrechen
- Hautausschlag
- Nesselsucht
- Übelkeit

Gelegentliche oder seltene Nebenwirkungen
Allergische Reaktionen, Appetitverlust, Augenreizungen, Bauchschmerzen, Blutarmut, Depressionen, Durchfall, Einschlaf- oder Durchschlafstörungen, Entzündungen von Mund und/oder Zunge, Fieber, Gelbfärbung von Augen und Haut, Gelenkschmerzen, Halluzinationen, Harnverhalten, Hautabschälungen, Hautausschlag, Hautschuppung aufgrund von Entzündungen, Herzmuskelentzündung, Juckreiz, Kopfschmerzen, Leberentzündung, Lichtempfindlichkeit, Meningitis (Hirnhautentzündung), Müdigkeit, Muskelkoordinationsstörungen, Muskelschmerzen, niedrige Blutzuckerwerte, Niereninsuffizienz, Nervosität, Ohrensausen, Röte, Schüttelfrost, Schüttelkrämpfe, Schwäche, Schwellungen, Schwindel, Übelkeit, verstärkter Harndrang, Zungenrötung und -schwellung.

Wann das Mittel nicht verschrieben werden sollte

Bekannte Überempfindlichkeits- oder allergische Reaktionen auf Trimethoprim, Sulfamethoxazol oder andere Sulfonamid-haltige Medikamente gelten als Kontraindikation. Alle Arzneimittelreaktionen sind dem Arzt mitzuteilen.

Bei Vorliegen einer Megaloblastenanämie, einer Bluterkrankung aufgrund eines Folsäuremangels, darf das Mittel nur auf ausdrückliche ärztliche Anweisung genommen werden.

Kindern unter zwei Monaten sollte dieses Medikament nicht verschrieben werden.

Trimethoprim/Sulfamethoxazol wird nicht zur vorbeugenden oder Langzeitbehandlung von Mittelohrentzündungen empfohlen und sollte nicht zur Therapie einer Streptokokkenpharyngitis (einer durch Streptokokken ausgelösten Rachenentzündung) eingesetzt werden.

Spezielle Warnhinweise

Bei folgenden Störungen bzw. Zuständen, über die der behandelnde Arzt informiert sein muß, ist besondere Vorsicht angeraten: Nieren- oder

Leberfunktionsstörungen, Folsäuremangel, Alkoholsucht, gleichzeitige Antiepileptikabehandlung, Malabsorptionssyndrom (eine gestörte Nährstoffabsorption im Darm), Mangel- bzw. Fehlernährung, schwere Allergien oder *Asthma bronchiale*.

Bei Patienten, die an dem erworbenen Immunschwächesyndrom Aids leiden und wegen einer *Pneumocystis-carinii*-Pneumonie behandelt werden, ist meist mit mehr Nebenwirkungen zu rechnen.

Mögliche Wechselwirkungen mit Nahrungsmitteln und anderen Arzneimitteln

Wird Trimethoprim/Sulfamethoxazol mit bestimmten anderen Arzneimitteln zusammen eingenommen, kann die Wirkung wechselseitig verstärkt, vermindert oder in sonstiger Weise verändert werden. Halten Sie deshalb unbedingt mit Ihrem Arzt Rücksprache, bevor Sie Trimethoprim/Sulfamethoxazol mit einem der nachfolgend aufgeführten Mittel bzw. Substanzgruppen kombinieren:

- Amantadin (z. B. PK-Merz)
- Blutgerinnungshemmer wie Cumarine (z. B. Marcumar)
- Diuretika (bei älteren Patienten)
- Methotrexat (z. B. Methotrexat Lederle)
- Orale Antidiabetika (z. B. Euglucon)
- Spasmolytika (krampflösende Mittel)

Besondere Hinweise für Schwangerschaft und Stillzeit

Die Wirkung von Trimethoprim/Sulfamethoxazol auf Schwangerschaft und ungeborenes Kind ist noch nicht ausreichend untersucht. Sind Sie schwanger oder wollen Sie es werden, setzen Sie Ihren Arzt unverzüglich davon in Kenntnis. Da Trimethoprim/Sulfamethoxazol in die Muttermilch übertritt, kann es sich auf das gestillte Kind auswirken. Kann auf das Mittel nicht verzichtet werden, ist bis Therapieende vom Stillen abzusehen.

Überdosierung

Bei Verdacht auf eine Überdosierung sollte unverzüglich ein Arzt zu Rate gezogen werden.

Symptome einer Trimethoprim/ Sulfamethoxazol-Überdosierung
Appetitmangel- oder Appetitlosigkeit, Benommenheit, Bewußtlosigkeit, Blut oder Sedimente im Urin, Depressionen, Erbrechen, Fieber, Gelbfärbung von Augen und Haut, Koliken, Kopfschmerzen, Schwindel, Übelkeit, Verwirrtheit.

Trimipramin

Präparate z. B.: Stangyl, Herphonal

Wann dieses Mittel verschrieben wird

Dieser Vertreter der trizyklischen Antidepressiva wird zur Behandlung depressiver Zustände eingesetzt.

Die wichtigsten Fakten zu diesem Arzneimittel

Da es bei gleichzeitiger Gabe von MAO-Hemmern zu ernsthaften, gelegentlich sogar lebensbedrohlichen Nebenwirkungen kommen kann, sind MAO-Hemmer in jedem Fall mindestens 14 Tage vor Beginn der Trimipramin-Therapie abzusetzen. Dem behandelnden Arzt müssen alle Arzneimittelanwendungen bekannt sein.

Anwendungshinweise

Den ärztlichen Anwendungshinweisen ist strikt Folge zu leisten, auch wenn das Mittel wirkungslos zu bleiben scheint. Bis zum Wirkungseintritt können bis zu vier Wochen verstreichen.

Gegen die von Trimipramin gelegentlich verursachte Mundtrockenheit hilft oft schon, ein Bonbon zu lutschen oder Kaugummi zu kauen.

Bei Auslassen einer Dosis …
Holen Sie die Einnahme schnellstmöglich nach. Ist jedoch fast schon wieder Zeit für die nächste Dosis, überspringen Sie die vergessene Dosis und machen mit dem regulären Therapieplan weiter. Nehmen Sie nie zwei Dosen auf einmal. Wenn die gesamte Tagesdosis

abends vor dem Schlafengehen eingenommen wird, darf diese Dosis nicht am nächsten Morgen nachgeholt werden, da es dadurch tagsüber zu störenden Nebenwirkungen kommen kann.

Lagerungshinweise
Bei Zimmertemperatur, vor Feuchtigkeit geschützt und dicht verschlossen aufbewahren.

Welche Nebenwirkungen auftreten können

Die Nebenwirkungen sind nicht vorhersehbar. Treten Nebenwirkungen auf oder ändern sich bestehende in ihrer Intensität, ist der Arzt schnellstmöglich zu informieren. Nur er kann beurteilen, ob die Therapie mit Trimipramin bedenkenlos fortgeführt werden kann.

Mögliche Nebenwirkungen
Alpdruck, Ameisenlaufen, Anschwellen der Brüste, Anschwellen von Gesicht und Zunge, Anschwellen der Hoden, Appetitlosigkeit, Agitiertheit, Angst, Bauchkrämpfe, Benommenheit, beschleunigter Herzschlag, Blutbildveränderungen, Blutdruckanstieg, Blutdrucksenkung, Darmverschluß, Desorientiertheit, Drüsenschwellung, Durchfall, Entwicklung von Brüsten beim Mann, Entzündung der Mundschleimhaut, Erbrechen, erhöhte Krampfanfallneigung, erweiterte Pupillen, exzessive oder spontane Milchsekretion, Fieber, Gelbfärbung von Haut und Augen, Gewichtszunahme oder -abnahme, Haarausfall, Halsentzündung, häufiges Wasserlassen, Halluzinationen, Hautausschlag, Hautjucken, Herzflattern oder -klopfen, Herzinfarkt, Herzrhythmusstörungen, Hitzewallungen, hohe Blutzuckerwerte, Impotenz, Koordinationsstörungen, Kopfschmerzen, Lichtempfindlichkeit, Magenbeschwerden, Miktionsstörungen, Müdigkeit, Mundtrockenheit, Muskelzittern, nervöses Zittern, Nesselsucht, niedrige Blutzuckerwerte, Ohrensausen, purpurfarbene oder rötlichbraune Hautflecken, Schlaflosigkeit, Schlaganfall, Schleiersehen, Schwäche, schwarze Zunge, Schwindel, Schwitzen, Sehstörungen, sonderbarer Geschmack im Mund, Taubheitsgefühl, Übelkeit, Unruhezustände, Veränderungen der Libido (Abnahme/Zunahme), Verstopfung, Verwirrtheitszustände (vor allem bei älteren Menschen), Wahnvorstellungen.

Wann das Mittel nicht verschrieben werden sollte

Trimipramin sollte in der Rekonvaleszenzzeit nach einem frischen Herzinfarkt nicht eingenommen werden.

Bekannte Überempfindlichkeits- oder allergische Reaktionen auf dieses oder ähnliche Mittel derselben Substanzklasse wie Imipramin gelten als Kontraindikation.

Spezielle Warnhinweise

Vorsicht bei einer Krankengeschichte mit krampfanfallauslösenden Erkrankungen, Engwinkelglaukom, Herz- oder Lebererkrankung. Vorsicht auch bei Schilddrüsenerkrankung oder gleichzeitiger Einnahme von Schilddrüsenpräparaten. Auch Patienten mit Miktionsstörungen sollten bei der Einnahme von Trimipramin Vorsicht walten lassen.

Bei plötzlichem Absetzen von Trimipramin können Übelkeit, Kopfschmerzen und ein allgemeines Krankheitsgefühl auftreten. Bei Absetzen des Medikaments ist den ärztlichen Anweisungen strikt Folge zu leisten.

Da unter Trimipramin-Wirkung die Wachsamkeit und das Reaktionsvermögen beeinträchtigt sein können, muß vom Führen eines Fahrzeugs, Bedienen gefährlicher Maschinen oder von der Durchführung gefährlicher, die volle geistige Aufmerksamkeit erfordernde Arbeiten so lange abgeraten werden, bis die individuelle Wirkung des Mittels bekannt ist.

Mögliche Wechselwirkungen mit Nahrungsmitteln und anderen Arzneimitteln

Unter der Therapie mit MAO-Hemmern darf Trimipramin nicht verabreicht werden. MAO-Hemmer sollen mindestens 14 Tage vor Beginn der Therapie mit Trimipramin abgesetzt werden.

Wird Trimipramin mit bestimmten anderen Arzneimitteln zusammen eingenommen, kann die Wirkung wechselseitig verstärkt, vermindert oder in sonstiger Weise verändert werden. Halten Sie deshalb unbedingt mit Ihrem Arzt

Rücksprache, bevor Sie Trimipramin mit einem der nachfolgend aufgeführten Mittel bzw. Substanzgruppen kombinieren:

- Cimetidin (z. B. H_2 Blocker-ratiopharm)
- Lokalanästhetika (örtlich wirksame Betäubungsmittel) wie Benzocain (z. B. Anaesthesin, Subcutin), Lidocain (z. B. Xylocain)
- Lokal wirksame abschwellende Mittel wie Xylometazolin und Oxymetazolin (enthalten in Nasentropfen)
- Schilddrüsenmittel wie Levothyroxin (z. B. L-Thyroxin, Euthyrox)

Die in schwarzem Tee enthaltenen Gerbsäuren vermindern die Resorption und damit die Wirkung von Trimipramin.

Wird Trimipramin zusammen mit Alkohol eingenommen, kann dies extreme Benommenheit und andere potentiell ernsthafte Folgen haben.

Besondere Hinweise für Schwangerschaft und Stillzeit

Ist die Wirkung von Trimipramin auf Schwangerschaft und ungeborenes Kind auch noch nicht ausreichend untersucht, sollte es in der Schwangerschaft doch nur bei zwingender Indikation angewandt werden.

Überdosierung

Jede Überdosierung von Medikamenten kann ernsthafte Folgen haben. Bei Überdosierung von Trimipramin kann es zu lebensbedrohlichen Zuständen kommen. Bei Verdacht auf Überdosierung sollte unverzüglich ein Arzt zu Rate gezogen werden.

Symptome einer Trimpramin-Überdosierung
Agitiertheit, Benommenheit, beschleunigter Herzschlag, bläulich-fahle Haut, Blutdruckabfall, Erbrechen, erweiterte Pupillen, Herzinsuffizienz, Herzrhythmusstörungen, hohes Fieber, Koma, Koordinationsstörungen, Muskelstarre, Schock, Schüttelkrämpfe, schwere Atmung, Schwitzen, Stupor, Unruhezustände, unwillkürliche Bewegungen.

Urofollitropin

Präparate z. B.: Fertinorm, Puregon

Wann dieses Mittel verschrieben wird

Urofollitropin ist das Follikelstimulierungshormon (FSH). Eingesetzt wird es, um den Eisprung auszulösen. Im Anschluß an die Urofollitropin-Therapie wird in einer Einmalgabe menschliches Choriongonadotropin (HCG) injiziert. Urofollitropin wird außerdem gegeben, um für eine In-vitro-Fertilisation mehrere Eizellen zur Reife zu bringen.

Die wichtigsten Fakten zu diesem Arzneimittel

Begleitend zur Urofollitropin-Therapie sollte jeden Morgen zur selben Zeit die Aufwachtemperatur, die sogenannte Basaltemperatur, gemessen werden. Vom letzten Tag der Urofollitropin-Therapie an sollte bis zum Eisprung täglich Geschlechtsverkehr stattfinden.

Anwendungshinweise

Urofollitropin gibt es als Trockensubstanz, die mit einem Lösungsmittel vermischt zu Zyklusbeginn sieben bis zwölf Tage lang intramuskulär injiziert wird. Am Tag nach der letzten Urofollitropin-Gabe wird normalerweise in einer Einmaldosis Choriongonadotropin injiziert. Manche Frauen müssen Urofollitropin länger als zwölf Tage lang bekommen, da ihre Eierstöcke nicht befriedigend auf das Mittel ansprechen.

Die Injektion kann nach vorheriger ärztlicher Anleitung vom Partner oder einer anderen Person verabreicht werden.

Bei Auslassen einer Dosis …
Urofollitropin muß täglich über den gesamten Anwendungszyklus verabreicht werden.

Lagerungshinweise
Die Trockensubstanz bei Zimmertemperatur und vor Licht geschützt aufbewahren. Die Injektion hat unmittelbar nach Vermischung mit dem Lösungsmittel zu erfolgen. Nicht verwendete Ampullen bzw. Reste wegwerfen.

Welche Nebenwirkungen auftreten können

Die Nebenwirkungen sind nicht vorhersehbar. Treten Nebenwirkungen auf oder ändern sich bestehende in ihrer Intensität, ist der Arzt schnellstmöglich zu informieren. Nur er kann beurteilen, ob die Therapie mit Urofollitropin bedenkenlos fortgeführt werden kann.

Mögliche Nebenwirkungen
Allgemeines Krankheitsgefühl, Bauchkrämpfe oder Aufgetriebensein, Bauchschmerzen, Bildung von Blutgerinnseln, Durchfall, Eierstockzysten, fetale Mißbildungen, Fieber, Gelenkschmerzen, Haarausfall, Hautausschlag, Knochenschmerzen, Kopfschmerzen, Lungenkollaps oder andere Störungen der Atemwegsorgane, Müdigkeit, Muskelschmerzen, Nesselsucht, Schlaganfall, Schmerzhaftigkeit der Brüste, Schmerzen oder Hautreizungen an der Injektionsstelle, Schüttelfrost, Schwindel, trockene Haut, Übelkeit.

Wann das Mittel nicht verschrieben werden sollte

Als Gegenanzeigen gelten
- Bekannte Überempfindlichkeits- oder allergische Reaktionen auf Urofollitropin
- Hohe FSH-Spiegel
- Unkontrollierte Schilddrüsen- oder Nebennierenstörungen
- Hypophysentumore oder andere Gehirntumore
- Ungewöhnliche Vaginalblutungen unbekannter Ursache
- Eierstockzysten oder vergrößerte Eierstöcke, die nicht auf ein polyzystisches Ovarialsyndrom zurückzuführen sind
- Schwangerschaft

Spezielle Warnhinweise

Bei etwa 17 Prozent der mit Urofollitropin behandelten Frauen kommt es zu ungewollten Mehrlingsschwangerschaften, einschließlich Drillingen und Vierlingen.

Bei etwa sechs Prozent der mit Urofollitropin behandelten Frauen kommt es zu einer Überstimulierung der Eierstöcke, die mit einer Vergrößerung der Eierstöcke sowie einer Flüssigkeitsansammlung im Brust- und Bauchraum sowie im Bereich des Herzens einhergehen. Bei Auftreten dieses Überstimulierungssyndroms ist eine stationäre Krankenhausaufnahme erforderlich. Frühwarnzeichen dieses Syndroms sind starke Beckenschmerzen, Übelkeit, Erbrechen und Gewichtszunahme. Weitere Symptome sind: Bauchschmerzen, Zunahme des Bauchumfangs, Durchfall, Gewichtszunahme, Atemnot und vermindertes Harnvolumen. Bei Auftreten eines dieser Symptome sollte unverzüglich der Arzt aufgesucht werden. Während der gesamten Therapie werden regelmäßig Ultraschalluntersuchungen vorgenommen, um zu kontrollieren, ob sich die Eierstöcke abnorm vergrößern.

Mögliche Wechselwirkungen mit Nahrungsmitteln und anderen Arzneimitteln

Sind nicht bekannt.

Besondere Hinweise für Schwangerschaft und Stillzeit

Urofollitropin darf wegen der erhöhten Gefahr fetaler Mißbildungen während der Schwangerschaft nicht eingesetzt werden.

Es ist nicht bekannt, ob und in welchem Umfang Urofollitropin in die Muttermilch übertritt. Mögliche Auswirkungen auf das gestillte Kind sind deshalb unbekannt und die Anwendung von Urofollitropin kontraindiziert.

Überdosierung

Eine Überstimulierung der Eierstöcke ist das häufigste Ergebnis einer Überdosierung. Bei Verdacht auf Überdosierung sollte unverzüglich ein Arzt zu Rate gezogen werden.

Venlafaxin

Präparat z. B.: Trevilor

Wann dieses Mittel verschrieben wird

Venlafaxin wird zur Behandlung von Depressionen eingesetzt. Zu den Symptomen einer

Depression zählen beispielsweise Appetitveränderungen, Veränderungen der Schlafgewohnheiten sowie im geistigen und körperlichen Koordinationsvermögen, abnehmende Libido, verstärkte Müdigkeit, Schuldgefühle, Konzentrationsstörungen, verlangsamtes Denken und Selbstmordgedanken.

Die wichtigsten Fakten zu diesem Arzneimittel

Da es bei gleichzeitiger Gabe von MAO-Hemmern zu ernsthaften, gelegentlich lebensgefährlichen Reaktionen kommen kann, sind MAO-Hemmer in jedem Fall mindestens 14 Tage vor Beginn der Venlafaxin-Therapie abzusetzen. Außerdem müssen mindestens sieben Tage zwischen der letzten Venlafaxin-Dosis und der ersten Dosis mit einem MAO-Hemmer liegen.

Anwendungshinweise

Nehmen Sie Venlafaxin den Anweisungen entsprechend zu den Mahlzeiten ein. Bis sich erste Besserungen einstellen, kann es mehrere Wochen dauern. Der Behandlungserfolg sollte regelmäßig kontrolliert werden.

Bei Auslassen einer Dosis …
Überspringen Sie die vergessene Dosis, und machen Sie mit dem regulären Therapieplan weiter. Nehmen Sie nie zwei Dosen auf einmal.

Lagerungshinweise
Dicht verschlossen in der Originalverpackung und bei Zimmertemperatur aufbewahren. Vor Hitze und Feuchtigkeit geschützt aufbewahren.

Welche Nebenwirkungen auftreten können

Die Nebenwirkungen sind nicht vorhersehbar. Treten Nebenwirkungen auf oder ändern sich bestehende in ihrer Intensität, ist der Arzt schnellstmöglich zu informieren. Nur er kann beurteilen, ob die Therapie mit Venlafaxin bedenkenlos fortgeführt werden kann.

Häufige Nebenwirkungen
Angst, Appetitlosigkeit, Blähungen, Durchfall, Ejakulations-/Orgasmusstörungen, extreme Muskelspannung, Gähnen, häufiges Harnlassen, Hautausschlag, Hautrötung mit Hitzegefühl, Impotenz, Kopfschmerzen, Mundtrockenheit, Muskelzittern, Nervosität, Prickeln oder Brennen, Schläfrigkeit, Schlafstörungen, Schleiersehen, Schüttelfrost, Schwächegefühl, Schwindel, Schwitzen, Traumstörungen, Übelkeit, Verdauungsstörungen, Verstopfung.

Gelegentliche Nebenwirkungen
Agitiertheit, allgemeines Krankheitsgefühl, Atembeschwerden, Aufstoßen, Benommenheit beim Aufstehen, beschleunigter Herzschlag, Blut im Urin, Blutdruckabfall oder -anstieg, Bronchitis, Brustschmerzen, Denkstörungen, Depression, erweiterte Pupillen, Geschmacksveränderungen, Gewichtsverlust oder -zunahme, Juckreiz, Kiefersperre, Menstruationsstörungen, Migräne, Miktionsstörungen, Nackenschmerzen, Ohrensausen, Ohrenschmerzen, Orgasmusstörungen, Orgasmusunfähigkeit, Prellungen, Realitätsverlust, Scheidenentzündung, Schluckbeschwerden, Schwindel, Sehstörungen, Stimmungsschwankungen, verminderte Libido, Verwirrtheitszustände, Zuckungen, Zwischenblutungen.

Seltene Nebenwirkungen
Abnorme Lärmempfindlichkeit, abnorm langsame Bewegungen, Akne, Alkoholabusus, Alkoholunverträglichkeit, allergische Reaktionen, Ameisenlaufen um den Mund, *Angina pectoris*, Arthritis, Asthma, Augenschmerzen, Ausbleiben der Menstruation, Aushusten von Blut, Beckenschmerzen, Bewegungsauffälligkeiten, Bewußtlosigkeit, Bindehautentzündung, Bläulichfärbung der Haut, Blinddarmentzündung, Blutarmut, Blutbildveränderungen, Blutgerinnsel, Blutgerinnselbildung in der Lunge, brüchige Nägel, Brustschmerzen, Darmverschluß, Depression, Diabetes (Zuckerkrankheit), Dickdarmentzündung, Doppeltsehen, Durst, Ekzeme, Entzündung der Magen-/Darmschleimhaut, von After oder Mastdarm, Zahnfleisch, Zunge, der Augenlider oder des Innenohrs, Entzugserscheinungen, Erbrechen von Blut, erhöhte Berührungsempfindlichkeit, erhöhter Augeninnendruck, erhöhtes Harnvolumen, exzessives Haarwachstum, Fehlgeburt, Feindseligkeit, Gallensteine, Gelbfärbung von Augen und Haut, geschwollene oder verfärbte Zunge, Geschwürbildung, gesteigerte Libido, Gicht, grauer Star, Haardekoloration, Hämorrhoiden, Halluzina-

tionen, Hangover (»Katergefühl«), Hautausschlag oder -blutungen, Hautentzündungen, Hauterkrankungen, Hepatitis, Herpesinfektionen, hervorquellende Augen, Herzstörungen, hohe Cholesterinspiegel, Hyperventilation (schnelle, tiefe Atmung), kalte Hände und Füße, Kehlkopfentzündung, Knochenerkrankung und/oder -schmerzen einschließlich Osteoporose, Körpergeruch, Kommunikationsstörungen, Krampfadern, Krebswachstum, länger andauernde Erektion, Lichtempfindlichkeit, Lichtunverträglichkeit, Lungenentzündung, Magengeschwür oder peptisches Ulkus, Menstruationsstörungen, Milchsekretion, Mittelohrentzündung, Mundsoor, Muskelschwäche, Muskelspasmen, Muskelunbeweglichkeit, nächtliches Harnlassen, Nackensteifigkeit, Nasenbluten, niedrige oder hohe Blutzuckerwerte, Nierenfunktionsstörungen, Ödembildung aufgrund von Flüssigkeitsretention, Ohnmachtsanfälle, Ohrinfektionen, Paranoia, Pilzinfektion, Psoriasis, rektale Blutungen, Schilddrüsenüber- oder -unterfunktion, Schilddrüsenvergrößerung, Schlafstörungen, Schlaganfall, schlechter Atem, schwarzer Stuhl, Sprachauffälligkeiten, Stauungszustand in der Brust, stecknadelgroße Pupillen, Stimmveränderungen, Stupor, Taubheit, Teilnahmslosigkeit, trockene Augen, trockene Haut, übersteigertes Wohlbefinden, unkoordinierte Bewegungen, unregelmäßiger oder langsamer Herzschlag, Unruhezustände, unwillkürliche Augenbewegungen, Uterus- oder Vaginalblutungen, Veränderungen des Geruchssinns, verdrehter Hals, vergrößerter Bauchumfang, Vergrößerung oder Anschwellen der Brüste, Verlust des Geschmackssinns, vermehrter Speichelfluß, verminderter Regelfluß, verstärkte körperliche Aktivität, verstärkte Schleimproduktion, Verwirrtheitszustände, vorübergehendes Atemversagen, Wahnideen, weiche Stühle, Zahnfleischbluten, Zucker im Urin, zwingender Harndrang.

Wann das Mittel nicht verschrieben werden sollte

Es sind keine Gegenanzeigen bekannt.

Spezielle Warnhinweise

Vorsicht ist bei Bluthochdruck, Leber- oder Nierenerkrankung oder einer Vorgeschichte mit Krampfanfällen oder manischen Episoden geboten. Dem Arzt müssen vor Verschreibung von Venlafaxin alle medizinischen Störungen bekannt sein.

Die Einnahme von Venlafaxin kann Benommenheit und Schwindel verursachen und die Fahrtauglichkeit sowie die Fähigkeit zum Bedienen gefährlicher Maschinen beeinträchtigen. Bestehen Zweifel an der eigenen Reaktionsfähigkeit, ist bei allen die volle geistige Aufmerksamkeit erfordernden Tätigkeiten Vorsicht angeraten.

Eine frühere Medikamentenabhängigkeit ist dem Arzt vor Einleitung der Venlafaxin-Therapie mitzuteilen.

Entwickelt sich unter Venlafaxin-Therapie Hautausschlag oder Nesselsucht, ist dies dem Arzt mitzuteilen.

Setzen Sie das Mittel nicht ohne vorherige Rücksprache mit Ihrem Arzt ab. Obwohl Venlafaxin kein Suchtpotential zu besitzen scheint, kann doch ein plötzliches Absetzen Entzugssymptome verursachen. Der Arzt wird deshalb das Mittel nur schleichend absetzen.

Mögliche Wechselwirkungen mit Nahrungsmitteln und anderen Arzneimitteln

Wegen möglicher lebensgefährlicher Reaktionen darf Venlafaxin nicht mit MAO-Hemmern zusammen eingesetzt werden.

Obgleich keine Wechselwirkung zwischen Venlafaxin und Alkohol besteht, empfehlen die Hersteller doch, während der Therapie auf den Genuß von Alkohol zu verzichten.

Patienten mit Bluthochdruck oder Lebererkrankungen oder ältere Menschen sollten vorher Rücksprache mit ihrem Arzt halten, bevor sie Venlafaxin mit Cimetidin (z. B. H_2 Blocker-ratiopharm) kombiniert einsetzen.

Beeinträchtigt Venlafaxin auch nicht die Wirkung von Lithium (z. B. Quilonum) oder Diazepam (z. B. Valium), so sollten Sie doch in jedem Fall vorher Rücksprache mit Ihrem Arzt halten, bevor Sie Venlafaxin zusammen mit anderen zentraldämpfenden Medikamenten wie narkotischen Schmerzmitteln, Schlafmitteln, Tranquilizern und anderen Antidepressiva einsetzen.

Besondere Hinweise für Schwangerschaft und Stillzeit

Die Wirkung von Venlafaxin auf die Schwangerschaft und das ungeborene Kind ist noch nicht in ausreichendem Umfang untersucht. Sind Sie schwanger oder wollen Sie es werden, setzen Sie Ihren Arzt unverzüglich davon in Kenntnis. Da Venlafaxin in die Muttermilch übertritt, kann es sich auf das gestillte Kind auswirken. Kann auf das Mittel nicht verzichtet werden, ist bis Therapieende vom Stillen abzusehen.

Überdosierung

Jede Überdosierung von Medikamenten kann ernsthafte Folgen für die Gesundheit haben. Deshalb sollte bei Verdacht auf eine Überdosierung unverzüglich ein Arzt zu Rate gezogen werden.

Symptome einer Venlafaxin-Überdosierung
- Beschleunigter Herzschlag
- Schlaflosigkeit
- Schüttelkrämpfe

Zidovudin

Präparat z. B.: Retrovir

Wann dieses Mittel verschrieben wird

Zidovudin wird zur Behandlung von HIV-Infektionen beim Erwachsenen verschrieben. Durch die HIV-bedingte Immunschwäche ist die Infektabwehr des Körpers gestört. Das Virus ist Verursacher der tödlichen Krankheit, die unter der Bezeichnung Aids, das erworbene Immunschwächesyndrom, bekannt ist. Zidovudin verzögert den Krankheitsverlauf der HIV-Infektion.

Zidovudin wird auch zur Behandlung HIV-infizierter Kinder im Alter von über drei Monaten eingesetzt.

Zeichen und Symptome einer HIV-Infektion sind ein beträchtlicher Gewichtsverlust, Fieber, Durchfall, Infektionen und Störungen des Zentralnervensystems.

Die wichtigsten Fakten zu diesem Arzneimittel

Die Langzeitfolgen der Zidovudin-Behandlung sind nicht bekannt. Eine Behandlung mit Zidovudin kann jedoch zu Bluterkrankungen einschließlich Granulozytopenie (eine schwere Bluterkrankung, die durch eine starke Abnahme der sogenannten Granulozyten, ein bestimmter Typ weißer Blutzellen, gekennzeichnet ist) und hochgradige Blutarmut (die Bluttransfusionen erforderlich macht) führen. Das gilt in erster Linie für Patienten mit bereits weiter fortgeschrittener HIV-Infektion und für solche Patienten, die mit der Behandlung erst im fortgeschrittenen Krankheitsverlauf einsetzen.

Da auch Zidovudin eine HIV-Infektion oder Aids nicht heilen kann, können unter der Behandlung Komplikationen wie opportunistische Infektionen (Infektionen mit normalerweise nicht krankmachenden Erregern, die nur bei geschwächtem Immunsystem auftreten) entstehen, die aber nicht mit dem Medikament in Zusammenhang stehen. Deshalb ist das Blutbild regelmäßig zu kontrollieren. Der Arzt ist über jede Veränderung des Gesundheitszustands umgehend in Kenntnis zu setzen.

Anwendungshinweise

Die vorgeschriebenen Dosierungsanweisungen sind strikt einzuhalten. Geben Sie das Mittel nicht an Dritte weiter, und überschreiten Sie nicht die vorgeschriebene Dosis. Die Einnahme hat rund um die Uhr alle vier Stunden (Kinder sechs Stunden) in regelmäßigen Abständen zu erfolgen.

Bei Auslassen einer Dosis ...
Holen Sie die Einnahme schnellstmöglich nach. Ist jedoch fast schon wieder Zeit für die nächste Dosis, überspringen Sie die vergessene Dosis und machen mit dem regulären Therapieplan weiter. Nehmen Sie nie zwei Dosen auf einmal.

Lagerungshinweise
Die Kapseln bei Zimmertemperatur, vor Licht und Feuchtigkeit geschützt aufbewahren. Die Lösung bei Zimmertemperatur vor Licht geschützt aufbewahren.

Welche Nebenwirkungen auftreten können

Die Nebenwirkungen sind nicht vorhersehbar. Treten Nebenwirkungen auf oder ändern sich bestehende in ihrer Intensität, ist der Arzt schnellstmöglich zu informieren. Nur er kann beurteilen, ob die Therapie mit Zidovudin bedenkenlos fortgeführt werden kann.

Zidovudin-Nebenwirkungen kommen bei Patienten mit fortgeschrittener Infektion häufiger vor und sind stärker ausgeprägt. In manchen Fällen lassen sich die Nebenwirkungen von den zugrundeliegenden Zeichen der HIV-Infektion oder den durch die HIV-Infektion verursachten Infektionen kaum abgrenzen.

Häufige Nebenwirkungen
Allgemeines Krankheitsgefühl, Ameisenlaufen, Appetitlosigkeit, Atemnot oder mühsame Atmung, Durchfall, Einschlaf- oder Durchschlafstörungen, Erbrechen, Fieber, Geschmacksveränderungen, Hautausschlag, Magen-Darm-Schmerzen, Muskelschmerzen, Schlaflosigkeit, Schwäche, Schwindel, Schwitzen, starke Kopfschmerzen, Übelkeit, Verdauungsstörungen, Verstopfung.

Gelegentliche Nebenwirkungen
Abnahme der geistigen Klarheit, Akne, Angst, Aphthen, Aufstoßen, Blähung, Brustschmerzen, Depression, erhöhtes Harnvolumen, Gehörverlust, Gelenkschmerzen, geschwollene Lippen, geschwollene Zunge, grippeähnliche Symptome, häufiger Harndrang, Halsentzündung, Heiserkeit, Husten, Juckreiz, Körpergeruch, Lichtempfindlichkeit, Mastdarmbluten, Müdigkeit, Muskelspasmen, Muskelzittern, Muskelzuckungen, Nasenbluten, Nasennebenhöhlenentzündung, Nervosität, Nesselsucht, Ohnmacht, Rückenschmerzen, Schluckbeschwerden, Schmerzen beim Wasserlassen oder Miktionsstörungen, Schmerzüberempfindlichkeit, Schüttelfrost, Schwindel, Stimmungsschwankungen, Verschwommensehen, Verwirrtheit, Zahnfleischbluten.

Wann das Mittel nicht verschrieben werden sollte

Bekannte lebensbedrohliche allergische Reaktionen auf Zidovudin oder einen seiner Inhaltsstoffe gelten als Kontraindikation.

Spezielle Warnhinweise

Die Sicherheit und Unbedenklichkeit von Zidovudin bei Langzeitanwendung ist nicht bekannt, das gilt vor allem für Patienten mit Aids oder Aids related complex (ARC, das Aids vorausgehende Krankheitsstadium) in den Anfangsstadien und für Patienten, die das Mittel bereits über einen längeren Zeitraum anwenden.

Das Auftreten einer Bluterkrankung kann eine Bluttransfusion sowie eine Dosisreduzierung oder das völlige Absetzen des Mittels erforderlich machen. Das Blutbild ist regelmäßig zu kontrollieren.

Durch den Einsatz von Zidovudin wird das HIV-Übertragungsrisiko via Körperflüssigkeiten wie Samen und Blut nicht gesenkt.

Bei Personen mit Knochenmarkerkrankung ist bei der Anwendung von Zidovudin größte Vorsicht geboten.

Manche Personen entwickeln auf Zidovudin eine Sensibilisierungsreaktion, die oft durch einen Hautausschlag gekennzeichnet ist. Bei Auftreten eines solchen ist unverzüglich der Arzt zu informieren.

Da nur wenig Untersuchungsmaterial zum Einsatz von Zidovudin bei Patienten mit Nieren- oder Leberinsuffizienz vorliegt, ist die Verschreibung von Zidovudin in diesen Fällen besonders kritisch zu überprüfen.

Mögliche Wechselwirkungen mit Nahrungsmitteln und anderen Arzneimitteln

Wird Zidovudin mit bestimmten anderen Arzneimitteln zusammen eingenommen, kann die Wirkung wechselseitig verstärkt, vermindert oder in sonstiger Weise verändert werden. Halten Sie deshalb unbedingt mit Ihrem Arzt

Rücksprache, bevor Sie Zidovudin mit einem der nachfolgend aufgeführten Mittel bzw. einem Präparat aus diesen Substanzgruppen kombinieren:

- Acetylsalicylsäure (z. B. Aspirin)
- Amphotericin B (Antimykotikum) (z. B. Ampho-Moronal)
- Doxorubicin (Krebsmittel) (z. B. Adriblastin)
- Flucytosin (Antimykotikum) (z. B. Ancotil)
- Indometacin (z. B. Amuno)
- Interferon (z. B. Fiblaferon)
- Paracetamol (z. B. Ben-u-ron)
- Pentamidin (z. B. Pentacarinat)
- Phenytoin (z. B. Zentropil)
- Probenecid (z. B. Probenecid Weimer)
- Vinblastin (Krebsmittel) (z. B. Velbe)
- Vincristin (Krebsmittel) (z. B. Vincristin Bristol)

Bei gleichzeitiger Gabe von Phenytoin und Zidovudin ist wegen der damit verbundenen erhöhten Krampfanfallneigung besondere Vorsicht geboten.

Besondere Hinweise für Schwangerschaft und Stillzeit

Die Untersuchungen über die Wirkung einer Zidovudin-Therapie während der Schwangerschaft sind noch nicht abgeschlossen. Bislang konnte bereits nachgewiesen werden, daß eine schwangerschaftsbegleitende Zidovudin-Gabe das ungeborene Kind vor einer HIV-Infektion zu schützen vermag. Sind Sie schwanger oder wollen Sie es werden, setzen Sie Ihren Arzt unverzüglich davon in Kenntnis. Da Zidovudin in die Muttermilch übertritt, kann es sich auf das gestillte Kind auswirken. Kann auf das Mittel nicht verzichtet werden, ist bis Therapieende vom Stillen abzusehen.

Überdosierung

Jede Überdosierung von Medikamenten kann ernsthafte Folgen haben. Bei Verdacht auf Überdosierung ist eine sofortige notärztliche Behandlung erforderlich.

Symptome einer Zidovudin-Überdosierung

- Erbrechen
- Übelkeit

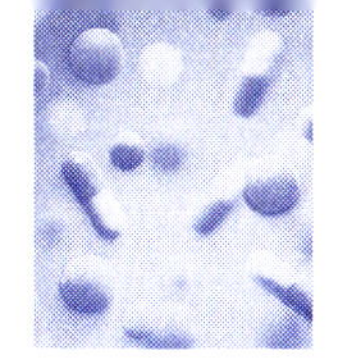

Verzeichnis der Präparate

TEIL 4
ZUM NACHSCHLAGEN

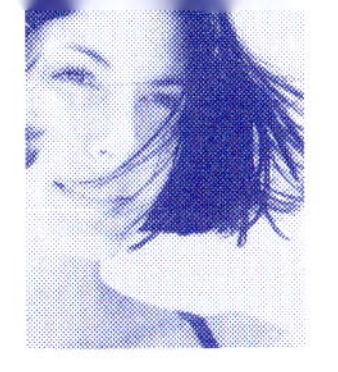

Glossar

Abort, habitueller: hiervon spricht man, wenn eine Frau drei aufeinanderfolgende Fehlgeburten hatte, die vor der 20. Schwangerschaftswoche endeten, und bei denen der Fetus weniger als 1000 Gramm gewogen hat

ACE-Hemmer: eine Substanzgruppe, die die Produktion von Angiotensin hemmt – eine Substanz, mit der der Körper den Blutdruck steigert. Die Mittel werden zur Blutdrucksenkung verordnet

Aids *(acquired immune deficiency syndrome)*: Immunschwächekrankheit, die durch Infektion mit dem HI-Virus ausgelöst wird

Akupunktur: eine aus der chinesischen Medizin stammende Therapiemethode, bei der dünne Nadeln in spezielle Akupunkturpunkte in die Haut eingestochen werden und die u.a. schmerzlindernd wirkt

Alkoholembryopathie: durch den Alkoholkonsum der Mutter während der Schwangerschaft hervorgerufene Erkrankung des Embryos mit Wachstumsverzögerung, Herzfehler, Gelenk- und Genitalfehlbildungen, Nervenschädigung, Fehlbildungen am Skelett usw.

Ameisenlaufen: Hautkribbeln und -jucken; Wechseljahrssymptom

Amenorrhoe: Ausbleiben der Menstruation

Amnionflüssigkeit: Fruchtwasser; die Flüssigkeit, in der der Fetus im Uterus schwimmt

Amniozentese: vorgeburtliche Untersuchungsmethode, bei der mit einer Injektionsnadel durch den Bauch hindurch in die Gebärmutterhöhle hineingestochen und Fruchtwasser entnommen wird. Dieses enthält Zellen des Kindes, die auf genetisch bedingte Fehlbildungen hin untersucht werden

Angina pectoris: Schmerzen im Brustkorb durch vorübergehenden Sauerstoffmangel des Herzens; tritt meist bei körperlicher und auch psychischer Belastung auf

Angiographie: röntgenologische Darstellung

der Blutgefäße im Herzen nach Injektion eines Röntgenkontrastmittels

Angioplastie: hierbei wird ein Ballonkatheter in den Abschnitt eines Blutgefäßes eingebracht, in dem ein Verschluß vorliegt; der Katheter wird aufgeblasen, wodurch das Gefäß wieder erweitert und die Gefäßinnenwand geglättet wird

Angststörung: eine psychische Störung, die durch eine übertriebene Angst geprägt ist und das Alltagsleben stark beeinträchtigen kann

Anovulatorischer Zyklus: Menstruationszyklus ohne Eisprung

Antibiotika: eine Substanzgruppe, mit der bakterielle Infektionen bekämpft werden; bei Virusinfektionen sind sie wirkungslos

ARC *(Aids-related complex)*: Bezeichnung der fortgeschrittenen Stadien der HIV-Infektion

Arrhythmien: Herzrhythmusstörungen

Arteriosklerose: Verhärtung, Verdickung, Elastizitätsverlust und Verengung der Arterien durch Ablagerung fetthaltiger Plaques an der Innenwand der Arterien; damit einhergehend verminderter Blutdurchfluß

Asymptomatisch: symptomloser Verlauf

bakterielle Endokarditis: bakterielle Infektion der Herzinnenhaut

bakterielle Vaginose: krankhafte Besiedlung der Scheide, meist mit dem Keim *Gardnerella vaginalis*

Bakterien: einzellige Kleinlebewesen, die eine Infektion verursachen können; der Körper ist normalerweise von vielen harmlosen Bakterienarten besiedelt

Basaltemperatur: Aufwachtemperatur, Morgentemperatur; sofort nach dem Erwachen vor dem Aufstehen rektal oder oral gemessene Körpertemperatur; steigt etwa einen Tag nach der Ovulation um etwa 0,4 bis 0,6 Grad Celsius an

benigne: gutartig, keine Krebserkrankung

benigne Uterusmyome: gutartige Muskelgeschwülste in der Uteruswand

benignes zystisches Teratom: Dermoidzyste (siehe dort)

Betablocker: Substanzgruppe, die die Kraft und Geschwindigkeit der Herzpumpleistung hemmt und den Blutdruck senkt

Biofeedback: Technik, bei der unwillkürliche Körperfunktionen, wie Herzschlag oder Blutdruck, durch Instrumente aufgezeichnet und als akustische oder optische Signale wahrnehmbar gemacht werden, so daß man lernen kann, diese Funktionen bewußt zu beeinflussen; wird oft zum Abbau von Streß oder zur Kontrolle von Schmerzen eingesetzt

Biopsie: Entnahme einer kleinen Gewebeprobe zur mikroskopischen Untersuchung

Blasenmole: siehe *Mola hydatidosa*

Blutdruck: der in den Blutgefäßen und Herzkammern herrschende Druck

Blutdruck, diastolischer: der Blutdruck im Augenblick der Erschlaffung des Herzmuskels

Blutdruck, systolischer: Blutdruck im Augenblick der Zusammenziehung des Herzmuskels

Bradykardie: langsame Schlagfolge des Herzens mit einer Pulsfrequenz von weniger als 60 Schlägen pro Minute

Breitband-, auch Breitspektrumantibiotikum: gegen eine Vielzahl von verschiedenen bakteriellen Erregern wirksames Antibiotikum

Bypass-Operation: Überbrückung eines krankhaft veränderten Gefäßabschnitts durch Einpflanzung des Stücks einer Vene oder Arterie oder eines Kunststoffschlauchs

Carcinoma in situ: ein Karzinom, das noch nicht in das umliegende Gewebe vorgedrungen ist

CD-4-Zellen: Spezieller Typ von T-Lymphozyten (eine Form von weißen Blutkörperchen); die Anzahl dieser Zellen gibt oft Aufschluß über das Stadium der HIV-Infektion

Chemotherapie: Behandlung von Infektionen und Krebserkrankungen mit speziellen chemotherapeutischen Mitteln, die die Fähigkeit haben, Krankheitserreger und Tumorzellen weitgehend gezielt zu schädigen bzw. zu zerstören

Chlamydien: Einzellige Keime, die eine Gonorrhoe-ähnliche Geschlechtskrankheit verursachen

Cholesterin: eine Substanz, die sowohl von der Leber hergestellt als auch mit der Nahrung aufgenommen wird; Cholesterin wird an sogenannte Lipoproteine gebunden durch den Körper transportiert und hat eine Vielzahl von Funktionen; so werden aus ihm beispielsweise bestimmte Hormone und auch Zellwandbausteine hergestellt

Chorionzottenbiopsie: vorgeburtliche Untersuchungsmethode, bei der mit einem flexiblen Katheter durch die Scheide hindurch Zellen aus dem Mutterkuchen entnommen werden. Die Zellen haben die gleiche Erbausstattung wie das Kind und werden auf genetisch bedingte Fehlbildungen hin untersucht

Chromosomen: sogenannte Erbkörperchen; Träger der genetischen Information

Chronisches Müdigkeitssyndrom: körperliche Erkrankung, die durch schwächende und das Alltagsleben häufig stark beeinträchtigende Müdigkeit und verschiedene grippeähnliche Symptome gekennzeichnet ist

Clomifen: Antiöstrogen, das als Ovulationsauslöser eingesetzt wird

Computertomographie: röntgendiagnostisches Verfahren, bei der der Körper in extrem dünnen Schichten geröntgt wird. Mittels Computer werden diese Einzelaufnahmen zu einem Gesamtbild zusammengesetzt

Corpus luteum: Gelbkörper, Progesteron abgebendes drüsenähnliches Gebilde, das im Eierstock nach dem Eisprung aus dem gesprungenen Follikel entsteht; nach der Befruchtung hilft der Gelbkörper, die Schwangerschaft zu unterhalten, bei fehlender Befruchtung bildet er sich zurück

Corpus-luteum-Zyste: durch Einblutungen entstehendes, zystisch vergrößertes Corpus luteum

Cytomegalie-Virus-Infektion: siehe Zytomegalievirus

Defibrillator: Apparat, mit dem Herzkammerflimmern durch Stromstöße beseitigt wird

Depression: psychische Erkrankung mit einem spezifischen Symptomenkomplex, darunter traurige Verstimmung, gedrückte pessimistische Stimmungslage, Niedergeschlagenheit, Verzagtheit usw., die sich auf das körperliche und emotionale Befinden und auch auf das Verhalten auswirken

Dermoidzyste: zystische Eierstockgeschwulst, die Zähne- und Knochenanteile enthält

Diabetes mellitus: »Zuckerkrankheit«. Die Bauchspeicheldrüse ist aufgrund zerstörter Zellen nicht mehr in der Lage, Insulin zu produzieren (Typ-I-Diabetes, jugendlicher Diabetes), oder ihre Kapazität ist nahezu erschöpft (Typ-II-Diabetes, Altersdiabetes). Ohne das Hormon Insulin kann der Körper seinen Zuckerstoffwechsel nicht mehr regulieren. Es wird Zucker mit dem Harn ausgeschieden. Ein unbehandelter jugendlicher Diabetes führt nach relativ kurzer Zeit zum Tod im diabetischen Koma. Altersdiabetiker sterben meist an den späten Folgekrankheiten des Diabetes, die sich am Herzen, an den Gefäßen und den Nieren zeigen

Diaphragma: mechanisches Empfängnisverhütungsmittel in Form eines mit einer Gummimembran überzogenen Rings, der vor den Muttermund eingelegt wird; es schützt auch vor bestimmten sexuell übertragbaren Krankheiten

Diethylstilbestrol (DES): ein synthetisches Östrogen, das Frauen in den sechziger und siebziger Jahren vor allem in den USA bekamen, um drohende Fehlgeburten zu verhindern; wie sich später herausstellte, erhöht DES das Risiko ungeborener weiblicher Feten, als Erwachsene ein Zervix- oder Vaginalkarzinom zu entwickeln; heute wird DES Schwangeren nicht mehr verschrieben

Dilatation: Erweiterung, meist gebraucht für die Weitstellung von Blutgefäßen

Diuretikum: harntreibendes Mittel, wird u.a. zur Blutdrucksenkung verschrieben

Divertikel: Ausstülpung umschriebener Wandteile eines Hohlorgans, wie z.B. des Darms

DNA (Desoxyribonukleinsäure): in allen Lebewesen vorhandene Nukleinsäure, die als Träger der Erbinformation die Chromosomen bildet

Down-Syndrom: genetisch bedingte Krankheit (Mongolismus, Trisomie 21); die Rate der Kinder mit Down-Syndrom steigt kontinuierlich an bei Paaren, deren Partner älter als 35 sind. Diese Fehlbildung frühzeitig zu erkennen ist der Hauptgrund, warum bei älteren Schwangeren eine Chorionzottenbiopsie bzw. eine Amniozentese durchgeführt wird

Dranginkontinenz: zwanghafter Harndrang – auch bei leerer Blase –, der nicht willkürlich unterdrückt werden kann

Drüse: Organ, das ein Sekret produziert und nach außen ausscheidet oder an die Blut- bzw. Lymphbahn abgibt

Drüsengewebe: Gewebe, das z.B. im Zervixkanal vorkommt, wo es u.a. der Schleimproduktion dient

Durchbruchblutungen: während der Einnahme von Östrogenen auftretende Regelblutung

Dysmenorrhoe: schmerzhafte Menstruation

Dyspareunie: Schmerzen oder Blutungen beim Geschlechtsverkehr

Dysplasie: Fehlbildung oder -entwicklung eines Gewebes oder Organs, manchmal Vorstufe von Krebs

Dysurie: erschwerte oder schmerzhafte Harnentleerung

Echokardiographie: Diagnoseverfahren bei Herzerkrankungen, bei dem mit Hilfe von Ultraschall Größe, Form und Bewegung des Herzens sichtbar gemacht werden

Eileiter: von der Gebärmutter ausgehende, in die unmittelbare Nähe der Eierstöcke führende, etwa 15 cm lange Röhre, die dem Eitransport dient

Eklampsie: Krämpfe, die während der Schwangerschaft oder während der Wehen bei Schwangeren mit Neigung zu Bluthochdruck und/oder Ödembildung auftreten können

ektopische Schwangerschaft oder Extrauteringravidität: Zustand, bei dem sich die befruchtete Eizelle außerhalb der Gebärmutter, gewöhnlich im Eileiter, einnistet; ektopische oder Eileiterschwangerschaften sind gefährlich und unbedingt behandlungsbedürftig

Elektrokardiographie: Diagnoseverfahren, bei dem der Verlauf elektrischer Erscheinungen, die die Herztätigkeit begleiten, graphisch dargestellt wird

Elektrokauterisation: Zerstörung von Gewebe durch elektrischen Strom

Elektroschocktherapie: elektrische Krampftherapie bei psychischen Störungen, bei der durch Anlegen von Elektroden an den Schädel, durch die Wechselstrom geleitet wird, ein Heilkrampf ausgelöst wird

ELISA *(enzyme-linked immuno sorbend assay)*: Test zum Nachweis z. B. von HIV-Antikörpern

Endometriom: eine Zyste, die in Folge einer Endometriose entsteht

Endometriose: Vorkommen von Endometrium-ähnlichem Gewebe außerhalb der Schleimhautauskleidung der Gebärmutter; kann Unterbauchschmerzen verursachen und Unfruchtbarkeit zur Folge haben

Endometrium: die Schleimhautauskleidung der Gebärmutter, in die sich die befruchtete Eizelle einnisten kann

Endometriumbiopsie: auch Strichkürettage; die Entnahme einer kleinen Gewebeprobe aus der Gebärmutterschleimhaut zur anschließenden mikroskopischen Untersuchung

Endometriumhyperplasie: ungewöhnlich schnelles Wachstum der Gebärmutterschleimhaut

Endometriumkarzinom: krebsartige Zellwucherung der Gebärmutterschleimhaut

Endorphine: im Gehirn vorkommende Hormone, die sich z. B. auf die Stimmung und auf das Schmerzempfinden auswirken

Entzugsblutung: Hormonentzugsblutung, Abbruchblutung; Auftreten einer menstruationsähnlichen Uterusblutung etwa drei bis sieben Tage nach dem Ende der Einnahme von Progesteron infolge Abstoßung der geschrumpften Gebärmutterschleimhaut

Enzyme: komplexe Proteine, die chemische Reaktionen in den Zellen verursachen, ohne dabei selbst verändert zu werden

Epilepsie: neurologische Störung, bei der plötzlich und wiederholt Störungen der Wahrnehmungsfähigkeit und der Bewegung oder der geistigen Funktion auftreten; Epilepsie geht manchmal mit Bewußtlosigkeit oder Krampfanfällen einher

Epithelgrenze: Grenze, an der sich Plattenepithel und Zylinderepithel treffen; in der Zervix außerdem der Bereich, der am anfälligsten für die Entwicklung präkanzeröser oder Krebszellen ist

Epithelzellen: geschlossener Zellverband, der innere oder äußere Körperoberflächen bedeckt

Exzision: Ausschneidung; meist gebraucht für das Herausschneiden eines kleinen Gewebestücks

falsch-negativ: bei einem Zervixabstrich würde es bedeuten, daß das Testergebnis fälschlicherweise als negativ deklariert wird, obwohl ein ungewöhnliches Zellwachstum vorliegt

falsch-positiv: bei einem Zervixabstrich würde es bedeuten, daß das Testergebnis fälschlicherweise als positiv deklariert wird, obwohl kein ungewöhnliches Zellwachstum vorliegt

Fehlgeburt: ein sogenannter Spontanabort; ein noch nicht lebensfähiger Fetus wird vorzeitig aus der Gebärmutter ausgestoßen; hiermit wird allgemein eine nicht ausgetragene Schwangerschaft bezeichnet

Feinnadelbiopsie: Hineinstechen einer Nadel in ein Gewebe. Beim Wiederherausziehen bleiben in der Kanüle Zellen zurück, die untersucht werden können. Diese Methode wird u.a. angewandt, um gutartige von bösartigen Knoten in der Brust unterscheiden zu können

Fibroadenom: gutartige Geschwulst aus Drüsengewebe, deren bindegewebiger Anteil stark entwickelt ist

fibrös-zystische Mastopathie: gutartige knotige Veränderungen in der Brust; kommt prämenstruell häufig verstärkt vor

Fibrom: Bindegewebsgeschwulst; gutartige Geschwulst, die aus gefäßreichem Bindegewebe besteht

Fibromyom: aus Muskelfasern und viel Bindegewebe bestehendes Myom

Filzlaus: Parasit, der den äußeren Genitalbereich infiziert

Follikel: Eierstocksäckchen, in dem die unreifen Eizellen und Flüssigkeit enthalten sind

Follikelzyste: Auftreibung eines Eifollikels im Eierstock bei ausbleibender Ovulation durch Vermehrung von Follikelflüssigkeit

Folsäure: ein Vertreter des Vitamin-B-Komplexes; beugt in der Schwangerschaft der Entstehung von Neuralrohrdefekten beim heranwachsenden Kind vor

FSH, follikelstimulierendes Hormon: Hormon der Hypophyse, das jeden Monat die Entwicklung einer Eizelle stimuliert

Galaktorrhoe: hormonell bedingte spontane milchige Absonderung aus der Brustdrüse außerhalb der Stillperiode

genetisch: erblich bedingt

Gonorrhoe: Geschlechtskrankheit, die sich durch eine Entzündung der Schleimhäute der Harnröhre und Geschlechtsorgane äußert

Hämorrhagie: jede Art von Blutung

Hämorrhoiden: krampfaderähnliche, meist von entzündetem Gewebe umgebene, knotenförmige Erweiterungen des Venengeflechts im unteren Mastdarm und am After

Harnkultur: Urinkultur; Harnuntersuchung zum Nachweis spezieller Bakterien

Harnröhrenstriktur: Harnröhrenverengung

HDL *(high density lipoproteins)*: Lipoproteine mit hoher Dichte; wegen ihrer reinigenden Wirkung auf das Blut als »gutes« Cholesterin bezeichnet

Hefepilzinfektionen: Infektionen mit pilzähnlichen parasitären Mikroorganismen

Hepatitis: Entzündung der Leber, hervorgerufen durch eine Infektion mit den Hepatitisviren A, B, C, D oder E

Herpes genitalis: siehe *Herpes simplex*

Herpes simplex: Infektion mit dem Herpes-simplex-Virus (HSV), die durch Wasserbläschen auf der Haut (vor allem an den Lippen) oder auf den Schleimhäuten (vor allem im Genitalbereich) gekennzeichnet ist

Hirsutismus: männlicher Behaarungstyp bei Frauen mit verstärkter Scham-, Körper- und Gesichtsbehaarung, oft in Folge der hormonellen Veränderungen während der Menopause

Hitzewallungen: eine der häufigsten Wechseljahrsbeschwerden, die durch ein den gesamten Körper durchströmendes Hitzegefühl gekennzeichnet sind; Hitzewallungen beginnen manchmal mit einem Druckgefühl im Kopf und können von Schweißausbrüchen begleitet sein

HIV *(human immunodeficiency virus)*: das Virus, das Aids verursacht

Hormone: Drüsensekrete, die die Aktivitäten von Organen oder Geweben kontrollieren

Hormontherapie: allgemeine Bezeichnung für die Gabe von Östrogen und Gestagen in der Menopause; hat sich in der Prävention von Osteoporose und Herzerkrankung und in der Behandlung verschiedener Wechseljahrsbeschwerden als wirksam erwiesen

Humanpapillomavirus (HPV): der Erreger der Feigwarzen

Hyperthyreose: Überfunktion der Schilddrüse

Hypertonie: Bluthochdruck

Hypophyse: an der Hirnbasis gelegenes Organ, das zwei den Eisprung steuernde Hormone, LH und FSH, produziert

Hypothalamus: Teil des Gehirns, der die Körpertemperatur und bestimmte Stoffwechselfunktionen reguliert

Hypothyreose: Unterfunktion der Schilddrüse

Hysterektomie: operative Entfernung der Gebärmutter

Hysterosalpingographie: röntgenologische Darstellung des Zervikalkanals, der Gebärmutterhöhle und der Eileiter mit Röntgenkontrastmittel, um die Durchgängigkeit der Eileiter zu prüfen und Störungen nachzuweisen

Hysteroskopie: ein Diagnoseverfahren, bei dem ein Endoskop mit Lichtquelle (das Hysteroskop) durch die Zervix in die Gebärmutter eingeführt wird und so die direkte Inspektion der Gebärmutter erlaubt

idiopathisch: ohne erkennbare Ursache

immun: unempfänglich gegenüber Infektionen

Immundefekte, Immunschwäche: Störungen des Immunsystems und damit verbunden eine verminderte Abwehrkraft

Infarkt: Absterben eines Gewebestücks oder Organteils nach plötzlicher und andauernder Unterbrechung der Blutzufuhr

Infektion: Ansteckung; Störung des Organismus durch Krankheitserreger, die von außen in die Organe oder Gewebe eindringen und die Fähigkeit haben, sich zu vermehren und auf andere Individuen übertragen zu werden

Instillation: Einträufelung; tropfenweise Verabreichung von Flüssigkeiten unter die Haut, in die Blutbahn oder in Körperhöhlen

intraduktales Papillom: Knoten in den Milchgängen

Intrauterinpessar: die »Spirale«, Verhütungsmittel, das vom Arzt in die Gebärmutter eingelegt wird und dort auf verschiedene Weise die Befruchtung von Eizellen oder ihre Einnistung in die Gebärmutterschleimhaut verhindert

invasiv: zur Beschreibung von Verfahren, bei denen in irgendeiner Form in den Körper des Patienten eingedrungen wird – ob durch Einschnitt oder Einstich in die Haut oder Einführung eines Instruments

In-vitro-Fertilisation: ein Verfahren, bei dem eine instrumentell entnommene Eizelle außerhalb des Körpers mit einer Samenzelle befruchtet wird; die befruchtete Eizelle wird dann in den Uterus eingebracht

ionisierende Strahlung: der Typ von Strahlung, der bei Röntgenstrahlen vorliegt; kann den Fetus schädigen

ischämische Herzkrankheit: eine Herzerkrankung, die durch eine Verminderung oder Unterbrechung der Durchblutung entsteht

Kalzium: ein für die Knochengesundheit unerläßlicher Mineralstoff

Kalziumkanalblocker: eine Substanzgruppe, die gegeben wird, um einen zu schnellen Herzschlag zu verlangsamen und den Blutdruck zu senken

Kardiomyopathie: Herzmuskelerkrankung

Kardiotokographie: apparative Untersuchungsmethode, mit der die Wehentätigkeit der Frau und die Herzaktionen des Kindes in der Spätschwangerschaft und während der Geburt überwacht werden. Eine unzureichende Versorgung des Kindes mit Sauerstoff läßt sich so frühzeitig erkennen

kardiovaskulär: Herz und Gefäße betreffend

Karzinom: vom Epithelgewebe, das innere oder äußere Körperoberflächen bedeckt, ausgehende bösartige Geschwulst

Katheter: ein Röhrchen zum Zweck der Entleerung, Füllung, Spülung oder Untersuchung bestimmter Körperorgane

Kauterisation: Zerstörung kranken Gewebes durch Brenn- oder Ätzmittel

Kegelübungen: Übungen zur Kräftigung der Beckenbodenmuskulatur und zur Blasenkontrolle

Keimzelle: fortpflanzungsreife weibliche oder männliche Geschlechtszelle

Klimakterium: Wechseljahre; die Zeit bis zum Ende der Fruchtbarkeit, in der sich bei der Frau die Produktion der Geschlechtshormone Gestagen und Östrogen allmählich verringert

Kolpitis: Vaginitis, Scheidenentzündung; gewöhnlich durch eine Infektion bedingte akute oder chronische Entzündung der Vagina; infolge Östrogenmangels auch atrophische Kolpitis

Kolposkopie: Diagnoseverfahren, das dem Arzt die direkte Untersuchung der Scheidenschleimhaut und der Zervix mit Hilfe des Kolposkops, eines vergrößernden Spiegelgeräts, erlaubt

Kondom: Präservativ; mechanisches Mittel zur Empfängnisverhütung aus dünnem Kautschuk (Latex), das vor dem Geschlechtsverkehr über den Penis gestreift wird; schützt nicht nur vor ungewollter Schwangerschaft, sondern auch vor sexuell übertragbaren Krankheiten

Kondom für die Frau: eine dünne, flexible

Kunststoffmembran, die in die Scheide eingeführt wird und die Zervix und Scheidenwände abdeckt; neu entwickeltes mechanisches Mittel zur Empfängnisverhütung, das gleichermaßen vor ungewollter Schwangerschaft und sexuell übertragbaren Krankheiten und HIV schützt

kongenital: angeboren; aufgrund einer Erbanlage bei der Geburt vorhanden

kongestive Herzinsuffizienz: Erkrankung, die dadurch entsteht, daß der Herzmuskel unfähig ist, den normalen Blutfluß durch den Körper zu gewährleisten

Konisation der Zervix: kleinerer operativer Eingriff, bei dem ein kegelförmiges Gewebestück rings um den Zervikalkanal entnommen wird

Koronararterien: Gefäße, die das Herzmuskelgewebe mit Blut versorgen

koronare Herzkrankheit: zusammenfassende Bezeichnung für Erkrankungen, die durch eine Verkalkung der den Herzmuskel versorgenden Herzkranzgefäße gekennzeichnet sind

Krankheiten, genetische: sogenannte Erbkrankheiten; sie können familiär gehäuft oder spontan in einer durch genetische Krankheiten bislang unbelasteten Familie auftreten; wenn Sie Träger eines solchen Gens sind, bedeutet das nicht zwangsläufig, daß Sie oder Ihr Kind diese Störung auch entwickeln; für bestimmte genetische Krankheiten gibt es Tests, mit denen sich feststellen läßt, ob Sie oder Ihr Partner Träger solcher Gene sind

Krebs: unkontrolliertes Wachstum bösartiger Zellen

Kryochirurgie: Anwendung von Kälte bei Operationen

Kürettage, endozervikale: Ausschabung der Gebärmutter, wobei der Arzt das Schleimhautgewebe durch den Gebärmutterhalskanal hindurch entfernt

Laktoseintoleranz: Mangel des Enzyms Laktase, das zur Verdauung von Milchzucker nötig ist

Laparoskopie: Operationsverfahren, bei dem ein starres Spezialendoskop, das Laparoskop, durch einen kleinen Einschnitt in die Bauchhöhle eingeführt wird; dieses Verfahren ermöglicht beispielsweise die Beurteilung der Eileiter oder der Beckenhöhlenendometriose

Laparotomie: operative Eröffnung der Bauchhöhle

Laserchirurgie: die therapeutische Verwendung von Laserstrahlen, beispielsweise zur Verkochung geschädigten Zellgewebes

LDL *(low density lipoproteins)*: da es zu Ablagerungen an der arteriellen Innenwand führt, als »schlechtes« Cholesterin bezeichnet

Lipom: Fettgeschwulst, gutartige Neubildung aus Fettgewebe

Lipoproteine: aus Fetten (Lipiden) und Proteinen bestehende Komplexe, die nach ihrem Gewicht in VLDL *(very low density lipoproteins)*, LDL *(low density lipoproteins)*, HDL *(high density lipoproteins)* und VHDL *(very high density lipoproteins)* eingeteilt werden; das Cholesterin wird an Lipoproteine gebunden mit dem Blutstrom transportiert

Lupus erythematodes, systemischer: eine chronische Autoimmunkrankheit, die in erster Linie Haut und Gelenke befällt und Arthritis-ähnliche Symptome sowie einen Pustelausschlag verursacht

Lutealphase: die zweite Zyklushälfte nach dem Eisprung, in der der Gelbkörper Progesteron produziert, um die Gebärmutterschleimhaut auf die Einnistung der Eizelle vorzubereiten

luteinisierendes Hormon (LH): das durch die Hypophyse produzierte Hormon, das bei der Frau die Eierstöcke, beim Mann die Hoden stimuliert

luteinisierendes Hormon-Releasing-Hormon (LH-RH): auch Gonadotropin-Releasing-Hormon (GnRh); bei der Frau vom Hypothalamus produziertes Hormon, das die LH-Abgabe durch die Hypophyse kontrolliert

Lymphknoten: Organe des lymphatischen Systems, die Lymphozyten (zum Immunsystem gehörende weiße Blutkörperchen) in den Blutstrom freisetzen und Bakterien und andere Fremdkörper aus der Lymphflüssigkeit herausfiltern

maligne: bösartig, krebsbefallen

Mammakarzinom: Brustkrebs

Mammographie: röntgenologische Untersuchungsmethode, mit der das Brustgewebe dargestellt wird; dient zur Unterscheidung von gutartigen und bösartigen Knoten in der Brust und damit zum möglichst frühzeitigen Erkennen von Brustkrebs

Mastopathie: Veränderungen der Brustdrüsen, die sich meist knotig anfühlen, spannen und schmerzen können; die Erscheinungen treten östrogenabhängig auf, können zwar unangenehm sein, sind aber harmlos und vergehen im Alter

Menarche: die erste Regelblutung im Leben einer Frau

Menopause: Zeitpunkt der letzten Menstruation

Menopause, vorzeitige: Erlöschen der Eierstocktätigkeit und Eintritt der letzten Regelblutung vor dem 40. Lebensjahr

Menstruation: mit einer Blutung einhergehende Abstoßung der Gebärmutterschleimhaut während der Geschlechtsreife, wenn die Befruchtung ausgeblieben ist

Metastase: Verschleppung von Tumorgewebe in andere Körperbereiche

Mitralklappenprolaps: Herzklappenerkrankung, bei der die Klappe zwischen Vorhof und Herzkammer nicht richtig schließt, wodurch es zu einem Blutrückfluß von der Herzkammer in den Vorhof kommt

Mitralstenose: häufigster erworbener Herzklappenfehler mit Verengung der Mitralklappenöffnung

Mittelschmerz: Unterleibsschmerz zwischen zwei Menstruationen zum Zeitpunkt des Eisprungs

Mola hydatidosa: Entwicklungsstörung in der Frühschwangerschaft, bei der das fetale Gewebe zu einer desorganisierten Masse entartet

Molluscum: weiche, hautfarbene Geschwulst der Haut

Mongolismus: siehe Down-Syndrom

monogam: nur mit einem Partner zusammenlebend und geschlechtliche Beziehungen unterhaltend

monoklonale Antikörper: chemische Abwehrstoffe, die als Reaktion auf das Eindringen von Fremdkörpern, sogenannte Antigene, in die Blutbahn gebildet werden; mit spezifischer, nur gegen das eine Antigen gerichteter Wirkung; von monoklonal spricht man dann, wenn diese Antikörper künstlich in Kultur aus einem einzigen Zellklon produziert werden

Mycobacterium avium-intracellulare (MAI): dem Tuberkuloseerreger ähnlicher Organismus, der generalisierte Infektionen verursacht

Mykoplasmen: den Bakterien zugerechnete, sehr kleine Organismen, die die Fortpflanzung beeinträchtigende Erkrankungen verursachen können

Myokard: muskuläre Wand des Herzens

Myokardinfarkt: Herzinfarkt; Absterben eines Gewebebezirks des Herzens nach schlagartiger Unterbrechung der Blutzufuhr in den Herzkranzgefäßen

Myom: gutartiger Tumor, der überwiegend aus Muskelfasern besteht

Myomenukleation: das einzelne Ausschälen von Myomknoten aus der Gebärmutter. Auf diese Weise können störende Myome entfernt werden, ohne das Organ selbst entfernen zu müssen

Myometrium: Muskelschicht der Gebärmutterwand

Neoplasma: Bildung neuen Gewebes ohne physiologische Funktion

nichtionisierende Strahlung: der Typ von Strahlung, wie er von PC-Schirm, Fernseher oder Mikrowellen ausgesandt wird; soll keine Gefahr für den Fetus darstellen

Nierensteine: die in erster Linie aus Kalzium bestehenden Steine können überall in den Harnwegen lokalisiert sein und müssen operativ entfernt werden, wenn sie sich nicht von allein auflösen

Nonoxinol 9: ein Spermizid

Östrogen: von den Eierstöcken produziertes weibliches Geschlechtshormon

Östrogentherapie: die alleinige Gabe des weiblichen Geschlechtshormons Östrogen, um die nachlassende Östrogenproduktion nach der Menopause auszugleichen; wird wegen der damit verbundenen erhöhten Gebärmutterkrebsgefahr nur bei Frauen eingesetzt, deren Gebärmutter bereits entfernt worden ist. Die anderen Frauen bekommen Östrogen und Gestagen kombiniert

Oophorektomie: Eierstockentfernung; siehe auch Ovarektomie

Oozyten: auch Ovozyten; sich entwickelnde Eizelle

Opportunistische Infektionen: Infektionskrankheiten mit normalerweise nicht krankmachenden Erregern, die bei geschwächter Abwehrkraft, wie sie bei Aids vorliegt, vermehrt vorkommen

Osteoporose: starker Schwund an Knochenmasse, der zu brüchigen Knochen führt; postmenopausale Frauen haben ein erhöhtes Risiko dafür

OTC-Präparate *(over the counter)*: Abkürzung für freiverkäufliche, rezeptfrei erhältliche Medikamente

Ovarektomie: Entfernung eines Eierstocks (Ovar) oder beider Eierstöcke

Ovarektomie, partielle: chirurgische Entfernung einer Eierstockzyste unter teilweiser Mitentfernung des Eierstocks

Ovarialkarzinom: Krebs der Eierstöcke

Ovarialzyste: im Eierstock lokalisierte sackartige Geschwulst mit dünn- oder dickflüssigem Inhalt

Ovarien: Eierstöcke; die beiden weiblichen Fortpflanzungsorgane, in denen die Eizellen gespeichert sind und die sie freigeben; Bildungsort der beiden weiblichen Geschlechtshormone Östrogen und Progesteron

Ovum: Eizelle

Pap-Test: Zervixabstrichuntersuchung; zur Früherkennung von präkanzerösen oder Krebserkrankungen im Gebärmutterhals; Untersuchung von Schleimhautabstrichen aus der Zervix

Pathologe: Arzt, der auf dem Gebiet der Pathologie arbeitet

Pathologie: Lehre von den Krankheiten, insbesondere ihrer Entstehung und den durch sie hervorgerufenen organisch-anatomischen Veränderungen

Perimenopause: Zeitabschnitt um den Eintritt der Menopause herum

Phenylketonurie: angeborene Stoffwechselkrankheit, auf die die Säuglinge bei den ersten Vorsorgeuntersuchungen getestet werden. Bleibt die Krankheit unbehandelt, werden die Kinder schwachsinnig. Rechtzeitig erkannt, kann eine gezielte Ernährung dafür sorgen, daß es nicht zur Ansammlung von schädlichen Stoffwechselprodukten im Gehirn kommt. Die betroffenen Kinder wachsen völlig normal heran

Phobien: unvernünftige, sich entgegen besserer Einsicht zwanghaft aufdrängende Angst vor bestimmten Gegenständen oder Situationen, z. B. Angst vor freien Plätzen, geschlossenen Räumen, Menschenansammlungen, Spinnen usw.

Ph-Teststreifen: chemisch behandelter Papierstreifen, z. B. Lackmuspapier, zum Nachweis von Säuren oder Basen

Placenta praevia: Geburtskomplikation; der Mutterkuchen, die Plazenta, liegt zwischen Kind und Gebärmutterhalskanal; er versperrt damit dem Kind den normalen Austrittsweg

Plaque: bei Herzerkrankungen die Ablagerung von Fetten und Kalzium an der Innenwand der Herzkranzgefäße

Plasma: Blutplasma; der flüssige Bestandteil des Blutes, der dem Transport der Blutzellen dient

Plattenepithelmetaplasie der Scheide: Prozeß, bei dem das Plattenepithelgewebe der Scheide langsam vor dem aus dem Zervikalkanal herauswachsenden Zylinderepithelgewebe zurückweicht

Plattenepithelzellen: flache, glatte Zellen, die viele innere und äußere Körperoberflächen bedecken

Plazenta: Mutterkuchen; ein scheibenförmiges, an der Gebärmutterwand haftendes Organ, an dem die Nabelschnur des Fetus ansetzt, über die der Stoffaustausch zwischen Mutter und Kind stattfindet; wird nach der Geburt ausgestoßen

PMS: prämenstruelles Syndrom; Symptomenkomplex bei einer Reihe von Frauen in der zweiten Hälfte des Zyklus, bestehend aus Brustspannen, Gewichtszunahme, Anschwellen von Händen und Füßen, Stimmungsschwankungen

Pneumocystis-carinii-Pneumonie (PCP): eine Form der Lungenentzündung, die häufig bei Aids-Patienten anzutreffen ist; wird von einem überall verbreiteten Erreger verursacht, der nur bei geschwächtem Immunsystem krankmachend wirkt

Polypen: Geschwulst, die sich aus Schleimhaut entwickelt hat; tritt vorzugsweise im

Magen, Darm, der Gebärmutter oder der Nase auf. Normalerweise gutartig, sollte aber fortlaufend überwacht werden, da manche Polypen zu bösartigen Veränderungen neigen

polyzystisches Ovarialsyndrom: Stein-Leventhal-Syndrom; Störung, bei der die Eierstöcke aufgrund von Hormonstörungen viele Zysten produzieren

Portio: in die Scheide hineinragender Teil des Gebärmutterhalses

Portiokappe: eine kleine Plastikkappe, die als mechanisches Empfängnisverhütungsmittel dem in die Scheide ragenden Teil der Gebärmutter aufgestülpt wird und so ein Eindringen der Spermien verhindert

Präeklampsie: durch eine Schwangerschaft bedingter Bluthochdruck und Ödembildung; kommt vor allem in der Erstschwangerschaft vor; kann in eine Eklampsie, eine gefährliche, durch Krampfanfälle charakterisierte Störung übergehen

Präkanzerose: Krebsvorstadium; unkontrolliertes Zellwachstum, das der Karzinombildung vorausgeht

prämenstruelle dysphorische Störung: depressive Störung, die durch starke, stets wiederkehrende Symptome einer bedrückten, gereizten, reizbaren und freudlosen Stimmung gekennzeichnet ist, die immer in der letzten Zykluswoche auftreten und das Alltagsleben beeinträchtigen

prämenstruelles Syndrom: körperliche oder psychische Veränderungen, die jedesmal kurz vor Eintreten der Menstruation auftreten; siehe auch PMS

Prodromalerscheinungen: Vorzeichen, Frühsymptome; Warnzeichen einer unmittelbar vor dem Ausbruch stehenden Krankheit oder Störung; beim *Herpes genitalis* beispielsweise ein juckendes oder prickelndes Gefühl im Genitalbereich

Progesteron: das vom Gelbkörper produzierte Hormon, das die Gebärmutterschleimhaut auf die Aufnahme einer befruchteten Eizelle vorbereitet; wird auch von der Plazenta zur Erhaltung der Schwangerschaft produziert

Prolaktin: ein Hormon der Hypophyse, das die Milchbildung stimuliert

Prostaglandine: Gewebehormone, die z.B. bei Entzündungen und Schmerzen ausgeschüttet werden

Psychotherapie: alle Formen der psychologischen Behandlung psychischer und geistiger Störungen

Pyelographie, Ausscheidungs- oder intravenöse: Röntgenkontrastdarstellung der Nierenkelche, des Nierenbeckens, der Harnleiter und der Blase zum Nachweis von Verschlüssen oder anatomischen Veränderungen in den Harnwegen

Pyelonephritis: Niereninfektion, die durch Schmerzen im Lendenwirbelbereich, Fieber, Schüttelfrost, Übelkeit, Erbrechen und Schmerzen beim Wasserlassen gekennzeichnet ist

Rad: Kurzbezeichnung; Einheit der absorbierten Strahlungsdosis

Radio-Immunassay: ein Test zum Nachweis und zur quantitativen Bestimmung antigener Substanzen wie beispielsweise Proteine, Hormone, Enzyme, Antikörper, Tumormarker, Viren usw.

Regel: die monatliche Menstruationsblutung

Rezidiv: das Wiederauftreten derselben

Krankheit am selben Ort bzw. demselben Organ. Ein Brustkrebsrezidiv entsteht z. B., wenn nicht alle Tumorzellen komplett entfernt oder vernichtet worden sind und aus den zurückgebliebenen erneut ein Tumor wächst

Rh-Faktor: Rhesusfaktor; dominant erblicher Faktor der roten Blutkörperchen; bei fehlendem Rhesusfaktor Rh-negativ; bei vorhandenem Rhesusfaktor Rh-positiv

Röntgenstrahlen: extrem kurzwellige, energiereiche elektromagnetische Strahlen, die feste Formen durchdringen können und dabei auf lichtempfindlichen Platten oder Filmen ein Bild abgeben

Rötelnprophylaxe: Röteln sind eine harmlose Kinderkrankheit. Wenn jedoch eine Frau, die noch keine Röteln hatte, in den ersten Schwangerschaftswochen an Röteln erkrankt, kann ihr Kind mit Fehlbildungen geboren werden. Um das zu verhindern, sollten Frauen gegen Röteln geimpft werden, bevor sie schwanger werden

Salpingitis: Entzündung der Eileiter

Salpingo-Oophorektomie: operative Entfernung eines Eileiters mit dem dazugehörigen Eierstock

Sarkom: Bindegewebskarzinom

Scabies: Krätze

Schanker, harter: siehe Syphilis

Schanker, weicher: siehe *Ulcus molle*

Scheidenatrophie: bei dieser häufig während der Wechseljahre vorkommenden Störung verlieren die Scheidenwände an Elastizität und Kraft und beginnen zu schrumpfen, wodurch sich die Scheide verkürzt und am Eingang enger wird

Scheidenausfluß: Fluor; ungewöhnliche, Schleim oder sonstige Substanzen enthaltende Absonderung aus der Scheide; geht häufig mit Schmerzen, Brennen, Juckreiz und Schmerzen beim Wasserlassen einher

Scheidenzäpfchen: Scheiden-Suppositorium; eine kegel-, walzen- oder torpedoförmige Arzneiform, die in die Vagina eingeführt wird und bei Körpertemperatur schmilzt

Schilddrüse: am Hals unterhalb des Kehlkopfs liegende, die Luftröhre von vorn halbkreisförmig umfassende, schmetterlingsförmige Drüse, die Hormone produziert, die das Wachstum und den Stoffwechsel steuern

Schlaganfall: Gehirnschlag, Insult; entsteht, wenn eine der zum Gehirn führenden Arterien platzt oder durch Blutpfropfen oder -partikel verstopft wird; der hierdurch in einem Gehirnabschnitt verursachte Sauerstoffmangel läßt in diesem Bereich Nervenzellen absterben

Schlingenexzision: Entfernung von Gewebe mit einer Drahtschlinge

Schrittmacher: Pacemaker; operativ implantiertes elektrisches Gerät, das die Herztätigkeit durch Stromstöße künstlich anregt und in Gang hält

Serotonin: körpereigene Substanz, die am Zusammenziehen der Blutgefäße beteiligt ist, indem sie die glatte Muskulatur stimuliert und zwischen den Nervenzellen Impulse übermittelt; ist im Nervensystem konzentriert

Sexuell übertragbare Krankheiten (STD): eine Gruppe viraler und bakterieller Infektionskrankheiten, die durch direkten Sexualkontakt übertragen werden

Sonographie: andere Bezeichnung für Ultraschallverfahren

Soor: Pilzinfektion der Mund-, Rachen- und Zungenschleimhaut, die durch denselben Erreger verursacht wird wie die vulvovaginale Candidamykose

Spekulum: trichter- oder röhrenförmiges Instrument, das in die natürlichen Öffnungen des Körpers zur Untersuchung eingeführt wird; mit dem Scheidenspekulum werden beispielsweise die Scheidenwände auseinandergehalten, so daß Zervix und Scheidenschleimhaut untersucht werden können

Spermizide: Spermien abtötende Mittel zur Empfängnisverhütung; verschiedene von ihnen bieten außerdem einen gewissen Schutz vor einigen STDs

Stein-Leventhal-Syndrom: siehe polyzystisches Ovarialsyndrom

Stieldrehung: Drehung eines Gefäßstiels; häufigste Komplikation bei gestielten Tumoren, besonders Ovarialtumoren

Strahlentherapie: im Rahmen der Krebsbehandlung Anwendung ionisierender Strahlung, um das Tumorgewebe maximal zu schädigen

Streßinkontinenz: auch Belastungsinkontinenz; unfreiwilliger Urinabgang unter körperlicher Belastung, z. B. beim Niesen, Lachen, Laufen usw.

Stromazellen: Zellen des bindegewebigen Stützgewebes eines Organs bzw. Tumors

Superinfektion: bei bestehender Infektion und unvollständiger Immunität Infektion mit dem gleichen Krankheitserreger

Syphilis: ansteckende, durch Bakterien verursachte Geschlechtskrankheit

Tachykardie: Steigerung der Herzfrequenz auf über hundert Schläge pro Minute

TENS (transdermale elektrische Nervenstimulation): apparative Methode zur Behandlung von vor allem chronischen Schmerzen, bei der die Nerven mit einem schwachen Strom gereizt werden

Teratom: angeborene Geschwulst aus Geweben, die dem Standort fremd sind und sich aus Gewebeversprengungen entwikkeln, z. B. ein Ovarialteratom mit Haar- und Hautbestandteilen

Thermographie: apparative Untersuchungsmethode, die schon geringe Temperaturdifferenzen im Gewebe aufzeichnet. Kann in der Brustkrebsdiagnostik mit eingesetzt werden, ist als alleinige Nachweismethode jedoch nicht zuverlässig genug

Thrombolytikum: Arzneimittel zur Auflösung eines Thrombus

T-Lymphozyten: T-Zellen; eine Gruppe weißer Blutkörperchen, die für die Infektabwehr zuständig ist

Torsion: siehe Stieldrehung

Toxisches Schocksyndrom: letztlich tödliche Vergiftung des Körpers mit Krankheitserregern; war die Todesursache bei mehreren Frauen, die stark saugfähige Tampons relativ lange ohne zu wechseln getragen hatten. Die Zersetzungsprodukte des Bluts im Tampon bilden für die Krankheitserreger einen hervorragenden Nährboden

Toxoplasmose: Infektionskrankheit, die zu Fehlgeburten führen kann. Während der Schwangerschaft kann auf Toxoplasmose-Antikörper geprüft werden

transitorische ischämische Attacke (TIA): Vorstufe des Schlaganfalls; vorübergehende Durchblutungsstörung in Teilen des Gehirns mit entsprechenden Ausfallerscheinungen

Trichomoniasis: sexuell übertragbare Krankheit; Infektion von Scheide und/oder Blase mit Trichomonaden

Tuben: siehe Eileiter

Tubeninfertilität: Verschlüsse oder Verklebungen der Eileiter, die der Eizelle den Durchgang zur Gebärmutter versperren und damit die Einnistung der befruchteten Eizelle und eine Schwangerschaft verhindern

Tumor: abnorme Gewebewucherung

Ulcus molle: weicher Schanker; sexuell übertragbare Erkrankung mit rundlich-ovalen, schmerzhaften, weichen bis markstückgroßen Geschwüren mit zackigen Rändern

Ultraschall: Diagnoseverfahren, bei dem mit Hilfe von Schallwellen Körpergewebe und -organe bildlich dargestellt werden

Urethritis: meist durch eine Infektion verursachte Entzündung der Harnröhrenschleimhaut

Urologe: Facharzt für Krankheiten der Harnorgane

Uterus: Gebärmutter; muskelstarkes, birnenförmiges Organ, in dem sich während der Schwangerschaft der Fetus entwickelt; hier nimmt der Regelfluß seinen Ausgang, wenn nach ausbleibender Befruchtung die Gebärmutterschleimhaut abgestoßen wird

Uterusmyome: gutartige Muskelgeschwülste des Uterus

Vagina: Scheide; der 8 bis 10 cm lange dehnbare muskulös-bindegewebige Schlauch, der vom Uterus in den äußeren Genitalbereich führt

Vaginalschwämmchen: ein weiches, saugfähiges tamponähnliches Schwämmchen, das mit Spermiziden getränkt ist und tief in die Vagina eingeführt wird, so daß der Muttermund abgedichtet wird

Vaginismus: Scheidenkrampf

Vaginitis: siehe Kolpitis

Valvuloplastik: Dehnung einer krankhaft verengten Herzklappe mit einem an einem Katheter befestigten Ballon, der zur Engstelle vorgeschoben wird

Vasektomie: operative Entfernung eines Stücks des Samenleiters beim Mann; Methode zur Sterilisierung des Mannes

vaskulär: zu den Körpergefäßen gehörend, Gefäße enthaltend

Vasodilatatoren: gefäßerweiternde Mittel

Viren: Gruppe kleiner Mikroorganismen, die Infektionskrankheiten verursachen; im Gegensatz zu den Bakterien sprechen Viren nicht auf Antibiotika an

Vorhofflimmern: schnelle, unkontrollierte Flimmerbewegungen anstelle der normalen rhythmischen Kontraktionen in den Herzvorhöfen

Vulvoaginitis: Entzündung von Vulva und Scheide; kann bakteriell oder durch Pilze bedingt sein

Wechseljahre: die Zeit bis zum Ende der Fruchtbarkeit, in der sich bei der Frau die Produktion der Geschlechtshormone Gestagen und Östrogen allmählich verringert

Western-blot: Test zum Nachweis von Antikörpern gegen HIV-assoziierte Proteine; wird zur Bestätigung eines anderen HIV-Antikörpertests eingesetzt

Zervix: Gebärmutterhals; das untere, engere

Ende der Gebärmutter mit Öffnung zur Scheide

Zervixinsuffizienz: ein bereits in der Frühschwangerschaft erweiterter Zervikalkanal und geöffneter äußerer Muttermund; damit die Schwangerschaft ausgetragen werden kann, muß diese Störung chirurgisch korrigiert werden (Anlegen einer Cerclage)

Zervixkarzinom: krebsige Entartung der Zellen am Gebärmutterhals

Zervizitis: Entzündung der Zervixschleimhaut, z. B. durch eine Infektion, Verletzung oder Reizung verursacht

Zwangsstörung, -neurose, -syndrom: eine Form der Angststörung, die durch unkontrollierbare Zwangsgedanken und Zwangshandlungen sowie damit einhergehenden ritualisierten Handlungen geprägt ist

Zyklus: der sich monatlich wiederholende Rhythmus bei Frauen, bei dem mindestens ein befruchtungsfähiges Ei aus den Eierstöcken entlassen wird, das zusammen mit der sich dick aufgebauten Schleimhaut der Gebärmutter im Rahmen der Menstruation ausgestoßen wird, wenn es nicht befruchtet worden ist

Zylinderepithelgewebe: andere Bezeichnung für das Drüsengewebe der Zervix

Zystadenom: auch Kystadenom oder Cystadenoma; Geschwulst besonders im Eierstock, die zystische Erweiterungen aufweist

Zystadenom, muzinöses: Zystadenom mit fadenziehendem, klarem oder glasigem, gallertartigem Zysteninhalt

Zystadenom, seröses: mit dünner, wäßriger Flüssigkeit gefülltes Zystadenom

Zyste: sackartige Geschwulst, die mit Luft, dünn- oder dickflüssigem Inhalt gefüllt ist

Zyste, funktionelle: entsteht als Reaktion auf den natürlichen Zyklus

Zystektomie: Entfernung einer Zyste

Zystitis: Entzündung der Harnblase, Blasenentzündung

Zystitis, interstitielle: vernarbte oder geschwürige Schleimhautauskleidung der Harnblase

Zystometrie: Blasenfunktionstest, bei dem die Dehn- und Kontraktionsfähigkeit der Harnblase überprüft wird

Zystoskop: mit einer Lichtquelle versehenes röhrenförmiges Instrument zur Untersuchung der Harnblase

Zystourethrographie: Kontrastdarstellung von Harnblase und Harnröhre, mit der sich u. a. feststellen läßt, ob Urin in die Harnröhre zurückläuft

Zytologe: Facharzt auf dem Gebiet der Zytologie

Zytologie: Wissenschaft und Lehre von der Zelle, ihrem Aufbau und ihren Funktionen

Zytomegalievirus: auch Cytomegalovirus (CMV); Infektion mit diesem Erreger führt bei Aids-Patienten zur Erblindung

Zystozele: Vorfall von Teilen der Harnblase in die Scheide

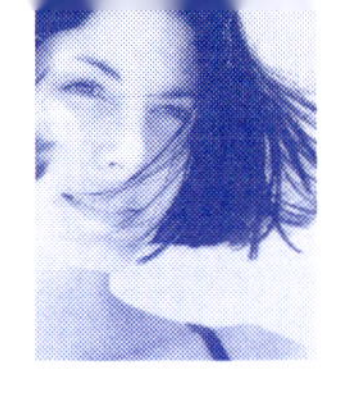

Zum richtigen Umgang mit Arzneimitteln

Der richtige und damit sichere Umgang mit Arzneimitteln ist vor allem eine Sache des gesunden Menschenverstands. Zu ihm müssen sich aber auch immer eine Portion Wissen und das Wahrnehmen unserer Körperfunktionen hinzugesellen. Denken Sie immer daran, daß ein Arzneimittel bei jedem Menschen anders wirkt. Verlassen Sie sich deshalb nie auf Arzneimittelinformationen aus dritter Hand – der einzig verläßliche Ansprechpartner sind hier Ihr Arzt oder Apotheker.

Lesen Sie im folgenden nun die wichtigsten Grundregeln im Arzneimittelumgang:

Ihr Arzt

- Informieren Sie Ihren Arzt über alle Einzelheiten Ihrer medikamentösen Krankengeschichte, einschließlich aller auffälligen Arzneimittelreaktionen. Hilfreich wäre für Ihren Arzt hier sicher eine Art Arzneimittelprotokoll, das Sie für die gesamte Familie führen.

- Geben Sie Ihrem Arzt eine Aufstellung über alle Medikamente, die Sie zur Zeit einnehmen, einschließlich rezeptfreier Mittel wie Antazida oder Erkältungsmittel. Sie könnten Wechselwirkungen mit den von Ihrem Arzt verschriebenen Medikamenten haben.

- Notieren Sie alle Arzneimittelreaktionen – die positiven wie die negativen –, und setzen Sie Ihren Arzt beim nächsten Besuch davon in Kenntnis.

▶ Fragen Sie Ihren Arzt, ob mit der Einnahme eines neuen Mittels irgenwelche Einschränkungen verbunden sind. Ob Sie z. B. in der Einnahmezeit auf bestimmte Nahrungsmittel verzichten müssen. Ob Sie Alkohol trinken dürfen, die Fahrsicherheit eingeschränkt ist oder direktes Sonnenlicht zu meiden ist.

▶ Ändern Sie nie ohne Einverständnis Ihres Arztes auf eigene Faust etwas an der Dosierung oder zeitlichen Verabfolgung eines Arzneimittels.

▶ Fragen Sie nach dem Suchtpotential jedes neuen Medikaments.

▶ Scheuen Sie sich nicht, Ihrem Arzt alle Fragen zu stellen, die Ihnen auf dem Herzen liegen, und von allen Nebenwirkungen zu berichten, mögen sie auch noch so banal oder peinlich sein.

Ihr Apotheker

▶ Ihr Apotheker ist der Fachmann in Sachen Medikamente schlechthin. Stellen Sie ihm unbesorgt all die Fragen, die Sie Ihren Arzt zu fragen vergessen haben. Vielleicht hat er sogar irgendwelche Informationsblätter für Sie.

▶ Bitten Sie Ihren Apotheker, Ihnen genau zu erklären, wann und wie Sie Ihr Medikament einnehmen müssen, oder etwaiges Fachchinesisch allgemein verständlich zu übersetzen.

▶ Kontrollieren Sie auf dem Beipackzettel rezeptfreier Medikamente, ob irgendeine Wechselwirkung mit Ihren verschriebenen Medikamenten bestehen kann.

▶ Fragen Sie, wie lange ein Medikament wirksam bleibt. Nehmen Sie ein Medikament nie nach Ablauf seiner Haltbarkeitsfrist ein.

▶ Wenn Sie auf Fernreisen gehen, fragen Sie, ob damit irgendwelche Arzneimittelumstellungen oder -anpassungen erforderlich sind.

Ihre Medikamente selbst

▶ Nehmen Sie nie die Medikamente anderer ein, und geben Sie auch Ihre eigenen nicht aus der Hand.

▶ Kontrollieren Sie vor Einnahme eines Medikaments immer die Packungsaufschrift. Nehmen Sie nie ein Medikament im Dunkeln ein.

▶ Geben Sie keinen Anlaß zur Verwechslung: Wenn sich die Packungsaufschrift abgelöst hat, kleben Sie sie wieder an, oder ersetzen Sie den Aufkleber durch einen neuen. Bewahren Sie die Medikamente immer getrennt in ihrem Originalbehältnis auf.

▶ Im Fall einer Schwangerschaft oder geplanten Schwangerschaft sprechen Sie mit Ihrem Arzt ab, welche Medikamente Sie einnehmen dürfen.

▶ Führen Sie Medikamentenreste dem Hausmüll (Reste von Lösungen zuvor in der Toilette abspülen, Tabletten aufblistern) zu, sofern dieser kindersicher ist, oder geben Sie sie in Ihrer Apotheke ab.

▶ Brauchen Sie bestimmte Medikamente für den Notfall (z.B. Insulin), dann tragen Sie einen entsprechenden Hinweis stets mit sich, z.B. in Form eines Diabetikerausweises. Damit ist gewährleistet, daß Sie im Notfall die richtige Behandlung erfahren.

Medikamente und Kinder

Halten Sie Medikamente stets an einem sicheren und Kindern unzugänglichen Ort aufbewahrt.

Lassen Sie sich, wann immer möglich, Medikamente in Behältnissen mit kindersicherem Verschluß geben.

Beobachten Sie Ihre Kinder immer genau nach Verabreichung eines Mittels, um zu überprüfen, ob die Dosis richtig gewählt war.

Machen Sie Ihren Kindern verständlich, daß Medikamente nur bei Krankheit eingenommen werden und bei mißbräuchlichem Einsatz gefährlich sein können.

Halten Sie die Notrufnummer der für Ihre Region zuständigen Informationsstellen bei Vergiftungen bereit.

Medikamente und ältere Menschen

Im Grunde gelten für ältere Menschen dieselben Richtlinien für den Umgang mit Medikamenten wie für alle anderen auch. Zu beachten ist bei ihnen nur, daß es bei dieser Patientengruppe bei falscher Dosierung häufiger zu unerwünschten Nebenwirkungen und Unverträglichkeitsreaktionen kommt. Ältere Menschen sollten grundsätzlich besonders aufmerksam auf potentielle Nebenwirkungen achten und bei Auftreten den Arzt oder ein Familienmitglied davon in Kenntnis setzen.

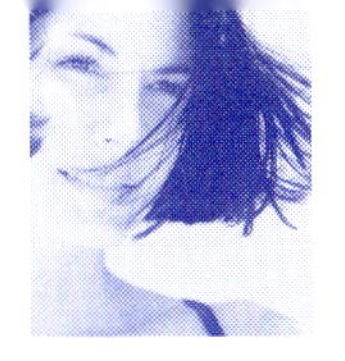

Wichtige Adressen

Die hier aufgelisteten Adressen von Selbsthilfegruppen, Patientenorganisationen, Institutionen usw. sind alphabetisch nach der jeweils betreffenden Störung bzw. dem Sachgebiet aufgelistet. Es handelt sich dabei im einzelnen um:

Aids
Brustkrebs
Chronisches Müdigkeitssyndrom
Depression
Ernährung
Eßstörungen
Familienplanung
Fehl- und Totgeburt
Frauengesundheit
Herzerkrankungen
Inkontinenz
Kopfschmerzen
Krebs
Osteoporose
Schönheitschirurgie
Selbsthilfegruppen
Sexuell übertragbare Krankheiten
Stillen
Unfruchtbarkeit
Vergewaltigung

Aids

Deutsche Aids-Hilfe e.V.
Dieffenbachstr. 33
10967 Berlin
Tel.: 0 30/69 00 87-0
Fax: 0 30/69 00 87-42

Deutsche Aids-Stiftung »Positiv leben«
Pipinstr. 7
50667 Köln
Tel.: 02 21/25 10 61
Fax: 02 21/25 10 63

Kinder Aids-Hilfe Deutschland e.V.
Kasernenstr. 58
40213 Düsseldorf
Tel.: 02 11/32 67 02
Fax: 02 11/13 47 36

Brustkrebs

Frauenselbsthilfe nach Krebs, Bundesverband
B 6, 10/11
68159 Mannheim
Tel.: 06 21/2 44 34
Fax: 06 21/15 48 77

Gesellschaft für biologische Krebsabwehr
Postfach 102549
69015 Heidelberg
Tel.: 0 62 21/16 15 25
Fax: 0 62 21/18 33 22

Deutsche Arbeitsgemeinschaft für Psychoonkologie
Dr. Gerhard Strittmatter
Dorbaumstr. 300
48157 Münster
Tel.: 02 51/32 87-328

Chronisches Müdigkeitssyndrom

Selbsthilfegruppe Chronisches Müdigkeits-Syndrom: Immundysfunktion e.V.
c/o Birke Steinitz
An St. Swidbert 52
40489 Düsseldorf

Depression

Selbsthilfegruppen bei seelischen Problemen: Emotions Anonymous – Interessengemeinschaft e.V.
EA-Kontaktstelle
Hohenheimer Str. 75
70184 Stuttgart

Verein Hilfe für Depressivkranke e.V.
Wermbachstr. 13
63739 Aschaffenburg
Tel.: 0 60 21/2 36 26

Ernährung

Deutsche Gesellschaft für Ernährung
Im Vogelsgesang 40
60488 Frankfurt/M.
Tel.: 0 69/97 68 03-0
Fax: 0 69/97 68 03-99

Eßstörungen

Aktionskreis Eß- und Magersucht »Cinderella« e.V.
Westendstr. 35
80339 München
Tel.: 0 89/5 02 12 12

Anad Anorexia-Bulimie Nervosa e.V.
Ungererstr. 32
80802 München
Tel.: 0 89/33 38 77
Fax: 0 89/34 65 61

Frankfurter Zentrum für Eßstörungen e.V.
Hansaallee 18
60322 Frankfurt/M.
Tel.: 0 69/55 01 76
Fax: 0 69/5 96 17 23

Familienplanung

Deutsche Gesellschaft für Gynäkologie und Geburtshilfe
c/o Univ.-Frauenklinik
Marchioninistr. 15
81377 München
Tel.: 0 89/38 37-1
Fax: 0 89/3 36 89

Pro Familia – Deutsche Gesellschaft für Familienplanung, Sexualpädagogik und Sexualberatung e.V.
Stresemannallee 3
60596 Frankfurt/M.
Tel.: 0 69/63 90 02
Fax: 0 69/63 98 52

Fehl- und Totgeburt

Hilfe für verwaiste Eltern
Dr. Karl-Heinz Wehkamp
Frauenklinik St. Jürgen
St.-Jürgen-Straße
28205 Bremen
Tel.: 04 21/49 71

Regenbogen-Kontaktkreis für verwaiste Eltern bei Fehl- und Totgeburt
Barbara Künzer-Riebel
Rosenstr. 9
73550 Waldstetten

Frauengesundheit

Frau und Gesundheit e.V.
Helenenweg 15
40822 Mettmann
Tel.: 0 21 04/7 57 24

Deutsche Gesellschaft für Psychosomatische Geburtshilfe und Gynäkologie
Rheinparkstr. 2
68163 Mannheim
Tel.: 06 21/82 66 11
Fax: 06 21/81 20 14

Arbeitskreis Frauengesundheit
Hindenburgstr. 1a
32257 Bünde
Tel.: 0 52 23/18 83 20
Fax: 0 52 23/1 70 46

Herzerkrankungen

Deutsche Herzstiftung e.V.
Wolfsgangstr. 20
60322 Frankfurt/M.
Tel.: 0 69/95 51 28-0
Fax: 0 69/95 51 28 13

Deutsche Gesellschaft für Kardiologie – Herz- und Kreislaufforschung
c/o Inst. f. Exp. Chirurgie
Heinrich-Heine-Univ.
Postfach 10 10 07
40001 Düsseldorf

Deutsche Gesellschaft für Prävention und Rehabilitation von Herz-Kreislauf-Erkrankungen e.V.
Rizzastr. 34
56068 Koblenz
Tel.: 02 61/30 92 31
Fax: 02 61/30 92 32

Inkontinenz

Gesellschaft für Inkontinenzhilfe
Friedrich-Ebert-Str. 124
34119 Kassel
Tel.: 05 61/78 06 04

Kopfschmerzen

Deutsche Migräne- und Kopfschmerz-Gesellschaft e.V.
c/o PD Dr. Hartman Göbel
Niemannsweg 147
24105 Kiel
Tel. + Fax: 04 31/5 97 26 03

Deutsche Schmerzhilfe e.V.
Woldsenweg 3
30249 Hamburg
Tel.: 0 40/46 56 46
Fax: 0 40/4 60 17 19

Deutsche Schmerzliga e.V.
Roßmarkt 23
60311 Frankfurt/M.
Tel.: 0 69/29 98 80 75
Fax: 0 69/29 98 80 33

Krebs

Bundesverband Frauenselbsthilfe nach Krebs e.V.
B6, 10/11 (Bundesbüro)
68159 Mannheim
Tel.: 06 21/2 44 34
Fax: 06 21/15 48 77

Deutsche Krebsgesellschaft
Paul-Ehrlich-Str. 41
60596 Frankfurt/M.
Tel.: 0 69/63 00 96-0
Fax: 0 69/63 91 30

Deutsche Krebshilfe e.V.
Thomas-Mann-Str. 40
53111 Bonn
Tel.: 02 28/7 29 90-0
Fax: 02 28/7 29 90-11

Deutscher Krebsinformationsdienst Heidelberg
Infotelefon: 0 62 21/41 01 21

Osteoporose

Kuratorium Knochengesundheit
Hettenbergring 5
74889 Sinsheim
Tel.: 0 72 61/6 31 74
Fax: 0 72 61/6 46 59

Schönheitschirurgie

Deutsche Gesellschaft für Ästhetische Medizin
Bodenseeklinik, Lindau
Tel.: 0 83 82/50 94
Fax: 0 83 82/2 98 32

Vereinigung der Deutschen Plastischen Chirurgen
Plastische Chirurgie der Chirurgischen Universitätsklinik
Josef-Schneider-Str. 2
97080 Würzburg
Tel.: 09 31/2 01-33 18
Fax: 09 31/2 01-22 41

Deutsche Gesellschaft für Plastische und Wiederherstellungschirurgie
Diakoniekrankenhaus
Elise-Averdieck-Str. 17
27342 Rotenburg/Wümme
Tel.: 0 42 61/77 23 77/76
Fax: 0 42 61/77 20 20

Selbsthilfegruppen

Deutsche Arbeitsgemeinschaft Selbsthilfegruppen e.V.
Friedrichstr. 28
35392 Gießen

Nationale Kontakt- und Informationsstelle zur Anregung und Unterstützung von Selbsthilfegruppen (NAKOS)
Albrecht-Achilles-Str. 65
10709 Berlin
Tel.: 0 30/8 93 40 19

Sexuell übertragbare Krankheiten

Deutsche Gesellschaft zur Bekämpfung der Geschlechtskrankheiten e.V.
Voßstr. 2
69115 Heidelberg
Tel.: 0 62 21/56 85 00
Fax: 0 62 21/56 54 06

Stillen

La Leche Liga Deutschland
Postfach 96
81214 München

Unfruchtbarkeit

Deutsche Gesellschaft zum Studium der Fertilität und Sterilität
Michaelisstr. 16
24105 Kiel
Tel.: 04 31/5 97 20 40
Fax: 04 31/5 97 21 49

Prof. Dr. med. Ingrid Gerhard
Univ.-Frauenklinik
Abt. für Gynäkologische Endokrinologie und Fortpflanzungsmedizin
Voßstr. 9
69115 Heidelberg
Tel.: 0 62 21/56 83 21
Dienstags Telefonsprechstunde von 12 bis 13 Uhr
Tel.: 0 62 21/56 79 50

Vergewaltigung

Notruf und Beratung für vergewaltigte Frauen und Mädchen
Telefonnummern in den örtlichen Telefonbüchern

Frauenhaus, Frauenberatung.
Telefonnummern in den örtlichen Telefonbüchern

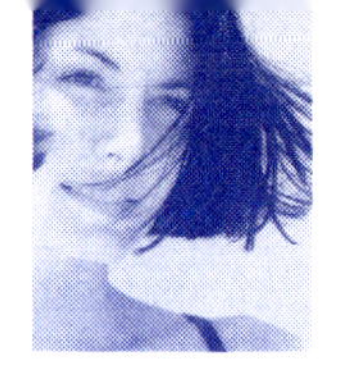

Register

Seitenangaben in **Fettdruck** verweisen auf den ausführlichen Medikamentenführer (Teil 3); Seitenangaben in *Kursivdruck* bezeichnen grafische Darstellungen.

C

F

L